PEDIATRIA
URGÊNCIAS
+
EMERGÊNCIAS

PEDIATRIA: URGÊNCIAS + EMERGÊNCIAS
Jayme Murahovschi
Sarvier, 2ª edição – 2010

Projeto Gráfico
CLR Balieiro Editores

Fotolitos/Impressão/Acabamento
Gráfica Ave-Maria

sarvier

Sarvier Editora de Livros Médicos Ltda.
Rua dos Chanês nº 320, Indianópolis
CEP 04087-031 Telefax (11) 5093-6966
E-mail: sarvier@uol.com.br
São Paulo – Brasil

Dados Internacionais de Catalogação na Publicação (CIP)
(Câmara Brasileira do Livro, SP, Brasil)

Murahovschi, Jayme
Pediatria: urgências + emergências / Jayme Murahovschi. -- 2. ed. -- São Paulo : SARVIER, 2010.

Vários colaboradores.
ISBN 978-85-7378-195-3

1. Medicina de urgência 2. Pediatria de urgência I. Título.

09-04929 CDD-618.920025
NLM-WS-100

Índices para catálogo sistemático:

1. Emergências pediátricas : Medicina 618.920025
2. Urgências pediátricas : Medicina 618.920025
3. Urgências pediátricas : Medicina WS-100

PEDIATRIA URGÊNCIAS + EMERGÊNCIAS

JAYME MURAHOVSCHI

Doutor em Medicina pela FMUSP

Livre-Docente de Pediatria Clínica pela Escola Paulista de Medicina

Membro da Academia Brasileira de Pediatria

Prêmio Nacional de Comunicação Médica

2ª Edição

Revista e Atualizada

sarvier

Sarvier Editora de Livros Médicos Ltda.

Rua dos Chanés nº 320, Indianópolis

CEP 04087-031 Telefax (11) 5093-6966

E-mail: sarvier@uol.com.br

São Paulo – Brasil

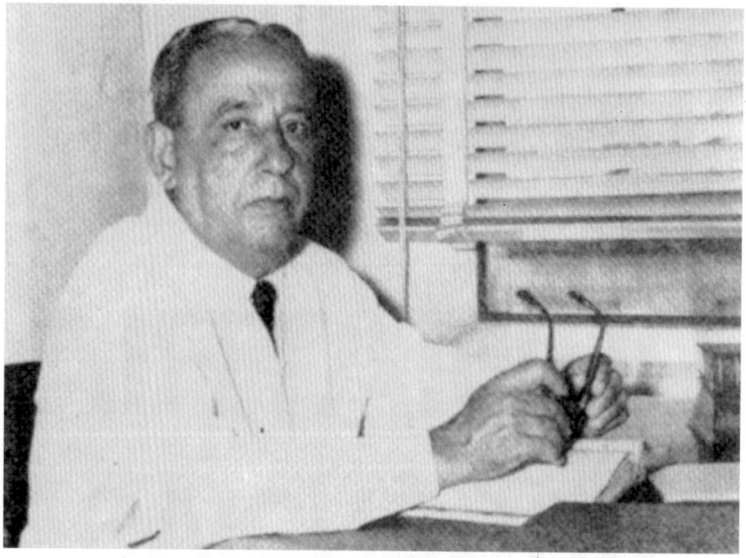

AUGUSTO GOMES DE MATTOS

4/6/1899-22/3/1978

Exemplo e inspiração para os Pediatras de todas as gerações

Gomes de Mattos foi um desses indivíduos dos quais surgem muito poucos em cada geração: inteligente, idealista, batalhador incansável das boas causas, de honestidade incorruptível, mente aberta e visão ampla. Conseguiu ele reunir, no exercício da Pediatria, algumas características que dificilmente se juntam na mesma pessoa: senso clínico apurado no atendimento à criança doente, quer de ambulatório quer de pronto-socorro, visão social e preventiva do problema da infância, rigor sem concessões nas pesquisas científicas, tanto na metodologia como na redação, participação ativa nas sociedades pediátricas e da categoria médica, ensino pediátrico no melhor sentido da palavra, incluindo organização de estágios, residência, jornadas e a primeira revista pediátrica de nosso País.

Pioneirismo, amor à criança e desejo de servir na formação de novos pediatras, eis o retrato muito resumido deste homem que viverá para sempre.

À

Maria Aparecida Sampaio Zacchi

que abdicou de uma brilhante carreira de Pediatra-clínica para se dedicar à Pediatria Social, no sentido mais abrangente do termo.

RECEBENDO A CRIANÇA NO PRONTO ATENDIMENTO

A CONSULTA no SE PEDIÁTRICO

ESTIMATIVA PEDIÁTRICA INICIAL

A 1ª impressão (é a que vale!)

Fique a uma curta distância e observe
• sem equipamento (nem estetoscópio)
• por 60 segundos ou menos

Determine se existe problema que acarreta risco de vida/intervenção imediata

A condição da criança é
(1) "doente"/instável ou (2) "não doente"/estável

Identifique a área comprometida:
cardiopulmonar, neurológica, toximetabólica, trauma

Determine urgência de novas estimativas/intervenções

1. **Aparência** – *observe*:
   - tônus muscular
   - estado mental/consciência
   - consolabilidade (possibilidade de ser acalmada)
   - medo de olhar, encarar
   - fala, choro, grito, choraminga

   Deduza: adequação de oxigenação, ventilação, perfusão, função cerebral.

2. **Respiração**

   Coloque seu rosto perto do nariz/boca da vítima

   Observe o tórax e ouça ruídos respiratórios (ver pág. 246)
   - engasgo/asfixia – obstrução das vias aéreas superiores
   - movimentos visíveis de tórax/abdome
   - freqüência respiratória
   - esforço respiratório: batimento de asas do nariz, retrações
   - sons anormais: estridor, grunhido, ronqueira, chiado (ver pág. 246)
   - use oxímetro de pulso

   Deduza:
   1) VAS patentes; podem ser abertas com medidas simples ou necessitam intervenção avançada;
   2) adequação ventilação/oxigenação

3. **Circulação**
   - Pele – palidez, cianose, mosqueada, equimoses
   - Pulso – ausente, bradicárdico
   - Tempo de reenchimento capilar (perfusão)
   - Deduza:

4. Classifique de acordo com a **Escala de Coma de Glascow**

ALARME

Inconsciência/não responde, não interage
  Peça socorro – peça para telefonar para .... *(padronize)*
Obstrução acentuada das VAS/asfixia
Apnéia/dificuldade respiratória; FR > 60
Pulso não palpável/bradicardia/perfusão pobre
Hipotermia/sangramento
Petéquias (choque séptico)
Distensão abdominal (abdome agudo)

RESSUSCITAÇÃO CARDIOPULMONAR (RCP)

1º) **Abertura das vias aéreas superiores** (ver págs. 17 e 18)

1. Coloque a palma de uma das mãos na testa e empurre a cabeça para trás.

2. Coloque os dedos da outra mão sob a mandíbula para levantar o queixo.

- *Se a criança não respira*:

2º) **Faça 2 RESPIRAÇÕES** (boca a boca)
1 segundo cada, breve pausa entre elas deve produzir aumento visível do tórax
- *Se recuperação total:* O_2 + observação
- *Se não responde*:

3º) **Observe PULSO** (P) durante 10 segundos

Crianças: carotídeo; bebês: braquial ou femoral

1. **P presente** – continue só respiração artificial
Crianças: 10-12 respirações/min; bebês 12-20
Recheque o pulso a cada 2 minutos

2. **P ausente** – continue respiração artificial*
e inicie compressões torácicas**
- local de compressão
  - bebê – logo abaixo da linha mamilar
  - criança – centro do tórax, entre os mamilos
- **método** de compressão do tórax
  - pressione forte e rápido (afunde o tórax)
  - permita completa recuperação do tórax
  - bebê: use 2 dedos
  - criança: use 2 mãos superpostas ou palma de uma só mão

  profundidade de compressão
  bebê: 1/3 a 1/2 da altura do tórax
  criança: 4,5-6cm

  ritmo de compressão
  aproximadamente 100/min

  relação compressão/ventilação
  só 1 socorrista – 30:2
  2 socorristas – 15:2

---

* e ** o mais rápido possível, providencie dispositivo bolsa-máscara e uma vez assegurada a via aérea:
faça 100 compressões torácicas/min sem pausa para ventilar
8 a 10 ventilações por máscara/min

** **desfibrilador** externo automático
use após 2 minutos de RCP
preferível com pás pediátricas mas se não disponível, use de adulto, mas não recomendado em bebês < 1 ano

RECEITUÁRIO MÉDICO PRONTO-ATENDIMENTO
(MODELO)

No receituário do Pronto-Atendimento convém estar impressa a seguinte orientação, cujo objetivo é duplo: a) educacional para o paciente e sua família; b) de limitação da responsabilidade do pronto-socorro.

ORIENTAÇÃO PARA O PACIENTE/FAMÍLIA

Neste Pronto-Atendimento foi efetuado um atendimento de urgência. Informe seu médico. Em caso de piora, retorne imediatamente ao Pronto-Atendimento.

COLABORADORES

COLABORADOR	SEÇÃO, CAPÍTULO OU TEMA
ADRIANA SUPLICY Psiquiatra Infantil/Adolescente	Psiquiatria
ALFREDO SOARES CABRAL Jr. Escola Paulista de Medicina. Professor Adjunto da Faculdade de Medicina — UNISA	Cirurgia Pediátrica
ANGÉLICA BINOTTO Cardiologista Pediátrica do Instituto do Coração (FMUSP)	Cardiologia
ANTONIO CARLOS VIANNA MIGUEL Pós-Graduado em ORL pela Escola Paulista de Medicina	ORL
ANTONIO SÉRGIO PETRILLI Chefe do Serviço de Oncologia Pediátrica do Hospital São Paulo (EPM)	Insuficiência Respiratória Aguda — UTI
ANTONIO RUA VIEIRA Intensivista. Hospital Guilherme Álvaro (Santos)	Insuficiência Respiratória
BENJAMIN J. SCHMIDT Professor Titular de Pediatria da Escola Paulista de Medicina	Laboratório
CALIL K. FARHAT Professor Titular de Pediatria da Escola Paulista de Medicina	Meningite
CARLOS G. MACHADO Professor Adjunto da Disciplina de Doenças Infecciosas e Parasitárias da EPM — S. Paulo. Ex-Diretor do Instituto Pasteur de São Paulo	Raiva
CECÍLIA GROSS Psiquiatra Infantil/Adolescente	Psiquiatria
CLOVIS COSTA CARVALHO Preceptor de Ensino do Departamento de Pediatria do Hospital do Servidor Público do Estado de São Paulo	Insuficiência Respiratória
DRÁUSIO VIEGAS Professor Titular de Pediatria da Faculdade de Medicina da Fundação Universitária do ABC	Neonatologia
EDNA MARIA DE ALBUQUERQUE DINIZ Livre-Docente em Neonatologia do Departamento de Pediatria da FMUSP. Coordenadora de Ensino e Pesquisa em Neonatologia do Hospital Universitário da USP	Neonatologia
EDSON CÉSAR MANTOVANI Pediatra	Procedimentos (Intracath)

Colaborador	Tema
EDUARDO TROSTER Chefe da UTI Pediátrica do Hospital Albert Einstein. Neonatologista do Hospital das Clínicas da FMUSP	Neonatologia
ELAINE DEL CORONA BRAGA CAVALCANTI Anestesista do Hospital Albert Einstein	Anestesia
ERNESTO TEIXEIRA DO NASCIMENTO Professor Adjunto de Pediatria da Faculdade de Ciências Médicas de Santos e Chefe da Disciplina de Neonatologia	Neonatologia **(Coordenador)**
FERNANDO FERNANDES Pós-Graduado em Pediatria pela Escola Paulista de Medicina	Equilíbrio Acidobásico
FLÁVIO SAAD Cirurgiào-Pediatra do Hospital Guilherme Álvaro — Faculdade de Ciências Médicas de Santos	Cirurgia Pediátrica
FRANCISCO VIANNA MIGUEL Ex-Assistente de ORL da FMUSP	ORL
GABRIEL CAPISTRANO GOULART Pediatra Clínico	Procedimentos Técnicos
GASTÃO ROSENFELD Chefe da Seção de Fisiopatologia e Médico Chefe do Hospital Vital Brazil — Instituto Butantã (Aposentado)	Acidentes por Animais Peçonhentos
GILLES H. DUCHENE † Neurocirurgião	Traumatismo Cranioencefálico
HEITOR PONS LEITE Nutrologia. Escola Paulista de Medicina. Faculdade de Ciências Médicas de Santos	Nutrição Parenteral
HENRIQUE LEDERMAN Chefe do Serviço de Radiologia Pediátrica do Hospital São Paulo, da Escola Paulista de Medicina	Radiologia
HERNANI SCHVARTZ Especialista em Anestesiologia	Intubação
ISAAC NEUSTEIN Ex-Chefe do Setor de Oftalmologia do Hospital do Servidor Público do Estado de São Paulo	Oftalmologia **(Coordenador)**
JACOB ROSEMBLIT Médico do Centro de Hematologia de São Paulo	Transfusão
JOSÉ DE ARAÚJO † Ex-Chefe do Serviço de Pediatria Neonatal do Instituto da Criança do Hospital das Clínicas da FMUSP	Intoxicações por Plantas
JOSÉ AUGUSTO ARRUDA BOTELHO † Ex-Chefe do Serviço de Endoscopia do Hospital São Paulo	Endoscopia

JOSÉ ROBERTO DE SOUZA BARATELLA — Cirurgia Pediátrica **(Coordenador)**
Responsável pela Disciplina de Cirurgia Pediátrica do Departamento de Cirurgia da Faculdade de Medicina de Santo Amaro

JOSÉ ROBLEDO NAVES — Corpos Estranhos nas Vias Aéreas
Médico Assistente do Serviço de Endoscopia Peroral do Hospital das Clínicas da FMUSP

JOSÉ PINUS — Cirurgia Pediátrica
Professor Titular da Disciplina de Cirurgia Pediátrica do Departamento de Cirurgia da Escola Paulista de Medicina

JÚLIO TOPOROVSKI — Nefrologia
Chefe do Serviço de Nefrologia da Santa Casa de São Paulo

LAÍS GRACI DOS SANTOS BUENO — Neonatologia
Assistente de Neonatologia do Hospital Guilherme Álvaro — Faculdade Ciências Médicas de Santos

LENI H. CALIXTO DE SOUZA DIAS — Choque; Insuficiência Respiratória
Diretor de Terapia Intensiva do Hospital do Servidor Público do Estado de São Paulo

LUIZ GUSTAVO WERTHEIMER † — Traumatologia dos Membros
Ortopedista

MILTON RUIZ — Doenças Hemolíticas e Hemorrágicas
Professor de Hematologia da Faculdade de Ciências Médicas de Santos

MANOEL CARLOS PRIETO VELHOTE — Cirurgia
Cirurgião-Pediatra do Instituto da Criança (FMUSP)

MARIA IVONETE F. DE ABREU — Ingestão de Corrosivos
Chefe do Serviço de Endoscopia Peroral do Hospital das Clínicas da FMUSP

MÁRIO ALVES ROSA — Neonatologia
Assistente de Neonatologia do Hospital Guilherme Álvaro — Faculdade de Ciências Médicas de Santos

NELSON HAMERSCHLAK — Exsangüineotransfusão
Banco de Sangue do Hospital Albert Einstein

NEWTON ALVES — Procedimentos
Pediatra

NILDO ALVES BATISTA — Neonatologia
Neonatologista
Escola Paulista de Medicina

OLBERES VÍTOR BRAGA DE ANDRADE — Procedimentos em Nefrologia
Assistente de Nefrologia Infantil da FCM — Santa Casa (SP)

PAULO CÉSAR KOCH NOGUEIRA — Insuficiência Renal – Diálise Peritoneal; Equilíbrio Ácido-Básico
Nefrologista. Docente de Pediatria da Faculdade de Ciências Médicas de Santos

PAULO ROGÉRIO FERREIRA — Ortopedia
Preceptor de Ortopedia da Faculdade de Ciências Médicas de Santos — Santa Casa de Santos

RACHEL SNITCOWSKY † — Cardiologia
Assistente do Instituto do Coração (FMUSP)

ROBERT THOMÉ — Corpos Estranhos nas Vias Aéreas
Assistente Doutor do Serviço de Endoscopia Peroral do Hospital das Clínicas da FMUSP

RUY FARIA † — Banco de Sangue
Hematologista do Instituto de Hematologia São Paulo

SAMUEL SCHVARTSMAN — Intoxicações **(Coordenador)**
Professor Adjunto de Pediatria FMUSP

SÉRGIO T. SCHETTINI — Cirurgia Pediátrica
Professor Assistente de Cirurgia Pediátrica (Escola Paulista de Medicina)

SILVANO WENDEL NETO — Transfusão, Sangue e Derivados
Diretor do Banco de Sangue do Hospital Sírio Libanês, SP

TEDE ESTON DE ESTON — Acidentes Nucleares
Professor Livre-Docente da USP

UENIS TANNURI — Cirurgia
Médico Assistente de Cirurgia Pediátrica (FMUSP)

VALDEMAR ABDO — Queimaduras
Médico Assistente do Serviço de Queimados do Hospital das Clínicas da FMUSP

VENTURINO VENTURINI — Agitação Psicomotora
Ex-Diretor do Sanatório Charcot

VERÓNICA RAPP DE ESTON — Acidentes Nucleares
Professora Livre-Docente da USP

WERTHER BRUNOW DE CARVALHO — Acidente por Submersão; NPT
Responsável pela UTI Pediátrica da Escola Paulista de Medicina

APRESENTAÇÃO

Este livro foi lançado em 1963 para comemorar os 30 anos de Augusto Gomes de Mattos na Clínica Infantil do Ipiranga (de saudosa memória). Nesta época eu fui apenas um dos colaboradores deste que se tornou um clássico da literatura médica nacional.

Foi a pedido e por delegação de Gomes de Mattos que eu assumi a responsabilidade de editar este livro e ser seu autor já na 4ª edição, 20 anos depois. A forma foi modificada para se tornar mais ágil como convém a um livro que orienta o médico nas emergências. O espírito, de ser verdadeiramente útil ao médico e à criança que dele depende, não só se manteve como foi aperfeiçoado.

A 6ª edição de EMERGÊNCIAS EM PEDIATRIA pode ser considerada histórica não só por comemorar o 30º aniversário de seu lançamento mas também por sua forma renovada e original.

Agora esta edição altera seu título para
"PEDIATRIA: URGÊNCIAS + EMERGÊNCIAS"
para mostrar que compõe um conjunto com o clássico
Pediatria: Diagnóstico + Tratamento.

O que se pode esperar deste livro

forma	**texto**	**espírito**
↓ *ágil*	↓ *completo*	↓ *realista*
• fácil visualização do assunto • encontro rápido da informação	todos detalhes necessários na prática	permite bons resultados mesmo com recursos limitados

1. Todos conhecem uma frase algo jocosa (e não muito realista) que diz "Medicina é fácil... está tudo no livro" e eu costumo acrescentar: "frequentemente, o difícil é achar a página"...

Pois bem, este livro foi idealizado para que seja fácil **achar a página.** Numa situação de emergência, é estressante ter que procurar a informação desejada no meio de um texto extenso. Pois bem, a disposição em "blocos" de fácil visualização e a impressão artisticamente agradável, facilita a consulta rápida e eficiente.

2. Para se tirar uma nota boa em prova de Pediatria, basta ter bons conhecimentos genéricos. Para se conseguir bons resultados na prática, é preciso conhecer todos os detalhes da ciência e da arte médica. Este livro se esmera nos **detalhes,** permitindo uma aplicação prática e bons resultados, **mesmo que o médico não tenha muita experiência no problema.**

3. A disponibilidade de recursos (médicos e financeiros) é muito diferente nos vários serviços das diferentes regiões do País.

Este livro orienta no sentido de um bom atendimento quer com recursos sofisticados quer mesmo com recursos limitados.

E finalmente, a disposição do texto, facilita o raciocínio e rapidamente fornece bases sólidas para que o médico possa, em última instância, **tomar suas próprias decisões,** as mais apropriadas às circunstâncias de cada atendimento.

Jayme Murahovschi

Endereços do Autor: R. José Maria Lisboa, 915 - São Paulo
CEP 01423-001 Telefax: (011) 3885-5338
e-mail: jmura@osite.com.br

Para uma visão abrangente da Pediatria
(que garante ao médico um exercício eficiente, nas diferentes condições de nosso País)

este livro

PEDIATRIA URGÊNCIAS + EMERGÊNCIAS
Murahovschi, Sarvier

urgências
emergências

se completa com o livro

PEDIATRIA: DIAGNÓSTICO + TRATAMENTO
Murahovschi, Sarvier

ambulatório
consultório
hospital

e com a

CARTILHA DA AMAMENTAÇÃO
Murahovschi, Almed

AMAMENTAÇÃO: DA TEORIA À PRÁTICA
Centro de Lactação de Santos

para profissionais
de saúde
e para as famílias

e se atualiza continuamente com o

PEDIATRA IN
disponível por assinatura
(edição do Autor)

programa de educação
continuada em Pediatria

periódico de reciclagem
e atualização Pediátrica

Endereço do Autor: R. José Maria Lisboa, 915
São Paulo CEP 01423-001
☎ (011) 3885-5338
Fax (011) 3885-5338
e-mail: jmura@osite.com.br

URGÊNCIA

Necessidade que deve ser atendida com rapidez e prioridade.

EMERGÊNCIA

Combinação de circunstâncias imprevistas resultando em
uma situação grave que exige ação imediata.

CONTEÚDO

SEÇÃO I

INFORMAÇÕES ÚTEIS PARA O PEDIATRA

SEÇÃO II

PROCEDIMENTOS TÉCNICOS EM PEDIATRIA

SEÇÃO III

EMERGÊNCIAS EM NEONATOLOGIA

SEÇÃO IV

FEBRE — INFECÇÃO AGUDA GRAVE

SEÇÃO V

EMERGÊNCIAS METABÓLICAS

SEÇÃO VI

EMERGÊNCIAS NEUROLÓGICAS

SEÇÃO VII

EMERGÊNCIAS EM OFTALMOLOGIA

SEÇÃO VIII

EMERGÊNCIAS OTORRINOLARINGOLÓGICAS E IVAS

SEÇÃO IX

EMERGÊNCIAS RESPIRATÓRIAS

SEÇÃO X

EMERGÊNCIAS CARDIOCIRCULATÓRIAS

SEÇÃO XI
EMERGÊNCIAS DO APARELHO DIGESTIVO

SEÇÃO XII
EMERGÊNCIAS DO APARELHO UROGENITAL

SEÇÃO XIII
EMERGÊNCIAS CLÍNICAS DE PELE E OSSOS

SEÇÃO XIV
EMERGÊNCIAS HEMATOLÓGICAS

SEÇÃO XV
EMERGÊNCIAS DE TIPO ALÉRGICO

SEÇÃO XVI
ACIDENTES

SEÇÃO XVII

INTOXICAÇÕES

SEÇÃO XVIII

ANESTESIA E CIRURGIA PEDIÁTRICA

SEÇÃO XIX

EMERGÊNCIAS PSIQUIÁTRICAS E PSICOSSOCIAIS

SEÇÃO XX

A UTI: PONTO DE VISTA DO PEDIATRA GERAL

SEÇÃO I

INFORMAÇÕES ÚTEIS PARA O PEDIATRA

Lendo esta seção e **tendo este livro à mão,** você poderá fazer uma **rápida consulta** nas dúvidas que freqüentemente surgem, em relação a:

ORGANIZAÇÃO DA ASSISTÊNCIA EM CASOS DE URGÊNCIA

Caso ilustrativo: criança dá entrada num Pronto Atendimento de um Hospital em parada cardiorrespiratória (PCR). O médico que a recebe sai desesperado pelo corredor tentando atingir a UTI. Espera o elevador por mais de 5 minutos, mais alguns segundos dentro do mesmo e mais alguns segundos à porta da UTI...

Erros:

1. não atendeu uma emergência real, aliás, o atendimento a uma parada cardiorrespiratória não é responsabilidade só do médico (qualquer leigo deve ser treinado);
2. retardou o socorro muito além do tempo máximo de tolerância em casos de PCR;
3. perturbou o atendimento da UTI que, embora também atenda casos de parada cardiorrespiratória, deve ser reservada para o Suporte Avançado da Vida;
4. pela "cena" criada (criança em parada esperando o elevador) criou um "caso" no Hospital naquele dia.

Nota: o colega em questão era um eficiente diagnosticador de síndromes difíceis...

O exemplo ilustra que é necessário racionalizar o atendimento em situações de emergência, as quais podem ocorrer fora do hospital (portanto, há necessidade de atendimento pré-hospitalar) ou dentro dele (atendimento hospitalar).

O atendimento pré-hospitalar pode ser feito por: a) leigos (populares, policiais, etc.); b) paramédicos; c) médicos.

O atendimento pré-hospitalar ainda pode ser: a) espúrio e voluntário; b) resultante de um esforço planejado, coordenado e avaliado periodicamente.

É óbvio que a situação ideal é a última, sendo que sua execução pode e deve ser iniciada por qualquer pessoa, desde que seja treinada. Embora sujeitas a adaptações locais, de um modo geral, as sociedades organizam seus sistemas de atenção pré-hospitalar da seguinte forma:

1. constatação da existência de uma vítima ou de um paciente em situação crítica;
2. início dos primeiros socorros pelo leigo que estiver mais próximo;
3. populares ou policiais acionam o sistema via telefone (192);
4. a Central de Comunicações despachará o recurso necessário (viatura com motorista, enfermagem, médicos ou paramédicos);
5. estabilização da vítima no local;
6. transporte;
7. início da atenção hospitalar com a chegada a um Pronto Atendimento.

Ressaltem-se os seguintes aspectos:

1. início da atenção (socorro) pelo leigo mais próximo;
2. despacho do recurso o mais breve possível após o alarme.

Portanto, como requisitos básicos:

1. os populares devem ser treinados em cursos de primeiros socorros (este treinamento também é uma responsabilidade médica);
2. necessariamente deve haver um eficiente sistema de comunicação;
3. os recursos devem estar prontamente disponíveis.

A estabilização da vítima no local do acidente (inclui: reanimação cardiorrespiratória e cerebral, aspiração, ventilação mecânica, instituição de uma linha venosa, aquecimento, imobilização, monitorização, controle de arritmias, hemostasia provisória, comunicação com o Hospital) e um meio adequado de transporte são fatores decisivos para a prevenção de seqüelas, às vezes irreversíveis.

A atenção hospitalar

A parada cardiorrespiratória pode ocorrer em qualquer lugar do Hospital e este deverá ter esquemas estabelecidos para este tipo de atendimento, se quiser evitar o exemplo do caso ilustrativo.

Duas estratégias poderão ser adotadas:

1. toda população hospitalar (médicos e paramédicos) será treinada para ser eficiente socorrista e poder iniciar o Suporte Básico da Vida, até que chegue a equipe mais experiente;
2. ao constatar uma parada cardiorrespiratória, a pessoa mais próxima faz soar um alarme e em questão de segundos devem chegar os socorristas do dia: equipe treinada (cada um sabe exatamente o que deve fazer) e escalada (escala oficial do Hospital).

É da responsabilidade da administração do Hospital ter um Comitê ou Grupo ou Colegiado de Primeiros Socorros, composto por: 1 clínico, 1 anestesista, 1 cirurgião, 1 elemento da enfermagem, 1 elemento da administração.

Este Comitê deve ter como programação mínima:

1. organizar e implementar o sistema;
2. planos de estratégias de rápida mobilização do pessoal;
3. cursos e treinamentos de médicos e paramédicos;
4. opinar na aquisição de equipamento de urgência;
5. revisão e discussão de todos os casos de reanimação;
6. revisão periódica de todos os equipamentos usados em reanimação cardiorrespiratória cerebral.

ATENDIMENTO AOS ACIDENTES DE GRANDES PROPORÇÕES

Caso ilustrativo: uma cidade sem um esquema pré-planejado para atendimento a calamidades tem um grande **incêndio** num edifício localizado em sua área central. Houve deslocamento de inúmeros recursos (ambulâncias, viaturas, policiais, corpo de bombeiros, etc.) e as ambulâncias ficaram como que "seqüestradas", impedidas de se deslocarem pelo congestionamento do trânsito local... É possível que algumas vítimas tenham ido a óbito por "excesso" de recursos...

Assim, é necessário que o Poder Público tenha um esquema de atendimento também pré-organizado para estes desastres. É claro que o atendimento a uma vítima individual no local não difere do que já foi dito. A mobilização dos recursos e sua localização na área, o resgate das várias vítimas, o apoio preventivo da área de saúde no local, a coordenação entre o setor de saúde e os demais órgãos, a mobilização dos demais recursos da Comunidade é que devem ser motivo de organização, treinamento e avaliação pelas autoridades competentes. A Pediatria em todos os esquemas deve ser convocada para atuar no seu campo específico.

MÁRIO SANTORO JÚNIOR

1. TEMPERATURA CORPORAL

Conversões de graus Farenheit (°F) **em centígrados** (°C)

$$\frac{(°F - 32) \times 5}{9} = °C$$

Exemplo:

$$96{,}8\ °F = \frac{(96{,}8 - 32) \times 5}{9} = \frac{64{,}8 \times 5}{9} = 36°C$$

CONVERSÃO de °F em °C

°F	°C
32,0	0
96,8	36,0
97,7	36,5
99,5	37,0
100,4	37,5
101,3	38,0
102,2	38,5
103,1	39,5
104,0	40,0
104,9	40,5

2. PESO ATÔMICO E VALÊNCIA

Elemento	Peso atômico (PA)	Valência (V)
H	1	1
O	16	2
Na	23	1
Cl	35,5	1
K	39	1
Ca	40	2
C	12	4
Mg	24	2
S	32	6
Zn	65	2
P	31	1,8 valência média do P do plasma
N	14	3
Proteína		(8)

Peso molecular

Soma dos pesos atômicos da fórmula bruta.

1 mol (M) = peso molecular em gramas.

1 milimol (mM) = milésima parte do mol.

3. ELETRÓLITOS, EQUIVALENTES QUÍMICOS

ELETRÓLITOS = compostos que em solução se dissociam em íons (cátions e ânions).

São medidos em equivalentes-grama (Eq) ou, na prática médica, em miliequivalentes-grama (mEq).

$$mEq = \frac{PA \text{ ou } PM \text{ (em mg)}}{V}$$

onde:

PA = peso atômico
PM = peso molecular
V = valência

Conversão g% em mEq/l

$$mEq/l = \frac{g\% \times 10 \times 1.000}{PA \text{ ou } PM} \times V$$

ou

$$mEq/l = \frac{mg\% \times 10}{PA \text{ ou } PM} \times V$$

Exemplo: s. fisiológico = sol. NaCl a 0,9%

$$mEq/l = \frac{0{,}9 \times 10 \times 1.000}{23 + 35{,}5} \times 1 = 154$$

ou seja: 154mEq de Na e
154mEq de Cl

Observações

1. **Cloreto de potássio**: (KCl)
   - 1ml de sol. KCl a 19,1% fornece 2,5mEq de K e 2,5mEq de Cl.
   - 1g fornece 13,4mEq de cada.
2. **Bicarbonato de sódio**: ($NaHCO_3^-$)
   - 1g fornece 11,9mEq de Na e 11,9mEq de HCO_3^-.
   - 1ml da sol. a 8,4% fornece 1mEq.
   - 1ml da sol. a 10,0% fornece 1,2mEq.
   - 1ml da sol. a 7,5% fornece 0,9mEq.
   - 2,8ml da sol. a 3,0% fornece 1mEq.
3. **Cloreto de sódio**: (NaCl)
   - 1g fornece 17,1mEq de Na^+ e 17,1mEq de Cl^-.
   - 1ml da sol. a 3% fornece 0,5mEq de cada.
   - 1ml da sol. a 20% fornece 3,4mEq de cada.
   - 1ml da sol. a 0,9% (s. fisiológico) = 0,154mEq de cada.
4. **Acetato de sódio**: ($NaC_2H_3O_2 \cdot 3H_2O$)
   - 1g fornece 7,3mEq de Na e 7,3mEq de acetato.
   - sol. a 10% fornece 0,73mEq de cada.
   - sol. a 27,2% fornece 1mEq de cada.
5. **Acetato de potássio**: ($KC_2H_3O_2$)
   - 1g fornece 10,2mEq de K e 10,2mEq de acetato.
   - sol. a 10% fornece 1mEq de cada.
6. **Sulfato de magnésio**: ($MgSO_4 \cdot 7H_2O$)
   - 1mg fornece 8,13mEq de Mg e 8,13 de sulfato.
   - sol. a 10% fornece 0,8mEq de cada.
   - sol. a 12,3% fornece 1mEq de cada.
7. **Fosfato de potássio**: (KN_2PO_4)
   - 1g fornece 12,8mEq de K e 12,8mEq de fosfato.
   - sol. a 15,7% fornece 2mEq de cada.
8. **Gluconato de cálcio**: Ca $(C_6H_{11}O_7)_2 \cdot H_2O$
   - 1g fornece 4,5mEq de Ca e 4,5mEq de gluconato.

   Valores plasmáticos normais

   Na = 135 a 140mEq/l
   K = 3,4 a 5,5mEq/l
   Cl = 99 a 105mEq/l
   Ca = 9,5 a 10,5mEq/l
   Mg = 1 a 2mEq/l

   Osmolaridade = 300mOsm/l
9. Na prática, para **converter mg% em mEq/l** multiplique pelo seguinte **fator**:

   Na 0,435
   Cl 0,285
   K 0,256
   NaCl 0,171
   Proteína 0,243
   Ca 0,5

   Exemplos:
   Ca 10mg% = 10 × 0,5 = 5mEq/l
   NaCl a 3% = 3 × 0,171 = 0,5mEq de Na

4. MOLARIDADE

MOLARIDADE = concentração do soluto em moles por litro de solução

Molaridade = $\frac{\text{massa do soluto em g}}{\text{mol do soluto} \times \text{massa do solvente em kg}}$

MOLALIDADE = concentração em moles por kg de água

Molalidade = $\frac{\text{massa do soluto em g}}{\text{mol do soluto} \times \text{volume do solvente em litro}}$

NORMALIDADE = concentração em equivalentes-grama por litro de solução

Normalidade = $\frac{\text{massa do soluto em g}}{\text{Eq do soluto} \times \text{volume da solução em litro}}$

5. OSMOLARIDADE

OSMOLARIDADE de uma solução = pressão osmótica total dessa solução (em decorrência do número de partículas osmoticamente ativas). Depende do grau de dissociação da substância. É medida em Osm/l ou mOsm/l.

Exemplo:

1mM de NaCl = 2mOsm (1mOsm de Na^+ e 1mOsm de Cl^-)

Osmolaridade do gluconato de cálcio a 10% = 0,3mOsm/ml (o gluconato é pouco dissociável); cloreto de cálcio = 2,2mOsm/ml (o cloreto é bastante ionizável).

Nota: a solução de bicarbonato de sódio a 1,4% é isotônica porque tem a mesma osmolaridade do plasma e do s. fisiológico (308mOsm/l).

Fórmula para converter g% em mOsm/l

$$\frac{g\% \times 10 \times 1.000}{\text{PA ou PM}} \times \text{n}^{\underline{o}} \text{ de partículas}$$

Exemplo: s. fisiológico = NaCl a 0,9%:

$$\frac{0{,}9 \times 10 \times 1.000}{58{,}5} \times 2 = 308\text{mOsm/l}$$

Osmolaridade das soluções em cloreto de sódio
(em soro glicosado a 5%)

S. fisiológico puro: 300mOsm/l (isotônico ao plasma)

SF a 1/2 = SG 1 : SF 1 = 150mOsm/l
SF a 1/3 = SG 1 : SF 2 = 100mOsm/l
SF a 1/4 = SG 1 : SF 3 = 75mOsm/l
SF a 1/5 = SG 1 : SF 4 = 50mOsm/l
SF a 1/6 = SG 1 : SF 5 = 25mOsm/l
SF a 2/3 = SG 1 : SF 2 = 200mOsm/l
SF a 3/4 = SG 1 : SF 3 = 225mOsm/l

Gases

1 Mol de um gás, em condições normais, ocupa um volume de 22,4 litros.

1mMol = 22,4ml

Nota: para o CO_2 este valor é de 22,2ml.

Para converter o CO_2 de vol.% em mEq/l, divida por 2,2 ou multiplique por 0,45.

6. COMPOSIÇÃO ELETROLÍTICA DAS SECREÇÕES DIGESTIVAS

(mEq/litro)

Secreção	Sódio	Potássio	Bicarbonato	Cloreto
Saliva	15	25	20	20
Suco gástrico	40	15	—	120
Suco pancreático	140	10	100	75
Intestino delgado	140	15	25	125
Ileostomia	90	10	50	90
Bile	130	10	40	100
Fezes normais	10	40	—	2
Fezes diarréicas	40-60	40-60	45	25-75

7. NECESSIDADES NORMAIS DIÁRIAS APROXIMADAS

Necessidade de Na e K: 50mEq/m^2 (até 75mEq).

Necessidade de água:

Até 10kg: 100ml/kg.

10-20kg: 1.000ml + 50ml por kg (acima de 10kg).

Mais de 20kg: 1.500ml + 20ml por kg adicional acima dos 20kg.

NECESSIDADES NORMAIS DIÁRIAS EM RELAÇÃO À IDADE

Idade (anos)	Calorias (cal/kg)	Água (ml/kg)	Na (mEq/kg)	K (mEq/kg)
0-1	100	150-120	2,5	2,5
1-3	90	100	2,5	2,5
3-6	80	90-75	2	2
7-11	70	70	2	2
Adolescente	70	50	1,5	1,5

Observações: na 1ª semana de vida, as necessidades de água são de 80 a 100ml/kg/dia; necessidades calóricas do RN: 110cal/kg.

Em caso de **febre**, para cada 1°C acima do normal o requerimento energético aumenta 12%.

Em estados hipermetabólicos (queimaduras graves, estado epiléptico), o aumento vai de 25 a 75%.

8. CONTEÚDO EM ELETRÓLITOS DE ALGUNS LÍQUIDOS

(mEq/litro)

Líquido	Na	K	Cl	HCO_3^-	mOsm/litro
Leite humano	6	15	12	9	270
Leite de vaca	22	35	26	30	290
Suco de laranja	0,2	49	621		
Suco de maçã	1,7	26	726		
Água de arroz	1	6	54		

1. O **soro** recomendado pela OMS para **reidratação** contém em 1 litro de água 90mEq de Na, 20 de K, 80 de cloreto, 30 de citrato e 111mOsm de glicose em solução isosmolar.

   O **soro reidratante da CEME** é um pó para ser dissolvido em 1 litro de água limpa.

   Produtos comerciais que obedecem a mesma fórmula: Pedialyte 90 — vidros de 400ml; Hidrafix 90 — 1 flaconete de 25ml para dissolver em 250ml; Rehidrat — envelope.
2. Para a **prevenção** da desidratação em crianças com diarréia profusa, recomendam-se soluções reidratantes com 45 a 60mEq/l de Na que podem ser saborizadas: Pedialyte 45, Rehidrat 50.
3. Os refrigerantes inclusive tipo cola são soluções fortemente açucaradas, hipertônicas e servem apenas como fonte de água e calorias mas não como reidratantes, já que são muito pobres em eletrólitos.
4. Água de coco: não tem Na mas é rica em K (40mEq/l) e é útil na fase de convalescença.
5. Gatorade é um repositor de eletrólitos perdidos no exercício físico e contém 60g/l de glicose e apenas 16,6mEq/l de Na e 2,56mEq/l de potássio. Essa solução não serve como reidratante nas diarréias infantis (teor absolutamente insuficiente em eletrólitos).
6. **Preparo de um soro de urgência**:

   Uma tampinha de cerveja ou refrigerante rasa de sal. Dissolver em 3 mamadeiras (= 750ml) de água fervida. Em cada mamadeira acrescentar 3 tampinhas rasas de açúcar.

9. PESOS E MEDIDAS

Comprimento

1 polegada (inch) = 2,54cm
1cm = 0,39 polegada
1 pé (foot) = 20cm
1 jarda (yard) = 91,44cm
1 milha inglesa = 1.609m

Volume

1 mínimo = 0,06ml
15 mínimos = 1ml
1 dracma = 3,7ml
1 onça = 30ml
1 pinta = 500ml
1 galão = 3,8 litros

Peso

1 grão = grain (gr) = 0,065 gramas (g)
15gr = 1g
1 dracma = 3,9g
1 onça = ounce (oz) = 28,4g
1 libra = pound (lb) = 454g
1kg = 2,2lb

Nota: para transformar polegadas em centímetros multiplica-se por 2,54; grão em gramas: multiplicar por 0,065; onças em gramas: multiplicar por 30; libras em kg: multiplicar por 0,454.

5ml medidos numa seringa ou numa medida de remédio = 5g de água, 5g de sal, 4g de sacarose ou glicose.

Medidos numa seringa: 3ml = 3,5g de sal; 3ml = 2,5g de bicarbonato; 1,5ml = 1,5g KCl.

10. TABELA DE PESO

Os **medicamentos** em Pediatria são prescritos com base no **peso** da criança.

Na falta desse dado, a **tabela** abaixo dá um peso aproximado, clinicamente útil.

PESO DA CRIANÇA APROXIMADO (em kg)

Idade	Criança média	Criança magrinha	Criança gordinha	Idade	Criança média	Criança magrinha	Criança gordinha
1 mês	4	3,5	4,5	3 anos	15,5	14	17
2 meses	5	4,5	5,5	3 1/2 anos	17	16	19
3 meses	6	5,5	6,5	4 anos	18	16	20
6 meses	7	6,5	7,5	5 anos	20	18	22
9 meses	9	8	9,5	6 anos	22	20	24
1 ano	10	9	10,5	7 anos	24	22	26
15 meses	11	10	11,5	8 anos	26	24	28
18 meses	12	10,5	12,5	9 anos	30	28	32
21 meses	12	11,5	13	10 anos	32	30	34
2 anos	13	12	14	11 anos	36	34	38
2 1/2 anos	14,5	13	15	12 anos	40	38	42

Modo rápido de calcular o PESO entre 3 e 9 anos

Peso = (2 × idade) + 10

Exemplo: 7 anos e meio

Peso = (2 × 7,5) + 10 = 25kg

Se a criança for gordinha, aumente 1 ou 2kg.

Se a criança for magrinha, subtraia 1 ou 2kg.

FAIXAS ETÁRIAS

Recém-nascido = desde o nascimento até 28 dias.

Lactente = de 1 mês a 2 anos.
Aplica-se principalmente para o 1º ano de vida.

Pré-escolar = de 2 a 6 anos.

Escolar = de 6 a 10 ou 12 anos.

Adolescente = dos 10 aos 20 anos.

Índice de massa corpórea (IMC)

$$IMC = \frac{P}{E^2}$$

Considerar sobrepeso

até 8 anos: acima de 18

8-11 anos: acima de 20

12-13 anos: acima de 22

14-17 anos: acima de 24

18 anos: acima de 25

11. SUPERFÍCIE CORPORAL (SC)

Fórmula de Snively, Montenegro e Dick:

$$SC = \frac{(\text{altura sentado})^2}{5.000}$$

Mais rigorosamente:

Até 6 meses: SC (m^2) = 0,00017 × (estatura sentada, em cm)^2

Depois dos 6 meses: SC (m^2) = 0,00019 × (altura sentada, em cm)^2

Fórmula prática

$$SC = \frac{(P \times 4) + k}{100}$$

Constante k:

Até 10kg: k = 9

De 11 a 20kg: diminuir 1 da constante para cada kg

De 20 em diante: k = 0

- De 21 a 40kg, uma fórmula mais precisa é: SC = (P × 0,02) + 0,40

Exemplos:

Peso de 8kg $SC = \frac{(8 \times 4) + 9}{100} = 0{,}41m^2$

Peso de 12kg $SC = \frac{(12 \times 4) + 7}{100} = 0{,}55m^2$

Peso de 25kg $SC = \frac{(25 \times 4) + 0}{100} = 1m^2$

- SC = (25 × 0,02) + 0,40 = 0,90m^2

Fórmula de Rachid e Lima:

peso (P) em kg e altura (A) em cm

- Se (A + P) = 160

  SC = A + P – 60dm^2

- Se (A + P) < 160

  SC = 3/4 (A + P) – 20

Exemplo: 25kg e 125cm

25 + 125 = 150

SC = 3/4 de 150 – 20 = 92dm^2 = 0,92m^2

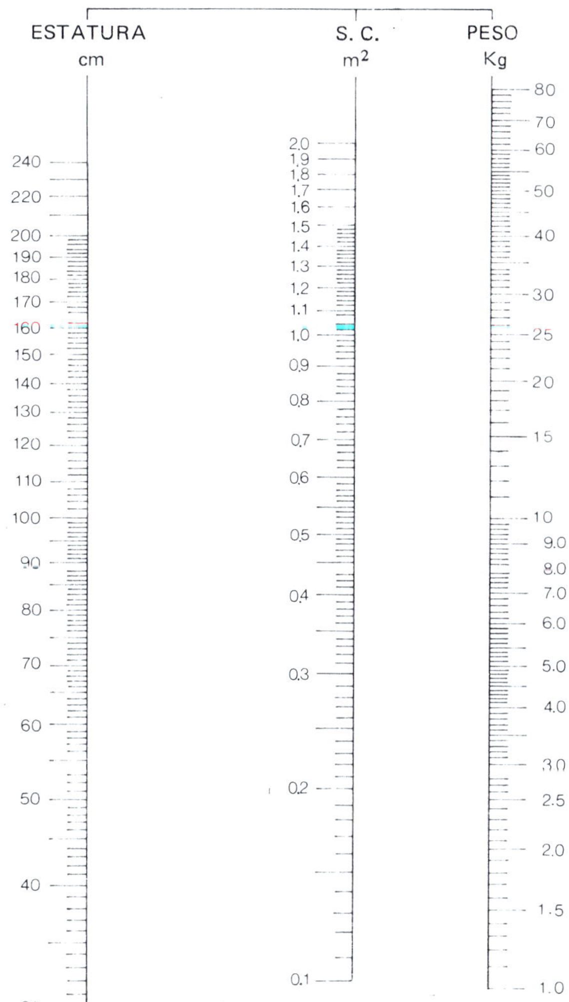

Nomograma de West

ÁREAS RELATIVAS (percentuais) DE SEGMENTOS DO CORPO HUMANO

Segmentos	Recém-nascido	Idades (anos)					
		0-1	1-5	5-10	10-15	15-25	25-70
Cabeça (metade)*	9,5	8,2	5,8	4,7	4,1	3,6	3,0
Coxa*	5,9	7,0	9,1	9,6	10,0	10,3	10,7
Perna*	4,4	4,6	4,9	5,5	5,7	5,9	6,1
Pé	3,7	3,7	3,7	3,7	3,7	3,7	3,7
Tronco (metade)	17,5	17,5	17,5	17,5	17,5	17,5	17,5
Membros superiores**	6,7	6,7	6,7	6,7	6,7	6,7	6,7
Mão	2,3	2,3	2,3	2,3	2,3	2,3	2,3
Totais (%)	50,0	50,0	50,0	50,0	50,0	50,0	50,0

* As áreas relativas dos 3 primeiros segmentos variam significativamente com a idade. As dos 4 últimos independem praticamente da idade.

** Excluindo a área da mão.

12. ALGUMAS INFORMAÇÕES ÚTEIS DE ACORDO COM A IDADE

Idade	Peso (kg)	FC	FR	PA sistólica	Tubo ET (mm)	Lâmina laringoscópio	Dreno torácico (Fr)	Sonda NG (Fr)
Recém-nascido	1	145	< 40	42 ± 10	2,5	0	8-10	5 (alim.)
Recém-nascido	2-3	125		60 ± 10	3,0	1	8-10	5 (alim.)
1 mês	4	120	24-35	80 ± 16	3,5			
6 meses	7	130		89 ± 29	3,5			
1 ano	10	130	20-30	96 ± 30	4,0	1	16-20	8
2-3 anos	12-14	120		99 ± 25	4,5			
4-5 anos	16-18	100		99 ± 20	5-6	2	20-28	10
6-8 anos	20-26	100	12-25	105 ± 13	6-6,5			
10-12 anos	32-42	75		112 ± 19	7,0	2-3	28-32	10-12
14 anos ou mais	> 50	70	12-18	120 ± 20	7,5-8,5	3	32-42	> 12

FC = freqüência cardíaca (batimentos/min).
FR = freqüência respiratória.
PA = pressão arterial.
ET = endotraqueal.
NG = nasogástrica.

PA sistólica = $(2 \times \text{idade}) + 80$.

PA diastólica = $\frac{2}{3}$ da PA sistólica.

Nota: a variação de 0,5°C acima de 37°C acarreta um aumento aproximado de 10 pulsações por minuto.

13. DROGAS MAIS USADAS EM EMERGÊNCIAS PEDIÁTRICAS

O objetivo deste capítulo é facilitar a consulta.
Ler o capítulo respectivo para maiores detalhes e para outras drogas que não estão aqui referidas.

- **Adrenalina** (1ml de sol. aquosa 1:1.000)
  1ª dose: 0,1 ml de sol. 1:10.000 EV, IO
  ou 0,1 ml da sol. 1:1.000 ET.
  (Ver págs. 13, 16, 22 e 338)

- **Aminofilina** (10ml = 240mg)
  Mal asmático: 5-7mg/kg EV em 20min ou 1ml/4kg.

- **Amiodarona** (Ancoron 1 ampola = 3ml = 150mg)
  Diluir em 20-50ml SG 5% – 5mg/kg em 30min.

- **Atropina** (ampola 0,25mg/ml)
  0,02mg/kg/dose cada 2-5min IM ou EV.
  Dose mínima: 0,1mg; dose máxima: 0,5mg.
  Intoxicação por organofosforado: 0,03mg/kg/dose.

- **Bicarbonato de sódio**
  1 mEq/kg EV lento.
  Usar solução a 3%.
  Repetir após 10min, se necessário.

- **Captopril** (Capoten compr. 12,5-25-100mg)
  RN: 0,1 a 0,4mg/kg/dose VO; cada 6-24h.
  Lactentes: 0,5 a 0,6mg/kg/dia VO; cada 6-12h.
  Crianças: 12,5mg; 2 a 3 vezes ao dia.
  Adolescentes: 25mg; 2 a 3 vezes ao dia.
  A dose pode ser aumentada semanalmente (nos casos graves, diariamente) de acordo com a PA.
  Em insuficiência cardíaca: associar diurético e digitálico.

- **Cloreto de cálcio a 10%**
  0,15-0,3ml/kg/dose EV bem lento.

- **Clorpromazina** (Amplictil 5ml = 25mg)
  0,5mg/kg/dose IM ou EV; cada 8h.

- **Dexametasona** (Decadron, frasco 4mg/ml)
  1ª dose: 0,3mg/kg EV ou IM.
  A seguir: 0,1mg/kg; 6/6h.
  Edema cerebral: 1 a 1,5mg/kg/dose; 6/6h.
  Choque séptico: 4-6mg/kg/dose; 2 vezes.

- **Diazepam** (Diempax, Valium 2ml = 10mg)
  0,3mg/kg/dose EV lento.
  Repetir mais 2 vezes com intervalo de 5-10min.
  Via retal: 0,3-0,5mg/kg/dose.

- **Diazóxido** (Pressuren 15mg/ml)
  2-5mg/kg EV rápido.
  Pode ser repetido após 30min.
  A seguir até 4 vezes ao dia.
  Alternativa: 1mg/kg/dose, repetido a cada 5 minutos até 5 doses.

- **Digoxina**
  Ver Insuficiência cardíaca.

- **Dimenidrinato** (Dramin 1ml = 50mg)
  1,25mg/kg/dose IM; 6/6h.
  EV: Dramin Bg DL (10ml = 30mg).
  Aplicar 1/4-1/2-3/4 ampola EV lento.
  VO: 1 gota/kg/vez (até 20); 6/6h.

- **Dipirona** (Novalgina)
  Ver Criança com febre.

- **Dobutamina e Dopamina**
  Ver Drogas de infusão contínua.

- **Fenitoína** (Hidantal 5ml = 250mg)
  Estado epiléptico: 20mg/kg em 5min.

- **Fenobarbital**
  Dose de ataque: 10-20mg/kg EV.

- **Fentanila** (Fentanil 1ml = 0,05mg = 50mcg)
  Ampolas de 2, 5 e 10ml
  IM: 1 a 5mcg/kg/dose.
  EV: 0,5-1mcg/kg/dose.
  Pode repetir após 1-2 horas.
  Se necessário, aumentar gradualmente até 5mcg/kg/dose.

- **Furosemida** (Lasix 1ml = 10mg)
  1-2mg/kg/dose (= 0,1 a 0,2ml/kg) EV ou IM.

Vias: EV = endovenosa; IO = intra-óssea; ET = endotraqueal; IM = intramuscular; VO = oral.

- **Glucagon** (1mg)
  0,03mg/kg SC ou IM.
  Máximo de 1mg.

- **Hidantoína**
  Ver Fenitoína.

- **Hidralazina** (20mg/ml)
  0,1 a 0,2mg/kg/dose IM ou EV.
  Repetir a cada 4 ou 6h.
  VO: Apresolina — drágeas de 25 e 50mg.
  0,75mg/kg/dia, dividir em 2 doses.
  Aumentar progressivamente até o máx. de 3,5mg/kg/dia.

- **Hidrato de cloral**
  (solução oral a 20%, julepo gomoso 20% VR)
  Sedativo: 25mg/kg/dose VO ou VR; 8/8h.
  Hipnótico: 50mg/kg VO ou VR, iniciar em 30 min.

- **Hidrocortisona** (Flebocortid 100, 300, 500mg)
  Mal asmático: 5 a 10mg/kg/vez EV; 6/6h.
  Choque séptico: 35 a 50mg/kg/dose EV até 2 vezes.
  Insuficiência renal aguda: 1-2mg/kg/dose EV rápido.

- **Ipeca** (xarope)
  Até 1 ano: 10ml.
  1 a 12 anos: 15ml.
  Adolescentes: 30ml.
  Em seguida ministrar água morna.
  Repetir após 30min, se necessário.

- **Lidocaína** (sol. a 2% = 20mg/ml)
  1mg/kg/dose EV lento.
  Repetir a cada 5-10min até máx. 5 doses.
  Manutenção: EV contínuo.
  (Ver Drogas de perfusão contínua.)

- **Meperídina** (Demerol, Dolantina 2ml = 100mg)
  1-2mg/kg/dose VO, SC, IM ou EV; 6/6h.
  Para uso EV: diluir 1 ampola com 8ml de água destilada (1ml = 10mg).

- **Metildopa** (Aldomet, compr. 250-500mg)
  2,5-5mg/kg/dose cada 6 ou 12 horas (hipertensão).

- **Metoclopramida** (Plasil 2ml = 10mg)
  0,2-0,3mg/kg/dose IM ou EV; até 3 vezes ao dia.
  1 gota/kg/vez VO; 3 vezes ao dia.

- **Midazolam** (Dormonid 3ml/15mg e 5ml/15mg)
  VO, retal ou intranasal 0,5mg/kg.
  1 gota (até 2)/kg.
  IM: 0,15-0,20mg/kg.
  EV: 0,1-0,3mg/kg.

- **Morfina** (10mg/ml)
  0,1-0,2mg/kg/dose IM, EV lento (máx. 15mg).
  Pode ser repetido depois de 4 horas.

- **Naloxona** (Narcan 0,4mg/ml)
  RN: 0,5mg.
  Crianças e adolescentes: 2mg.
  Via EV, IM.

- **Nifedipina** (Adalat cáps. 10mg)
  1 cápsula mastigada via sublingual.
  Pode repetir após 30min (crise hipertensiva).

- **Pancurônio** (Pavulon 2ml = 2mg)
  0,04-0,1mg/kg/dose EV.
  Repetir 0,01-0,02mg/kg/dose; cada 20-40min.
  Ventilação assistida.

- **Paraldeído**
  Diluir em óleo mineral (1:1).
  Anticonvulsivante 0,3ml/kg (até 7ml) VR.
  Contra-indicada a via IM.

- **Propranolol** (1mg/ml)

  Arritmia:
  0,01-0,1mg/kg/dose EV.
  Pode ser repetido a cada 6-8 horas.

  Crise de anoxia na cardiopatia congênita:
  0,2mg/kg EV lento.
  Pode ser repetido em 15min.

  Hipertensão:
  0,5 a 1mg/kg/dose.

- **Tiopental** (Thionembutal fr 0,5 e 1g)
  Sedativo: 2-5mg/kg EV lento .
  Se hipotensão: 1-2mg/kg EV.

- **Propofol**
  Sedativo de início rápido, ver pág. 253.

Vias: EV = endovenosa; IO = intra-óssea; ET = endotraqueal; VO = oral; VR = retal; SC = subcutânea; IM = intramuscular.

DROGAS DE INFUSÃO CONTÍNUA

- Em caso de **choque**
  Soro fisiológico: 20ml/kg EV em 20 ou 30min
  ou Ringer-lactato: mesma dose
  ou albumina a 5% *ou* plasma *ou* sangue: 10ml/kg.
  Repetir, se necessário.

- **Adrenalina** (1ml = 1mg = 1.000µg)
  0,1µg/kg/min.
  Se assistolia persiste: aumentar gradualmente até 1µg/kg/min.
  Preparar: 0,6ml × peso (kg) = mg de adrenalina; adicionar em 100ml de s. glicosado a 5%.
  1ml/h fornece 0,1µg/kg/min.

- **Aminofilina** (10ml = 240mg)
  Mal asmático: ataque 7mg/kg = 0,3ml/kg em 20min.
  Em seguida iniciar manutenção EV gota a gota.
  a) até 10kg: 15mg/kg/24h = 0,65ml/kg/h.
  b) mais de 10kg: 21mg/kg/24h = 0,9ml/kg/h.
  Dissolver 1 ampola em 500ml de s. glicosado a 5%.
  1ml desta solução = 0,5mg.

- **Amiodarona** (Ancoron 3ml = 150mg) ver pág. 338
  5mg/kg em 20min; depois: 15mg/kg/24h.

- **Dexametasona** (Decadron frasco 4mg/ml)
  1ª dose: 0,3mg/kg EV direto (mal asmático).
  Iniciar imediatamente: 0,3mg/kg/24h.
  Calcular a dose diária total e dissolver em 500ml de soro glicosado a 5%, para correr em 24h (= 8 gotas/min).

- **Dobutamina** (Dobutrex 250mg/20ml)
  Diluir 1,2ml de Dobutrex em 100ml de s. glicosado a 5%.
  Na velocidade de 1 microgota/kg/min = 2,5µg/kg/min.
  A dose poderá ser aumentada para 2, 3 ou 4 microgotas/kg/min.

- **Dopamina** (Revivan 50mg/10ml)
  Diluir 3ml de Revivan em 100ml de s. glicosado a 5%.
  Na velocidade de 1 microgota/kg/min = 2,5µg/kg/min.
  A velocidade pode ser aumentada para 2 microgotas/kg/min.

- **Fentanila** (Fentanil 1ml = 0,05mg = 50mcg)
  Ampolas de 2, 5 e 10ml.
  0,5-2mcg/kg/hora (em bolo: 0,5-1mcg/kg cada 1-2h).
  Pode ser aumentada gradualmente (0,5-1mcg/kg/h) até 25mcg/kg/h (anestesia profunda).

- **Hidrocortisona** (Flebocortid 100, 300, 500mg)
  Mal asmático: dose de ataque 7mg/kg EV direto.
  Iniciar imediatamente: 7mg/kg/24h gota a gota.
  Calcular a dose total, dissolver em 500ml de soro glicosado a 5% para correr em 24h (= 8 gotas/min).

- **Insulina** ver Cetoacidose diabética.
  Cetamina (Ketamina) 1 a 2mg/kg EV
  Succilcolina 2mg/kg (lactentes); 1mg/kg (crianças)

- **Lidocaína 2%** (20mg/ml)
  Ataque: 1mg/kg ou 2mg/kg EV.
  Manutenção: diluir 5ml em 500ml de s. glicosado a 5%.
  Velocidade: 6ml/kg/hora = 2 gotas/kg/min = 20µg/kg/min.
  Se necessário: aumentar até 5 gotas/kg/min.
  Ou: mg de lidocaína = 60 × peso em kg;
  diluir em 100ml; 2-5ml/h.

- **Midazolam** (Dormonid 15mg em 3 ou 5ml)
  0,1-0,2mg/kg/hora EV = 1-2mcg/kg/min.
  (ver pág. 254)

- **Morfina** (Dimorf 10mg/ml)
  0,05-0,10mg/kg/hora (em bolo: 0,1mg/kg cada 2-4h).

- **Nitroprussiato** (1 ampola = 50mg)
  Diluir 6ml em 100ml de s. glicosado.
  1 microgota/kg/min = 1µg/kg/min;
  aumentar gradualmente até 4.

- **Terbutalina** (Bricanyl) ver Mal asmático.

mcg/kg/min = mg/kg/h × 16,6.

DESFIBRILAÇÃO

Indicação: **fibrilação ventricular e taquicardia ventricular sem pulso.**

Não indicada em parada em assistolia.

Tamanho da pá: até 10kg — infantil;
mais de 10kg — adulto.

Interface eletrodo: parede do tórax — gel, gaze embebida em soro fisiológico ou auto-adesiva (cuidado para que os eletrodos não se toquem através da pasta ou gaze embebida).

* Flutter arterial e taquicardia supra-ventricular, iniciar com 0,5J/kg.

Colocação: uma pá na parte superior direita do tórax e a outra à esquerda do mamilo esquerdo; aplicar pressão firme.

Dose inicial: 2J/kg; RCP por 2min → checar ritmo/pulso

Novo choque 4J/kg → RCP por 2min → droga: preferência por Adrenalina, alternativa: Amiodarona → checa ritmo/pulso → choque 4J/kg → RCP + droga.

ANALGÉSICOS

ANTIINFLAMATÓRIOS NÃO-HORMONAIS (AINH)

- **Naproxeno** = Flanax
  Comprimidos 100, 275, 550mg; suspensão 25mg/ml.
  1ª dose: 10mg/kg; a seguir 5mg/kg cada 8-12h.
- **Diclofenaco** = Cataflan
  Dose: 1,5-2mg/kg/dia.
  1 gota = 0,5mg; supositórios 12,5 e 75mg.
  Antitérmico: 1 gota/kg/vez, 8/8h.
  Analgésico: 1,4 gota/kg/vez, 8/8h ou 1 gota/kg/vez, 6/6h.
- **Cetoprofeno** = Profenid
  Dose: 1 gota/kg/vez; entre 7 e 11 anos: 25 gotas; maiores: 50 gotas cada 8 ou 6h.
- **Nimesulida** = Nisulide, Scaflan
  Dose: 5mg/kg/vez a cada 12h.
  Gotas: 1 gota/kg (até 30 gotas) 2 vezes ao dia, eventualmente 3 vezes ao dia.
  Suspensão 1% (10mg/ml): 1-3 anos: 2,5ml; 4 a 7 anos: 5ml; 8 a 10 anos: 7,5ml — 2 vezes (eventualmente 3) ao dia.
  Supositório: 3-9 anos: 50mg; maiores: 100mg — 2 vezes (eventualmente 3) ao dia.
- **Piroxicam** = Piroxene
  Dose: 1 gota/kg/dia.
- **Benzidamida** = Benflogin
  1 gota/kg/dose, 3 a 4 vezes ao dia.

Para **adolescentes** podem ser usados: comprimidos de Profenid, Cataflan, Voltaren — 3 vezes ao dia; Flanax — 2 ou 3 vezes ao dia; Nisulide ou Scaflan (também envelope) — 2 vezes ao dia; Piroxicam — 1 vez ao dia; Tilatil — 1 vez ao dia; Benflogin — 3 a 4 vezes ao dia.

No 1º dia pode ser indicada injeção IM profunda de Voltaren, Profenid ou Tilatil; injeção EV de Tilatil.

A maioria desses medicamentos dispõe de supositórios.

Observação: o efeito analgésico das 4 categorias de medicamentos acima indicados pode ser potencializado pelo uso concomitante de **codeína.**

- **Ketoralac**
  Acima de 12 anos: 0,25-0,5mg/kg (até 30mg) 6/6h, injetável.

ANTITÉRMICOS — ANALGÉSICOS (ver também págs. 176, 253 e 254)

- **Ácido acetilsalicílico** (AAS)
  Antitérmico: 10mg/kg/vez, cada 4 ou 6h.
  Analgésico: 15mg/kg/vez, cada 4 ou 6h.
  AAS infantil: comprimidos 100mg;
  Melhoral infantil: 85mg.
  AAS e Melhoral: comprimidos 500mg.
- **Dipirona**
  Antitérmico: 15mg/kg/vez, cada 4 ou 6h.
  Analgésico: 20mg/kg/vez, cada 4 ou 6h.
  1. Gotas: Novalgina, Magnopyrol (20 gotas = 500mg)
     Antitérmico: peso (em kg) × 0,6 gota.
     Analgésico: peso (em kg) × 0,8 a 1 gota.
  2. Solução oral (Novalgina 1ml = 50mg)
     Antitérmico: peso (em kg) × 0,2 a 0,3ml.
     Analgésico: peso (em kg) × 0,3 a 0,4ml.
  3. Ampolas (Novalgina 2ml = 1g)
     Via IM (dolorida) ou EV.
     Antitérmico: peso (em kg) × 0,03ml.
     Analgésico: peso (em kg) × 0,05 ou 0,06ml.
  4. Comprimidos infantis (Novalgina 100mg).
  5. Comprimidos 500mg.
  6. Supositório infantil (Novalgina, Magnopyrol 300mg)
     Antitérmico: 1/2 supositório para cada 10kg.
     Analgésico: 1 supositório para cada 10kg.
- **Acetominofeno** (Paracetamol)
  Antitérmico: 10mg/kg/vez, cada 4 ou 6h.
  Analgésico: 15mg/kg/vez, cada 4 ou 6h.
- **Dorico:** 1 gota = 5mg; compr. 500mg.
  Tylenol: 1 gota = 10mg; compr. 500 e 750mg.
  Antitérmico: 1 gota/kg (Tylenol) ou 2 gotas/kg (Dorico).
  Adolescentes: 1 comprimido 500mg.
  Analgésico: 1,5 gota/kg (Tylenol) ou 3 gotas (Dorico).
  Adolescentes: 1 comprimido Tylenol 750mg.
- **Tramadol** (Tramal, Tramaden)
  Solução 1ml = 40 gotas = 100mg
  Cápsula 50mg; supositório 50mg
  Ampola 2ml = 100mg
  EV 1-2mg/kg a cada 4-6h; 0,2-0,4mg/kg/dia

ANALGÉSICOS SEDATIVOS — Morfina, Meperidina, Fentanil, Codeína (ver págs. 12, 13 e 253).

ANSIOLÍTICOS SEDATIVOS — Benzodiazepínicos: Diazepan, Midazolan (ver págs. 12, 13 e 253).

SEDATIVO NÃO-ANALGÉSICO — Hidrato de cloral (ver págs. 12, 13 e 253).

ANESTÉSICOS (ver pág. 551).

ANTIBIÓTICOS (ver pág. 184).

SEÇÃO II

PROCEDIMENTOS TÉCNICOS EM PEDIATRIA

Os procedimentos se aprendem pela observação direta e execução sob supervisão. Mas um texto adequado é útil para o aperfeiçoamento e como valioso auxílio em ocasiões especiais de emergência.

ATENDIMENTO À PARADA CARDIORRESPIRATÓRIA – PCR

Alarme!

- Diminuição da consciência (não interage com o ambiente)
- Diminuição do tônus muscular (criança "largada")
- Respiração difícil/entrecortada/asfixia
- Pela pálida, cinzenta, mosqueada
- Face congestionada/sudorese

A · Abra as VIAS AÉREAS (VAS)

- Incline a cabeça para trás (hiperextensão discreta do pescoço)
- Tração da mandíbula para a frente
- Remova secreções/corpo estranho

B · VENTILAÇÃO – respiração de resgate

1º) Faça 2 respirações de 1s cada com ligeira pausa entre elas
< 1 ano: boca a boca e nariz
crianças: boca a boca
se inefetiva: reabra VAS e repita 2
se efetiva: expansão visível do tórax
se disponível: use bolsa-máscara oxigênio umedecido

2º) Se respiração adequada/tosse palpe o pulso

C · CIRCULAÇÃO – verificar o PULSO (P)

- Lactente: palpe P braquial
- Criança: palpe P carotídeo

- Se P ausente, duvidoso ou < 60 bpm: inicie compressões torácicas e peça desfibrilador
- Se P bom mas respiração inadequada: continue respiração de resgate 20 movimentos/min

ATENDIMENTO À PARADA CARDÍACA SEM PULSO

- Dê oxigênio • Coloque desfibrilador
- Aplique o **monitor** (ECG) e *cheque* **ritmo cardíaco**

Eventualidade A – **Assistolia** → Quadro I
Não indicado desfibrilador

ASSISTOLIA → **Quadro I**

Aplique **adrenalina**
- EV/IO 0,01mg/kg = 0,1mL/kg solução 1:10.000

ou
- tubo endotraqueal = 0,1mL/kg solução 1:1.000

Repita a cada 3 a 5 minutos

Faça 5 ciclos de RCP
↓
Cheque, no monitor, **ritmo cardíaco**
possibilidades → **Quadro II**

1. Sem atividade elétrica ou com atividade elétrica mas sem pulso → repita Quadro I (eventualidade A)
2. Com atividade elétrica e pulso normal → inicie cuidados de pós-ressuscitação
3. Com atividade elétrica tipo TV/FV → passe para Eventualidade B (Quadro III)

Veja RCP nas páginas de abertura do livro e páginas 17,18

Eventualidade B → **Quadro III**

FIBRILAÇÃO VENTRICULAR (FV) ou TAQUICARDIA VENTRICULAR (TV)

Está indicado uso de **desfibrilador** (Quadro IV)

Quadro IV – DESFIBRILAÇÃO

1º) Dê **1 choque** (desfibrilador)
- se for manual: 2J/kg
- se automático (DEA): dose > 1 ano

2º) Reinicie RCP imediatamente

Faça 5 ciclos de RCP
↓
Monitor – recheque **ritmo cardíaco** e palpe **pulso** (P).
Possibilidades → **Quadro IV**

1. Com atividade elétrica e P normal: → inicie cuidados de pós-ressuscitação
2. Sem atividade elétrica ou com atividade mas sem pulso → **Quadro I**
3. **Persiste ritmo FV/TV** → **Quadro V**
   1º) Continue RCP enquanto o desfibrilador carrega
   2º) **1 choque** – manual 4J/kg; DEA: > 1ano
   3º) Reinicie RCP imediatamente
   4º) Dê **adrenalina** – doses do Quadro I
   Repita a cada 3 a 5 minutos

↓
Faça 5 ciclos de RCP e recheque ritmo cardíaco e pulso

Enquadre a nova situação:
- veja se cabe no Quadro IV
- ou se ritmo FV/TV persiste → Quadro VI

Quadro VI – continue RCP enquanto desfibrilador carrega

Dê **1 choque** – manual 4J/kg; DEA: > 1 ano

Reinicie RCP imediatamente

Considere **anti-arrítmicos**:
- amiodarona 5mg/kg EV/IO *ou* lidocaína 1mg/kg EV/IO

Considere **magnésio** EV/IM 25-50mg/kg para *torsades de pointes*

Após 5 ciclos de RCP → **cheque ritmo** → Quadros IV, V

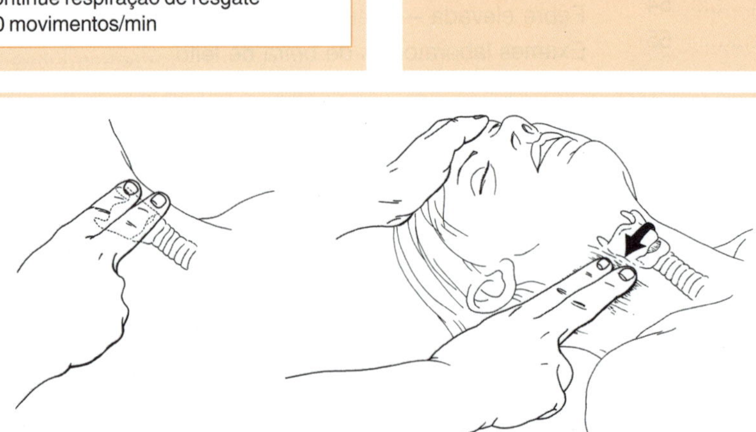

Palpando **pulso carotídeo**: deslizar os dedos na linha entre cartilagem tireóide até a borda interna do músculo esternocleidomastóideo.

REANIMAÇÃO DO LACTENTE E PRÉ-ESCOLAR NO SERVIÇO DA EMERGÊNCIA

Sufocação por CE
- afogamento
- acidentes
- envenenamento
- inalação de fumaça
- morte súbita do lactente
- crupe (laringite)

INCONSCIÊNCIA

a) Os membros pendem flacidamente
b) Não reage com choro ou movimentação, quando estapeado ou sacudido

❶ ABRIR A VIA AÉREA

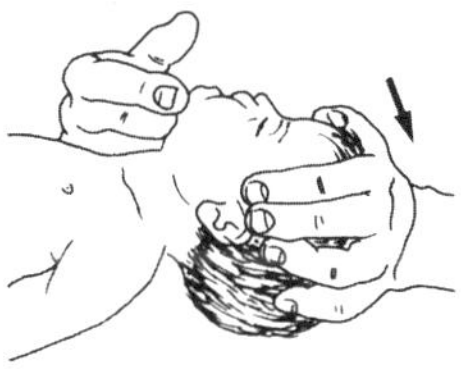

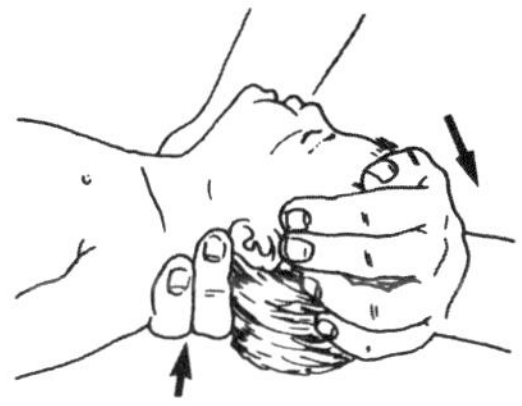

Há movimentação do tórax e/ou respiração visível/audível?

SIM

❷ a) Manter a via aérea aberta
Oxigênio por cateter

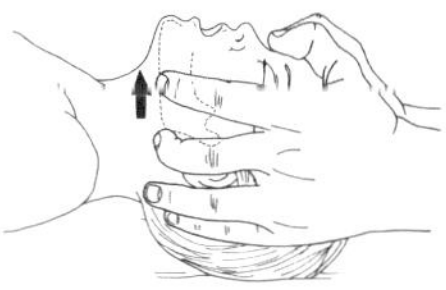

Se fratura cervical: não rodar a cabeça; fixar o pescoço (colarinho cervical); elevar a mandíbula

NÃO (lábios roxos)

❷ RESPIRAÇÃO ARTIFICIAL

Boca a nariz-boca ou boca a boca

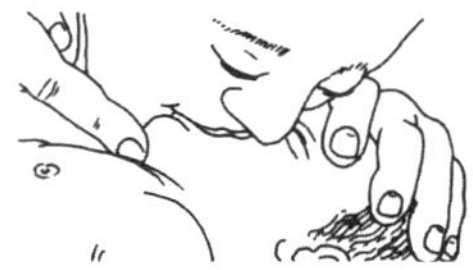

2 respirações em rápida sucessão, sem esperar a completa deflação pulmonar

Há movimentação do tórax?

SIM

❸ a) Continue respiração artificial
lactente: 20 movimentos/min
criança: 15 movimentos/min

❹ a) Verifique pulso carotídeo e/ou femoral

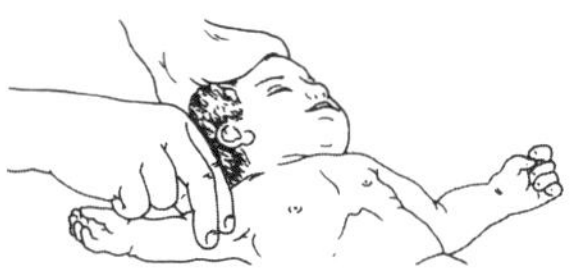

Pulso presente

❺ a) Continue respiração artificial

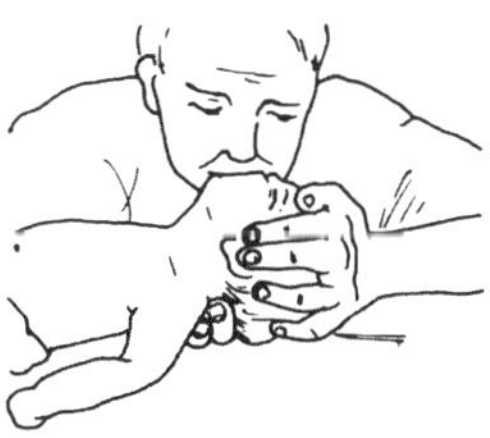

Pulso ausente

Respiração artificial + compressão esternal

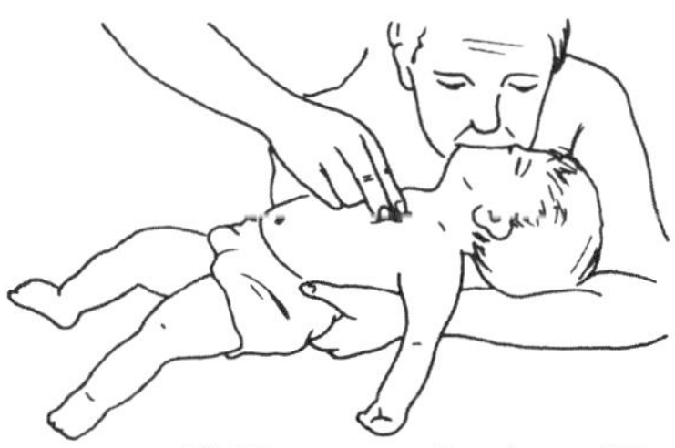

1º) 30 compressões (em < 23 segundos)
2º) 2 respirações (1 segundo cada)

NÃO

Provável obstrução por CE (verifique história)

❸ DESOBSTRUÇÃO

1º) Dar 4 golpes entre as omoplatas

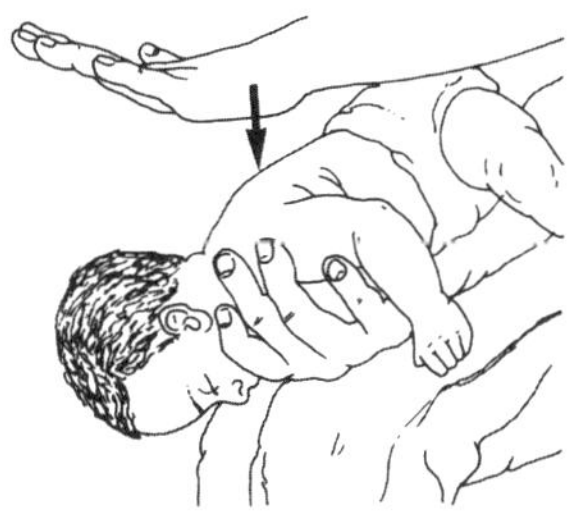

2º) Virar a criança e fazer 4 compressões esternais

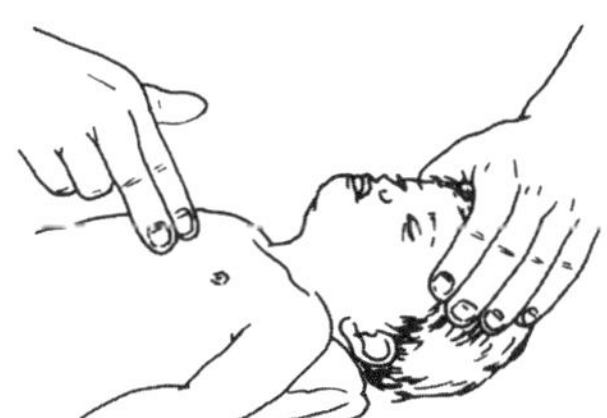

3º) Baixar a língua com o polegar e procurar visualizar o CE e removê-lo

Há movimento respiratório?

SIM passe para ❸a ❹a ❺a

NÃO volte para ❶❷❸

Deitar a criança no chão ou sobre superfície rígida

Lactente: usar 2 ou 3 dedos Local: meio da linha que une os mamilos; aprofundar 1,5 a 2,5cm Ritmo: 15 compressões/2 respirações Freqüência: 100 compressões/min As respirações devem proporcionar enchimento visível do tórax	**Criança**: usar a palma (sem os dedos) de 1 mão; aprofundar 2,5 a 3,5cm Ritmo: 15 compressões/2 respirações* Frequência: 80 compressões/min 1º) 30 compressões (em < 23 segundos) 2º) 2 respirações (1 segundo cada) As respirações devem ser efetivas, fazer ligeira pausa entre as duas * só 1 reanimador leigo: 30/2	**Com a chegada do 2º socorrista** 1º socorrista – 15 compressões torácicas Pausa – 2º socorrista faz 2 respirações 1º socorrista – 15 compressões torácicas Pausa – 2º socorrista faz 2 respirações 1º socorrista passa a fazer ventilação com bolsa – 8 a 10 por minuto. 2º socorrista – 100 compressões/minuto

REANIMAÇÃO NA CRIANÇA ESCOLAR E ADOLESCENTE

INCONSCIÊNCIA PALIDEZ + CIANOSE DAS EXTREMIDADES AUSÊNCIA DE: PULSO MOVIMENTOS RESPIRATÓRIOS RUÍDOS EXPIRATÓRIOS	→ PARADA CARDIORRESPIRATÓRIA

❶ HIPERESTENDER A CABEÇA e TRACIONAR A MANDÍBULA PARA A FRENTE
Se suspeita de fratura cervical: só elevação da mandíbula, fixando-se a coluna cervical

❶
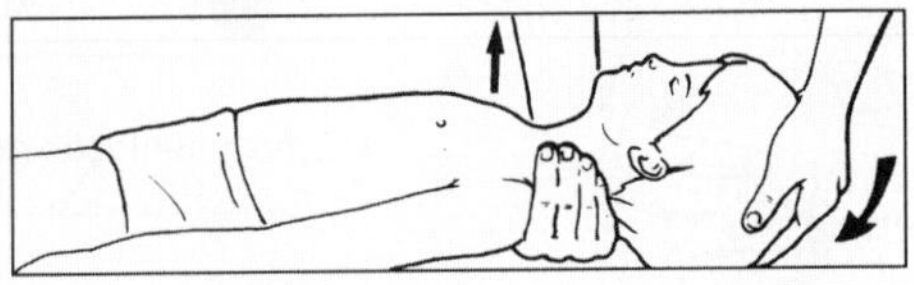

❷ DESOBSTRUÇÃO DAS VIAS AÉREAS
1º) Empurre a cabeça para trás
2º) Levante o queixo

❷
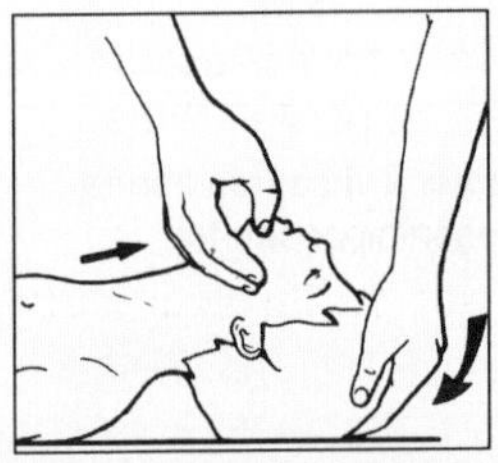

❸ VENTILAR OS PULMÕES – 2 respirações (boca a boca)
- Se **houver recuperação** (movimentos respiratórios e pulso palpável): **O_2 + Observação cuidadosa**

❸
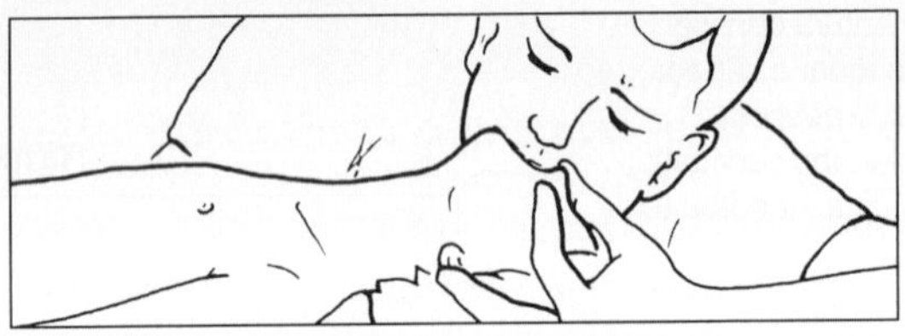

Respiração boca a boca

❹ **SE NÃO HOUVER RECUPERAÇÃO** – Pulso ausente

Só 1 socorrista	2 socorristas (ideal)
30 compressões torácicas/ 2 insuflações	15 compressões torácicas/ 1 insuflação

❹
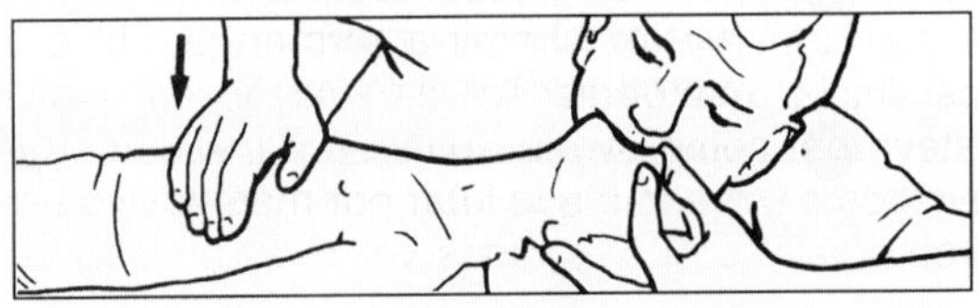

1 socorrista

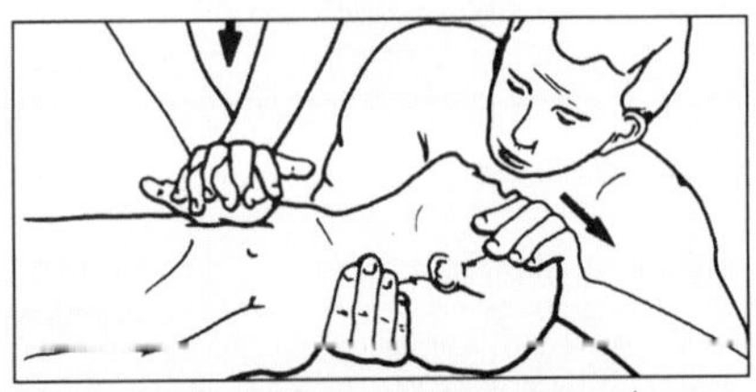

2 socorristas

Concomitantemente:

❺ SOLICITAR AUXÍLIO – providenciar:
AMBU = dispositivo **bolsa-máscara**
- Fazer 8-10 ventilações/minuto
- Continuar compressões torácicas 100/minuto sem pausa para ventilação

❺
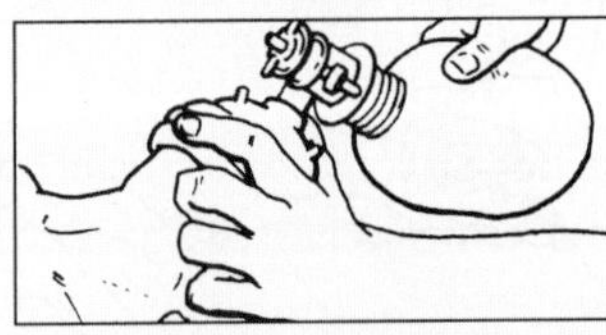

Alternativa, se disponível

❻ **Monitor** (ECG) – checar ritmo cardíaco
- Se taquicardia/fibrilação ventricular
  2 choques 2J/s/kg (manual)
  se ineficaz: 4J/s/kg
  ou usar desfibrilador externo automático (DEA)
- Se assistolia: adrenalina EV ou IO
  e 5 ciclos de RCP
  em seguida: rechecar o ritmo cardíaco

❻
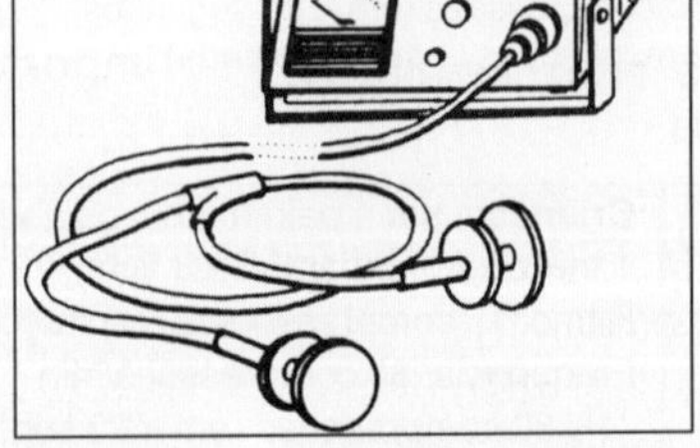

Desfibrilador de corrente contínua

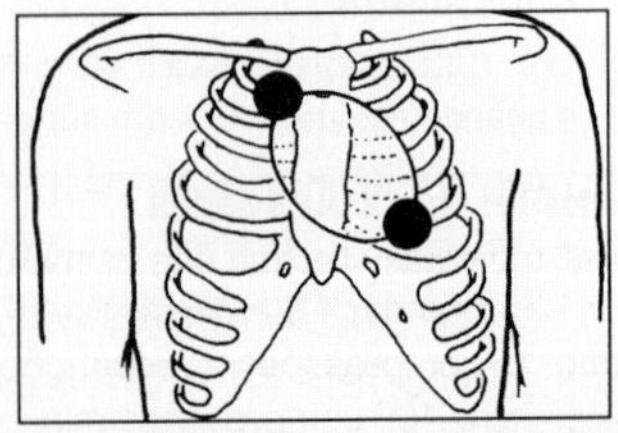

Posição dos eletrodos de desfibrilação sobre o tórax (círculos cheios)

1. PARADA CARDIORRESPIRATÓRIA

É a cessação súbita e inesperada da atividade ventricular útil e suficiente em indivíduo que não tenha doença crônica incurável e irreversível (Lane, 1972).

Reconhecimento

1. Inconsciência.
2. Ausência de movimentação do tórax.
3. Ausência de ruído expiratório: com o ouvido junto ao nariz e boca da vítima não se sente nem se ouve a exalação do ar.
4. Palidez com cianose das extremidades.
5. Ausência de pulso (carotídeo) ou femoral e/ou de batimentos cardíacos.

REANIMAÇÃO

É a conjugação da **ventilação artificial** (por insuflação boca a boca ou suas variantes) e da **circulação artificial** (por massagem cardíaca externa).

É condição de **urgência absoluta**: uma reanimação que se torne eficiente a partir do 3º minuto de apnéia permite 75% de possibilidade de recuperação total; esse percentual cai rapidamente até chegar a zero entre o 8º e o 10º minutos. Iniciar manobras de reanimação em indivíduo que esteve em comprovada apnéia por período superior a 10 minutos é o mesmo que lutar por manter vivo um ser descerebrado — o que algumas vezes se consegue...

Não perder tempo com tentativas de transportar o paciente "para local mais apropriado" (a menos que se trate de local perigoso ou ambiente impregnado de fumaça ou gás tóxico), nem com auscultas demoradas ou ECG, que não é importante nesta fase.

TÉCNICA (ver figuras nas páginas 16, 17 e 18)

1. Colocar o paciente em decúbito dorsal sobre uma **superfície rígida**: mesa, chão ou maca, ou colocar uma prancha sob o tórax; em lactentes pequenos basta colocar uma mão sob seu dorso.
2. Fazer a **desobstrução imediata das vias aéreas**:
   a) Virar a cabeça da criança para um lado e remover as secreções com o dedo (se possível, envolto numa gaze ou pedaço de pano) ou usar uma pêra aspiradora.
   b) Se disponível: usar laringoscópio e um cateter de aspiração.

   Repetir aspiração faríngea, segundo necessidade.

   Importante: todas as demais medidas fracassarão se a via respiratória não estiver desimpedida.
3. Posição correta da cabeça para impedir a ação obstrutiva da língua: flexionar a cabeça do paciente para trás (evita a compressão da laringe e da traquéia) e tracionar a mandíbula em extensão para a frente (impede a glossoptose) até que as arcadas dentárias fiquem, na frente, no mesmo nível, mas sem que a boca fique totalmente fechada (ver figura no quadro sinótico).

   No **lactente** basta retificar (não hiperestender) o pescoço.

   Se suspeita de fratura cervical — só elevar a mandíbula, fixando-se a coluna cervical.

   Realizar, imediatamente, uma rápida massagem cardíaca de 5 segundos.

   Às vezes, só esta manobra é suficiente; se a vítima não respira, passe para o item 4.
4. Não perder tempo tentando fazer a intubação traqueal neste momento — iniciar imediata e concomitantemente: **respiração artificial e circulação artificial**.
   a) A **REANIMAÇÃO**, em condições ideais, exige o concurso de **dois operadores**: um para fazer massagem cardíaca externa e outro para insuflação boca a boca.

   Sincronização: imediatamente após um operador ter feito uma insuflação, o outro faz 5 compressões do tórax para massagear o coração, contando em voz alta: um-e-dois-e-três-e-quatro-e-cinco.

   Manter a seqüência de 5 compressões/1 insuflação pulmonar.

   b) Quando o **mesmo operador** tiver de fazer as duas coisas, a seqüência deve ser de 15 compressões (contar em voz alta) seguidas de 2 insuflações.

   Nota: não tentar ventilar e insuflar o tórax enquanto se comprime o esterno.

   Variantes: se possível, utilizar o método da máscara com a bolsa auto-inflável (ressuscitador manual portátil: AMBU) ou com bolsa de anestesia.

   Advertência: se você não está familiarizado com o manejo do AMBU ou da bolsa de anestesia, prefira o método boca a boca, que é muito eficaz!

   Se disponível, introduzir um **tubo de oxigênio** na boca da criança ou conectá-lo no AMBU ou na bolsa de anestesia.

Nos casos que não respondem aos métodos citados, adotar a intubação endotraqueal conectada a um aparelho de ventilação.

Critérios da reanimação: movimentos torácicos, ruído expiratório, pulso femoral ou carotídeo palpável, melhora da cor do leito ungueal.

Importante: a respiração e a massagem cardíaca continuam até que chegue ajuda ou até que o paciente apresente um pulso femoral nitidamente palpável sem massagem. Não se preocupe com eletrocardiógrafo, desfibriladores, equipos de dissecção ou aspiradores, até que se disponha de ajuda. Um fluxo sangüíneo adequado pode ser mantido por longo período mediante a técnica descrita. Por outro lado, cada segundo sem este fluxo sangüíneo diminui consideravelmente as possibilidades de sucesso. Uma vez conseguida ajuda, passar à fase ❸ (pág. 21).

❶ MASSAGEM CARDÍACA EXTERNA

TÉCNICA

a) Na **criança grande**: o eixo da mão perpendicular à criança, a palma plana colocada sobre o terço inferior do esterno, os dedos afastados; a outra palma comprimindo ritmicamente o dorso da primeira (os dedos das duas mãos devem ficar entrelaçados e não tocando o tórax; os braços do socorrista ficam estendidos e não angulados no cotovelo).

- **Dois socorristas** — frequência: 60 compressões (firmes, bruscas, rítmicas) por minuto; seqüência: 15 compressões/2 insuflações pulmonares.
- **Um só socorrista** — frequência: 80 compressões por minuto; seqüência: 30 compressões/2 insuflações rápidas, profundas, sem deixar tempo para completo esvaziamento pulmonar entre as respirações.

Nota: evitar a tendência de fazer uma massagem muito rápida, não deixando tempo para o enchimento cardíaco.

b) No **pré-escolar**: a compressão do esterno pode ser efetuada com a base (eminência tenar-hipotenar) de apenas uma das mãos.
Freqüência: 80-100 compressões por minuto.

c) No **recém-nascido** e **lactente**

1º método: as duas mãos espalmam o tórax simétrica e lateralmente, os quatro últimos dedos por trás, os dois polegares comprimem ritmicamente o terço inferior do esterno (ver figuras no quadro sinótico).

2º método: fazer a compressão da porção média do esterno com as pontas dos dedos médio e indicador de uma das mãos; a outra mão serve de suporte nas costas da criança.

Freqüência: 100-120 compressões por minuto.

Controle: palpação do precórdio.

Acidentes da massagem cardíaca externa: raramente fraturas de costela e/ou do esterno, ou rotura de fígado.

❷ VENTILAÇÃO ARTIFICIAL

TÉCNICA

1. **Método boca a boca**

Na execução da respiração artificial pelo método da **insuflação boca a boca**, uma vez desobstruídas as vias respiratórias altas e colocada a cabeça da vítima conforme ilustram as figuras do quadro sinótico, o operador, com a mão esquerda, ao mesmo tempo que mantém a cabeça na posição correta, com o polegar e o indicador pinça o nariz da vítima e, depois de inspirar profundamente com a boca aberta, adapta os lábios ao redor da boca do paciente e assopra, com maior ou menor força, conforme se tratar de adulto ou de criança (ver figura no quadro sinótico). Observar, com o canto do olho, o movimento do tórax e, ao mesmo tempo, sentir e ouvir a expiração.

A manobra inicial consiste em 4 respirações rápidas, profundas, sem esperar por esvaziamento completo dos pulmões entre as respirações.

Após cada insuflação, o operador relaxa o polegar e o indicador da mão esquerda desfazendo a ação da pinça sobre as narinas do paciente, ao mesmo tempo que procura observar o tórax no movimento de expiração passiva. Se ocorrer distensão gástrica: verificar o posicionamento da criança e evitar excessiva pressão na insuflação. Só em caso de distensão grave, colocar a vítima em decúbito lateral e comprimir o epigástrio (atenção: perigo de aspiração e asfixia).

A seguir, esse conjunto de manobras deve ser repetido, na mesma seqüência, de modo rítmico e numa freqüência que varia de 20 vezes por minuto, na criança; e de 12 vezes, no adulto.

Variantes

a) Em **crianças pequenas**, para manter uma insuflação eficiente o operador tem de aplicar os lábios de tal modo que abranja **nariz e boca** da vítima (ver figura no quadro sinótico).

b) Em **adultos**, **crianças maiores** e **pacientes com trismo**, pode-se insuflar pelas narinas — **insuflação boca-nariz**: com uma das mãos abarcando o queixo do paciente, o operador mantém-lhe a cabeça fortemente fletida para trás, ao mesmo tempo que, com o polegar, lhe aperta o lábio inferior contra o superior para evitar saída de ar (ver figura no quadro sinótico).

2. **Ressuscitador manual portátil** (AMBU)
(ventilação com máscara e balão auto-inflável)

1º) Levante o pescoço da vítima com a mão.

2º) Incline a cabeça para trás na extensão máxima do pescoço.

3º) Remova secreções e restos da boca e garganta, puxe a língua e a mandíbula para a frente, conforme necessário, para limpar a via aérea.

4º) Segure a máscara ajustada sobre o nariz e a boca, segurando o queixo para a frente e o pescoço estendido.
(Seu polegar comprime a parte da máscara que fica acima do nariz, seu indicador comprime a parte que fica abaixo do nariz e os outros dedos da mão tracionam a mandíbula.)

5º) Com a outra mão, comprima a bolsa, notando a inflação dos pulmões pela elevação da parede do tórax.

6º) Solte a bolsa, que se expandirá espontaneamente. O paciente exalará e o tórax descerá.

7º) Repita os passos 4º e 5º aproximadamente 12 vezes por minuto (ver figura no quadro sinótico).

Pode-se administrar oxigênio, conectando o respectivo tubo à válvula do ressuscitador.

Se for necessária ventilação prolongada, providenciar intubação traqueal. Enquanto isto não for possível, convém passar sonda nasogástrica nº 8 ou 10 para dar vazão ao ar do estômago.

3. **Método da máscara e da bolsa de anestesia**

Procedimento mecânico simples e eficaz.

Para execução deste método de respiração artificial necessita-se de máscara e bolsa de borracha, igual às usadas em anestesia por sistema fechado. Por meio de tubos de borracha liga-se a máscara à bolsa, e esta ao reservatório de oxigênio. Com a máscara bem adaptada à face do paciente, o operador exerce compressões rítmicas na bolsa cheia de oxigênio, visando manter, artificialmente, a respiração.

A distensão gástrica, que costuma sobrevir quando se usa esta técnica, deve ser contornada comprimindo-se, de vez em quando, o epigástrio, ao mesmo tempo que se levanta a máscara para permitir a saída dos gases acumulados no estômago.

❸ FLUIDOS ENDOVENOSOS E MEDICAMENTOS

1. Designar coordenador para anotar cada medicamento e procedimento e auxiliar na organização.
2. Acesso vascular, preferível profundo (veia femoral). Se não for possível, intra-ósseo.
3. Ligar soro fisiológico (40-60ml/kg/hora).
4. Administrar bicarbonato de sódio — 1mEq/kg.

   Usando soluções a 7,5 ou 8,4%, administrar 1ml/kg. Deve ser utilizado apenas nas crianças com parada cardiorrespiratória e reanimação muito prolongada.

   Repetir a mesma dose por 2-3 vezes, com intervalos de 5-10 minutos. Depois continuar sob orientação da gasometria. Se esta não for disponível, administrar 0,5ml/kg a cada 10 minutos, durante toda a reanimação.
5. Glicose a 50% — 1ml/5kg (dose mínima: 1ml) ou glicose a 25% em dose dupla.
6. Fazer o traçado **eletrocardiográfico** para determinar se o coração está em assistolia ou fibrilação ventricular:

   - **Não se dispõe de ECG**

     Se não houver melhora, aplicar adrenalina aquosa

     a) Solução 1:10.000 (diluir 0,2ml da solução milesimal em 1,8ml de soro fisiológico): 0,1ml/kg via EV central ou intra-óssea.

     ou

     b) Solução 1:1.000 (ampola original não diluída): 0,1ml/kg endotraqueal (através de sonda dentro da traquéia).

     Repetir, se necessário, 2 a 3 vezes, com intervalos de 5 minutos.

     Se a dose mais diluída for ineficaz, aplicar a mesma dose de solução milesimal.

   - **Assistolia**

     a) Gluconato de cálcio a 10%: 1ml/10kg (dose mínima 1ml) *ou* cloreto de cálcio a 10%: 0,5ml/10kg (dose mínima: 0,5ml) EV por veia central ou intracardíaca bem lento.

     b) Se a assistolia persiste: adrenalina aquosa 1:10.000, do mesmo modo referido anteriormente.

Nota: os medicamentos devem ser administrados em uma veia central ou intra-óssea.

- **Desfibrilação ventricular**

  Útil na reversão de taquicardia supra-ventricular.

- **Desfibrilação externa**

  Útil na reversão de taquicardia e fibrilação ventricular.

1º) Coloque um eletrodo no 2º espaço intercostal da borda externa direita e um segundo eletrodo no 4º espaço intercostal da linha axilar média esquerda (ver figura no quadro sinótico).

Assegure-se da aplicação de pasta de eletrodo adequada (na falta de geléia condutora, envolva os eletrodos em gazo embebida em soro fisiológico) e que nenhum funcionário esteja tocando o paciente por ocasião da desfibrilação. Se houver suor no tórax da criança, enxugue-o. Desligue o oxigênio durante a aplicação do choque.

2º) Inicie com choque de 2 joules/kg, reinicie compressões por 2 minutos e, depois, cheque ritmo/pulso.

3º) Seqüência (se necessário): choque 4 joules/kg e compressões por 2 minutos; se ritmo inalterado: adrenalina → choque 4J/kg → RCP + adrenalina.

4º) Certifique-se de que ninguém está tocando o paciente nem a cama durante a desfibrilação.

5º) Certifique-se de que os eletrodos estão descarregados, antes de guardá-los.

- **Seguimento imediato**

Recuperação imediata após a parada respiratória

(Exemplo: afogamento por 1-2 minutos ou asfixia com CE rapidamente retirado.)

a) Manter em observação por 3-4 horas, até recuperação completa.

b) Raios X do tórax: verificar pneumotórax, fratura de costelas.

c) Se a criança foi intubada, fazer cuidadosa limpeza da faringe, boca e nariz, antes da retirada do tubo.

Condições circulatórias se mantêm instáveis após a volta dos batimentos cardíacos

Veja capítulo Choque

Epinefrina – 0,1 a 1mcg/kg/min EV.

Dopamina (Revivan): diluir 1ml em 100ml de soro fisiológico. Velocidade: 1 gota/kg/min com controle de PA. Reajustar a dose.

Dobutamina – 2 a 20mcg/kg/min EV.

Norepinefrina – 0,1 a 2mcg/kg/min.

Veja detalhes nas págs. 13 e 346.

Necessidade de ventilação prolongada após a parada respiratória

(Processos graves ou doença de base prolongada.)

a) Transferir para UTI.

b) Indicação para ventilação mecânica (Wood e Downer):
- surtos apnéicos prolongados;
- tiragem com freqüência cardíaca crescente;
- fadiga ou hiperexcitabilidade;
- cianose em oxigênio a 40%;
- coma;
- $PaO_2 < 50$mm em O_2 a 100% e $PaCO_2 > 75$, pH < 7,15.

c) Escolha do ventilador:
- crianças com pulmões normais: qualquer tipo;
- com pneumopatia: preferível os ventiladores de volume limitado.

Outros cuidados

a) Hidratação adequada: controlar volume urinário; pesagem diária.

b) Manter o equilíbrio acidobásico, evitando alterações bruscas.

c) Alimentação por sonda gástrica ou parenteral.

d) Transfusão.

e) Mudanças de posição; aspiração de secreções, aerossol; vibrador e tapotagem.

Interrupção da ventilação mecânica ("Desmame")

a) $PaCO_2 < 50$mm e $PaO_2 > 100$, com concentração de oxigênio inspirado a 50% e pressões máximas de insuflação inferior a 25cm de H_2O.

b) Boas condições gerais.

Nota: após a interrupção do suporte ventilatório, deixar o tubo endotraqueal por várias horas, durante as quais a resistência expiratória média é fornecida por pressão positiva contínua na via aérea (CPAP) para evitar atelectasia.

A extubação deve ser feita por pessoal experiente.

Ver também a seção III — Emergências em Neonatologia (págs. 97 a 100).

REANIMAÇÃO CARDIORRESPIRATÓRIA

Procedimentos	Lactente até 1 ano	1-8 anos
Vias aéreas	Hiperestender a cabeça (exceto: trauma cervical) Tracionar a mandíbula para frente (ver pág. 17)	
Checar o pulso	braquia/femoral	carótida
Compressão torácica		
aérea	1/3 inferior externo	1/3 inferior externo
como	2 ou 3 dedos	punho de 1 mão
profundidade	1,5-2cm	2,5-4cm
freqüência	pelo menos 100/min	100/min
relação compressão/ventilação	5:1	5:1
Obstrução das vias aéreas/CE	4 pancadas nas costas/virar	manobra de Heimich (ver pág. 498)
Tubo traqueal (diâmetro)	3,5-4cm	2-3 anos: 4,5mm 4 anos: 5mm 5-8 anos: 5,5mm
Máscara para ventilação	Rendell-Baker	Rendell-Baker
tamanho	1	2 5-8 anos: 3
Lâmina do laringoscópio	1	4 anos: 1-2 5-8 anos: 2
Cateter aspiração	6fr	1 ano: 6-8fr 2-3 anos: 8fr 4 anos: 8-10fr 5-8 anos: 10fr
Sonda orogástrica	8fr	1-5 anos: 10fr 5-8 anos: 10-12fr
Tubo drenagem (diâmetro)	14-20	1-4 anos: 14-24 5-8 anos: 20-30
Cateter para acesso vascular		
sobre agulha	22-24	2-4 anos: 22-20 5-8 anos: 18-20-22
agulha com asa de borboleta	25	3-8 anos: 23-25

Bradicardia — adrenalina 0,1ml/kg sol. 1:10.000, EV ou IO
0,1ml/kg sol. 1:1.000, ET

Assistolia — adrenalina 1ª dose igual a anterior
após 3-5min: 0,1ml/kg sol. 1:1.000, EV ou IO
repetir cada 3-5min: 0,2ml/kg sol. 1:1.000, EV ou IO
se persistente: infusão contínua 20mcg/kg/min

Taquicardia supraventricular — 1ª: cardioversão 0,5J/kg + adenosina 0,1ml/kg, EV rápido; 2ª: 0,2mg/kg (máx. 12mg)

Arritmias ventriculares — cardioversão + lidocaína 1mg/kg ou amiodarona 5mg/kg

2. INTUBAÇÃO ENDOTRAQUEAL

INTUBAÇÃO ENDOTRAQUEAL é a passagem de um tubo pela traquéia após passar a faringe e a laringe.

Está **indicada** em crianças que não tenham condições de manter sua via aérea permeável.

Afora a indicação anestésica, a intubação endotraqueal é feita em emergências respiratórias ou parada cardíaca, além de facilitar a traqueostomia feita posteriormente.

Veja também págs. 322, 323, 324.

Contra-indicações

a) Nos casos de indicação absoluta não se deve temer qualquer contra-indicação.

b) Nos casos de indicação relativa, considerar as possíveis contra-indicações: presença de processos purulentos da faringe e laringe, discrasias sangüíneas, inexperiência pessoal ou material inadequado.

TÉCNICA

Preceitos gerais

1. Limpeza das cavidades nasal e oral.
2. Fornecer oxigênio puro, através de máscara, por aproximadamente 2 minutos.
3. Intubar rapidamente. Tal procedimento não deverá durar mais de 30 segundos. Caso não se obtenha êxito, repete-se o item 2.
4. Aspiração delicada das secreções da orofaringe.
5. Ventilação do paciente com oxigênio puro durante aproximadamente 5 minutos e ausculta pulmonar concomitante. Se necessário, usar balão + máscara (AMBU).
6. Raios X do tórax para comprovação da posição do tubo endotraqueal.
7. Aspiração de secreções a cada 4 horas. Instila-se 0,25ml de soro fisiológico no tubo, ventila-se o paciente por 2 minutos e, em seguida, faz-se aspiração delicada.

Sondas (tubos) — recomenda-se que todo serviço que trabalhe com crianças possua um jogo de sondas, embora em urgência até uma sonda vesical ou nasogástrica adequadamente cortada pode servir. É de capital importância que a sonda seja limpa e esterilizada.

As sondas podem ser de borracha ou de plástico (polivinil); preferência para a de "sylastic" (Portex).

O **calibre** do tubo **endotraqueal** deve ser o maior possível, mas sem preencher totalmente o diâmetro da via respiratória (em ventilação mecânica, durante o fluxo inspiratório, deve-se observar saída do ar ao redor do tubo).

A tabela seguinte serve de orientação.

	Escala francesa	Diâmetro interno (mm)	Comprimento (cm)
Prematuro	10-12	2,5-3,0	10
RN	12-14	2,5-3,5	11
Até 6 meses	14-16	3,5-4,0	11
6 meses a 1 ano	16-18	3,5-4,5	12
1-3 anos	16-22	4,0-5,0	13-14
4-6 anos	20-24	4,5-6,0	16-18
6-9 anos	25-26	5,0-7,0	18-20
9-12 anos	26-30	5,5-7,5	20-22
12-14 anos	32-34	8	24

Profundidade de inserção (cm) = idade (anos) ÷ 2 + 12 *ou* diâmetro interno × 3.

Meio mneumônico para o **calibre**:

Escala francesa: idade + 18

Diâmetro em mm = (idade em anos ÷ 4) + 4,5

Comprimento: basear-se na distância que vai do lóbulo da orelha à extremidade do nariz.

Observação: existem tipos especiais com diferentes aplicações; exemplos: 1) sondas que têm determinado calibre na porção distal e um calibre maior na porção proximal, esta diferença de calibres serve para evitar a intubação de um brônquio; 2) sondas com balonetes ("cuff"); só são indicadas em crianças maiores, em uso de ventiladores mecânicos e submetidas a pressões elevadas; o "cuff" determina melhor transmissão da pressão exercida e serve ainda de proteção das vias aéreas contra a entrada de materiais regurgitados ou vomitados. Seu principal inconveniente é a compressão e conseqüente necrose da mucosa traqueal; por isso, deve ser inflado com o menor volume que seja suficiente para ocluir a traquéia; convém desinflar por 5 minutos a cada 2 horas.

Pinça auxiliar — a pinça, que às vezes é necessária, é a pinça de Magill — pinça com duas pequenas curvaturas que auxilia a colocação da sonda na traquéia, principalmente na intubação nasotraqueal.

Mandril — estilete metálico, que deve ter a ponta romba para não haver risco de ferimento. A extremidade do mandril não deve, nunca, ultrapassar a extremidade da sonda. Serve para dar as curvaturas que muitas vezes são necessárias em intubações mais difíceis, além de dar maior firmeza para a sonda.

Intermediários — peças de conexão entre as sondas e os sistemas de ventilação. Devem ser de calibre adequado à sonda, devendo ainda ser o menor possível para não provocar aumento importante do espaço morto.

Cateter de sucção — RN: 6F; 6-36 meses: 8F;
5-16 anos: 10F.

Aparelhos de ventilação — vão desde os mais simples aos mais complexos, que são os eletrônicos. É válida a lembrança de que na urgência até a ventilação boca-sonda pode ser útil; o mesmo se pode dizer dos balões simples de borracha auto-inflável do tipo AMBU.

Anestesia tópica — os anestésicos locais mais usados são a lidocaína a 2% ou a 4% e a neotutocaína a 4%, sempre sem adrenalina.

A anestesia da cavidade bucal e orofaringe é conseguida com vaporizações de anestésicos tópicos. Se houver a colaboração do paciente, é muito mais fácil, pois ele próprio segura sua língua com o auxílio de uma gaze; senão tentamos com o laringoscópio auxiliando na abertura da boca.

Quando ainda assim não conseguimos, e também não nos podemos valer dos relaxantes musculares, fazemos a anestesia por instilação transcricóidea: após assepsia do pescoço, injetar 1 ou 2ml de anestésico, com a agulha chegando à traquéia através do espaço entre as cartilagens tireóide e a cricóide.

Os anestésicos locais, na mucosa faríngea, têm absorção muito grande, podendo advir daí complicações sérias, como, por exemplo, convulsão. Por isso usar quantidades mínimas de anestésico. Os diazepínicos são úteis porque são sedativos e elevam o limiar convulsígeno.

INTUBAÇÃO OROTRAQUEAL

A mais fácil de ser realizada e, portanto, a mais apropriada na urgência (Figs. II.1 a II.4).

A figura II.1b mostra a estabilização da coluna indicada no politraumatizado.

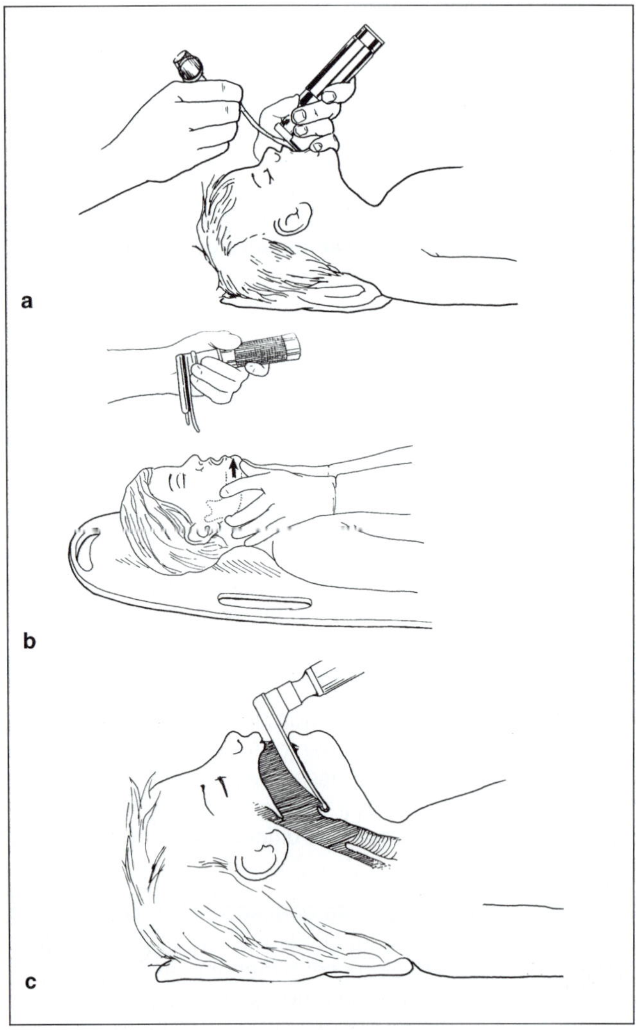

Fig. II.1 — Intubação endotraqueal.

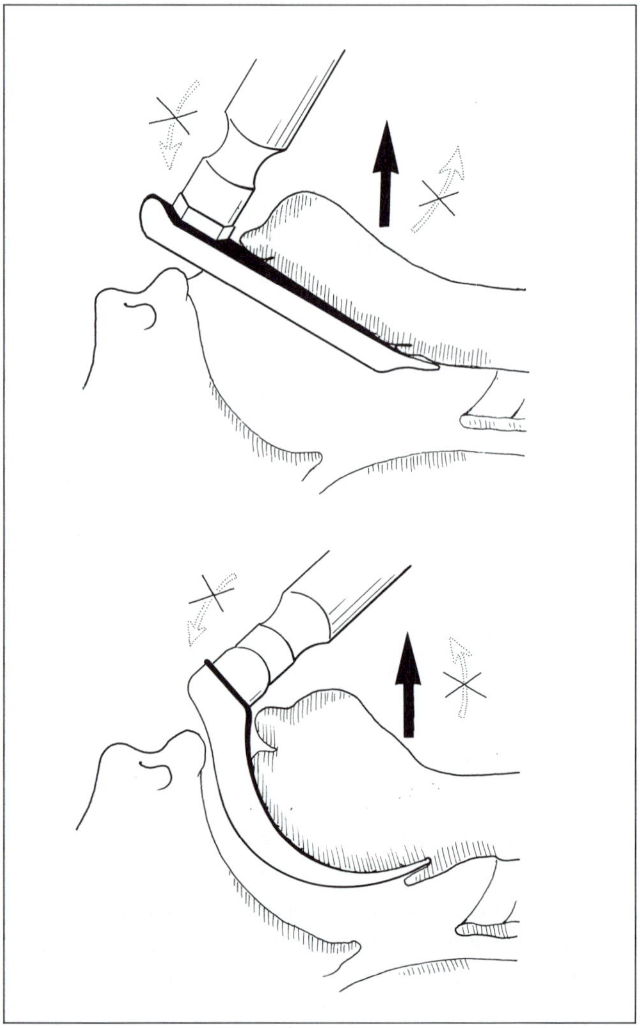

Fig. II.2 — Intubação: utilização do laringoscópio.

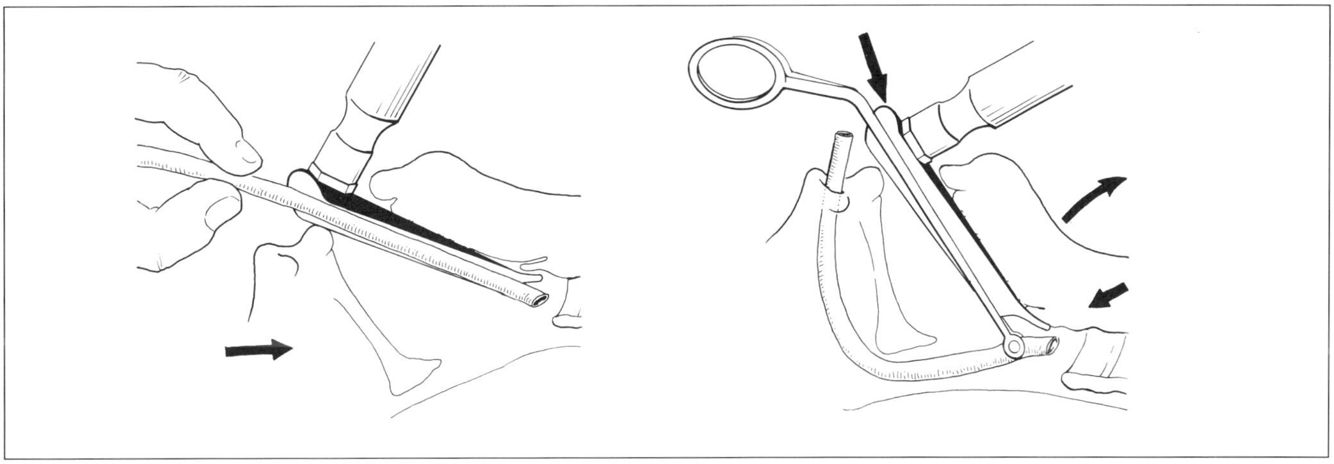

Fig. II.3 — Intubação: passagem da sonda.

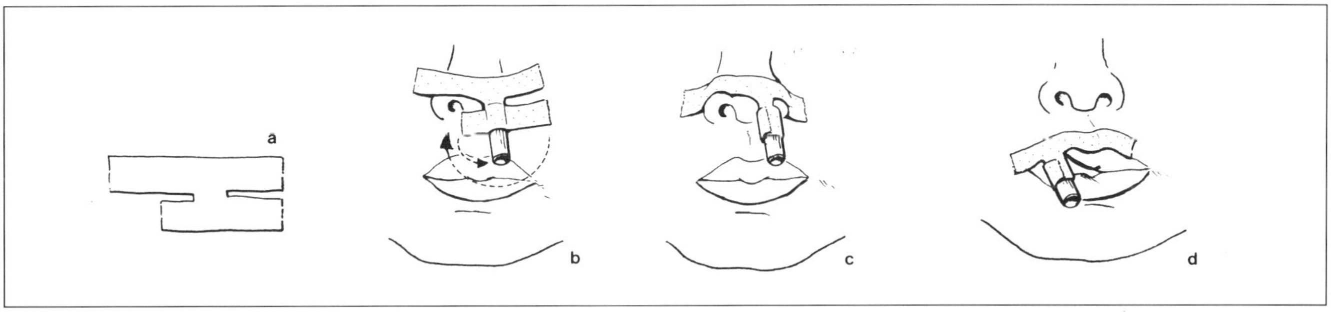

Fig. II.4 — Fixação da sonda de intubação: **a**) preparo do esparadrapo; **b** e **c**) fixação por via nasal; **d**) fixação por via bucal.

1. Posição — decúbito dorsal horizontal. É útil um pequeno travesseiro sob a cabeça (em RN, sob os ombros).
2. O laringoscópio deve ser empunhado com a mão esquerda, introduzido suave mas firmemente na boca, jogando a língua para o lado esquerdo: assim teremos a rima bucal e o lado direito da cavidade oral para a passagem da sonda. A ponta do laringoscópio avança em busca da epiglote, cuja ponta será presa pela ponta do laringoscópio, no caso da lâmina reta (usada em crianças pequenas). Se a lâmina usada for do tipo semicurva (crianças grandes), sua extremidade será colocada na valécula formada pela epiglote e parede anterior da faringe e, com suave movimento de báscula, tem-se a visão do intróito traqueal. Em ambos os casos é bom visualizar as cordas vocais para a certeza de intubação correta.

   Nota: o braço esquerdo de quem está intubando funciona como uma alavanca, sendo que o ponto fixo desta alavanca é o ombro do intubador, e não a arcada dentária do paciente. Além da movimentação do ombro, são permitidos, também, suaves movimentos do punho. Todo este cuidado é para evitar arrancamentos de dentes ou machucadura de gengivas.
3. Introduzida a sonda, testar a intubação com uma leve pressão no tórax do paciente, auscultando ou sentindo a saída de ar pela extremidade livre da sonda. Ainda antes de fixar-se o tubo, deve-se auscultar ambos os campos pulmonares para evitar que apenas um brônquio seja intubado.

   Nos casos em que o intróito traqueal é visto parcialmente ou mesmo está fora do campo de visão, é que nos valemos do mandril, dando a curvatura necessária à sonda.

Observação: crianças e principalmente recém-nascidos que por qualquer motivo estejam necessitando da intubação, via de regra, estão suficientemente hipotônicos para que a intubação não seja dificultada pela movimentação do paciente, principalmente os movimentos de cabeça, lábios e língua. Nos demais casos pode ser necessária a sedação mais anestesia tópica ou até mesmo o uso de relaxantes musculares de ação curta, do tipo da succinilcolina (no comércio existe o Quelicin e o Taquicurin), na dose de 1mg por kg de peso.

Nota: a sonda deve ser previamente lubrificada, de preferência com geléia anestésica.

INTUBAÇÃO NASOTRAQUEAL

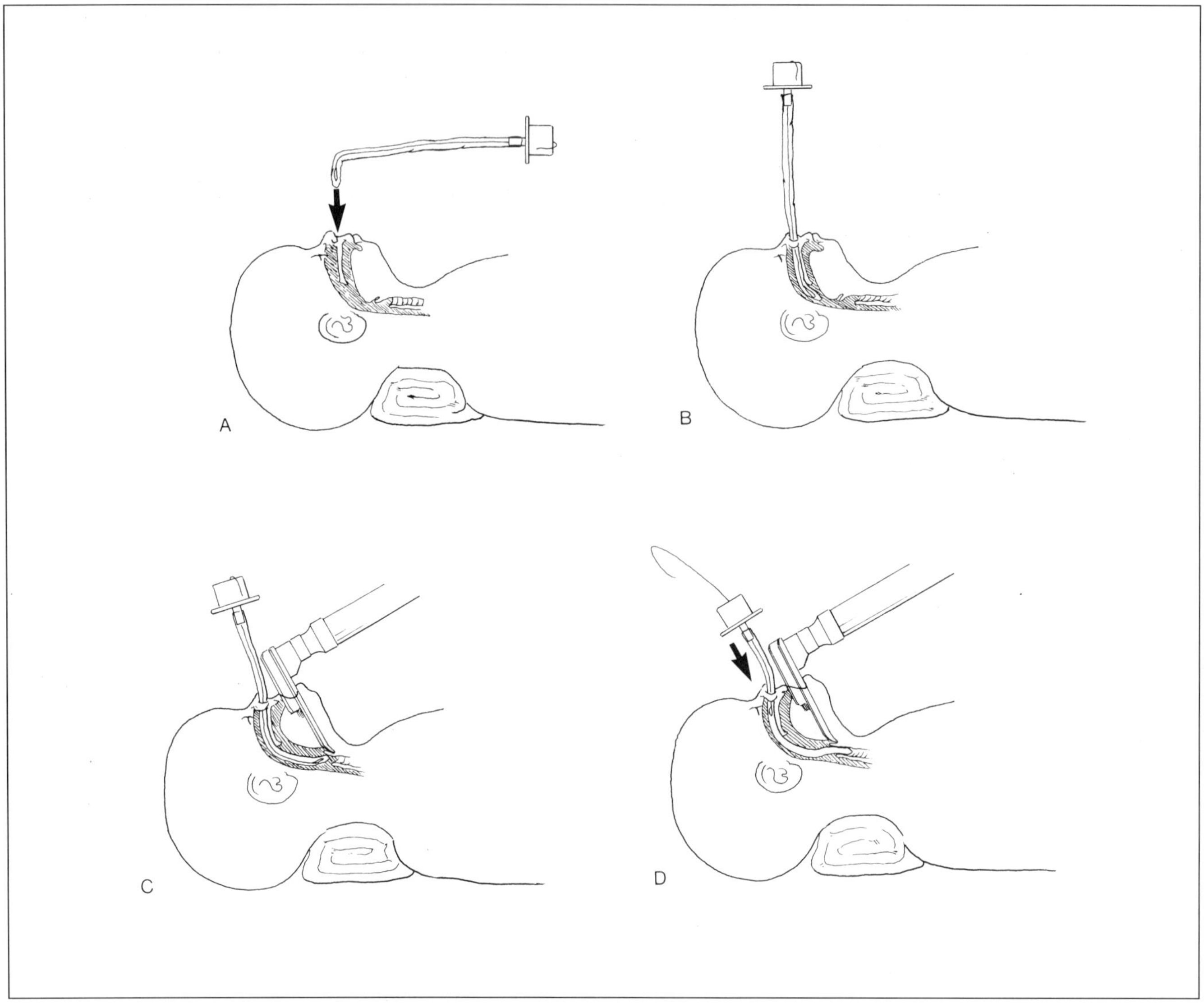

Fig. II.5 — **A**) Posição do tubo endotraqueal para inserção nas narinas. **B**) Extremidade angulada do tubo na hipofaringe. **C**) Inserção do laringoscópio para visualizar a extremidade do tubo. **D**) Inserção do tubo endotraqueal na traquéia sob visão direta.

1. Pode ser realizada com o paciente sentado, semi-sentado ou em posição supina. Coloca-se um pequeno coxim sob o occipício da criança. Uma alternativa é usar a mão esquerda do próprio operador que, movimentando a cabeça do paciente, facilita a intubação. Nesta intubação nasal, quase sempre é necessário mais de uma pessoa.
2. Escolhida a narina mais permeável, introduz-se a sonda, previamente lubrificada com geléia hidrossolúvel, de preferência anestésica. Introduzida a sonda junto ao septo nasal, com delicada pressão, vai-se empurrando até atingir a orofaringe, e agora com o laringoscópio e o auxílio da pinça de Magill levamos a ponta do tubo até a traquéia, para em seguida completar a intubação, como já foi visto.
3. Não esquecer nunca de que, quando a extremidade da sonda chegar na orofaringe, deve-se testar a permeabilidade com uma sonda de aspiração, evitando-se destarte uma sonda obstruída ou que leve material contaminado à traquéia.
4. Nos raios X para conferir a posição da sonda, a ponta deve se projetar na altura de T2/T3.

INTUBAÇÃO ÀS CEGAS

Nos pacientes com respiração espontânea, e quando por qualquer motivo não se consegue colocar o laringoscópio, pode-se tentar esta técnica. É uma intubação nasal em que levamos a sonda o mais próximo possível da traquéia, valendo-nos da audição para captar os sons respiratórios. A mão direita segura a sonda que vai fazer movimentos de ida e volta, e a mão esquerda, a cabeça da criança que vai sendo movimentada. Assim tentamos captar os sons mais fortes e, quando a extremidade da sonda atinge as cordas vocais, ouvimos ruídos respiratórios bem diferentes ou tosse ou ainda um espasmo reflexo, que esperamos ceder (CO_2 retido provoca narcose e o espasmo cede) para introduzir a sonda.

SEQÜÊNCIA RÁPIDA PARA INTUBAÇÃO DE EMERGÊNCIA

Na necessidade imediata em crianças acordadas/reflexos presentes, feita sob anestesia e bloqueio neuromuscular.

1º) **Pré-oxigenação**:
- a) oxigênio a 100% por máscara, 2-5min;
- b) se apnéia: Ambu (pressão positiva) por 2-3min, com compressão digital da cartilagem cricóidea (para evitar distensão gástrica).

2º) **Pré-medicação** (doses – ver pág. 12)
- a) lactentes até 1 ano; bradicárdicos – atropina;
- b) Trauma com hipertensão craniana – lidocaína.

3º) **Sedação** (doses – ver págs. 12 e 551)
- a) normotenso: tiopental ou midazolam;
- b) trauma craniano: lidocaína, aguardar 1 minuto e tiopental em dose reduzida;
- c) mal asmático: cetamina ou midazolam.

4º) **Relaxamento muscular** (doses – ver pág. 552)

Succinilcolina ou pancurônio ou vecurônio.

Pancurônio ou vecurônio como defasciculante: 0,01mg/kg EV.

INTUBAÇÃO DIRETA "PELO DEDO" SEM LARINGOSCÓPIO NEM VISUALIZAÇÃO

Útil para RN pré-termo e de termo e para lactentes.

1. O operador pode ficar em um dos lados ou ao pé da criança.
2. É recomendável usar luvas.
3. Um leve gancho no fim do tubo e umedecer o tubo e o dedo com água destilada facilitam o procedimento.
4. O dedo indicador da mão não dominante (mão E nos destros) desliza ao longo da língua até o dedo passar a epiglote e identificar a prega aritenóide ou o topo da traquéia.
5. Com o polegar desta mão pode-se aplicar leve pressão sobre a cricóide para firmar a laringe.
6. O tubo endotraqueal é então introduzido com o polegar e o indicador da mão dominante (mão D nos destros) segurando o tubo como um lápis e usando o indicador não dominante como guia.
7. O tubo é passado na traquéia e introduzido até uma distância apropriada.
8. Sente-se um leve aperto em torno do tubo e a colocação na traquéia é imediatamente confirmada pela palpação da traquéia e tubo.
9. Se se pretende deixar o tubo no local, faz-se a fixação.

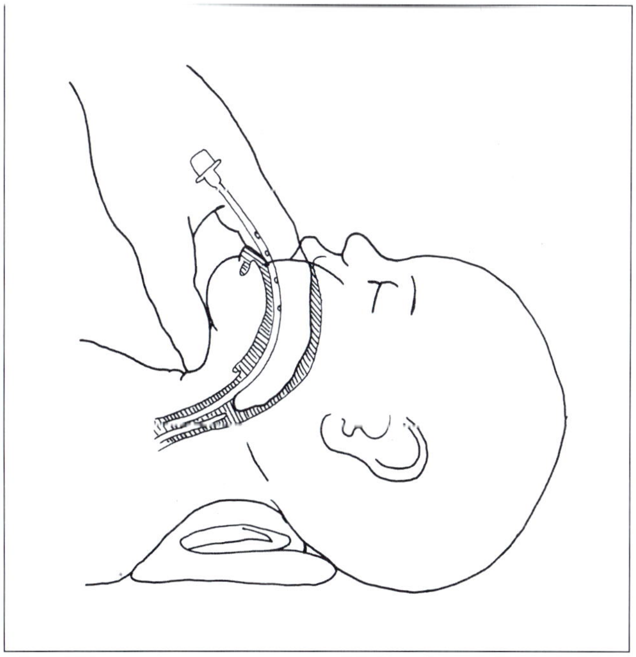

Fig. II.6 — Intubação direta "pelo dedo".

Observação: pode-se passar cateteres de sucção ou tubos endotraqueais por este método. Embora exija certa prática, pode-se tornar o **método de escolha**. Eventualmente, pode-se usar o dedo mínimo em vez do indicador em RN muito pequenos.

PACIENTE INTUBADO

Cuidados

1. Nebulização contínua.
2. Aspiração freqüente de secreções com prévia instilação de 1 a 5ml de soro fisiológico através do tubo. Após cada aspiração traqueal, expandir os pulmões com balão manual.
3. Quando usado tubo com balonete: a) evitar hiperinsuflação do balonete; b) desinflar por 5 minutos de hora em hora (para evitar necrose da parede traqueal).

Complicações da intubação traqueal

1. **Durante o procedimento da intubação**:
   a) Intubação do esôfago (que, além de não conseguir a ventilação, pode levar à distensão gástrica, com vômitos e até rotura do estômago).
   b) Traumatismos da laringe e cordas vocais.
   c) Traumatismos da laringoscopia (lábios, dentes).
   d) Traumatismos de cornetos, mucosa nasal e adenóides.
   e) Falsos trajetos.
2. **Durante o período em que o paciente está intubado**:
   a) Saída da sonda da traquéia (não esquecer da sedação, fixação da sonda e restrição dos movimentos, principalmente das mãos).
   b) Obstrução da sonda (por secreções, acotovelamentos e mordeduras).
   c) Balonete (irritação, necrose e hemorragia da mucosa; estes inconvenientes podem ser atenuados com desinsuflações periódicas).
3. **Após extubação**:
   a) Edema da mucosa (é dos maiores problemas, e que pode ser minimizado com nebulizações e uso de drogas antiedema).
   b) Aspiração de suco gástrico (que é evitado pela passagem de sonda nasogástrica antes da extubação).
   c) Irritação ou granuloma de cordas vocais (desaparecem espontaneamente na grande maioria das vezes com o passar do tempo).

Atenção: é necessário ter sempre à mão um aspirador e estar apto a reintubar ou a realizar uma traqueotomia de urgência.

PRIMEIROS SOCORROS

Traqueotomia de extrema urgência em ambiente de rua

1. Paciente em decúbito dorsal horizontal e cabeça em hiperextensão.
2. Palpar a depressão intercricotireóidea e fixá-la entre os dedos indicador e médio da mão esquerda.
3. Usar bisturi ou qualquer instrumento cortante da lâmina fina.
4. Dar um só golpe transfixando transversalmente pele, tecido celular subcutâneo, fibras musculares e membrana cricotireóidea até atingir o interior da traquéia.
5. Manter aberta a membrana cricotireóidea.

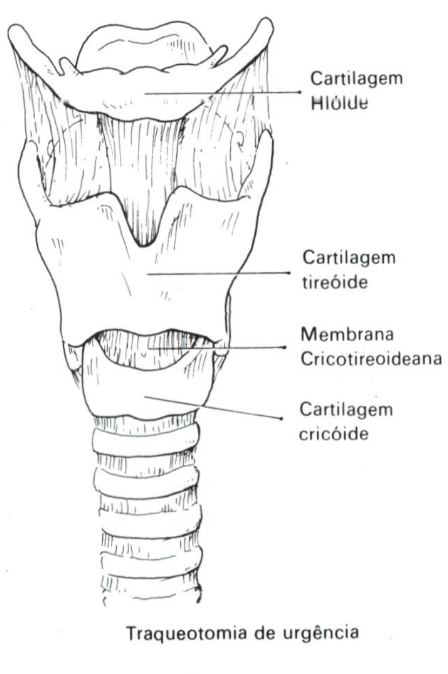

Traqueotomia de urgência

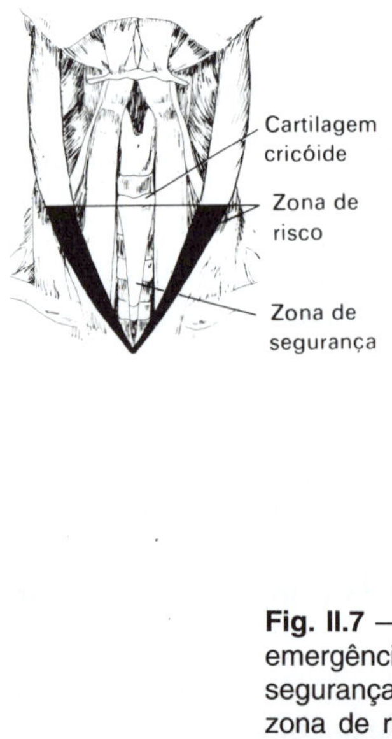

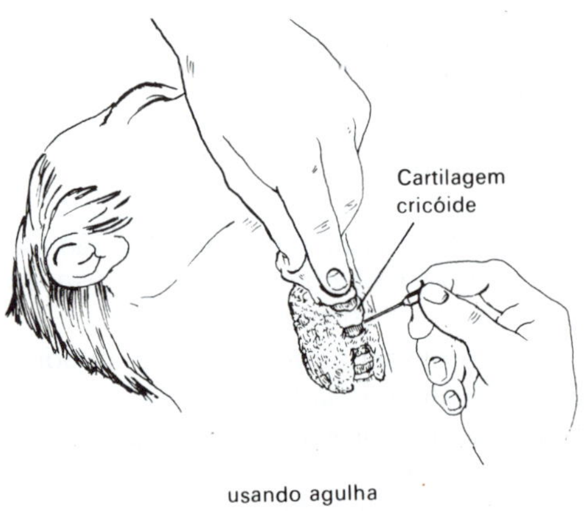

usando agulha

Fig. II.7 — Para realizar uma traqueotomia salvadora numa emergência, inserir várias agulhas calibre 14 no triângulo de segurança de Jackson. Conforme indicado no diagrama, a zona de risco engloba a área dos músculos esternocleidomastóideos e da cartilagem cricóide.

3. TRAQUEOTOMIA

TRAQUEOTOMIA é o ato cirúrgico que consiste na abertura da traquéia para introdução de uma cânula, a fim de que seja restabelecida a respiração pulmonar dificultada ou interrompida.

A canulação da traquéia pode tornar-se indispensável e urgente em numerosas circunstâncias que podem ser resumidas em dois tipos principais: as obstrutivas e as paralíticas.

No tipo **obstrutiva** há obstáculo à passagem de ar na parte alta da árvore respiratória, decorrente de condições intrínsecas ou extrínsecas, como laringite diftérica, laringites de outras etiologias, laringotraqueobronquites, edemas locais, corpos estranhos, tumores, abscessos, traumatismos, lesões congênitas, espasmos da laringe, etc.

No tipo **paralítico** há deficiência funcional dos músculos respiratórios e dos da deglutição, como na poliomielite, na paralisia pós-diftérica, etc.

A traqueotomia deve ser indicada como medida heróica e oportuna e não como ato de desespero. Os pacientes com dificuldade respiratória alta devem ser vigiados cuidadosamente, para que a indicação de traqueotomia seja feita antes que suas forças comecem a declinar. Quando assim acontece, é intervenção feita sem pressa, com todos os rigores da técnica, sem dramaticidade.

Importante: a tendência atual é substituir a traqueotomia pela **intubação endotraqueal**.

Entretanto, em casos de intubação prolongada (mais de 10 dias), ainda é freqüentemente indicada a traqueotomia.

Material — consta de bisturi; 2 pinças de dissecção; 2 pinças anatômicas; 8 pinças hemostáticas curvas, tipo "mosquito"; um par de afastadores de Faraboeuf; dilatadores de dois a três ramos; cânulas de diversos tamanhos (*); pinças para falsas membranas; 2 pinças de Allis; porta-agulhas; agulhas de sutura; fio de algodão.

(*)

Idade	Nº da cânula
Recém-nascidos	00 ou 0
1 mês a 12 meses	0 ou 1
1 ano a 3 anos	2
3 anos a 6 anos	3
6 anos a 12 anos	4
Acima de 12 anos	5, 6, 7

Diâmetro traqueal presumido: base da 3ª falange do dedo mínimo do paciente.

Além disso, material para anestesia local (novocaína a 1% ou xilocaína a 1%, **sem adição de adrenalina**), campos, compressas de gaze, álcool iodado, aspirador de secreções, equipamento para administração de O_2.

Técnica — as traqueotomias de urgência são quase sempre **médias**, com passagem entre o 2º e o 3º anéis. As **altas**, ou intercricotireóideas, estão em desuso pela estenose subseqüente que determinam. As **baixas**, de indicação muito restrita, são perigosas pelas proximidades dos grandes vasos do pescoço; com passagem desde o 4º até o 7º anéis, são de execução mais difícil, pela situação profunda em que se encontra o tubo traqueal.

Posição do paciente: decúbito dorsal, com coxim sob os ombros e com a cabeça em hiperextensão (Fig. II.8), imobilizada por auxiliar.

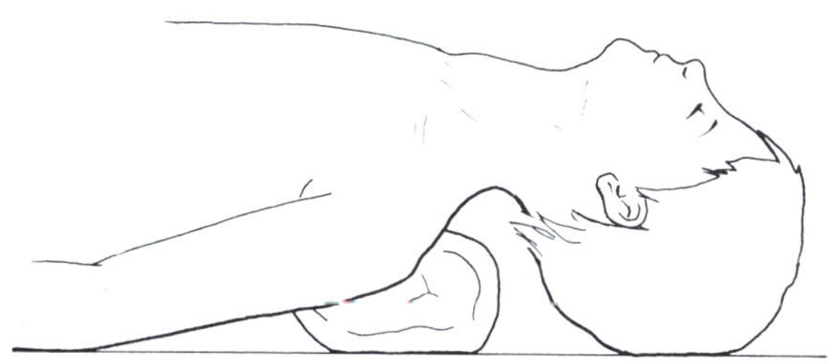

Fig. II.8 — Posição do paciente para traqueotomia.

Intubação traqueal: a intubação traqueal assegura o suprimento de O_2; caso não seja praticável, deve-se administrar O_2 por cateter nasal.

Anestesia: após a antissepsia com álcool iodado da região e a colocação dos campos esterilizados, inicia-se a anestesia local. Não há necessidade de medicação pré-operatória; aliás, estão **contra-indicados** os entorpecentes e a atropina, pelo risco de provocarem, respectivamente, depressão respiratória e espessamento das secreções. Nos casos avançados de asfixia, mesmo a anestesia local deve ser dispensada.

Tempos operatórios

1. **Incisão da pele**. Nos casos urgentes, pratica-se incisão mediana longitudinal, de cerca de 3cm, a partir da cartilagem cricóide (Fig. II.9). A incisão transversal, mais estética, acompanhando a prega de flexão, a 2 dedos transversos acima da fossa supra-esternal, é apropriada para os casos não urgentes.
2. **Exposição da traquéia**. Faz-se a dissecção romba, com pinça hemostática curva, sobre a linha mediana, até se chegar à traquéia. Nessa penetração, depois de afastar os músculos pré-tireóideos, pode aparecer o istmo da glândula tireóide — este será, então, abaixado com auxílio de afastador, ou seccionado entre duas ligaduras. Tal manobra é facilitada quando se secciona o ligamento existente entre o istmo e a traquéia.

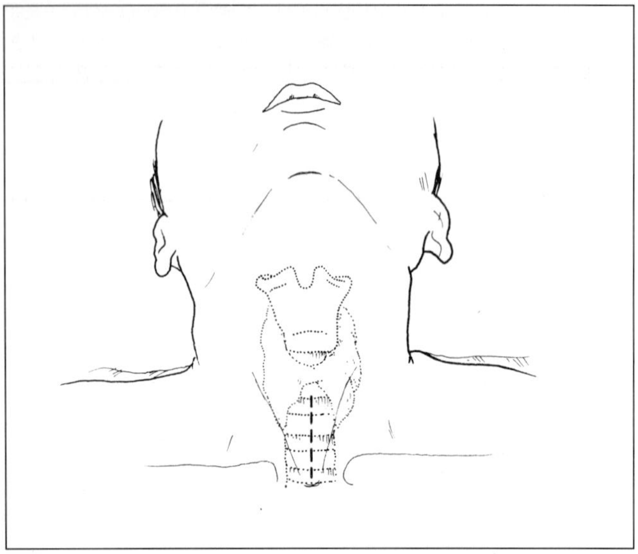

Fig. II.9 — Esquema da incisão longitudinal na traqueotomia.

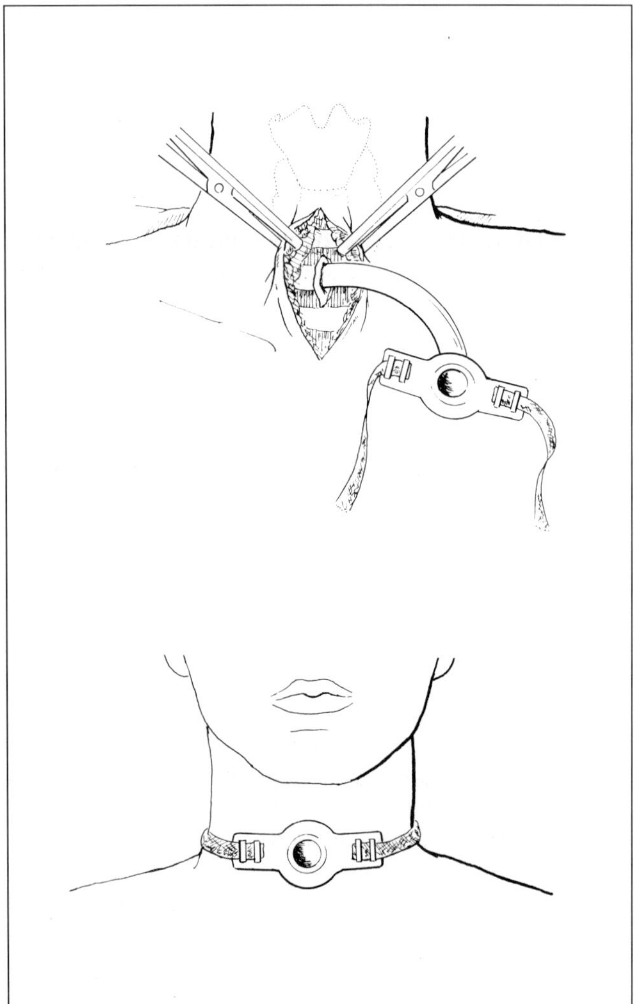

Fig. II.10 — Abertura da traquéia e colocação da cânula na traqueotomia.

Poderá ser necessário ligar-se uma ou outra veia que atravesse o campo, tornada túrgida pela estase venosa decorrente do processo asfíxico. A fixação da traquéia com um ponto de cada lado, passados em sua parede com fio forte, ou por meio de pinças de garra, facilita a sua abertura. Muitos cirúrgiões dispensam esta manobra.

3. **Abertura de traquéia e colocação da cânula.** Abre-se a traquéia por incisão transversal de 1/2cm de extensão entre o 2º e o 3º anéis traqueais, seguida de secção dos mesmos na linha mediana, por incisão vertical. Evita-se abrir o 1º anel traqueal com intuito de proteger a cartilagem cricóide: perigo de pericondrite e estenose da laringe nas manobras de movimentação da cânula.

   Nota: no ato de seccionar a traquéia, o cirurgião deve apoiar sua eminência tenar no peito do paciente (para evitar ferimento da parede posterior da traquéia).

   Forma-se abertura que dará passagem à cânula apropriada ao tamanho da criança (Fig. II.10).

   Coloca-se a cânula externa com o mandril, mantendo-se franqueada a abertura traqueal pela tração dos fios, ou com auxílio de pinça dilatadora.

   Retira-se, em seguida, o mandril e introduz-se a cânula interna.

   Nota: no momento em que a traquéia é aberta para receber a cânula, o auxiliar, com o aspirador, deve impedir que caia sangue no seu interior; neste instante, se houver sonda endotraqueal, esta deve ser retirada.

   É preferível não suturar o plano músculo-aponeurótico nem a pele. Razão: qualquer quantidade de ar que extravase terá saída para o exterior e deixará de infiltrar o plano subcutâneo. Por este motivo, as incisões não devem ser muito extensas; apenas o suficiente para a transposição dos planos e para a passagem do tubo metálico.

   O pavilhão da cânula, do encontro à pele, deve ser acolchoado com gaze. Dois cadarços, presos ao pavilhão em sentidos opostos, servem para fixar a cânula, amarrando-a atrás do pescoço (Fig. II.10).

Nos **casos urgentíssimos** devem ser tentadas, sucessivamente, por ordem de preferência:

1. intubação endotraqueal;
2. traqueotomia com tempos encurtados e material improvisado;
3. laringotomia através da membrana cricotireóidea, a bisturi ou com qualquer instrumento pontiagudo cortante;
4. introdução de agulha de calibre 15 a 30, através da membrana cricotireóidea, e injeção de O_2, acompanhando o ritmo respiratório (ver Primeiros Socorros).

Dominado o estado asfíxico, deve-se completar ou fazer a traqueotomia, já em condições mais satisfatórias.

Pós-operatório

1. A vigilância contínua, no pós-operatório, é fundamental e exige enfermagem bem treinada e desvelada. Consta de: **observação, umidificação** e **aspiração**. Devem estar disponíveis: aspirador, cânula sobressalente, laringoscópio e ressuscitador tipo AMBU. O paciente deve ser mantido no leito, com a cabeça ligeiramente elevada, em ambiente úmido, com temperatura de 18°-20°C. Instilar, periodicamente, gotas de solução fisiológica, aspirando em seguida, delicadamente, sem introduzir muito a sonda, para evitar lesão da mucosa traqueal. O objetivo é fluidificar as secreções brônquicas e diminuir a formação de crostas dentro da cânula e da luz traqueal.
2. A cânula deve ser observada a curtos intervalos, cada 15 a 30 minutos nas primeiras 48 horas, sendo desobstruída, sempre que necessário, por meio de aspiração. Quando se formam crostas, será necessário retirar a cânula interna, limpá-la e reintroduzi-la.
3. O tubo externo não deverá ser mobilizado nos primeiros 4 a 5 dias, para permitir que a granulação se faça normalmente; após esse período, a fístula formada permite a troca da cânula externa sem colapso de suas bordas e sem hemorragias.

Complicações

Podem ser decorrentes do ato da traqueotomia ou do processo de que resultou a sua indicação:

1. Parada respiratória, que se combate por meio da respiração artificial.
2. Colapso cardiovascular.
3. Parada cardíaca, que exige massagem cardíaca imediata.
4. Perfuração do esôfago, com conseqüente mediastinite.
5. Hemorragias, tanto venosas como arteriais (menos freqüentes estas), controladas por meio de hemostasia cuidadosa.
6. Pneumotórax, na maioria das vezes por rotura de alvéolos pulmonares superdistendidos e, mais raramente, devido à abertura acidental de uma cúpula pulmonar superdistendida.

No **pós-operatório** podem ocorrer:

1. **Hemorragias** geralmente devidas a manobras intempestivas com a cânula, na sua passagem pelo túnel epidermo-músculo-traqueal (as de grandes vasos exigem ligadura); o tamponamento com gaze da ferida operatória junto à cânula estanca as dos pequenos vasos.
2. **Enfisema subcutâneo ou do mediastino** ocorre com alguma freqüência. Pode ser evitado procedendo-se à penetração cirúrgica dos planos superficiais e profundos em perfeito paralelismo.

   Quando presente:

   a) tornar paralelos os planos anatômicos da ferida cirúrgica, por meio de alguns pontos separados (algodão 5-0 fino, ou categute 3-0), aproximando as camadas que se acham mais abertas;
   b) colocar uma cânula maior;
   c) drenar o tecido subcutâneo ou o mediastino, caso o enfisema ponha em perigo a vida do paciente.
3. **Atelectasia pulmonar** decorrente de obstrução brônquica por meio de rolhas de secreção — exige broncoaspiração.
4. **Estenose laríngea**.
5. **Infecção das bordas da ferida operatória**.
6. **Acidentes com a cânula** — desconexão, entupimento por secreções, extubação acidental.

Atenção — sinais de obstrução do tubo: aparecimento súbito ou inesperado de inquietação, palidez, retrações intercostais e esternais, taquicardia, cianose, possibilidade de fonação.

Remoção da cânula

1. Iniciar o processo de descanulação 2 a 3 dias após a retirada do paciente da ventilação mecânica.
2. Trocar a cânula diariamente para um tubo de calibre menor (1 unidade abaixo), até o diâmetro de 3,5mm ID.
3. Se a traqueotomia estiver há mais de 4 semanas, realizar traqueoscopia para excluir granuloma.
4. A retirada deve ser feita em UTI com equipamento de intubação e recanulação ao lado.
5. Paciente em jejum 3 horas antes do procedimento.
6. Sedação com morfina 0,2mg/kg.
7. Aspiração da árvore brônquica, após sedação do paciente.
8. Após 10 minutos, retirar a cânula suavemente.
9. Curativo local adesivo.
10. Se se desenvolver alteração na respiração, passar prontamente novo tubo de traqueotomia, reiniciando o processo dias após.
11. Em crianças que tenham muita secreção ou que tenham ficado períodos prolongados em ventilação mecânica, o processo de descanulação é mais lento, chegando-se até a cânula de 2mm ID.

4. OXIGENOTERAPIA VENTILAÇÃO ARTIFICIAL POR MÉTODOS SIMPLES*

RN – ver págs. 100, 137, 138. Veja também Insuficiência respiratória, págs. 321, 322, 323.

Indicação

Nos casos de **hipoxia** (oxigenação inadequada dos tecidos), especialmente no tipo **hipoxêmico** (PO_2 = pressão parcial do oxigênio: diminuído; Sa O_2 = saturação da hemoglobina no sangue arterial: diminuída) que ocorre nas seguintes condições:

1. Deficiência de oxigênio ambiental.
2. Hipoventilação decorrente de:
   a) depressão do centro respiratório (anestesia geral, drogas depressoras, trauma craniano);
   b) obstrução das vias aéreas superiores (corpo estranho, grande aumento das amígdalas e adenóides, laringites);
   c) obstrução das vias aéreas inferiores (bronquiolites, asma);
   d) perda extensa de tecido pulmonar funcionante (atelectasia, pneumonia);
   e) limitação da movimentação dos pulmões (derrame pleural, pneumotórax);
   f) problemas osteoneuromusculares (fraturas de costela, poliomielite, tétano).
3. Distúrbio da difusão pulmonar.
4. Curto-circuito (shunt) da direita para a esquerda (cardiopatias cianóticas).
5. Distúrbio de distribuição do gás alveolar e/ou fluxo sangüíneo pulmonar (alteração da relação ventilação/perfusão).

Na prática, a oxigenoterapia está **indicada** em toda criança com **dispnéia** significativa, devendo-se então aumentar a concentração do ar inspirado para 40-60% ou mesmo mais, se persistir cianose.
É conveniente o uso de um **oxímetro** para medir a concentração do O_2 inspirado e manter PaO_2 50-80mmHg.

Métodos de administração de oxigênio

Cateter nasofaríngeo único ou duplo — método simples utilizado no desconforto respiratório moderado.

Consiste na introdução, pela narina, de sonda de Nélaton, de número 8 a 10, com várias perfurações na porção final, ou de um cateter de polietileno de 2,5mm de diâmetro. A sonda, convenientemente lubrificada, deve ser introduzida num comprimento correspondente à distância entre o "tragus" e a ponta do nariz e deve ser trocada a cada 8 a 12 horas. A fixação do cateter é feita do mesmo modo que o descrito para a sondagem gástrica.

O oxigênio deve passar por um frasco lavador, o que o torna úmido e, portanto, menos irritante para as mucosas.

Com um fluxo de 6 a 8 litros por minuto, obtém-se a concentração de O_2 no ar inspirado, de 40 a 50%.
Na prática, administra-se O_2, 2 a 4 litros/min, com o que se consegue concentração de O_2 30% ou 40%; com cateter nasal duplo, pode-se obter até 50%.
Atualmente, prefere-se a **cânula nasal**.

Cânula nasal — tubo de plástico com 2 orifícios que se abrem na projeção das narinas.

Cânula nasal com pronga — dispõe de 2 cateteres (prongas) que se introduzem 1cm para dentro das narinas de modo que o oxigênio é ministrado na rinofaringe.
A cânula sem pronga é mais confortável, a com pronga é utilizada em neonatologia.
Fornece baixas frações inspiratórias de oxigênio (FiO_2 < 30%) com fluxo de oxigênio baixo (começar com 0,5 e aumentar progressivamente até 4 litros/min).
A cânula permite uma certa liberdade e é adequada para crianças que requerem uso prolongado de oxigênio mas com FiO_2 não muito alta.
Uso prolongado da cânula com pronga pode causar lesão nas asas nasais.

Tenda — adequada para oxigenoterapia prolongada pelo conforto que oferece. Preferível a de acrílico transparente pois a de plástico fornece FiO_2 menor e pouca visibilidade. Fluxo mínimo de O_2 12 litros/min. A mistura úmida e fria de gases é garantida por um nebulizador que gera um fluxo turbulento de cima para baixo. Monitorar a temperatura (20°C). A absorção de CO_2 pode ser feita pela cal sodada. Pode causar claustrofobia.
Modelo improvisado de baixo custo – armação de madeira e com plástico transparente e aberturas laterais. Refrigeração por cuba de gelo e umidificação por nebulizador adaptado (Fig II. 11). Após cada abertura de tenda, aumentar o fluxo do O_2 por 3min.

A **oxitenda** envolve apenas a parte superior do corpo.

Campânula (capuz) — utilizada principalmente em recém-nascidos e lactentes pequenos.
Cobre apenas a cabeça da criança, propiciando concentrações elevadas de oxigênio (90-100%), o que implica a necessidade de controle rigoroso.
É de acrílico, de custo elevado, mas pode ser improvisada com uma caixa de plástico na qual é aberto um orifício para a entrada do oxigênio e uma portinhola para o pescoço (Figs. II.12 e II.13). Fluxo de O_2: 4 litros/min.
Para reduzir a concentração de O_2 deve-se misturar ar. Misturando 4 litros de O_2 e 4 litros de ar (fluxo total de 8 litros/min) a concentração de oxigênio será de 60%.

Funil — a administração de oxigênio por meio de funil colocado a cerca de 3cm da boca é usual em situações de emergência, porém muito menos eficiente (o funil desloca-se com muita facilidade). O fluxo de O_2 deve ser de 6 a 8 litros/min.

---

* Ver também os capítulos: Parada cardiorrespiratória; Insuficiência respiratória aguda; Choque; Anoxia do RN; Síndrome do desconforto do RN.

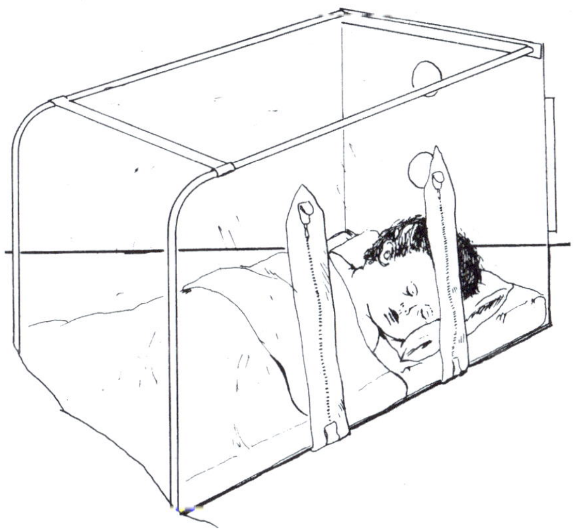

Fig. II.11 — Tenda de plástico para administração de oxigênio. A oxitenda envolve apenas a parte superior do corpo.

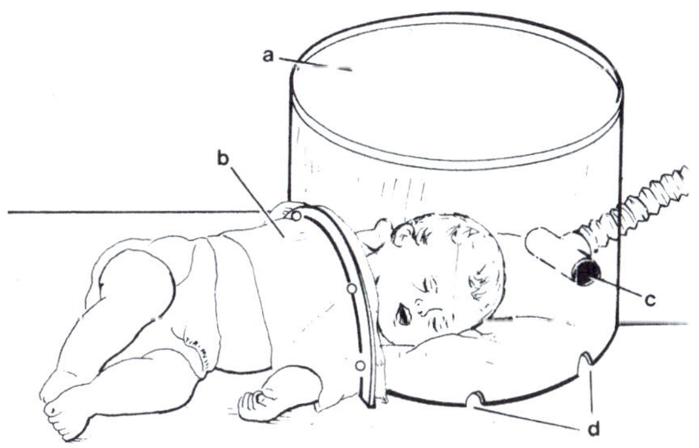

Fig. II.12 — **a**) abertura superior; **b**) revestimento do pescoço; **c**) aerossol "T"; **d**) orifícios para equipo endovenoso.
Halo = capuz com tubo em T para entrada da mistura de gases aquecidos e modificados.

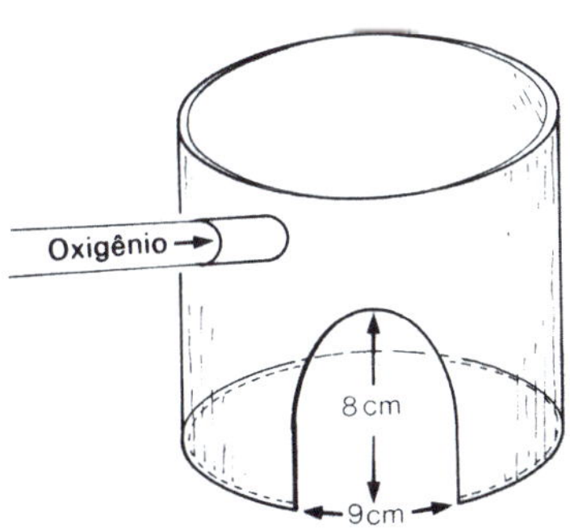

Fig. II.13 — Campânula simples, confeccionada com recipiente comercial de plástico no qual é feito um orifício para entrada de oxigênio e aberta uma portinhola para o pescoço com um esmeril.

Máscara de oxigênio — com peça facial (vinil flexível ou borracha), válvula e balão de borracha, tamanho pequeno, médio e grande.

Máscara simples — com fluxo de O_2 6 litros/min fornece concentração de O_2 de 35-60%. Se dotada de válvula exalatória (máscara com sistema fechado) proporciona FiO_2 mais preciso e estável.

Máscara de reinalação parcial — máscara simples com bolsa reservatório de O_2. Com fluxo de O_2 de 10 a 12 litros/min prevê FiO_2 confiável de 50-60%.

Máscara não reinalante — máscara e bolsa reservatório de O_2 com válvulas unidirecionais colocadas entre a bolsa e a máscara e nos orifícios de exalação; com fluxo de O_2 de 10-15 litros/min fornece FiO_2 de 95 a 100%.

Máscara de Venturi — fornece concentrações controladas de O_2 (ver pág. 321).

Incubadora — método utilizado para récem-nascidos, particularmente prematuros. Existem vários tipos. O dispositivo para conexão à rede de O_2 localiza-se em uma das paredes laterais da incubadora e dispõe de uma alavanca que regula a entrada de O_2. Bandeira na posição horizontal: FiO_2 até 50%; na vertical, de até 70% (ler as instruções). Controlar com oxímetro.

O oxigênio deve ser sempre administrado **umidificado** e, de preferência, **aquecido**.

Podem ser usados umidificadores de vapor d'água, fazendo passar o oxigênio por um sistema simples de banho-maria (aquecedor de mamadeira), Umidificadores eficientes são os ultra-sônicos; atenção para o perigo de super-hidratação do RN quando se usa este tipo de aparelho.

a) A umidificação deve ser contínua em:
   1. pacientes traqueotomizados ou intubados;
   2. RN ou lactentes recebendo oxigênio em campânula ou por máscara;
   3. comatosos respirando pela boca.
b) A umidificação pode ser **intermitente** (30 minutos a cada 4 horas) em:
   1. presença de edema e inflamação das vias aéreas e de secreção brônquica espessa;
   2. pós-operatório.

Cuidados com o equipamento

1. Limpeza (inclusive da entrada de O_2 da incubadora).
2. Esvaziamento e limpeza com antissépticos, a cada 24 horas, dos nebulizadores e vaporizadores.
3. Limpeza do equipamento com antissépticos a cada 3 dias.

Perigos da oxigenoterapia — podem ocorrer perturbações diretamente relacionadas com a respiração prolongada de atmosfera rica em oxigênio: a síndrome de hiperoxia, que é tanto mais grave quanto maior a pressão parcial de O_2 no ar inspirado e quanto mais prolongada a exposição do paciente. Está, ainda, diretamente relacionada com o grau de umidade do ambiente.

A **fibroplasia retrolenticular** e a **toxicidade pulmonar** são conseqüências sérias da hiperoxia.

5. DRENAGEM POSTURAL E FISIOTERAPIA RESPIRATÓRIA

A **drenagem brônquica** é indicada sempre que houver nos brônquios excesso de secreção que não é removido pela atividade ciliar normal e tosse.

Seu objetivo é eliminar a secreção brônquica, eliminando as obstruções e expandindo os segmentos pulmonares.

Indicação

1. Persistência de **estertores brônquicos** localizados em um determinado segmento ou lobo pulmonar.
2. Broncorréia difusa persistente.

Assim, técnicas fisiátricas estão indicadas em: bronquites incluindo fibrose cística, fase de resolução das pneumonias, abscessos pulmonares, atelectasias, nos períodos pós-intubação, pós-traqueotomia, pós-broncoscopia e pós-retirada de corpo estranho, na vigência de ventilação artificial e de comas.

Freqüência da drenagem brônquica: 2 a 4 vezes ao dia (ao levantar, antes das principais refeições e ao deitar).

Duração: 5 a 15 minutos por posição, sem exceder 30 minutos no total.

Em RN de baixo peso: sessões mais curtas e mais freqüentes.

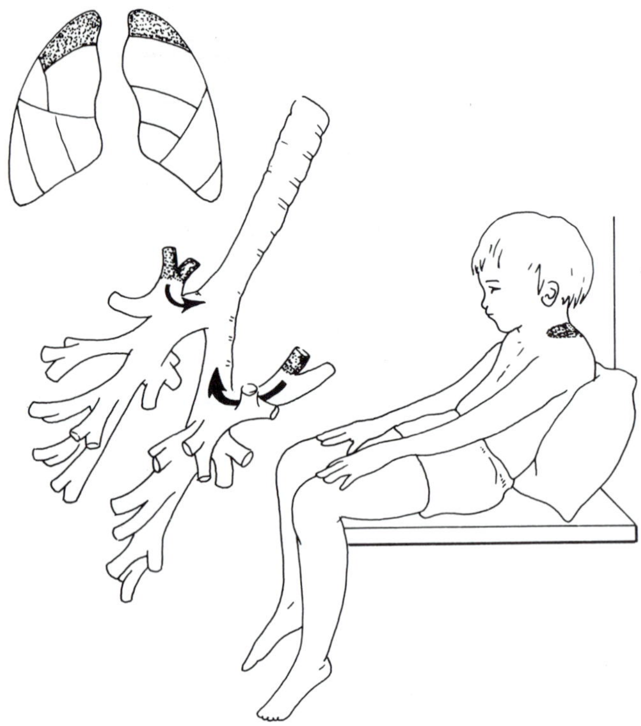

Fig. II.14A — Segmento apical do lobo superior D e apical posterior do lobo superior E.

TÉCNICA

DRENAGEM POSTURAL SEGMENTAR

Consiste em colocar o tórax da criança na posição que facilite o deslocamento das secreções, pela ação da gravidade, consecutivamente dos brônquios segmentares para os lobares, daí para o brônquio-fonte e deste para a traquéia.

Posição para drenagem

Deve ser orientada especialmente pela ausculta e estudo radiológico. Procurar determinar a posição que provoque os acessos de tosse mais intensos.

1. **Lobo superior**: posição sentada com ligeira lateralização. O corpo deve pender para trás (segmento apical) ou para frente (segmento posterior). Para o **segmento anterior**, usar o decúbito dorsal ligeiramente rodado.
2. **Lobo médio**: decúbito lateral ligeiramente ventralizado; Trendelenburg moderado.
3. **Lobo inferior**: posição de Trendelenburg e decúbito ventral. Para o segmento basal lateral, usa-se o decúbito ventral lateralizado.

Para drenagem dos **segmentos** pulmonares, seguir as figuras II.14A, B, C, D, E, F, G, H, I. Fazer tapotagem ou vibração nas áreas sombreadas; as setas indicam a direção de drenagem do muco.

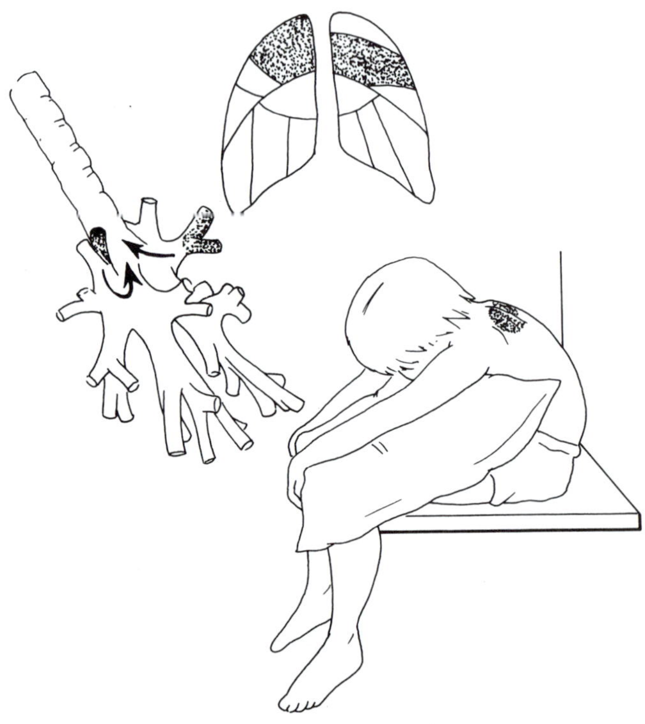

Fig. II.14B — Segmento posterior do lobo superior D e E.

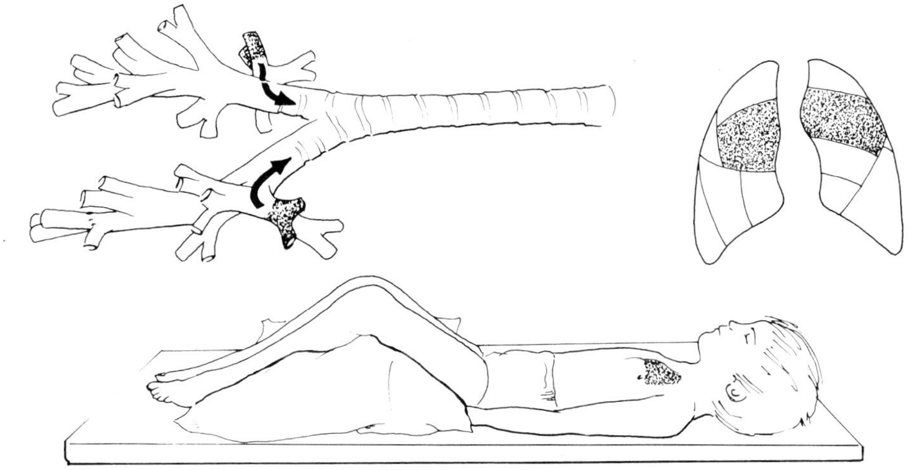

Fig. II.14C — Segmentos anteriores dos lobos superiores.

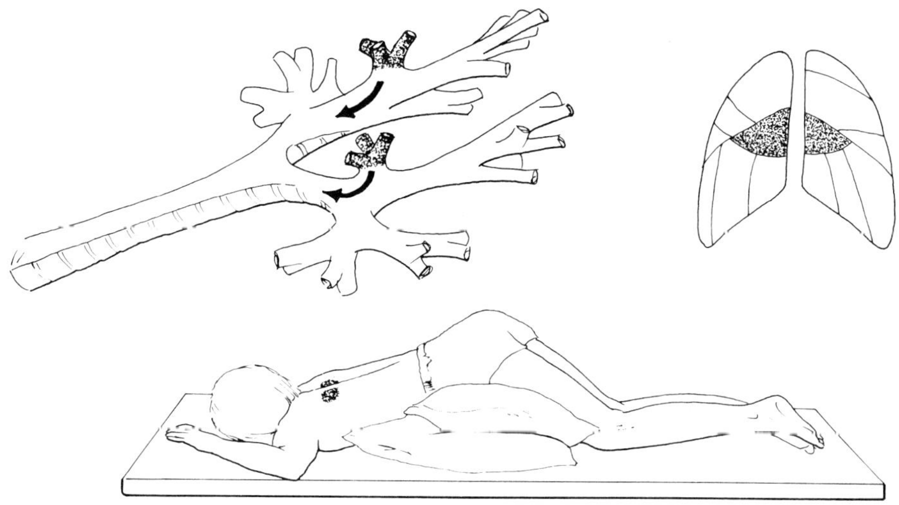

Fig. II.14D — Segmentos superiores de ambos os lobos inferiores.

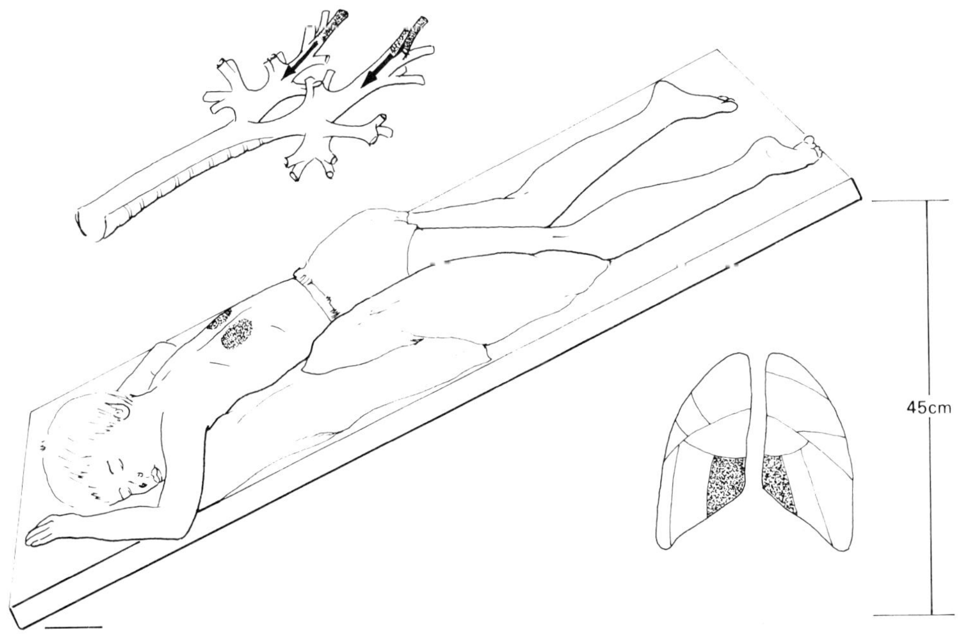

Fig. II.14E — Segmentos posteriores basais de ambos os lobos inferiores.

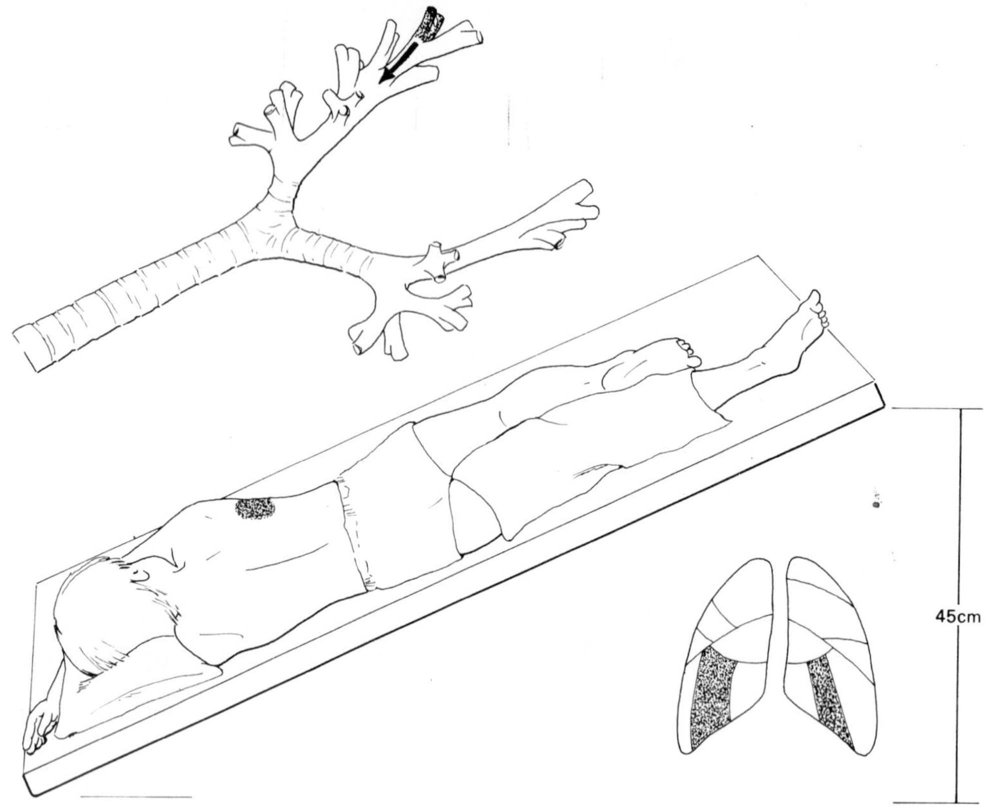

Fig. II.14F — Segmento basal lateral do lobo inferior D e E.

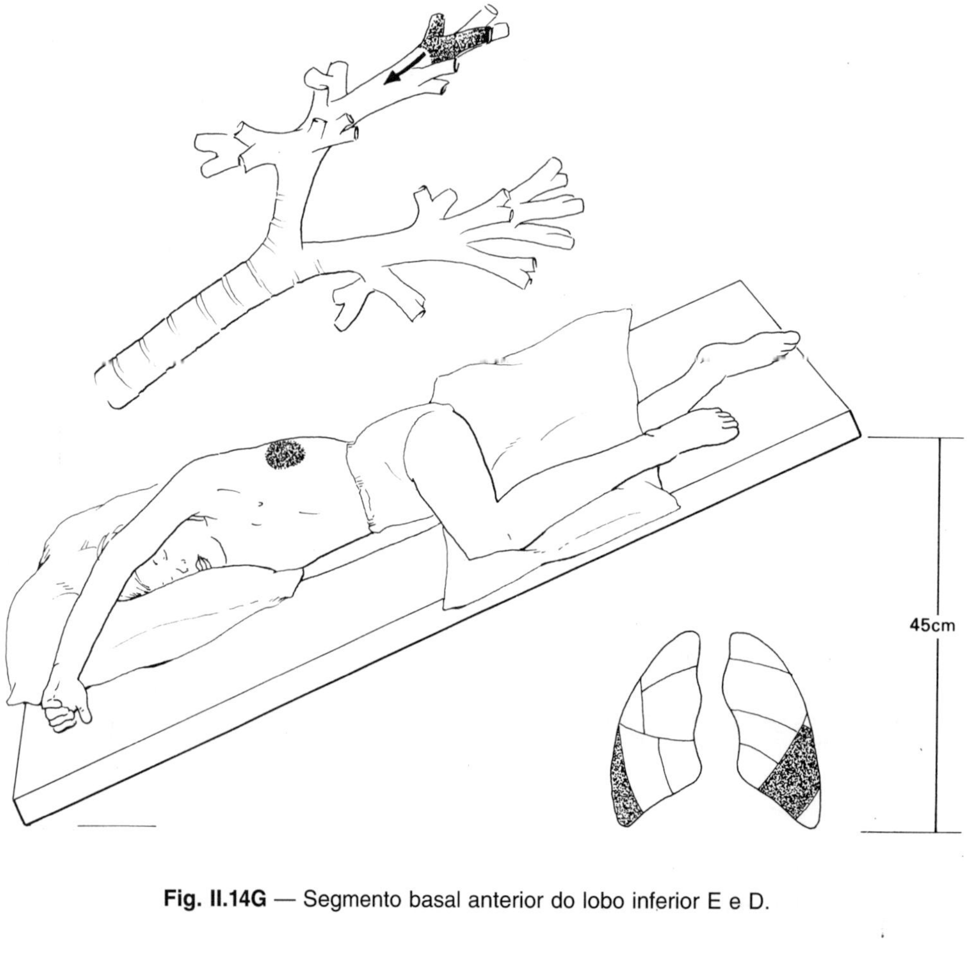

Fig. II.14G — Segmento basal anterior do lobo inferior E e D.

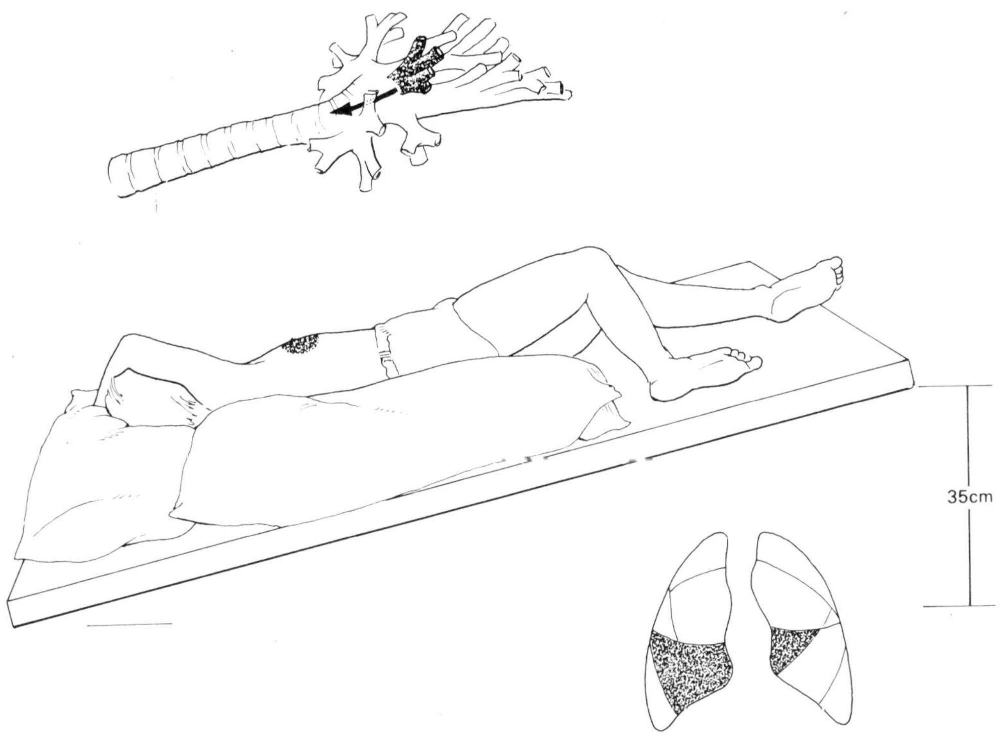

Fig. II.14H — Lobo médio D e E.

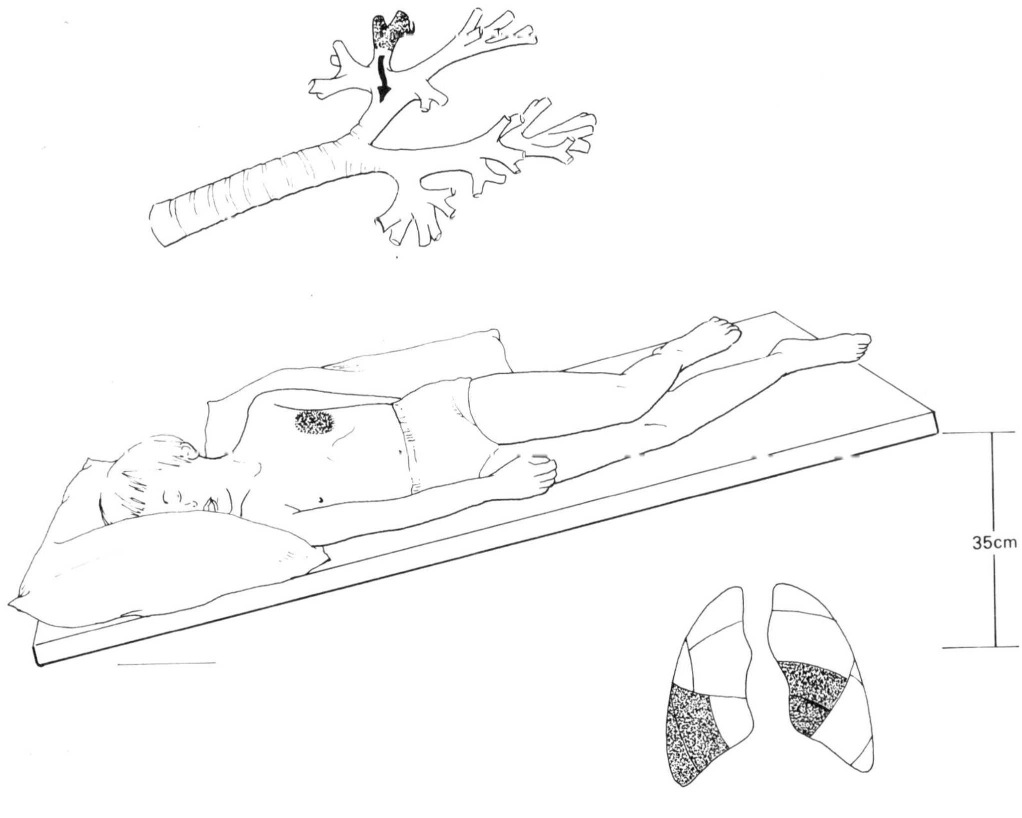

Fig. II.14I — Segmentos linulares do lobo superior E e D.

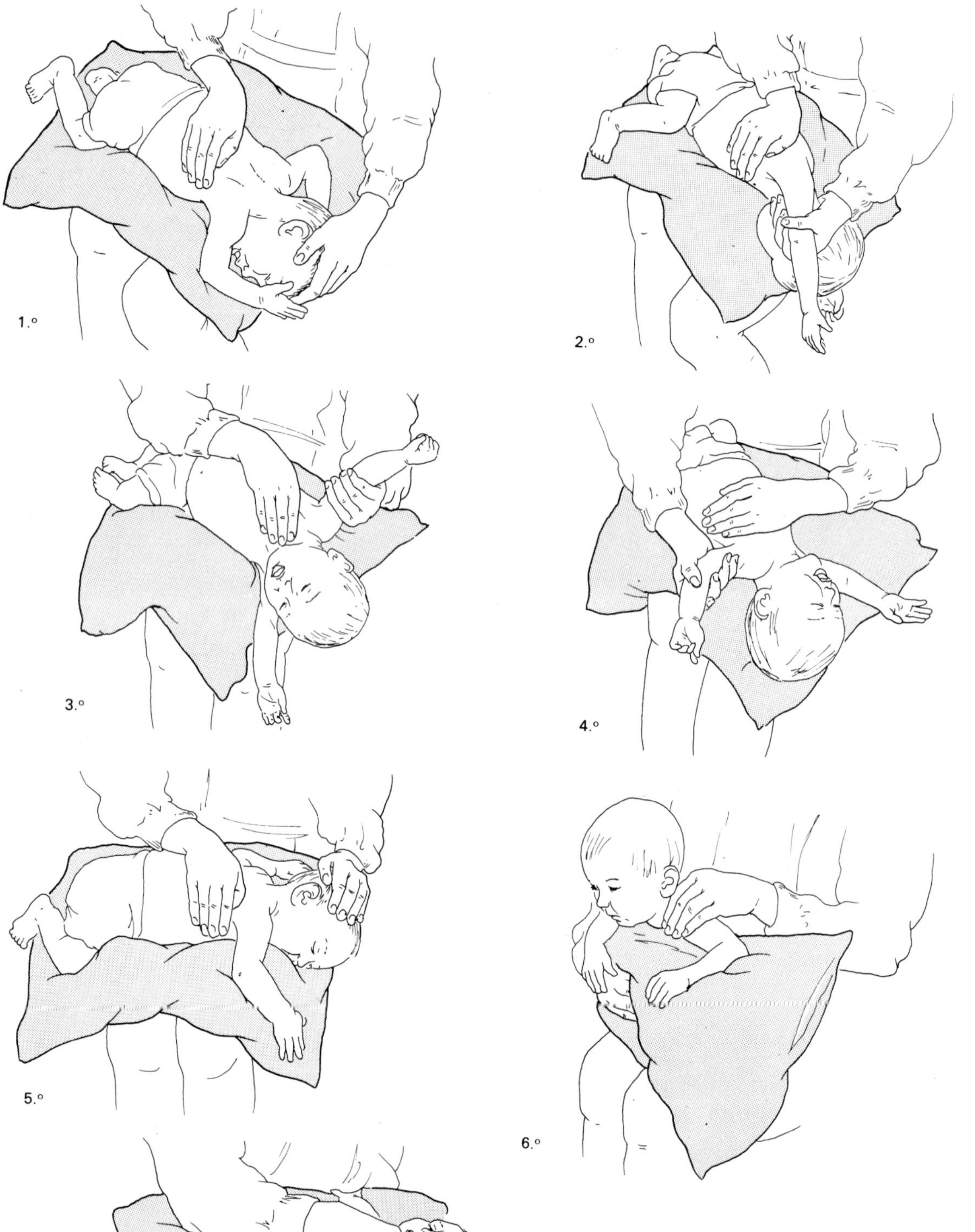

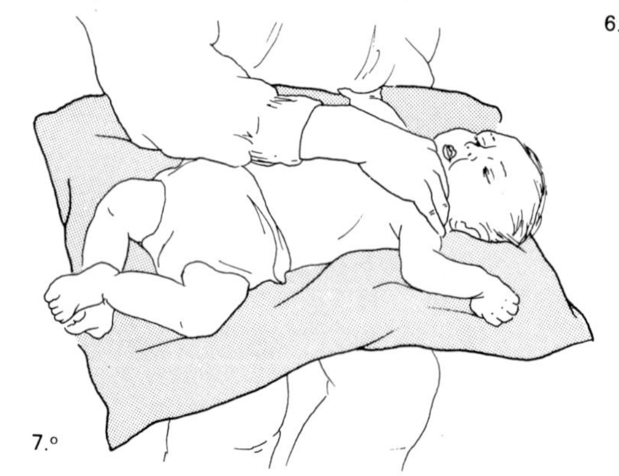

Fig. II.15 — "Varredura" brônquica em lactente.

Em caso de **broncorréia difusa**, especialmente em lactentes, indica-se a *"varredura"* brônquica, com uma seqüência de posições na seguinte ordem (Fig. II.15):

1º) decúbito ventral inclinado; 2º) decúbito ventral lateralizado (ambos os lados); 3º) decúbito lateral ligeiramente ventralizado; 4º) decúbito ventral; 5º) sentado para a frente; 6º) decúbito dorsal.

MANOBRAS FISIOTERÁPICAS AUXILIARES

Devem ser utilizadas para auxiliar na drenagem de secreções viscosas e associadas à drenagem postural: respiração forçada, tosse eficaz, "espremedura" torácica ("squeezing"), tapotagem ("cupping", "clapping"), vibração.

Essas manobras devem ser executadas por pessoal treinado, sob supervisão especializada.

Tosse eficaz

1. Posição de drenagem.
2. Respirar fundo várias vezes.
3. Respirar fundo e tossir uma ou duas vezes o mais forte que puder, procurando provocar uma tosse produtiva.

   Nota: algumas crianças não conseguem tossir nessa posição: após alguns minutos de drenagem, permitir à criança que se sente e tente agora provocar tosse forte, produtiva.
4. O operador enlaça e sincronicamente comprime os lados da parte inferior do tórax.

Nota: em lactentes e crianças pequenas, a tosse pode ser provocada pela seguinte manobra: com a criança em posição de drenagem, manipular a traquéia na fossa supraesternal e, concomitantemente, proceder à introdução de sonda nasotraqueal.

Espremedura

1. Posição de drenagem.
2. Respirar fundo e expirar pela boca tão completa e rapidamente quanto possível (como se faz na avaliação da capacidade vital).
3. A profundidade da expiração é aumentada por pressão breve e firme das mãos do operador, comprimindo os lados do tórax. Conseqüentemente, as secreções são "espremidas" para fora. As respirações seguintes são reforçadas da mesma maneira, utilizando-se pressões crescentes.

Tapotagem (Fig. II.16)

1. Posição de drenagem.
2. Tapotagem: percussão alternada e rítmica de ambas as mãos, em concha (não usar a palma nem a ponta dos dedos), com os punhos relaxados, de forma a se produzir um som abafado (como no "jogo de abafa" de figurinhas). Deve ser executada logo abaixo do local que se quer drenar. A tapotagem deve ser rigorosa, mas se bem executada não deve produzir desconforto ou dor.

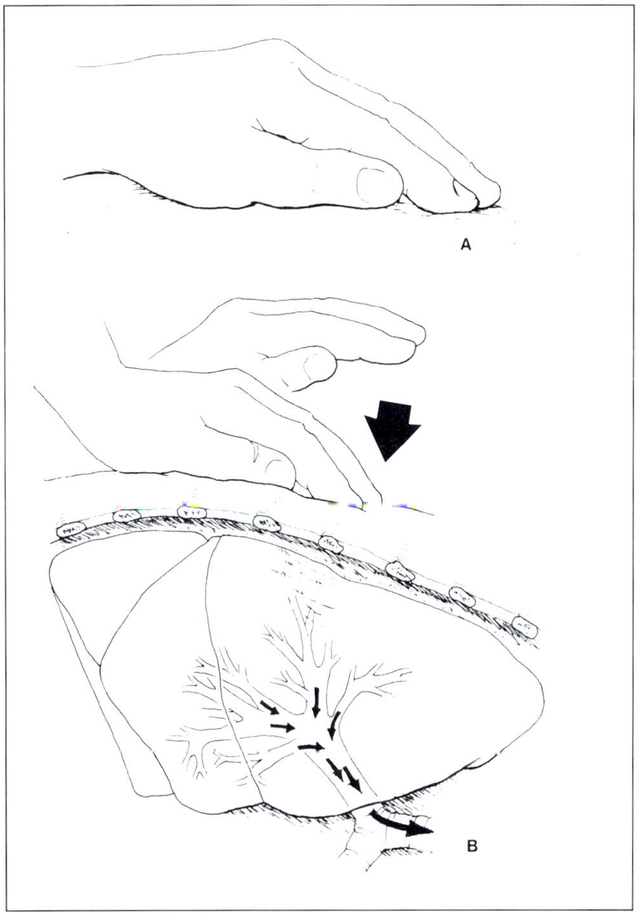

Fig. II.16 — Tapotagem (em **A** posição da mão)

Vibração

Podem-se usar **vibradores** (aparelhos de vibração-massagem utilizados pelos barbeiros) sobre a região que se quer drenar, com a criança em posição de drenagem.

Nota: estas manobras, para serem eficientes, exigem pessoal adequadamente treinado.

6. INSTILAÇÃO DE GOTAS NASAIS

1º) Instilar soro fisiológico (ou Rinosoro ou Sorine infantil).

2º) Aspirar com pêra de seringa macia (aspirador nasal) delicada e rapidamente.

NO LACTENTE

Observe a fig. II.17.

Note cabeça para trás (pescoço levemente distendido).

Manter por 5 minutos.

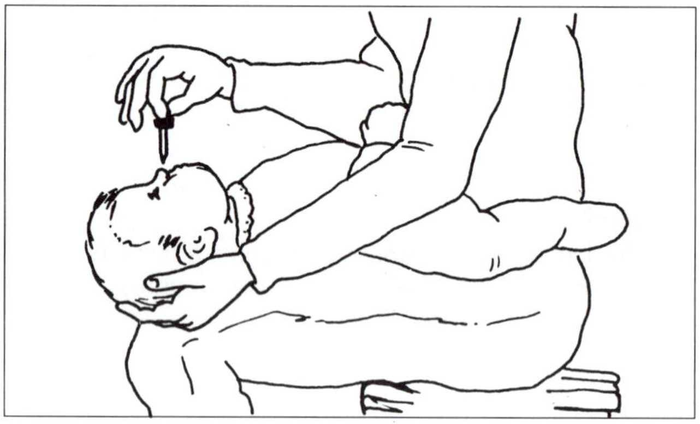

Fig. II.17 — Posição para instilação de gotas nasais no lactente.

NA CRIANÇA

Mandar a criança assoar o nariz.

Método de Proetz — para sinusite **etmoidal** e **esfenoidal**

Coloque a criança na posição da fig. II.18.

1. Criança deitada de costas, cabeça para fora da cama, queixo apontando para o teto.
2. Rodar a cabeça para a direita. Pingar o remédio na narina D (a de baixo).
3. Rodar a cabeça para a esquerda. Pingar o remédio na narina E (a de baixo).

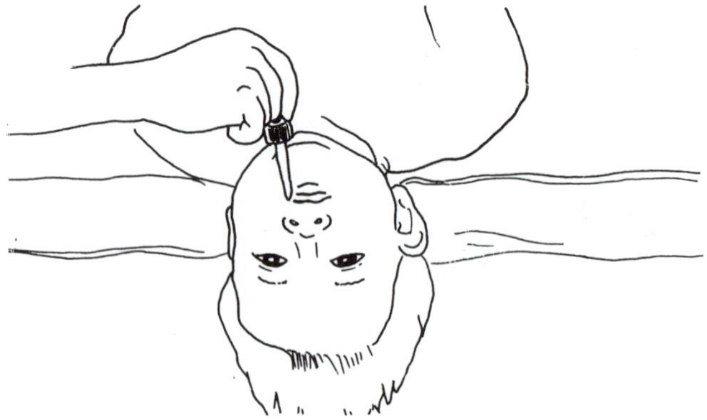

Fig. II.18 — Instilação de gotas nasais (método de Proetz).

Método de Parkinson — para sinusite **frontal** e **maxilar**

1. Posição de acordo com a fig. II.19 (elevar o ombro com um lençol dobrado).
2. Pingar o remédio em ambas as narinas. Manter por 5 minutos. Depois rodar a cabeça para baixo.

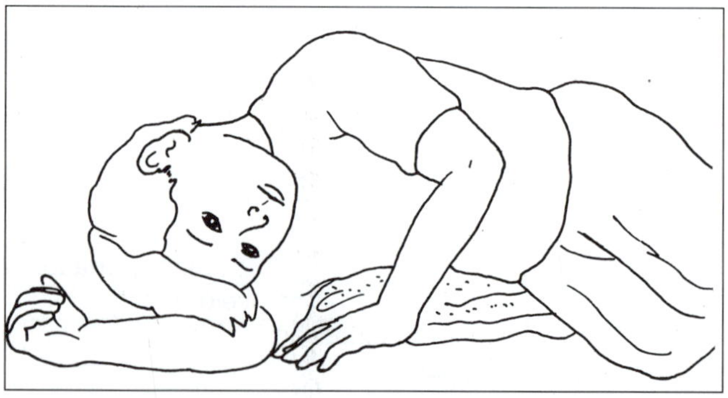

Fig. II.19 — Instilação de gotas nasais (método de Parkinson).

7. COLHEITA DE SANGUE

COLHEITA DE SANGUE VENOSO

A **punção venosa** para colheita de sangue, em crianças, nem sempre é fácil. São pontos importantes: 1. a escolha do material, que deve ser adequado e estar em bom estado; 2. a contenção correta da criança, indispensável, em todos os casos; 3. o conhecimento da localização das veias, seus pontos de referência e suas relações (Fig. II.20); 4. a escolha da veia, variável, principalmente com a idade; 5. a antissepsia da pele; 6. evitar a exaustão, especialmente em recém-nascidos e prematuros.

Material — seringas de 5 ou 10ml; veia scalp ("butterfly") nº 20 ou 22 ou, se não forem disponíveis, agulhas de bisel curto, ponta afilada, de calibre variável com o calibre da veia (de nº 7 ou 8), de comprimento também variável (20, 25 ou 30mm); algodão, álcool iodado, garrote, tubos de ensaio ou frascos, com ou sem substância anticoagulante, conforme o exame a ser realizado. É importante contar com um auxiliar.

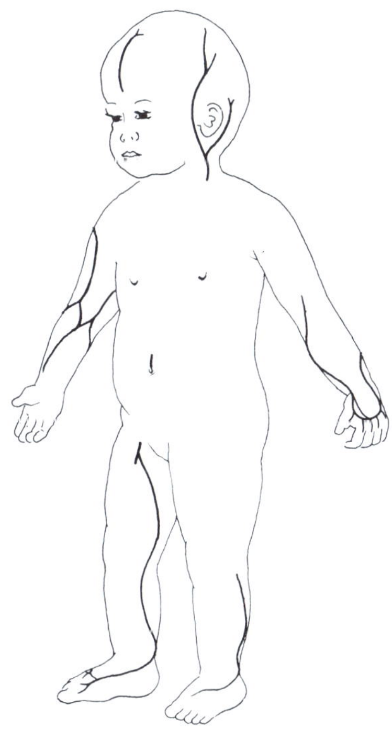

Fig. II.20 — Esquema da localização das veias mais usadas para infusão endovenosa.

• PUNÇÃO DA VEIA CUBITAL

Indicação

É a veia de eleição para a colheita de sangue em crianças maiores (praticável mesmo em lactentes, por pessoa devidamente treinada).

Técnica

1. Aplicar o garrote, não excessivamente apertado, alguns centímetros acima do cotovelo, mantendo-se o membro superior em extensão.
2. Localizar a veia pela visualização e/ou pela palpação.
3. Distender a pele distalmente no ponto da punção.
4. Introduzir a agulha no tecido subcutâneo, inclinada em direção à veia, que é, a seguir, puncionada.
5. Exercer suave pressão negativa na seringa.
6. Remover o garrote para que se obtenha a quantidade desejada de sangue.
7. Retirar a agulha.
8. Fazer compressão do local com algodão embebido em álcool, mantendo-se o antebraço em flexão por alguns minutos.

• PUNÇÃO DA VEIA JUGULAR EXTERNA

Objetivo: colheita de sangue para exame, quando for inexeqüível sua retirada de veia periférica. Relativamente fácil em lactentes.

Técnica

1. Criança em decúbito dorsal, mantida firmemente, com a cabeça em rotação de 90° e apoiada sobre a borda da mesa.
2. Palpar o músculo esternocleidomastóideo — a veia jugular externa, que passa sobre a face anterior deste músculo, torna-se, aí, mais túrgida quando a criança chora (provocar o choro da criança).
3. Distender a pele e introduzir a agulha no plano subcutâneo, paralelamente à veia, num primeiro tempo, para, em seguida, puncioná-la (Fig. II.21).
4. Após a colheita do sangue, retirar a agulha e fazer compressão local com algodão embebido em álcool, mantendo-se a criança sentada.

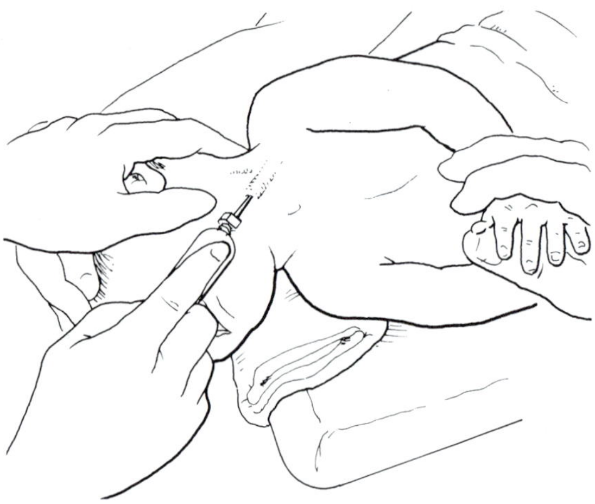

Fig. II.21 — Punção da jugular externa.

• PUNÇÃO DA VEIA JUGULAR INTERNA

Indicação: apenas em casos especiais, quando a punção das veias superficiais não for praticável; apresenta perigos decorrentes de sua proximidade da carótida externa e da porção apical do pulmão.

Técnica

1. Manter a criança em decúbito dorsal, bem imobilizada, com a cabeça em plano inferior ao do tronco.
2. O local de introdução da agulha situa-se no ângulo formado pela clavícula e a inserção clavicular no músculo esternocleidomastóideo.
3. Colocar o dedo indicador da mão esquerda sobre a fosseta supra-esternal e introduzir lentamente a agulha cerca de 2 a 3cm na direção de um ponto a 1 ou 1,5cm para fora daquela referência (Fig. II.22).
4. Manter pressão negativa na seringa durante a penetração da agulha e, igualmente, durante sua retirada, caso não tenha aparecido sangue na seringa depois de atingida a profundidade indicada.
5. Após a retirada da agulha, fazer compressão local com algodão embebido em álcool, com a criança sentada.

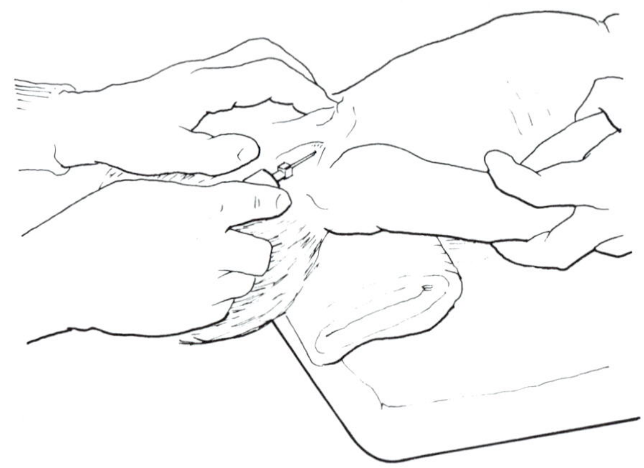

Fig. II.22 — Punção da veia jugular interna.

• PUNÇÃO DO SEIO LONGITUDINAL

É de execução relativamente fácil em lactentes e permite a retirada de quantidade suficiente de sangue para exame. Apresenta certos riscos, motivo pelo qual não deve ser usada de rotina.

Coloca-se a criança em decúbito dorsal, com a cabeça imobilizada. Faz-se raspagem e antissepsia da região da fontanela anterior. Introduz-se a agulha na linha mediana, junto ao ângulo posterior da fontanela, no sentido ântero-posterior, com inclinação de 45° e com o bisel voltado para baixo. A agulha deve ser curta, fina, de bisel curto; em geral, o seio longitudinal é alcançado após penetração de 5 a 6mm. Retirar a agulha e fazer compressão local, durante 1 a 2 minutos, com algodão embebido em álcool (Fig. II.23).

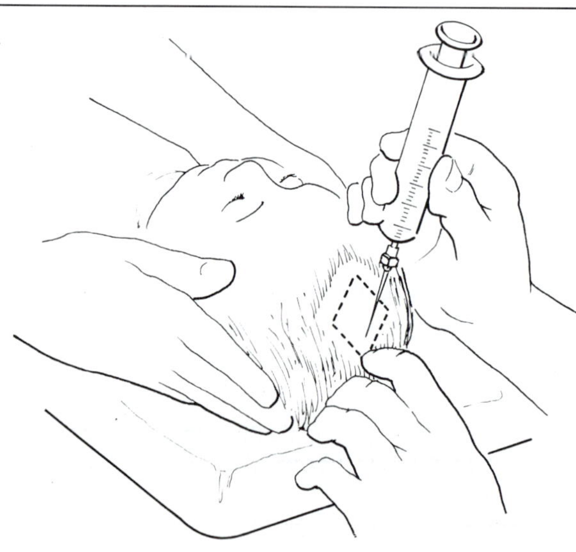

Fig. II.23 — Punção do seio longitudinal.

• PUNÇÃO DO LAGAR DE HERÓFILO

A punção do lagar de Herófilo é feita através da fontanela posterior.

Objetivo: colheita de sangue em prematuros, em recém-nascidos e, ainda, em lactentes.

Não deve ser usada de rotina.

Técnica

1. Após raspagem e antissepsia do local, com a criança em decúbito lateral, bem imobilizada, introduzir a agulha no centro da fontanela posterior, em direção à glabela (Fig. II.24).
2. Na maioria das vezes, o lagar de Herófilo é atingido após penetração de 10mm, porém, quando introduzida a agulha na direção correta, penetração maior não oferece perigo, pois iria alcançar o seio reto.
3. Retirada a agulha, fazer compressão local por 1 a 2 minutos, com algodão embebido em álcool.

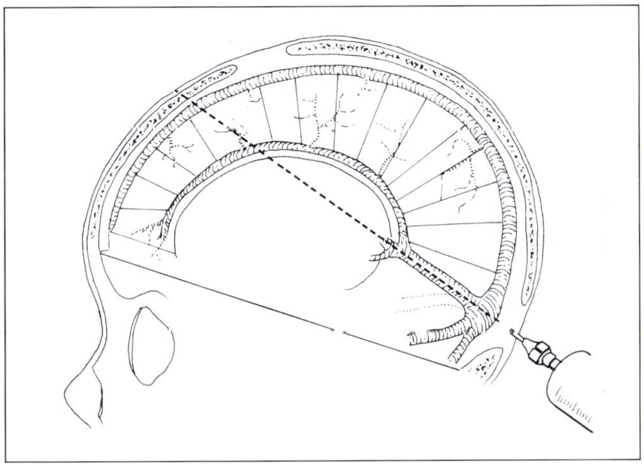

Fig. II.24 — Desenho esquematizado do trajeto da agulha na punção do lagar de Herófilo.

• PUNÇÃO DA VEIA FEMORAL

Objetivo: colheita de sangue; **não usar de rotina**.

Cuidado: assepsia cirúrgica, inclusive luvas.

Técnica (Fig. II.25)

1. Criança em decúbito dorsal, com as coxas em abdução e as pernas em flexão. A veia femoral passa medialmente à artéria femoral, que é localizada pela pulsação.
2. Palpar a artéria femoral com o dedo indicador da mão esquerda e introduzir a agulha quase perpendicularmente, rente à borda interna.
3. Após a retirada da agulha, fazer compressão local, por alguns minutos, com algodão embebido em álcool.

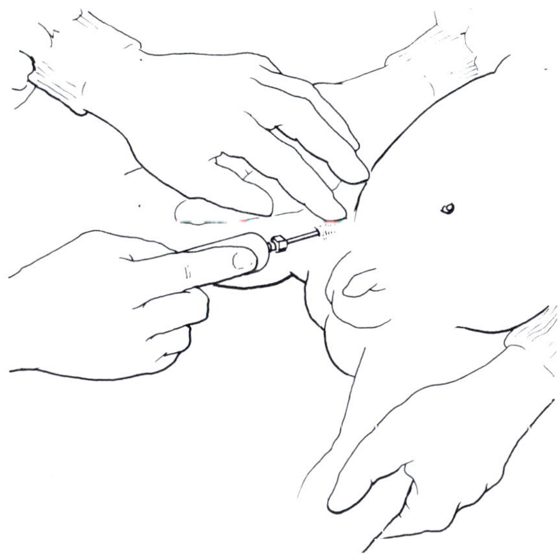

Fig. II.25 — Punção femoral.

COLHEITA DE SANGUE ARTERIAL (para gasometria)

• PUNÇÃO DA ARTÉRIA RADIAL

Para crianças maiores (Fig. II.26).

Técnica

1. Seringa de insulina com agulha 25 contendo uma gota de heparina (ou seringa de 2ml, agulha de pequeno calibre e bisel curto; preencher o espaço morto com heparina).
2. Antissepsia da pele com álcool iodado.
3. Palpar o pulso radial. A extensão do pulso por auxiliar facilita a palpação.

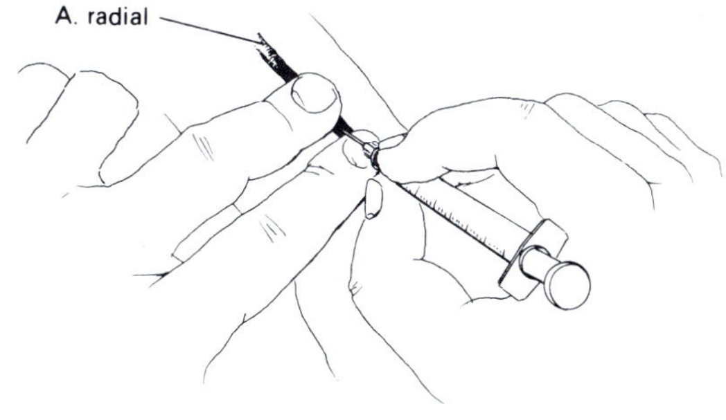

Fig. II.26 — Técnica de punção da artéria radial.

4. Colocar os dedos indicador e médio da mão E sobre a artéria, exercendo leve pressão e, a seguir, separá-los ligeiramente.
5. Pressionar o dedo distal sobre a artéria para ocluí-la.
6. Segurar a seringa como caneta, com o bisel da agulha para baixo, e puncionar a artéria entre os dois dedos, entrando a agulha na pele num ângulo de 45°.

   Orientação:

   a) quando a agulha penetra na artéria, o sangue entra espontaneamente na seringa e desloca o êmbolo;
   b) se não for conseguido um fluxo satisfatório de sangue, puxar um pouco a agulha;
   c) se não se conseguir puncionar a artéria, fazer nova tentativa, evitando retirar a agulha da pele.
7. Compressão da artéria, por 5 minutos.
8. Eliminar as bolhas de ar da seringa.
9. Obturar a extremidade com cera ou outro tipo de obturador.
10. Girar a seringa rapidamente entre as palmas das mãos.
11. Colocar a seringa em recipiente contendo gelo.
12. Enviar imediatamente ao laboratório.

Cateterização de demora da artéria radial para dosagens repetidas

1. Puncionar com agulha "butterfly" nº 23 ou 25 que permanecerá no local.
2. Encher o sistema agulha-cateter com solução fisiológica heparinizada (10U/ml).
3. Para a coleta, aspirar completamente a solução de heparina com uma seringa e usar outra para coletar o sangue.

• PUNÇÃO DA ARTÉRIA TEMPORAL

Para lactentes (Fig. II.27).

1. Contenção da criança. O RN deve permanecer na incubadora.
2. Uma seringa de insulina é conectada a um equipo de infusão venosa scalp (agulha "butterfly" nº 23-25) e todo o sistema é preenchido com soro fisiológico heparinizado (1-2U/ml).
3. Palpar a artéria temporal ramo frontal ou parietal, e fazer a tricotomia do local.
4. Antissepsia com álcool iodado.
5. Pressionar a artéria temporal com o dedo indicador da mão E, imobilizando-a.
6. Inserir a agulha com o bisel para cima.
7. Quando o sangue arterial penetra na solução, a seringa é conectada e a amostra colhida.
8. Retirar a agulha e comprimir a artéria durante 5 minutos.

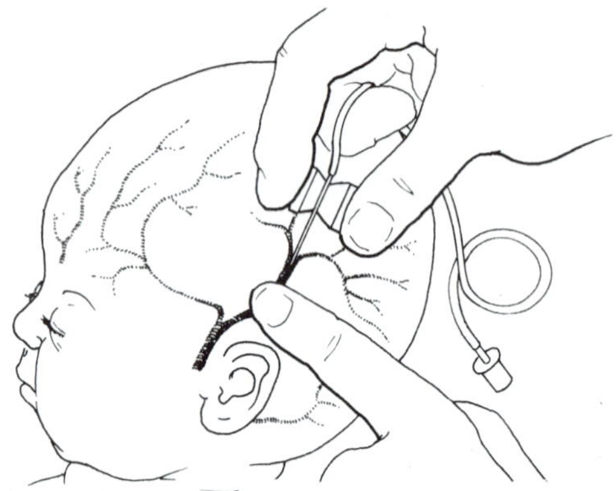

Fig. II.27 — Técnica de punção da artéria temporal para lactentes.

COLHEITA DE SANGUE CAPILAR ARTERIALIZADO

Devido à freqüência de complicação no cateterismo de artérias umbilicais, é bastante utilizado o sangue capilar arterializado no estudo da gasometria do recém-nascido. Não indicado em casos de choque.

1. O calcanhar da criança é aquecido com toalhas mornas durante 15 a 30 minutos ou mergulhado em água morna por 10 minutos, desinfetado com álcool iodado e secado com gaze estéril.
2. Através de pequena incisão, com bisturi ou lanceta de 3mm, colhe-se sangue sem comprimir o calcanhar do recém-nascido, sendo o sangue colhido em 2 a 3 tubos capilares heparinizados ou seringa de insulina cujo espaço morto foi preenchido com heparina, sem deixar entrar ar nos mesmos.
3. Obturar as extremidades dos tubos ou da seringa com cera. Agitar, colocar em recipiente com gelo e enviar ao laboratório para determinação da gasometria. Se não for para gasometria não são necessários os cuidados para evitar a penetração do ar.
4. Curativo compressivo.

Importante: **puncionar** a porção **mais interna ou externa da superfície plantar**, evitando a curvatura posterior do calcanhar (Fig. II.28).

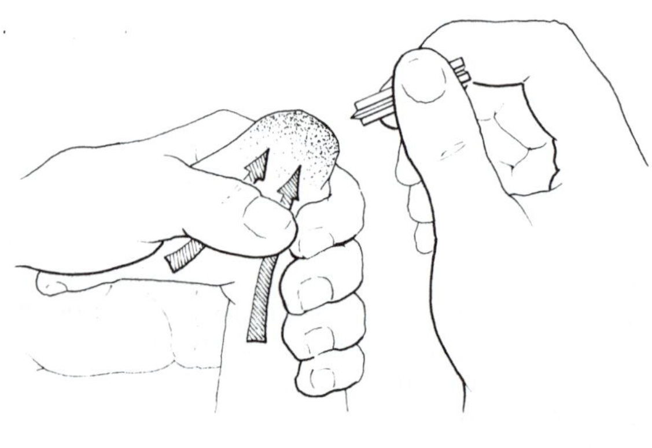

Fig. II.28 — Punctura do calcanhar para obtenção de sangue capilar.

8. ADMINISTRAÇÃO PARENTERAL DE LÍQUIDOS VENÓCLISE

As **punções venosas periféricas** são realizadas com agulhas ("scalps") ou com cateteres sobre agulhas ("extra cath") introduzidos e mantidos na luz do vaso.

a) Em **pré-escolares** e **escolares** as veias da prega do cotovelo são usualmente acessíveis, e o problema principal reside na contenção da criança. Por vezes, a sedação leve torna-se necessária, sendo muito útil o emprego de derivados da fenotiazina em doses adequadas.

b) Nos **lactentes**, dar preferência às veias do dorso das mãos e dos pés, mas são extremamente úteis as do **couro cabeludo**: permitem administração de soros durante tempo prolongado, e a contenção da criança é fácil. As mais comumentemente utilizadas são as da região frontoparietal; geralmente são visualizadas sem manobra alguma, porém tornam-se mais nítidas durante o choro da criança.

c) O emprego da **veia jugular externa** apresenta alguns inconvenientes, tais como a posição forçada da cabeça em superextensão, e o perigo de sobrecarga do ventrículo direito, dada a proximidade do vaso em relação ao coração. Neste sentido, deve-se dar preferência ao uso da jugular externa esquerda. Será uma via excepcional, indicada, apenas, para transfusão de pequenas quantidades, como seria o caso da administração de sangue ou plasma.

d) Na prática pediátrica pode ainda ser necessário lançar-se mão do recurso da **dissecção** de veia (flebotomia) e introdução de cateter, o que se deve fazer sempre que as veias citadas antes forem, de todo, inacessíveis.

A escolha da veia é, pois, ponto essencial para a instalação da venóclise.

Material

1. Equipos pediátricos pericranianos ("scalp") em que as agulhas hipodérmicas são providas de duas aletas laterais moles que podem ser dobradas para cima (como uma mariposa) e que facilitam o manejo e a introdução em veias finas, com o mínimo de traumatismo ("butterfly-Braun") nº 20 ou 22, se não forem disponíveis: seringa de 2 a 3ml, contendo 1 a 2ml de soro fisiológico; agulhas de bisel curto, de comprimento e calibre adequados, de acordo com a grossura da veia escolhida. Como regra geral, agulhas de 20 a 25mm de comprimento, de calibre 6, 7 ou 8, devem ser as empregadas, preferindo-se as de maior calibre quando se deseja transfundir sangue ou glóbulos.
2. Seringa com soro fisiológico. Adaptar o "scalp" na seringa ou na extremidade de um equipo contendo soro fisiológico ou glicosado. Preencher toda a extensão do "scalp" de modo a retirar o ar.
3. Talas de madeira, em T, de tamanho variável, acolchoadas de algodão e recobertas de gaze ou plástico.
4. Tiras de esparadrapo: 2 ou 3 pequenas tiras (8 × 0,5cm), para a fixação da agulha, e 4 ou 5 maiores, de comprimento e largura variáveis, para fixação do membro na tala.
5. Coletes apropriados ou faixas para a imobilização da criança no leito após instalação da venóclise.
6. Equipamento pediátrico para venóclise ou transfusão.
7. Álcool iodado e algodão.

Deve-se contar com duas pessoas para efetuar a operação.

Detalhe: usar fita de esparadrapo graduada com o horário e verificada periodicamente pela enfermagem para controlar a velocidade de infusão do soro.

TÉCNICA

• PUNÇÃO DA VEIA CUBITAL

1. Aplicar um garrote no braço, alguns centímetros acima da prega do cotovelo.
2. Antissepsia com álcool iodado.
3. Introduzir a agulha no tecido subcutâneo tangencialmente à pele, ± 1cm do ponto de entrada na veia. Pegar a agulha pelas abas aladas. Avançar a agulha delicadamente até que a veia seja penetrada e haja um refluxo visível de sangue.
4. Colocar uma tira de esparadrapo de 1cm de largura sobre a agulha no ponto de entrada.
5. Com outra tira de esparadrapo dar uma laçada em torno das asas.
6. Testar a posição e a permeabilidade da agulha.
7. Completar a fixação (ver Fig. II.30).
8. Se necessário, colocar um pequeno chumaço de algodão entre a pele e as abas do "scalp", modificando o ângulo da agulha, para melhorar o fluxo.
9. Imobilização do braço fixando-o, por meio de tiras de esparadrapo, à tala, que é, por sua vez, fixada ao leito, usando-se tiras de gaze ou de esparadrapo.

• VENÓCLISE NO DORSO DAS MÃOS OU DOS PÉS (Figs. II.29, II.30, II.31)

A técnica é praticamente a mesma, sendo, porém, preferível que o auxiliar faça garrote manual ao nível do punho ou do tornozelo, o que permite melhor imobilização do membro.

Nota: mergulhar previamente a extremidade escolhida, durante alguns instantes, em água quente; pode facilitar a exposição da veia.

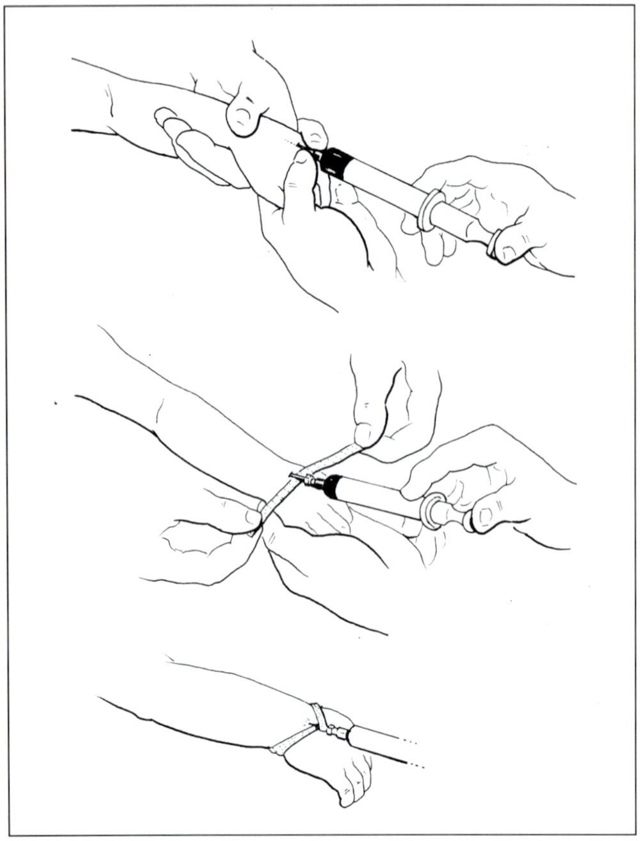

Fig. II.29 — Pega de veia (com seringa) no dorso da mão e fixação da agulha (introduzir a agulha com o bisel para cima).

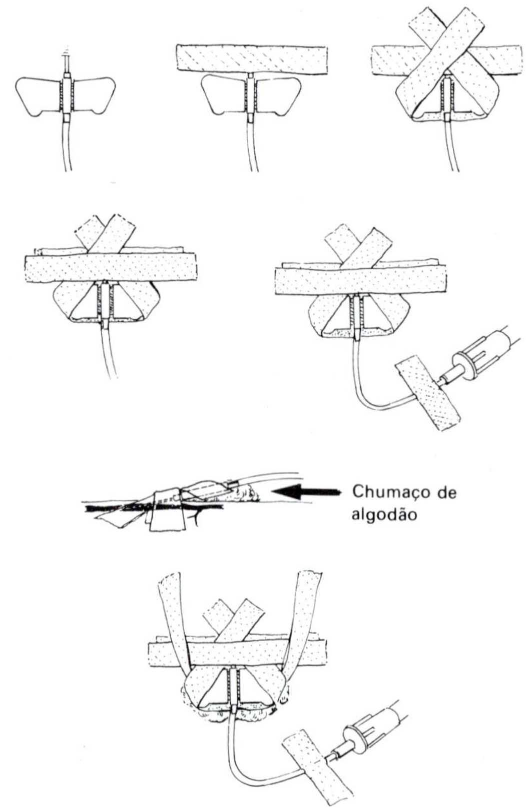

Fig. II.30 — Fixação da agulha em veia periférica.

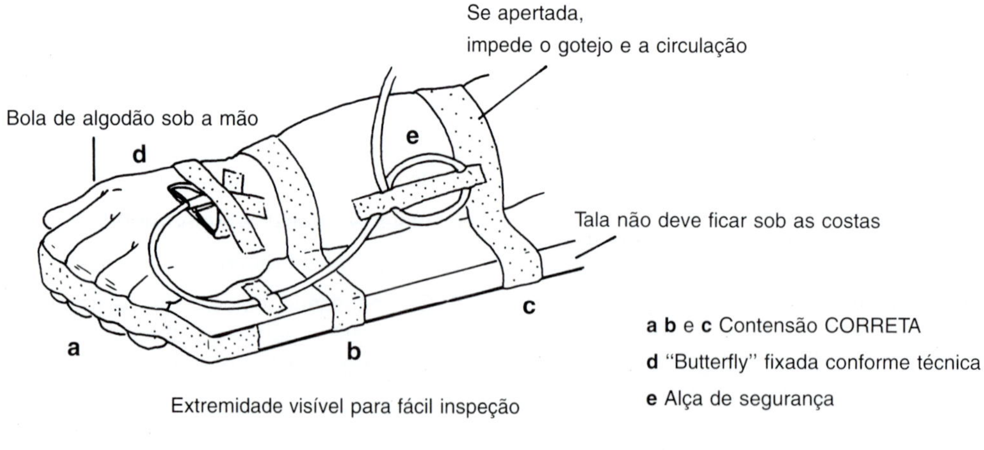

Fig. II.31 — Venóclise no dorso da mão.

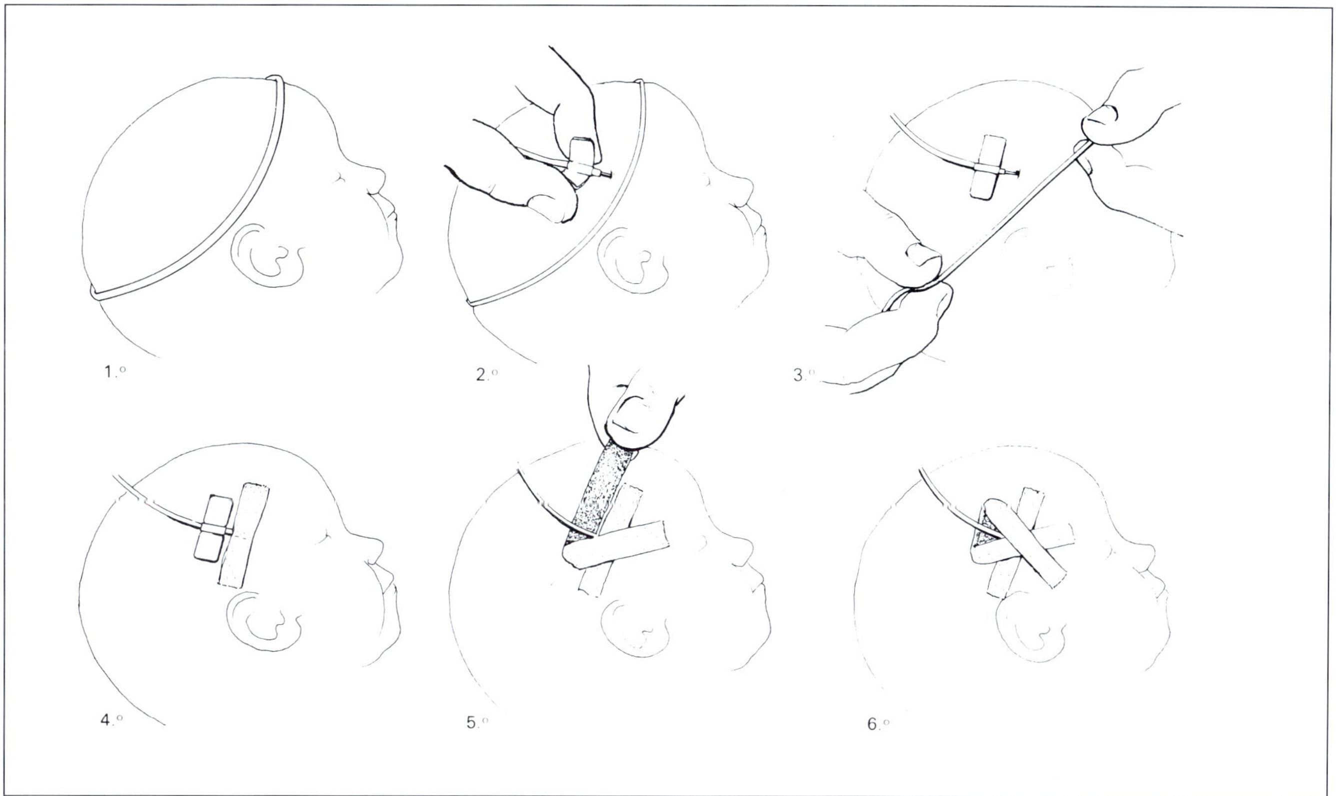

Fig. II.32 — Técnica de pega das veias do escalpo.

• VEIAS DE COURO CABELUDO (escalpo)
(Fig. II.32)

1. Raspagem dos cabelos e antissepsia da região.
2. Comprimir a veia em local próximo do ponto a ser efetuada a punção, obtendo-se assim maior ingurgitamento venoso.

   Nota: é útil a aplicação de uma faixa de borracha ou garrote, como torniquete, em torno do crânio.
3. Encher o tubo do equipo "scalp", mas não conectá-lo ao sistema.
4. Introduzir a agulha sob a pele, paralelamente ao escalpo e quase paralelamente à veia, até atingi-la.
5. Observar o refluxo de sangue para o polietileno.
6. Injetar pequena quantidade de soro para se certificar de que a agulha está no interior da veia.
7. Fixar a agulha com esparadrapo.
8. Se o fluxo de soro for insuficiente, tentar aumentar esta velocidade colocando-se um pequeno chumaço de algodão sob a agulha e com isso tornando sua direção oblíqua em direção à pele.

• VEIA JUGULAR EXTERNA

1. Colocar a criança em decúbito dorsal, bem imobilizada, com a cabeça em rotação e extensão sobre a borda da mesa ou do leito.
2. Puncionar a veia, segundo a técnica descrita.
3. Fixar a agulha e conectar o adaptador ligado ao tubo do equipamento de venóclise.

COMPLICAÇÕES DA VENÓCLISE

1. Flebite.

   Profilaxia: trocar o local de punção cada 48 horas.
2. Extravasamento da solução.

   Cuidado: observação freqüente.

9. DISSECÇÃO DE VEIA (FLEBOTOMIA)

A dissecção de veia é procedimento muito usado para reidratação parenteral, administração endovenosa de líquidos no pré ou no pós-operatório ou durante o ato cirúrgico.

É usada quando a cateterização venosa percutânea não é conseguida ou é contra-indicada.

As veias preferenciais são a **safena magna** (interna) que passa aproximadamente a 5mm do maléolo interno, servindo este como ponto de referência; a **jugular externa** e a **braquial** (no terço superior do braço).

Material — bisturi; pinça de Kelly, curva; pinça anatômica; agulhas de sutura, curvas; porta-agulhas; tesoura; agulhas de calibre 7 ou 8; cateteres de polietileno ou silicone de 10 a 15cm de comprimento e de calibre ajustável ao das agulhas, com uma das extremidades cortada em bisel; fio de algodão 5-0; campo fenestrado; compressas de gaze; anestésico local: álcool iodado; tala de madeira de tamanho adequado.

TÉCNICA (Figs. II.33 a II.37)

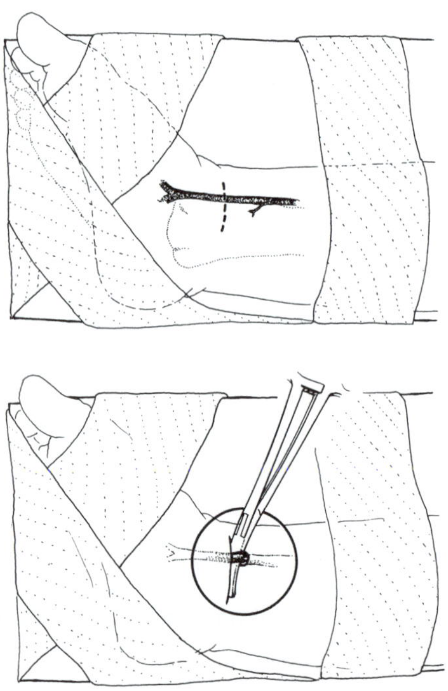

Fig. II.33 — Localização da veia safena interna. Incisão cutânea.

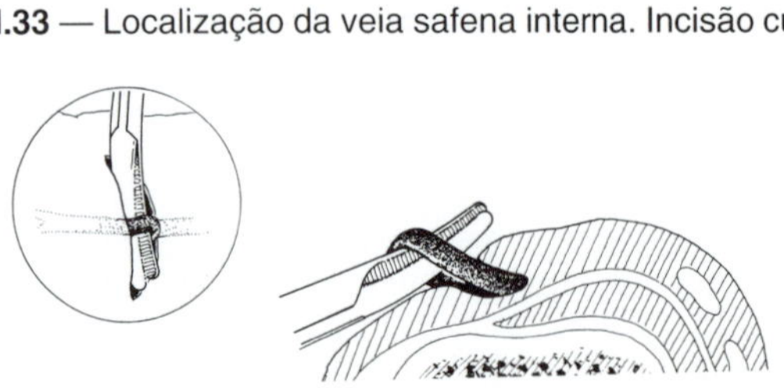

Fig. II.34 — A abertura da pinça provoca o afastamento do tecido subcutâneo.

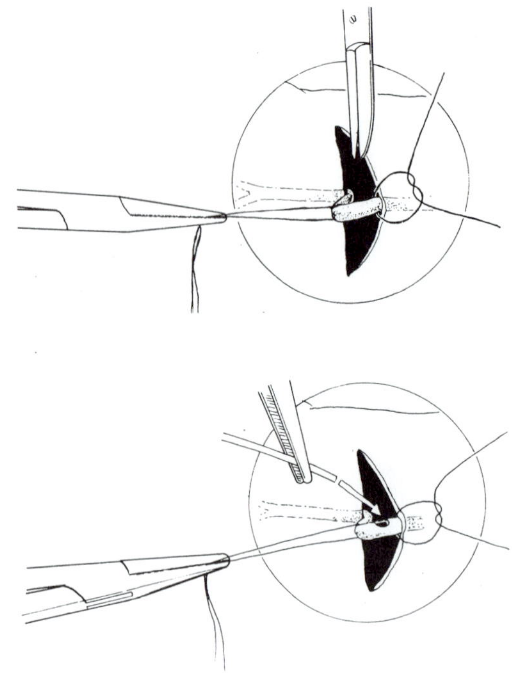

Fig. II.35 — Ligadura distal completada e fio da ligadura proximal formando alça.

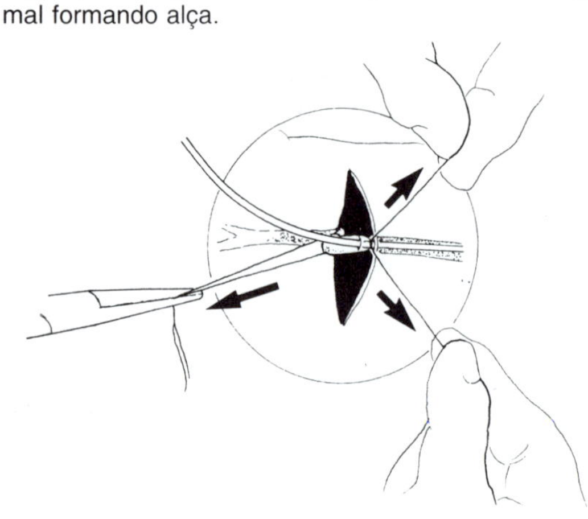

Fig. II.36 — Ajustamento da ligadura proximal para ficar sobre a incisão da veia e a cânula já introduzida.

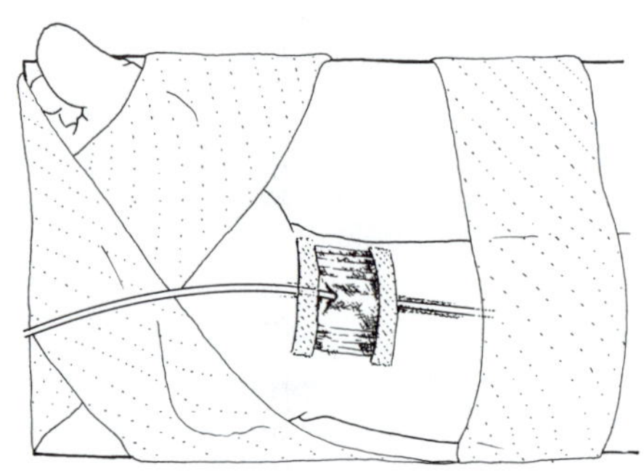

Fig. II.37 — Cânula introduzida e fixada pelo curativo.

• VEIA SAFENA

1. Imobilizar o membro inferior, em rotação externa, fixando-o, por meio de esparadrapo, à tala de tamanho apropriado.
2. Após antissepsia com álcool iodado, protege-se a região com o campo fenestrado e faz-se anestesia local.
3. Incisão cutânea, de cerca de 1cm, transversalmente à veia, anterior ao maléolo interno.
4. Com a pinça de Kelly, proceder à divulsão dos tecidos, libertando a veia.
5. Em seguida, passa-se a pinça de Kelly sob a veia, puxando-se um fio de algodão, dobrado ao meio.
6. Corta-se o fio, obtendo-se duas alças que servirão para tracionar a veia, facilitando a sua exposição.
7. Abre-se a veia por meio de pequena incisão, longitudinal ou transversal, através da qual se introduz a extremidade em bisel da cânula, no sentido da corrente sangüínea.
8. Constata-se a sua penetração na luz da veia pelo aparecimento de sangue na cânula, embora o refluxo de sangue seja pequeno.
9. Com o fio inferior amarra-se a veia.
10. Com o outro, prende-se, firmemente, a cânula à veia.
11. Sutura-se a pele por meio de pontos separados, e faz-se curativos simples com gaze e esparadrapo.
12. Retira-se o campo fenestrado e procede-se a venóclise, conectando-se o intermediário à agulha, que é introduzida na extremidade livre da cânula. Esta deve ser fixada com esparadrapo a fim de evitar qualquer mobilização (Fig. II.37).

A cânula pode permanecer na veia, com segurança até 48 horas; após esse prazo, deve ser retirada e, caso necessário, outra veia será dissecada. Não sendo possível, a cânula poderá ser mantida alguns dias mais, vigiando-se cuidadosamente o local; o aparecimento de sinais de flebite (calor, endurecimento, edema) é indicação para sua retirada imediata, seguida de aplicação de pomada antibiótica no local afetado.

• VEIA JUGULAR EXTERNA (ver pág. 55)

Posição: decúbito dorsal, coxim sob os ombros, cabeça rodada para o lado oposto; convém posição de Trendelenburg e provocar o choro; seguir os mesmos passos já descritos. ■

10. CATETERIZAÇÃO DE VEIAS PROFUNDAS — INTRACATH

Introdução de cateter em veia calibrosa, através de punção percutânea.

Indicações

1. Hidratação endovenosa com infusão de grandes volumes.
2. Nutrição parenteral prolongada.
3. Exsangüineotransfusão.
4. Medida da pressão venosa central (PVC).
5. Impossibilidade de veia periférica.

Nota: em lactentes de menos de 3kg, o risco de complicações é alto.

Vias de acesso

1. Veia jugular interna.
2. Veia subclávia: a) via supraclavicular; b) via subclavicular.

Procedimento

1. **Cateter** — em nosso meio são usados os de polietileno, de diferentes calibres: a) recém-nascido — G19 (azul); b) lactentes e pré-escolares — G17 (verde); c) escolares — G14 (amarelo). Exceção: para exsangüineotransfusão e PVC mesmo em RN não utilizar o G19 mas sim bem maior.
2. **Material** — bandeja de flebotomia, seringas de 3 a 5ml, fio de sutura não absorvível 4-0, esparadrapo, micropore, álcool iodado, lidocaína sem adrenalina, tintura de benjoim.
3. Contenção e sedação.
4. Antissepsia da região.

• VEIA JUGULAR INTERNA

1. Cabeça virada para o lado oposto da punção.
2. Coxim sob os ombros, de modo que a cabeça fique um pouco pendente (não provocar hiperextensão exagerada do pescoço).
3. Trendelenburg é útil.
4. Pontos de referência para a punção.
   a) Ápice do triângulo formado pelas inserções clavicular e esternal do músculo esternocleidomastóideo (em crianças pequenas entrar 1 a 2cm acima desse ponto). Agulha numa inclinação de 30 a 45° em relação à pele e dirigida em direção ao mamilo homolateral.
   b) Ponto de cruzamento da veia jugular externa com o músculo esternocleidomastóideo. Entrar com a agulha em ângulo de 45°.

5. Desinfecção da pele; campos estéreis.
6. Conseguida a punção, retira-se a seringa e introduz-se o cateter com auxílio de uma pinça anatômica. Verifica-se a introdução do mesmo, baixando-se o frasco para verificar livre refluxo do sangue.
7. O cateter deve ser fixado na pele com esparadrapo, usando-se previamente benzina para maior aderência.
8. Curativo cada 3 dias.

• VEIA SUBCLÁVIA SUPRACLAVICULAR

1. Paciente em decúbito ventral, com os braços ao lado do corpo, de modo que as clavículas façam o maior ângulo possível com a linha sagital.
2. Os marcos usados para a localização da veia são a primeira costela e o músculo escaleno anterior; a primeira costela é tateada em sua extremidade lateral e, na medida em que o dedo avança tateando para a frente, sentir-se-á passar sobre o ponto de inserção do escaleno anterior na primeira costela. Logo anterior à inserção do escaleno anterior está a veia clavicular.
3. Após este reconhecimento, com um ponto marcado para apontar a agulha, o pescoço é preparado e coberto com campos estéreis.

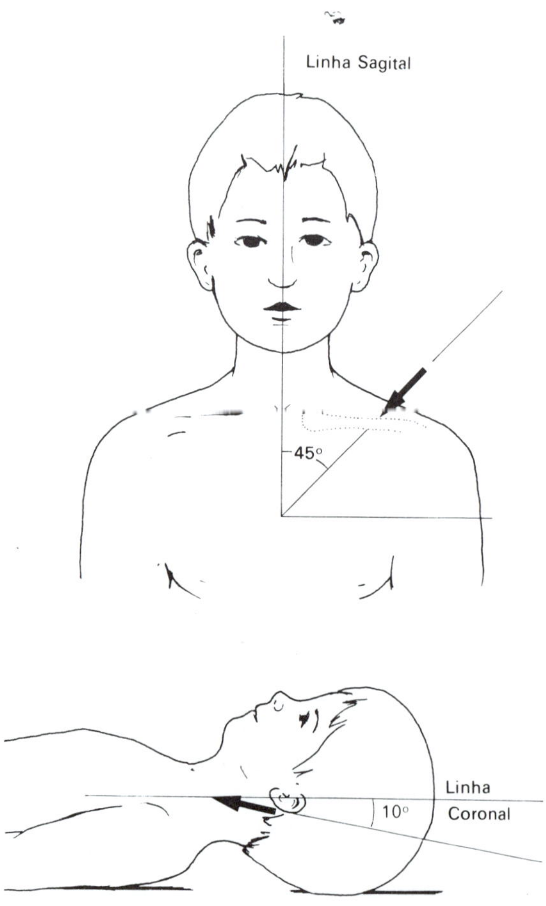

Fig. II.38 — Posição da penetração da agulha no pescoço.

4. A pele é infiltrada com anestésico local.
5. A agulha penetrará no pescoço a um ângulo de 45° da linha sagital e 10° da linha coronal (Fig. II.38), ou seja, aproximadamente 1 a 2cm medial à veia jugular externa e diretamente atrás da clavícula. A ponta da agulha é apontada à primeira costela, aproximadamente 1 a 2cm anterior à inserção do escaleno anterior. Deve-se salientar que a angulação da agulha significa que o ponto de entrada fica lateral e posterior ao ponto de entrada pretendido na veia.
6. A agulha conectada em uma seringa é introduzida devagar, aplicando-se sucção a freqüentes intervalos. Sente-se um ligeiro "afrouxamento" quando se pega a veia e ocorre uma vazão livre do sangue à seringa. Se a vazão não for livre, é porque a agulha não está bem colocada na veia e não será possível encaminhar a sonda através dela (às vezes, porém, a vazão do sangue depende da respiração, e isto não deve ser confundido com a colocação incorreta). A seringa é então removida da agulha e a sonda é introduzida através da mesma, com o auxílio de uma pinça anatômica.

   Observações: às vezes, torna-se necessária manipulação para que a sonda seja conduzida através da veia, mas deve-se frisar que a sonda não deve nunca ser forçada. Tendo-se colocado a sonda, é obrigatório fazer-se a sucção para se certificar da livre vazão de sangue. Se não se conseguir a vazão pela sonda, a conduta é recuar um pouco, possibilitando, assim, uma vazão satisfatória.
7. Em seguida, faz-se a fixação do cateter na pele com esparadrapo, após prévia limpeza da mesma com benzina.

• VEIA SUBCLÁVIA INFRACLAVICULAR (ver Fig. II.38)

1. Contenção rigorosa, com a cabeça virada para o lado oposto, podendo-se usar Trendelenburg.
2. Desinfecção da pele, tal qual a usada pela técnica cirúrgica.
3. Agulha calibre 19 (de paredes delgadas).

   Nota: agulha deste calibre ajusta-se bem no espaço entre a primeira costela e a clavícula, embora possa ser usada agulha nº 14 no lactente.

   Seringa adaptada na agulha (para se evitar embolia gasosa).
4. A agulha é introduzida no espaço entre a clavícula e a primeira costela, geralmente no terço médio, tendo como base a fúrcula esternal, para a qual se dirige a ponta da agulha.
5. Conseguida a punção, retira-se a seringa da agulha e, com o auxílio de uma pinça anatômica, introduz-se o cateter até a veia cava. Em casos de insucesso retira-se a agulha junto com o cateter, jamais tentando puxar somente o cateter, pois o bisel da agulha, sendo muito cortante, acarretará o corte do cateter dentro da veia, o que pode exigir, inclusive, uma cirurgia de urgência para retirada do mesmo.
6. Comprova-se a introdução do cateter, abaixando-se o frasco do soro, para se observar o livre refluxo do sangue.

7. A exata posição do cateter deve ser controlada pelos raios X, pois não podemos afirmar se o cateter está realmente na cava, átrio direito, ventrículo ou jugular.
8. O cateter deve ser fixado na pele com esparadrapo, usando-se previamente benzina para maior aderência. Curativo a cada 3 dias.

COMPLICAÇÕES

1. Pneumotórax.
2. Punção de artéria (subclávia e carótida).
3. Hidrotórax.
4. Hemotórax.
5. Contaminação.

Estas complicações são observadas quando o intracath é feito por pessoas pouco habilitadas. Na presença de hidrotórax ou pneumotórax, os mesmos devem ser drenados imediatamente. Na punção da artéria, deve ser feita compressão na mesma, durante 5 minutos. O derrame de sangue não constitui grande problema, pois o sangue logo se espalhará.

Comentário: preferimos utilizar a **dissecção** por visão direta, especialmente em crianças abaixo de 8kg; nossa preferência para cateterismo central são a jugular externa e o tronco facial. Quanto ao cateterismo por punção damos preferência à jugular interna.

Os cateteres venosos, principalmente os centrais, devem permanecer o menos tempo possível; o de polietileno pode permanecer até 7 ou 10 dias, os de silicone por períodos mais longos.

• CATETERIZAÇÃO DA VEIA FACIAL (Fig. II.39)

Objetivo: alimentação parenteral prolongada.

Técnica

1. Imobilização, com a cabeça do lactente voltada para o lado oposto; antissepsia rigorosa e anestesia local.
2. Incisão de 1 a 1,5cm através da borda anterior do esternocleidomastóideo direito, a aproximadamente 1/4 de distância da apófise mastóide à extremidade anterior da clavícula. Localização da veia facial por dissecção romba ao longo da borda anterior da jugular interna e ligadura com fio de seda na parte superior da incisão.
3. Venotomia mínima e introdução de um cateter "sylastic" no vaso, fazendo-o avançar em direção ao tórax e fixando o à veia com outra ligadura do fio de seda logo acima da junção com a jugular interna.
4. Criação de um túnel subcutâneo através da passagem de agulha nº 13 a partir de uma incisão feita no couro cabeludo, acima e atrás do ouvido. O cateter é passado através da agulha, a qual será então retirada sobre o cateter.
5. Fechamento da incisão cervical por sutura e colódio, fechamento da incisão do couro cabeludo com colódio e fixação do cateter, mediante curativo com esparadrapo.

Alternativa: cateterização da veia **axilar**, que é encontrada no sulco deltopeitoral (mesma técnica de dissecção).

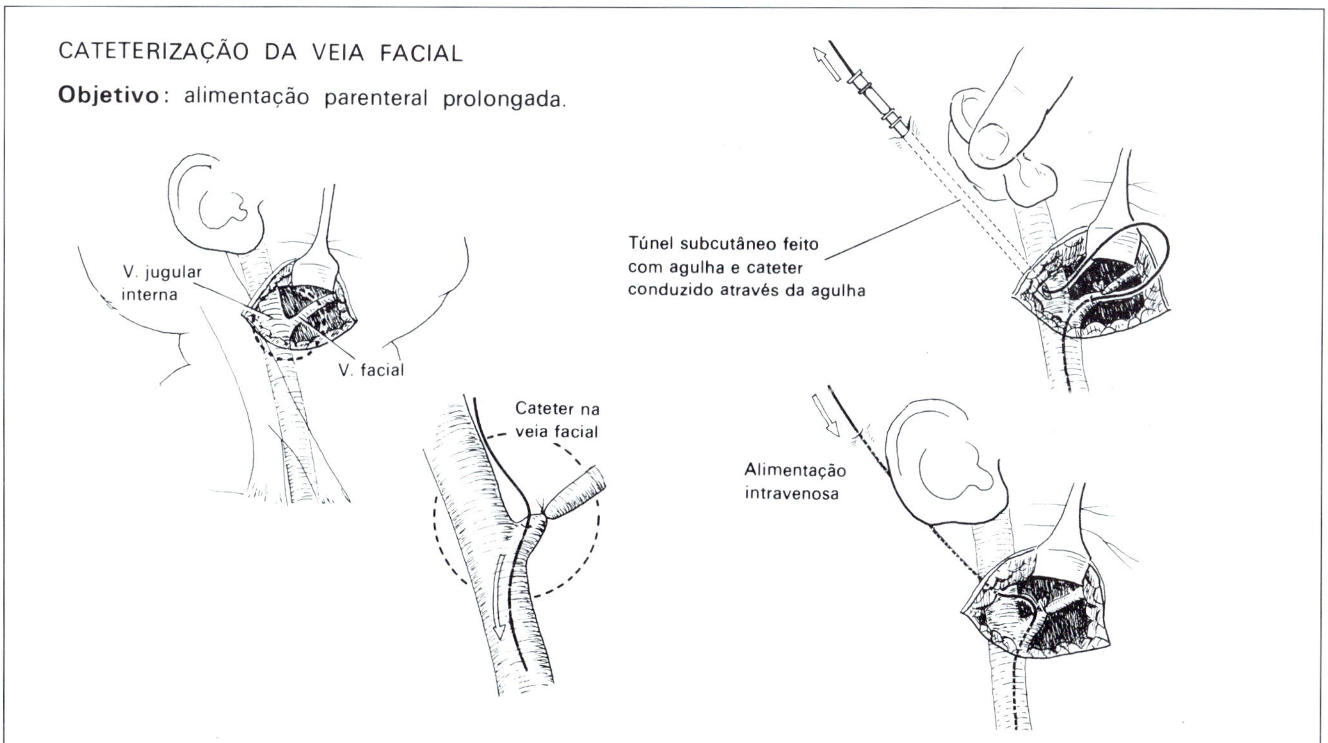

Fig. II.39 — Cateterismo para alimentação parenteral pela veia facial.

11. CATETERIZAÇÃO DOS VASOS UMBILICAIS

Indicação: sempre que houver dificuldade em se canalizar vasos periféricos. Utilizado para infusões parenterais e exsangüineotransfusão. Em casos de síndrome de dificuldade respiratória idiopática (SDRI) e para gasometria são preferidas as artérias umbilicais. Ressalta-se que, devido à grande incidência de complicações no uso das artérias umbilicais, para a gasometria é preferível a análise de sangue capilar arterializado.

Material necessário

Luvas esterilizadas, álcool iodado, solução salina esterilizada, gazes esterilizadas.

Instrumental: pinças Kelly ou mosquito, bisturi, fórceps com dentes (oftalmológico), tesouras, agulhas curvas, fio de algodão para sutura, cateter de polivinil nº 6 ou arterial nº 3 1/2 ou 5, com marcador radiopaco (Argyle, importado de Alve Medical — EUA), seringas de 10cm, campos cirúrgicos oftalmológicos.

TÉCNICA

1. Desinfecção com álcool iodado.
2. Colocação do campo cirúrgico oftalmológico.
3. Limpeza das luvas com solução fisiológica para evitar trombos.
4. Colocação do cadarço, envolvendo a base do coto, fazendo um nó frouxo.
5. Fixar o coto umbilical com a pinça Kelly reta e seccioná-lo a 2,5cm do abdome.
6. Identificação da **veia** umbilical — segurar o coto com a mão E com uma gaze — elíptica, paredes finas, com pequena quantidade de sangue escuro ou coágulos. As **artérias** umbilicais têm paredes rígidas e são circulares, com pequeno orifício central.
7. Colocação de cadarço envolvendo a base do coto, fazendo um nó frouxo.
8. Introdução do cateter no vaso umbilical com soro fisiológico heparinizado (para impedir embolia gasosa) conectado à seringa.
9. As paredes dos vasos são sustentadas com pinças Kelly ou fórceps oftalmológico. O cateter é introduzido suave e firmemente, com movimentos de rotação até mais ou menos 7cm, quando o sangue flui facilmente através do mesmo. Se houver algum coágulo obstruindo o cateter, aspirar através da seringa; se não der resultado, retirar o cateter, lavá-lo com soluto fisiológico e reintroduzi-lo. Se houver espasmo arterial, aguardar 2 a 5 minutos, ou introduzir 0,5ml de novocaína a 0,5%, lentamente. Nunca forçar a introdução do cateter.
10. O cateter será fixado no coto umbilical (sutura em bolsa na base do coto, prendendo o fio, a seguir, no próprio cateter).
11. Cobrir com gaze. Pode ser aplicada pomada antibiótica na zona umbilical. Não é necessário o emprego profilático de antibióticos.

    No cateterismo da artéria umbilical é interessante adicionar heparina ao soro que a criança vai receber, 0,1ml para cada litro.
12. Prender o cateter sobre o curativo com tiras de esparadrapo.
13. Em seguida, radiografia de frente para verificar a posição exata do cateter. No cateterismo da veia umbilical, a extremidade do cateter deve estar na veia cava inferior, logo acima do diafragma; no cateterismo da artéria umbilical, a extremidade distal do cateter deve estar na parte mais baixa da aorta, antes da bifurcação das artérias femorais (altura de L4) ou um pouco acima do diafragma (acima de T11).
14. Durante a cateterização da artéria, observar sinais de isquemia (pulso femoral e cor do membro inferior).
15. A retirada do cateter deve ser lenta. Uma sutura em bolsa é preparada antes de retirá-lo e apertada logo após sua saída.
16. Ao ser retirado o cateter, sobretudo se permaneceu mais que 24 horas, fazer cultura de sua extremidade distal.
17. Curativo com gaze e antisséptico.
18. Retirada dos pontos 4 dias depois.

COMPLICAÇÕES

São várias e podem ser graves, sobretudo na artéria umbilical: falso trajeto e perfuração; espasmo; êmbolos; hemorragias; infecções; necrose hepática, trombose de vasos renais ou mesentéricos, etc.

Em caso de palidez ou cianose do **membro inferior**, retirar imediatamente o cateter. ■

12. DISSECÇÃO E CATETERIZAÇÃO DA VEIA UMBILICAL, PÓS-MUMIFICAÇÃO, EM RECÉM-NASCIDOS

Principal **indicação**: exsangüineotransfusão.

Técnica de Sanchez

1. Assepsia e anestesia local.
2. Incisão da pele de aproximadamente 1,5cm de extensão a 1,0-1,5cm acima da cicatriz umbilical.
3. Através de dissecção simples, identificar o cordão.

   Nota: é importante a dissecção de toda a circunferência da veia, pois isto assegura ser o procedimento completamente extraperitoneal, visto que o peritônio, a este nível, é uma fina película que deve permanecer intacta.
4. Identificar a veia umbilical e, reparando-a sob dois fios, fazer uma leve incisão transversal sobre a mesma, cateterizando-a com tubos de polietileno de até 4mm de diâmetro (cateter para oxigenação nasal nº 8 ou 10).■

13. PUNÇÃO INTRA-ÓSSEA

VIA INTRAMEDULAR

Objetivo: só para casos de **extrema urgência**, risco de vida iminente enquanto não se consegue a venóclise.

Material

Agulhas de punção, calibres 10 ou 12, com mandril; seringa de 3 ou 5ml; álcool iodado; compressas de gaze; esparadrapo; equipamento para transfusão, idêntico ao usado para venóclise.

TÉCNICA

Rigorosamente asséptica.

1. Com o membro imobilizado por um auxiliar, fazer antissepsia rigorosa.
2. Introdução da agulha.

   Tíbia: 2-3cm abaixo da tuberosidade anterior.

   Fêmur: 3cm acima da linha que passa pelos côndilos femorais. A inserção é perpendicular à pele ou se dirige à agulha, afastando-a do joelho num ângulo de 45°-60°.
3. Após penetração da pele, fazer forte pressão sobre o osso com movimentos rotatórios. Ao atravessar a cortical óssea e atingir a medula, sente-se uma diminuição da resistência; neste ponto a agulha fica firme sem necessidade de fixação.
4. Introduzida a agulha, retirar o mandril, aspirar com a seringa para se ter certeza de que a agulha se encontra na cavidade medular, injetar solução heparinizada e conectar ao equipo de infusão EV.
5. Fixar a agulha por meio de esparadrapo.
6. Terminada a infusão, fazer curativo compressivo asséptico, que deve ser mantido durante 48 horas.

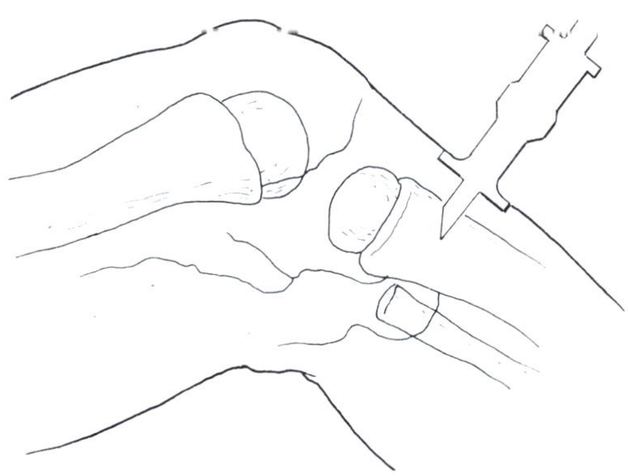

Fig. II.40 — Representação esquemática da cânula inserta na medula tibial.

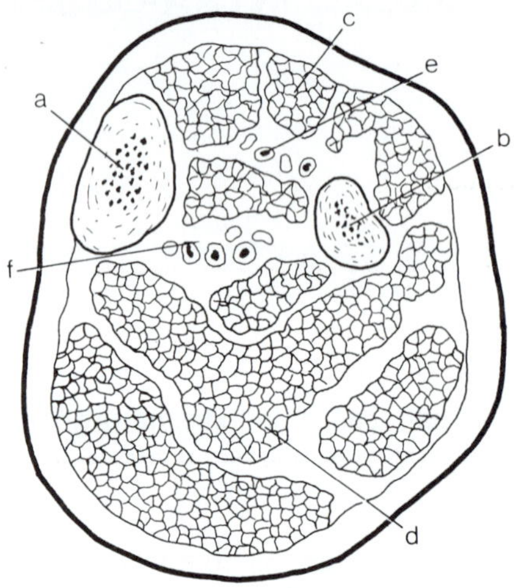

a) tíbia; **b**) perônio; **c**) massa muscular anterior; **d**) massa muscular posterior; **e**) vasos e nervos anteriores; **f**) vasos e nervos posteriores.

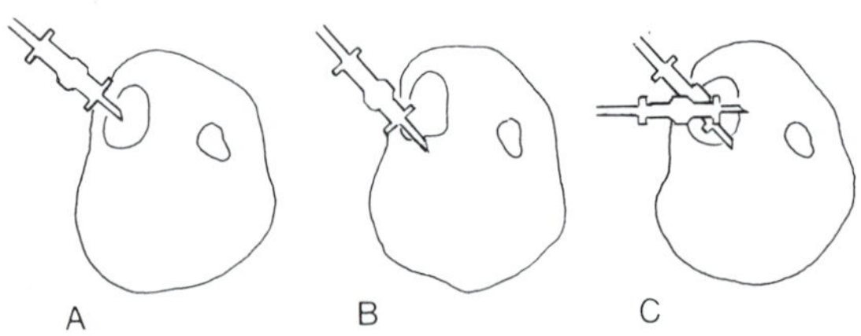

A) Posição correta da agulha; **B**) osso transfixado na borda inferior; **C**) transfixação completa da tíbia.

Fig. II.41 — Corte da perna abaixo da tuberosidade anterior da tíbia.

Indicação: choque periférico.

14. TÉCNICA DE INFUSÃO CONTÍNUA

A infusão intravascular contínua, precisa e prolongada pode ser conseguida através de uma bomba de infusão peristáltica contínua como a Infusomat (Braun), que permite a seleção de velocidades de infusão entre 7 e 1.000ml/h.

Princípio de funcionamento

Um equipo para infusão adequado é conectado ao frasco da solução; uma seção deste equipo consiste de um tubo de silicone de volume interno conhecido, o qual é introduzido na cabeça da bomba. Os roletes da mesma, em movimento circular contínuo, comprimem o tubo, forçando o movimento do líquido em seu interior. A rotação da bomba, e conseqüentemente a velocidade de infusão, é variada através de um botão localizado na parte superior do aparelho, indicando a velocidade de infusão através de uma escala graduada diretamente em ml/h.

Temporizador

Facilmente adaptável à Infusomat, este aparelho permite que o tempo de infusão seja prefixado. A Infusomat é automaticamente desligada decorrido o tempo selecionado no aparelho, de 0 a 12 horas.

TÉCNICA DE INFUSÃO CONTÍNUA DE PEQUENOS VOLUMES

O perfusor Braun é uma bomba para a infusão contínua de **pequenos volumes** líquidos à velocidade de infusão constante.

Utilizando seringas de 5ml até 50ml, apresenta velocidades de infusão de 0,125ml/h a 601ml/h, com uma precisão de + 0,2% a + 1%, de acordo com a seringa utilizada.

Através de tabelas fixadas ao perfusor é possível determinar a velocidade de infusão para cada posição da chave seletora de acordo com a seringa utilizada. Podem ser selecionadas 70 velocidades de infusão, desde 0,125ml/h até 601ml/h.

15. PRESSÃO VENOSA CENTRAL (PVC)

A PVC representa pressão de enchimento atrial, isto é, pressão com a qual o sangue é ofertado ao átrio D. Nessas condições, é índice não somente de retorno venoso, mas também de desempenho atrial D. Em outras palavras, a PVC é função tanto da variação de volemia quanto de desempenho miocárdico, não se podendo, portanto, interpretar seus dados como sendo exclusivamente devidos a alterações do líquido intravascular.

A PVC é o parâmetro limite entre técnicas sofisticadas e abordagens corriqueiras no intuito do controle clínico de doentes.

INDICAÇÃO DA PVC

Casos em que há necessidade de se aferir a adequação da reposição volêmica.

1. Choque e desidratação grave — avaliações repetidas da PVC orientam a administração de líquidos.
2. Pós-operatório de cirurgias de alto risco.
3. Insuficiência cardíaca congestiva grave para evitar sobrecarga cardíaca em doentes que necessitam reposição da volemia.
4. Insuficiência renal.

TÉCNICA DA PVC

QUANTO À COLOCAÇÃO DE CATETER EM VEIA CENTRAL

Local

Preferencialmente o cateter deve ser colocado na veia cava superior, via veia jugular externa ou veia jugular interna. Podem ser usadas, especialmente em crianças maiores, as veias basílica e cefálica no 1/3 proximal do braço, ao nível do sulco deltopeitoral; veias umeral e axilar.

Em RN é útil a veia umbilical, e em situações de emergência, a veia safena ou femoral.

Emprega-se também a **veia subclávia** por punção percutânea (intracath), mas, devido ao grande risco de complicações, é contra-indicada em RN e lactentes e desaconselhada em crianças na primeira infância. Suas vantagens são: rapidez de introdução; pode ser realizada na enfermaria, junto ao leito do paciente.

Cateter

1. Deve ser de material de consistência suficientemente rígida para não angular e, ao mesmo tempo, flexível, para acompanhar o trajeto venoso. Isto é particularmente válido quando se usa a veia jugular externa cuja desembocadura é em ângulo reto. O tubo endovenoso não deve ser irritante para o endotélio, a fim de não produzir flebite.
   O material que mais se aproxima dessas condições é o "sylastic".
2. Caso esteja o cateter conservado em solução germicida, deve-se lavá-lo bem, com soro fisiológico, interna e externamente, para diminuir o risco de irritação endotelial.
3. Usar a cânula de maior calibre possível para que as pressões por ela transmitidas sofram mínima influência da resistência oferecida por suas paredes.
4. Sua ponta deve estar situada, idealmente, na veia cava superior, próximo de sua desembocadura no átrio D. Para isso, estima-se o tamanho do cateter a ser deixado dentro do sistema venoso do paciente, antes de introduzi-lo.
5. Não cortar sua ponta em bisel de ângulo muito agudo para diminuir o risco de perfuração vascular.
6. Não deixar sua extremidade livre em contato com a atmosfera durante sua introdução — nem quando já colocado — para evitar a possibilidade de embolia gasosa.

Técnica cirúrgica

Dissecção da **veia jugular externa**.

1. Restrição adequada, isto é, paciente em decúbito dorsal horizontal, com os quatro membros fixados em extensão e a cabeça fixada em rotação para o lado contrário ao da veia que vai ser dissecada.
2. Antissepsia e assepsia.
3. Anestesia local.
4. Incisão, segundo as linhas de força da pele — incisão transversal sobre o músculo esternocleidomastóideo, no ponto onde a jugular externa cruza a borda medial do músculo.
5. Dissecção romba, feita no sentido da jugular externa, que é, a seguir, reparada por dois fios de categute 5-0 simples.
6. Ligadura, com um nó do fio distal.
7. Incisão da parede anterior da veia com bisturi ou tesoura, no sentido transversal. Os fios de reparo são usados neste tempo para tracionar a veia, facilitando a apresentação.
8. Introdução do cateter. O cateter, cheio de soro fisiológico e conectado a uma seringa, é constantemente lavado, a fim de se evitar a formação de coágulos em sua ponta.
9. Fixação do cateter empregando-se os fios de reparo.
10. Sutura intradérmica, com categute 5-0 simples.
11. Curativo oclusivo, que fixe o cateter.
12. A posição da cânula deve ser verificada por raios X de tórax em PA. Caso o cateter não seja de material radiopaco, injeta-se uma pequena quantidade de contraste para tal fim.

Caso se use a **veia jugular interna**, é necessário afastar o músculo esternocleidomastóideo lateralmente, e uma dissecção mais cuidadosa se impõe, a fim de não lesar a artéria carótida que lhe segue paralelamente.

ASPECTOS RELACIONADOS À MEDIDA DE PVC

O cateter é ligado a um frasco de soro fisiológico contendo heparina (1U/ml de soro) através de uma torneira de três vias (ou de um tubo em T); a terceira via é conectada a um sistema de medição vertical calibrado em cm. Os resultados, portanto, serão expressos em cm de H_2O. Pode-se corar o soro fisiológico heparinizado, com azul-de-metileno, facilitando-se a visualização do nível líquido (1ml de corante/500ml de soro).

O **ponto zero** do sistema corresponderá ao nível do átrio D (linha axilar média do paciente em decúbito dorsal) e é obtido com o auxílio de um prumo de carpinteiro ou de um suporte ao qual se prendeu uma ampola com líquido.

Medição: inicialmente, permite-se que o líquido do frasco encha o tubo graduado; a seguir, vira-se a torneira, desconectando-se o frasco do sistema e permitindo-se que o soro do tubo graduado entre em comunicação com o cateter. Lê-se, assim, a altura da coluna líquida na situação de equilíbrio.

Interpretação

1. Desde que o importante em PVC são suas **variações** relativas, e não medidas isoladas, devemos ter o cuidado de avaliá-las sempre com o doente no mesmo decúbito (ou reaferir o ponto zero antes de cada medição). Fazer avaliações freqüentes da PVC e correlacioná-las com os dados clínicos.
2. Nas condições referidas, os **volumes normais** de PVC estão situados entre 5 e 12cm de H_2O, independentemente da idade. Tais valores sofrem, entretanto, variação com alterações de pressão intratorácica, como as decorrentes do choro e da dispnéia, especialmente no lactente. Esses fatores, junto com respiração e pressão positiva, costumam elevar falsamente a PVC e devem ser levados em consideração. A inspiração faz a PVC cair, ao passo que a expiração fá-la subir.

- **PVC baixa** — indica **hipovolemia**: necessidade de reposição de líquidos.
- **PVC alta** — indica: a) retorno venoso (pré-carga) excessivo decorrente de **hipervolemia**; ou b) **falência miocárdica**.

Precauções

a) Sempre que uma veia cateterizada mostrar sinais de flebite (sinais inflamatórios, em especial edema) ou de obstrução (dificuldade no gotejamento), deve-se retirar o cateter. Não se deve, portanto, tentar lavar uma cânula obstruída por coágulo, pois isto pode determinar a liberação de um êmbolo.

b) Não mobilizar um cateter percutâneo sem o devido acompanhamento da agulha, pois pode haver secção de sua ponta e conseqüente embolia.

c) Quando se usar uma abordagem por dissecção venosa e, caso se observe alguma dificuldade no ato da retirada de um cateter instalado por dissecção, deve-se reabrir a incisão e soltar os nós pelo perigo de embolia.

COMPLICAÇÕES

Além das já descritas tromboses (incomuns em PVC, onde a ponta do cateter está na veia cava superior, num regime de fluxo muito rápido), flebites (mais freqüentes quando se usam veias do membro superior) e embolias por coágulo, ar ou fragmentos do cateter:

a) **perfuração vascular e miocárdica**, com cateteres que tiveram suas pontas cortadas em bisel muito agudo, especialmente no RN, dada a fragilidade de suas estruturas;

b) **arritmias cardíacas**, quando a ponta do cateter, no interior da câmara cardíaca, funcionar como irritante miocárdico;

c) **lesões arteriais e nervosas**, quando não se consegue uma identificação precisa da veia;

d) **contaminações**, que freqüentemente dão infecção local e deiscência da sutura; eventualmente septicemia;

e) em relação à abordagem percutânea da subclávia: hemotórax, lesões traqueais e as do plexo braquial;

f) a pior complicação, por revelar falha técnica grave: a sobrecarga hídrica, a partir do próprio líquido empregado para medir a PVC. ■

16. EXSANGÜINEOTRANSFUSÃO

A **exsangüineotransfusão**, mais propriamente denominada **transfusão de substituição**, consiste na retirada parcial do sangue de um indivíduo com simultânea transfusão de sangue e/ou componentes em volume e composição correspondentes à manutenção da homeostase do paciente, com finalidade terapêutica.

Indicações

Principais:

1. Doença hemolítica perinatal (DHPN).
2. Septicemia do recém-nascido (RN).

Outras:

1. Na impossibilidade técnica de leucocitofereses terapêuticas, a transfusão de substituição pode ser útil nas leucemias agudas com contagem de leucócitos acima de 100.000/mm^3.
2. Na insuficiência respiratória associada a imaturidade pulmonar do pré-termo, a substituição de hemácias de adulto com maior facilidade de troca de oxigênio que as hemácias fetais pode ter alguma utilidade.
3. Na anemia falciforme, particularmente no pré-operatório, propicia a diminuição dos níveis de hemoglobina S circulante, além de diminuir a eritropoiese de hemácias falciformes. Pode-se, desta forma, prevenir as crises falciformes que comumente ocorrem associadas a procedimentos anestésicos e cirúrgicos.

DOENÇA HEMOLÍTICA PERINATAL

A transfusão de substituição propicia retirar as hemácias sensibilizadas por anticorpos do tipo IgG maternos, assim como diminuir a sua concentração no plasma do recém-nascido, remover bilirrubina e corrigir a anemia.

Indicações de transfusões de substituição na icterícia neonatal

ABSOLUTAS

TESTE DE COOMBS DIRETO +	INDEPENDENTE DO TC DIRETO
Hb cordão ≤ 14g/100ml	BI ≥ 18mg/100ml (pré-termo)
BI cordão ≥ 4mg/100ml	BI ≥ 20mg/100ml (termo)
Hidropisia e/ou distúrbios hemorrágicos	Velocidade de hemólise ≥ 0,5mg/100ml/h

RELATIVAS
(considerar a terapêutica com níveis mais baixos)

Antecedentes de DHPN em gestações anteriores
Intercorrências clínicas como anoxia, acidose, infecções, etc...
Sinais clínicos de encefalopatia bilirrubínica
Hipoalbuminemia (desnutrição intra-útero)
Reticulocitose e eritroblastose
Diminuição da ligação albumina/bilirrubina
RN de peso 2.000g e/ou menos de 34 semanas de gestação

Importante: leia o capítulo **RN ictérico** para outras considerações para a indicação de fototerapia e exsangüineotransfusão.

O procedimento deve ser indicado oportunamente e diversos protocolos estão descritos na literatura e sujeitos presentemente a uma revisão crítica.

Veja capítulo RN ictérico.

Especial atenção merecem os prematuros, pois, dadas as suas condições de imaturidade do sistema nervoso central e da deficiência da conjugação da bilirrubina indireta, estão mais expostos à ação nociva da anemia e hiperbilirrubinemia. Portanto, nesses casos, as taxas indicativas de realização da transfusão de substituição devem ser consideravelmente menores, embora a fototerapia seja útil em muitos casos.

Escolha do sangue a transfundir

1. O **sangue** deve ser recente no **máximo 5 dias** após a coleta, utilizando-se bolsas com soluções preservativas CPD ou CPDA 1. A retirada de 100 a 150ml do plasma sobrenadante, corrigindo-se o produto a um hematócrito de 60 a 70%, é útil no sentido de se minimizar os efeitos da toxicidade do citrato, assim como corrigir anemia.
2. Deve haver compatibilidade das hemácias a serem utilizadas com os anticorpos maternos:
   a) **Incompatibilidade Rh**
   Sangue do mesmo grupo ABO que o RN (ou tipo O). Rh negativo e Du negativo.
   b) **Incompatibilidade ABO**
   RN A: hemácias grupo O, plasma grupo A, Rh da criança.
   RN B: hemácias grupo O, plasma grupo B, Rh da criança.
   Hoje, no sentido de diminuir a exposição do RN a mais de um doador de sangue no mesmo procedimento, freqüentemente, opta-se pela utilização de sangue do grupo sangüíneo O com baixos títulos de aglutinina anti-A e anti-B e volume reduzido de plasma.
   c) Incompatibilidade por **outros grupos sangüíneos**
   Sangue do mesmo grupo ABO que o RN, compatível com os anticorpos maternos (prova cruzada entre hemácias do RN e soro materno).

SEPTICEMIA

A resposta neutrofílica do recém-nascido é deficiente, particularmente em prematuros. Desta forma, a transfusão de granulócitos tem sido utilizada com sucesso em casos de septicemia com diminuição quantitativa ou qualitativa deste elemento do sangue.

A transfusão de substituição com sangue fresco constitui-se em procedimento alternativo a esta prática, propiciando, além da reposição dos níveis de granulócitos, produtos opsonizantes (fibronectina) e fatores da coagulação, remoção de endotoxinas, produtos de degradação da fibrina e substâncias vasoativas.

O **sangue** a ser utilizado deve sempre ter **menos de 24 horas** de coleta e ser do mesmo grupo sangüíneo do recém-nascido.

VIAS DE ACESSO

A transfusão de substituição pode ser realizada através da cateterização, por punção ou dissecção de uma veia do paciente. As veias mais freqüentemente utilizadas são: umbilical, jugular externa ou interna, subclávia e axilar. Procura-se sempre utilizar um cateter que permita produzir um bom rendimento do procedimento com o menor trauma para a criança.

Como as transfusões de substituição por incompatibilidade sangüínea ocorrem nos primeiros dias de vida, a cateterização da **veia umbilical** é preferencial pela sua baixa morbidade em mãos experientes.

TÉCNICA

A transfusão de substituição é um procedimento seguro com baixa morbidade e mortalidade (menor que 1%) desde que sejam adotadas medidas técnicas e de cuidados adequadas (Fig. II.42).

Deve ser executada por dois profissionais médicos devidamente paramentados. Um, preferivelmente o hemoterapeuta, executa o procedimento propriamente dito. Outro, obrigatoriamente um neonatologista, monitoriza o recém-nascido e interfere terapeuticamente sempre que necessário (Fig. II.43).

Convém utilizar um monitor para freqüência cardíaca; usar colchão térmico ou berço aquecido para manutenção da temperatura corpórea (Figs. II.44 e II.45).

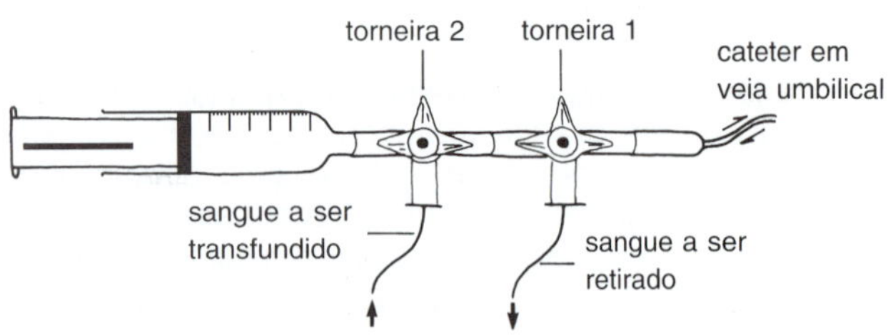

Fig II.42 — Sistema de 2 torneiras, cateter, seringa, transfusão e expurgo utilizado na execução das exsangüineotransfusões.

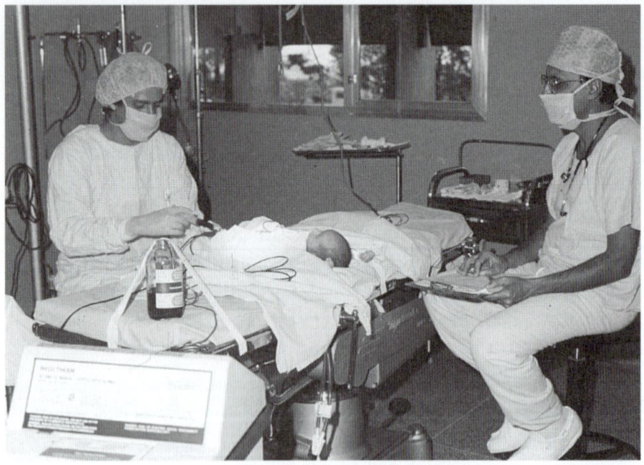

Fig. II.43 — Aspecto de uma **transfusão de substituição** realizada em ambiente cirúrgico com todos os cuidados para se evitar complicações.

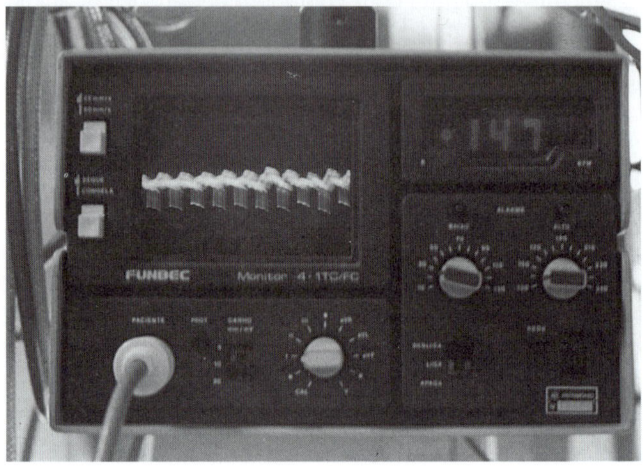

Fig. II.44 — Monitor de freqüência cardíaca.

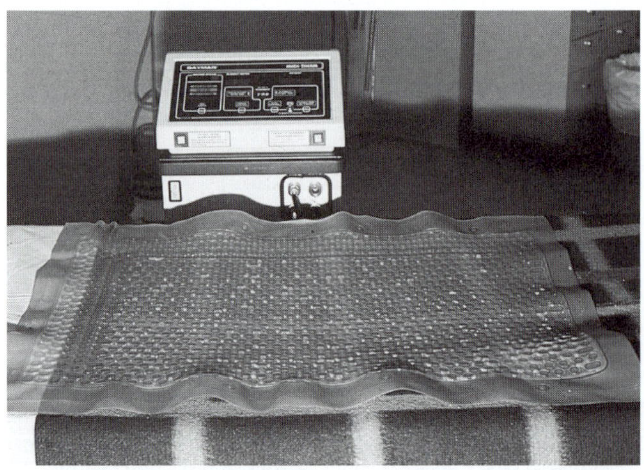

Fig. II.45 — Colchão térmico para manter a temperatura do paciente durante transfusão de substituição.

Após a escolha e cateterização de uma via de acesso, deve ser acoplado ao cateter o sistema constituído de uma seringa e duas "torneirinhas" com uma via ligada ao sangue a ser transfundido e outra a um frasco ou cuba para desprezar o volume retirado. Todo o procedimento deve ser realizado dentro do maior rigor cirúrgico para se evitar infecções.

O volume de troca deve ser de aproximadamente **2 volemias do recém-nascido** e as alíquotas de troca de no máximo **5ml/kg** de peso para não se produzir alterações significantes de volume durante as manobras de troca. Especial atenção devem ter as crianças com hidropisia, nas quais a monitorização da pressão venosa e o uso de concentrados de hemácias resultam em melhor prognóstico.

Descrição do procedimento — transfusão de substituição na doença hemolítica perinatal

1º) Escolher adequadamente a unidade de sangue a ser utilizada.

Incompatibilidade ABO: glóbulos O (como o da mãe) e plasma A ou B do mesmo grupo sangüíneo e fator Rho (D) do RN.

Incompatibilidade Rh ou de outros sistemas eritrocitários: utilizar hemácias do grupo sangüíneo do RN após prova de compatibilidade com o soro materno.

- Tempo de estocagem: no máximo 5 dias.

2º) Calcular a quantidade de sangue a ser utilizada baseando-se na volemia do RN. O volume deve ser de aproximadamente 2 vezes a volemia, ou seja, 160ml/kg do peso.

3º) Checar o material necessário:

- caixa de pequena cirurgia que permita a cateterização venosa;
- campos cirúrgicos, aventais e luvas estéreis;
- material de emergência (medicamentos, material de intubação, etc.) que facultem a recuperação do RN;
- 2 torneiras descartáveis de 3 vias;
- seringas de 5, 10 ou 20ml, dependendo do volume das manobras de troca;
- cateter;
- cuba para expurgo do sangue retirado do RN;
- 2 equipos de transfusão.

Preferentemente:

- monitor de freqüência cardíaca;
- colchão térmico;
- equipamento para aquecimento do sangue a 37°C.

Executar o procedimento em ambiente asséptico (preferentemente o centro cirúrgico) e com paramentação adequada.

4º) Executar o procedimento sob assistência de dois profissionais: um executor propriamente dito e um para controle de dados vitais (freqüência cardíaca, respiratória e temperatura) e para atendimento a intercorrências.

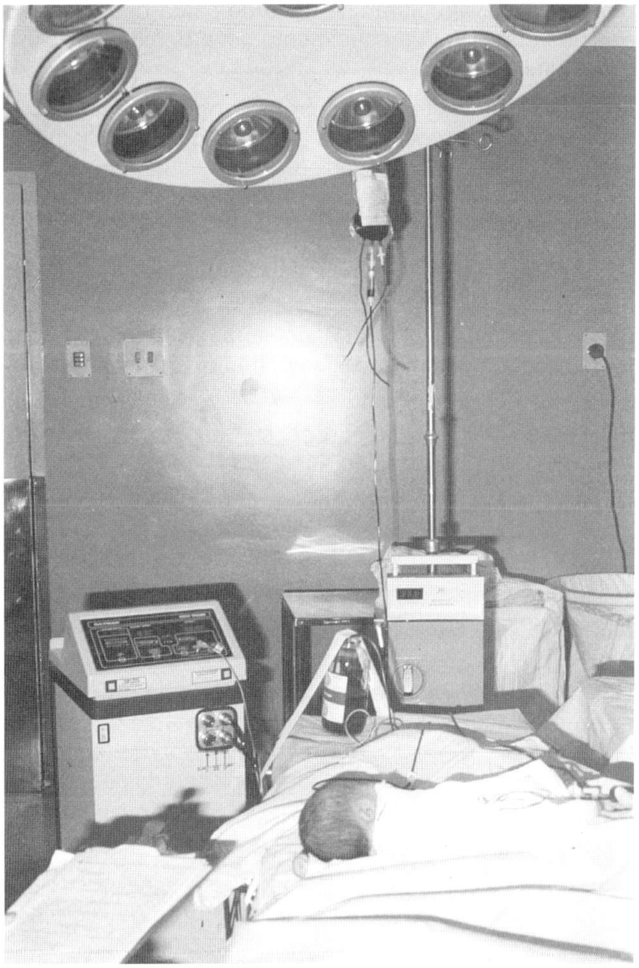

Fig. II.46 — Equipamento para aquecimento do sangue a ser transfundido.

5º) Manter o RN em jejum de 6 horas antes do procedimento ou, na impossibilidade, esvaziar o estômago com sonda nasogástrica.

6º) Preparar o material e mesa cirúrgica — acoplar as duas torneiras em série com a seringa e utilizar a entrada proximal para a aspiração do sangue a ser transfundido, e a distal para o expurgo para a cuba de descarte (Fig. II.46).

7º) Antissepsia adequada da região abdominal do RN com especial atenção ao coto umbilical.

8º) Com o uso de um bisturi, fazer uma incisão proximal no coto umbilical, tornando possível a exposição da veia e das 2 artérias.

9º) Cateterizar a veia, utilizando-se cateter de ponta romba e de calibre adequado. Procurar situá-lo na veia cava inferior, observando refluxo adequado. Se necessário, controlar posição radiologicamente.

10º) Caso não seja possível a cateterização da veia umbilical, dissecar outro vaso.

11º) Adaptar o sistema das torneiras, seringa, bolsa de sangue e expurgo ao cateter.

12º) Promover manobras de troca de cerca de 5ml/kg de peso do RN. O procedimento deve demorar de 60 a 90 minutos.

13º) Coletar amostras de controle laboratorial no início e no final do procedimento para hemoglobina, hematócrito, plaquetas, bilirrubinas, gasometria, Na, K, Ca, Mg. Corrigir eventuais alterações de significância clínica.

14º) Retirar o cateter (caso umbilical) ao final do procedimento e proceder a sutura hemostática da veia umbilical.

15º) Colocar o recém-nascido em berço aquecido sob observação rigorosa por pelo menos 12 horas.

16º) Observar o local (infecções, sangramentos, etc. para atuação o mais rápido possível).

COMPLICAÇÕES

Felizmente, as complicações do procedimento não são freqüentes, principalmente se adotados bons princípios técnicos.

1. **Hipotermia** — ocorre devido ao deficiente sistema termorregulador dos recém-nascidos. Evita-se com o uso de berços aquecidos ou colchões térmicos e com o uso adequado de sistemas de aquecimento de sangue.
2. **Hipocalcemia** — devido ao citrato de sódio e ácido cítrico das soluções preservativas do sangue.
3. **Complicações cardíacas**:
   - **Insuficiência cardíaca** — pode ocorrer devido à sobrecarga nos recém-nascidos hidrópicos.
   - **Parada cardíaca** — é a mais séria complicação e pode estar relacionada a hipotermia, hipocalcemia, hipercalemia e acidose.
4. **Infecções bacterianas** — decorrentes do procedimento ou da contaminação do material empregado ou produto sangüíneo.
5. **Acidentes** — são raríssimos e geralmente relacionados a má técnica.
   - **Embolia gasosa** — pela penetração acidental de ar pelo sistema.
   - **Trombose de veia porta** — é uma complicação tardia decorrente de cateterizações umbilicais traumáticas e nos casos de infecção.
6. **Doenças transmissíveis por transfusão** — em RN além da hepatite, AIDS e Chagas, especial atenção deve ser dada ao citomegalovírus (CMV). Os prematuros podem ser particularmente atingidos por esta doença que ocorre em imunocomprometidos de um modo geral.

Deve-se procurar utilizar sangue com sorologia negativa para CMV, quando a mãe é soronegativa. Alternativamente, e na impossibilidade de obter-se de forma ágil os testes laboratoriais, preconiza-se o uso de filtros de leucócitos que, retirando estas células, diminui significativamente a transmissão do citomegalovírus por hemocomponentes. ■

17. PUNÇÃO PULMONAR TRANSCUTÂNEA

Indicações

Inquérito epidemiológico; casos muito graves, casos que não respondem à medicação habitual, casos em que se suspeita estarem implicados germes diferentes do habitual (crianças com doenças que prejudicam a imunidade, drogas imunossupressoras, infecção intra-hospitalar).

Técnica

1. Determinação radiológica do local da punção (controle radioscópico se o local for próximo do coração ou dos grandes vasos).
2. Posição da criança: sentada ou deitada.
3. Assepsia da pele com álcool iodado.
4. Considerar sedação e anestesia local.
5. Seringa plástica de 20ml, com agulha 40 × 9, contendo 1ml do meio de cultura BHI ou soro fisiológico estéril.
6. Introduzir a seringa conectada à agulha, 3 a 4cm pelo espaço intercostal.
7. Injetar o soro.
8. Aspiração delicada e rápida enquanto se vai retirando a agulha.

   Observação: deve haver turvação do meio de cultura. Em caso contrário, repetir a aspiração.
   Enviar rapidamente ao laboratório para cultura.
9. Colher sangue para a hemocultura.
10. Raios X de controle: 2 e 24 horas depois.

Complicação mais freqüente

Pneumotórax (especialmente quando há enfisema). Na maioria das vezes, a reabsorção é espontânea; eventualmente, exige drenagem. ■

18. PUNÇÃO PLEURAL

A punção pleural (**toracocentese**) pode ser realizada com objetivo tanto diagnóstico quanto terapêutico.

Material

A caixa de material deve conter agulhas 15 × 5 e 40 × 10 ou agulha nº 14 bisel curto; seringas de 5 e 20ml; pinça anatômica; algodão; compressa de gaze; campo fenestrado; tubo de ensaio. Além disso: luvas esterilizadas, álcool iodado e material para anestesia local.

TÉCNICA (Figs. II.47 e II.48)

1. Posição da criança: sentada levemente inclinada para a frente e imobilizada, com o braço elevado.
2. Local de escolha para a punção: de acordo com os dados semiológicos, na zona de maior macicez; sempre que possível, através do espaço intercostal imediatamente abaixo do ângulo inferior da omoplata, entre as linhas axilares anterior e posterior.
3. Antissepsia e colocação do campo.
4. Anestesia local da pele, periósteo e até a pleura parietal.
5. Punção: introduzir a agulha no espaço intercostal, perpendicularmente ao plano do tórax, rente à borda superior da costela inferior, até atingir a cavidade pleural. Retira-se, então, o mandril e adapta-se a seringa, fazendo-se o que estiver indicado (colheita de material, aspiração do derrame ou retirada de ar).

   Deve-se colher, em tubo estéril, amostra do material para análise (bacterioscópica, cultura e bioquímica). Eventualmente a punção pleural pode ser transformada em "drenagem pleural" com a passagem do cateter intracath. Não o conseguindo, é de boa prática colocar-se a agulha em tubo estéril, para fins de cultura.

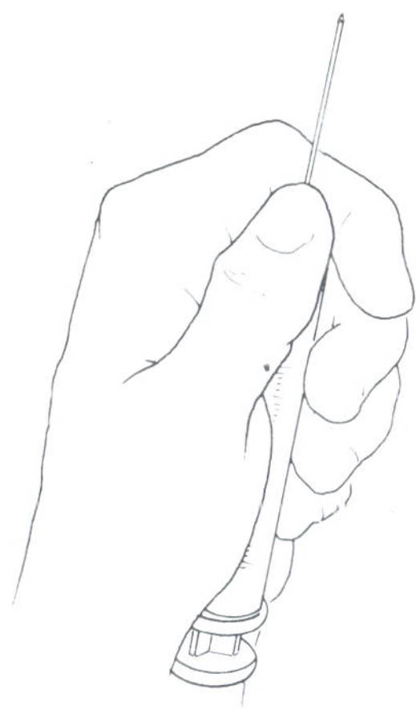

Fig. II.47 — Toracocentese: posição para segurar agulha e seringa.

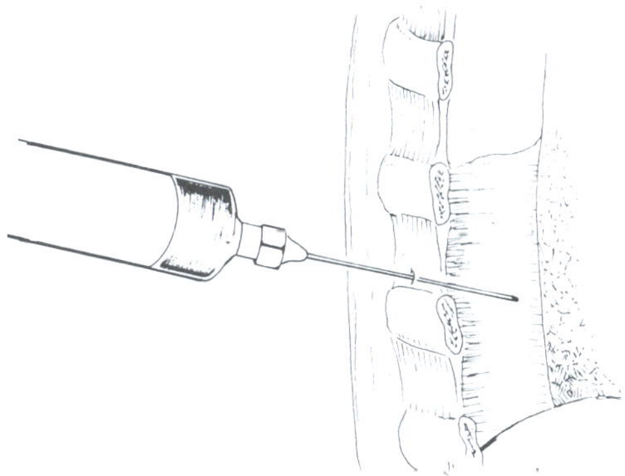

Fig. II.48 — Punção pleural.

19. TORACOTOMIA FECHADA (DRENAGEM TORÁCICA FECHADA)

Consiste na drenagem fechada da cavidade pleural, por meio da introdução do dreno de Pezzer, ou tubular com vários orifícios e, eventualmente, Malecot, conectado a equipamento de drenagem contínua.

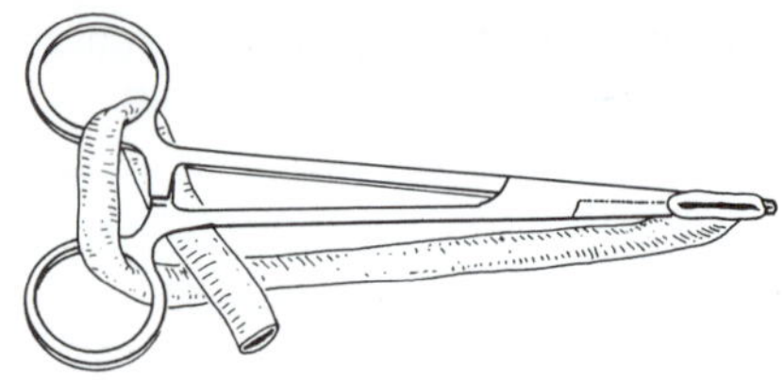

Fig. II.49 — Dreno torácico.

Material

Campo oftálmico estéril, luvas, máscaras, gorro, avental, material para anestesia local, pinça de Kocher, 3 pinças curvas de Kelly, 1 tesoura, 1 porta-agulhas, fio de algodão 2-0, intermediário, frascos de drenagem, drenos.

O dreno usado é o **tubular** com vários orifícios, eventualmente Pezzer ou Malecot. O tamanho do dreno será determinado pelo tamanho do espaço intercostal. Poder-se-á cortar a ponta do dreno de Pezzer para evitar obstrução.

Nota sobre o dreno tubular: (1) drena bem ápice e base; (2) não há dificuldade para introdução ou retirada; (3) pode produzir pneumotórax se algum orifício ficar exteriorizado; (4) há necessidade de fixação na pele.

Importante: em caso de **pneumotórax hipertensivo** pode-se usar **cateter percutâneo** (intracath) para **drenagem de emergência**.

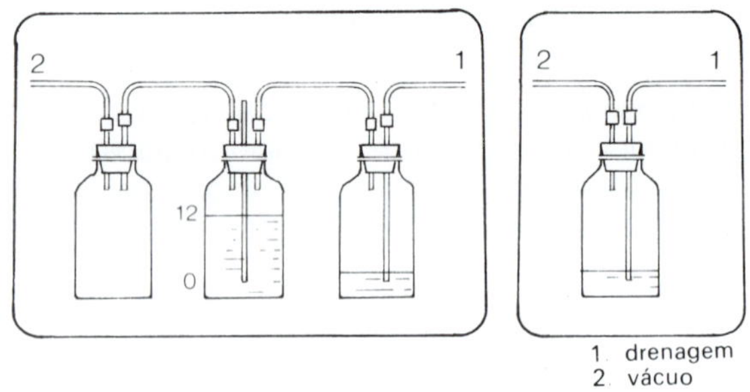

Fig. II.50 — Frascos para drenagem pleural.

TÉCNICA

1. **Local**:
   a) derrames líquidos: no 5º ou 6º espaço intercostal, na linha axilar média, ou anterior;
   b) pneumotórax: 2º espaço intercostal, na linha hemiclavicular.

   Em derrames mistos ou múltiplos, utiliza-se mais de um dreno.
2. Sedação: posicionamento e anestesia semelhantes ao da punção.

   Esta deve ser obrigatória, previamente. Para a drenagem, no entanto, a posição deve ser horizontal com os braços em abdução colocados sobre a cabeça.
3. Incisão da pele com bisturi, paralela à borda costal, com extensão de aproximadamente 0,5cm.
4. Divulsão romba com pinça de Kelly, dos planos musculares junto à borda costal superior da costela inferior.
5. Abertura da pleura com cuidado, com pinça de Kelly.
6. Introdução do dreno (14 a 18), previamente montado numa pinça de Kocher, no sentido de baixo para cima (Fig. II.49). Comprimento do dreno intratorácico é 8 a 12cm; o óstio lateral do dreno deve ficar dentro da cavidade pleural.
7. Conexão do dreno com o frasco, verificando-se oscilação e fluxo de líquido ou de ar (Fig. II.50).
8. Fixação na pele com fio de algodão 2-0.
9. Curativo seco com Micropore e uma só gaze em torno do dreno.

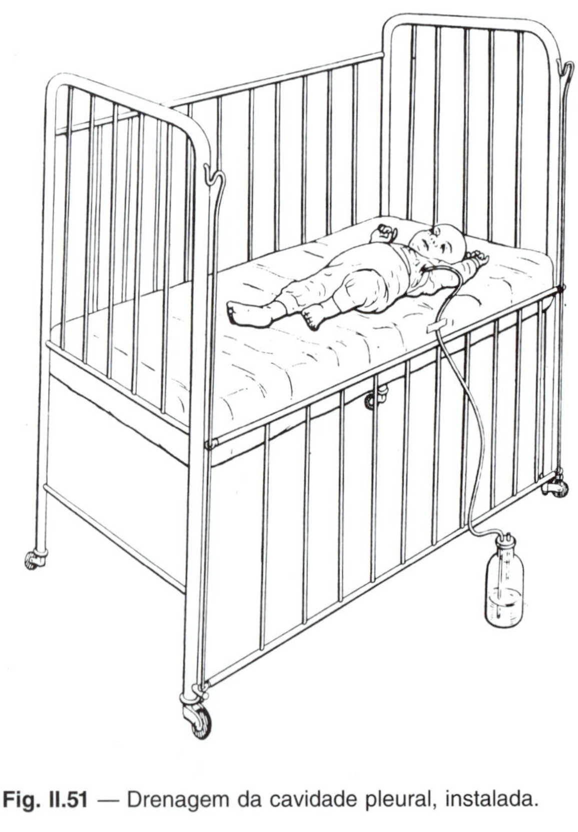

Fig. II.51 — Drenagem da cavidade pleural, instalada.

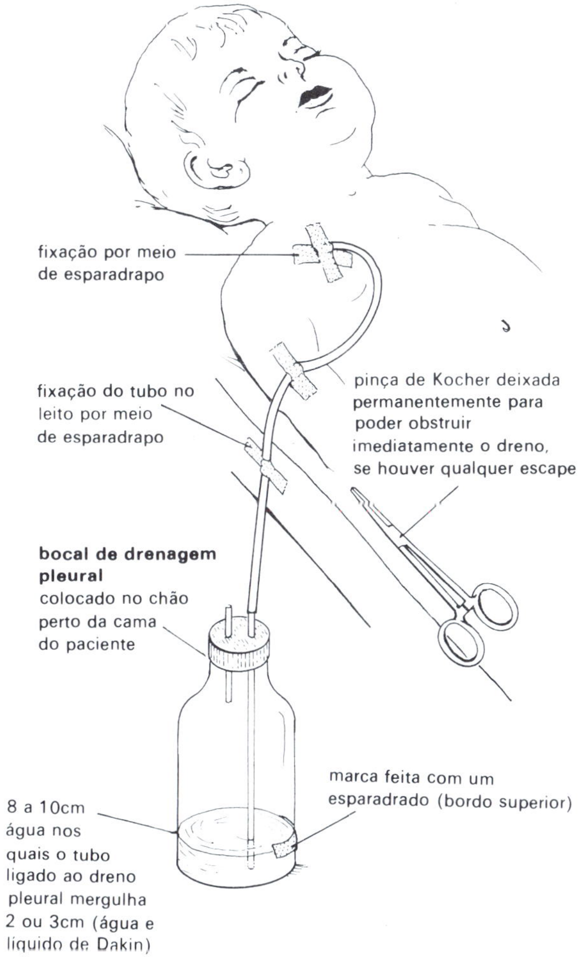

Fig. II.52 — Drenagem pleural.

Equipamento de drenagem (Fig. II.51) pode ser constituído de um frasco (método mais simples e bastante eficiente), ou de frascos em série, em geral em número de 3, o último dos quais ligado a aspirador tipo Stedman.

O sistema de drenagem mais simples consta de um frasco de 600ml (tipo Baxter), hermeticamente fechado com rolha de borracha de dois pertuitos, pelos quais se introduzem dois tubos de vidro; o mais longo, ao qual se conecta o tubo de borracha ligado ao dreno, mergulha na coluna líquida do frasco, e o mais curto comunica o interior do frasco com o exterior. A altura da coluna líquida, no frasco, é variável de acordo com a pressão exigida: via de regra, 8 a 12cm.

O frasco de dosagem deve ser mantido, sempre, em plano inferior ao da criança (Figs. II.51 e II.52).

Cuidados após a drenagem

1. Observar a expansibilidade do hemitórax drenado; se diminuída, deve-se combater a dor que, em geral, é responsável por tal ocorrência.
2. Cuidado para que a criança não fique em posição que impeça a drenagem.
3. Em caso de enfisema subcutâneo, substituir o ponto de fixação por novo ponto, incluindo musculatura.
4. Trocar diariamente o frasco de drenagem.
5. Verificar a permeabilidade do dreno e desfazer possíveis obstruções através de ordenha ou aspiração do dreno, ou sua troca.
6. Verificar o nível da água no tubo que deve oscilar, e conservar a altura de 1cm entre o tubo de vidro e o nível de água no frasco.
7. Surpreender pneumotórax, que traduz drenagem deficiente.
8. Mobilizar o paciente; exercícios respiratórios.
9. Controle radiológico (frente e perfil).

Complicações

1. Lesão de vasos intercostais ou, mais raramente, lesão no vaso mamário.
2. Lesão de pulmão, quando se introduz o Kocher em demasia, ou quando a criança está mal contida. Pode levar à formação de pneumotórax ou embolia.
3. Esvaziamento brusco do derrame, com rápida volta das estruturas mediastínicas à posição primitiva pode acarretar manifestações cardiorrespiratórias.
4. Lesão de diafragma, fígado, baço ou coração.
5. Parada cardíaca.

Retirada do dreno

Geralmente após 7 a 10 dias, após melhora do estado infeccioso e:

1. Parada da drenagem, com sistema permeável.
2. Parada da oscilação de nível, com sistema permeável.
3. Reexpansão pulmonar (clínica e radiológica). Satisfeitas essas condições, não prolongar a manutenção do dreno.

Técnica

1. Sedação.
2. Retirada, com certa rapidez, para impedir que o dreno fique parcialmente fora, expondo o espaço pleural à atmosfera, o que pode acarretar pneumotórax.
3. Oclusão do orifício de drenagem com gaze e esparadrapo.
4. Controle radiológico logo após a retirada, verificando presença de pneumotórax residual.

20. PUNÇÃO PERICÁRDICA

Indicação diagnóstica e terapêutica nos casos de **derrame pericárdico**.

Material

A caixa de material deve conter: agulha de punção de 10 × 16 ou 10 × 18 ou agulha de punção espinhal calibre 20; seringa de 20ml, torneira de três vias. Material para anestesia local; tubo de borracha de aproximadamente 10cm para ser adaptado à agulha; solução antisséptica (tintura de iodo e álcool a 70°); campos e luvas esterilizados.

TÉCNICA

1. O local para a introdução da agulha:
   a) Pontos paraesternais: 1) no 5º ou 6º espaço intercostal esquerdo, sobre a linha mamilar (para fora dos vasos mamários internos); 2) no 6º espaço intercostal esquerdo, rente à borda do esterno (para dentro dos vasos mamários internos) (Fig. II.53, pontos A e B).
   b) O ponto **epigástrico** goza da preferência por ser o que apresenta menor risco de acidentes. Localiza-se no ângulo de Larrey, formado pelo encontro da borda esquerda do apêndice xifóide com a borda inferior da 7ª cartilagem costal esquerda (Fig. II.53, ponto C).
2. **Posição** do paciente, decúbito dorsal, com tórax ligeiramente elevado (Fig. II.54).
3. Antissepsia e anestesia locais.
4. A agulha deve ser introduzida perpendicularmente até transpor o plano osteocartilaginoso e, em seguida, em direção ascendente para a esquerda, mais ou menos no sentido do terço externo da clavícula. Percorridos 2 a 3cm e transposto o setor subpericárdico do diafragma, a ponta da agulha chega à face inferior da reflexão do saco pericárdico. Mantém-se pressão negativa na seringa, de maneira que, ao se atingir a cavidade pericárdica, o líquido seja aspirado. Adapta-se, então, à agulha o tubo de borracha ligado à torneira de três ramos conectada à seringa; este dispositivo permite aspiração suave e impede a mobilização excessiva da agulha. Esvaziar o máximo possível.

O líquido aspirado pode ser seroso, purulento ou, ainda, hemático.

Acidentes — a) dilaceração do miocárdio pela ponta da agulha; b) pneumotórax traumático decorrente de lesão da pleura; c) hemorragia dos vasos mamários internos; d) contaminação de derrame. Estes acidentes, com exceção do último, são mais freqüentes nas punções paraesternais. A única desvantagem da via epigástrica é a possibilidade da ocorrência de abscesso subfrênico, por contaminação no trajeto da agulha.

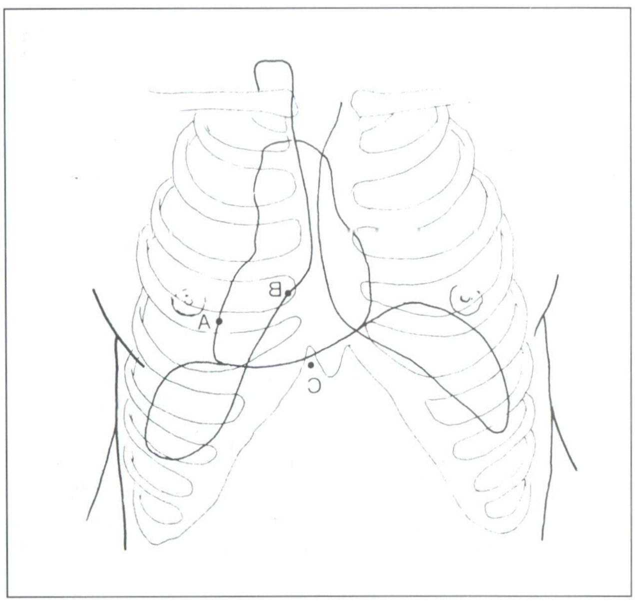

Fig. II.53 — Punção pericárdica. Pontos de reparo.

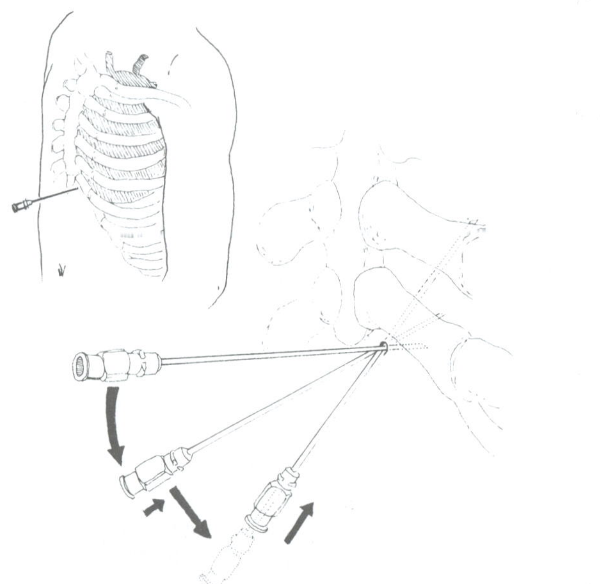

Fig. II.54 — Punção pericárdica. Via de acesso esquematizada.

21. INJEÇÃO INTRACARDÍACA

A injeção intracardíaca é procedimento de extrema urgência, indicado em caso de parada cardiorrespiratória desde que não se disponha de uma veia central.

Material

Seringa de 3-5ml; agulha 40 × 7; algodão embebido em solução antisséptica.

TÉCNICA

Após antissepsia, introduz-se a agulha, cerca de 3-4cm de profundidade, através do 4º espaço intercostal esquerdo, rente à borda do esterno (ou seja, imediatamente por baixo e medialmente ao mamilo esquerdo). Vai-se puxando o êmbolo à medida que a agulha progride, até que o sangue flua livremente na seringa; só aí injetar o medicamento.

■

22. PUNÇÃO PERITONEAL

A punção peritoneal (**paracentese abdominal**) pode ter indicação de urgência para aliviar a insuficiência respiratória, em casos de ascite muito volumosa. É também utilizada para obtenção de amostra de líquido, com finalidade diagnóstica.

Material

Trocartes de 5,5 a 6,5mm; campos; lençol; luvas; tubo de ensaio, tudo convenientemente esterilizado. Além disso, material para anestesia local e solução antisséptica (álcool iodado).

TÉCNICA

Nota: antes de se fazer a punção peritoneal, a bexiga deve estar vazia ou ser esvaziada.

1. **Posição da criança**: sentada, com o dorso apoiado em travesseiro, ou em decúbito dorsal (Fig. II.55).

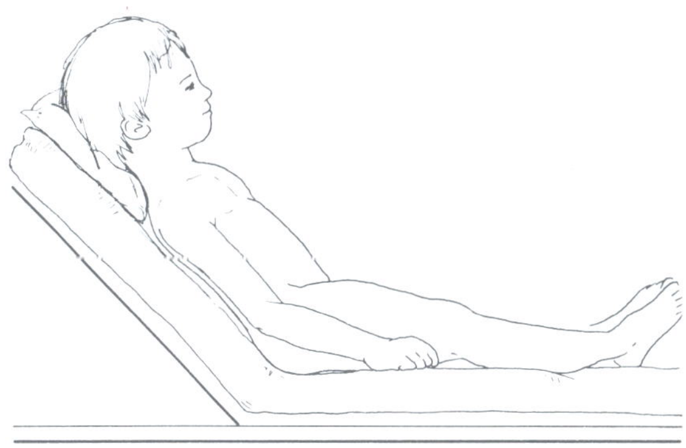

Fig. II.55 — Posição do paciente para as punções peritoneal e pericárdica.

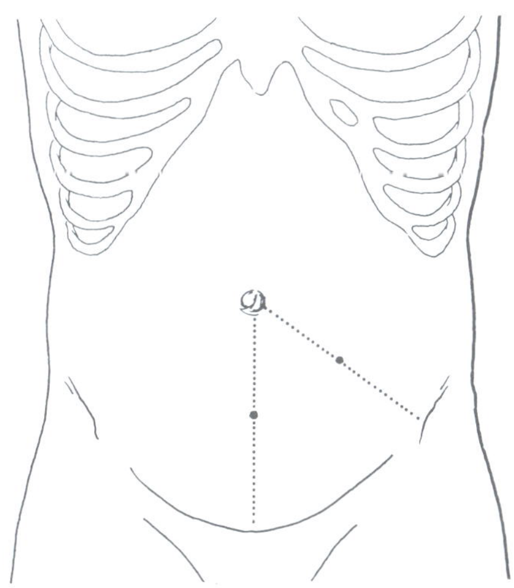

Fig. II.56 — Pontos de reparo para a punção peritoneal.

2. **Local da punção**: na linha mediana, aproximadamente à meia distância entre a cicatriz umbilical e a sínfise púbica, ou lateralmente, na linha que une a cicatriz umbilical à crista ilíaca, à meia distância entre estes pontos, de preferência à esquerda (Fig. II.56).
3. Após antissepsia da metade inferior da parede abdominal, dispõem-se os campos esterilizados, delimitando a área de punção. Procede-se à anestesia local com novocaína a 1%, ou xilocaína também a 1%, tendo-se o cuidado de aprofundar a agulha, através dos planos musculares, até o peritônio.
4. A punção propriamente dita é feita encostando-se a ponta do trocarte na zona anestesiada e exercendo pressão brusca, enquanto o dedo polegar limita a sua penetração na cavidade peritoneal.
5. Retira-se, então, o mandril; o líquido, sob pressão, passa a escoar.

   Nota: alguns autores recomendam, para facilitar a introdução do trocarte, fazer pequena incisão cutânea — o que nos parece dispensável.
6. Para se obter maior esvaziamento, é necessário proceder à mudança na posição do paciente.

   É aconselhável mover o menos possível o trocarte, no sentido de se evitar irritação peritoneal. Quando o trocarte for obstruído pelo acolamento de alça intestinal, ou do epíploon, obtém-se a sua desobstrução reintroduzindo-se o mandril.
7. Terminada a punção, retira-se o trocarte e faz-se curativo compressivo estéril.

   Nota: nos casos de remoção de grande quantidade de líquido, deve-se comprimir o abdome, envolvendo-o com um lençol, para evitar os efeitos da descompressão brusca dos órgãos abdominais. O esvaziamento total deve ser evitado. ■

23. APLICAÇÃO DE INJEÇÕES

APLICAÇÃO DE INJEÇÃO SUBCUTÂNEA

Local: áreas de tecido areolar frouxo (antebraço, parede abdominal, interescapular, subescapular, nádega, deltóide).

Técnica: pinçar firmemente uma prega da pele entre o polegar e o indicador.

Introduzir a agulha num ângulo de 45°.

APLICAÇÃO DE INJEÇÃO INTRADÉRMICA

Local: face anterior do antebraço, região deltóide, parede abdominal, face interna da coxa, interescapular.

Técnica:

1. Distender a pele firmemente (manter o antebraço na palma da mão do operador; ao mesmo tempo, o operador pode distender a pele exercendo pressão com os dedos colocados ao redor do antebraço). A contenção deve ser firme.
2. Manter a agulha paralela à superfície cutânea. Introdução com o bisel para cima, o bisel deve ser introduzido completamente na camada mais externa da epiderme. Evitar ar na seringa.
3. Injetar a solução lentamente, produzindo uma "vesícula".

APLICAÇÃO DE INJEÇÃO INTRAMUSCULAR

Uma região propícia para injeções intramusculares deve estar distante de grandes nervos ou vasos sangüíneos, deve oferecer massa de tecido adequada à retenção da solução injetada e ter mínima enervação sensitiva. Nenhum lugar é ideal, mas cada sítio apresenta certas vantagens em relação a outros. Na infância, as melhores regiões, na ordem de preferência, são: os músculos glúteos ventrais, o vasto lateral da coxa, os glúteos dorsais e os deltóides.

Músculos glúteos ventrais

Esta área é livre de nervos, vasos e tem menos tecido adiposo do que a região glútea dorsal, o que torna mais improvável a aplicação subcutânea inadvertida.

1. Localizar, inicialmente, a tuberosidade ilíaca anterior, tarefa que fica facilitada pela flexão da articulação coxofemoral.
2. A seguir, identificar a crista ilíaca, levando-se os dedos que palpam para trás e para cima do tubérculo.
3. Estando a ponta do dedo indicador colocada na tuberosidade ilíaca e a ponta do dedo médio colocada na crista, tão longe quanto possível, estes dedos formam um triângulo.
4. A injeção é feita na parte inferior do mesmo, com a agulha dirigida ligeiramente para a crista ilíaca, perpendicular à pele e até uma profundidade de 2 a 4cm.
5. Após a tentativa de aspiração, fazer a introdução lenta da medicação, seguida pela rápida retirada da agulha.
6. Comprimir com algodão seco (Fig. II.57).

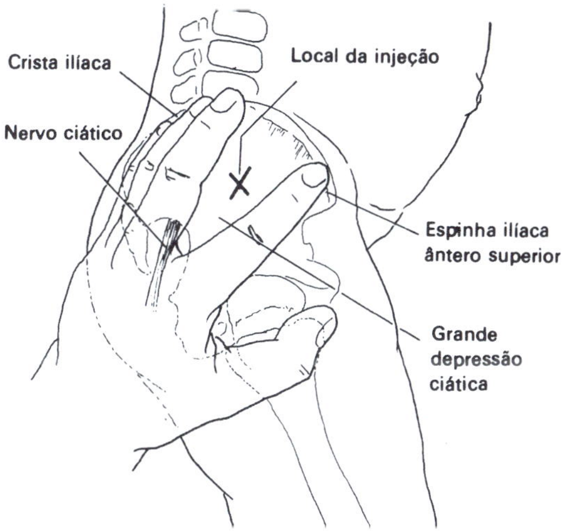

Fig. II.57 — Músculo glúteo ventral.

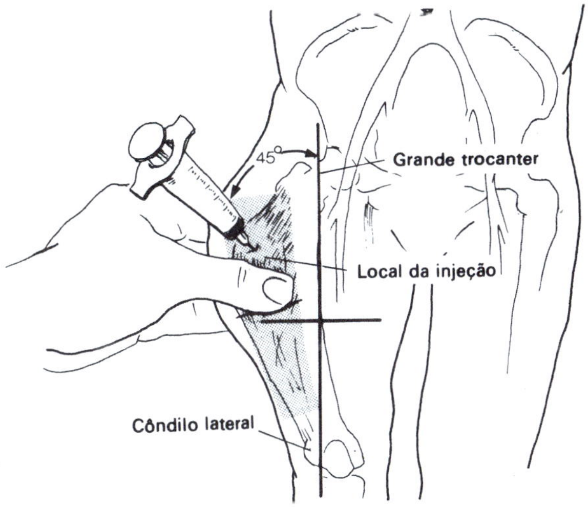

Fig. II.58 — Músculo vasto lateral da coxa.

Músculo vasto lateral da coxa

Esta área se estende, por estreita faixa, desde o grande trocanter até o côndilo femoral lateral. Esta região fornece espaço suficiente para diversas injeções, recebendo grande quantidade de líquido. É facilmente acessível, mesmo com o paciente em diversas posições, até sentado. Não contém vasos ou nervos importantes e não representa área de pressão constante em posição supina ou sentada. Além disso, pode-se aplicar um torniquete acima da área, se há temor de hipersensibilidade à droga injetada.

As aplicações devem ser feitas a quatro dedos acima do joelho: porção inferior do terço médio da região ântero-lateral da coxa.

Os detalhes da aplicação são os já referidos (Fig. II.58).

Músculos glúteos dorsais

Apesar da aceitação geral, esta área tem inconvenientes: as lesões de nervos não são raras; é difícil manter a antissepsia da área; a gordura espessa facilita a aplicação subcutânea inadvertida; os limites dos quadrantes são arbitrários e uma enfermeira inexperiente pode exceder a margem de segurança.

A área utilizada é o quadrante súpero-externo da nádega. A agulha deve ser introduzida perpendicularmente à pele, a uma profundidade de 2 a 4cm. Não se deve desviá-la para o sentido medial ou inferior, pois, 4 ou 5cm abaixo, atinge-se o nervo ciático (Fig. II.59).

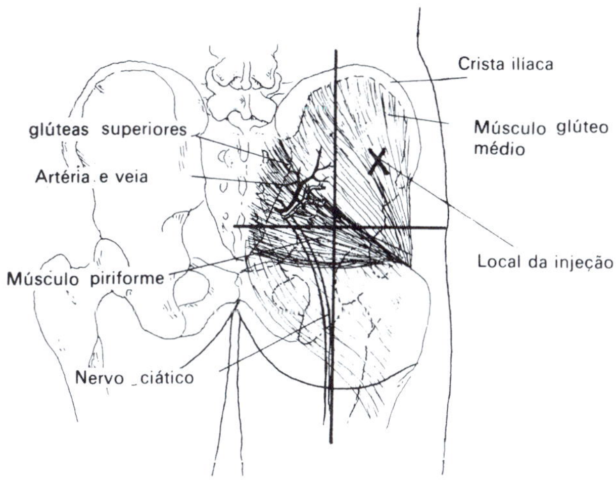

Fig. II.59 — Músculo glúteo dorsal.

Músculo deltóide

A região deltóidea deve ser usada em crianças somente quando as áreas acima descritas não puderem ser utilizadas (queimaduras, dermatites) ou quando já receberam grande número de injeções.

A área útil começa dois dedos abaixo do acrômio. A agulha deve seguir perpendicularmente à pele, num movimento rápido e firme. Não se deve introduzir mais de 1,0ml de qualquer solução em lactentes (Fig. II.60).

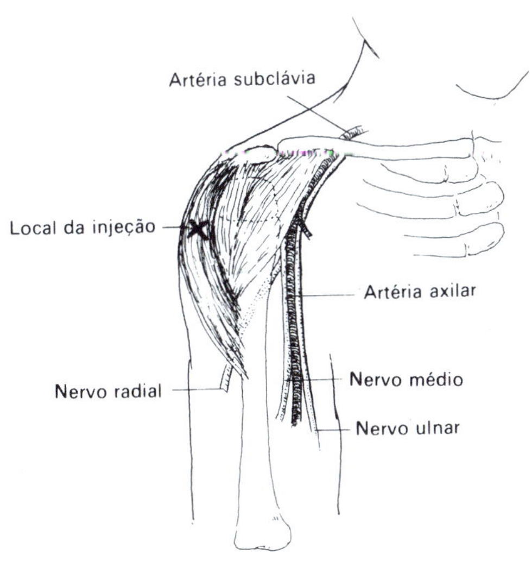

Fig. II.60 — Músculo deltóide.

24. COLHEITA DE LÍQUOR

Objetivo

As punções lombar, suboccipital e ventricular visam à retirada do líquido cefalorraquidiano e/ou à introdução de substâncias estranhas no espaço subaracnóideo ou ventricular. O exame do líquor oferece informações **imediatas** (pressão, aspecto, cor) e dados posteriores (citológicos, químicos, biológicos, bacteriológicos) decisivos para a conduta.

A punção subdural busca coleções patológicas (sangue, efusões no espaço subdural) e tem, igualmente, objetivo diagnóstico e, eventualmente, terapêutico.

Material

A caixa de material para punções deverá conter: agulhas 40 × 7 ou 40 × 8 e 80 × 8 ou 100 × 10 (respectivamente para crianças abaixo e acima de 5 anos), agulha "butterfly" nº 21 para RN e prematuros de bisel curto e montadas com mandril; seringa bem calibrada e ajustada, de 3 ou 5ml; pinça anatômica, tudo rigorosamente esterilizado; algodão; esparadrapo; álcool iodado. Onde for possível, luvas esterilizadas.

PUNÇÃO LOMBAR

Com o material adequado e o paciente colocado em boa posição, o êxito da punção é apenas questão de treino.

1. A **posição de escolha** é a de decúbito lateral, com anteflexão forçada da cabeça e contenção dos membros inferiores em flexão máxima (Fig. II.61).

   Esta posição favorece a abertura dos espaços intervertebrais que, na criança, têm, em média, 5 a 6mm. Também poderá ser usada a posição sentada, com anteflexão forçada da cabeça, em crianças de mais de 3 anos de idade.

   Nota: a flexão forçada da cabeça pode ser dispensada pelo grande desconforto que produz.
2. O **espaço intervertebral de escolha** poderá variar do segundo ao quarto L, já que o ponto terminal da medula, na criança, vai até L2 (Fig. II.62). Na prática, usa-se como ponto de referência a **linha que une os pontos mais altos das cristas ilíacas**.
3. Antissepsia da região e das mãos do operador.
4. O operador, com o dedo polegar, assinala o espaço escolhido e, com a outra mão, introduz a agulha perpendicularmente ao plano do corpo, no espaço intervertebral (a agulha é introduzida no plano horizontal, paralela à cama, levemente inclinada no sentido caudocefálico); usar os indicadores unidos, como ponto de apoio junto à pele, e os dedos polegares unidos junto

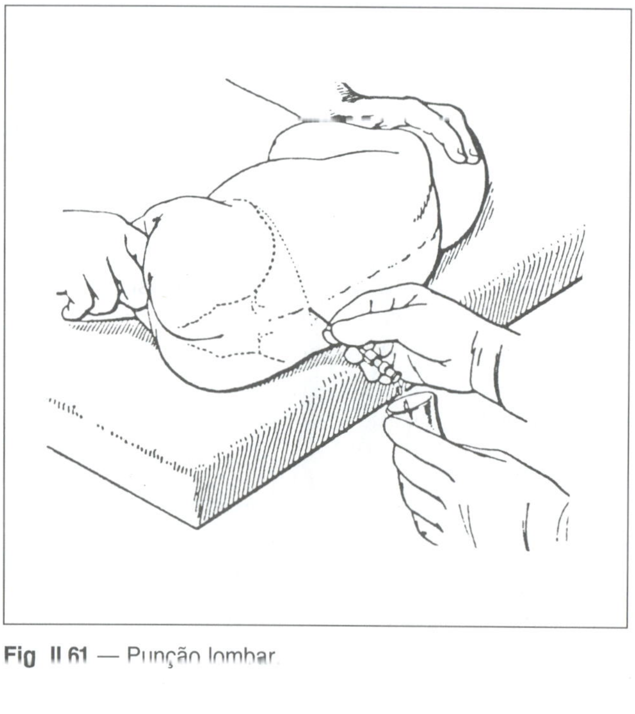

Fig. II.61 — Punção lombar.

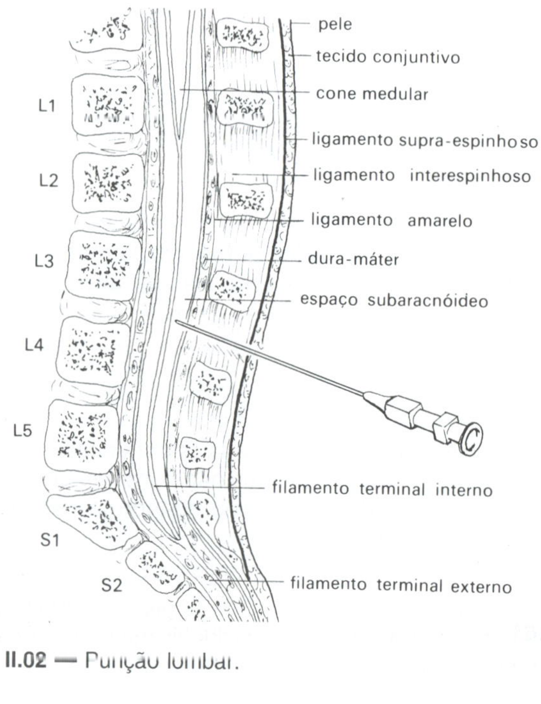

Fig. II.62 — Punção lombar.

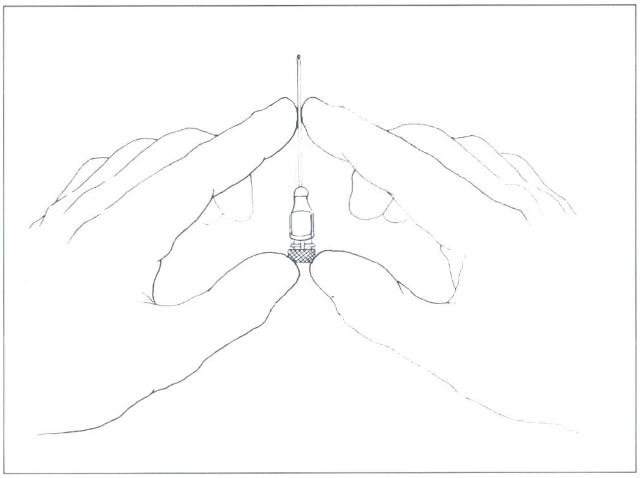

Fig. II.63 — Posição para segurar a agulha com ambas as mãos na punção lombar.

da extremidade distal da agulha, empurrando-a, avançando até perfurar a dura-máter e atingir o espaço subaracnóideo, o que pode ser percebido pela sensação de ser vencida uma resistência ("click"). O espaço percorrido pela agulha varia, na criança, de 1 a 4cm. O bisel da agulha deve ser mantido para cima (Fig. II.63).

Nota: nos casos de bloqueio e de líquor espessado (síndrome de Froin), pode ocorrer a **punção branca**, isto é, não haver saída de líquor, mesmo que a punção tenha sido corretamente realizada.

5. A seguir, procede-se à retirada do mandril e o líquor passa a escoar espontaneamente (Fig. II.61). Quando o líquido não fluir, deve-se tentar a rotação da agulha e/ou fazer aspiração suave, com a seringa montada. Em caso de fracasso, empurrar ou puxar a agulha 2mm.

   Nota: nos casos de hipertensão, quando o líquido flui sobre pressão, é de boa conduta adaptar a seringa à agulha para que o jato seja frenado pelo êmbolo.

Observação: quando não se consegue chegar ao espaço intra-raquidiano: 1º) dobrar mais os membros inferiores do paciente; 2º) se a ponta da agulha ainda encosta em plano ósseo, mudar a posição da agulha, inclinando-a, mais ou menos, sempre no mesmo plano horizontal (cada mudança de posição deve ser precedida da retirada da agulha até a pele).

PUNÇÃO SUBOCCIPITAL

A punção suboccipital, preferida nas crianças maiores e nos adultos, deve ceder lugar à punção lombar nas crianças menores e, sistematicamente, quando se tratar de processos medulares.

1. A **posição** é a mesma usada para a punção lombar, isto é, decúbito lateral, com a cabeça fletida.
2. O **espaço de escolha** é o que se situa entre o occipital e o atlas (Fig. II.64).

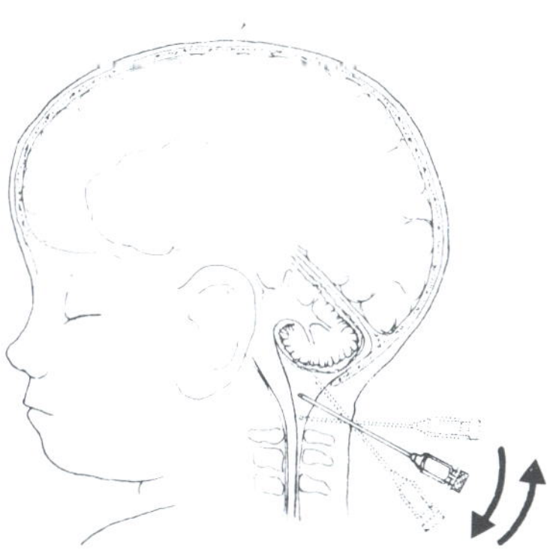

Fig. II.64 — Representação da mobilidade da agulha e sua fixidez após atravessar a membrana atlantoccipital.

3. Após raspagem e antissepsia, introduz-se a agulha a igual distância da protuberância occipital e da primeira apófise espinhosa que se palpa, na linha mediana, um tanto cranialmente, em direção à glabela. Havendo penetração cerca de 1cm, retira-se o mandril (que deve ser mantido estéril) e se continua a introduzir, com cautela, a agulha até encontrar leve resistência — a membrana atlantoccipital. Esta, nas crianças, se situa a uma distância que varia de 1cm, na primeira semana, a 3,5cm aos 12 anos de idade. Perfurada a membrana atlantoccipital, a agulha, que até então era mais ou menos móvel, torna-se fixa, sendo este um dos sinais mais seguros de que se atingiu a cisterna magna. Nos pacientes deitados, o líquor flui espontaneamente.
4. Se não fluir líquor, deve-se reintroduzir o mandril e realizar pequena rotação da agulha ou introduzi-la 1mm mais.
5. Quando, após essas manobras, o líquor não fluir, deve-se recuar a agulha até o plano subcutâneo.

PUNÇÃO VENTRICULAR

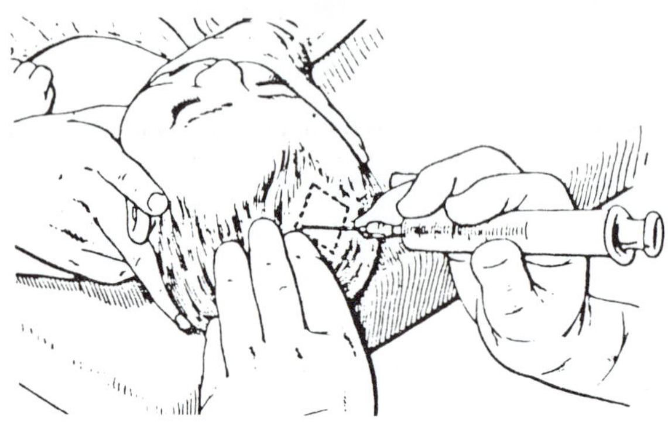

Fig. II.65 — Punção ventricular.

A punção ventricular tem indicações específicas: hidrocefalias, ventriculites purulentas.

1. A **posição de escolha** é a de decúbito dorsal com a cabeça em posição ereta.
2. A agulha deve ser introduzida perpendicularmente ao plano da cabeça, junto ao ângulo externo da fontanela bregmática, até alcançar o ventrículo lateral (Fig. II.65). A penetração da agulha varia com a espessura do córtex cerebral em cada caso. Em geral é aconselhável introduzir a agulha cerca de 4 a 5cm, retirando-se, então, o mandril e, caso o líquor não flua, continuar a introduzi-la, lentamente, até atingir o ventrículo.

PUNÇÃO SUBDURAL

1. A **posição** é decúbito dorsal, com a cabeça imobilizada.
2. O **ponto de escolha** é o ângulo lateral da fontanela anterior ou a sutura coronária, a 2 ou 3cm da linha mediana (Fig. II.66).

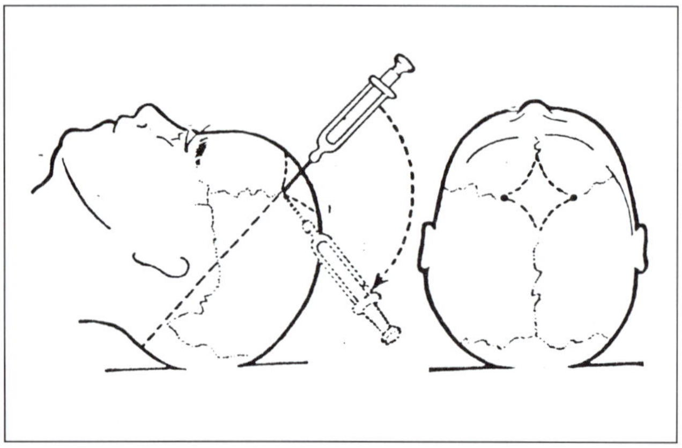

Fig. II.66 — Punção subdural: técnica em Z.

3. Após raspagem e antissepsia, introduzir a agulha cerca de 3 a 6mm, perpendicularmente ao plano da cabeça. Súbita sensação de resistência vencida indica a penetração da agulha no espaço subdural; remover, então, o mandril.

   Nota: em condições normais, nada se obtém, ou se escoam apenas algumas gotas de líquido claro e límpido. Quando existe coleção subdural, há saída de líquido xantocrômico ou sanguinolento ou, ainda, purulento, às vezes sob pressão.
4. Com o escoamento do líquido subdural, inclina-se a seringa, a fim de mantê-la próxima ao plano paralelo ao crânio do paciente; esta manobra visa dar mais segurança ao médico e evitar que a agulha saia do espaço.
5. O líquido deve escoar espontaneamente; não aspirá-lo; eventualmente, pressionar levemente a fontanela com o polegar.
6. Terminada a punção, fazer curativo oclusivo estéril.

Nota: para fins diagnósticos, devem ser feitas punções bilaterais. Com objetivo terapêutico, as punções poderão ser repetidas, retirando-se, de cada vez, de 10 a 20ml de líquido.

ACIDENTES DE PUNÇÃO

1. O acidente mais comum nas punções lombar e suboccipital é a lesão do plexo venoso, com a produção de hemorragia e tingimento do líquor. Nesta circunstância, é aconselhável deixar escoar pequena quantidade de líquor, até que este clareie e, só então, colher amostra para exame.
2. Lesão de partes nobres (por imperícia do operador).
3. Ocorrência freqüente é a cefaléia, que tem dois significados: a imediata, por hipotensão, e a tardia, por hipertensão liquórica.
4. O acidente realmente mais grave, que implica **contra-indicação**, é o perigo do "engasgamento" das amígdalas cerebelares, nos casos de hipertensão craniana por tumores cerebrais, o que acarreta a morte por compressão dos centros bulbares cardiorrespiratórios. Por este motivo, é de boa prática, quando o exame neurológico leva à suspeita de tumor cerebral, proceder-se ao exame de fundo de olho. Se a colheita de líquor for indispensável para melhor esclarecimento do caso, a punção deverá ser feita por liquorologista. ■

25. SONDAGEM GÁSTRICA

Aspiração gástrica, lavagem gástrica, gavagem e **gastróclise**.

Sondagem gástrica é a introdução, no estômago, de sonda de material flexível, com várias finalidades: esvaziar, fazer lavagem gástrica, ministrar alimentos ou medicamentos. É oportuno lembrar que, **no caso de ingestão de substância cáustica, a sondagem gástrica é contra-indicada**.

Material

Sondas de material flexível (borracha, polietileno, polivinil) (preferência para o "sylastic"), de calibre variável; vaselina ou glicerina, ou solução fisiológica; seringa de 20 ou 50ml — tudo convenientemente esterilizado.

Para lavagem gástrica de RN ou alimentação de prematuro, usar sonda de polietileno nº 6; para lactentes, sonda tipo Nélaton, de número 8 a 12, e, para crianças maiores, sondas de Levine de tamanhos 10 a 16 ou, então, sondas de material plástico (polietileno ou polivinil) de calibres correspondentes.

Em RN, mesmo de baixo peso, com distensão abdominal por obstrução intestinal, usar sondas nº 8 ou 10.

TÉCNICA

1. Posição da criança: decúbito dorsal imobilizada.
2. Marcar, na sonda, a distância da glabela ao apêndice xifóide.
3. Elevar a ponta do nariz com o polegar livre.
4. Introduzir a sonda (umedecida ou lubrificada) direcionando-a no plano ântero-posterior em direção ao occipital (não superiormente em direção ao topo da cabeça). A partir da faringe, com o auxílio dos movimentos reflexos de deglutição, obtém-se a progressão lenta até o esôfago. Se a criança coopera, pedir para que ela faça o movimento de deglutição ou a manobra de Valsalva enquanto se avança a sonda no esôfago.

   Nota: raramente a sonda segue o caminho da traquéia, fato que, em geral, se denuncia por tosse intensa e sufocação. É prudente, ultrapassada a faringe, esperar 1 a 2 minutos antes de continuar a introdução da sonda, certificando-se, assim, da sua entrada no esôfago.
5. Introduzida a sonda até a marca, assegura-se da sua presença no estômago pela aspiração, com seringa, de material gástrico.

   Nota:

   a) é prudente mergulhar a extremidade externa da sonda em água ou soro fisiológico estéril para verificar se borbulha (introdução inadvertida na árvore brônquica);

   b) injetar ar com seringa e auscultar concomitantemente o epigástrio com estetoscópio.
6. Fixar a sonda na região nasogeniana, por meio de esparadrapo, tendo-se o cuidado de evitar que a dobra do laço faça pressão sobre a asa do nariz, do que pode resultar necrose.
7. Em seguida, proceder de acordo com a indicação clínica.
8. A cada 3 dias convém retirar a sonda e reintroduzi-la através da outra narina.
9. Ao se retirar a sonda gástrica, deve-se sempre comprimi-la com pinça ou com os dedos, para se evitar a aspiração de líquidos.

ASPIRAÇÃO GÁSTRICA

Indicação: principalmente em casos de distensão abdominal.

A aspiração do conteúdo gástrico se faz por meio de seringa: é aconselhável deixar a sonda durante o tempo necessário, repetindo-se a aspiração cada 1 a 2 horas. Pode-se, ainda, usar dispositivos de aspiração contínua (tipo Wangensteen) empregado mais comumente no pós-operatório de intervenções no trato gastrintestinal.

LAVAGEM GÁSTRICA

Procedimento relativamente fácil, sobretudo em crianças.

Pode ser realizada com objetivo tanto diagnóstico (pesquisa de BK no lavado gástrico, etc.), quanto terapêutico (envenenamento, etc.); além disso, faz-se parte do pré-operatório nas intervenções de urgência.

O líquido para lavagem do estômago varia de acordo com o caso clínico (água, solução fisiológica, óleo, etc.) e deve estar morno. A quantidade é, também, variável.

Após a introdução da sonda (Fig. II.67), efetua-se a lavagem gástrica de acordo com um destes dois métodos:

1. **por sinfonagem**: adaptar um funil à sonda e, por meio deste, introduzir o líquido de lavagem; elevando-se e abaixando-se, alternadamente, o funil obtém-se, por mecanismo de sifão, o escoamento do líquido para o estômago e o retorno do material de lavagem. Repete-se a manobra tantas vezes quantas necessárias, até que o líquido de retorno saia limpo (Fig. II.68);
2. **por meio de seringa**: adaptar seringa de 20ml à sonda, injetando-se o líquido, que é, a seguir, aspirado. Da mesma forma, repetem-se a introdução e a aspiração tantas vezes quantas forem necessárias, até que o material de lavagem saia limpo.

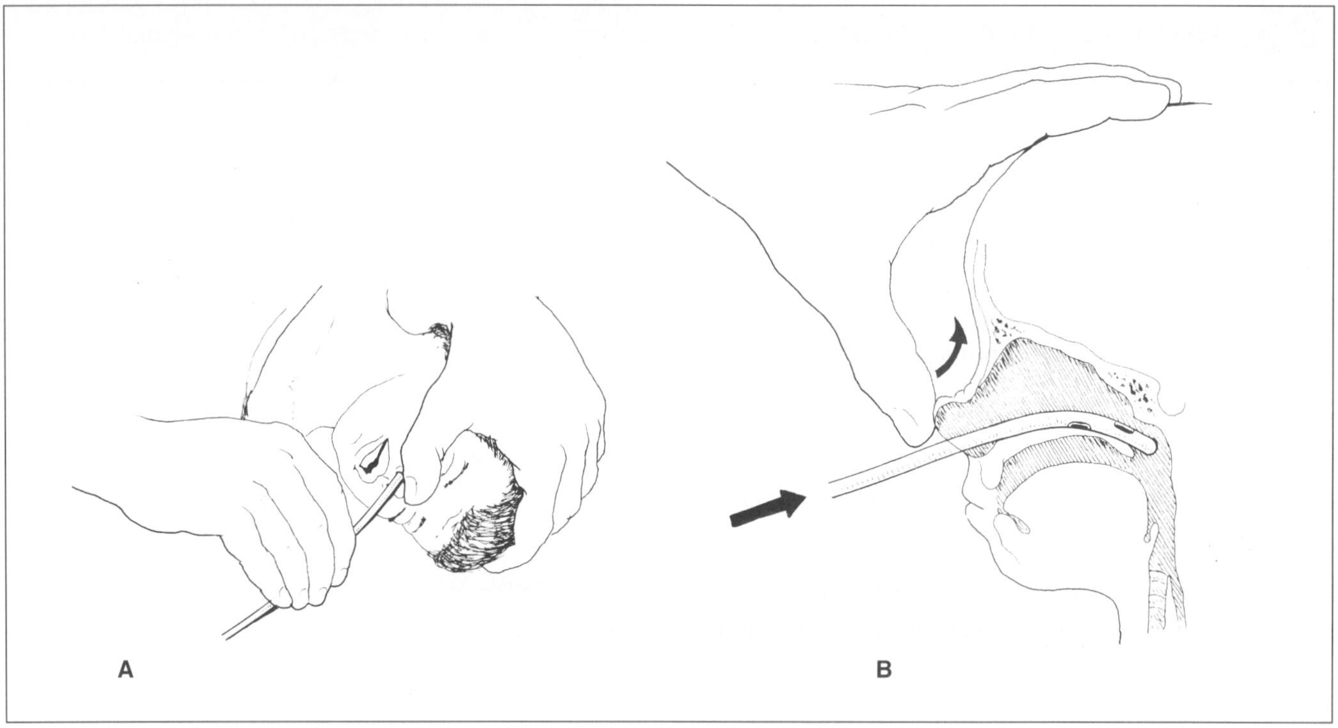

Fig. II.67 — A) Inserção da sonda nasogástrica, criança deitada de lado, cabeça pendente. B) Passagem nasal da sonda gástrica.

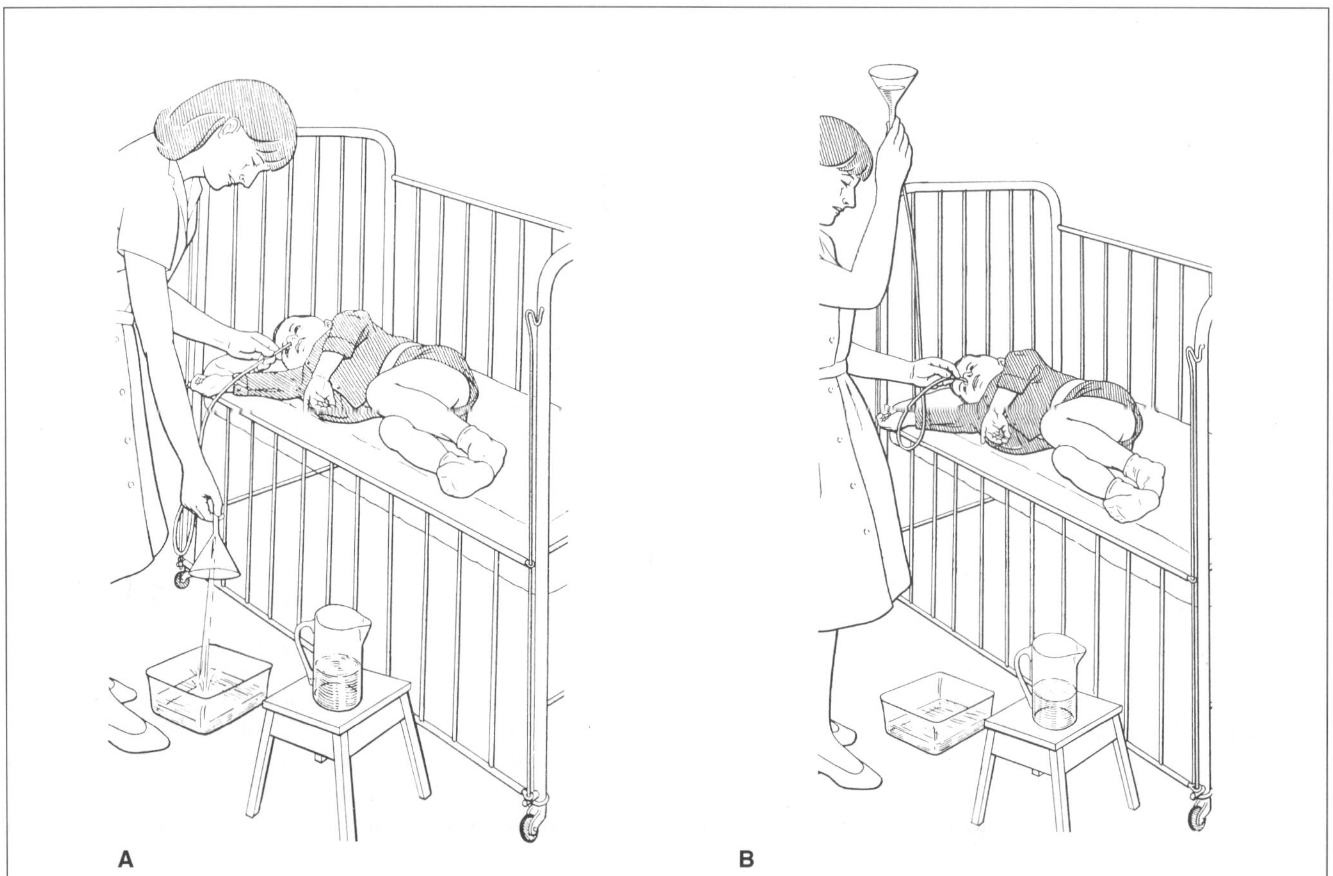

Fig. II.68 — Lavagem gástrica por sifonagem. A) 1º tempo. B) 2º tempo.

GAVAGEM

É a administração de alimentos através de sonda gástrica. Costuma ser empregada na alimentação de prematuros ou mesmo de lactentes, ou crianças maiores, quando há dificuldade de deglutição, inconsciência ou, ainda, inapetência rebelde.

Os alimentos devem ser, obrigatoriamente, líquidos, para possibilitar a passagem pela sonda.

Introduz-se a sonda gástrica; em seguida, por meio de funil ou de seringa, administra-se, lentamente, o alimento.

A sonda de borracha deve ser retirada com os devidos cuidados, após cada refeição, enquanto as de polietileno ou de outro material plástico, menos irritantes para as mucosas, podem permanecer até 72 horas. Após este período, substituir a sonda, reintroduzindo-a pela outra narina.

Quando forem feitos raios X de criança com sonda nasogástrica, conferir a posição do orifício distal (deve estar no estômago e não no esôfago).

GASTRÓLISE

É uma variante do método, indicada quando há vômitos persistentes; consiste na administração, **gota a gota**, do alimento. Procede-se da mesma forma para a introdução da sonda, e conecta-se esta a equipamento idêntico ao usado para venóclise.

A técnica da gastrólise pode ainda ser utilizada para a administração de soluções salino-glicosadas a pacientes desidratados de primeiro grau ou na fase de manutenção.

26. SONDAGEM NASOJEJUNAL

Indicação

Alimentação de prematuros de menos de 1.500g; alimentação enteral na diarréia "intratável".

Preparo

30 minutos antes do procedimento, dar metoclopramida 0,25mg/kg (Plasil: 1,5 gota/kg) ou cisaprida (Enteropride: 0,3ml/kg).

1. Antissepsia rigorosa das mãos.
2. Tubo "sylastic" — diâmetro interno: 0,040; comprimento: 50cm. Não usar sonda de polivinil.
3. Medir distância narina-conduto auditivo-umbigo, acrescentar 2cm e fazer uma marca no tubo com esparadrapo ou tinta.
4. Introduzir o tubo e fixá-lo na narina, com esparadrapo (cuidado para não obstruir a narina) (Fig. II.69).
5. Injetar 10 a 15ml de ar com uma seringa e clampear a extremidade do tubo.
6. A criança deve permanecer em decúbito lateral direito.
7. Aspirar de hora em hora com seringa e testar o pH do líquido obtido: a passagem de pH ácido para alcalino indica que a sonda está no duodeno.
8. Em casos de dúvida, após 4 horas fazer raios X do abdome (AP), para confirmar a entrada no duodeno, independentemente da obtenção de líquido alcalino. Injetar, previamente, contraste na sonda. Geralmente após 4 horas a sonda já está no duodeno.
9. Utilizar leite humano ou dieta elementar isotônica, contínuo gota a gota.

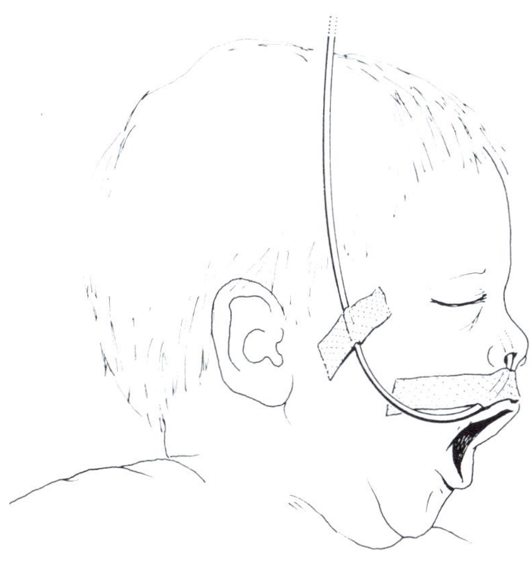

Fig. II.69 — O tubo não deve ser puxado para não distorcer a narina e a outra não é coberta pelo esparadrapo.

27. SONDAGEM VESICAL

É relativamente freqüente a necessidade de se proceder à sondagem vesical de urgência. Esta prática encontra sua maior indicação na retenção urinária. Pode haver outras indicações, tais como: verificação da quantidade e do aspecto da urina, colheita de amostra para cultura ou necessidade de controle rigoroso da diurese no coma diabético, na insuficiência renal aguda e em outros casos.

O cateterismo vesical deve ser efetuado com todo o rigor de assepsia e antissepsia, para se evitar contaminação das vias urinárias.

Uma alternativa para a sondagem vesical é a punção suprapúbica.

Material

Sonda tipo Nélaton de nºs 6 a 12, de látex, ou de material plástico de flexibilidade adequada; campo fenestrado; luvas; compressas de gaze; tubo de ensaio; geléia lubrificante hidrossolúvel (xilocaína viscosa a 2%) — tudo convenientemente esterilizado — e, ainda, solução de Espadol a 20% ou de antisséptico congênere.

TÉCNICA

1. Criança em decúbito dorsal, convenientemente imobilizada, com os membros inferiores fletidos em abdução forçada.
2. Os genitais externos e a região circunvizinha devem ser rigorosamente lavados com água e sabão, tendo-se o cuidado de, nas meninas, sempre se proceder de diante para trás, para evitar a contaminação por fezes.
3. Colocar, então, o campo fenestrado.

MENINA

1. Afastar os grandes lábios com os dedos indicador e polegar.
2. Antissepsia rigorosa do meato uretral e da parte exposta do vestíbulo vaginal.
3. Com a extremidade do cateter presa entre os dedos polegar e indicador da outra mão, introduzi-lo através do orifício uretral até a bexiga.

Na colheita de amostra de urina para cultura, introduz-se a extremidade aberta da sonda em tubo de ensaio esterilizado.

MENINO

O cateterismo vesical é um pouco mais difícil.

A técnica é, essencialmente, a mesma, devendo-se ter cuidado em não exercer pressão excessiva ao se introduzir o cateter, de maneira a evitar-se a criação de falso caminho.

No início, manter o pênis perpendicular à parede abdominal e, à medida que o cateter atingir a uretra proximal, baixar progressivamente o pênis, até colocá-lo em posição paralela ao baixo-ventre.

SONDAGEM VESICAL COM SONDA DE DEMORA

Material

1. Um campo esterilizado, perfurado (de preferência em plástico).
2. Um par de luvas esterilizadas (de preferência em plástico, para ser desprezado após o uso).
3. Uma sonda de Foley esterilizada.
4. Compressas esterilizadas.
5. Um desinfetante de amônio quartenário (tipo Cetavlon).
6. Uma seringa cheia de água esterilizada.
7. Um lubrificante (óleo de parafina) esterilizado.
8. Esparadrapo.
9. Um saco plástico esterilizado, com tubo coletor.

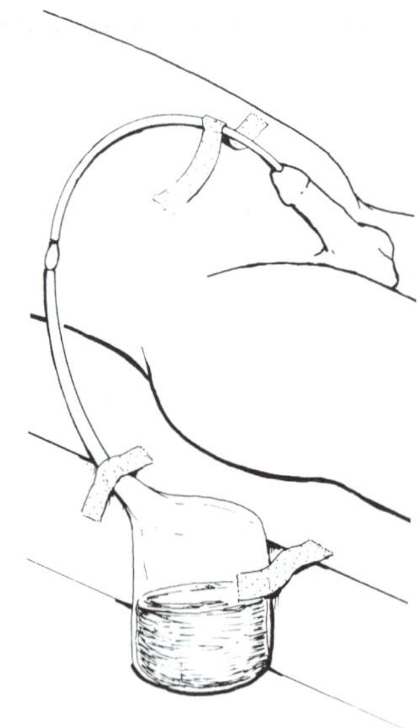

Fig. II.70 — Sonda vesical de demora.

Técnica

1. Lavagem das mãos e colocação das luvas esterilizadas.
2. Desinfecção cuidadosa da glande e do meato, com o amônio quaternário.
3. Lavagem da sonda de Foley assepticamente com soro fisiológico (se ela tiver sido esterilizada com produto cáustico).
4. Colocação do campo estéril em volta da glande.
5. Verificar se o balão da sonda é estanque, injetando água destilada no circuito de enchimento.
6. Lubrificação da sonda.
7. **Sondagem**: uma mão prende a glande em sua base, dirigindo o pênis para o púbis e mantendo-o entre duas compressas; a outra mão, segurando a sonda da mesma maneira, a introduz no meato; quando a sonda atinge a uretra perineal, o pênis é voltado para baixo, para ajudar a sonda a retificar o cotovelo da junção da uretra perineal e prostática.
8. Uma vez a sonda na bexiga, o balão é insuflado moderadamente.
9. Com o paciente deitado, a sonda deve, saindo do meato, dirigir-se para cima e para a cabeça; uma atadura a mantém nessa posição.
10. Graças ao tubo coletor, ela é fixada e ligada ao saco plástico esterilizado, que é trocado cada vez que uma coleta de urina é feita ou quando a urina é colhida no bocal de coleta cotidiana das urinas.

Nota:

Nenhum meio de fixação deve ligar pênis e sonda.

A sonda não deve ser obstruída.

28. PUNÇÃO VESICAL SUPRAPÚBICA (PVSP)

Método seguro, fácil e útil (embora não rotineiro) de colheita de urina. Além de reduzir muito a possibilidade de contaminação, a PVSP evita os traumatismos decorrentes da cateterização.

Indicação

1. Diagnóstico de infecção do trato urinário (ITU) em: a) casos em que a colheita de urina pelos métodos habituais (saquinho plástico ou jato médio) é impraticável ou dá resultados repetidamente duvidosos; b) casos graves que não permitam aguardar eventual repetição, especialmente em RN.
2. Esvaziamento da bexiga em situações especiais como balanopostite com fimose verdadeira, onde a sondagem vesical só pode ser feita após desbridação cirúrgica.

Nota: a urina da bexiga deve ser estéril; o encontro de qualquer número de bactérias gram-negativas indica infecção.

Material

1 seringa de 20ml; 1 agulha de 40 × 8 para lactentes e uma de 60 × 8 para crianças maiores. Álcool iodado.

Não é necessário usar luvas, nem anestesia local.

TÉCNICA

É simples e segura. As possibilidades de acidentes (hematúria ou perfuração de alça intestinal) são praticamente inexistentes quando realizadas por pessoal habilitado (Fig. II.71).

1. Certificar-se de que a bexiga está cheia (esperar pelo menos uma hora desde a última micção; no lactente: a fralda colocada há mais de uma hora deve estar seca). Confirmar através da percussão e palpação da região hipogástrica.
2. Posição do paciente: decúbito dorsal com os membros inferiores em posição de patas da rã.
3. Assepsia da pele com álcool iodado.
4. Determinar o local de introdução da agulha cerca de 1 a 2cm acima da sínfise púbica, na linha que une a sínfise púbica à cicatriz umbilical.
5. Introduzir a agulha montada na seringa, perpendicularmente à pele, com movimento rápido e firme.
6. Atravessada a pele, dirigir a agulha para o fundo da bexiga (a seringa deve fazer um ângulo de 30° em relação ao plano do corpo).
7. Aspiração suave da urina contida na bexiga.

   Nota: se a finalidade da aspiração for esvaziadora, a seringa já cheia de urina deve ser removida sem retirar a agulha do seu lugar. A seringa será reintroduzida e removida tantas vezes quantas necessárias para o esvaziamento completo da bexiga.
8. Retirada rápida da agulha. Não é necessário o uso de curativos.
9. Em caso de insucesso, repetir após 30 a 60min.

Observação: alguns autores recomendam obstruir o trajeto uretral através da compressão da raiz do pênis, no menino, ou do orifício uretral, nas meninas, para evitar que a criança urine no momento da punção. Esta precaução não é obrigatória, desde que todas as manobras referidas sejam efetuadas com agilidade.

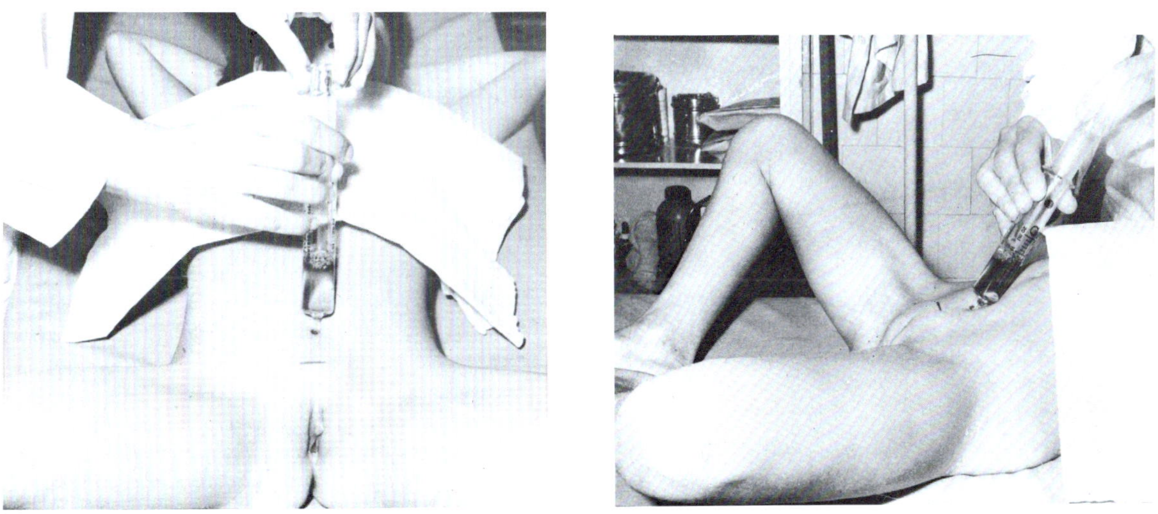

Fig. II.71 — Punção vesical suprapúbica.

29. MÉTODOS DIALÍTICOS — DIÁLISE PERITONEAL

Diálise é o processo pelo qual a composição de uma solução de um determinado compartimento é alterada pela exposição de outra solução de um segundo compartimento através de uma membrana semipermeável. Desta forma, água, eletrólitos e solutos de moléculas (tais como uréia e creatinina) são filtrados no processo dialítico, sendo restrita a passagem de outras substâncias (elementos figurados do sangue, proteínas, etc.), dependendo das características do método dialítico (Fig. II.72).

❍ Proteínas

● Elementos figurados

❑ Eletrólitos e açúcares

■ Metabólicos (uréia, creatinina, etc.)
Tóxicos exógenos (barbitúricos, salicilatos, etc.)

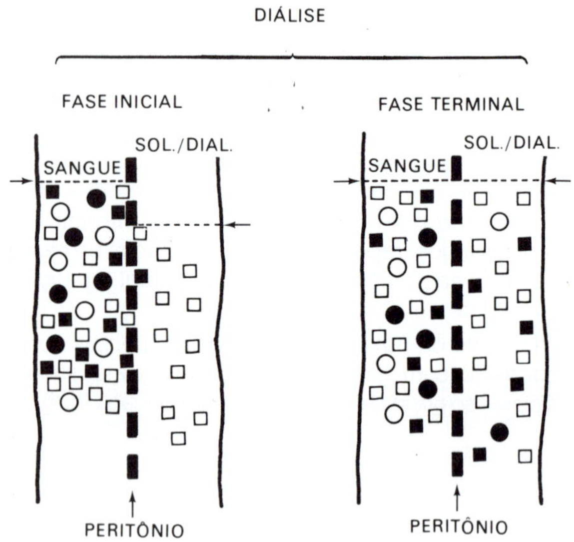

Fig. II.72 — Diálise — esquema.

- Na **diálise peritoneal**, os compartimentos são representados pela cavidade peritoneal, que contém a solução de diálise infundida e os capilares mesentéricos. A membrana semipermeável é representada pelo peritônio (Fig. II.73).

- Na **hemodiálise**, os dois compartimentos são representados pelo espaço intercapilar contendo o banho do dialisato e o sangue do indivíduo fluindo dentro dos capilares dos dialisadores, sendo a membrana representada pelo capilar (Fig. II.74). Os mecanismos básicos de transporte destes solutos são a difusão e a ultrafiltração.

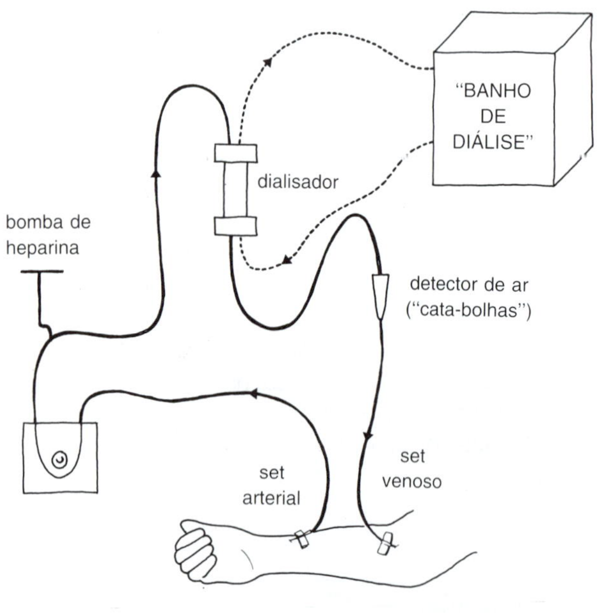

Fig. II.73 — Esquema simplificado de diálise peritoneal.

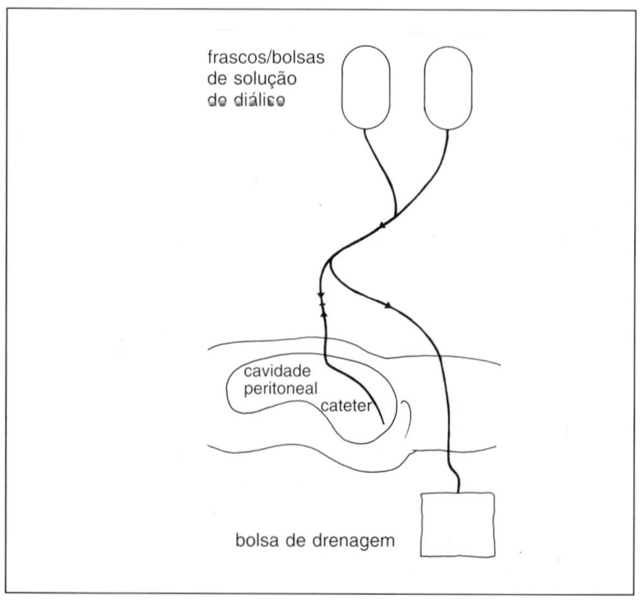

Fig. II.74 — Esquema simplificado de circuito de hemodiálise clássica.

DIÁLISE PERITONEAL

As **soluções dialisantes** (ou dialisato) preparadas comercialmente têm composição e concentração eletrolíticas próximas das do plasma normal, não contendo potássio, já que, na maioria dos casos de necessidade dialítica por insuficiência renal aguda (IRA), ocorre hiperpotassemia, constituindo não raramente a indicação da terapia dialítica. O dialisato é ligeiramente hiperosmolar em relação ao plasma sangüíneo normal, sendo oferecido em frascos semi-rígidos de 1 litro ou em embalagens plásticas flexíveis especiais de 0,5, 1, 2 e 5 litros, contendo soluções de dextrose a 1,5% ou 4,25%, além de eletrólitos nas seguintes concentrações em mEq/l:

Sódio 140,0
Cálcio 4,0
Magnésio 1,5
Cloro 101,0
Lactato 45,0

As embalagens plásticas de 5 litros, conjuntamente com vias especiais, "bolsas-lixo" e intermediárias, constituem um sistema fechado ("sistema-aranha", Baxter®), necessitando mínima manipulação com menor risco de peritonite.

Em casos de **hipervolemia**, utilizam-se as soluções hiperosmolares (4,25%), podendo-se, também, adicionar glicose à solução de 1,5% até um máximo de 5%, sabendo-se que, por exemplo, 1 grama de glicose diluída em 1 litro de solução proporcionará 5,5mOsm. Pode-se também utilizar manitol ou albumina, esta com a vantagem de, no caso de intoxicação barbitúrica, propiciar a absorção do tóxico.

Dependendo do caso, na ausência de hipercalemia, deve-se adicionar potássio a partir do 4º-5º banho, já que, com a continuidade da diálise, a hipocalemia resultante (eventual correção de acidose metabólica e espoliação real) se torna prejudicial, podendo precipitar arritmias cardíacas. Adiciona-se 4mEq/l de dialisato (1,8ml de KCl a 19,1%).

Indicações

Inclui várias situações clínicas ou cirúrgicas de origem renal ou não, que levam à insuficiência renal aguda (IRA) ou crônica (IRC) ou decorrentes de intoxicações exógenas ou distúrbios hidroeletrolíticos e metabólicos.

1. Sobrecarga volêmica não responsiva à terapia conservadora e/ou desenvolvimento de insuficiência cardíaca ou edema pulmonar.
2. Sintomatologia urêmica (manifestações neurológicas, cardiovasculares, gastrintestinais), com níveis de uréia acima de 200mg%.
3. Distúrbios hidroeletrolíticos e metabólicos:
   a) acidose metabólica e hipercalemia resistentes à terapêutica (potássio acima de 6,5mEq/l, associado a alterações eletrocardiográficas);
   b) hipernatremia, principalmente, quando associada a acidose metabólica e/ou manifestações neurológicas.
4. Hipertensão incontrolável (principalmente hipervolêmica).
5. IRA oligúrica se no auxílio do manuseio do balanço hídrico, em estados hipercatabólicos e necessidade de nutrição parenteral e grandes volumes.
6. Intoxicações exógenas por teofilina, digitálicos, salicilatos e barbitúricos.
7. Situações especiais: síndrome hemolítico-urêmica (a diálise precoce parece modificar o prognóstico). Pancreatite aguda: lavagem peritoneal na tentativa de remoção de enzimas proteolíticas e sangue da cavidade peritoneal.

PROCEDIMENTO

Material

1. Material de pequena cirurgia (tesoura, bisturi, pinças, porta-agulhas); campos, gorros, máscaras e aventais cirúrgicos.
2. Solução para anestesia local.
3. Frascos de solução de diálise e vias apropriadas. Se utilizar "sistema aranha", deve-se proceder a montagem prévia com técnica correta.
4. Cateter para diálise com mandril interno ou utilização de trocarte (ambos com vários tamanhos).

Local

Preferencialmente sala isolada, enfermagem treinada, utilizando técnica asséptica.

Técnica

1. Observar condições hemodinâmicas, sinais de lesões infecciosas e propedêutica abdominal minuciosa. Avaliar hepatoesplenomegalia, tumorações abdominais, cicatrizes de intervenções cirúrgicas prévias. Proceder sedação criteriosa.
2. Colocar o paciente em decúbito dorsal. Restrição adequada.
3. Sondagem vesical com técnica asséptica para esvaziamento.
4. Proceder assepsia de toda a parede abdominal e colocação de campos cirúrgicos; vestimenta cirúrgica apropriada.
5. Os **locais de punção** preferenciais são: a) cerca de 2cm abaixo da cicatriz umbilical na linha alba; b) cerca de 1,5cm da supra-umbilical na linha alba; c) em um ponto projetado entre a cicatriz umbilical e a espinha ilíaca superior, lateral aos retoabdominais; d) lateralmente ao primeiro local de punção; e) medialmente aos pontos de referência do item "c", via transretal.
6. Anestesia local com xilocaína a 1%. Fazer um "botão dérmico" e injetar anestésico até o peritônio (prévio a um plano de maior resistência, constituído por uma lâmina fibrotendinosa). Aspirar sempre a agulha, antes de avançar nos planos profundos.

7. Punção com Abocath® (nº 18) e seringa, aspirando até ultrapassar o peritônio. Observar a possibilidade de presença de material fecal. Após retirar o mandril, introduzir o Abocath e infundir líquido de dialisato (30ml/kg), para diminuir o risco de trauma de alça intestinal.
8. Incisão com bisturi de cerca de 0,5cm na linha alba até o nível da região intradérmica.
9. Introduzir o cateter com estilete pela incisão, utilizando movimentos firmes e de rotação, em sentido perpendicular, preferencialmente acompanhando a inspiração do paciente; exercer pressão até atingir a cavidade peritoneal (som de "pop"). Retirar o estilete e introduzir o cateter em direção à fossa ilíaca esquerda, contiguamente à parede abdominal. Observar o movimento do líquido intracavitário associado aos movimentos respiratórios do paciente. Quando se utiliza o trocarte, após a introdução na cavidade peritoneal, retira-se o mandril do trocarte e introduz-se o cateter da mesma maneira, retirando-se a seguir o trocarte.
10. Conectar o cateter ao sistema intermediário (sistema "Y") ou ao "sistema aranha"; observar a drenagem do líquido da cavidade, cor, velocidade e quantidade; proceder a novo banho-teste e, após otimização do sistema, fazer um curativo fechado. Evitar sutura dérmica, para diminuir o risco de infecção; se necessário, realizá-la em "bolsa", rente ao cateter, fixando com nó duplo.
11. Iniciar os banhos de retenção, conforme a necessidade dialítica. Nos casos de uremia ou hipercalemia importante, o volume varia de 30-50ml/kg, utilizando-se banhos a 1,5%, com tempo de retenção de cerca de 30 minutos, após o que a drenagem não deve ultrapassar meia hora. Se houver necessidade de ultrafiltração (estados de hipervolemia), deve-se utilizar banhos de 1,5 e 4,25% alternados, com tempo de retenção de somente 10-15 minutos, drenando-se rapidamente, objetivando-se maior "arraste de líquidos". Evitar a utilização exagerada de soluções hipertônicas para evitar peritonite química e esclerose peritoneal.

Alternativa atualmente disponível e ganhando ênfase na utilização pediátrica é a instalação do cateter de Tenckhoff em pacientes agudos. Trata-se de cateter de material especial, inerte, que, introduzido na cavidade peritoneal, evita a necessidade de sua remoção continuadamente, especialmente útil nos pacientes que irão necessitar de diálise por longo tempo (ex., síndrome hemolítico-urêmica). Conforme o quadro do paciente, pode ser instalado em centro cirúrgico sob anestesia geral ou à beira do leito, preferencialmente em sala isolada, utilizando-se técnica asséptica. Utiliza-se material especial com trocarte para Tenckhoff, implantando-se na linha alba ou por abordagem paramediana via transretal e estabelece-se um túnel subcutâneo na proximidade distal onde será acoplado o sistema "Y", ou o "sistema aranha", através de conector de titânio. O mesmo material é empregado em pacientes renais crônicos através dos sistemas de diálise peritoneal ambulatorial contínua (CAPD) ou diálise peritoneal cíclica contínua (CCPD). No primeiro caso o paciente e/ou familiares são treinados para trocas de bolsas padronizadas em casa, enquanto no segundo, é realizado o procedimento dialítico de forma continuada à noite, sendo o cateter conectado a uma máquina cicladora automática. Esta cicladora também vem sendo utilizada em alguns centros para automação das diálises "agudas".

Observações

a) O primeiro banho é experimental para testar o sistema. Geralmente ocorre retenção de pequena quantidade.
b) Os banhos devem ser aquecidos de tal forma que a solução infundida apresente-se em cerca de 37-38°.
c) Se o líquido apresentar-se fortemente hemorrágico (o comum é apresentar-se levemente róseo), realizar banhos contínuos (sem prévio aquecimento), com heparina (500-1.000U/l) até clareamento.
d) Duração total da diálise — 12 a 48 horas, podendo se estender excepcionalmente por períodos mais prolongados, conforme a necessidade, porém com risco de menor dialisância. Após estabilização, é suficiente manter-se períodos de 12 a 24 horas, individualizando-se o tempo e o período necessários.
e) Utilizar "folha de balanço", constando horário, volume e tempo de infusão e drenagem, assim como dados e intercorrências clínicas (peso, níveis pressóricos, balanço hídrico, medicamentos ministrados, etc.).
f) Controle laboratorial, realizado com 6, 12 e 24 horas do início da diálise peritoneal e conforme o caso (uréia, creatinina, sódio, potássio, cloro, gasometria sangüínea, cálcio, fósforo e eventualmente outras). Convém fazer cultura diária do líquido de diálise.

DIÁLISE PERITONEAL OU HEMODIÁLISE?

A **hemodiálise** (HD) é mais eficaz no tratamento de intoxicações exógenas, principalmente drogas hidrossolúveis e de baixo peso molecular (ex., salicilatos e etanol). Em geral, a HD não é muito útil na remoção de drogas com alta ligação protéica. Nestes casos, o procedimento ideal é a hemoperfusão, quando se utiliza no lugar do dialisador ou "capilar" comum de hemodiálise (cuprofane) um hemoperfusor de carvão ativado ou resina trocadora iônica. Embora a HD apresente dialisância e ultrafiltração mais eficazes, a diálise peritoneal requer aparato técnico e acesso de procedimento muito mais simples. Além disso, a HD é mais desestabilizante do ponto de vista hemodinâmico e pode ocasionar a síndrome de desequilíbrio (distúrbios neurológicos após a primeira sessão de HD, associados à queda muito rápida dos níveis de uréia, com conseqüente edema cerebral).

A **diálise peritoneal** (DP) proporciona uma correção mais estável da acidose e hipercalemia. Considerar a favor da DP o fato de que, em crianças, a superfície corpórea da membrana peritoneal como percentagem do peso corpóreo é relativamente maior do que em adultos, o que, teoricamente, permite um equilíbrio mais rápido e efetivo de solutos.

Contra-indicações da diálise peritoneal

Não existe contra-indicação absoluta; são contra-indicações relativas: cirurgia abdominal recente; peritonites difusas ou localizadas (às vezes, utiliza-se, como terapêutica, lavado peritoneal); situações de choque, tornando inefetiva a dialisância peritoneal ou agravando a instabilidade hemodinâmica em HD; discrasia sangüínea importante.

Complicações e intercorrências

1. Hemorragia — geralmente os primeiros banhos são levemente hemorrágicos, existindo melhora progressiva após lavagens contínuas. A possibilidade de acidente de punção em vaso calibroso deve ser aventada nos casos de hemorragia importante associada à instabilidade hemodinâmica.
2. Dor — freqüente inicialmente. Evitar a infusão demasiada de banhos frios e de bolhas de ar. Dor retal desaparece quando se exterioriza o cateter alguns centímetros. Modificação do decúbito também pode ser efetiva.
3. Peritonite — suspeitar na presença de dor abdominal — associada a líquido turvo, febre e/ou diarréia. Bacterioscopia, citologia e cultura com antibiograma são imperiosos, necessitando da utilização de antibioticoterapia no banho do dialisato. A presença de fibrina indica a necessidade de associação de heparina. A diálise não deve ser interrompida, a menos que haja processo cirúrgico abdominal em evolução. Quando utilizar cateter de Tenckhoff, observar infecção do túnel subcutâneo.
4. Perdas protéicas pelo dialisato peritoneal (até 10-30g/dia), principalmente quando ocorre peritonite. A má tolerabilidade e má digestão alimentar, o estado de uremia e hipercatabolismo e a infecção são grandes responsáveis pelo estado de desnutrição e balanço nitrogenado negativo desses pacientes.
5. Perfuração de víscera oca, perfuração vesical, se não foi feita sondagem prévia. Perfuração de alça intestinal, nos casos de diálise intermitente de longa duração nas peritonites, nas cirurgias abdominais prévias (bridas) e na manipulação intempestiva.
6. Diminuição ou interrupção do fluxo — neste caso, modificar a posição do paciente ou tracionar o cateter. Observar presença de coágulos, fibrinas ou bolhas de ar. Evitar manipulação do cateter (nunca introduzir). Preferencialmente, trocar o cateter sob técnica asséptica. Outra possibilidade é o efeito obstrutivo do omento no interior do cateter (em geral, mecanismo valvular). Nestes casos, deve-se tracionar o cateter com cuidado, observando a eventual presença de hemorragia local.

HEMOFILTRAÇÃO E HEMODIAFILTRAÇÃO

Recentemente, tem-se utilizado na IRA a hemofiltração arteriovenosa contínua (HAVC) ou ultrafiltração lenta e contínua. São métodos alternativos para emergência de remoção de fluidos em pacientes criticamente doentes e recém-nascidos. Esses procedimentos são mais tolerados do que a HD em pacientes mais instáveis e podem ser usados quando houver contra-indicação para DP. São úteis para o tratamento da sobrecarga vascular ou para criar um déficit vascular no paciente oligúrico, de forma a administrar hiperalimentação e medicamentos por via endovenosa. Variações de técnica como hemofiltração venovenosa contínua facilitam a utilização e a operacionalidade relacionadas ao acesso vascular, enquanto a hemodiafiltração arteriovenosa (combinação de hemofiltração intermitente com hemodiálise simultânea) aumenta o índice de ultrafiltração e clearance de substâncias. ■

30. CONTENÇÃO DE CRIANÇAS

A posição e a contenção adequadas são condições indispensáveis para a execução de diversos procedimentos na infância. Ao proceder-se a contenção de uma criança, deve-se dispor previamente de todos os equipamentos que serão utilizados. Quando a idade permite, devem-se explicar as razões do procedimento, mas tal medida raramente tranqüiliza uma criança muito excitada. Para pais intranqüilos, algumas palavras de orientação e conforto terão maior efeito do que tranqüilizantes.

CONTENÇÃO CORPORAL

Indicação: infusões venosas no couro cabeludo, punção subdural, punção de jugular, intubação digestiva, laringoscopia, miringotomia ou cateterização da bexiga.

Equipamento: um lençol e quatro alfinetes de segurança.

Procedimento (Fig. II.75)

1. Dobrar o lençol até uma largura igual à distância que vai da axila a alguns centímetros acima da sínfise púbica do paciente.
2. Colocar o lençol dobrado atravessando a cama.
3. O paciente é colocado sobre o lençol, deixando-se de um lado um terço deste e do outro, dois terços.
4. A parte mais curta é introduzida sob o tronco e anterior às extremidades.
5. A parte restante passa novamente sob o tronco e a seguir circunda-o, englobando os braços.
6. Prender as extremidades com os alfinetes.

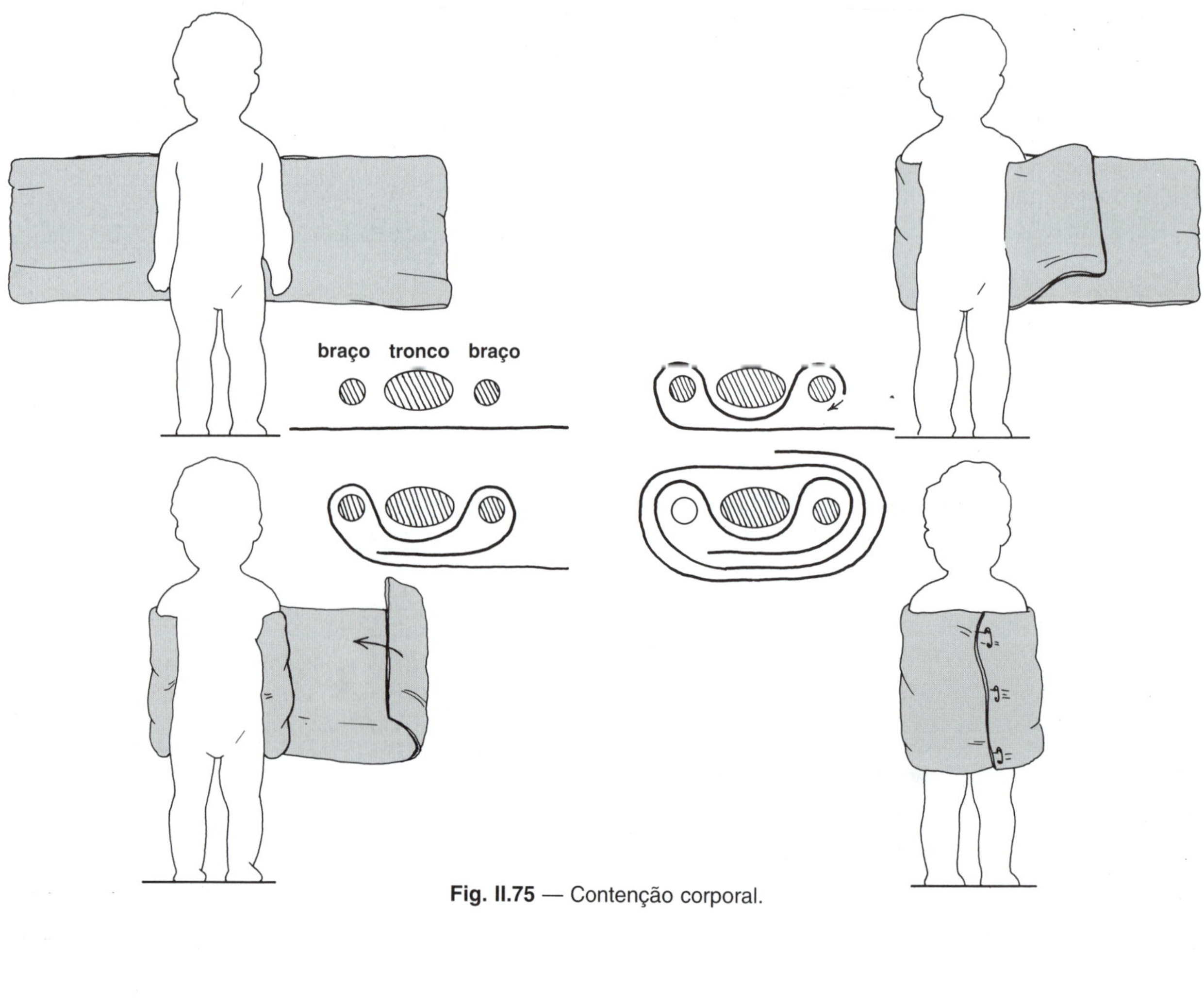

Fig. II.75 — Contenção corporal.

CONTENÇÃO DO MEMBRO SUPERIOR

Para punções venosas e infusões da área antecubital, indica-se a contenção da extremidade superior.

Equipamento: prancha forrada, de tamanho adequado; quatro pedações de esparadrapo de 5cm de largura com 15cm de comprimento, e outro, da mesma largura, mas com 6cm de extensão.

Procedimento

1. O membro superior é colocado sobre a prancha, que deve estender-se desde a raiz até 5cm além dos dedos.
2. A primeira tira de esparadrapo deve cruzar a palma da mão, cobrindo a área dos metacarpianos. Os dedos ficam com movimentação livre.
3. A segunda tira é colocada medialmente à base do polegar, sobre as eminências tenar e hipotenar.
4. A tira menor de esparadrapo é aplicada na parte média da terceira tira maior, justapondo-se as faces adesivas. Isto evita a aderência desta tira no braço (terço médio) do paciente.
5. A última tira é colocada no terço médio do antebraço.

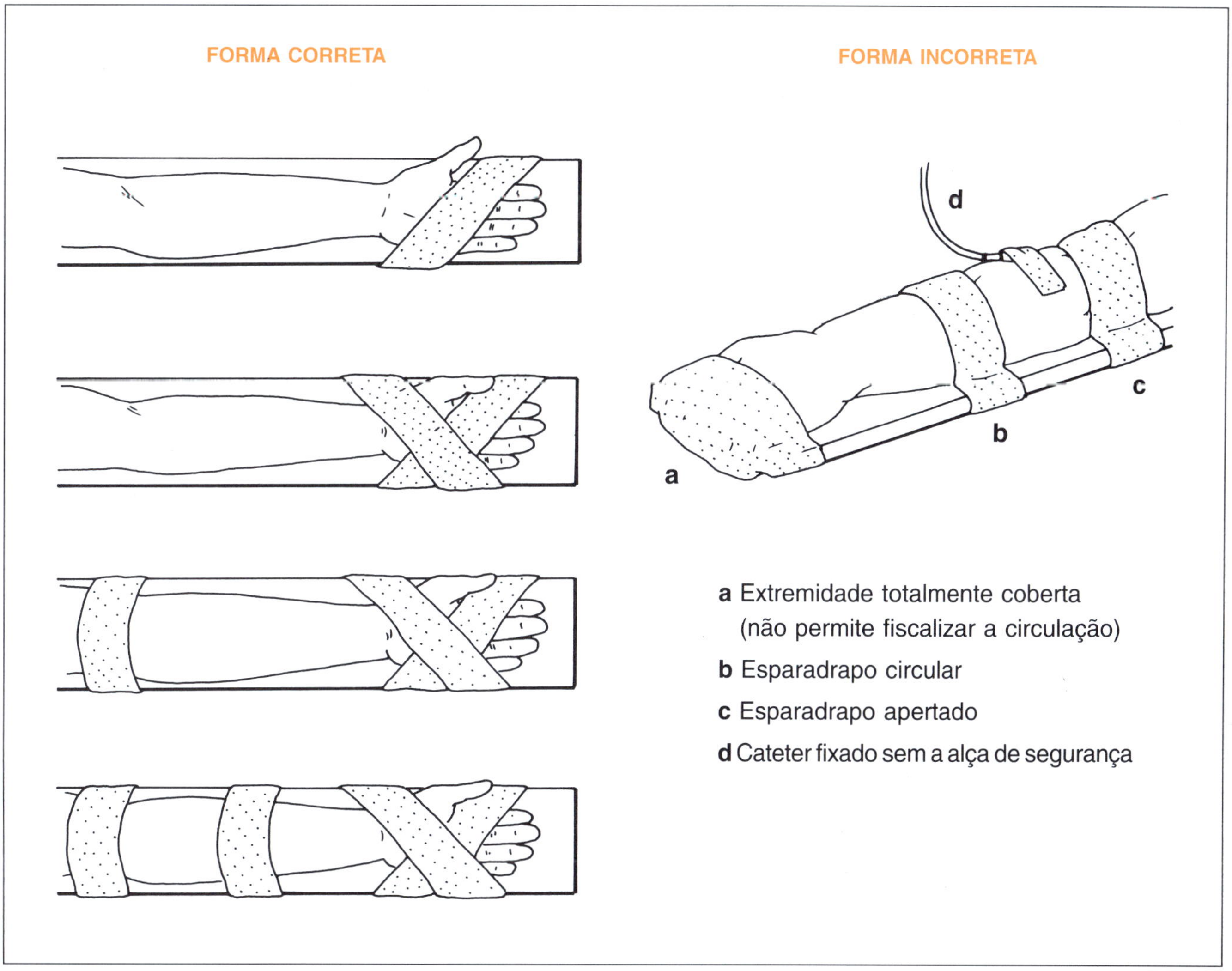

Fig. II.76 — Contenção do membro superior.

Contenção da mão — Figs. II.77 e II.78.

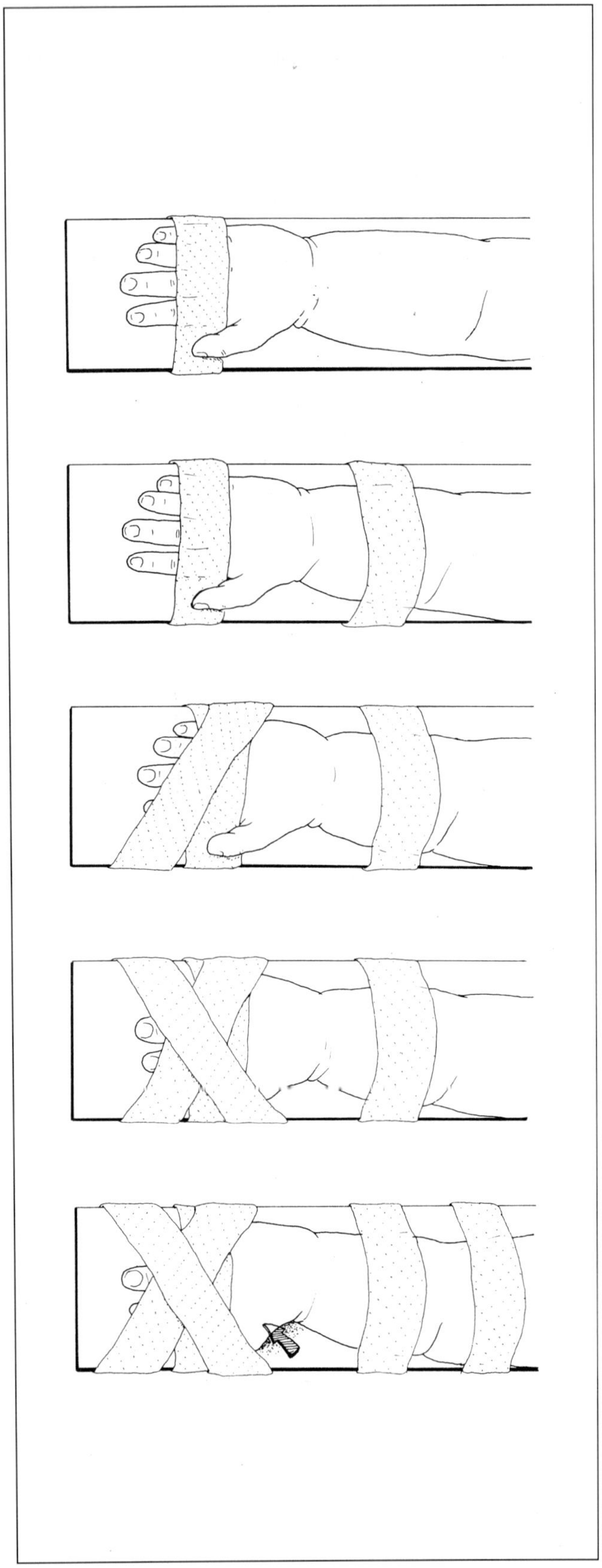

Fig. II.77 — Contenção da mão no lactente.

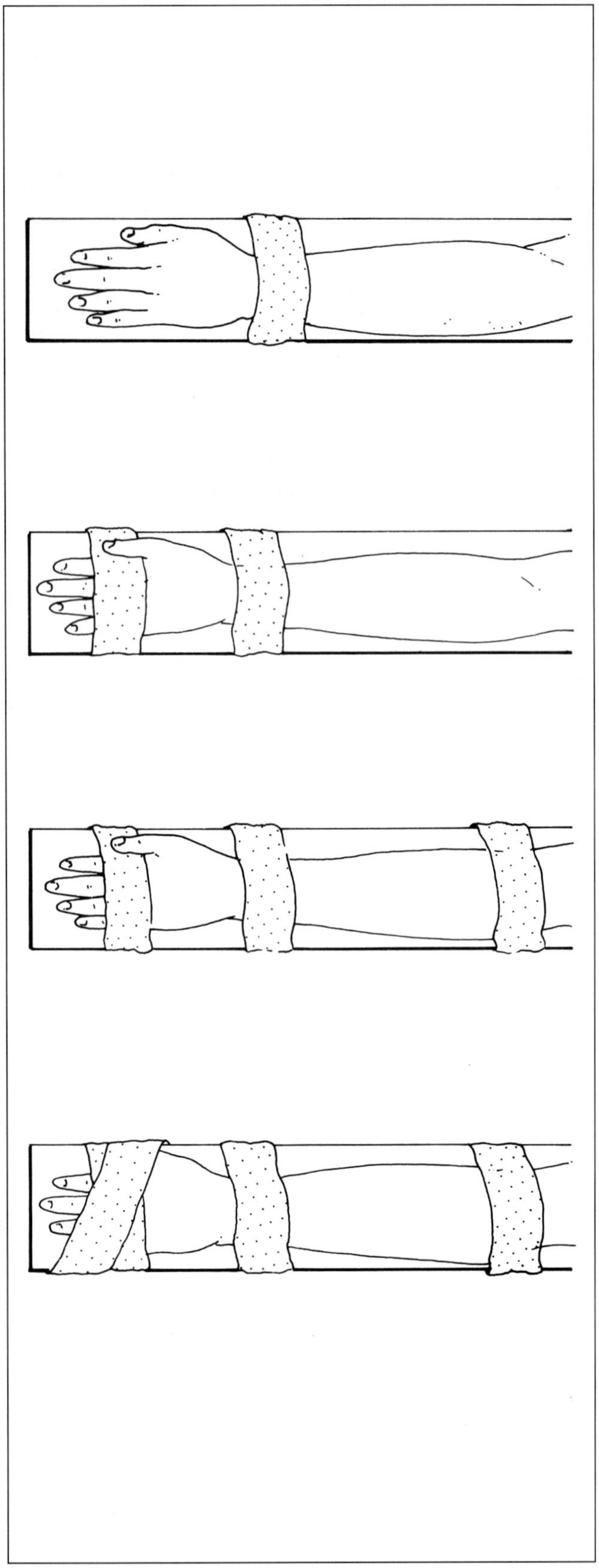

Fig. II.78 — Contenção da mão em criança que colabora.

CONTENÇÃO DO MEMBRO INFERIOR

Esta contenção imobiliza o membro inferior para manipulações como infusão e dissecção de veias sobre a face medial da perna.

Equipamento: uma prancha forrada e quatro pedaços de esparadrapo, de 5cm de largura, sendo três de 20 a 30cm e o outro de 10cm de extensão.

Procedimento

1. O membro é colocado em rotação externa sobre a prancha forrada, que deve ir desde o calcanhar até a porção média da nádega. A prancha deve exceder em 2 a 3cm a largura do joelho.
2. A primeira tira de esparadrapo é colocada através da área dos ossos metatarsianos, sendo que uma extremidade é atada à extremidade distal da prancha e a outra à sua margem esquerda.
3. A segunda tira é colocada sobre a área do calcanhar do primeiro metatarsiano e base do grande artelho, em sentido cruzado com a primeira tira. O maléolo medial fica exposto.
4. A terceira tira, acolchoada pela quarta (justaposição das faces aderentes), é aplicada logo acima do joelho.
5. Examinar o pé, para ver as condições de irrigação.

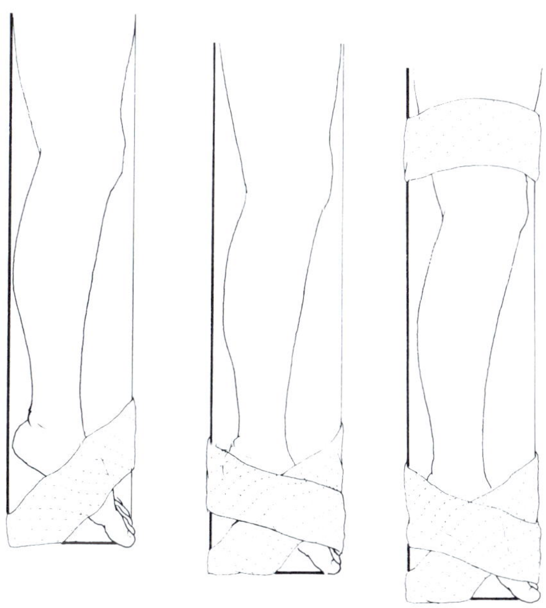

Fig. II.79 — Contenção do membro inferior.

Contenção do pé para crianças pequenas não cooperativas — Fig. II.80.

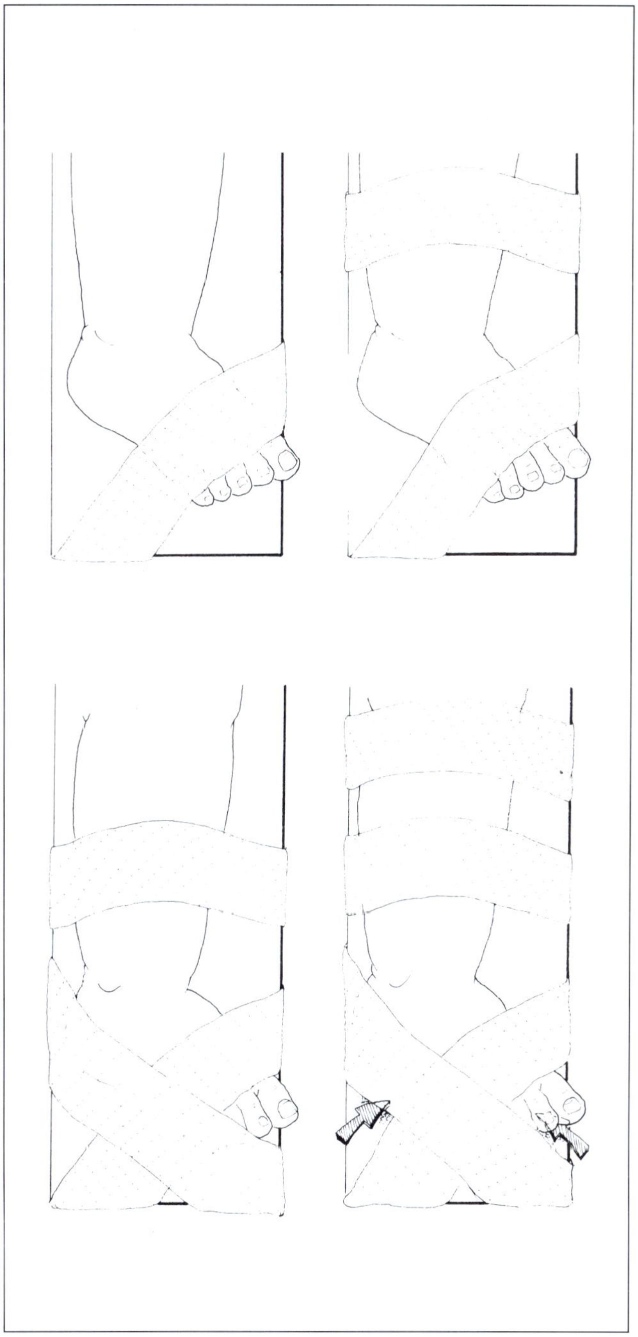

Fig. II.80 — Restrição do pé em crianças pequenas.

CONTENÇÃO MEMBRO-CAMA e TALA-CAMA

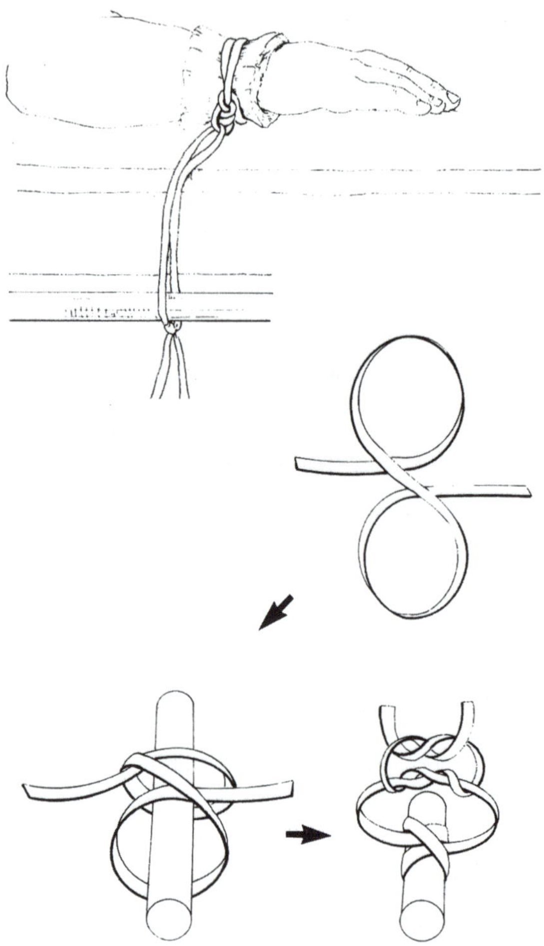

Fig. II.81 — Contenção da extremidade à cama.

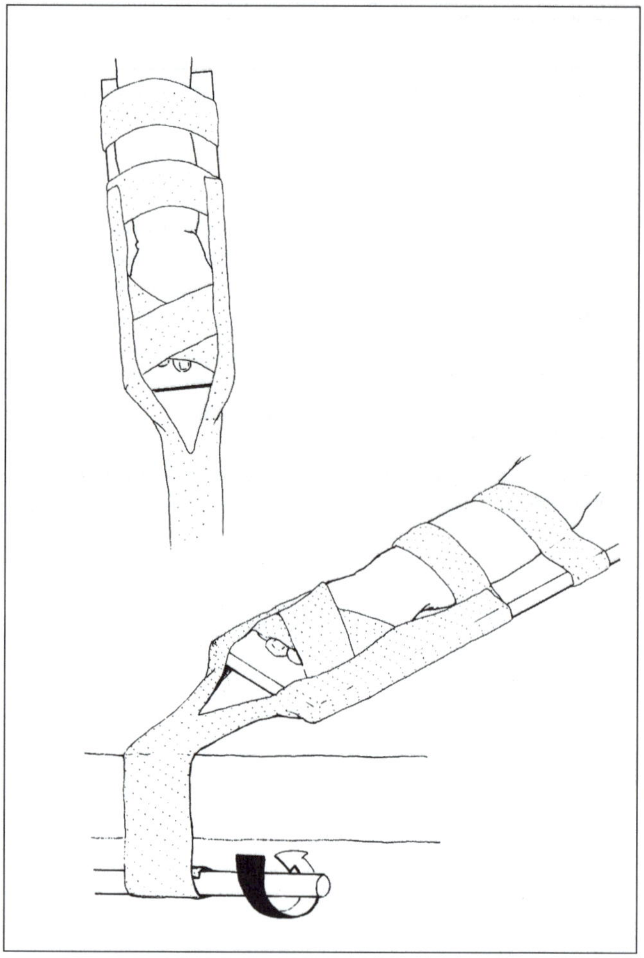

Fig. II.82 — Contenção tala-cama.

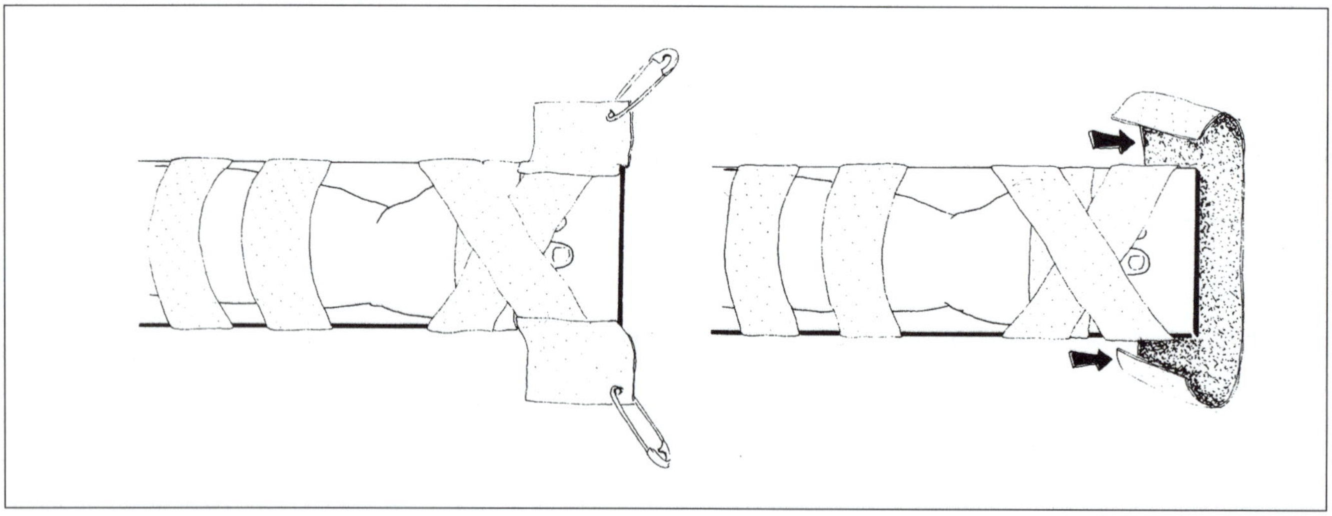

Fig. II.83 — Contenção tala-cama.

31. FEBRE ELEVADA — MEIOS FÍSICOS E ANTITÉRMICOS

Não há limite preciso além do qual estão indicadas as medidas específicas para correção da febre em si, independente da etiologia. Os seguintes fatores devem ser levados em conta:

1. criança com tendência à convulsão febril;
2. grande desconforto, cefaléia, dor no corpo, delírio;
3. ansiedade familiar.

Levando em conta as necessidades aumentadas de oxigênio durante o estado febril, o tratamento antitérmico parece ser justificado em temperatura acima de 38,5°C em crianças débeis e 40°C em crianças robustas.

CONDUTA

Casos moderados

1. Roupa leve, quarto ventilado, oferta generosa de líquidos, repouso relativo.
2. Antitérmico — ver Criança com febre.

Casos graves

1. Medidas gerais: roupa leve, ambiente ventilado, oferta generosa de líquidos.
2. Fenotiazínico, em pequenas doses, por via IM: Clorpromazina 0,2mg/kg (Amplictil: 1 ampola = 5ml = 25mg, ou seja, 1ml = 5mg).

   Nota: as pequenas doses de fenotiazínico têm ação antitérmica, evitam o choque provocado pela queda brusca de temperatura e evitam os calafrios.

   Atenção: evite doses grandes, que podem ter efeito desfavorável sobre a febre, além dos efeitos secundários, às vezes graves. Repetir a mesma pequena dose de fenotiazínico cada 1/2 hora, até a obtenção dos efeitos desejados e desde que não se evidenciem efeitos colaterais indesejáveis.
3. Após o fenotiazínico: antitérmicos por via parenteral (IM, eventualmente EV); pirazolônico — Novalgina — 1/2, 1 ou 2ml, de acordo com o peso da criança e a gravidade do quadro clínico.
4. MEIOS FÍSICOS
   a) Despir a criança, envolvendo-a apenas com um lençol e colocar compressas frias em sua fronte; se isso não for suficiente, enrolar a criança toda em **toalha úmida** e **morna**, renovar freqüentemente a compressa ou a toalha para que não sequem ou se aqueçam.
   b) **Friccionar** delicadamente o corpo da criança com esponjas umedecidas em água fria ou morna. A fricção deve ser feita em partes sucessivas: primeiro um braço, depois o outro, as pernas, o peito e as costas; a duração total deve ser de 30 minutos aproximadamente.
   c) **Banho de imersão** — usar água morna (temperatura um pouco inferior à do paciente); prolongar o banho por 10 minutos ou mais, deixando a água esfriar gradualmente. Ao mesmo tempo, colocar compressas frias na fronte da criança.

Atenção

1. Não usar álcool (perigo de intoxicação).
2. **Se surgirem tremores ou calafrios, suspender imediatamente o banho e as compressas**, enxugar e agasalhar o paciente, aplicar a pequena dose de clorpromazina já indicada.

   Nota: os tremores elevam a febre, por aumento da atividade muscular.
3. É **erro grave** colocar a criança com febre alta em banho frio ou toalhas geladas. ■

32. EXAMES LABORATORIAIS DE BEIRA DE LEITO

URINA

1. **BACTERIOSCÓPICO DE URINA**

Objetivo: diagnóstico presuntivo de infecção do trato urinário.

Triagem: método do nitrito.

a) **Método rápido**: 1 gota de urina recentemente emitida e homogeneizada não centrifugada examinada ao microscópio, com luz reduzida: o encontro de 1 bactéria por campo reflete bacteriúria significativa.

b) **Método de escolha**: esfregaços em lâmina de 1 gota de urina recentemente emitida e centrifugada, corada pelo método de Gram. Interpretação: bactérias freqüentes (mais de 4 por campo) e leucócitos freqüentes sugerem infecção urinária.

2. **MÉTODOS SIMPLIFICADOS DE UROCULTURA**: Uricult (Orion) ou Uritube (Roche) são métodos úteis quando não se dispõe de laboratório bem equipado em bacteriologia. Técnica: seguir os folhetos explicativos.

3. **Testes para detecção de proteínas, glicose, cetona, sangue e para determinação do pH urinário**: Labistix, Bililabistix (inclui determinação de bilirrubinas): tiras reagentes (Ames-Miles). Técnica: seguir as recomendações do fabricante.

4. **Teste para glicosúria**: Clinitest. Seguir as instruções do fabricante.

FEZES

1. PESQUISA DE LEUCÓCITOS

Objetivo: pesquisa etiológica na diarréia aguda.

Fazer um esfregaço fino de fezes sobre lâmina, usando de preferência a parte das fezes que contém muco e/ou sangue.

1º método: pingar sobre a lâmina preparada duas ou três gotas de azul-de-metileno; esperar 2-3 minutos; cobrir com lamínula e levar ao microscópio (não pode ser guardada).

2º método: fixar a lâmina sobre uma chama (no lado inverso da lâmina). Corar pelo método de Gram de imediato ou posteriormente. Pode ser guardada para estudo posterior.

Interpretação: o encontro de leucócitos freqüentes indica uma colite exsudativa, geralmente por bactéria invasora (*Shigella, Salmonella, E. coli* invasora, *Yersinia, Campylobacter*); eventualmente por bactéria produtora de citoxina. Nas diarréias virais e enterotoxigênicas não se encontram leucócitos.

2. pH e SUBSTÂNCIAS REDUTORAS

Objetivo: caracterizar diarréia fermentativa.

Material: fezes colhidas em saquinho plástico ou fralda plástica (não servem fezes colhidas de fralda comum). Testar a parte líquida das fezes. A pesquisa deve ser feita imediatamente. De preferência, testar uma série de três evacuações.

Métodos

a) Fita de Combistix mergulhada na parte líquida das fezes: testar pH e substâncias redutoras.

b) Clinitest: misturar 5 gotas de fezes (parte líquida) em 10 gotas de água e juntar 1 comprimido de Clinitest. Observar a efervescência que se produz e ler aos 15 segundos, comparando com a escala de cores que acompanha os tabletes.

Interpretação: pH menor que 6 e/ou substâncias redutoras maior que 1+ indica diarréia fermentativa por intolerância aos hidratos de carbono, mais freqüentemente à lactose, mas eventualmente à sacarose e até à glicose (correlacionar com o quadro clínico e os açúcares que a criança está recebendo).

No caso de sacarose (açúcar comum) que não é substância redutora, é necessário hidrolisar este açúcar, o que se consegue substituindo na técnica relatada acima as 10 gotas de água por 10 gotas de HCl solução 1N.

3. SANGUE OCULTO

Indicação: suspeita de alergia por leite de vaca em lactentes anêmicos.

Técnica (em criança que não esteja recebendo carne)

Tubo de ensaio 1: misturar uma pequena quantidade de fezes com 4 vezes seu volume em água destilada. Aquecer o tubo na chama até a ebulição.

Tubo de ensaio 2: preparar solução de benzidina (alguns grânulos) em ácido acético glacial (2ml).

Nota: desprezar a solução se esta tiver cor verde ou azul. Acrescentar a este tubo partes iguais de água oxigenada.

Adicionar a suspensão fecal do tubo 1, gota a gota, no tubo 2.

Interpretação: aparecimento de coloração azul ou verde-azulada significa presença de sangue nas fezes.

— A presença de sangue nas fezes e na urina pode também ser determinada diretamente pelo teste do **Hemo Merckognost** (tiras reagentes Merck) — seguir as instruções do fabricante.

SANGUE

DEXTROSTIX (tiras reagentes Ames-Miles).

Objetivo: avaliação rápida da glicemia.

Usar sangue venoso ou capilar (1-2 gotas). Cobrir completamente a área reagente da face impressa da tira. Aguardar 1 minuto. Lavar o sangue da tira com um jato fino de água, usando um frasco de lavagem. Fazer a leitura de acordo com a variação de cor. Valores hipoglicêmicos devem ser confirmados pelos métodos habituais de dosagem de glicose no sangue, mas as medidas terapêuticas adequadas já podem ser iniciadas.

TESTES NO RECÉM-NASCIDO

1. **TESTE DE APT E DOWNEY**

   Objetivo: determinar se o sangue suspeito é de origem materna ou fetal. Material: vômitos, fezes, aspirado gástrico, etc.

   a) Misturar ± 1ml do material com 5 a 10ml de água.
   b) Centrifugar (2.000rpm, alguns minutos).
   c) Filtrar ou decantar o sobrenadante.
   d) Colocar 5ml dessa solução (que tem cor rósea) em outro tubo contendo 1ml de NaOH a 1%.
   e) Leitura após 2 minutos: o sangue do RN (hemoglobina fetal) permanece de cor rosada; o do adulto tende a apresentar cor marrom-amarelada.

COLORAÇÃO PELO GRAM

1. Fazer esfregaço fino em lâmina (fezes, urina, secreção).
2. Cobrir a lâmina com violeta de genciana; aguardar 1 minuto.
3. Aplicar à lâmina solução de lugol (deslocando a violeta); aguardar 1 minuto.
4. Lavar a lâmina com água.
5. Aplicar à lâmina álcool etílico a 95%, até que esta fique descorada.
6. Aplicar a fucsina de Gram; aguardar 30 segundos.
7. Lavar a lâmina com água.
8. Secar a lâmina.
9. Examinar ao microscópio no momento ou guardar para estudo posterior.

Tempo de coagulação (ver Acidente ofídico)

SEÇÃO III

EMERGÊNCIAS EM NEONATOLOGIA

Coordenação: **Edna Maria de Albuquerque Diniz**

O período **neonatal** é uma fase muito delicada da vida da criança e na qual erros de conduta podem pôr em risco a vida do **recém-nascido** ou prejudicar irremediavelmente seu desenvolvimento.

Lendo esta seção e tendo este livro à mão, você estará **apto**, mesmo que não tenha muita experiência, a:

Este capítulo se completa com a seção correspondente do livro PEDIATRIA: DIAGNÓSTICO + TRATAMENTO (Sarvier); atualização permanente em PEDIATRA IN (edição do autor).

Indicação: livro Perinatologia (Conceição Segre, ed. Sarvier) e Rotinas Médicas de Pediatria Neonatal da Escola Paulista de Medicina.

RN = recém-nascido

SINAIS DE ALARME NO RN
Taquipnéia (FR > 60)
Desconforto respiratório
Cianose
Excesso de salivação
Distensão abdominal
Massas abdominais
Vômitos biliosos
Falta de eliminação de mecônio nas primeiras 24h
Micção ausente ou jato interrompido
Convulsões
Letargia
Icterícia nas primeiras 24h
Sangramento
"RN que não vai bem"

1. PROBLEMAS TRANSITÓRIOS E BENIGNOS NO RN SIMULANDO EMERGÊNCIA OU CAUSANDO PREOCUPAÇÃO

Algumas intercorrências neonatais transitórias e benignas podem simular situações de emergência que devem ser distinguidas das urgências verdadeiras sob pena de acarretar intranqüilidade e insegurança para os familiares e para o próprio médico.

Observações sobre o exame físico

Sempre que possível, o exame físico deve ser feito na presença dos pais. Fale com os pais e mostre ao mesmo tempo.

Pequenos truques que ajudam o exame:

a) deixar chupar o dedo, acalma o RN e facilita a ausculta;

b) levantar a cabeça e balançar gentilmente faz o RN abrir os olhos;

c) levantar um pouco o tronco ajuda a examinar o abdome;

d) use sempre a ponta dos dedos na palpação;

e) esquente a mão e o estetoscópio antes do exame;

f) não esquecer que o exame da placenta faz parte do exame físico do RN.

Alterações da cor

1. **Cianose das extremidades** bem como extremidades frias não têm significado patológico num RN que está bem e sem outros sintomas.

2. Nos **partos pélvicos** pode ser observada a **"máscara cianótica"** (coloração cianótica de face que termina no pescoço) nos primeiros dias de vida ou **cianose dos membros inferiores**.

3. Coloração **amarelo-esverdeada** pode ser causada pelo **mecônio** e desaparece com limpeza.

4. Coloração vermelha da pele, pequenas manchas avermelhadas que aparecem e desaparecem no mesmo dia, constitui o chamado **"eritema tóxico do RN"** e não requer tratamento; só explicação.

5. **"Feto de Arlequim"** — alguns RN, especialmente prétermo, podem apresentar, por distúrbio vasomotor ou pela administração EV de medicamentos, um distúrbio vasomotor: quadro súbito e de curta duração (minutos) de palidez em um hemicorpo, mantendo-se o outro corado; não ocorre alteração do estado geral.

6. **Petéquias** localizadas em RN que está bem não constituem motivo de preocupação.

7. A **icterícia** dita **fisiológica** precisa ser explicada aos pais, os quais devem ser tranqüilizados quanto à duração mais prolongada em bebê que mama leite de peito.

Hipertermia transitória — a chamada "febre de sede" pode ocorrer no 2º ou 3º dia, especialmente no RN muito agasalhado e em dias quentes ou ainda quando o RN não está recebendo leite em volume suficiente. Valorizar o estado geral bom (sem toxemia) e a melhora rápida pela adoção de mamadas eficazes e mais freqüentes e, eventualmente, pela administração de leite materno ordenhado.

O RN que **"luta contra o peito"** e parece sempre faminto tem provavelmente "confusão de bicos" provocada pela administração de chuca ou mamadeira no berçário. Prevenção: se necessário complemento ou suplemento dar em colher, conta-gotas ou copinho, nunca em chuca nem mamadeira.

Nunca usar intermediário para o bico.

Conduta: treinamento para pega correia. Atenção: providenciar a **1ª mamada na 1ª meia hora de vida** é uma emergência médica. Se o RN é "bonzinho", muito calmo, mama com intervalos longos e perde peso: acordá-lo a cada 2 ou 2 1/2 horas.

Evacuações

Mecônio é verde-escuro e isso deve ser explicado aos pais.

Após o 3ª dia, o RN passa a evacuar fezes semi-líquidas, amarelo-esverdeadas, com grumos, às vezes explosivas e após cada mamada. Explicar que se trata de uma **"pseudo-diarréia"**, ou seja, são as fezes normais do leite de peito e decorrem do efeito laxante (fermentação da lactose) do leite humano e do refluxo gastrocólico exaltado. Pode vir acompanhada de cólicas, especialmente no período das 19 às 23 horas.

Pequenas estrias de sangue nas fezes amolecidas do leite não devem causar preocupação (nem pensar em trocar o leite); sangue vivo nas fezes duras do bebê que toma mamadeira geralmente são devidas a fissuras anais.

Vômitos

1. **Regurgitação** é fisiológica em RN com ganho de peso satisfatório.
2. **Vômito sanguinolento** (sangue vivo) — pode ser sangue sugado de fissura do seio.
3. **Vômito em "borra de café"** — pode ser sangue deglutido no parto ou de fissuras do mamilo.

Em ambos os casos, valorizar o bom estado geral e a ausência de outros sangramentos. O teste de APT é rápido e distingue o sangue materno do fetal. Entretanto, se o vômito sanguinolento for em grande quantidade e persistir por mais de 6 horas, deve ser investigado.

Umbigo

1. **"Umbigo sangra"** — sangramentos que causam pequenas manchas nas fraldas são comuns; só se persistirem deve-se indicar a cauterização do umbigo com nitrato de prata.
2. **Granuloma umbilical** — presença de tecido de granulação, às vezes com secreção serossanguinolenta, após a queda do coto umbilical. **Conduta**: cauterização com bastão de nitrato de prata se vier acompanhado de odor fétido, fazer limpeza prévia com álcool iodado.

Respiração

O RN tem **respiração abdominal**. Respiração diafragmática, rápida, irregular e com pausas curtas (até 20 segundos) não indicam anormalidade desde que o restante do exame físico seja normal.

Soluços e espirros são normais no recém-nascido.

Pequenos **tremores das extremidades** são normais e indicam imaturidade ou hiperexcitabilidade do recém-nascido.

Sopro cardíaco — nos primeiros dias é possível a ausculta de um sopro; se não houver insuficiência cardíaca não alarmar a família, já que a maioria desses sopros são inocentes.

Olhos

1. Pequenas **hemorragias conjuntivais** são provocadas pelo esforço do parto e não têm significado patológico.
2. **Estrabismo** discreto e não fixo é fisiológico no 1º semestre de vida.

Genitais

Edema escrotal ou de **grandes lábios** costuma ocorrer no parto pélvico.

Dedos

Dedos extranumerários devem ser mostrados à família. Não tentar a extirpação no berçário, mas encaminhar ao cirurgião.

Hérnia umbilical — não constitui emergência; não dói nem tem risco de estrangulamento. Acompanhar com o pediatra.

2. RN DE ALTO RISCO

É o RN que apresenta risco de morte ou de sobrevida com seqüelas graves.

Algumas situações acarretam risco previsível:

1. **RN pré-termo**
   - Asfixia perinatal
   - Tocotraumatismo
   - Membrana hialina
   - Infecção
   - Anemia
   - Icterícia
2. **RN pequeno para a idade gestacional**
   - Asfixia perinatal
   - Síndromes aspirativas
   - Infecção
   - Distúrbios metabólicos (hipoglicemia, hipocalcemia)
3. **RN grande para a idade gestacional**
   - Asfixia perinatal
   - Tocotraumatismo
   - Filho de mãe diabética
   - Malformação congênita
   - Distúrbios metabólicos
4. **Gemelaridade**
   - Transfusão feto-fetal
   - Anemia ou policitemia
   - Prematuridade
   - Parto operatório
   - Malformação congênita
5. **Asfixia perinatal**
   - Hemorragia intracraniana
   - Desconforto respiratório
   - Distúrbio metabólico
6. **Insuficiência placentária**
   - Restrição de crescimento intra-uterino
   - Broncoaspiração
7. **Descolamento prematuro da placenta Placenta prévia**
   - Asfixia perinatal
8. **Cardiopatia materna**
   - Sofrimento fetal crônico
9. **Hipertensão arterial Pré-eclampsia Eclampsia**
   - Asfixia perinatal
   - Retardo de crescimento intra-uterino
10. **Fisometria e/ou febre materna**
    - Infecção
11. **Parto a fórcipe**
    - Tocotraumatismo
12. **Diabetes materno**
    - Prematuridade
    - Membrana hialina
    - Asfixia perinatal
    - Distúrbios metabólicos
    - Malformação
    - Policitemia
    - Infecção
13. **Primípara jovem**
    - Asfixia perinatal
    - Tocotraumatismo
    - Prematuridade
    - Restrição de crescimento intra-uterino
14. **Primípara idosa**
    - Asfixia
    - Tocotraumatismo
    - Prematuridade
    - Restrição de crescimento
    - Malformação
15. **Exsanguineotransfusão**
    - Distúrbio metabólico
    - Acidose metabólica
    - Infecção
    - Sangramento
16. **Cateterismo umbilical**
    - Infecção
17. **RN com artéria umbilical única**
    - Malformação renal e de trato gastrintestinal
18. **Poliidrâmnio**
    - Anencefalia
    - Atresia de esôfago
    - Oclusão intestinal
    - Nó ou prolapso de cordão
19. **Oligoâmnio**
    - Agenesia renal

Ressalte-se que o risco neonatal é diretamente proporcional ao risco gravídico, o qual pode estar aumentado em decorrência de fatores médicos e sociais:

1. Mãe solteira
2. Baixa estatura materna
3. Baixo nível sócio-econômico
4. Falta de assistência pré-natal
5. Idade materna: primípara jovem ou idosa
6. Doenças maternas: cardiopatia, hipertensão, diabetes, infecção, câncer
7. Intercorrências obstétricas: sangramentos, prolapso de cordão, insuficiência placentária, poli ou oligoâmnio, descolamento prematuro de placenta
8. Apresentações anômalas
9. Vícios pélvicos

Doença das membranas hialinas (resumido como Membrana hialina = MH)

3. O PEDIATRA NA SALA DE PARTO

ASSISTÊNCIA AO RN NORMAL

No atendimento do RN, a preocupação não é só a **sobrevida** do RN, mas também garantir sua boa **qualidade** de vida futura. A presença do pediatra neonatologista na sala de parto e sua integração com o obstetra e anestesista é a melhor garantia para se atingir esse objetivo. Na impossibilidade da presença desse especialista, outra pessoa treinada deve estar apta a ajudar no atendimento ao RN.

1º) Antes do parto

1. O ideal é uma consulta da gestante com o neonatologista 2 meses antes do parto.
2. No mínimo, conhecer antecedentes familiares, maternos e da gestação e do trabalho de parto atual (conversa com o obstetra e anamnese com a mãe). Classificar a gestação (alto risco?) e preparar-se de acordo. Captar a confiança da mãe.

2º) Na sala de parto

1. Vestimenta adequada para entrar no centro obstétrico. **Lavagem** cuidadosa das mãos e antebraços até o cotovelo.

   Colocar luvas para receber o RN.
2. Certificar-se do **bom funcionamento do equipamento**:
   - calor radiante funcionante, sistema de aquecimento do berço de reanimação ligado;
   - fonte de oxigênio com fluxômetro;
   - pêra de borracha ou sistema De Lee para aspiração da orofaringe;
   - balão auto-inflável (AMBU) já conectado à fonte de oxigênio, máscara facial própria para RN;
   - laringoscópio com lâmina reta nºs 0 e 1, pilhas funcionantes ou baterias, foco da lâmpada apontando para a extremidade da lâmina;
   - estetoscópio infantil;
   - aspirador com cateter adequado (nºs 4, 6, 8);
   - tubos endotraqueais (Portex nºs 2,5-3-3,5);
   - "clamp" para pinçamento de cordão;
   - material para cateterização de veia umbilical;
   - seringas;
   - tubos para coleta de sangue para exames;
   - cobertores encapados, secos e aquecidos;
   - material para Credé;
   - incubadora de transporte.
3. **Medicamentos** que devem estar obrigatoriamente disponíveis:

   Soro fisiológico, soro glicosado a 5-10%, Adrenalina, Naloxona (Narcan).

   Recomendáveis (obrigatórios se existem condições predisponentes para asfixia perinatal): dopamina/dobutamina, gluconato de cálcio a 10%.
4. Observar e anotar **evolução do parto**; registrar no relógio da sala, o momento exato da retirada completa do RN e seu aspecto nesse momento.

A seguir:

1º) Eventualmente, remoção das mucosidades da boca e narinas, com o dedo ou pêra de borracha (obstetra).

2º) Dar o **Apgar** do 1º minuto e **classificar** o RN.

3º) Clampeamento do cordão (não ordenhar) feito pelo obstetra.

4º) Receber o RN em ligeiro cefalodeclive (não segurar o RN pelos pés verticalmente com a cabeça solta) e realizar os seguintes procedimentos seqüenciais:

- Se tiver sido detectado **sofrimento fetal** importante durante o parto e/ou **sinais de depressão ao nascimento**: **asfixia perinatal**.

  Urgência → **reanimação do RN** (ver o capítulo seguinte).
- Se o aspecto do RN for **satisfatório**, realizar os procedimentos a seguir:

Procedimento 1 Evite o resfriamento do RN

a) Receba o RN em campo aquecido e enxugue-o.
b) Coloque-o na mesa aquecida (2 lâmpadas de 250 watts) com sua cabeça discretamente para baixo (não Trendelenburg).
c) O ar condicionado da sala não deve estar ligado, só ligue depois que o RN sair da sala.

Apgar de 1 minuto — normal:
FC > 100, rosado
com leve cianose das extremidades.

Procedimento 2 Desobstrução das vias aéreas superiores

Se for necessário, pela presença de secreções, fazer aspiração breve (até 5 segundos) e delicada com pêra de borracha ou aspirador De Lee. Aspirar a cavidade oral e depois as narinas.

Se for necessária aspiração mecânica, usar sonda de polietileno nº 6 (para prematuro) ou nº 8 (RN de termo), introduzir a sonda dobrada, abrindo-a no local de aspiração, a pressão negativa deve ser de no máximo 20cmH_2O.

a) Se o RN estiver em boas condições, sem secreção evidente, suprimir o Procedimento 2 e passar, de imediato, ao Procedimento 3.
b) **Recém-nascido com Apgar 6 ou menos** está em **HIPOXIA/ANOXIA**: ver o capítulo seguinte.

Medicamentos que devem estar obrigatoriamente disponíveis (e sua indicação):

a) Soro fisiológico: 10ml/kg, via cateter umbilical, no caso de choque.
b) Adrenalina: sol. 1:10.000, 0,1ml/kg, na parada cardíaca, via endotraqueal.
c) Naloxona (Narcan): diluir 1/2 ampola em 9ml de água destilada, aplicar 0,5ml/kg, IM ou EV, como antídoto de opiáceo.
d) Soro glicosado a 5 e 10%, para manutenção.

Procedimento 3 Apresentação aos pais

1º) Alguns métodos de parto preconizam o banho do RN; participação do pai.
2º) Após enxugar e envolver em campos aquecidos: contato olho-a-olho entre o RN e o pai.
3º) Colocar o RN deitado de bruços sobre o abdome da mãe e ajudá-lo a subir até a altura da mama E da mãe.
4º) O RN faz o contato olho-a-olho com a mãe, cheira, vê, toca, lambe a mama da mãe. Alguns RN podem efetuar uma mamada verdadeira; se isto não ocorrer, permitir o contato por alguns minutos.

Procedimento 4 Contagem de Apgar aos 5 minutos

Procedimento 5 Exame sumário

Efetuado na mesa aquecida. Verificar:

- estado de consciência;
- condições cardiorrespiratórias;
- cianose generalizada;
- tônus;
- reflexo de Moro;
- malformações;
- maturidade;
- exame oftalmológico — reflexo do olho vermelho.

Procedimento 6 Laqueadura do cordão

Clampear o cordão a 2cm da cicatriz umbilical.

Procedimento 7 Identificação do RN

Impressão digital da mãe; impressões digital e plantar do RN; pulseira colocada na mãe e no RN (nos 2 braços).

Procedimento 8 1ª mamada

Se mãe e RN estiverem em boas condições, o RN deve ser entregue aos pais para que tenham contato visual e físico com o RN. Em condições mais confortáveis (pode ser numa cama da sala ao lado, ou sala do pré-parto) o RN pode efetuar sua primeira mamada, dentro da 1ª hora de vida. Orientação e auxílio do pessoal médico/enfermagem.

Procedimento 9 Credeização

Instilar nitrato de prata a 1% (de preparo recente e mantido em frasco escuro) — 1 gota em cada olho (e 2 gotas na vagina).

Só efetuar este procedimento após completado o adequado contato do RN com seus pais.

Procedimento 10 Exame de placenta

a) Pesar.
b) Conferir se tem 2 artérias e 1 veia umbilical.

Procedimento 11 Transporte ao alojamento conjunto

O RN em boas condições deve sair do centro obstétrico **junto** com sua mãe e **direto** ao **alojamento conjunto**.

Observações

1. A **manipulação** do RN deve ser **gentil** e **suave**; evitar procedimentos agressivos de benefício duvidoso.

2. A **aspiração** não é isenta de risco; por isso não deve ser efetuada de rotina; só em caso de obstrução das vias aéreas.

3. A **aspiração do conteúdo gástrico** não deve ser efetuada de rotina, estando indicado na presença de uma destas condições: a) sofrimento fetal; b) líquido amniótico com mecônio ou sangue e presente na orofaringe; c) poliidrâmnio; d) artéria umbilical única; e) mãe diabética. Observar volume e aspecto do líquido aspirado.
4. Aplicação de **vitamina K**.
   Embora geralmente recomendada de rotina, é duvidosa sua necessidade em RN alimentados corretamente (leite de peito exclusivo, 1ª mamada na 1ª hora de vida, mamadas freqüentes em regime de livre demanda). Dose: 1mg IM; opção: por via oral.
5. Não testar sucção/deglutição com água nem soro glicosado mas com o próprio seio materno.

Procedimento 12 No alojamento conjunto

a) **Pesar, medir**: comprimento, perímetros cefálico e torácico.
b) **Amamentação exclusiva ao seio materno**. Nas primeiras 24 horas, o RN deve ser acordado, se necessário, a pelo menos cada 4 horas. A enfermagem deve orientar e ensinar a pega correta da mama. A partir das 24 horas, embora seja preconizada a livre demanda, o RN deve mamar 10 a 12 vezes nas 24 horas (a cada 2 ou 2 1/2 horas); alguns RN precisam ser acordados até entrarem nesse ritmo. Nunca dar água nem soro glicosado nos intervalos.
c) **Vitamina K** — uma opção é a administração oral 2,5mg.
d) Exame físico das **6 horas** com avaliação da **idade gestacional**.
e) Exame diário do RN; observação contínua; peso diário.

Importante

Ao pediatra que trabalha num serviço que não proporciona as condições para efetuar esses procedimentos (pediatra na sala de parto, 1ª mamada na 1ª meia hora de vida, alojamento conjunto) não cabe se conformar ou lamentar, mas lutar para essa conquista. Empregar argumentos de ordem médica, humanização do atendimento e com o **Estatuto da Criança e do Adolescente** (em vigor desde 12/10/1990). A entrada do pai no alojamento conjunto deve ser livre: "pai não é visita".

Boletim de Apgar

	Nota		
Sinal	**zero**	**1**	**2**
Freqüência cardíaca	Ausente	100bpm	100bpm
Esforço respiratório	Ausente	Choro fraco	Choro forte
Tono muscular	Flácido	Semiflexão	Movimento ativo
Irritabilidade reflexa	Sem resposta	Algum movimento	Choro forte
Cor da pele	Cianótica ou pálida	Cianose de extremidades	Corada

A avaliação deve ser feita com **1 minuto** de vida:

— Apgar de 0 a 3: RN gravemente deprimido.

— Apgar de 4 a 6: RN moderadamente deprimido.

— Apgar de 7 a 10: RN em boas condições de vitalidade.

Completar com **Apgar de 5 minutos**. ■

4. ASFIXIA PERINATAL — RN COM ASFIXIA

HIPOXIA = teor insuficiente de oxigênio fetal, acarretando hipoxia tecidual (decorre de uma concentração arterial de oxigênio abaixo do normal).

ANOXIA ou **ASFIXIA** = déficit de oxigenação e perfusão dos órgãos do feto ou RN decorrente da falha nas trocas de oxigênio por CO_2 e levando ao metabolismo anaeróbio, cujas conseqüências são acidose metabólica (acidemia = lactacidemia) e lesão celular (por hipoxia tecidual).

ASFIXIA = hipoxemia + hipercapnia + acidemia metabólica.

ENCEFALOPATIA HIPÓXICO-ISQUÊMICA = a mais importante conseqüência da asfixia perinatal; causa de lesão permanente das células do sistema nervoso central que pode acarretar morte neonatal ou se manifestar mais tarde como paralisia cerebral ou deficiência mental.

A asfixia perinatal pode ser prevista (anamnese e laboratório).

Estar preparado para a necessidade de **reanimação neonatal**, se:

a) condições pré-natais: diabetes, toxemia gravídica, hipertensão, isoimunização Rh, infecção, hemorragia no 3º trimestre, poliidrâmnio, oligoâmnio, pós-maturidade, prematuridade, gemelaridade, restrição de crescimento intra-uterino;

b) condições do trabalho de parto: fórcipe, pélvico, parto prolongado, anestesia geral, prolapso do cordão, descolamento prematuro da placenta, placenta prévia;

c) condições pós-natais: anemia grave por hemorragia ou hemólise, choque, distúrbios pulmonares e cardíacos;

d) avaliação fetal: (1) batimentos cardíacos fetais: bradicardia (DIP II), taquicardia (> 180), arritmia; (2) pH sangüíneo fetal: acidose; (3) líquido amniótico meconial.

A asfixia pode ser **avaliada**: **Apgar**.

Apgar 6 ou menos indica asfixia. A anormalidade reflete-se no Apgar, geralmente nesta seqüência: cor, respiração, tono muscular, reflexos e freqüência cardíaca.

No RN evidentemente deprimido não há necessidade de contar o Apgar; as condições do RN são avaliadas rapidamente por 3 sinais, em seqüência: **respiração**, **freqüência cardíaca** e **cor**.

Em 5 ou 10 segundos já se pode saber se há ausência de movimentos respiratórios e/ou bradicardia ou parada respiratória.

O Boletim de Apgar nesse caso se presta mais para avaliar a resposta do RN às manobras de reanimação no 1º e 5º minutos de vida e, se necessário, no 10º, 15º e 20º minutos.

REANIMAÇÃO NEONATAL

- Prevenção da perda de calor
- Conseguir vias aéreas permeáveis
- Iniciar o processo respiratório
- Estabelecer e manter a circulação

Cuidados gerais

1. Colocar o RN sob calor radiante
2. Secar
3. Posição: leve extensão do pescoço
4. Aspirar 1º boca, 2º nariz
   preferível pêra de borracha ou aspirador De Lee
   pressão máxima 20cm H_2O
5. Estimulação táctil
   manobras delicadas no dorso ou planta dos pés, 2 vezes

Em RN deprimido e líquido amniótico com mecônio espesso, alguns recomendam intubação e aspiração traqueal.

Após os cuidados gerais, faça a avaliação (respiração — FC — cor)

❶	1º) Respiração espontânea, eficiente 2º) FC > 100 3º) Cor azul generalizada (cianose central)	⟹ Fornecer O_2 **inalatório** • cateter 5 litros/min (ou máscara) • manter o cateter inicialmente a 1cm das narinas, após melhora da cor, afastar progressivamente para 2,5-5cm

- Se houver apenas cianose das extremidades: só manter em observação

❷	1º) Apnéia 2º) FC > 100 3º) Cor normal	⟹ 1º) **Estimular** com piparotes nos pés 2º) Observar 3º) Se não responder: ventilação (ver ❸)

❸	RN em apnéia ou "gasping" ou Respiração espontânea mas FC < 100	⟹ **Ventilação com pressão positiva** (VPP) Balão auto-inflável (AMBU) e máscara

1. Estender a cabeça (colocar campo dobrado sob os ombros do RN).
2. Abrir a boca do RN.
3. Aplicar a máscara sobre a face, cobrindo a boca, nariz e ponta do queixo.
4. Os dedos polegar e indicador da mão E do médico circundam as bordas da máscara, exercendo pressão moderada para mantê-la ajustada.
5. Fluxo de O_2 para o AMBU: iniciar com 3 litros/min; aumentar para 5, se necessário.
6. Aplicar pressão no balão com a mão D 40 mov/min e observar.
7. Observar o resultado — a pressão de insuflação deve ser a mínima que produza resultados visíveis: aumento da FC, melhora da cor e boa entrada de ar nos pulmões; observar a expansibilidade da caixa torácica: deve haver elevação de 0,5 a 1cm.

Se houver tendência à melhora da FC: continuar a ventilação.

- Quando a FC subir a mais de 100, aguardar o surgimento de respiração espontânea e suspender a ventilação.
- Se após 15 ou 30 segundos não houver melhora de FC passe para ❹.

❹	Após 15 a 30s de ventilação com pressão positiva: FC < 60 ou FC entre 60 e 80 mas não está melhorando	⟹ Continuar VPP + **massagem cardíaca** (3 compressões/1 movimento respiratório)

❺	Se com VPP persistir FC < 40 sem esforço respiratório espontâneo	⟶ INTUBAÇÃO ENDOTRAQUEAL Cânula (em mm): 3,5 para RN de termo; 3 para RNBP; 2,5 para PT < 1.250g

Introduzir a cânula até uma distância predeterminada:

- peso em kg: 1-2-3-4; distância em cm: 7-8-9-10, respectivamente.

Durante o procedimento: oxigênio em cateter.

Interromper a tentativa de intubação a cada 30s e proceder à VPP.

❻	Se FC = 0 ou FC < 80 após 30 segundos de VPP + massagem cardíaca	⟹ MEDICAÇÃO, preferir veia umbilical: • Adrenalina • Expansores de volume — S. fisiológico 10ml/kg EV em 5min • Dopamina/Dobutamina • Bicarbonato?
	Se FC = 0 ou FC < 80 após 30 segundos de VPP + massagem cardíaca	⟹ **Adrenalina** 0,1-0,3ml/kg EV ou endotraqueal Repetir após 5min, se necessário

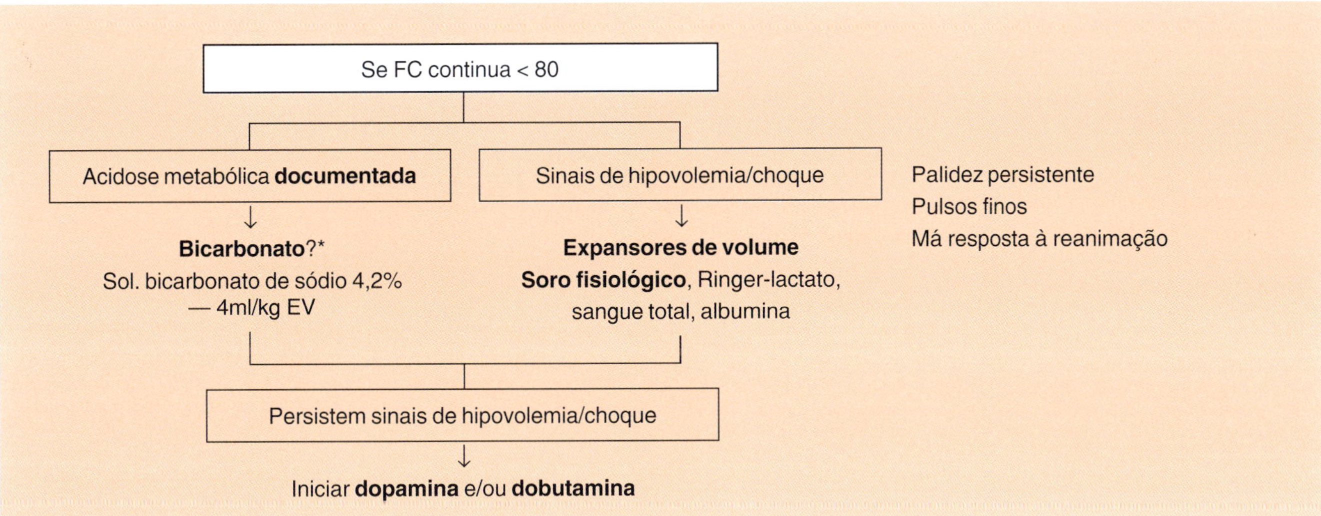

* A recomendação atual é **não usar bicarbonato**, exceto em parada cardiorrespiratória prolongada.

USO DOS MEDICAMENTOS

Adrenalina

Usar solução 1:10.000.

Produto: 1 ampola – 1ml da sol. 1:1.000.

Diluir previamente 0,1ml do medicamento com 0,9ml de água destilada.

Aplicar 0,2ml/kg da sol. 1:10.000.

Via endovenosa ou endotraqueal, rápido.

Repetir, se necessário, após 5min.

Não usar se houver hipovolemia evidente.

Expansores de volume

Sangue total, soro fisiológico, Ringer-lactato ou albumina a 5% — 10ml/kg EV em 5 a 10min.

Repetir, se não houver melhora da palidez e do pulso.

Dopamina

Começar com 5mcg/kg/min — se necessário aumentar até 20mcg/kg/min — EV contínuo gota a gota; bomba de infusão.

Controlar FC.

Cálculo: mg de dopamina/100ml de solução =

$$= \frac{\text{peso (kg)} \times \text{(dose desejada mcg/kg/min)}}{\text{fluido desejado (em ml/h ou microgotas/min)}}$$

Gluconato de Ca a 10%

1-2ml/kg/dose EV bem lento (5-10min).

Indicado no débito cardíaco diminuído.

Naloxona

Narcan: 1 ampola = 1ml (0,4mg).

Dose: 0,25mg/kg EV, IM, SC ou endotraqueal, rápido.

Indicação: depressão respiratória em RN cuja mãe recebeu narcótico nas últimas 4 horas.

Bicarbonato de sódio

Utilidade controversa, praticamente **abandonado**.

Considerar seu uso só após a correção da hipovolemia e ventilação eficiente e desde que haja acidose metabólica *documentada*. Só em UTI.

Apresentação: solução a 3% (0,36mEq/ml) ou a 8,4% (1mEq/ml) ou a 10% (1,2mEq/ml).

Diluir o que for disponível em água destilada para obter uma solução a ± 2,5mEq/ml.

Dose: 1-2mEq/kg/min EV lento (mínimo 2min).

Observações

1. Medicamento não substitui a ventilação.
2. Se não for possível fazer a intubação imediata, continue a ventilação com AMBU.
3. Não insista na aspiração de fluidos claros.
4. Não usar concentração excessiva de O_2.
5. Não administre bicarbonato de rotina (perigo de hemorragia cerebral).
6. Não focalizar atenção exagerada na ressuscitação cardíaca; o RN geralmente precisa de suporte ventilatório.
7. Não perca mais de 5 minutos na tentativa de colocar cateter arterial umbilical no RN que está morrendo; estabeleça provisoriamente uma via venosa umbilical; a adrenalina pode ser aplicada através do tubo endotraqueal.
8. Nos casos de Apgar 0 e que não respondem às medidas citadas, a tentativa de ressuscitação não deve ser continuada após 15 a 20 minutos.
9. Após melhora — hidratação de manutenção: 65 a 100ml/kg/dia EV de uma solução de 1 soro fisiológico + 5 soro glicosado a 10% (solução 1/6).

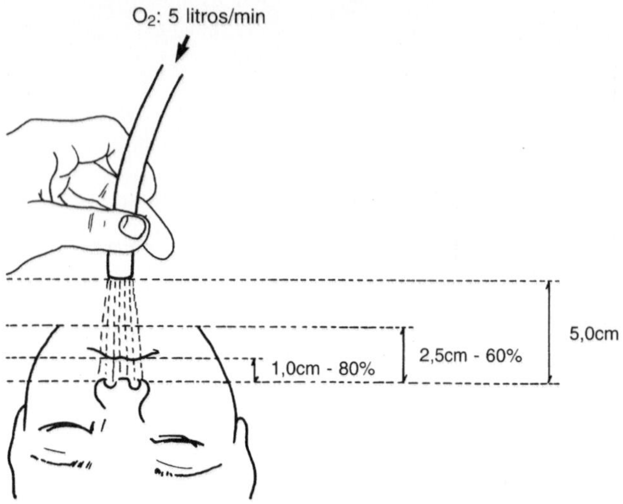

Fig. III.1 — Oxigênio inalatório.

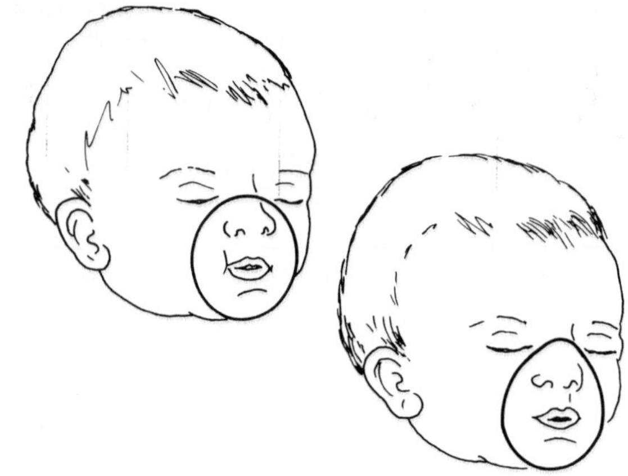

Fig. III.3 — Colocação correta da máscara.

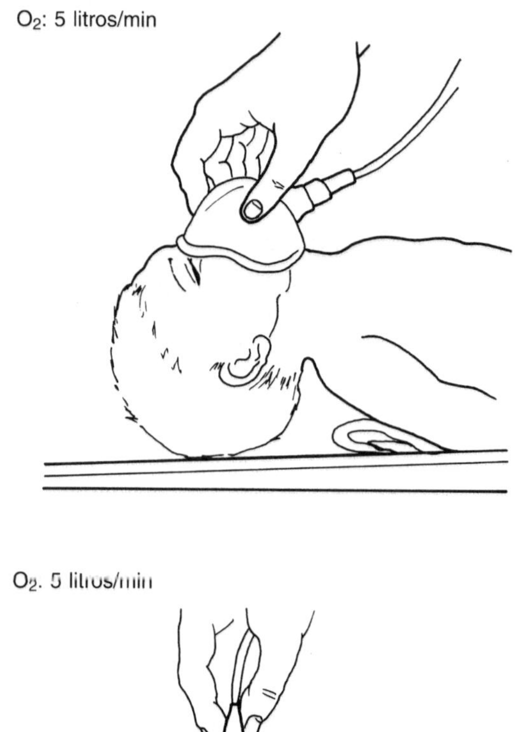

Fig. III.2 — Oxigênio — máscara; cateter.

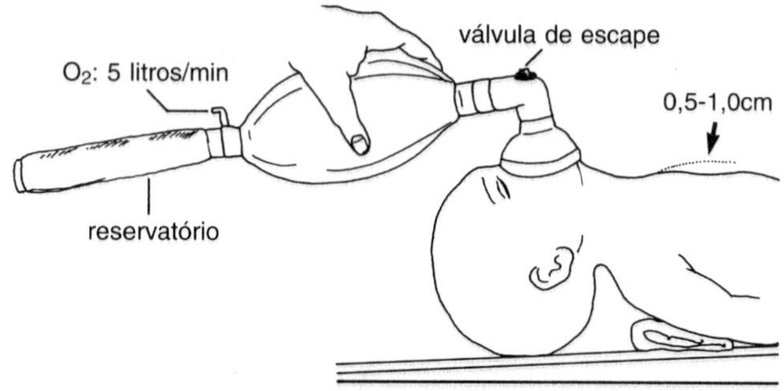

Fig III.4 — Balão auto-inflável e máscara.

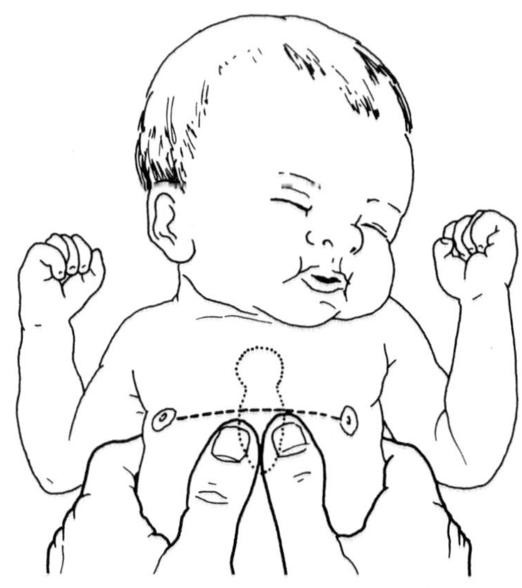

Fig. III.5 — Colocação dos polegares lado a lado para as compressões torácicas em recém-nascidos pequenos.

NASCIMENTO

Aspiração bucal/obstetra
(eventual)

↓

1º) Recepção do RN em campo aquecido
Cefalodeclive
Clampeamento do cordão
2º) Aquecimento/secagem
3º) Estimulação táctil delicada
4º) **Boletim Apgar 1º minuto**

APGAR 7-10

RN rosado, ativo, choro forte

1. Sucção 1º boca, 2º nariz (se necessário)
2. Apresentação aos pais (contato olho-a-olho)
3. Exame sumário
4. 1ª mamada, na 1ª meia hora de vida
5. Credeização
6. Identificação
7. Alojamento conjunto

Observação

Administração de O_2 é prejudicial
Aspiração de rotina tem riscos

APGAR 4-6

RN moderadamente deprimido

Dificuldade respiratória/FC < 100

1. Aspiração boca-nariz
2. Estimulação táctil delicada
3. Ministrar 100% **oxigênio** por cateter ou máscara
4. Se não for suficiente: **ventilação por pressão positiva** (VPP) (AMBU com máscara)
   a) se melhorar: demais procedimentos do grupo Apgar 7-10
   b) se não melhorar: passar para o grupo seguinte

aAPGAR 1-3

RN gravemente deprimido

(flácido, apnéia ou "gasping", bradicardia < 80)

1. Imediato: VPP
2. A seguir: INTUBAÇÃO
   Aspiração + VPP
3. Se não responde em 2 minutos: **massagem cardíaca externa**
4. Se não responde (palidez, deprimido, FC < 80): **cateterismo umbilical** para administração de **medicamentos**
   Adrenalina EV, endotraqueal
   Repetir após 5min

- Não melhora:
  S. fisiológico ou sangue total — 10ml/kg em 5-10min
  Repetir, se necessário
- Não melhora:
  Drogas vasoativas (dopamina)

5. TRAUMAS DE PARTO = TOCOTRAUMATISMOS

Lesões mecânicas, espontâneas ou iatrogênicas, evitáveis ou não, que atingem o feto durante o nascimento, independente do tipo de parto.

Não se incluem as lesões ocasionadas por manobras de ressuscitação do RN nem por métodos propedêuticos invasivos.

TRAUMAS DAS PARTES MOLES

Diagnóstico imediato pelo exame sumário do RN na sala de parto. Geralmente de gravidade leve.

1. Marca da pega do fórcipe (Blaudeloque).
2. Eritemas, escoriações, lacerações.
3. Petéquias e equimoses.

   Surgimento precoce, não progressivas, bom estado geral sem outras manifestações hemorrágicas, desaparecimento até o final da 1ª semana; somente as equimoses extensas podem ocasionar hiperbilirrubinemia.
4. Adiponecrose = necrose da gordura subcutânea, lesões endurecidas, bordas limitadas, envolvendo pele e subcutâneo; mais comum no dorso, nádegas, coxas, pescoço e face; ocorre mais em RN grandes após trabalho de parto prolongado; aparecem no fim da 1ª semana e regridem depois de 6 semanas.

TRAUMAS DA CABEÇA

Deformidades da cabeça

1. **Bossa serossangüínea** — edema difuso da região que foi a parte de apresentação durante o parto cefálico; sinal do cacifo à compressão. Aparecimento imediato; regride em poucos dias.

   Quando muito extenso é conhecido como *caput sucedaneum.*
2. **Cefalematoma** — coleção hemorrágica subperióstica que se manifesta como uma tumoração cística circunscrita a um só osso, geralmente na região parietal; mais comum em menino, 1º filho, parto demorado, difícil. Aparece depois de alguns dias (às vezes após desaparecimento da bossa), dá a sensação de bolinha de pingue-pongue à compressão; regride lentamente em 2 a 3 meses, podendo ocorrer (após 2 semanas) uma calcificação que desaparece aos poucos.

Fraturas do crânio

1. **Lineares** — quase sempre acompanhadas de cefalematoma; benignas.
2. **Occipital** — geralmente parto pélvico com cabeça derradeira; preocupantes pela possibilidade de hemorragia subaracnóide.
3. **Com afundamento** — geralmente por má aplicação de fórcipe: 1) pequenas, em pingue-pongue, benignas; 2) extensas, podem provocar lesões encefálicas.

Traumas da face

1. **Paralisia facial periférica** — por compressão do nervo facial sobre o promontório da mãe ou pega oblíqua pelo fórcipe. Paralisia flácida, toma toda a metade da face; olho aberto no lado lesado quando o RN em repouso; choro assimétrico.
2. **Fraturas dos ossos da face** — suspeitar na presença de equimoses periorbitais, edema assimétrico de face ou crepitação.

Traumas dos olhos

1. **Hemorragia subconjuntival** — mancha vermelha na conjuntiva; benigna, de reabsorção rápida.
2. **Hematomas da órbita e exoftalmo** — exigem avaliação oftalmológica urgente.

Traumas das orelhas

1. Abrasões e equimoses (benignas).
2. Lacerações (cirurgião).
3. Hematoma do ouvido (avaliação do ORL).

TRAUMAS DO PESCOÇO

Trauma do músculo esternocleidomastóideo (hematoma/fibroma)

Aparecimento de nódulo duro no pescoço, na projeção do músculo, em RN com 2-4 semanas cujo parto (normal) foi difícil.

Conduta: tranqüilizar.

Pode ser acompanhado de dificuldade (rigidez) em virar a cabeça: **torcicolo congênito**.

Conduta: posicionamento da cabeça na direção oposta; movimentação passiva: RN em decúbito dorsal, cabeça virada para o lado oposto (posição supercorrigida): flexão da cabeça para a frente e inclinação para o lado lesado; movimentos firmes, suaves, repetidos várias vezes ao dia.

Fratura da clavícula

É a fratura mais comum; ocorre principalmente nos partos pélvicos e na distócia dos ombros.

1. Freqüentemente assintomática, denunciada pelo aparecimento do calo ósseo, em torno do 10º dia.
   Conduta: apenas tranqüilizar.
2. Fraturas sintomáticas desde o início, movimentação diminuída no braço lesado, dor (choro), Moro assimétrico. **Conduta** — objetivo: imobilização parcial para

alívio da dor. O enfaixamento (Velpeau) às vezes traz mais desconforto do que a lesão. Método prático é prender a manga da camisa com 2 alfinetes de segurança, um colocado na altura do terço médio do antebraço e o outro no braço logo acima do cotovelo. Imobilizar por 7 dias ou até desaparecimento dos sintomas.

Paralisia braquial

Causada por tração do plexo braquial.

1. **Erb-Duchenne ou superior** (C_5-C_6) — braço em adução, rotação interna; antebraço em pronação, pulso em flexão (posição de "gorjeta disfarçada ao garçom"). Moro ausente.
2. **Kumpke ou inferior** (C_7-T_1) — mão paralítica.
3. **Total** (C_5 a T_1) — braço flácido, imóvel, reflexos ausentes.

Conduta — objetivo: prevenção de contraturas musculares.

1. **Superior** — imobilização em "posição de espadachim"; movimentação passiva, suave, iniciada após 2 semanas.
2. **Inferior** — imobilizar antebraço e punho em posição neutra com uma almofada no punho. Movimentação passiva precoce de punho, mãos e dedos.
3. **Total** — imobilização em posição neutra, coxim no punho; massagem; exercícios passivos.

Paralisia do nervo frênico

Paralisia diafragmática (freqüentemente associada à paralisia de Erb-Duchenne). Sinais precoces: respiração irregular e crises de cianose. Diagnóstico pela fluoroscopia.

Conduta: manter o RN sobre o lado afetado; O_2 para os casos moderados; ventilação mecânica nos casos graves.

Traumas dos órgãos intra-abdominais

Raro, suspeitar em prematuros e partos pélvicos com choque com ou sem distensão abdominal, palidez, hematócritos seriados mostrando anemia progressiva sem perda externa de sangue. O mais freqüente é a rotura do fígado; rotura do baço quando existe esplenomegalia.

Conduta: combate imediato ao choque.

Raios X e ultra-sonografia abdominal; paracentese, laparotomia de urgência.

TRAUMAS DOS MEMBROS (ossos longos)

Fratura do úmero (freqüente)

1. "Em galho verde", passa despercebida até aparecimento do calo ósseo.
2. Imobilidade do braço com ausência de Moro; crepitação.

Conduta: imobilizar o braço em adução ou Velpeau.

Fratura do fêmur (pouco freqüente)

Edema na coxa; RN chora muito à movimentação e palpação.

Conduta: tração com elevação dos 2 membros inferiores.

TRAUMA DA GENITÁLIA

1. Edema, equimose, hematoma dos grandes lábios e escroto.

   Desaparecimento rápido.
2. Lacerações — recomendável avaliação pelo cirurgião.

TRAUMA DO SISTEMA NERVOSO CENTRAL

Hemorragia intracraniana

É decorrente de tocotraumatismo ou de anoxia antenatal. Mais raramente, pode ocorrer por hemopatias neonatais ou doença hemorrágica do RN.

1. Quando suspeitar?
   a) Presença de fatores predisponentes: tocotraumatismo ou anoxia.
   b) RN pré-termo ou pequeno para a idade gestacional (hemorragia subdural no RN de termo).
   c) Dados clínicos sugestivos:

   Fase inicial: hiperexcitabilidade, reflexos exaltados, hiper ou hipotonia, convulsão.

   Fase posterior: diminuição ou abolição dos reflexos.

   Outros sinais: desvio do olhar, estrabismo, abaulamento de fontanela, tremores ou abalos musculares, desconforto respiratório caracterizado por crises de apnéia ou cianose com o manuseio do RN.
2. Como confirmar o diagnóstico?

   No pré-termo, a hemorragia ocorre geralmente na região subependimária dos ventrículos, enquanto no RN de termo, ao nível do córtex.
   a) **Punção liquórica — líquor hemorrágico**, em casos de comunicação com a circulação liquórica.

   Portanto, um **exame de líquor normal não exclui o diagnóstico**.
   b) **Ultra-sonografia do crânio** — a área correspondente à hemorragia apresenta-se hiperecogênica.
   c) **Tomografia computadorizada**.

Aparecimento de nódulo duro no pescoço do RN com 2-4 semanas	Hematoma (fibroma) do esternocleidomastóideo
Aparecimento de tumoração óssea na clavícula em RN de 10 dias	Calo ósseo por consolidação de fratura de clavícula
Movimentação diminuída do braço. Moro assimétrico. Choro	Fratura de clavícula
Membro superior em "posição disfarçada de gorjeta"	Paralisia braquial superior
"Mão paralítica"	Paralisia braquial inferior
"Membro superior paralítico"	Paralisia braquial total, fratura do úmero
Dificuldade respiratória e crises de apnéia	Paralisia diafragmática

6. O RECÉM-NASCIDO "QUE NÃO VAI BEM"

Em neonatologia existe uma curiosa e característica situação clínica que embora indefinida, imprecisa, e na qual a análise clínica de cada sistema, isoladamente, pouco revela, o conjunto e a impressão geral sugerem que o RN não se encontra em boas condições físicas, **"que não vai bem"**.

Elementos de alerta

a) diminuição da atividade
b) inapetência
c) ganho ponderal não satisfatório
d) regurgitação
e) vômitos
f) hipotermia

Causas possíveis

Freqüentes:
a) hemorragias intracranianas
b) septicemias
c) meningites
d) hipoglicemias
e) sedação materna durante parto

Mais remotamente:
a) hipomagnesemia
b) infecções congênitas
c) cardiopatias congênitas
d) alterações no metabolismo: glicídico, protéico ou lipídico

CONDUTA DIAGNÓSTICA

Antecedentes obstétricos	Suspeita de	Exames auxiliares
1. Diabetes	Hipoglicemia	Glicemia
2. Infecção	Infecção congênita: embriopatia rubeólica toxoplasmose sífilis citomegalia	Fundo de olho Inibição da hemaglutinação Fundo de olho, raios X de crânio VDRL Reações sorológicas
3. Rotura precoce de membranas	Infecção congênita bacteriana	Imunoglobulinas, hemograma Hemoculturas
4. Toxemia gravídica, placenta prévia, descolamento prematuro da placenta, parto prematuro	Recém-nascido pré-termo: hipoxia, acidose, lesão capilar, hemorragia intracraniana	Hemograma Líquor Eletrencefalograma Gasometria
5. Parto traumático, demorado, operatório	Hemorragia intracraniana	Hemograma, líquor Ultra-sonografia

História e exame físico	Suspeita de	Exames auxiliares
1. Sangramento umbilical	Doença hemorrágica do RN	Coagulograma
2. Idade gestacional inferior a 37 semanas	Susceptibilidade a hipoglicemias e hemorragias intracranianas	Glicemia, líquor Ultra-sonografia
3. RN de baixo peso	Hipoglicemia	Glicemia
4. Tremores, irritabilidade, convulsões	Alterações metabólicas Hemorragia intracraniana Meningites	Glicemia, calcemia, magnesemia Líquor Ultra-sonografia
5. Prostração, hipoatividade, períodos de apnéia	Hemorragia intracraniana, hipoglicemia	Líquor, glicemia Ultra-sonografia
6. Hepatoesplenomegalia, "rash"	Septicemia	Hemocultura, sorologia para S-TORCH
7. Distensão abdominal	Septicemia	Hemocultura
8. Cefalematoma, marca de fórcipe	Fratura de crânio Hemorragia intracraniana	Raios X de crânio Ultra-sonografia

TRATAMENTO — depende do diagnóstico. Qualquer que seja a etiologia, são fundamentais a vigilância contínua e os cuidados intensivos dispensados pela equipe médica auxiliar. ■

7. O RN PRÉ-TERMO/BAIXO PESO

PREMATURO = **PRÉ-TERMO** (PT) = RN que nasce antes de 37 semanas contadas desde o primeiro dia da última menstruação (ou pela idade gestacional avaliada pelo método de Capurro efetuado nas primeiras 6 horas de vida).

PEQUENO PARA A IDADE GESTACIONAL (PIG) = peso abaixo do P_{10} em relação à idade gestacional (IG). Para RN de termo significa com menos de 2.500g. Reflete crescimento intra-uterino retardado.

Exemplo: um RN com 2.450g pode ser prematuro ou PT (IG menor de 37 semanas = vida intra-uterina encurtada) ou PIG (duração normal da vida intra-uterina, mas crescimento intra-uterino retardado) ou ambos.

RN com menos de 1.500g são considerados de "**muito baixo peso**" e são predominantemente prematuros.

RN de 24 a 28 semanas completas são considerados "**prematuros extremos**".

Problemas a serem esperados

1. **Prematuros**: anoxia, distúrbios respiratórios, apnéias recorrentes, hipoglicemia, hipocalcemia, hipomagnesemia, hiperglicemia, hiperbilirrubinemia, anemia, edema, desidratação, hipotermia, instabilidade circulatória, sépsis, enterocolite necrotizante, acidose metabólica tardia, ducto arterioso patente, hemorragia intraventricular.
2. **Restrição de crescimento intra-uterino**: asfixia perina-tal, hipoglicemia, hipotermia, hemorragia pulmonar, aspiração meconial, enterocolite necrotizante, policitemia, infecções, anomalias congênitas.

Se o perímetro cefálico está abaixo de P10 prevê-se um mau desenvolvimento.

Assistência ao prematuro na sala de parto

Alguns destaques:

1. Equipe treinada para manobras de reanimação.
2. É proibido ligar o ar condicionado antes e enquanto o RN estiver na sala de parto.
3. Cobrir a cabeça logo que esta aflorar.
4. Não fazer aspiração de rotina (só se necessário).
5. Enxugar o corpo e a cabeça imediatamente após o nascimento, cobrindo o RN com um campo seco e aquecido. Manter o PT sob calor radiante.
6. Pinçar o cordão umbilical assim que cessarem os batimentos, mas nunca ordenhar o cordão. Ressalva: em caso de isoimunização, o pinçamento do cordão deve ser imediato.
7. Proceder as manobras de reanimação adequadas de acordo com o Boletim de Apgar.
8. A presença de cianose exige oxigenação imediata (não existe risco no uso de oxigênio em altas concentrações por período curto).
9. Manuseio do PT deve ser restringido ao mínimo necessário — passagem de sondas e punção de veias devem ser evitadas como "rotina" mas só utilizadas com indicação precisa.
10. Se as condições do PT permitirem, ele deve ser mostrado à mãe.
11. O transporte do PT deve ser feito em incubadora previamente aquecida ou berço aquecido ou sacola térmica.

Pré-termo = Prematuro.

Seguimento do prematuro

• Critério básico

A divisão em categorias rígidas (como as apresentadas em numerosos textos especializados), para orientar a conduta em relação aos prematuros, é um método ultrapassado. A conduta deve ser individualizada e cada caso é um caso (as tabelas e os números-limite servem de orientação, mas não devem ser seguidos cega e automaticamente).

É óbvio que PT com IG menor de 30 semanas, peso inferior a 1.500g e com doença grave deve ser enviado para uma UTI neonatal.

Por outro lado, PT de 1.500g em bom estado geral, sem problemas respiratórios, capaz de manter sua temperatura e de sugar, pode ser levado ao seio materno.

PT acima de 2.000g, com boa vitalidade, deve ser colocado diretamente no berço aquecido ao lado de sua mãe, o mais rapidamente possível.

• Incubadora — critério para seu uso

As modernas incubadoras são úteis para se conseguir um ambiente termicamente neutro (36,5° a 37°C de temperatura central; quanto mais imaturo maior a temperatura requerida) e umidade 40-60%. A administração de O_2 (capuz, pressão positiva contínua, tubo endotraqueal) deve ser monitorizada pelo oxímetro de pulso.

Entretanto, nem sempre a incubadora é a melhor solução para o PT. Ela não é isenta de riscos, por exemplo, o ruído do motor pode até causar surdez.

Nem peso nem IG são parâmetros absolutos para indicação de incubadora, valorizar o senso clínico.

Berço aquecido por calor radiante pode ser melhor que a incubadora para alguns prematuros, especialmente se uma incubadora ideal não é disponível. Quando for escolhida, limitar o tempo de uso da incubadora ao estritamente necessário. Remover o PT quando a passagem gradual para a atmosfera da UTI Neo não ocasionar distúrbios importantes na cor, temperatura, atividades e sinais vitais do PT.

- **Manutenção da temperatura**

1. Prematuro extremo deve ser mantido em incubadora, de preferência com paredes duplas ou com uma campânula de plástico dentro da mesma.
2. Quando utilizada, a seguinte tabela serve de orientação para ajustar a temperatura do ar da incubadora ao peso do PT.

Peso (g)	Temperatura da incubadora
menos de 1.000	35 a 36°C
1.000-1.500	34-35
1.501-2.500	33-34
acima de 2.500	32-33

3. PT > 2.000g em boas condições pode ser mantido em observação por 6 horas em berço aquecido e depois transferido para berço comum.
4. Alternativas para a incubadora: berço aquecido por calor radiante; uso de toucas (gorros), cobertores, aquecedor, almofada elétrica, garrafas de água quente e controlando a temperatura e a umidade do quarto.

   A temperatura pode ser ainda mantida pelo contato direto pele a pele (método canguru) após estabilização clínica.

- **Cuidados respiratórios**

1. Decúbito ventral ou decúbito dorsal com coxim sob os ombros; céfalo-aclive.
2. Oxigênio só em PT com distúrbios respiratórios; considerar que a síndrome de desconforto respiratório é muito freqüente em PT.

HIDRATAÇÃO

NECESSIDADES HÍDRICAS DIÁRIAS

Idade (dias)	Volume (ml/kg/dia)
1	60 a 70
2	80 a 90
3	100 a 110
4	120 a 140
5	125 a 150
acima de 7 dias	150

Condições que alteram as **necessidades de líquidos** do prematuro:

1. **para mais**: glicosúria, perdas anormais (vômitos, diarréia), fístulas intestinais;
2. **para menos**: hipotermia, hipoxia, insuficiência cardíaca, insuficiência renal, secreção inápropriada do hormônio antidiurético.

Condições que alteram as **perdas insensíveis de água** (PIA), um dos importantes componentes dos requerimentos de água do PT:

1. **aumentam a PIA**: a) prematuridade extrema (100-300%); b) berço com calor radiante (50-100%); c) fototerapia (30-50%); d) taquipnéia (20-30%); e) hipotermia (30-50%);
2. **diminuem a PIA**: a) incubadoras úmidas (50-100%); b) ventilação mecânica com umidificação (20-30%); c) cobertura plástica em berço aquecido (30-50%); d) uso de campânula de plástico ou acrílico na incubadora (30-50%).

Considerar a **indicação** de **hidratação EV** nas seguintes condições:

1. PT com menos de 1.500g;
2. desconforto respiratório do PT;
3. anoxia perinatal grave;
4. patologia cirúrgica;
5. enterite necrotizante.

Prescrever **soro glicosado a 10%** (eventualmente a 12,5%) e acrescentar **eletrólitos**:

Na: 2 a 4mEq/kg/dia; iniciar após 24 horas.

K: 1 a 2mEq/kg/dia; iniciar após 48 horas com diurese presente.

Ca: 2 a 4ml/kg de gluconato de Ca a 10% por dia.

Sinais clínicos de desidratação: além dos sinais clássicos: diminuição súbita de peso com redução da diurese e urina com densidade acima de 1.012.

Conduta: aumentar a oferta hídrica.

Sinais clínicos de retenção hídrica: aumento exagerado de peso, edema, urina de densidade menor de 1.006, sinais de insuficiência cardíaca congestiva; aparecimento de sopro relacionado com a abertura do ducto arterioso.

Conduta: redução da oferta hídrica; casos graves: associar furosemida.

O consenso atual é que, passada a fase de estabilização inicial, deve-se restringir a administração de fluidos (o excesso favorece a persistência do canal arterial, displasia pulmonar e hemorragia intraventricular).

Pode ser necessária a suplementação de soro glicosado a 10% EV adicionado de eletrólitos.

Não havendo condições de alimentar o PT a partir do 3º dia de vida, deve ser iniciada a nutrição parenteral.

NUTRIÇÃO

NECESSIDADES CALÓRICAS — diárias

Idade	(cal/kg/dia)
Nascimento	50
3º dia	60
5º dia	75
7º dia	100
10º dia	120

Alimentação

Conceito: peso e IG oferecem uma orientação, mas não são critérios absolutos para determinar o método da alimentação.

Assim, a meta a ser alcançada é a amamentação materna instituída tão cedo quanto possível (após estabilização do PT que já não precisa de oxigênio suplementar e após avaliação da coordenação sucção/deglutição).

PT com boa vitalidade e controle homeotérmico eficiente: sucção direta no seio da mãe, em alojamento conjunto.

a) conscientizar, estimular e apoiar a mãe quanto à amamentação;
b) facilitar o "apego mãe-RN";
c) treinamento da pega da mama pelo RN;
d) ensinar a ordenha da mama;
e) preferir o método canguru (contato pele a pele mãe-RN);
f) treinamento de sucção do RN utilizando o dedo da pessoa que treina.

Levar em conta que:

a) PT adquire coordenação sucção/deglutição em torno de 34 semanas de idade gestacional;
b) o desenvolvimento da deglutição precede ao da sucção.
c) PT tem capacidade gástrica limitada;
d) necessidade energética é 120cal/kg/dia (corresponde a 180ml/kg/dia de leite humano e 150ml/kg/dia de fórmulas para PT;
e) o leite da própria mãe tem composição adequada ao seu PT.

1. **PT com IG < 30 semanas e/ou peso < 1250g**
   Geralmente incapazes de sucção/deglutição.
   Gavagem – sonda de polietileno nº 4.
   Volume diário: 10 a 20ml/kg.
   Intervalo 2/2 horas (2ml/kg/vez).
   Controle pelo resíduo gástrico (não deve ser > 2ml).
   Se não houver resíduo: aumentar 10ml/kg/dia.
   Se o PT não tolerar a alimentação intermitente, ministrar de maneira contínua, com bomba de infusão.
   Complemento hidrocalórico (soro glicosado 10% — 60ml/kg/dia + eletrólitos).
   Via EV, enquanto necessário.
   Substituir assim que possível pela via oral (ver adiante).

2. **PT com peso entre 1.250-1.500g**
   Consegue deglutir mas ainda não tem sucção.
   Copinho (a medida de plástico dos medicamentos) ou xícara de bordas grossas (não sonda).
   Volume diário: 20ml/kg.
   Intervalo: cada 2 ou 3 horas.
   Aumentar 10ml/kg/dia; critério: observação da mamada – até que a deglutição se torne mais lenta e começa distensão abdominal.
   Treinar periodicamente a sucção com o dedo.
   Assim que possível passar para o seio materno.
   Complementar com leite materno ordenhado ministrado com copinho.

3. **PT com IG > 34 semanas e/ou peso > 1.500g ou PT menores que já estão conseguindo sugar**
   Método canguru.
   Seio materno 10 a 12 vezes ao dia.
   Complementar com leite materno ordenhado, ministrado em copinho.
   Destaques
   - Quando a mãe não pode permanecer continuamente na maternidade – usar método canguru intermitente e suplemento de leite materno ordenhado e ministrado em copinho.
   - Na ausência de leite da própria mãe, ministrar leite humano de banco de leite ou fórmula especial para prematuros.

   Em relação à gavagem
   a) sonda de polivinil nº 4 ou 5;
   b) via nasogástrica ou orogástrica (em caso de desconforto respiratório);
   c) certificar-se da posição da sonda na cavidade gástrica (injetar uma pequena quantidade de ar, enquanto se ausculta a região epigástrica);
   d) controle de resíduo gástrico antes de cada mamada (este não deve ser maior que 2ml);
   e) trocar a sonda a cada 2-3 dias, alternando as narinas;
   f) se a alimentação intermitente não for tolerada, passar para contínua, gota a gota, com bomba de infusão;
   g) complementação com soro glicosado a 10% adicionado de eletrólitos, EV.

A nutrição parenteral é necessária quando:

Desconforto respiratório importante.

Malformações do aparelho digestivo: volvo, encefalocele, hérnia diafragmática, enterocolite necrosante.

PT com peso < 1.500g (como nutrição suplementar).

PT > 1.500g mas sem perspectiva de dieta enteral para os próximos 5 dias.

Ver capítulo Nutrição Parenteral.

Convém manter uma alimentação enteral mínima ou trófica

Finalidade: estímulo à integridade da mucosa intestinal.

Início: assim que houver estabilidade clínica.

Contra-indicações: enterocolite necrosante, doença intestinal, desconforto respiratório grave.

Volume < 20ml/kg/dia (reduzir para 10ml/kg/dia, conforme tolerância).

Dados sobre a nutrição parenteral

1. **Via** de administração:
   a) cateter venoso central;
   b) veia periférica (neste caso a concentração de glicose deve estar abaixo de 12,5%);
   c) PICC (cateter central de inserção periférica).
2. Necessidades **hídricas** – ver a Tabela.
3. Solução de **aminoácidos**
   a) início: 1g/kg/dia;
   b) ajuste: aumentar 1g/kg/dia até o máximo de 3g/kg/dia;
   c) PT < 1.000g: iniciar com 0,5g/kg/dia, aumentar 0,5g/kg/dia até 2,5g/kg/dia;
   d) em PT < 34 semanas, incluir taurina.
4. **Gorduras**
   a) infusão de intralípide 20%.
   b) Início: 1g/kg/dia.
   c) Ajuste: aumentar 1g/kg/dia até o máximo de 3g/kg/dia.
   d) Em PT de muito baixo peso – iniciar com 0,5g/kg/dia e aumentar 0,5g/kg/dia até 3g/kg/dia.
   e) Em RN ictéricos limitar ao máximo de 1g/kg/dia.
   Controles: TGO, TGP, albumina, bilirrubinas.
5. **Glicose** em solução a 10%, podendo chegar ao máximo de 12,5%. VIG* = 4 a 6mg/kg/min. Velocidade: 6mg/kg/min (corresponde a 86ml/kg/dia de s. glicosado a 10%). A glicemia não deve exceder 125mg%.
6. Adicionar **eletrólitos**, **vitaminas** e **oligoelementos**
   Após 48h: Na 3mEq/dia; após 72h: K 2,5mEq/dia; Ca 2-4 mEq/dia; Mg 0,5mEq/dia; P: rel. Ca/P = 2.

Manejo do PT no berçário

1. **Manuseio**
   a) O PT deve ser tratado com o máximo de delicadeza e o mínimo de agressões. Assim, passagem de sondas e punções de veias devem ser efetuadas só com indicação precisa e não "de rotina".
   b) Concentrar os procedimentos clínicos e laboratoriais no mesmo horário para evitar de acordar o PT a todo instante. A própria pesagem, a não ser em casos indicados, pode ser feita a cada 3 dias.
   c) Evitar o resfriamento do PT, aquecendo o ambiente quando ele estiver fora da incubadora ou do berço aquecido.
2. **Prevenção de infecção**
   a) **Lavar bem as mãos**; água e sabão constituem ainda o meio mais eficaz.
   b) O efeito protetor do **leite materno** é um fator relevante na prevenção das infecções e na sobrevida dos prematuros.
3. **Humanização do atendimento**
   (suporte psicológico e emocional)
   A separação prolongada mãe-RN pode contribuir para subseqüentes anormalidades físicas e de comportamento como síndrome de privação psicossocial com crescimento deficiente, negligência e abuso (vitimização).
   a) Permitir e estimular a entrada dos pais no berçário, incluindo enfermaria de médio risco e UTI.
   b) Estimular os pais a tocar, acariciar e manipular o PT.
   c) Identificar o PT pelo nome.
   d) Se possível, colocar um brinquedo pessoal no berço ou incubadora.
   e) Orientar a mãe para manter sua produção de leite.
4. O **método canguru** (contato contínuo pele a pele)
   a) Pré-requisitos: PT em boas condições, boa resposta aos estímulos, sem desconforto respiratório nem infecção grave, problemas neurológicos ou metabólicos; capacidade de sugar.
   b) Eficaz, barato, natural, factível, participação do pai e outros familiares.
   c) Técnica: o PT deve ficar de fralda, em posição vertical, entre as mamas, dentro da roupa da mãe, à semelhança de um filhote de canguru.

Icterícia do PT — ver capítulo RN ictérico

A fototerapia é indicada mais freqüentemente nos PT abaixo de 1.500g e naqueles que apresentarem asfixia, membrana hialina, hipotermia, acidose, septicemia.

A administração precoce de leite humano seguida de mamadas freqüentes (10 a 12 vezes ao dia) diminui o risco da hiperbilirrubinemia.

Apnéia do PT

a) Parada respiratória maior de 20 segundos, podendo se associar cianose e bradicardia.
b) Muito freqüente em PT < 32 semanas ou < 1.700g.
c) Mais freqüente entre o 3º e o 12º dias de vida.

Conduta

1. Observação atenta e permanente da respiração do PT.
2. Na crise: estímulos tácteis.
3. Se necessário, ventilar com máscara e ar.
4. Para redução do número de crises:
   - respirador tipo Takaoka ligado a uma luva de borracha que infla e desinfla por baixo do colchão, balançando ciclicamente o PT;
   - teofilina — dose de ataque: 5,5mg/kg EV ou VO; manutenção 1mg/kg/dose VO ou EV, 8/8h ou 6/6h;

   ou
   - cafeína 10mg/kg (20mg/kg de citrato de cafeína); a seguir: 2,5mg/kg a cada 24h.

Os medicamentos exigem monitorização.

Alta do prematuro

Não depende do peso nem da idade gestacional do PT.

Basear-se em 2 pontos: 1. PT em boas condições, sugando e deglutindo bem, mantendo sua temperatura corporal; 2. mãe capacitada a assumir a responsabilidade sobre a criança. Este segundo requisito pode ser conseguido através da promoção do aleitamento materno como método básico de alimentação do PT e participação materna no manejo integral do prematuro.

*VIG = velocidade de infusão de glicose.

8. O RECÉM-NASCIDO CIANÓTICO

Distúrbios	
• pulmonares • cardíacos	• sangue: alta concentração de metemoglobina*

⇓

Aumento importante da hemoglobina reduzida (> 5g%)

⇓

Prejudica a capacidade de transporte de O_2 pelo sangue*

Hipoxemia ⇓ $PaO_2 < 50mmHg$

CIANOSE CENTRAL

generalizada

envolvendo tronco, membros, língua, mucosa bucal

* Sintomas devidos ao transporte diminuído do O_2 só ocorrem quando mais de 30-40% da hemoglobina são transformadas em metemoglobina

- hipotermia
- outros fatores fisiológicos

⇓

CIANOSE PERIFÉRICA

ocorre nas mãos, pés, região peribucal; habitual nas primeiras horas de vida, especialmente em prematuros

1. **Doença pulmonar**: desconforto respiratório.
   Aumento da FR, retração esternal e diafragmática.
   Cianose, gemência.
   Eventualmente: crises de apnéia, choque.
2. **Cardiopatias congênitas**
   a) sopro cardíaco;
   b) taquicardia supraventricular ou bradicardia (bloqueio cardíaco);
   c) insuficiência cardíaca congestiva;
   d) cianose;
   e) não há dispnéia importante;
   f) RN com cianose profunda raramente tem insuficiência cardíaca importante;
   g) raios X: (1) alteração no tamanho e forma do coração; e (2) fluxo pulmonar geralmente diminuído.
3. **Doença do sistema nervoso central**
   a) cianose é episódica, recorrente;
   b) associada com respiração periódica, bradipnéia ou apnéia.
4. **Metemoglobinemia**
   a) cianose de tom marrom ou esverdeado;
   b) sem distúrbios cardiorrespiratórios;
   c) sem anemia, nem hemólise;
   d) teste de triagem: 1 gota de sangue é colocada num papel de filtro e secada ao ar por agitação do papel:
      (1) a metemoglobina permanece marrom;
      (2) o sangue não saturado torna-se vermelho.

EXAME FÍSICO

Dados clínicos	suspeita de
Bom estado geral, apenas cianose	sem doença.
Recém-nascido "que não vai bem", com vômitos, diarréia, desidratação, icterícia, hepatoesplenomegalia	suspeitar de infecção, inclusive septicemia.
Cianose contínua ou intermitente, crises de apnéia, alterações neurológicas	suspeitar de comprometimento cerebral (hipoxia, hemorragia, malformações).
Idem com icterícia intensa	suspeitar de encefalopatia bilirrubínica.
Taquicardia, tiragem, batimentos de asas nasais, alterações na ausculta pulmonar	suspeitar de afecções do aparelho respiratório, malformações, paralisia do nervo frênico com elevação diafragmática.
Vômitos, ausência de eliminação de mecônio, ânus imperfurado, cianose com alterações respiratórias	malformações do aparelho digestivo, podendo haver pneumonia aspirativa.
Cianose, taquicardia, hipofonese de bulhas cardíacas, arritmias, hepatomegalia, dispnéia pouco evidente	cardiopatia congênita, miocardite.
Tremores, tetania, dispnéia, cianose	hipoglicemia, hipocalcemia.
Cianose com tonalidade marrom ou esverdeada, dispnéia, icterícia, alterações neurológicas	metemoglobinemia, sulfemoglobinemia.

EXAMES SUBSIDIÁRIOS

Dados de exames	suspeita de
Hemograma	
Anemia, desvio à esquerda de 20%	provável infecção.
Hematócrito alto (N = 45-60%)	pletora sangüínea.
Hematócrito baixo	hemorragia.
Plaquetopenia (abaixo de 100.000/mm^3)	infecções, coagulação intravascular disseminada.
Leucopenia abaixo de 5.000	infecções.
Leucocitose acima de 21.000	infecções.
Bioquímico	
Gases sangüíneos (pH, PCO_2, PO_2, saturação de O_2, bicarbonato-standard, excesso de base)	permite distinguir cardiopatias e pneumopatias. Nas cardiopatias congênitas cianóticas, a saturação de O_2 arterial está diminuída e não aumenta com a administração de O_2. Lembrar que nas pneumopatias é comum o encontro de apenas acidose metabólica.
Glicemia	hipoglicemia: abaixo de 30mg/100ml.
Calcemia	hipocalcemia: abaixo de 7,5mg/100ml.
Bacteriológico — culturas de sangue, secreções, LCR	infecções.
Radiológico — confirma pneumopatias, cardiopatias, malformações.	
Outros procedimentos	
ECG e ecocardiografia	cardiopatias congênitas.
LCR, ultra-sonografia, transiluminação	infecções, hemorragias e malformações do SNC.
Teste de triagem	metemoglobinemia.

TRATAMENTO

Recém-nascido sem doença — **oxigênio** (se necessário) até desaparecer a cianose.

Recém-nascido com doença — **oxigênio** o necessário para eliminar a cianose. Concentrações de O_2: até 100% na reanimação do recém-nascido ou na presença de ar bloqueado (pneumotórax) ou em cianose persistente. Em seguida, manter em torno de 40%, sobretudo em prematuros. Se houver monitorização manter a PO_2 arterial ao redor de 60mmHg. Ventilação assistida nos casos rebeldes.

Outros cuidados — manter o recém-nascido em berço aquecido ou incubadora com aquecimento ao redor de 30°-34°C, recebendo O_2 úmido, correção de distúrbios metabólicos, hemorrágicos, infecciosos, etc. Vigilância constante.

Se hipertensão pulmonar persistente: dopamina.

Metemoglobinemia — ver capítulo Intoxicações.

9. DISTENSÃO ABDOMINAL NO RECÉM-NASCIDO

Diante de um recém-nascido com distensão abdominal acentuada, é importante o conhecimento de suas causas mais comuns e essencial definir se a conduta é clínica ou cirúrgica.

- **Nas primeiras horas de vida, as causas mais freqüentes são**:

1. Infecções pré-natais ou intranatais: toxoplasmose, doenças por bactérias, sobretudo gram-negativas, por vírus citomegálico, herpes simples, listeriose, sífilis, etc.
2. Hipoxia perinatal, com acidose metabólica.
3. Síndrome de dificuldade respiratória, por aspiração de líquido amniótico ou por pneumonia. Esta se deve principalmente a infecções intra-uterinas, aspiração de líquido amniótico contaminado e vômitos.
4. Obstruções no tubo digestivo, parciais ou totais, sobretudo no intestino delgado e grosso, por malformações ou íleo meconial.
5. Hepatomegalia, na presença de insuficiência cardíaca congestiva e hemorragia subcapsular do fígado.
6. Hepatoesplenomegalia, na doença hemolítica por incompatibilidade sangüínea materno-fetal ou nas infecções congênitas.
7. Tumorações abdominais, principalmente renais.
8. Hipotonia muscular, como ocorre nos prematuros, e na agenesia da musculatura abdominal.

- **Após as primeiras horas de vida, as causas mais freqüentes são**:

1. Infecções pós-natais, como septicemia e enterite, sobretudo por germes gram-negativos.
2. Superalimentação e aerofagia.
3. Enterite necrotizante (em prematuros).
4. Mongolismo e hipotireoidismo congênito.
5. Megacólon aganglionar.
6. Síndrome adrenogenital.
7. Síndrome de má absorção e galactosemia.

Além da verificação do **início do quadro clínico** — precoce ou tardio —, a **anamnese** poderá trazer importantes subsídios ao diagnóstico etiológico: os antecedentes de infecção durante a gestação ou no parto, o conhecimento de doenças familiares, as condições de nascimento, o que aconteceu com o recém-nascido nos primeiros dias de vida, o tipo e a quantidade de alimentação que lhe foi ofertada — todos estes dados necessitam cuidadosa investigação.

Dois sintomas são muito comuns: os **vômitos** e a **diarréia**.

1. A eliminação de secreção espumosa pela boca, nas primeiras horas de vida, sugere atresia de esôfago; vômitos biliosos podem significar obstrução intestinal abaixo da ampola de Vater; vômitos fecalóides levam ao diagnóstico de obstrução das últimas porções do intestino.
2. A **diarréia** é encontrada na vigência de enterites, septicemia, síndrome de má absorção ou adrenogenital, galactosemia.

EXAME FÍSICO

1. RN prematuro em bom estado geral alimentado artificialmente ou com aerofagia, ou com abdome distendido por hipotonia muscular.
2. RN em mau estado geral: infecções graves do período neonatal (septicemia, meningite); prematuros: enterite necrotizante.
3. O encontro de hepatoesplenomegalia, com icterícia, exige estudo clínico cuidadoso, procurando distinguir se esta é hemolítica, hepatocelular ou obstrutiva. São exemplos a incompatibilidade sangüínea materno-fetal, as hepatites e a atresia de vias biliares.
4. A simples inspeção do recém-nascido conduz ao diagnóstico de mongolismo ou de hipotireoidismo congênito, ou evidencia malformações como imperfuração anal.
5. É importante a inspeção do abdome, que pode revelar, por exemplo, peristaltismo intestinal, nas obstruções digestivas.
6. É fundamental a palpação abdominal, com o RN tranqüilo, o que se pode conseguir oferecendo-lhe leite materno ordenhado e tendo o cuidado de examiná-lo suavemente e com mãos aquecidas.

EXAMES SUBSIDIÁRIOS

Observações: antes de se lançar mão de exames subsidiários, é essencial minuciosa análise dos dados obtidos através da anamnese e exame físico do recém-nascido. Por exemplo, se a criança tem ânus perfurado e não evacuou decorridas 24 horas de vida, com ou sem distensão abdominal, é necessário pesquisar a possibilidade de obstrução intestinal por tampão meconial, antes de se passar à investigação de malformações do tubo digestivo. Na maioria dos casos pode ser delicadamente colocada uma sonda retal e introduzidos suavemente 3 a 5ml de solução de soro fisiológico morno; repetir, se necessário, depois de 15 a 30 minutos.

Se for afastada a possibilidade de tampão meconial, valioso auxílio prestam os exames radiológicos e laboratoriais.

Exames radiológicos

1. **Tórax** — nas pneumopatias, associadas ou não a obstruções gastrintestinais, como ocorre nas fístulas traqueoesofágicas.
2. **Tubo digestivo** — **raios X simples de abdome** em decúbito dorsal ou lateral com raio horizontal (inclusive seriado a cada 6h): distribuição de ar dentro ou fora das alças intestinais ou intramural, assim como a presença de níveis líquidos. Se for necessário, recorrer também aos estudos **contrastados** (que evidenciam obstrução digestiva parcial ou total, má rotação intestinal) ou **enema opaco** (nos casos de megacólon ou obstrução nas porções terminais do intestino).
3. **Ultra-sonografia** renal complementada pela **uretrocistografia miccional** para estudo das **vias urinárias**.

Exames laboratoriais

São variáveis, na dependência das suspeitas clínicas: hematológico, dosagem de bilirrubina, glicemia, uréia, eletrólitos, exame de urina, sangue e glicose nas fezes, dosagem de 17-cetosteróides, hemocultura, urocultura, acidez fecal, etc. Menos freqüentes são o **ECG** e a **biopsia retal**, respectivamente, para confirmação de hipopotassemia e megacólon aganglionar.

TRATAMENTO

1. Manutenção do bom estado geral.
   a) Transferir o RN para a unidade de alto risco.
   b) Colocá-lo em incubadora ou berço aquecido com temperatura adequada. Se houver cianose, fornecer oxigênio. Na vigência de pneumopatia, umidificar o ambiente.
   c) Introduzir sonda gástrica e/ou retal.
   d) Suspender a alimentação por via oral.
   e) Instalar venóclise, por via umbilical ou periférica, para hidratação e fornecimento energético adequado.
   f) Administrar antibióticos, se houver infecção.
2. Procurar definir se o caso é clínico ou cirúrgico. Em caráter de urgência, tratar a doença atual com vigilância para possíveis complicações. A presença do cirurgião-pediatra é de grande importância.

10. TREMORES CONVULSÕES DISTÚRBIOS METABÓLICOS

TREMORES

Movimentos rápidos, alternados, repetitivos.

a) Baixa amplitude e alta freqüência: período de reatividade adaptativa (primeiras horas ou dias de vida), especialmente em "RN hiperexcitáveis". São desencadeados por ruído, manipulação, pesquisa do reflexo de Moro e cessam com a suave flexão passiva dos membros.

b) Alta freqüência e amplitude: podem ocorrer em RN com hipoglicemia, hipocalcemia, hipomagnesemia e em RN normais (1ª semana de vida).

Tremores e abalos musculares podem ocorrer ainda em distúrbios do SNC e supressão de drogas em mães viciadas.

CONVULSÃO

As convulsões clássicas são raras no RN, o que dificulta seu reconhecimento. Por ordem de freqüência, são observados os seguintes **tipos**:

a) A maioria das convulsões no RN são do tipo **sutil** ou **automatismos motores** ou convulsões **mínimas**: alterações posturais, movimentos rítmicos dos olhos, movimentos tipo mastigar, sugar, nadar, remar, pedalar. Geralmente EEG normal.

b) **Tônicas**: 1. **generalizadas** — hiperextensão dos membros ou do tronco e cabeça; geralmente EEG normal; 2. **focais** — limitadas a um segmento do corpo.

c) **Clônicas**: movimentos rápidos de contração e descontração muscular; 3 movimentos por segundo (os tremores são mais rápidos e interrompidos pela restrição ou reposicionamento dos membros): 1. **multifocais** ou migratórias; 2. **focais** (localizadas). Não confundir com clônus do RN intensamente espástico.

d) **Mioclônica**: interrupção brusca de movimento, tornando-se a criança flácida e insensível.

Investigação: hemograma, proteína C reativa; dosagem sérica de glicose, Ca, Mg, Na; líquor; ultra-sonografia de crânio; considerar EEG e tomografia.

As **causas** das convulsões de acordo com as **condições clínicas do RN**:

Processo predisponente	Causa provável da convulsão
Parto hipóxico Asfixia perinatal	1. Hipoxia cerebral 2. Hipoglicemia 3. Hipocalcemia precoce
Parto rápido ou mecanicamente difícil	1. Hemorragia intracraniana
RN pequeno para a idade Menor dos gêmeos	1. Hipoglicemia 2. Hipocalcemia precoce
RN prematuro	1. Hemorragia intracraniana 2. Meningite 3. Hipoglicemia 4. Hipocalcemia precoce
Diabetes materno	1. Hipoglicemia 2. Hipocalcemia
Febre ou pielonefrite materna não tratada	Meningite
Hiperparatireoidismo materno	Hipocalcemia
RN de termo, sadio, alimentado com leite de vaca	Hipocalcemia tardia
Diarréia aquosa Hiper-hidratação	Hiponatremia
Diarréia severa Administração acidental de sal	Hipernatremia
Mãe viciada	Síndrome de abstinência
Meningite S-TORCH	Infecção

A **ultra-sonografia** auxilia no diagnóstico diferencial entre **hemorragia intracraniana** e **meningite**: áreas hiperecogênicas no parênquima indicam alterações do tipo anoxia/isquemia/hemorragia.

As convulsões de acordo com a época de aparecimento:

1. As convulsões hipóxico-isquêmicas começam dentro das primeiras 12 ou 24 horas de vida, mas não nas 2 primeiras horas.
2. Quando as convulsões começam nas primeiras 2 horas de vida são geralmente devidas a defeitos de desenvolvimento, piridoxino-dependentes ou abstinência de drogas usadas pela mãe.
3. As convulsões por abstinência podem ocorrer no 1º ou 2º dias de vida e excepcionalmente mais tarde.
4. Hipocalcemia de início precoce ocorre nos primeiros 2 ou 3 dias.
5. Hipoglicemia neonatal — 3 a 24 horas de vida (às vezes em PIG pode aparecer nas primeiras 2 horas ou após 24 horas).
6. Convulsões neonatais benignas começam com 48 horas de vida.

CONDUTA nas convulsões

1º) Aquecimento: incubadora ou berço aquecido.

2º) Cuidados respiratórios: aspiração; ventilação, se necessário.

3º) Instalar venóclise.

4º) Verificar se o RN apresenta **condições predisponentes** para convulsão de **causa específica**.
  a) Dosar glicose por punção capilar: Dextrostix.
  b) Colher sangue para hemograma, Ca, Mg, Na, Cl, K.

5º) Se for confirmada **hipoglicemia** — glicose a 10% 2ml/kg EV em 5 a 10min (ver item correspondente).

6º) Se existirem condições predisponentes para **hipocalcemia** — gluconato de Ca a 10% diluído ao 1/2 em água destilada — 2ml/kg EV lento (ver item correspondente).

7º) Se não ceder a convulsão e houver condições predisponentes para **hipomagnesemia**, sulfato de magnésio a 50% — 0,2mg/kg IM (ver item correspondente).

8º) Se o quadro for suspeito de convulsão piridoxino-dependente — Adermina 25 a 50mg EV.

9º) Se as crises persistirem ou, desde o início, se forem excluídas as causas específicas citadas — drogas **anticonvulsivantes**:

- **1ª escolha**: fenobarbital sódico 20mg/kg EV em 10min.
- Se a convulsão persistir: repetir a dose anterior para atingir a dose total de 40mg/kg.

Alternativa

- Midazolam – 0,15mg/kg IM ou EV em *bolus* ou manter EV contínuo 1mcg/kg/min (ajustar).

Manutenção

- Fenobarbital: 3-4mg/kg/dia, fracionado 12/12h EV ou IM; ou 5mg/kg/dia VO;

  ou

- Primidona: 15mg/kg/dia, dividida em 2 doses, VO.

Observação: não há indicação para uso de anticonvulsivantes nas convulsões sutis nem nas tônicas generalizadas.

DISTÚRBIOS METABÓLICOS

HIPOGLICEMIA NEONATAL

Glicemia inferior aos limites mínimos de normalidade para o RN

Alerta!
RN de alto risco para hipoglicemia

a) RN pré-termo, especialmente abaixo de 2.000g
b) RN pequeno para a idade gestacional (PIG)
c) RN grande para a idade gestacional (GIG)
d) Gemeralidade (o menor dos gêmeos)
e) RN filho de mãe diabética
f) RN com asfixia perinatal grave
g) RN com septicemia
h) RN com desconforto respiratório grave
i) RN com eritroblastose fetal
j) RN submetido a exsangüineotransfusão
l) RN com hipotermia
m) RN com erros inatos do metabolismo

+

Alarme!
Dados sugestivos de hipoglicemia

a) Instabilidade da temperatura
b) Manifestações de sofrimento do SNC
- apatia
- choro fraco
- recusa alimentar
- tremores frios
- cianose das extremidades
- hipotonia
- respiração irregular/apnéia
- convulsão

c) Não raramente é assintomática, principalmente em filhos de mãe diabética

Atenção: hipoxia e hipotermia agravam a hipoglicemia

ação! ⇓ comprovação

- exame de urgência/triagem
- DEXTROSTIX*
- confirmação
- GLICEMIA**

⇓

Glicemia < 40mg%

⇓

HIPOGLICEMIA NEONATAL

Tipo I = de adaptação; logo após o nascimento; assintomática
Tipo II = secundária a intercorrências perinatais (asfixia, infecções, suspensão brusca de glicose hipertônica EV); assintomática
Tipo III = hipoglicemia neonatal transitória; sintomática
Tipo IV = associada a defeitos metabólicos, enzimáticos, endócrinos; necessário tratamento etiológico

Atenção: os sintomas são inespecíficos mas os exames laboratoriais não substituem a análise clínica

Urgência: hipoglicemia com **apnéia ou convulsão**
Glicose a 10% — 2ml/kg EV em 5-10min

---

* Por punção capilar (calcanhar)
- aquecer previamente o local com água a 40°C

** • dosar, se possível, glicose verdadeira
- refrigerar o plasma ou soro sangüíneo até coagular e então centrifugar

HIPOGLICEMIA NEONATAL

Sintomática
Assintomática em: prematuro
RN de baixo peso
RN de mãe diabética
após controle de convulsão, apnéia

⇓

1º) Glicose EV 8mg/kg/min por **1h**
= s. glicosado a 10% — 4,8ml/kg/h
= 5 microgotas/kg/min

2º) Dextrostix após 1h — se normal:
glicose EV 6mg/kg/min por **3h**
= s. glicosado a 10% — 3,4ml/kg/h
= 3 microgotas/kg/min

3º) Dextrostix após 3h — se normal:
glicose EV 4mg/kg/min até **24h**
= 2,4ml/kg/min
= 2,5 microgotas/kg/min

4º) Dextrostix 8/8h — se estável:
suspender glicose EV
Dextrostix 8/8h por 24h

Em casos de controle difícil

1º) Aumentar glicose EV progressivamente até 12mg/kg/min
= 7,2ml/kg/h
= 7,5 microgotas/kg/min
Se não for suficiente (raro)
Hidrocortisona — 5mg/kg/vez 12/12h durante 7 dias, EV ou IM
A seguir: reduzir a glicose; depois: retirar a hidrocortisona

2º) Em caso de fracasso (após 24h)
Associar diazóxido (Pressuren)
10-15mg/kg/dia EV, fracionar de 8/8h

Nos RN de mãe diabética e RN PIG:
Manter glicose EV 4mg/kg/min por **48h**
Após retirada — controle com Dextrostix 8/8h por 48h

Usar bomba de infusão, sempre que possível.

Importante

1. Acompanhamento clínico atento e monitorização da glicemia, nos casos de alto risco:
   a) Filho de mãe diabética: punção capilar com 2, 4, 8, 24h de vida.
   b) Prematuridade, RN de baixo peso: 2, 6, 12, 24, 48, 72h de vida.
2. Leite materno iniciando na primeira 1/2 hora de vida e, a seguir, com intervalos curtos (cada 2 ou 2 1/2 horas) dia e noite. Em RN não capazes de mamar diretamente ao seio, o leite materno deve ser dado pela via que for possível mas não deve ser suspenso nem na vigência de soro glicosado EV.

HIPERGLICEMIA NEONATAL

Glicemia > 125mg%

a) Causa iatrogênica é mais comum:
- infusão inadvertida de glicose > 7mg/kg/min e em pré-termo de muito baixo peso (< 1.500g)

b) Nutrição parenteral
c) Septicemia
d) Diabetes transitório do RN PIG

Freqüentemente assintomática
Pode causar diurese osmótica e desidratação
Pode provocar hemorragia cerebral (manifestações neurológicas, convulsões)
Pode ser chamativo o estado infeccioso

Convém pesquisar glicosúria nos casos de alto risco.

Atenção para falsas hiperglicemias de sangue obtido de cateter umbilical usado para ministrar soro glicosado.

Preferir punção do calcanhar.

Conduta

1º) Redução progressiva da velocidade de infusão da glicose.
2º) Em casos graves (glicemia > 450mg%) ou que não respondem ao anterior:
- Insulina simples — 0,1U/kg EV gota a gota em 4h.

Corrigir a desidratação.

HIPOCALCEMIA NEONATAL

Manifestações que variam de acordo com o grau de maturidade do SNC e da idade do RN e que estão associadas a uma calcemia inferior a 7mg%.

Hipocalcemia neonatal PRECOCE

Ocorre nas primeiras 48h de vida:
- prematuridade
- asfixia perinatal (especialmente em PIG)
- RN filho de mãe diabética

Hipocalcemia neonatal TARDIA

Ocorre entre o 5º e o 7º dias de vida.

Aleitamento com leite de vaca

Hipoparatireoidismo

OUTRAS CAUSAS

Pode ocorrer em qualquer época:
- tratamento de acidose com bicarbonato
- exsangüineotransfusão/sangue citratado
- RN recebendo furosemida

A grande maioria dos casos é **assintomática**.

Período neonatal imediato:
- irritabilidade
- espasmos e abalos musculares
- convulsões
- vômitos
- cianose

Período neonatal tardio

Tetania: hipertonia, espasmos, convulsões

Importante: não há relação causal direta entre as manifestações de tetania e o nível da calcemia.

Solicitar dosagem sérica de cálcio (convém dosar concomitantemente magnésio).

CONDUTA

Hipocalcemia neonatal precoce assintomática

Não há indicação para o tratamento, porque:

a) não existe definição precisa de hipocalcemia;

b) a hipocalcemia é transitória e sem conseqüências a longo prazo;

c) o tratamento acarreta mais riscos do que a hipocalcemia em si.

Crise convulsiva com hipocalcemia

Gluconato de Ca a 10% — diluir ao 1/2 com água destilada.

Dose: 2ml/kg EV lento.

Velocidade: não exceder 1ml/min.

Suspender ao primeiro sinal de bradicardia ou se a convulsão ceder (controle pela ausculta).

Atentar para extravasamento (provoca necrose).

Hipocalcemia sintomática sem convulsão ou após controle da convulsão

Gluconato de Ca a 10% — 4ml/kg/24h.
EV diluído no soro de manutenção ou por VO dividido em 4 tomadas 6/6h.

Duração: 48 horas.

A seguir: reduzir para 2ml/kg por 24h.

Convém controle ECG, 6 a 12h do início do tratamento.

Tetania neonatal rebelde ao tratamento:

pesquisar HIPOMAGNESEMIA

RN de risco: RN PIG, exsangüineotransfusão, filho de mãe diabética.

Dosagem de magnésio sangüíneo: 0,8 a 1,4mg%.

Aplicar sulfato de magnésio a 50% — 0,1 a 0,2ml/kg IM.

Se for aplicado EV: infusão lenta, controle ECG.

Repetir, se necessário, após 12 ou 24h.

Tetania neonatal tardia

Prescrever leite humano (ou leites adaptados com menos Ca e P do que o leite de vaca), suplemento de cálcio oral, se necessário (gluconato de Ca a 10% — 2ml/kg/dia, VO, dividido em 4 tomadas). ■

11. PROBLEMAS HEMATOLÓGICOS DO RECÉM-NASCIDO

RELAÇÃO PATOLOGIA MATERNA x PATOLOGIA DO RECÉM-NASCIDO

Parto prematuro	Recém-nascido pré-termo: mais suscetível a hemorragias intracranianas
Rotura precoce de bolsas, amnionite	Septicemia neonatal com ou sem coagulação intravascular disseminada
Ingestão de tiazídicos, anticonvulsivantes e anticoagulantes	Hemorragias, particularmente intracranianas
Diabetes	Hemorragias intracranianas; tromboses, principalmente de veias renais e supra-renais; trombocitopenia
Infecção materna; herpes, lues, toxoplasmose, citomegalia, rubéola	Trombocitopenia
Lupo eritematoso disseminado	Trombocitopenia
Púrpura trombocitopênica idiopática	Trombocitopenia
Púrpura trombocitopênica induzida por anticorpo antiplaquetário	Trombocitopenia

RELAÇÃO SINAL CLÍNICO x PATOLOGIA FETAL OU NEONATAL

Icterícia rubínica	Isoimunização Rh e ABO Eritroenzimopatias Infecções congênitas
Hemangioma gigante	Trombocitopenia e hemorragias
Pletora	Transfusões materno-fetal e feto-fetal
Choque, palidez, anemia	Transfusões feto-placentária e feto-fetal Rotura de vísceras Rotura do cordão umbilical Hemorragia intracraniana Septicemia neonatal
Icterícia, petéquias e hepatoesplenomegalia	Infecção congênita
Distensão abdominal, infiltração do coto umbilical, febre ou hipotermia	Septicemia com ou sem coagulação intravascular disseminada
Microftalmia, catarata, petéquias e sopro cardíaco	Rubéola congênita

SEQÜÊNCIA DIAGNÓSTICA

Análise global do hemograma completo, dados anamnésicos e teste de Coombs direto, suas correlações e eventuais condutas:

- Reticulócitos baixos: anemia hipoplásica → fazer mielograma.
- **Reticulócitos normais**: fazer teste de **Coombs direto**:
  a) **Positivo** → fazer tipagem sangüínea materna e do recém-nascido e titulagem de anticorpos maternos; diferenciar isoimunização Rh, ABO (às vezes o teste de Coombs direto é negativo) e outros fatores.
  b) **Negativo** → fazer **hemograma**.

1. **Anemia hipocrômica microcítica**: hemorragia feto-materna, intergemelar, crônica; pesquisar hemoglobina fetal no sangue materno.
2. **Alterações morfológicas específicas**: esferocitose, eliptocitose, estomatocitose e picnocitose.
3. **Anemia normocrômica normocítica**:
   a) **Anictérica e sem hepatoesplenomegalia**: perdas sangüíneas agudas tipo acidente obstétrico, hemorragia interna, hemorragia feto-materna, etc.
   b) **Icterícia e hepatoesplenomegalia**:
      - **eritroenzimopatias**: deficiência de G-6-PD, piruvatoquinase, etc.
      - **infecções**: bacterianas, viróticas, luéticas, toxoplásmica, citomegálica, etc.
      - **outras**: galactosemia, insuficiência respiratória idiopática, osteopetrose, leucemia, hemoglobinopatias e talassemias.

OUTROS EXAMES AUXILIARES

Urina	Pesquisa de células com corpúsculos de inclusão citomegálica
Bilirrubinas séricas	Caracterização de estados hemolíticos, hemorrágicos e infecciosos
Hemoculturas	Septicemia
Sorologia para lues	Lues congênita
Imunofluorescência para toxoplasmose	Toxoplasmose congênita
Inibição da hemoaglutinação	Rubéola congênita
Desnaturação da hemoglobina pelo NaOH	Detecção de sangue fetal
Hemoglobina fetal no sangue materno	Detecção de hemorragia feto-materna
Pesquisa de coleção subdural	Hemorragia subdural
Eletroforese de hemoglobina	Hemoglobinopatias
Dosagens de enzimas eritrocitárias	Deficiência de G-6-PD, piruvatoquinase, etc.
Coagulograma	Coagulação intravascular disseminada
Mielograma	Depressão medular
Fundo de olho	Hemorragias, coriorretinites (infecções congênitas)
Raios X de ossos	Lues congênita
Raios X de abdome	Pneumoperitônio, rotura de vísceras, etc.
Raios X de crânio	Calcificações (infecções congênitas), fraturas, etc.

A investigação competente de cada uma dessas entidades deverá sempre ser realizada **antes de uma eventual transfusão de sangue**.

A terapêutica é específica em função do diagnóstico estabelecido.

12. ANEMIAS NO RECÉM-NASCIDO

Podem ser por hemorragia, por hemólise ou por hematopoiese deficiente.

CLASSIFICAÇÃO GERAL E ROTEIRO DIAGNÓSTICO

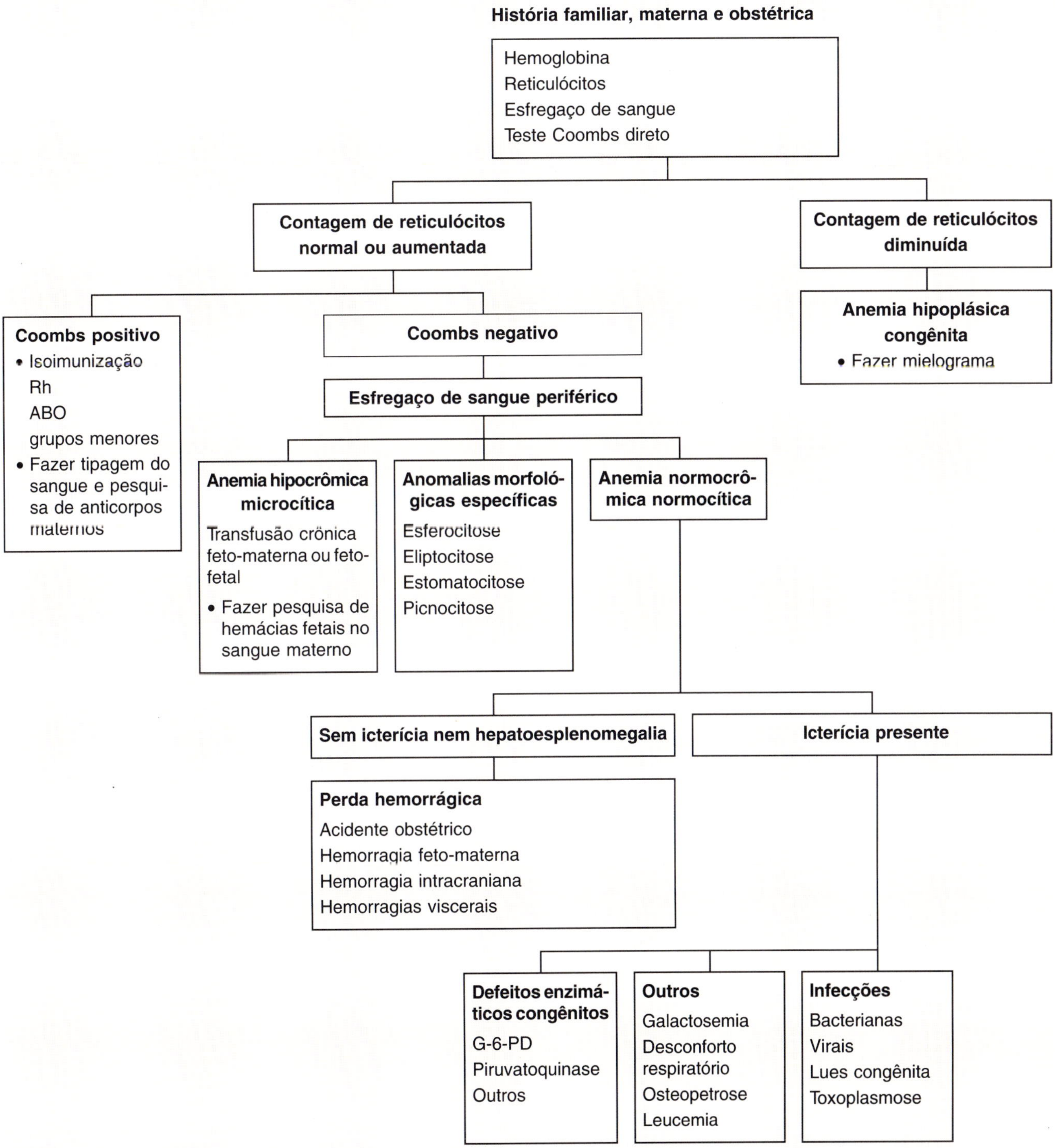

Atenção: anotar o volume de sangue retirado para exames no RN e calcular o volume total já retirado.

Anemia aguda *vs* crônica — ver pág. 123

Anemia ao nascimento	Anemia que aparece nos primeiros dias de vida	Anemia no período neonatal tardio
• Palidez ou choque ou insuficiência cardíaca congestiva Doença hemolítica do RN Rotura do cordão umbilical durante o parto Placenta prévia Transfusão feto-mãe (hemorragia transplacentária)	• Queda rápida da Hb ou do Ht Doença hemolítica do RN Sangramento do cordão Cefalematoma Hemorragia intracraniana Rotura de vísceras RN colocado em plano superior à placenta, no parto Coleta excessiva de sangue do RN	Doença hemolítica do RN Esferocitose Deficiência de G-6-PD Deficiência de piruvatoquinase Coletas repetidas de sangue

Hemoglobina < 8g% ao nascimento ou logo depois	Anemia aguda grave
1º) tratar a causa, se possível 2º) transfusão de papa de hemácias: 10-15ml/kg Se o estado geral do RN for bom, a transfusão pode ser substituída por ferroterapia 5mg/kg/dia de Fe elementar	por hemorragia hemólise infecção Transfusão de sangue total 15ml/kg

Considerações

1. A hemoglobina (Hb) serve basicamente para o transporte do O_2.
2. Um modesto grau de anemia estimula a produção medular, enquanto concentração muito alta de Hb deprime a função da medula.
3. Excesso de ferro satura a transferrina, eliminando um fator de defesa importante.
4. Nenhum exame subsidiário em si é indicação absoluta para o tratamento. Valorize sempre o exame clínico e o acompanhamento atento.
5. Qualquer tratamento só é indicado quando "o risco de não tratar é maior do que o risco do tratamento". Ter em mente que toda transfusão de sangue acarreta um risco elevado (não existe método algum que garanta a inocuidade de uma transfusão de sangue).
6. A correção do efeito (isto é, a anemia) sem correção da causa só se justifica se houver risco de vida imediato.
7. Considerar que 3ml/kg de concentrado de glóbulos ou 6ml/kg de sangue total elevam a hemoglobina de 1%. Na prática, usar **10ml/kg de papa de hemácias** ou **20ml/kg de sangue total**. Preferir transfusão de **glóbulos**.
8. Usar o **sangue mais recente** possível (não mais de 1 semana de coleta).
9. A **indicação** da **transfusão** deve obedecer sempre ao **critério clínico** associado à **hemoglobina baixa** (menos de 10g% ao nascer e 7g% ou menos no período neonatal precoce).

CONDUTA TERAPÊUTICA

RECÉM-NASCIDO COM ANEMIA AGUDA

1. Instalar PVC pela veia umbilical (se possível).
2. Ministrar expansores de volume (sangue do mesmo grupo sangüíneo do RN, ou Rh negativo, plasma, albumina ou s. fisiológico), enquanto se pesquisa se a palidez não é devida a uma asfixia.
3. Injetar aproximadamente 20ml/kg de fluidos e observar a reação da criança.
4. Se necessário: 10 a 20ml/kg de sangue total (se esse não foi dado inicialmente).
5. Suporte das condições cardiorrespiratórias.
6. Exame cuidadoso da placenta e do cordão umbilical. Se nenhuma anormalidade for encontrada, pesquisar sangue fetal na circulação materna.

RECÉM-NASCIDO MODERADAMENTE ANEMIADO

Os critérios para transfusão dependem de dados clínicos e laboratoriais:

- Hb menor que 12g% nas primeiras 48h de vida.
- Hb menor que 7g% em idades maiores.
- Cálculo do volume a ser transfundido (segundo Mollison):

  3ml/kg de concentrado de glóbulos ou 6ml/kg de sangue total elevam a hemoglobina de 1g%,

  ou

  na prática, 10ml/kg em 1 hora.

Ferroterapia

Indicada em anemias ferroprivas que não necessitam transfusão: 5mg/kg/dia de ferro elementar, até 1 mês depois de alcançados os níveis hemáticos normais.

13. SANGRAMENTO NO PERÍODO NEONATAL

O RN é suscetível a sangramento por várias razões:

a) deficiência de fatores de coagulação;
b) doença materna;
c) ingestão de drogas pela mãe;
d) imaturidade dos vasos sangüíneos;
e) vulnerabilidade a traumas obstétricos;
f) sépsis;
g) asfixia.

O sangramento pode se expressar por anemia ou hipotensão.

Investigação

1. História familiar de doenças hemorrágicas.
2. Doenças maternas (púrpura trombocitopênica, LES).
3. Uso de drogas pela mãe (AAS, anticonvulsivantes).
4. Trauma obstétrico.
5. Impressão geral do RN:
   saudável (bom estado geral) *vs* **doente** (mau estado geral).

RN com sangramento

- aspecto **DOENTIO**
  mau estado geral

asfixia
acidose
hipotermia
convulsão
prematuridade

⇓

CIVD

com hepatoesplenomegalia

⇓

Infecção congênita/adquirida
Eritroblastose fetal

- aspecto **SADIO**
  bom estado geral

vigoroso
alimentando-se bem
sem sintomas sistêmicos
sem anomalias congênitas
sem estado infeccioso

⇓

- distúrbio primário da coagulação
- deficiência de vitamina K
- coagulopatia hereditária
- ingestão de drogas pela mãe

ROTEIRO DIAGNÓSTICO

Baseado na **impressão geral** e em **testes laboratoriais de triagem** — contagem de plaquetas, tempo de protrombina (TP) e tempo de tromboplastina parcial (TTP).

PT avalia a via extrínseca; TTP avalia a via intrínseca (todos fatores, exceto VII e XIII).

Considerar **anormal** TP > 17s; TTP > 67s (RN de termo).

Se os 3 testes foram normais, solicitar fibrinogênio (se aumentado sugere CIVD).

Evitar as causas de erro — coleta venosa difícil e demorada, cateter intravascular heparinizado.

Plaquetas	TP	TTP	Possibilidades diagnósticas
Normais	Normal	Normal	Trauma; hemangioma Raros: disfunção plaquetária; deficiência fator XIII
Normais	Aumentado	Aumentado	**Deficiência de vitamina K**
Normais	Normal	Aumentado	Deficiência hereditária de fatores de coagulação (VIII, IX, XI, XII; doença de Von Willebrand)
Normais	Aumentado	Normal	Deficiência hereditária de fatores de coagulação (II, VII)
Diminuídas	Normal	Normal	Plaquetopenia imune Trombose

Plaquetas	TP	TTP	Possibilidades diagnósticas
Normais	Normal	Normal	Prematuridade extrema Acidose e hipoxia graves Hiperosmolaridade
Normais	Aumentado	Aumentado	Doença hepática grave
Diminuídas	Normal	Normal	Consumo de plaquetas: infecção, enterite necrotizante, trombose da veia renal
Diminuídas	Aumentado	Aumentado	**Coagulação intravascular disseminada** (CIVD)

a) Aparência de **doente grave** (mau estado geral).
b) Causas predisponentes: asfixia neonatal, choque, infecção, membrana hialina grave e outras.
c) Manifestações clínicas: melena, choque, acidose persistente, anemia não corrigida com papa de hemácias, convulsões, escleredema.
d) Outras manifestações: sangramento pelos orifícios do corpo e de picada de injeção, equimoses, hemorragia interna, isquemia, necrose e gangrena.
e) Hematológico: anemia hemolítica com eritrócitos fragmentados, plaquetopenia, TP e TTP aumentados, fibrinogênio diminuído, leucocitose ou leucopenia, desvio à esquerda, granulações tóxicas.

Conduta

1. Tratar a causa: antibióticos, correção hidroeletrolítica da acidose e da hipotensão, oxigenação.
2. Se a aparência é grave e existe sangramento franco:
   Plasma fresco congelado — 10 a 15ml/kg EV.
   Se plaquetas < 50.000 — 1U de plaquetas.
   Se sangramento persiste: crioprecipitado — 1 bolsa.
   Acrescentar vitamina K — 1mg/kg EV.
   Em casos rebeldes ou com insuficiência cardíaca congestiva: exsangüineotransfusão.

a) **Precoce**: ocorre nas **primeiras 24 horas de vida**.
   Predisponente: mãe que toma drogas (barbitúrico, fenitoína, rifampicina, isoniazida).
b) **Clássica**: ocorre **entre 2 e 5 dias** de vida:
   1. sangramento gastrintestinal e umbilical;
   2. hemorragia nasal ou da circuncisão, equimoses;
   3. hemorragia intracraniana é rara.
c) **Tardia**: ocorre **depois das 3 semanas** de vida:
   1. desde hemorragia do local de injeção até intracraniana;
   2. geralmente secundária à diarréia, atresia biliar, hepatite, deficiência de alfa-antitripsina.

Conduta (nas 3 formas)

1. Vitamina K — 2mg EV (Kanakion).
2. Nos casos graves ou se não houver melhora — logo a seguir: plasma fresco 20ml/kg.

DIFERENCIAÇÃO ENTRE PERDA HEMORRÁGICA AGUDA E CRÔNICA NO RN

Característica	Perda hemorrágica aguda	Perda hemorrágica crônica
Clínica	Início abrupto, palidez, respiração irregular, taquicardia, diminuição ou ausência de pulsos periféricos, pressão arterial baixa ou ausente, ausência de hepatoesplenomegalia	Desproporção entre palidez (intensa) e perda hemorrágica, podendo ocorrer sinais de ICC, incluindo hepatomegalia
Pressão venosa	Baixa	Normal ou alta
Concentração de hemoglobina	Pode ser normal ao nascimento, com diminuição rápida nas primeiras 24 horas	Diminuída ao nascimento
Hemácia	Normocrômica normocítica	Hipocrômica microcítica
Ferro sérico	Normal ao nascimento	Diminuído ao nascimento
Conduta	Correção precoce da anemia e do choque	Apenas acompanhamento
Tratamento	Transfusão sangüínea (ferroterapia mais tarde)	Ferroterapia

SANGRAMENTO NEONATAL COM PLAQUETOPENIA

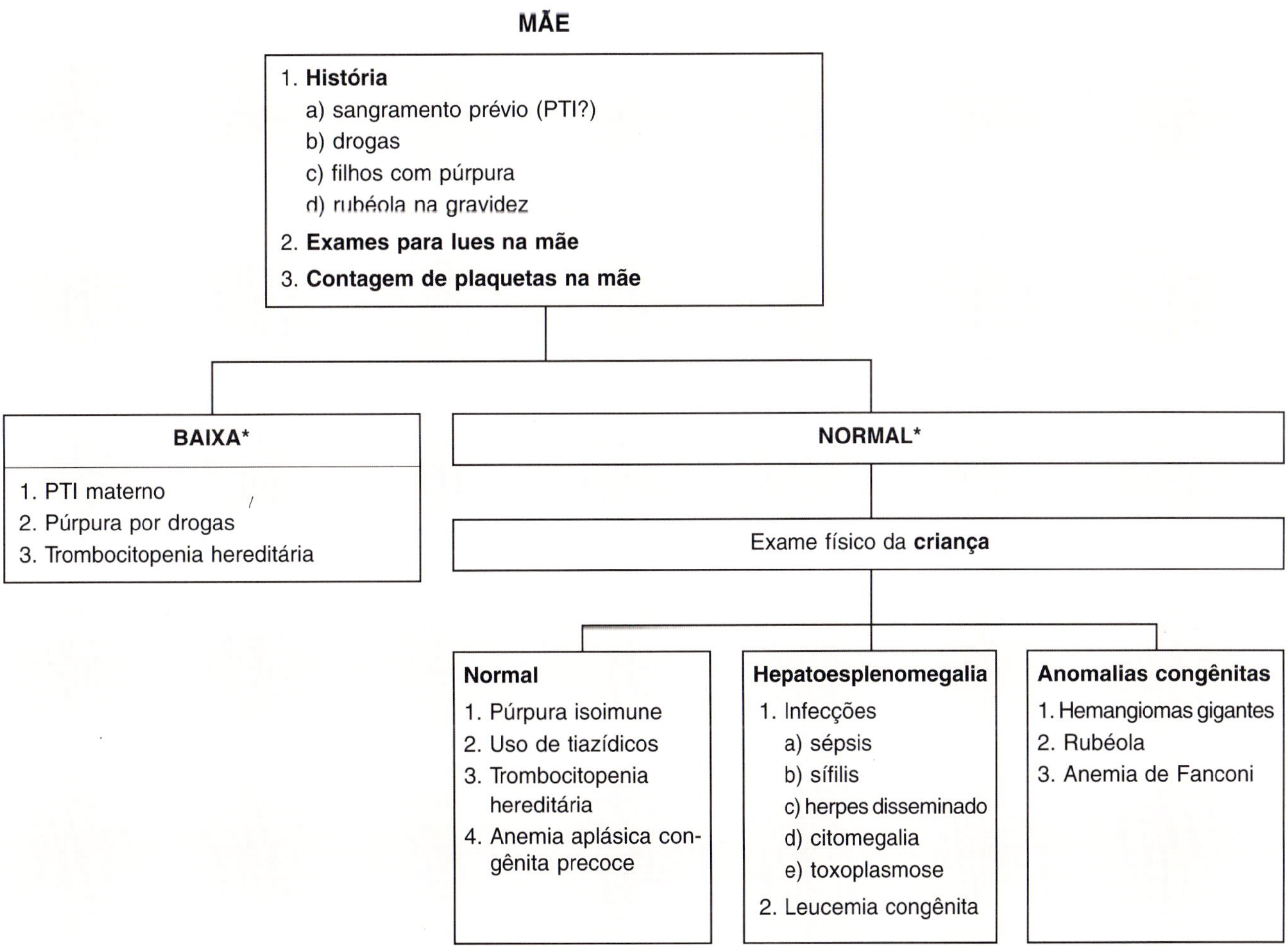

* Refere-se à contagem de plaquetas na mãe.

SANGRAMENTO NO RECÉM-NASCIDO

História familiar de sangramento Infecções na mãe Medicamentos na mãe	**Impressão geral do RN:** Aspecto **sadio** ou **doente**

Solicitar
- contagem de **plaquetas**
- **tempo de protrombina** (TP) e
- **tempo de tromboplastina parcial** (TTP)

SANGRAMENTO EM RN COM ASPECTO DE "DOENTE"

Plaquetas diminuídas TP aumentado TTP aumentado	Plaquetas diminuídas TP aumentado TTP aumentado	Plaquetas normais TP aumentado TTP aumentado	Plaquetas normais TP normal TTP normal
⇓	⇓	⇓	⇓
CIVD	**Consumo de plaquetas:** • infecção grave (sépsis, S-TORCH) • enterite necrotizante • trombose de veia renal	**Hepatopatia grave**	**Lesão vascular** • prematuridade • hipoxia • acidose • hiperosmolaridade

SANGRAMENTO EM RN COM ASPECTO "SADIO"

Plaquetas diminuídas TP normal TTP normal	Plaquetas normais TP aumentado TTP aumentado	Plaquetas normais TP normal TTP aumentado	Plaquetas normais TP aumentado TTP normal	Plaquetas normais TP normal TTP normal
⇓	⇓	⇓	⇓	⇓
Plaquetopenia imune **Trombose** **Mãe com PTI** **Medicamentos na mãe**	**Doença hemorrágica do RN**	**Deficiência de fatores de coagulação** • Fator VII, IX, XI, XII Doença de Von Willebrand	**Deficiência de fatores de coagulação** • Fator II, VII	**Fatores locais** • trauma • anomalias congênitas **Disfunção plaquetária** Deficiência fator XIII

Doença hemorrágica do RN → aplicar vit. K 2mg EV → repetir TP e TTP após 4 a 6h

Sangramento parou TP normal TTP normal	Sangramento persiste TP aumentado TTP aumentado
⇓	⇓
Diagnóstico: **deficiência de vitamina K**	Considerar **deficiência** de • **Fator V** • **Fator X** • **Fibrinogênio**

DOENÇA HEMORRÁGICA DO RN

Sangramento no RN devido à deficiência de vitamina K (TP e TTP aumentados)

A) **Clássica**: sangramento entre 1 e 7 dias de idade.
Pode ser localizada (cefalematoma, gastrintestinal) ou equimoses difusas.
Tratamento: vitamina K — 1mg EV.
Evolução: melhora em 4 horas.

B) **Precoce**: sangramento nas primeiras 24h de vida.
Mães que estão tomando fenobarbital, hidantoína, isoniazida ou rifampicina.
Sangramento moderado (pele, umbigo) ou grave (intratorácico, abdominal ou craniano).

C) **Tardio** — fim do período neonatal ou após o mesmo.
Hemorragia intracraniana e equimoses.

Em prematuros, casos mais graves ou que não respondem à vitamina K, transfundir plasma fresco 20ml/kg.

CIVD

a) Associado com: choque, sépsis, acidose, hipoxia, hipotermia. RN evidentemente doente.
b) Predomina em prematuros.
c) Sangramento difuso (petéquias, hemorragia digestiva, sangramento dos locais de punção).
d) Plaquetopenia de consumo, aumento do TP e TTP e diminuição do fibrinogênio; hemácias fragmentadas.

Tratamento

1º) Remover os fatores que desencadearam a coagulação (ver item a, acima).
2º) Repor as plaquetas e plasma, a cada 12h.
3º) Se persiste sangramento intenso — considerar a exsangüíneotransfusão usando glóbulos vermelhos reconstituídos com plasma fresco (hematócrito 50 a 60) e também fornecendo plaquetas. Considerar a relação risco/benefício.
4º) No caso de CIVD com problemas trombóticos (necrose) pode ser útil o uso de heparina 15mg/kg/h EV por 2-3 dias.
Ministrar plasma e plaquetas só após o início da heparinoterapia.

ALGUNS DETALHES PRÁTICOS

Contagem de plaquetas

1º) Num esfregaço de sangue, usando a objetiva de grande aumento, contar as plaquetas por campo em vários campos (por ex.: 20 campos).
2º) Tirar a média por campo.
3º) Multiplicar esse número médio por 15.000. Abaixo de 150.000 considerar diminuição das plaquetas.

Tempo de protrombina (TP) — mede a via extrínseca da coagulação.

TP acima de 16s é anormal.

Tempo de tromboplastina parcial (TTP) mede a via intrínseca.

É considerado aumentado acima de 55s no RN de termo e de 80s no pré-termo.

Não usar sangue de cateter heparinizado.

Aproximadamente 30% das hemorragias gastrintestinais se devem a sangue materno deglutido. Na dúvida, realizar o APT teste.

Dos casos de sangramento real, menos de 25% se deve à anormalidade de plaquetas ou fatores de coagulação.

Observações importantes de terapêutica

Coagulopatias — em casos graves, utilizar plasma fresco congelado — 10ml/kg EV 12/12h.

Plaquetopenias em RN de aspecto saudável — a transfusão de plaquetas só é indicada quando o sangramento coloca em risco a vida do RN. Neste caso ministrar 1U/kg. O doador de plaquetas deve ser do mesmo tipo sangüíneo do RN e deve ser Rh negativo, se o RN for Rh negativo. Em caso de **plaquetopenia isoimune** usar plaquetas (lavadas) da mãe e re-suspendidas em plasma AB negativo.

14. PLETORA DO RN (POLICITEMIA NEONATAL)

RN com aparência vermelho-púrpura e hematócrito elevado.

Hipertransfusão placentária

Transfusão feto-fetal
Transfusão materno-fetal
Ligadura tardia do cordão
Ordenha do cordão

Insuficiência placentária

RN PIG
Pós-maturidade
Placenta prévia
Toxemia gravídica

Problemas endócrinos e metabólicos

RN de mãe diabética
Hiperplasia de supra-renal
Síndrome de Down

PLETORA DO RECÉM-NASCIDO

Hematócrito (Ht) > 65%
Hemoglobina (venosa) > 22g%

Aumento da viscosidade sangüínea
Diminuição da oxigenação tissular
Diminuição da glicemia
Formação de microtrombos

2º e 3º dias de vida

Anorexia
Letargia
Cianose
Convulsão

Outras manifestações:

Desconforto respiratório
Insuficiência cardíaca congestiva
Tremores, convulsão
Icterícia
Priapismo
Hipoglicemia
Hipocalcemia
Trombose de veia renal

⇓

exsangüineotransfusão parcial

— Cálculo do volume a ser trocado (ml)

$$\frac{80 \times P \times (\text{Ht achado} - 50)}{\text{Ht achado}}$$

— Substituir por soro fisiológico ou plasma congelado
— Fazer as trocas em alíquotas de 10 a 15ml/kg

P = peso em kg

Assintomático

não tratar
manter em observação

15. O RECÉM-NASCIDO ICTÉRICO

Considerações importantes

1. A **bilirrubina** não conjugada (de reação **indireta**) = BI é dotada de **neurotoxicidade**: o resultado é a temível síndrome neurológica chamada **kernicterus**.
2. Habitualmente a BI está firmemente ligada à albumina, mas pode se dissociar da mesma e tornar-se livre seja porque a BI se encontra numa concentração muito elevada em relação à albumina ("falta albumina") seja porque a BI é deslocada por outra molécula competidora (que pode ser uma droga ingerida pelo RN ou uma substância endógena).
3. Portanto, a quantidade de BI livre depende de 3 fatores: a) quantidade total de BI; b) quantidade total de albumina; c) concentração de todos os fatores que competem com a BI na sua ligação com a albumina.
4. Como corolário, a simples dosagem de BI não é um critério preciso para medir a bilirrubina livre, mas é o mais prático.
5. A bilirrubina livre se difunde para o interior das células cerebrais, deposita-se nessas células, envenenando-as e matando-as.
6. A icterícia por aumento da BI no RN não é obrigatoriamente doença.
7. O RN com **hemólise** é muito suscetível à neurotoxicidade e portanto ao kernicterus.
8. Outros fatores que exageram o potencial neurotóxico da BI são **prematuridade**, acidose, asfixia perinatal e infecções graves no RN.
9. Kernicterus em RN ictérico de termo, normal (sadio), sem hemólise é extremamente raro (se é que existe).
10. Portanto, o RN ictérico deve ser avaliado globalmente e seguido atentamente; os exames laboratoriais não substituem a clínica.
11. O objetivo do tratamento da hiperbilirrubinemia é evitar que o nível de BI no sangue atinja níveis (potencialmente) perigosos. É melhor valorizar "faixas" do que "número fixo" limite de BI.
12. O recurso mais eficaz para eliminar a BI é a **exsanguineotransfusão** (Ex-tr), que é um processo invasivo e com riscos não desprezíveis; atualmente tem largo emprego a **fototerapia**, que é um método simples, de riscos mínimos, mas cuja indicação e manuseio incorretos têm levado ao prolongamento da hospitalização com seus riscos e principalmente ao desmame precoce iatrogênico.
13. O receio (justificado) do kernicterus provocou, nos últimos 30 anos, uma atitude agressiva no manejo do RN ictérico, incluindo algumas normas que foram estabelecidas, sem base científica nem epidemiológica (exemplo: conhecimentos relacionados ao RN com icterícia por incompatibilidade Rh foram estendidos a RN normais sem hemólise).

CONDUTA NO RN ICTÉRICO

Pesquisar na **anamnese**:

a) indução do parto com ocitócitos;
b) fórcipe, cesárea, parto pélvico;
c) prematuridade;
d) retardo no clampeamento, ordenha. Incompatibilidade ABO, Rh ou grupos menores;
e) mãe Coombs indireto positivo.

Pesquisar no **exame físico**:

a) cefalo-hematoma;
b) petéquias;
c) hepatomegalia;
d) estado geral/impressão;
e) sangramento/palidez;
f) perda de peso;
g) número e técnica das mamadas.

Controle clínico da icterícia do RN segundo a distribuição em zonas (de Kramer).

Interpretação simplificada: bilirrubina indireta (mg%); considere uma possível variação de 2mg% para mais ou para menos.

Exemplo: zona 2: média 9mg%; limites: 7 a 11mg.

	RN de termo	RN de baixo peso
Zona 1	6	5
Zona 2	9	8
Zona 3	12	11
Zona 4	15	13
Zona 5	16	18

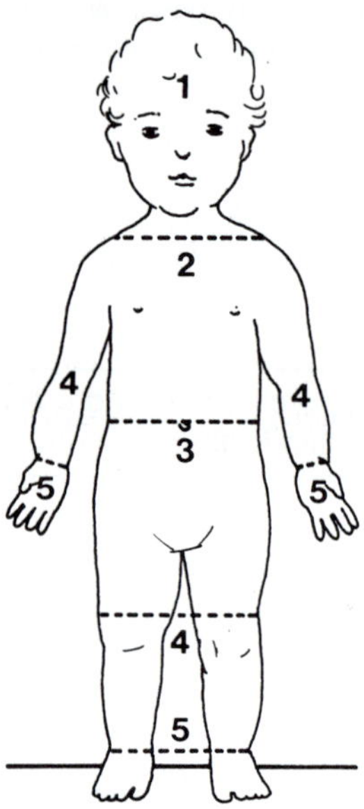

Fig. III.6 — Zonas de icterícia.

Como distinguir a **icterícia fisiológica** e reconhecer os **sinais de alarme**:

A **icterícia é fisiológica** se:

RN saudável, ativo, suga bem, ganho ponderal satisfatório

e

	RN de termo	Pré-termo
início	2º-3º dias	5-4 dias
pico	2º-4º dias	6-8 dias
diminui	5-7 dias	7-9 dias

A icterícia fisiológica pode se tornar **exagerada** se a amamentação se inicia tardiamente, se o intervalo das mamadas é longo (menos de 10 mamadas por dia) ou com pausa noturna prolongada, ou se a mamada não é eficiente (pega do bico incorreta).

Conduta

1º) mamadas freqüentes: ± 12 nas 24 horas, intervalo de 2 horas, inclusive durante a noite;

2º) técnica de pega adequada;

3º) duração suficiente: aproximadamente 20 minutos cada lado, esvaziar o 1º seio antes de passar ao 2º;

4º) se o RN tiver perdido muito peso e estiver fraco para uma mamada completa, nas primeiras vezes completá-la com leite de peito ordenhado e ministrado com xícara de café de bordas grossas ou copinho (nunca com chuca ou mamadeira);

5º) não ministrar água nem soro glicosado nos intervalos.

Fatores de risco na icterícia do RN

História familiar de doença hemolítica

Eritroblastose em irmão

Início precoce da icterícia nas primeiras 24 horas

Sinais de doença:

- letargia
- recusa mamar
- febre
- palidez
- petéquias
- hepatoesplenomegalia
- choro estridente

Sinais de colestase (por aumento da BD):
fezes claras, urina cor de iodo*

⇓

Solicitar de imediato

- No sangue da mãe: tipo sangüíneo e Rh.
- No sangue do RN: tipo sangüíneo, Rh, Coombs direto, bilirrubinas.

Acompanhamento clínico atento

* Solicitar também bilirrubina direta (BD).

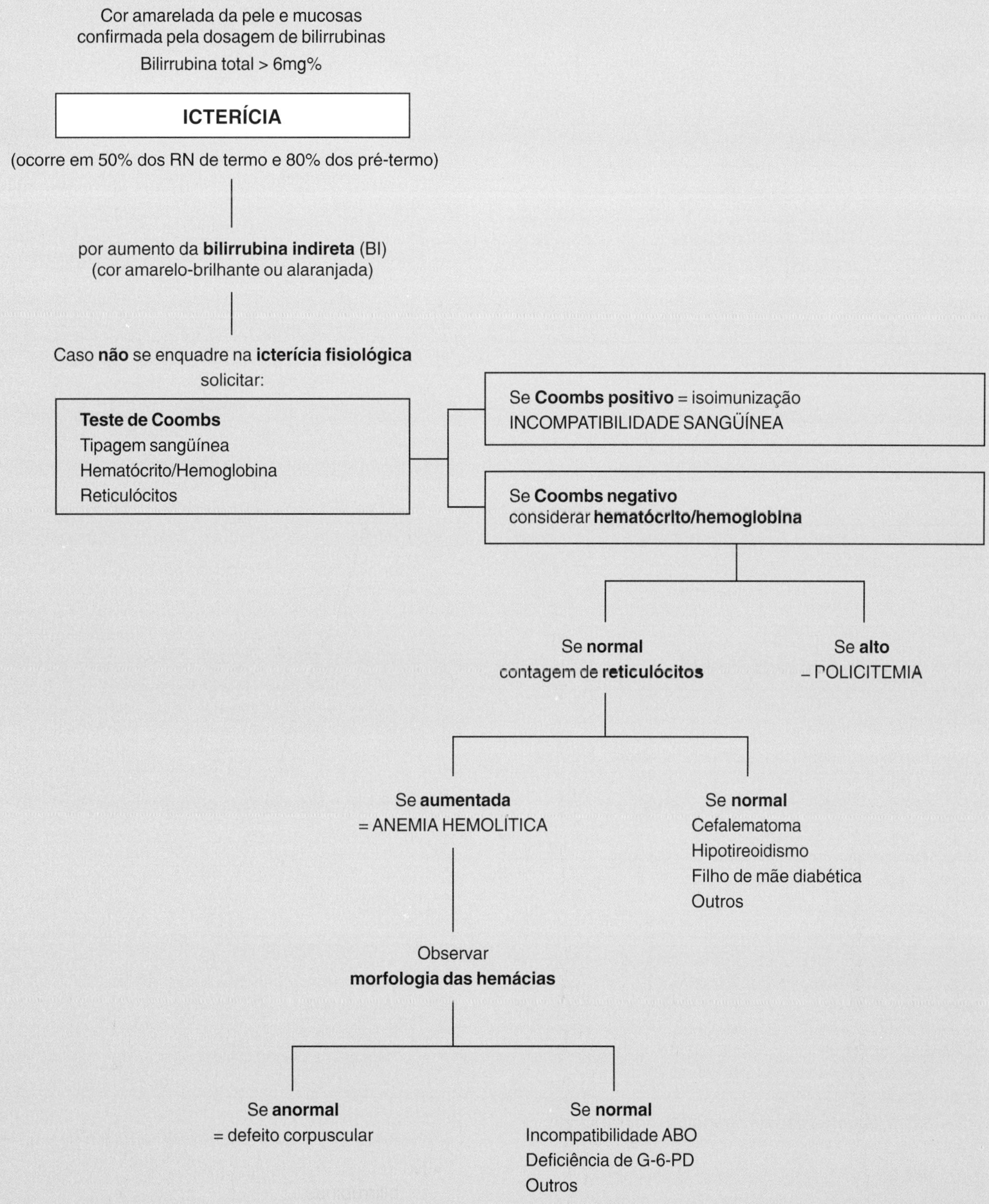
Cor amarelada da pele e mucosas
confirmada pela dosagem de bilirrubinas
Bilirrubina total > 6mg%
ICTERÍCIA
(ocorre em 50% dos RN de termo e 80% dos pré-termo)
por aumento da bilirrubina indireta (BI)
(cor amarelo-brilhante ou alaranjada)
Caso não se enquadre na icterícia fisiológica
solicitar:
Teste de Coombs
Tipagem sangüínea
Hematócrito/Hemoglobina
Reticulócitos
Se Coombs positivo = isoimunização
INCOMPATIBILIDADE SANGÜÍNEA
Se Coombs negativo
considerar hematócrito/hemoglobina
Se normal
contagem de reticulócitos
Se alto
– POLICITEMIA
Se aumentada
= ANEMIA HEMOLÍTICA
Se normal
Cefalematoma
Hipotireoidismo
Filho de mãe diabética
Outros
Observar
morfologia das hemácias
Se anormal
= defeito corpuscular
Se normal
Incompatibilidade ABO
Deficiência de G-6-PD
Outros

ROTEIRO PARA ACOMPANHAMENTO DO RN ICTÉRICO

1ª parte

Todas as **mães**: tipo sangüíneo e Rh

se

Mãe O ou Rh negativo

sangue ⇓ do cordão

RN: tipo sangüíneo e Rh

se

Mãe: O e RN: A ou B

ou

Mãe: Rh^- e RN: Rh^+

sangue ⇓ do cordão

Coombs direto no RN

se ⇓ **positivo**

Observação atenta para aparecimento e evolução de **icterícia**

se

icterícia presente nas primeiras 24h

ou

icterícia moderada + Coombs positivo

ou

icterícia moderada + sinais de doença

ou

icterícia acentuada

⇓

Dosagem de bilirrubina

se

icterícia presente nas primeiras 24h

ou

BT* > 14mg% nas primeiras 48h

ou

palidez

⇓

Dosagem de hemoglobina

*BT = bilirrubina total

2ª parte

Se

icterícia presente nas primeiras 24h

ou

BT > 14mg% nas primeiras 48h

ou

RN anêmico

mas

Coombs negativo

⇓

Solicitar

contagem de **reticulócitos**

e

esfregaço sangüíneo

observar morfologia das hemácias

Se

BT > 15mg%

icterícia com início no 2º-7º dias, especialmente em negros, asiáticos, origem mediterrânea

⇓

Teste de triagem para **deficiência de G-6-PD**

Se

pele amarelo-fosca ou esverdeada

urina escura cor de iodo

icterícia em RN com aspecto de doente

icterícia > 2 semanas

⇓

Dosagem de **bilirrubina direta** (colestase)

• FOTOTERAPIA

1º) Determinar a causa da icterícia e/ou relacionar nível de BT e as condições individuais do RN.

2º) Análise crítica da relação transtornos e riscos/benefício.

Considerar que fototerapia significa aumentar o tempo de internação, aumentar o risco hospitalar, aumentar a morbidade do RN e aumentar o risco de desmame precoce.

3º) Certificar-se que não há nenhuma lâmpada queimada e que o tempo de uso das lâmpadas não é excessivo.

4º) É prudente indicar **fototerapia** em **RN sem hemólise** e **sem doença**, se:

Peso do RN (em g)	Bilirrubina total (mg%) nas primeiras 96h de vida
< 1.500	8
1.500-2.000	10
2.000-2.500	12
> 2.500	15
RN de termo > 3.000	16-18 (17,5-22)

— **RN de termo com hemólise ou doente**: indicar entre **13 e 17,5mg%**.

— Não indicar fototerapia se BD > 3mg%: risco da "síndrome do bebê bronzeado".

5º) **Manejo**

1. Executá-la em regime de **alojamento conjunto** mãe-RN.

   A mãe deve amamentar 10 a 12 vezes ao dia (cada 2 ou 2 1/2h).

   Esvaziar o 1º seio (15 a 20min) antes de passar ao segundo.

   Ensinar técnica correta de pega da mama.

   Não dar água nem soro glicosado nos intervalos.

   Se o RN tiver perdido muito peso e estiver fraco para uma mamada completa, enquanto for necessário, completar com o leite materno ordenhado e ministrado com xícara ou copinho.
2. Proteger os olhos com vendas e preferivelmente também as gônadas.
3. Durante as mamadas, suspender a fototerapia, retirar o RN do berço e remover a venda ocular.
4. Manter RN sem fraldas na fototerapia.
5. A distância entre o aparelho de foto e o RN deve ser de 40-45cm.
6. Mudança de decúbito a cada 4 horas.
7. Controlar o peso (1 ou 2 vezes ao dia).
8. Controlar a temperatura do RN.
9. Determinar BI total 1 vez ao dia. Em caso de doença hemolítica fazer determinações mais freqüentes da BI e hematócrito ou hemoglobina.

   Importante: uma vez iniciada a fototerapia, não é mais possível se basear na coloração da pele para determinar o grau de icterícia.
10. Suspender a fototerapia tão logo a bilirrubina atinja níveis não perigosos para *kernicterus*.
11. Se a fototerapia falhar, promover fototerapia intensiva: colocar o RN no berço, baixar as lâmpadas até 15-20cm do RN, várias lâmpadas em volta do berço, remover a fralda, colocar lençol branco em volta do berço.
12. Cuidar da alimentação do RN:

    1º) prolongar a hospitalização da mãe para que ela amamente em horário livre; ou

    2º) mãe vai à maternidade para amamentar; quando não possível dar o leite materno ordenhado (ou de banco de leite) em xícara.
13. A icterícia precoce associada ao leite materno é por *falta* de ingestão do leite materno – corrigir as mamadas, acordar o bebê a cada 2 horas; complementar as mamadas com leite materno ordenhado (ou de banco de leite) em xícara.

    Não suspender leite materno por causa da icterícia.

RECOMENDAÇÃO DE FOTOTERAPIA CONFORME PESO E BI

Peso (g)	Ict. não compl.	Ict. compl.	Exs-tr	Exs-tr Ict. compl.
< 1.000	5-6	5		
1.000-1.250	6-7	5-6		
1.250-1.500	8	6-7	15	
1.500-2.000	10	7-8	18	16
2.000-2.500	12-15	9-10	20	18
2.500-3.000	15,5		20-22	18-20
Mais de 3.000	16-18	(até 20)	13	

Compl = complicada; significa RN doente: asfixia-perinatal, prematuridade, infecções graves, acidose, hipoalbuminemia.

BD = Bilirrubina direta.

BI = Bilirrubina indireta.

FOTOTERAPIA SEGUNDO IDADE E NÍVEL DE BI

Idade (h)	Considerar FT	FT obrigatória	Exs-tr
25-48	12	15	20
49-72	15	18	25
> 72	17	20	25

Considerar: opção clínica baseada no julgamento de cada caso em particular.

• EXSANGÜINEOTRANSFUSÃO (Ex-tr)

Indicada nos RN previamente diagnosticados como **doença hemolítica grave** por **isoimunização (eritroblastose fetal)** — Coombs positivo.

❶	Sinais de anemia hemolítica grave presentes já ao nascimento: palidez acentuada, petéquias, edema, hepatoesplenomegalia	⟹ 1º) Hidratação de expansão (correção da hipovolemia). 2º) Correção da acidose (bicarbonato Na) 1mEq/kg (eventual). 3º) Correção da anemia: uma pequena transfusão de papa de hemácias compatíveis. 4º) Ventilação assistida em caso de insuficiência respiratória. 5º) Após estabilização do RN — **exsangüineotransfusão.**
❷	Kernicterus ou eritroblastose grave num irmão Prematuridade Reticulócitos > 15%	⟹ **Exsangüineotransfusão precoce** (1º dia)
❸	Bilirrubina do cordão $\geq$ 5mg%	⟹ Dosagem seriada de hemoglobina e BT a cada 4 ou 6 horas: a) Se a velocidade de aumento da BT indicar que os níveis críticos serão atingidos nas próximas horas (ou no próximo intervalo); indicar **exsangüineotransfusão.** b) Critério mais simples embora menos preciso de indicação de Ex-tr: • aumento de mais de 0,5mg%/hora na incompatibilidade por Rh ou mais de 1mg%/hora na incompatibilidade ABO. c) Se a velocidade de aumento da BT se reduz de modo significativo, aumentar o intervalo entre as dosagens.
❹	Hemoglobina do cordão < 10g%	⟹ **Exsangüineotransfusão de papa de hemácias** Procedimento lento: trocar 5ml de cada vez até hematócrito atingir 40-45%
❺	Sinais precoces de **kernicterus** em criança com icterícia acentuada: a) letargia, recusa da alimentação, perda do reflexo de Moro b) a seguir: prostração c) depois: opistótono, tremores, choro estridente	⟹ **Exsangüineotransfusão** de URGÊNCIA (imediata)

Escolha do sangue usado na Ex-tr

1. **Incompatibilidade pelo Rh**
   a) Se o sangue já é selecionado antes do nascimento (para casos já previstos como graves): doador sangue O Rh negativo compatível com o sangue materno (pela prova cruzada).
   b) **Após o parto**
   - Sangue O Rh negativo, ou
   - Sangue do mesmo tipo da criança quando a mãe tem o mesmo tipo (fazer prova cruzada com o sangue da mãe e do RN), ou
   - Glóbulos O Rh negativo em plasma homólogo ao do RN.
2. **Incompatibilidade ABO**
   Glóbulos do tipo O Rh compatível em plasma do tipo AB ou plasma do mesmo tipo do RN.

Detalhes

Usar sangue o mais recente possível (até 2 dias de estocagem); citomegalovírus negativo.

Volume de troca correspondente a 2 volemias (160ml/kg de sangue total).

Aquecer o sangue gradualmente até 35°C.

Homogeneizar o sangue durante a Ex-tr (agitar delicadamente a bolsa de sangue).

Manter o RN aquecido.

Monitorizar os sinais vitais.

Após a Ex-tr, controlar a BT a intervalos de 4-8 horas.

Repetir a Ex-tr, se necessário, para manter os níveis de bilirrubina abaixo dos níveis perigosos.

Antes das novas Ex-tr, fazer testes de compatibilidade com o sangue do doador, incluindo reação cruzada e Coombs indireto.

Controles: colher **exames.**

Bolsa do doador: eritrograma, glicemia, Na-K.

Pré-Ex-tr, **no pós-imediato** e **após 6 horas**:
bilirrubinas, eritrograma, sódio, potássio, glicemia, gasometria, proteínas.

16. DISTÚRBIOS RESPIRATÓRIOS NO RN

Taquipnéia (FR > 60/min)
Tiragem (retração da parede torácica na inspiração)
Gemido ou som gutural expiratório
Batimentos de asas do nariz
Cianose (observar mucosa bucal e lingual)
Crises de apnéia (parada respiratória ≥ 20s)

⇓

Avaliação clínica da gravidade:

Doença das membranas hialinas (MH) ou **Síndrome do desconforto respiratório**
Taquipnéia transitória (TT)
Pneumonia
Aspiração de mecônio
Pneumotórax
Outros

BOLETIM DE SILVERMAN-ANDERSEN (BSA)

Movimentos do tórax e abdome	Retração costal inferior	Retração xifóide	Batimento da asa do nariz	Gemido expiratório	Nota
1 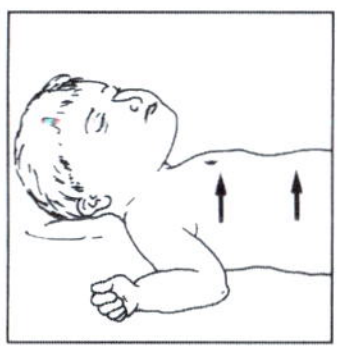 Sincronismo	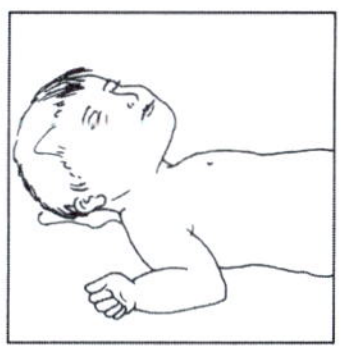 Retração ausente ou mínima	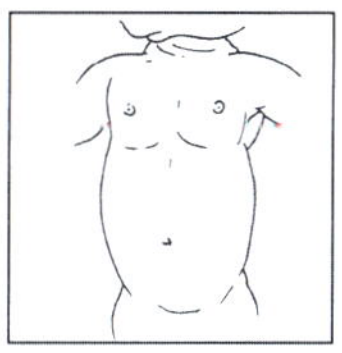	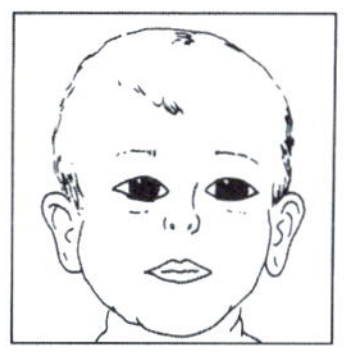 Ausente	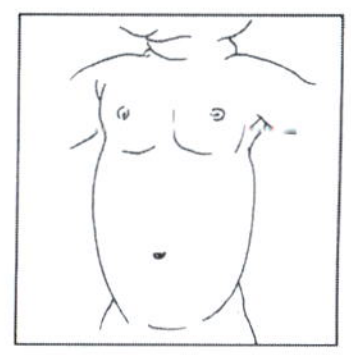 Ausente	0
2 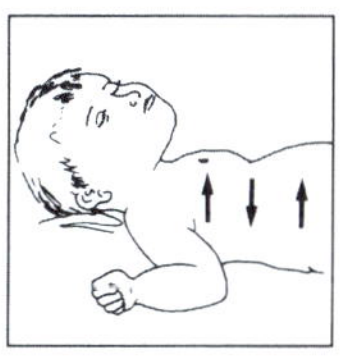 Declínio inspiratório	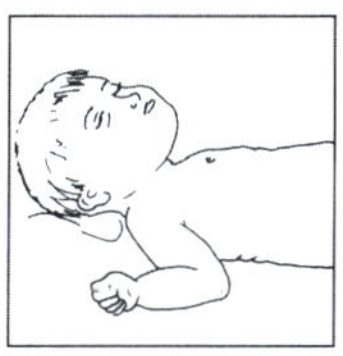 Retração leve ou moderada	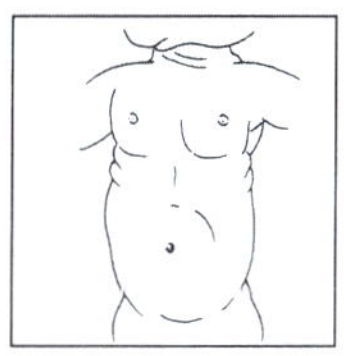	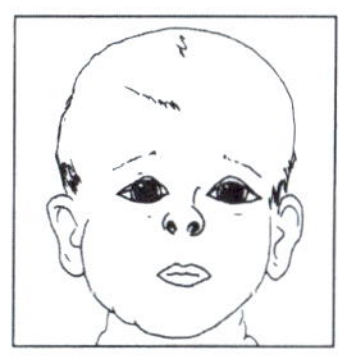 Discreto	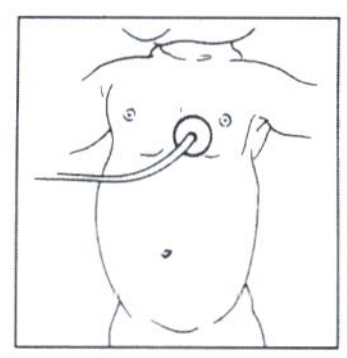 Audível com estetoscópio	1
3 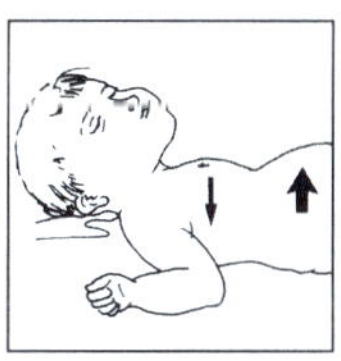 Balancim	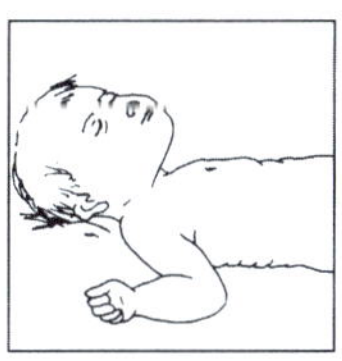 Retração intensa	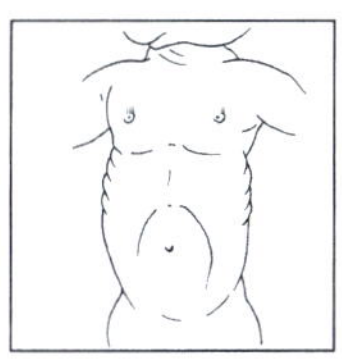	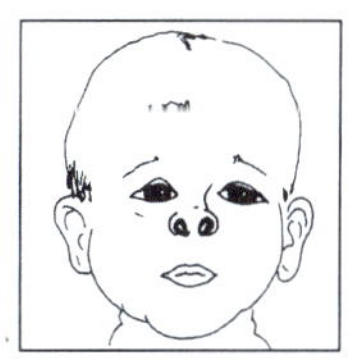 Intenso	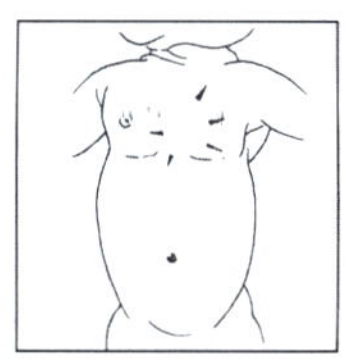 Audível sem estetoscópio	2

Some as notas dos 3 itens.

Notas acima de 4 traduzem dificuldade respiratória moderada a grave.

Aplicar o BSA periodicamente para acompanhar a evolução da dificuldade respiratória.

SÍNDROME DO DESCONFORTO RESPIRATÓRIO (DR) NO RN

PESQUISA DO DIAGNÓSTICO

1. Antecedentes obstétricos e perinatais.
2. Caracterização clínica do desconforto: época de aparecimento, intensidade, evolução.
3. Verificar obstrução, passagem de ar pelas narinas (colocar fiapos de algodão seco diante de cada uma); abdome escavado.
4. Considerar outras causas extrapulmonares: hipoglicemia, acidose, anemia, poliglobulia.

1. Sinais cardíacos: valorizar bradicardia ou taquicardia e hipotensão.
2. Presença de cianose ou palidez.
3. Sinais gerais: fadiga, sudorese.
4. Sinais cerebrais: irritabilidade, convulsão, torpor, coma.

Verificar: fontanelas, tono, reflexos.

Sinais clínicos.

Exames subsidiários: a) **raios X de tórax**;
b) **gasometria**;
c) Dextrostix ou glicemia;
d) hemocultura;
e) hematócrito e hemoglobina, leucograma;
f) outros exames de acordo com a suspeita clínica: Ca, Mg, glicose, eletrólitos, líquor;
g) **ecocardiograma com Doppler**.

CLASSIFICAÇÃO GERAL E ROTEIRO DIAGNÓSTICO

História obstétrica e perinatal
Caracterização clínica
Raios X de tórax

CENTRAL
(**crises de apnéia e cianose**)
- asfixia perinatal
- hemorragia intracraniana
- depressão por drogas

CARDÍACA
(**cianose resistente ao oxigênio**)

Secundária a pneumopatia

Miocardite
- infecciosa
- anóxica

Cardiopatia congênita:

a) **Acianótica**
- coartação de aorta

b) **Cianótica**
- hipoplasia
- VE
- ventrículo único
- TGVB
- drenagem anômala de veias pulmonares

PULMONAR
(**desconforto respiratório progressivo**)

Agudo
- membrana hialina
- broncoaspiração
- pneumopatias infecciosas
- pneumotórax
- pneumomediastino
- taquipnéia transitória
- bronquiolite
- hemorragia pulmonar
- cisto pulmonar
- enfisema lobar
- malformações
- agenesia
- hipoplasia
- prematuridade (< 28 semanas)

Crônico
- displasia broncopulmonar

METABÓLICA
- acidose metabólica
- hipotermia
- hipoglicemia

HEMATOLÓGICA
- anemia
- poliglobulia
- hipovolemia

OUTRAS
Patologias diafragmáticas
- eventração
- hérnia
- paralisia

Malformações da caixa torácica

Miopatias

Obstrução de vias aéreas
- obstrução nasal
- atresia de coanas
- macroglossia
- doença da corda vocal
- doença da laringe
- bócio congênito

RADIOGRAFIAS CARACTERÍSTICAS

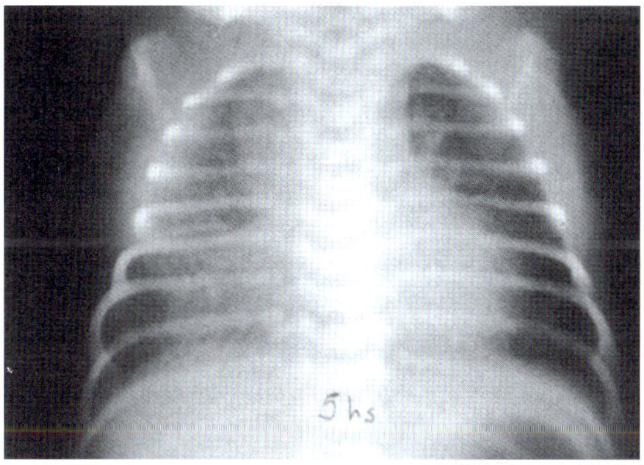

Fig. III.7 — Taquipnéia transitória do RN.

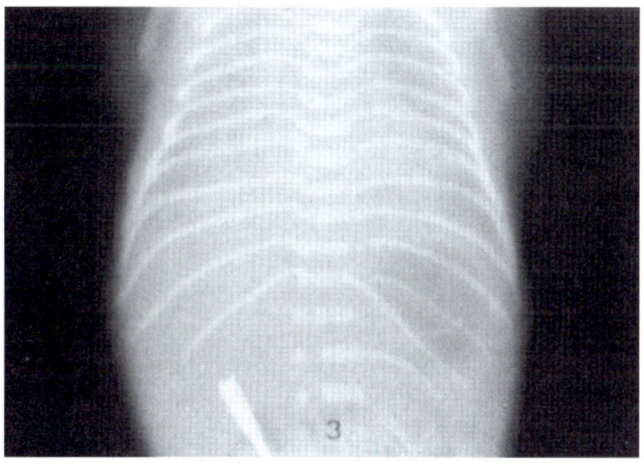

Fig. III.8 — Síndrome do desconforto respiratório ou doença das membranas hialinas.

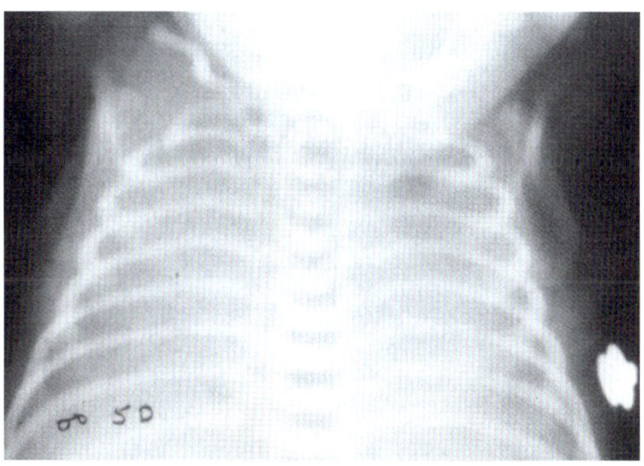

Fig. III.9 — RN com membrana hialina e infecção secundária com formação de cavitações à E (*Pseudomonas*).

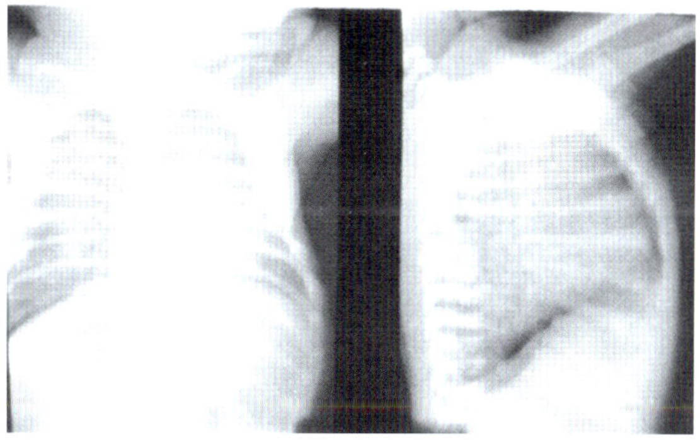

Fig. III.10 — Aspiração de mecônio.

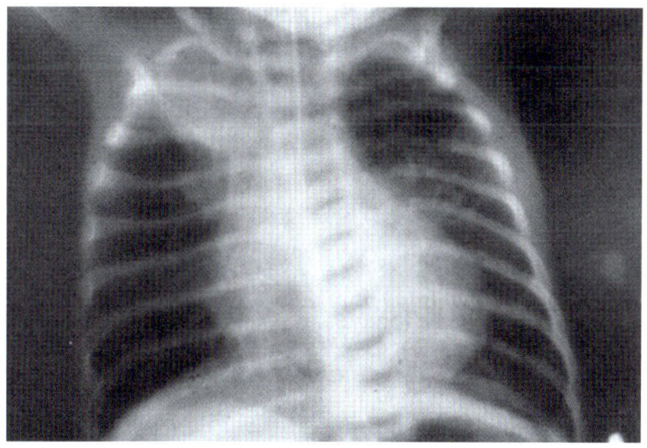

Fig. III.11 — Pneumonia aspirativa.

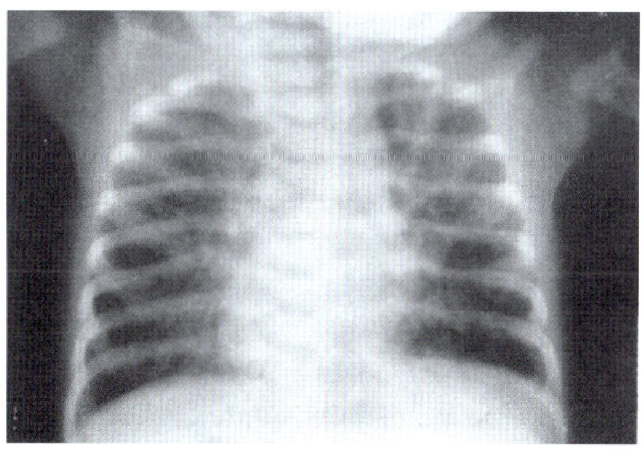

Fig. III.12 — Displasia pulmonar.

DR começando depois de 48 horas de vida

- **Suspeitar** de PNEUMONIA se:
  a) estado infeccioso;
  b) prematuridade/infecção intra-hospitalar;
  c) piora da insuficiência respiratória em RN no respirador;
  d) tosse seca, dispnéia, crises de apnéia na 2ª semana (*Pneumocystis, Chlamydia, Ureaplasma urealyticum*, citomegalovírus). Raios X: padrão intersticial.
- **Suspeitar** de ASPIRAÇÃO DE VÔMITO se:
  a) DR de início súbito, após ingestão de leite ou soro glicosado ou após vômito;
  b) raios X: áreas de condensação e de hiperinsuflação.
- **Suspeitar** de PNEUMOTÓRAX/PNEUMOMEDIASTINO se:
  a) piora súbita da membrana hialina;
  b) piora súbita em RN em ventilador;
  c) aumento súbito da $PaCO_2$ e diminuição da PaO_2;
  d) timpanismo à percussão;
  e) comprovação pela transiluminação torácica ou raios X.
- **Suspeitar** de DISPLASIA BRONCOPULMONAR se:
  a) RN de muito baixo peso;
  b) uso prolongado de respirador com altas concentrações de O_2;
  c) piora progressiva da insuficiência respiratória após melhora da doença de base.
- **Suspeitar** de NOVA DISPLASIA PULMONAR se:
  a) RN de MM baixo peso;
  b) início insidioso depois da 1ª semana de vida;
  c) piora gradual nas 2-6 semanas seguintes;
  d) raios X: pulmões de aspecto bolhoso.
- **Suspeitar** de CARDIOPATIA CONGÊNITA se:
  a) dificuldade respiratória em RN grande para a idade gestacional ou RN de baixo peso;
  b) cianose, sopro, taquicardia, hepatomegalia;
  c) $PaO_2 \leq 50$ em FiO_2 de 100%;
  d) raios X: cardiomegalia;
  e) ecocardiograma com Doppler (EC-Doppler).

DR começando nas primeiras horas

- **Suspeitar** de TAQUIPNÉIA TRANSITÓRIA se:
  a) só aumento da freqüência respiratória;
  b) melhora em 24-48 horas.
- **Suspeitar** de DOENÇA DAS MEMBRANAS HIALINAS se:
  a) prematuridade;
  b) DR piora progressivamente;
  c) raios X: "em chuvisco de tela de TV".
- **Suspeitar** de PULMÃO ÚMIDO se:
  a) prematuridade (IG 30 semanas, 1.200g);
  b) desconforto respiratório grave ao nascimento;
  c) raios X: velamento difuso;
  d) melhora brusca em 12-24 horas.
- **Suspeitar** de SÍNDROME DE ASPIRAÇÃO DE MECÔNIO se:
  a) asfixia perinatal;
  b) presença de mecônio espesso (creme de ervilha).
- **Suspeitar** de HIPERTENSÃO PULMONAR PERSISTENTE NEONATAL PRIMÁRIA (persistência da circulação fetal) ou SECUNDÁRIA se:
  a) RN de termo com cianose intensa com ou sem desconforto respiratório;
  b) asfixia, líquido amniótico com mecônio, hipoglicemia; uso de medicamentos pela mãe;
  c) raios X: cardiomegalia;
  d) PaO_2 baixa em 100% de O_2;
  e) diagnóstico diferencial com cardiopatia congênita (EC-Doppler).
- **Suspeitar** de PNEUMONIA CONGÊNITA se:
  a) febre na mãe, líquido amniótico purulento;
  b) prematuridade, Apgar baixo;
  c) raios X podem simular membrana hialina;
  d) leucocitose com mais de 70% de neutrófilos ou leucopenia com neutropenia; índice neutrofílico > 2;
  e) bactérias presentes no suco gástrico;
  f) PCR (proteína C reativa) elevada.
- **Suspeitar** de ATRESIA DE COANAS se:
  a) cianose ou tiragem intensa desde o início, que melhora com o choro;
  b) sonda não passa pelas narinas.
- **Suspeitar** de HÉRNIA DIAFRAGMÁTICA CONGÊNITA se:
  a) DR grave logo ao nascimento;
  b) abdome escavado (casos graves);
  c) ausculta das bulhas cardíacas no lado oposto;
  d) diminuição do murmúrio vesicular;
  e) raios X: confunde com pneumatoceles.

RN COM DISTÚRBIO RESPIRATÓRIO

ASSISTÊNCIA RESPIRATÓRIA

Medidas gerais

1. **Aquecimento** — manter o RN em incubadora a 34°C (temperatura cutânea 36,5°C) a fim de reduzir as necessidades de O_2 e a produção de CO_2. Evitar manipulação demorada com a incubadora aberta.
2. Manter **posição** que melhor permita a respiração — utilizar almofada na região cervical (para evitar obstrução da traquéia): estender o pescoço.

   Mudança de decúbito e drenagem postural.
3. Combate ao **choque** — extremidades frias pálidas e/ou cianosadas; enchimento lento do leito capilar (> 2s).

   Prescrever soro fisiológico, plasma ou sangue; drogas vasoativas.
4. Aporte **hídrico** e **calórico**.

   Prescrever soro glicosado a 10% — 60ml/kg/24h EV (prematuros: 80).

   Aumentar 20ml/kg/dia até 100 a 140ml/kg (prematuro até 180).

   No 2º dia acrescentar Na 3mEq/kg/dia e K 2mEq/kg/dia.

   No 5º dia: gluconato da Ca a 10% 1 a 2ml/kg/dia.

   Controle de diurese — volume urinário normal 1 a 3ml/kg/hora.

   À medida que aumenta a aceitação de alimento por via enteral, reduzir o volume EV.

   Sugere **hiper-hidratação** — aumento súbito de peso (50g ou mais num dia) com edema, urina de densidade < 1.005, insuficiência cardíaca.

   Sugere **desidratação** — perda súbita de peso (50g ou mais em um dia) com fontanela baixa, olhos encovados, redução da diurese com densidade > 1.012.

   Não prescrever bicarbonato no desconforto respiratório.

   Eventualmente, em caso de acidose metabólica **documentada**, admite-se o uso de bicarbonato EV bem lento; diluir a solução osmolar (8,4%) a 1/4.
5. **Alimentação** — os RN com BSA acima de 3 não devem receber, de início, alimentação por via digestiva. Nos outros ou após a melhora dos casos graves, prescrever alimentação por via oral ou sonda nasogástrica em pequenos volumes. Mesmo para prematuros em ventilador, a introdução precoce de pequenos volumes de leite humano (15-20ml/kg) é benéfica.

   Se for impossível iniciar a alimentação por via digestiva após 2-3 dias, indicar nutrição parenteral.
6. Uso de **surfactante** — quando disponível e em centros de referência:
   a) nos casos suspeitos: 50mg/kg, via endotraqueal, dose única na 1ª hora de vida;
   b) para tratamento: mais 3 doses de reforço dentro do período de 48 horas.
7. **Oxigenação e ventilação** — requer observação clínica cuidadosa. **Aplicar o BSA a cada 6 horas**.

Presença de **cianose** é indicação absoluta para administração de **oxigênio** por qualquer via, preferentemente em campânula. Fornecer o mínimo necessário para manter o RN sem cianose. Preferir **controle gasométrico**.

A **monitorização** da oxigenioterapia pode ser feita por punções arteriais intermitentes, cateterismo da artéria umbilical ou oxímetro de pulso.

Preferir oxímetro associado a algumas gasometrias esporádicas por punção arterial.

PaO_2 acima de 50mmHg: incubadora ou capacete.

PaO_2 acima de 50mmHg com FiO_2 de 0,4 a 0,8: incubadora ou capacete.

PaO_2 abaixo de 50mmHg com FiO_2 de 0,6 a 0,8: CPAP.

Oxigenação adequada — PaO_2 entre 50 e 80mmHg e cianose ausente.

Oxigenioterapia

Uma **oxigenioterapia controlada** exige o conhecimento da concentração ambiental de oxigênio (FiO_2 = fração de oxigênio inspirado) e de sua pressão parcial arterial (PaO_2).

A FiO_2 é medida pelo oxímetro e deve ser controlada a cada 2 horas.

A PaO_2 é obtida através da análise do sangue arterial. Quando se utilizam altas concentrações de oxigênio (acima de 0,4), analisar amostras de sangue arterial a cada 6 horas. O ideal para esta monitorização é a instalação de cateter arterial (umbilical ou radial) ou o uso do monitor transcutâneo de PaO_2.

A PaO_2 deve ser mantida entre 50 e 80mmHg, utilizando para isso a FiO_2 que for necessária.

A hipoxemia (PaO_2 abaixo de 50mmHg) tem como conseqüências o metabolismo anaeróbio com acidose metabólica, vasoconstrição pulmonar, alterações da contratilidade cardíaca, lesões cerebrais e morte.

Métodos de fornecimento de oxigênio

1. **Incubadora**

   As concentrações de oxigênio obtidas na incubadora são difíceis de manter porque o ar está circulando e ocorre diluição com o ar da sala, especialmente se a portinhola for aberta.

   Outro fato a considerar é a variação de pressão no dispositivo de saída de oxigênio. Assim, a concentração de oxigênio deve ser medida em cada incubadora.

   As concentrações máximas obtidas dentro da incubadora variam de acordo com cada modelo (ver manual).

   Em situações clínicas tais como membrana hialina, aspiração de mecônio, edema pulmonar, traqueomalacia, paralisia do diafragma está indicado o uso de **halo** ou **capacete**.

   Se com esse recurso, ocorrer piora do desconforto respiratório, pode ser usado CPAP nasal com dispositivo nasal duplo.

   As incubadoras modernas têm "software" com termoneutralidade e com excelente controle da temperatura ambiental em relação à do RN.

2. **Halo ou Capacete**

Consiste em um dispositivo de acrílico colocado sobre a cabeça do RN contendo uma entrada para a mistura de ar comprimido/oxigênio. Permite manter constante a FiO_2, que pode chegar a 100% (evitar FiO_2 > 40%).

Fluxo de gás: 5 a 10 litros/min (aquecido a 36°C e umedecido).

Pressão de distensão: 5 a 6cm H_2O.

FiO_2 de 0,4 a 0,5 (ajustar para manter saturação de O_2 89-92%).

Indicação: RN hipoxêmico, sem retenção de CO_2, com respiração espontânea. PaO_2 acima de 50mmHg com FiO_2 de 0,3 a 0,4.

Após melhora, reduzir a FiO_2 lentamente (0,05 por vez).

3. **Pressão positiva contínua de distensão de vias aéreas = CPAP**

Consiste na utilização de pressão positiva contínua através de cânulas nasais, máscara facial ou eventualmente tubo endotraqueal. A pressão positiva contínua evita o colapso alveolar total durante a expiração, melhorando a ventilação das áreas perfundidas e diminuindo os "shunts" intrapulmonares. O uso do CPAP diminui o tempo de exposição ao oxigênio e a necessidade de ventilação mecânica.

Indicação — instalar em:

a) RN hipoxêmico com respiração espontânea e PaO_2 abaixo de 50mmHg com FiO_2 de 0,4-0,6.
b) Apnéia recorrente do pré-termo.
c) Desmame da ventilação mecânica.
   BSA > 5 e PT de 31-34 semanas: CPAP nasal.
d) Imediatamente após a extubação.

Ajuste do CPAP

a) Fluxo da mistura de gases 5-10 litros/min.
   1º) Pressão inicial 5cm H_2O na FiO_2 em que houve a indicação do CPAP.
   2º) Controle gasométrico após 20 minutos.
   Se necessário, aumentar a pressão em 2cm de cada vez (para manter PaO_2 entre 50 e 70mmHg) até o máximo de 8cm (até 11 ou 12 no CPAP nasal).
   3º) Se a pressão atingir o máximo indicado acima e PaO_2 ainda < 50:
b) Aumentar gradualmente a FiO_2.
   Quando houver melhora (PaO_2 > 70mmHg):
   1º) Diminuir progressivamente a FiO_2 em 0,05 por vez até chegar a 0,4.
   2º) A seguir: reduzir a pressão em 2cm até atingir pressão de 2cm.
   3º) Passar para campânula com FiO_2 de 0,5.

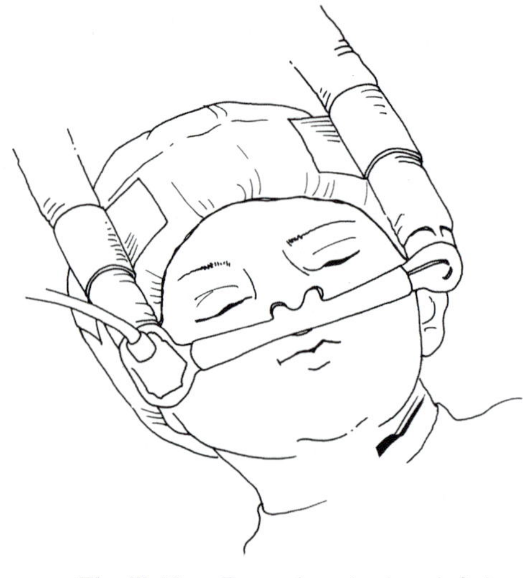

Fig. III.13 — Fornecimento de oxigênio — CPAP.

Complicações — com o uso do CPAP as complicações são diminuição do retorno venoso e débito cardíaco e aumento da resistência vascular pulmonar. Se a pressão utilizada for muito alta, ocorre aumento da $PaCO_2$ e rotura alveolar (pneumotórax).

VENTILAÇÃO MECÂNICA

Finalidade: substituir ou complementar a função de fole do diafragma e da musculatura da caixa torácica.

Indicada na insuficiência respiratória expressa por **apnéia** ou **distúrbios graves das trocas gasosas**.

O aparelho mais utilizado para ventilar RN é o que proporciona um **fluxo contínuo de gases**, é **ciclado a tempo** e possui uma **válvula** que limita a pressão liberada.

Os aparelhos modernos têm "software" específico relativamente fácil de manipular.

Cabe ao médico conhecer os princípios da ventilação mecânica e o adequado manuseio do aparelho na UTI Neo.

Indicação

Intubar e ventilar se o RN não estiver respirando espontaneamente (**apnéia**) ou com sinais de **insuficiência respiratória grave** (cianose, retração costal, respiração fraca com grandes pausas ou palidez, diminuição da perfusão periférica).

1. Necessidade de FiO_2 > 60% para manter $PaO_2 \geq 50$.
2. $PaCO_2$ > 65 com pH arterial < 7,20.
3. CPAP > 8 com FiO_2 60% é incapaz de manter PaO_2 de 50.
4. Crises graves de apnéia.

Terminologia

IPPV = ventilação com pressão positiva intermitente
IMV = ventilação mandatória intermitente
PIP = pressão de insuflação máxima, pico de pressão inspiratória
I/E = relação inspiração/expiração
PEEP = pressão expiratória final positiva
FR = freqüência respiratória

Ajuste na membrana hialina

Iniciar com:

Fluxo = 5-10 (8) litros/min
FiO_2 = 0,5-0,7 (= 50-70%)
FR = 30-40 (30) ciclos/min
PIP = 18-25 (20) cm de água
PEEP = 4 a 6cm de água
TI = 0,8-1,5s
I/E = 1:1

Ajustes posteriores de acordo com a gasometria

- Para aumentar a PaO_2:
  a) aumentar a FiO_2;
  b) aumentar a PIP;
  c) aumentar o tempo inspiratório (aumentar a relação I/E);
  d) diminuição da FR;
  e) aumento da PEEP isolada ou associadamente.
- Para diminuir a $PaCO_2$:
  a) aumentar a FR;
  b) diminuir o tempo inspiratório;
  c) diminuir a PEEP (aumentar a diferença entre PIP e PEEP).

Conduta

1º) Fazer o ajuste inicial (de acordo com os dados acima).
2º) Verificar a repercussão sobre a cianose e movimentos respiratórios. Se não for satisfatória: aumentar a PIP até a cor normalizar com boa entrada de ar (até 30cm).
3º) Se a cianose persistir: aumentar gradualmente a FiO_2 até melhora da cor.
4º) Eventualmente, em caso de necessidade, a PIP pode ser aumentada além de 30.
5º) Controle gasométrico após 20 minutos.
6º) Ajustes subseqüentes de acordo com a evolução. Controle gasométrico no mínimo a cada 12 horas, a qualquer momento em caso de piora e 15 minutos após qualquer modificação dos parâmetros do ventilador.
7º) Após melhora das condições clínicas e da oxigenação: reduzir a FiO_2 em decréscimos de 0,05; quando FiO_2 estiver próxima de 0,5, diminuir a freqüência de ciclagem.

Com o tempo inspiratório em 0,6s logo se pode reduzir a FiO_2, a FR e a PIP. Em 24 horas, consegue-se a estabilização com PIP 18-20, PEEP 4, FR 10-20.

Observações

1. Em RN com pulmões normais (com meningite, hemorragia intracraniana, etc.) podem-se usar os seguintes parâmetros: FiO_2 = 0,2 (ar ambiente), PIP 12-14, TI 0,5s, FR 30, PEEP 2cm (fisiológico).
2. Na pneumonia, usar TI 0,5s.
3. Monitorizar a saturometria.

Importante

A ventilação assistida é uma técnica complexa e deve ser praticada por pessoal experiente em local dotado de recursos adequados. Se não houver condições de atendimento no local, é melhor transferir o RN para um centro de referência.

Todo serviço de RN deve dispor de um ventilador ou, no mínimo, de um sistema simples de ventilação — AMBU com máscaras para RN, sistema de Ayre (conexão em T).

Alguns destaques relativos à intubação endotraqueal

1. A via **orotraqueal** é de instalação mais fácil e rápida, indicada na sala de parto e situações de emergência.
2. A via **nasotraqueal** tem a vantagem de estabilização da sonda nas narinas.
3. Regra geral — diâmetro interno do tubo: 2,5mm para prematuros < 1kg; 3mm para RN entre 1 e 2kg; 3,5cm para RN > 2kg.
4. O posicionamento ideal da ponta da sonda endotraqueal é no meio da traquéia. A fórmula "7-8-9" (refere-se à distância entre os lábios e o meio da traquéia) para o peso corporal de respectivamente 1, 2 e 3kg é bom meio mneumônico.
5. Umidificação e aspiração são fundamentais. Os gases inspirados devem passar por um nebulizador aquecido. As sondas de aspiração (devem ser estéreis): nº 5 Fr para cânulas de 2,5 ou 3mm e nº 8 Fr para tubos de 3,5 ou 4mm.
   Previamente à aspiração, aumentar a FiO_2 em 10%.
6. Para outros detalhes sobre intubação ver seção Procedimentos.

Controle

1. Monitorização dos sinais vitais.
2. Monitorização dos gases sangüíneos.
3. Controle da FiO_2 e demais ajustes do aparelho.
4. Drenagem e fisioterapia torácica.
5. Controle da posição e permeabilidade da cânula endotraqueal.

Complicações

1. Traumatismo de vias aéreas superiores, edema, granuloma, estenose.
2. Infecção.
3. Escape de ar alveolar: pneumotórax, pneumomediastino, enfisema pulmonar intersticial.
4. Diminuição do retorno venoso e débito cardíaco.
5. Retenção hídrica.
6. Complicações relacionadas com altas concentrações de oxigênio.

(Ver também o capítulo Insuficiência Respiratória.)

PRINCIPAIS ENTIDADES QUE CAUSAM DESCONFORTO RESPIRATÓRIO NO RN

❶ Desconforto respiratório leve a moderado, melhora rápida

Taquipnéia (aumento da FR)
Tiragem e cianose — se presentes, são leves
Início nas primeiras horas de vida

- mais freqüente em partos cesáreos
- pré-termo de 34 a 36 6/7 semanas

Alterações gasométricas não são usuais
pode haver hipoxemia em alguns casos

Raios X:

Congestão peri-hilar
Estriamento dos hilos em direção à periferia
Líquido entre as cissuras
Hiperinsuflação pulmonar
Ocasionalmente líquido nos espaços pleurais
Raios X podem ser normais

Evolução para a cura em 24-72 horas

⇓

TAQUIPNÉIA TRANSITÓRIA

ou **síndrome do desconforto respiratório tipo II**
(retardo na reabsorção do líquido pulmonar fetal)
ou síndrome do pulmão úmido

Variante
Desconforto respiratório leve, precoce e transitório:
aparece já na sala de parto;
necessidade pequena de O_2 ($FiO_2 \geq 40\%$);
dura menos de 24 horas;
raios X em geral normais.

Conduta
Ministrar oxigênio por 24-48 horas em campânula.
Diminuir gradualmente a concentração do O_2.

❷ Desconforto grave com piora progressiva

- **Prematuridade** (< 32 semanas)
- **Início** geralmente nas **primeiras 6 horas de vida** (começa nos primeiros minutos mas pode ser reconhecido somente após horas)
- **Taquipnéia** (> 60)
- **Batimentos de asas de nariz**
- **Retrações costais**
- **Gemido expiratório**
- **Cianose generalizada** em ar ambiente
- **Ausculta** (ambos os pulmões): a) diminuição do murmúrio vesicular e b) estertores úmidos finos
- Freqüentes: edema, oligúria, hipotensão arterial
- Sinais de gravidade: crises de apnéia, anúria
- **Evolução**: piora progressiva nas próximas 24-72h
- **Raios X**: padrão **retículo granular** difuso bilateral (em "vidro moído" ou em "chuvisco de tela de TV") com **broncograma aéreo** (no lobo inferior E). Pode ser duvidoso nas primeiras 6 horas de vida
  Casos graves: opacificação completa
  Raios X normais após 6 horas de vida: exclui SDR
- **Gasometria**: hipoxemia (necessita $FiO_2 \geq 60\%$ para manter $PO_2 \geq 50$)
- **Evolução**: piora da hipoxemia, acidose respiratória, retenção de CO_2 e acidose mista

⇓

DOENÇA DAS MEMBRANAS HIALINAS (DMH)

(deficiência primária de surfactante causando atelectasia progressiva)

Importante: **pneumonia** por estreptococo B é indistinguível da DMH. Valorizar neutropenia acentuada.

Raios X úteis para distinguir de outras causas de desconforto respiratório*.

Evolução: agravamento que atinge o pico no 3º dia (72h) e depois ocorre melhora progressiva. Nos casos graves pode ocorrer o óbito entre os dias 2 e 7.

Recuperação radiológica em 7 dias.

* Atualmente: pulmões diminuídos com opacidade difusa.

TRATAMENTO DA DMH (corrigir a troca pulmonar inadequada de O_2 e CO_2)

1. Incubadora ou berço de calor irradiante com monitor; tratar hipotensão; S. glicosado 10% 80ml/kg no 1º dia; 100-120 no 2º, a seguir: 130ml/kg/dia com Na 3mEq/kg/dia, K 2,5 e gluconato de Ca 10% 50ml/kg/dia. Indicação precoce de fototerapia.
2. **Oxigenioterapia** (aumento da FiO_2, oximetria)
   CPAP (pressão positiva contínua)
   Pode ser usado precocemente já na sala de parto.
   Indicado se RN necessita $FiO_2 \geq 40\%$ para manter PaO_2 > 50mm.
   Indicar **ventilação mecânica** (VM) nas falhas do CPAP *ou*
   - crises freqüentes de apnéia
   - RN com PaO_2 < 50mm em $FiO_2 \geq 60\%$; $PaCO_2 \geq$ 65mm e pH < 7,25.

   Usar respiradores geradores de pressão constante e ciclados a tempo:
   Ventilação controlada ou mandatória intermitente (VMI e SIMV).
   Meta: PaO_2 > 50mm; $PaCO_2$ 35-45; pH entre 7,30 e 7,45
   Início: $FiO_2 \geq 50\%$; PPI 18-20cm; FR 30 mov/min
   Relação inspiração/expiração = 1:1; PEEP = 5cm.
   Controle clínico/gasométrico.
   Após extubação: aspirar vias aéreas, colocar CPAP ou IPPV.
3. **Surfactante exógeno** (porcino = Curosurf)
   Profilático na 1ª hora de vida se IG < 30 semanas.

Indicação: o mais precoce possível, nas primeiras 24h de vida e antes de completar a 24ª hora:

- RNPT de IG < 30 semanas, intubado
- RNPT de IG > 30 semanas intubado por desconforto respiratório, necessitando $FiO_2 \geq 40\%$ para manter $PaO_2 > 50$ e/ou $SaO_2 > 92\%$.
- RN com insuficiência respiratória e indicação de intubação.

Dose: até 6h de vida: 100mg/kg; 6-24h de vida: 200mg/kg. Via endotraqueal em bolo contínuo.

Repetir, se piora clínica (100mg/kg) no mínimo após 8h; máximo de 3 doses até 48 horas após 1ª dose. Ajustar o ventilador.

4. Na **evolução** da DMH, atenção ao surgimento de um **sopro** denunciador de ducto arterioso: **persistência do canal arterial**.

Persistência do canal arterial

Manifestações

a) Aparecimento do sopro característico.
b) Apnéia persistente na fase de recuperação da MH.
c) Retenção de CO_2.
d) Aumento da dependência de O_2.
e) Raios X: cardiomegalia e hiperfluxo pulmonar.
f) Hepatomegalia.

Conduta

1º) Restrição hídrica e furosemida.
2º) Se não ocorrer melhora: indometacina 0,2mg/kg cada 12 ou 24h por 48 horas.
Pode ser necessária a repetição do esquema.

Em prematuros < 1.250g, a indicação da indometacina é mais precoce.

Em caso de dúvida com **pneumonia** iniciar tratamento antibiótico: penicilina ou ampicilina associada com gentamicina ou amicacina.

PNEUMOTÓRAX E PNEUMOMEDIASTINO

O pneumotórax ocorre em 1 a 2% dos RN, sendo sintomático em 0,5%. Pode ser espontâneo ou secundário a manobras de ventilação e patologia pulmonar. Ocorre isoladamente ou associado a pneumomediastino (25% dos casos) e a enfisema pulmonar intersticial. A presença de enfisema subcutâneo faz pensar em pneumomediastino.

Etiopatogenia

O excesso de pressão aplicado às vias aéreas ocasiona hiperinsuflação alveolar com rotura e escape de ar.

A elevada pressão transpulmonar durante as primeiras inspirações, aliada a uma expansão desigual dos pulmões, explica os casos de pneumotórax espontâneo.

Situações de risco

1. Anoxia perinatal.
2. Manobras de reanimação.
3. Doença pulmonar: aspiração de mecônio, sangue ou muco, membrana hialina e pneumonias.
4. Ventilação assistida, particularmente com PEEP.

Quadro clínico

1. **Assintomático**
   a) Grande parte dos RN com pneumotórax evolui sem sintomas, ou apenas com cianose e bradicardia durante o choro ou mamadas.
   b) Ausculta: diminuição do murmúrio vesicular no lado afetado e abafamento discreto de bulhas cardíacas (sinais de difícil valorização no RN).
2. **Desconforto respiratório leve a moderado**
   a) Gemência, taquipnéia, retrações costais e cianose.
   b) Tórax: aumento do diâmetro ântero-posterior ou abaulamento do lado afetado.
   c) Timpanismo e diminuição ou ausência do murmúrio vesicular.
3. **Desconforto respiratório severo**
   a) Ocorre em pneumotórax volumoso, no qual o aumento da pressão intratorácica impede o retorno venoso.
   b) Sinais clínicos: hipotensão, apnéia e bradicardia.

Quadro radiológico

Solicitar radiografias em ântero-posterior e perfil para demonstrar o acúmulo de ar retroesternal.

1. Na posição ântero-posterior observa-se ar entre as pleuras parietal e visceral, de forma que o pulmão parece separado da parede torácica.
2. Se o pneumotórax for volumoso, há deslocamento do mediastino para o lado contralateral e rebaixamento diafragmático.
3. No pneumomediastino o ar é visto ao redor do coração.
4. Quando o pneumotórax se situa entre o pulmão e o coração, é chamado pneumotórax medial.

Tratamento

1. Casos **assintomáticos** ou com desconforto respiratório **leve** não necessitam de terapêutica específica. Observar os RN em incubadora, alimentar em intervalos freqüentes com pequenos volumes e controlar radiologicamente. O ar é reabsorvido em 24 a 48 horas.
2. Desconforto respiratório **moderado** sem sinais de aumento de pressão intratorácica: oxigênio em altas concentrações (FiO_2 de 100%) para acelerar a velocidade de reabsorção do pneumotórax. Vigiar a PaO_2, para prevenir lesões oculares.
3. Desconforto respiratório **severo**:
   a) Aspiração com agulha — é realizada como medida de emergência até que se providencie a drenagem torácica.
   b) Drenagem torácica fechada — introduzir um cateter no tórax com uma sucção contínua de 10 a 20cm de água por 24 a 72 horas.

DISPLASIA BRONCOPULMONAR

1. Desconforto respiratório grave exigindo ventilação com pressão positiva prolongada com altas concentrações de O_2 em RNPT de muito baixo peso.
2. Piora progressiva da insuficiência respiratória após melhora da doença de base (3º-4º dia na MH): taquidispnéia, dependência do O_2, hipercapnia.
3. Desenvolvimento de insuficiência cardíaca direita (com sopro de persistência de canal arterial).
4. Raios X: aspecto de esponja.
5. Evolução prolongada — dependência de O_2 até 36 semanas de idade de pós-concepcional.

Conduta

Continuar ventilação mecânica até que seja possível o desmame, inalação com beta-adrenérgico, diurético, restrição hídrica, alimentação hipercalórica, CPAP.

Alta com O_2, diuréticos e broncodilatadores inalados.

SÍNDROME (PNEUMONIA) POR ASPIRAÇÃO DE MECÔNIO

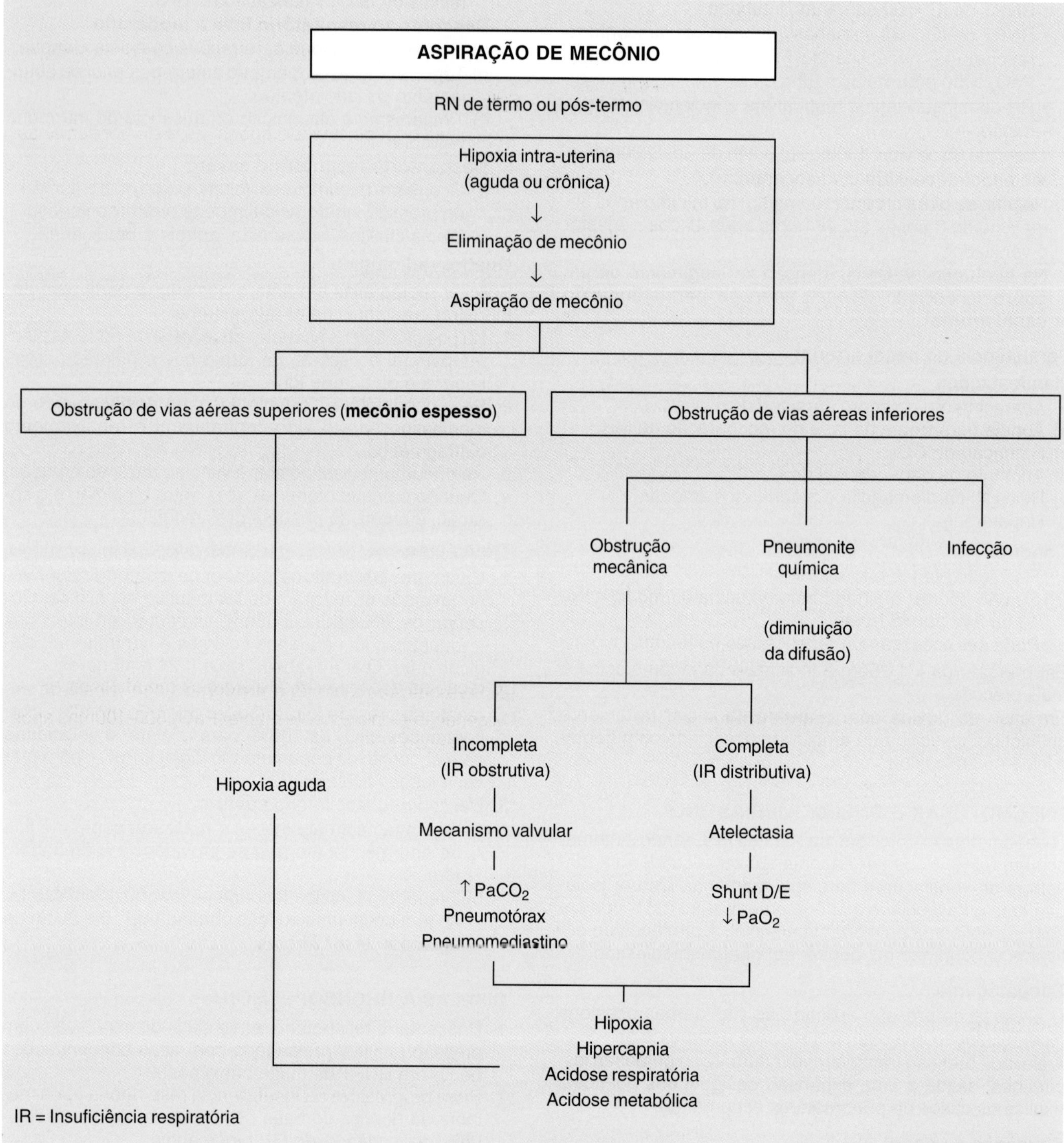

Algumas observações recentes complicam o esquema acima, com implicação nas normas de conduta:

1. Pode ocorrer aspiração de mecônio sem evidências de asfixia fetal; a aspiração pode ocorrer antes do início do parto.
2. Em fetos submetidos à asfixia intra-uterina e acidose ocorrem respiração tipo "gasping" profunda e conseqüente aspiração de mecônio ainda dentro do útero.
3. Tem havido casos de morte por aspiração meconial apesar de uma aspiração traqueal vigorosa na sala de parto.
4. RN que morrem de aspiração meconial complicada por hipertensão pulmonar freqüentemente têm evidências de lesão vascular do pulmão que data de várias semanas antes do parto.

Conduta ao nascimento

Em RN de termo ou pós-termo, Apgar abaixo de 6, presença de mecônio espesso: por ocasião do aparecimento do pólo cefálico e antes do desprendimento do tórax, o obstetra deve aspirar a orofaringe inicialmente através da boca e, em seguida, através das narinas, usando um cateter ligado preferentemente a um sistema tipo De Lee. Não fazer aspiração traqueal.

Quadro clínico da síndrome (pneumonia) por aspiração de mecônio

1. RN de termo ou pós-termo, deprimido, líquido amniótico tingido por mecônio tipo sopa de ervilha.
2. Desconforto respiratório evidente logo depois do nascimento. Freqüentemente estão associados outros sinais de asfixia como hipotonia e choque.
3. Tórax em barril (aumento do diâmetro ântero-posterior).
4. Ausculta variável: estertores difusos, roncos; pode ocorrer diminuição do murmúrio vesicular e abafamento das bulhas cardíacas.
5. Gasometria: no início hipoxemia e acidose respiratória; posteriormente, hipercapnia e acidose metabólica.

Quadro radiológico

Estrias grosseiras irregulares e hiperinsuflação difusa com áreas focais de condensação (atelectasia). Podem estar presentes pneumotórax e pneumomediastino.

Hipoxia grave e raios X normais sem malformações cardíacas sugerem persistência da circulação fetal.

Conduta nos casos inicialmente graves

RN deprimidos (*apnéia*, *bradicardia*, *hipotonia*):

Intubação (laringoscopia direta) e aspiração; repetir.

Se depressão grave (Apgar até 4): intubação e ventilação

UTI neonatal

Intubação e ventilação.

Correção do choque, desidratação, hipoglicemia, hipocalcemia, distúrbio ácido-básico.

Antibioticoterapia precoce.

Conduta na síndrome (pneumonia) por aspiração de mecônio

1. Cuidados gerais para desconforto respiratório.
2. Oxigênio úmido em campânula.
3. Mudança freqüente de decúbito e fisioterapia respiratória (percussão e/ou vibração).
4. Antibioticoterapia não de rotina, mas precoce nos casos graves.
5. Em caso de hipoxemia mantida e/ou não corrigível com altas concentrações de O_2 > 60% e com $PaCO_2$ alta:
   Intubação e ventilação assistida.
   Iniciar com PIP 20-25 e PEEP de 2 a 3.

Evolução

Ver capítulo Assistência respiratória ao RN.

Casos leves melhoram em 48 horas.

Casos graves podem necessitar ventilação assistida; o óbito está geralmente associado à hipertensão pulmonar persistente.

Taquipnéia e "bebê chiador" podem persistir por semanas.

HIPERTENSÃO PULMONAR PERSISTENTE NEONATAL

Aumento da resistência vascular pulmonar com desvio do sangue não oxigenado da D para E, resultando em hipoxemia sistêmica.

Dados clínicos/diagnóstico da HPPN

Hipoxemia grave (associado a shunt D-E extrapulmonar) desproporcional ao comprometimento pulmonar.

- RN termo ou pós-termo.
- Antecedente: aspiração meconial, asfixia perinatal.

Taquipnéia, retração costal, gemência.

Cianose ou palidez generalizada.

Hiperfonese da 2ª bulha, sopro sistólico (tricúspide)

- Queda da PaO_2 ou dessaturação ao ser manipulada.
- **Ecocardiograma bidimensional com Doppler**.

Tratamento

Correção da doença-base e distúrbios metabólicos.

Oxigenação — inicialmente manter PaO_2 800-100mm; após estabilização 50-70mm.

Eventualmente hiperventilação discreta ($PaCO_2$ 30-35mm) ou ventilação de alta freqüência.

Ventilação com óxido nítrico.

Surfactante exógeno serve como coadjuvante.

Monitorar pressão pulmonar e arterial; se necessário: dopamina/dobutamina.

APNÉIA DA PREMATURIDADE

Paradas respiratórias de 10 segundos (casos leves) ou mais de 20 segundos (graves) estas seguidas de cianose e bradicardia.

Início entre 2º e 7º dias de vida.

Conduta

Casos leves — estímulo tátil intermitente (luva descartável) conectada a um respirador a cada 5-10 minutos).

Casos moderados — balão e máscara.

Casos recorrentes — teofilina – iniciar com 5mg/kg VO ou EV; seguir com 1-2mg/kg cada 6-8 horas.

Apnéias obstrutivas – CPAP.

17. HIPOTERMIA NO RECÉM-NASCIDO

A manutenção da temperatura corporal é fundamental para que o processo metabólico se efetue adequadamente.

HIPOTERMIA = temperatura cutânea menor que 36°C ou retal menor que 35°C.

A causa principal é a negligência às normas de **aquecimento** do RN desde o momento do parto.

Manter a sala de parto aquecida, exame físico em berço aquecido sob calor radiante, transporte completamente coberto (inclusive a cabeça) ou em incubadoras previamente aquecidas, uso de berços aquecidos ou incubadoras; eventualmente, envolvimento dos membros do RN com algodão laminado e papel aluminizado, bolsas com água a 37°C em contato direto com a pele do RN, cobertura com plástico utilizado em embalagem, contato pele a pele contínuo (bebê-canguru).

1. Prematuros < 2.000g apresentam forte predisposição.
2. Ocorre após reanimação de RN pré-termo asfixiado.
3. É sinal precoce de infecção grave, hemorragia cerebral, choque.
4. Ocorre durante o transporte de RN com problemas graves.
5. Resfriamento da cabeça em campânula.
6. **Sintomatologia**: temperatura < 32,2°C, letargia, má aceitação alimentar, pele arroxeada, respiração superficial, gemência, bradicardia, distensão abdominal, escleredema.

Conduta

O reaquecimento deve ser **gradual**.

1. Aquecimento lento: deixar a incubadora 1,5°C acima da temperatura cutânea. Controlar a cada 15 minutos, reajustando a temperatura da incubadora até atingir a temperatura ambiental neutra.
2. Ministrar oxigênio.
3. Corrigir hipoglicemia e acidose metabólica.

TEMPERATURA DA INCUBADORA CONFORME IDADE E PESO (Academia Americana de Pediatria)

Peso de nascimento	Abaixo de 1.500g		1.501 a 2.500g		Acima de 36 semanas de gestação e de 2.500g	
	°C		°C		°C	
Idade	**Média**	**Variação**	**Média**	**Variação**	**Média**	**Variação**
1 dia	34,3	0,4	33,4	0,6	33,0	1,0
2 dias	33,7	0,5	32,7	0,9	32,4	1,3
3 dias	33,5	0,5	32,4	0,9	31,9	1,3
4 dias	33,5	0,5	32,3	0,9	31,5	1,3
5 dias	33,5	0,5	32,2	0,9	31,2	1,3
6 dias	33,5	0,5	32,1	0,9	30,9	1,3
7 dias	33,5	0,5	32,1	0,9	30,8	1,4
8 dias	33,5	0,5	32,1	0,9	30,6	1,4
9 dias	33,5	0,5	32,1	0,9	30,4	1,4
10 dias	33,5	0,5	32,1	0,9	30,2	1,5
11 dias	33,5	0,5	32,1	0,9	29,9	1,5
12 dias	33,5	0,5	32,1	0,9	29,5	1,6
13 dias	33,5	0,5	32,1	0,9	29,2	1,6
14 dias	33,4	0,6	32,1	0,9		
15 dias	33,3	0,7	32,0	0,9		
4ª semana	32,9	0,8	31,7	1,1		
5ª semana	32,1	0,7	31,1	1,1		
6ª semana	31,8	0,6	30,6	1,1		
7ª semana	31,1	0,6	30,1	1,1		

18. INFECÇÕES NO RECÉM-NASCIDO

Suspeitar no "RN que não vai bem"; presença de focos infecciosos localizatórios.

A **contaminação fetal** ocorre por:

a) via transplacentária ou hematogênica (ex.: sífilis, rubéola);
b) via ascendente com ou sem bolsa rota;
c) contaminação do canal do parto;
d) punção venosa;
e) sondas e cateter;
f) pele irritada (ex.: miliária decorrente do calor) infectada.

Dados clínicos de alarme	Sugerem (RN)	Recursos diagnósticos
a) Dor à movimentação dos membros inferiores b) Sinais inflamatórios locais c) Antecedente de punção venosa d) Estado toxêmico discreto	ARTRITE SÉPTICA OSTEOMIELITE	Raios X Punção articular com culturas: estafilococos, enterobactérias
a) Quadro geral de infecção b) Icterícia e febre c) Ganho de peso insuficiente	INFECÇÃO DO TRATO URINÁRIO	Bacterioscópico e cultura de urina: coliformes (punção suprapúbica)
a) Vesículas-bolhas com secreção serosa ou purulenta nos primeiros dias de vida b) Estado geral conservado	IMPETIGO	Cultura: estafilococos (dispensável)
a) Varicela na mãe (5 dias antes a 2 dias depois do nascimento) b) Erupção de varicela entre 5 e 10 dias de vida	VARICELA	Dados clínicos e epidemiológicos
a) Sinais inflamatórios periumbilicais (eritema, edema, secreção purulenta) b) Comprometimento sistêmico	ONFALITE	Cultura e hemocultura: estafilococos
a) Gestante com sinais gripais seguidos de início de trabalho de parto b) RN com sinais de septicemia c) Meningite purulenta ou meningencefalite d) Lesões eritematopapulares no tronco e) Desconforto respiratório com falência cardíaca	LISTERIA	Leucocitose com desvio à E; monocitose Hemocultura e cultura do líquor Raios X de tórax: pseudotuberculose miliar
a) Extrema gravidade (sépsis) b) Antibioticoterapia prolongada, RN de baixo peso, cateter endovenoso, nutrição parenteral, corticóide, intubação	CANDIDÍASE SISTÊMICA	Hemocultura para fungos
a) Febre, irritabilidade, recusa mamar b) Extrema gravidade, tipo sépsis c) Miocardite + meningencefalite	ENTEROVÍRUS	Suspeita clínica (início no 3º-5º dia de vida)
a) Quadro grave em RN de baixo peso b) Icterícia colestática e hepatoesplenomegalia c) Anemia e sangramento d) Alterações oculares e cerebrais	SÍNDROME S-TORCH (ver adiante)	Inclui: toxoplasmose, rubéola, citomegalovírus, herpes, sífilis, Chagas congênita, hepatite B, sépsis
a) Conjuntivite precoce, piora rápida b) Secreção purulenta intensa e edema palpebral c) Comprometimento sistêmico evidente	OFTALMIA NEONATAL	Bacterioscópico e cultura: diplococos gram-positivos (gonococos)

Prevenção da infecção no RN

1. **Lave as mãos**.
2. Implante **alojamento conjunto**.
3. Alimente com leite da mãe (amamentação no **seio materno**).

CONJUNTIVITE

Início no 1º dia (6 a 12 horas) Melhora rápida	Inflamação pelo NITRATO DE PRATA Lavagem com soro fisiológico
Início: 2-5 dias de vida (eventualmente com 1 dia) Começa com secreção serossanguinolenta; após 24 horas: pálpebras inchadas e inflamadas; secreção espessa, purulenta	Esfregaço corado pelo Gram: diplococos gram-negativos GONOCÓCICA (oftalmia neonatal) Ceftriaxona (Rocefin) 50mg/kg IM, dose única* Irrigação do olho com soro fisiológico Pomada oftálmica de gentamicina — 3 dias
Início: 5-14 dias de vida Inflamação leve: hiperemia e secreção mucopurulenta escassa Corrimento purulento copioso com edema acentuado da pálpebra, atinge mais a pálpebra inferior, pode ser inicialmente unilateral e comprometer o outro olho 3 a 7 dias depois	Esfregaço da conjuntiva tarsal Corado pelo Giemsa (inclusões intracitoplasmáticas) CLAMÍDIA** Casos leves: pomada oftálmica de tetraciclina Casos graves: eritromicina oral, 2 semanas
Lacrimejamento, secreção purulenta no canto do olho (fases de melhora e agravamento) A expressão do saco lacrimal provoca refluxo de secreção	DACRIOCISTITE por **obstrução do canal lacrimal** Massagem no canto do olho e colírio de antibiótico

* Alternativa: penicilina cristalina 25.000U/kg/dose EV ou IM 12/12 horas por 7 dias.
** Eventualmente infecção por **estafilococos**, esfregaço do corrimento: cocos gram-positivos — Colírio antibiótico, pingar gotas de leite de peito.

SÍNDROME S-TORCH

• RN de baixo peso/prematuridade • Quadro clínico de septicemia do RN • Icterícia (aumento da bilirrubina direta) • Hepatoesplenomegalia • Lesões da pele e mucosas • Anemia; sangramento • Alterações oculares/cerebrais	Hemograma Bilirrubinas Fundo de olho Raios X de crânio e esqueleto Líquor Sorologia na mãe (dependendo dos dados clínicos/epidemiológicos) IgM total de sangue do cordão RSS, toxoplasmose, rubéola, HgHBs, citomegalovírus, R. Machado Guerreiro

S-TORCH — sépsis, toxoplasmose, rubéola, citomegalovírus, herpes, sífilis.

Quadro clínico sugestivo de S-TORCH

1º) IgM total de sangue do cordão > 20mg%: infecção provável.

2º) Analise os dados epidemiológicos e clínicos, selecione as possibilidades mais prováveis e solicite os exames pertinentes.

3º) Imunofluorescência para **toxoplasmose**/IgG.
- Se for negativo — exclui.
- Se for positivo — solicite IgM:
  a) IgM positiva: toxoplasmose congênita*;
  b) IgM negativa: não exclui totalmente.

4º) Considere o estado imunitário da mãe.
- Mãe previamente imune — exclui.
- Mãe não imune (ou desconhecido) — solicite sorologia para rubéola/IgG no RN.
  a) Se IgG negativa: exclui.
  b) Se IgG positiva: solicite IgM.
  Se IgM positiva*: **rubéola congênita**.
  Se IgM negativa: pouco provável mas não exclui totalmente.

5º) VDRL positivo em mãe não tratada — suspeita de **SÍFILIS congênita**.
Solicite VDRL no RN:
a) VDRL $\geq$ 4 x o da mãe e FTA +.
b) VDRL positivo com rinite, pênfigo, lesões ósseas.
c) VDRL positivo no líquor.
d) VDRL positivo aos 4 meses de idade.
e) FTA positivo aos 9-12 meses de idade.
Qualquer um deles presentes: **sífilis**.
Se VDRL + mas nenhum sinal clínico: continue a investigação de outra infecção.

6º) Se não foi identificado nenhum desses agentes, considere (reações sorológicas) vírus Epstein-Barr, herpes, hepatite B, Chagas, parvovírus.

* IgM positiva pode ser falso-positiva, neste caso pode ser comprovada pela PCR (Polymerase Chain Reaction).

SEPSE E MENINGITE NEONATAL

SEPSE NEONATAL = infecção bacteriana generalizada + bacteriemia (bactérias presentes no sangue).

Pode ser diagnosticada mesmo sem hemocultura positiva, pela sintomatologia decorrente dos germes ou seus produtos tóxicos na circulação.

Critério: os exames são complementares; o diagnóstico é clínico!

RN de alto risco para infecção

1. Infecção materna (febre intraparto).
2. Rotura prematura de membranas (> 18h)*.
3. Líquido amniótico turvo, purulento ou com mau cheiro.
4. Corioamnionite (bactérias e células inflamatórias presentes no Gram do suco gástrico do 1º dia de vida).
5. Parto contaminado ou traumático.
6. **RN de baixo peso/prematuridade**.
7. Sexo masculino.
8. O 2º dos gêmeos.
9. Apgar 5 ou menos no 5º minuto.
10. Malformações (digestivas), anomalias.
11. Nutrição parenteral.
12. Cateteres e ressuscitadores.
13. Baixo nível sócio-econômico.
14. **RN não alimentado com leite materno**.

* *Importante*: rotura prematura de membranas só é fator predisponente para infecção neonatal quando acompanhada de outros fatores de risco tais como baixo peso, asfixia, febre materna e corioamnionite.

Manifestações clínicas

1. Asfixia neonatal.
2. "RN que não parece bem".
3. "RN que não mama bem".
4. Apatia; irritabilidade, choro em grito.
5. Recusa alimentar, sucção fraca.
6. Vômitos, diarréia.
7. Distensão abdominal.
8. Febre*, hipotermia.
9. Apnéia, taquipnéia, tiragem.
10. Cianose.
11. Taquicardia, bradicardia.
12. Hipotensão, choque.
13. Pele pálida, fria, moteada.
14. Sangramento, púrpura.
15. Convulsões.
16. Icterícia com aumento da bilirrubina direta.
17. Hepatoesplenomegalia.
18. Escleredema.

* Febre em RN de termo sem estado infeccioso não significa infecção.

MENINGITE = letargia, irritabilidade, choro estridente, recusa da alimentação, bradicardia, apnéia, palidez, cianose, vômitos, febre (RN de termo) ou hipotermia (prematuro). Aspecto de sépsis + irritabilidade ou letargia.

Sépsis do RN	**de início PRECOCE**	**de início TARDIO**	**INTRA-HOSPITALAR**
Início	Até 3 dias	7 a 28 dias	1ª semana pós-alta
Fatores de risco	Prematuridade, RN BP Amnionite Sexo masculino Manobras de ressuscitação ao nascimento	Ausentes	Prematuridade Manipulação em UTI
Manifestações	Distúrbio respiratório Pneumonia Choque Meningite (1/3 dos casos)	Febre Manifestações neurológicas Sinais de localização Pielonefrite, meningite Pioartrite, osteomielite Celulite	Bradicardia, apnéia Letargia, hipotermia Meningite (15%) Pneumonia Pielonefrite Flebite Piodermite Enterocolite necrotizante

Exames laboratoriais relevantes

Hemograma

- Leucócitos < 5.000 (ou > 25.000).
- Muitos neutrófilos imaturos (metamielócitos + mielócitos + bastonetes). Relação neutrófilos imaturos/neutrófilos totais > 0,2 ou essa relação vai aumentando progressivamente em dias consecutivos.
- Granulações tóxicas.
- Plaquetopenia.

VHS > 15mm; Proteína C reativa > 1mg/dl.

Hemocultura (em 1 a 2ml de sangue venoso).

Líquor: células > 25; neutrófilos > 20%, proteínas > 150; glicose baixa.

Urocultura (só em sépsis de início tardio).

Raios X de tórax (presentes sintomas respiratórios).

LCR na meningite

Aumento de células (> 100) com predomínio absoluto de neutrófilos.

Proteína aumentada (> 100 no RN de termo, > 120 no prematuro).

Diminuição da glicose (menos de 50% da glicemia).

Valorizar o bacterioscópico (Gram), cultura e, se disponível, teste do látex.

CONDUTA

Medidas gerais de acordo com cada caso

1. Hidratação e correção do equilíbrio acidobásico.
2. Manter a temperatura corporal.
3. Combate ao choque — soro fisiológico, sangue total, drogas vasoativas (dopamina, dobutamina).
4. Oxigênio, ventilação mecânica.
5. Se distensão abdominal — sonda nasogástrica aberta.
6. Correção de anemia — transfusão.
7. Alimentação por via adequada.

Antibioticoterapia

Não atrase tratamento de caso grave esperando resultado de exames, mas, se for possível, não inicie antibiótico antes da coleta de exames microbiológicos.

Sepse **muito precoce** — início nas primeiras 24 horas de vida (gravíssima, estreptococo do grupo B).

Ampicilina 50mg/kg/vez (se meningite: 75-100) 6/6h + gentamicina 2,5mg/kg/vez 8/8h.

Sepse **precoce** — início nos primeiros 4 dias: Ampicilina + aminoglicosideo (amicacina).

Sepse de início **tardio** — 2ª semana de vida: Ceftriaxona (ou cefotaxima) + gentamicina.

Se adquirida na **comunidade**:
Ampicilina + ceftriaxona;
se for excluída meningite: ampicilina + gentamicina.

Se houver **pústulas**, substituir ampicilina por oxacilina.

Se **adquirida** na **UTI** neonatal:
Ceftriaxona ou ceftazidima + amicacina (em suspeita de meningite, substituir por vancomicina).

Se **enterobactérias** — imipenem ou aztreonam.

Se **anaeróbios** (infecção abdominal) — metronidazol ou clindamicina.

Se **Candida** (NPP, cateteres): anfotericina B.

Duração: 10-14 dias (até 5-7 depois de resposta clínica favorável); meningite: 14 a 21 dias.

ROTURA PREMATURA DE MEMBRANAS

1. **RN assintomático de mães com bolsa rota < 18 horas sem fisiometria, nem febre.**
   Risco de infecção para o RN é baixo.
   a) Alojamento conjunto/amamentação ao seio.
   b) Observação clínica.
2. **RN de mães com bolsa rota > 18 horas e/ou fisiometria e/ou febre e/ou fatores de risco** (baixo peso, asfixia perinatal).
   Considerar RN potencialmente infectado.
   a) Avaliação clínica: acompanhamento.
   b) Com 12 horas de vida: hemograma e PCR.
3. **RN com evidências clínico-laboratoriais de infecção**:
   a) Encaminhar para UTI Neo.
   b) Colher líquor.
   c) Iniciar antibioticoterapia.

ANTIBIOTICOTERAPIA NO RN — DOSE

Atenção: a dose assinalada é em mg (ou U) por kg **por vez** e repetida a cada **h** (horas).

Antibiótico (mg/kg/vez)	Via	< 2.000g		> 2.000g	
		0-7 dias	> 7 dias	0-7 dias	> 7 dias
Amicacina	EV, IM	7,5 12/12h	7,5 8/8h	10 12/12h	10 8/8h
Ampicilina	EV, IM	50 12/12h	50 8/8h	50 8/8h	50 6/6h
Cefoxitina	EV, IM	30 8/8h	30 8/8h	30 8/8h	30 8/8h
Cefotaxima	EV, IM	50 12/12h	50 8/8h	50 12/12h	50 8/8h
Ceftazidima	EV, IM	50 12/12h	50 8/8h	30 8/8h	50 8/8h
Ceftriaxona	EV, IM	50 24/24h	50 24/24h	50 24/24h	75 24/24h
Clindamicina	EV, IM, VO	5 12/12h	5 8/8h	5 8/8h	5 6/6h
Eritromicina	VO	10 12/12h	10 8/8h	10 12/12h	10 8/8h
Gentamicina	EV, IM	2,5 12/12h	2,5 8/8h	2,5 12/12h	2,5 8/8h
Imipenen	EV, IM	20 12/12h	20 12/12h	20 12/12h	20 8/8h
Kanamicina	EV, IM	7,5 12/12h	7 8/8h	10 12/12h	10 8/8h
Metronidazol	EV, VO	7,5 24/24h	7,5 12/12h	7,5 12/12h	15 12/12h
Oxacilina	EV, IM	25 12/12h	30 8/8h	25 8/8h	37,5 6/6h
Penicilina G	EV	25.000-50.000U 12/12h	25.000-75.000U 8/8h	25.000-50.000U 8/8h	25.000-50.000U 6/6h
Penicilina-benzatina	IM	50.000U 1 dose	50.000U 1 dose	50.000U 1 dose	50.000U 1 dose
Penicilina-procaína	IM	50.000U 24/24h	50.000U 24/24h	50.000U 24/24h	50.000U 24/24h
Tobramicina	EV, IM	2 12/12h	2 8/8h	2 12/12h	2 8/8h
Vancomicina	EV	10 12/12h	10 8/8h	15 12/12h	10 8/8h
Astreonan	EV, IM	30 12/12h	30 8/8h	30 8/8h	30 6/6h

Observações

1. Para RN (0-28 dias) de menos de 1.200g vale a mesma dose de RN < 2.000g de 0-7 dias, com as seguintes exceções:
   - cloranfenicol 22mg/kg/dose cada 24h;
   - metronidazol 7,5mg/kg/dose de 48/48h;
   - tobramicina 2,5mg/kg/dose de 18/24h;
   - vancomicina 15mg/kg/dose de 24/24h.
2. Em RN com menos de 1.000g, na 1ª semana de vida, 1 dose única diária é suficiente no caso dos aminoglicosídeos e cloranfenicol.
3. A dosagem ótima (eficaz e pouco tóxica) para aminoglicosídeos, especialmente em RN < 1.500g, exige dosagens séricas do antibiótico.
4. Em virtude disso, em casos suspeitos de infecção em que o uso de antibiótico é empírico, uma alternativa é a indicação de cefalotina EV ou IM para casos moderados e ceftriaxona EV ou IM para os casos mais graves.
5. Alguns nomes comerciais:
   cefotaxima = Claforan
   ceftriaxona = Rocefin
   cefoxitina = Mexofin
   clindamicina = Dalacin-C
   eritromicina = Pantomicina
   gentamicina = Garamicina
   imipenen = Tienam
   kanamicina = Kantrex
   metronidazol = Flagyl
   tobramicina = Tobramina
   vancomicina = Vancocina
   penicilina benzatina = Benzetacil

Antibióticos contra-indicados no RN: Lincomicina (Frademicina), ácido nalidíxico (Wintomylon), tetraciclina, nitrofurantoína (Furadantina), novobiocina, sulfadiazina (exceção: tratamento da Toxoplasmose).

Medidas de suporte: a) manutenção da temperatura; b) aporte hídrico, calórico e eletrolítico; c) aporte nutricional: colostro e leite humano, nutrição parenteral, se necessário; sonda nasogástrica aberta (se distensão abdominal).

Terapia de apoio: transfusões de sangue e/ou plasma fresco; exsangüineotransfusão-3, com intervalos de 8-12 horas (em casos graves ou evolução desfavorável).

SÍFILIS NEONATAL
(*Treponema pallidum*)

Precoce | até os 2 anos

- Pode ser assintomática nas primeiras semanas (> 50%)
- Febre, irritabilidade, não ganho de peso
- Coriza seropiossanguinolenta que provoca escoriações no lábio superior
- Pênfigo palmoplantar (lesões vesicobolhosas, eritema maculopapular)
- Máculas cor de cobre no corpo
- Ragádias (fissuras) peribucais e perianais
- Hepatoesplenomegalia (30%)/ adenomegalia
- Icterícia
- **Pseudoparalisia de Parrot** (choro e recusa de mover o membro)

Diagnóstico sorológico: VDRL

- Anemia hemolítica com Coombs negativo
- Leucocitose acentuada, leucopenia, plaquetomia
- Fundo de olho: lesões em sal e pimenta
- Raios X de ossos longos (lesões generalizadas/simétricas):
  osteocondrite das metáfises = hipertransparência nos punhos, cotovelos, tornozelos, joelhos
  periostite da diáfise dos ossos longos (alargamento e irregularidade da linha do contorno ósseo)
- VDRL + (exame preferível no RN)
  título 4 vezes maior do que o da mãe
- Liquor alterado (60%) na celularidade e nas proteínas com VDRL + (VDRL negativo não exclui)

Confirmação (após 18 meses): TPHA, FTA abs, Elisa com VDRL + (VDRL negativo não exclui)

CONDUTA

No período NEONATAL (até 28 dias de vida)

Mãe com sífilis mesmo que tratada durante a gravidez:

realizar VDRL no sangue do RN; hemograma, raios X de ossos longos, LCR.

a) RN com manifestações clínicas: tratar*

b) RN com titulação maior que a materna: tratar*

c) RN assintomático: verificar hemograma, raios X de ossos longos, LCR

Se algum deles alterado, tratar*

d) RN assintomático e VDRL reagente com título ≤ materno: acompanhamento clínico, repetir VDRL a cada 30 dias

Na impossibilidade de acompanhar: tratar*

e) RN assintomático e VDRL não reagente: acompanhamento clínico, repetir VDRL

Na impossibilidade: 1 dose penicilina benzatina 50.000 UI/kg e acompanhamento clínico/VDRL após 1 e 3 meses

* **Tratamento** — penicilina — 10 dias

1ª semana: penicilina cristalina 100.000 UI/kg/dia EV em 2 vezes ao dia

2ª semana até 28 dias: mesma dose, dividida em 3 vezes ao dia EV *ou* penicilina procaína 50.000 UI/kg IM, dose única diária

Se alteração liquórica — dose aumentada para 100.000 UI/kg/dia

No período PÓS-NATAL (após 28º dia de vida)
Mesmo tratamento, mas
Penicilina cristalina EV 4/4h e procaína 12/12h IM

Seguimento:
VDRL — 1, 3, 6, 12 e 18 meses (se 2 exames consecutivos negativos, suspender os exames restantes)
TPHA ou FTA abs para sífilis após os 18 meses (para confirmação)
Acompanhamento oftalmo, neuro e audiológico semestral, 2 anos.

TOXOPLASMOSE CONGÊNITA

O feto se infecta quando a mãe adquire sua infecção na gestação atual. A infecção do feto é mais freqüente quando a infecção materna ocorre no 3º trimestre; a gravidade é maior quando a infecção é adquirida no 1º trimestre da gestação.

a) 55% infecção subclínica ou assintomática (na maioria ocorre envolvimento tardio ocular ou do SNC), pode haver calcificações intracranianas e/ou escaras retinianas.

b) Formas leves ao nascimento:
- prematuridade, RN de baixo peso;
- Apgar baixo;
- icterícia colestática persistente;
- plaquetopenia leve.

c) Tríade clássica:
hidrocefalia • coriorretinite • calcificações cerebrais.

d) Quadro de **encefalite**:
- convulsões, sinal do sol poente;
- aumento do perímetro cefálico;
- liquor anormal

e) Forma grave:
- manifestações sistêmicas severas (ver Síndrome S-TORCH — quadro de sépsis);
- comprometimento neurológico;
- comprometimento ocular.

f) Quadro semelhante à eritroblastose fetal.

g) **Após 3 meses**:
- tríade clássica;
- manifestações neurológicas e/ou oculares.

Diagnóstico da toxoplasmose congênita

Hemograma: anemia, eosinofilia, plaquetopenia.

Fundo de olho: uveíte, coriorretinite.

Raios X de crânio ou tomografia: calcificações difusas.

Líquor: aumento acentuado de proteínas, aumento de células (monócitos).

Imunofluorescência indireta para toxoplasmose na mãe.

Imunofluorescência indireta para toxoplasmose no RN.

ELISA-IgM no RN.

PCR no sangue.

TRATAMENTO

Tratar precocemente todos os RN comprovadamente infectados, mesmo que assintomáticos.

1º **ciclo** — 6 meses.

Pirimetamina 1mg/kg/dia, 1 vez ao dia (Daraprin).

Sulfadiazina 50mg/kg/dose, 2 vezes ao dia.

Ácido folínico 5mg, 2 vezes por semana ou fermento Fleishmann 1 colher de chá por dia.

2º **ciclo** — 6 meses.

Esquema anterior porém 3 vezes por semana.

Realizar os 2 ciclos até completar 1 ano.

Nos casos de coriorretinite em atividade, infecção generalizada ou proteinorraquia > 1g, recomenda-se acrescentar prednisona (Meticorten) 1 mg/kg/dia, dividido em 2 doses diárias enquanto persistirem as evidências de inflamação (± 4 semanas).

SÍNDROME DA RUBÉOLA CONGÊNITA (SRC)

Infecção da gestante
exantema e gânglios cervicais
pode ser assintomática (30%)

⇓

Síndrome da **RUBÉOLA CONGÊNITA**

- envolvimento de múltiplos órgãos
- mais grave se infecção ocorreu nas 8 primeiras semanas da gestação

RN de baixo peso letargia, irritabilidade, hipotonia fontanela ampla e abaulada hepatoesplenomegalia/adenopatia púrpura/plaquetopenia rash meningencefalite	mesmo quando assintomática no RN 70% desenvolvem manifestações tardias
pode ser assintomática no período neonatal	**surdez** (pode ser percebida só no escolar) **cardiopatia congênita** **catarata** glaucoma crescimento insuficiente retardo mental distúrbios psiquiátricos microcefalia/microftalmia

Fundo de olho: retinopatia "em sal e pimenta".

Raios X de esqueleto: estrias longitudinais hipertransparentes nos ossos longos (podem não estar presentes no período neonatal).

Isolamento do RN

Tratamento de suporte

Correção dos defeitos corrigíveis

Acompanhamento atento a longo prazo

- **ELISA-IgM específica**
  a) positiva = confirmação diagnostica;
  b) negativa — não exclui SRC.
- **Inibição da hemaglutinação** (HI)
  a) negativa no RN e até 2 anos: exclui SRC
  b) positiva no RN mas com queda progressiva do título e negativação aos 6-12 meses: exclui SRC;
  c) persiste positiva aos 6 meses: sugestiva de SRC.
- **PCR no sangue ou em secreções da nasofaringe**

CITOMEGALOVÍRUS

Maioria assintomática
Prematuridade/pequeno para a idade gestacional
Icterícia colestática + hepatomegalia
Esplenomegalia isolada
Hepatoesplenomegalia
Esplenomegalia + petéquias
Doença generalizada grave (S-TORCH — 10%)
Microcefalia (evidente só no lactente)
Coriorretinrte (20%) e estrabismo
Convulsões
Perda da audição
Defeitos dentários

Seqüelas

muito mais freqüentes nos casos já sintomáticos ao nascimento:
- surdez progressiva
- retardo psicomotor
- problemas neuromusculares
- coriorretinite
- defeitos dentários
- suscetibilidade aumentada a infecções

Raios X de crânio: calcificações periventriculares (raro).
Tomografia de crânio.
Imunofluorescência IgG e IgM.
Reação de fixação de complemento.

Tratamento — ganciclovir — 6mg/kg/dose EV 12/12 horas durante 6 semanas.

Acompanhar com PCR e isolamento viral na urina.

HERPES NEONATAL

Causado pelo vírus herpes simples (HSV).
Mãe com vesículas e febre (atual) ou história anterior de herpes genital ou assintomática.

Congênito
- vesículas na pele
- coriorretinite
- microcefalia/hidranencefalia
- podem ocorrer hepatoesplenomegalia, microftalmia e lesão do SNC

Infecção disseminada (50-70%)
- manifestações sistémicas (S-TORCH) tipo sépsis
- associadas a vesículas (75%)

Forma localizada em pele, olhos e boca (20%) (manifesta-se a partir do 10º dia de vida)
- vesículas na pele
- ceratoconjuntivite; às vezes microftalmia, cataratas
- úlceras nas mucosas

Sem tratamento, pode se disseminar

Encefalite isolada pelo HSV-2 (início após 2ª semana de vida)
- febre, irritabilidade, letargia, choro estridente, convulsões
- suspeitar em meningites com bacteriológico negativo e resistente à antibioticoterapia

Hipergamaglobulinemia.

Citologia (método de Tzanck) — esfregaço corado pelo método Papanicolaou da base de vesículas recentes.

ECG e tomografia: foco temporal localizado.

TRATAMENTO

Aciclovir (Zovirax fr. 250mg):
10mg/kg/dose EV 8/8h, 10 a 14 dias.

Zovirax creme (para pele) e pomada oftálmica:
aplicar 5 vezes ao dia (4/4 horas).

Alternativa: IDU pomada oftálmica.

HEPATITE B

Gestante portadora crônica (HBsAg +)
Hepatite B ativa no 3º trimestre de gestação
(presença de HBeAg aumenta risco de transmissão)

⇓

3 a 12 semanas após o nascimento: HBsAg +

1º) Criança portadora crônica (é o caso mais freqüente)
Hepatite persistente assintomática — seqüelas: cirrose, adenocarcinoma
2º) Hepatite anictérica leve, cura clínico-sorológica
3º) Hepatite fulminante (raro)

mãe HBsAg +

1º) Nas primeiras 12 horas de vida: imunoglobulina hiperimune contra hepatite — 0,5ml IM
2º) Junto com 1º ou nos primeiros 7 dias de vida:
Vacina anti-hepatite B — 0,5ml IM
Dar 2ª dose com 1 mês e 3ª dose com 6 meses

INFECÇÃO SISTÊMICA POR FUNGOS

Pré-termo de baixo peso
Asfixia perinatal
Internação em UTI
Nutrição parenteral
Antibióticos de largo espectro

Déficit de ganho ponderal
Insuficiência cardiorrespiratória
Crises de apnéia
Distúrbios gastrintestinais
Distúrbios da termorregulação

Anemia
Plaquetopenia
Linfocitose

⇓ hemocultura positiva

CANDIDÍASE

Anfotericina B 0,5-1mg/kg/24h EV (fluconazol — 6 a 12mg/kg a cada 24h é útil); em endocardites e meningites associar flucitosina (100-150mg/kg/dia, VO, fracionado 6/6h).

19. ATRESIA DO ESÔFAGO

A atresia do esôfago é caracterizada pela interrupção da luz esofágica ao nível de sua porção torácica, com a falta de um segmento maior ou menor, geralmente fistulada na traquéia pelo seu segmento distal, em 90% dos casos.

- **Atresia de esôfago com fístula traqueoesofagiana.**
- Malformação digestiva com repercussão respiratória.

Diagnóstico precoce é fundamental para evitar **complicações respiratórias**.

1. **Sinal de alerta**: poliidrâmnio.
2. **Sinal de alarme**: RN com **salivação excessiva espumosa**.
3. **Sinais de probabilidade**: regurgitação imediata do leite ingerido, com **engasgo** e crises de tosse ou cianose.
4. **Confirmação**: tentativa de passagem de uma **sonda nasogástrica** nº 8 ou 10: ela encontrará um obstáculo a 8 ou 10cm.
   Cilada: a sonda pode se enrolar no fundo cego, criando a falsa impressão de que o esôfago está patente. Raios X simples tiram a dúvida.
5. Raios X simples do abdome para pesquisa de gás determinam a existência ou não de fístula distal:
   a) abdome distendido e raios X com ar no abdome = atresia com fístula;
   b) abdome escavado e raios X com ausência de ar no tubo digestivo = atresia sem fístula.

CONDUTA TERAPÊUTICA

1. O RN com atresia de esôfago diagnosticado precocemente e com os devidos cuidados é colocado em incubadora com temperatura (30-32ºC) constante, sendo a temperatura do RN controlada por termômetro retal (em torno de 37ºC), com oxigenação 30% e umidade 100% para fluidificar secreções e diminuir à metade as perdas insensíveis.
2. Sonda com duplo furo colocada no fundo cego proximal para aspiração das secreções acumuladas.
3. Se houver fístula esofagotraqueal, elevar o decúbito para evitar refluxo gastresofagopulmonar; se não houver, colocar em Trendelenburg para facilitar o escoamento das secreções da orofaringe e dificultar a sua aspiração. Pode ser escolhido o decúbito horizontal, mas com aspiração constante.
4. É fundamental a freqüente mudança de decúbito e mesmo provocar estímulos dolorosos para, pelo choro, expandir os pulmões. É preferível manter mais no decúbito lateral D, para poupar ao máximo qualquer complicação para o pulmão E, porque, sendo a cirurgia realizada pelo hemitórax D, o pulmão E durante o ato cirúrgico expande-se menos.
5. Injetar 1mg de vitamina K, via IM.
6. Instalar venóclise com soro glicosado a 5%.
7. Antibiótico: cefalosporina, se houver evidências de infecção.
8. Encaminhar ao centro cirúrgico dentro da incubadora.

Entretanto, nem sempre o RN com atresia de esôfago se apresenta nessas condições ideais. A **complicação** mais freqüente é a **pulmonar**. A cirurgia da atresia do esôfago não é mais, como antigamente se considerava, uma cirurgia de urgência. Se houver comprometimento pulmonar, indicamos a intubação nasotraqueal, com sonda de polivinil, que não só impedirá aspiração de secreção da orofaringe e/ou refluxo gastresofágico, mas também permitirá uma aspiração brônquica e mesmo estabelecerá uma respiração assistida, se necessário. Se houver acidose metabólica documentada: bicarbonato de sódio 1 mEq/kg EV em 1 hora.

A sonda nasotraqueal poderá ser mantida por vários dias com os devidos cuidados: trocar cada 48h, umedecer com soro fisiológico 2 gotas 4/4h, até que a complicação pulmonar esteja debelada. Nestes casos está indicada a gastrostomia com anestesia local, com o objetivo não só de avaliar a distensão gástrica (quando há fístula) e com isso facilitar a expansão pulmonar (já que a respiração do RN é predominantemente diafragmática), como também o de poder alimentar o RN.

Manter **nutrição parenteral** até controle da complicação respiratória. Assim, convenientemente preparado, o RN é levado dentro da incubadora para o Centro Cirúrgico.

CONDUTA CIRÚRGICA

1. Controle térmico.
2. Anestesia com intubação traqueal.
3. Via de acesso: transtorácica (extra ou transpleural).
4. Ligadura da fístula e anastomose primária.
   Se a distância entre os segmentos não permitir uma anastomose primária e se houver fístula, a mesma é ligada. Se já não estiver com gastrostomia, a mesma será realizada bem como uma esofagostomia cervical E.
5. Quando a atresia do esôfago for do tipo sem fístula, procede-se desde logo à gastrostomia com anestesia local, mantém-se aspiração permanente do segmento proximal e depois, radiologicamente, avalia-se a distância entre os dois fundos cegos. Se a distância for grande, far-se-á uma esofagostomia cervical à E.
6. Caso não se consiga anastomose primária, realizam-se gastrostomia e esofagostomia cervical, e ficará para outro tempo, quando a criança estiver com um ano ou com 10kg mais ou menos, a interposição do intestino.
7. Terminado o ato cirúrgico, estando a criança com todos os reflexos presentes, respirando bem espontaneamente, será extubada e recolocada novamente na in-

cubadora, que se manteve aquecida e umidificada. Decúbito elevado; mudanças freqüentes (30/30min) de decúbito; aspiração de secreção pelo nariz e orofaringe para provocar tosse, mas com cuidado para a sonda de aspiração não atingir o nível da anastomose; provocar o choro para expandir os pulmões. Oxigenação adequada, antibióticos, hidratação apenas de manutenção com soro glicosado a 10% — 50ml/kg/dia.

8. Muito importante é a vigilância permanente por médicos e enfermeiros especializados, estando preparados para intubação traqueal na vigência de qualquer risco de desconforto respiratório e mesmo instalar, se necessário, uma respiração assistida.

   Controle clínico permanente e radiológico para atender a qualquer complicação pulmonar, a maior responsável pela mortalidade da atresia do esôfago.
9. As outras complicações são a deiscência da anastomose, estenose esofágica, refistulização, cada uma delas a merecer tratamento adequado.
10. Após 72 horas pode-se iniciar realimentação lenta e gradativa, através da sonda nasogástrica passada pela anastomose ou pela gastrostomia, de preferência, gota a gota contínuo. Sempre com o aspirador com sonda esterilizada preparado para qualquer eventualidade.
11. Após 7 a 10 dias faz-se o controle radiológico com o máximo rigor de cuidado e, se não houver fístula, iniciar realimentação oral também com os mesmos cuidados, tendo à vista a alteração do peristaltismo que a anastomose produz, com o risco de regurgitação e aspiração.

PROGNÓSTICO — sobrevida de 70-85%

Fatores que determinam o **prognóstico**:

1. **Diagnóstico precoce**.
2. **Controle das complicações pulmonares** antes do ato cirúrgico.
3. Vigilância clínica contínua em UTI.
4. Anomalias múltiplas associadas e prematuridade agravam o prognóstico.

20. HÉRNIA DIAFRAGMÁTICA CONGÊNITA

Passagem de vísceras digestivas para a cavidade torácica através de um orifício no diafragma, conseqüente a uma falha embrionária por falta de fusão dos miótomos constituintes do músculo. A presença de tais vísceras na cavidade torácica vai perturbar o desenvolvimento e conseqüentemente a função dos aparelhos digestivos, cardiovascular e respiratório.

HÉRNIA DE BOCHDALEK

Localiza-se na porção póstero-lateral **esquerda** do diafragma.

Constitui talvez a condição mais urgente dentro do campo da cirurgia pediátrica pelo severo distúrbio respiratório que ocasiona no RN.

Essa dificuldade respiratória é conseqüente à maciça compressão pulmonar exercida por vísceras, como que sugadas para a cavidade torácica pela pressão negativa gerada pelos primeiros movimentos respiratórios.

No caso clássico observam-se atelectasia pulmonar esquerda e acentuado desvio do mediastino para o lado oposto; o hemitórax esquerdo acha-se ocupado por quase todo intestino delgado, porções do intestino grosso, baço e inclusive lobo esquerdo do fígado. A mecânica respiratória alterada leva a uma acidose respiratória e hipoxemia, esta última conduz à acidose metabólica que agrava ainda mais o estado metabólico do paciente.

A hérnia de Bochdalek está sempre associada a um vício de rotação intestinal.

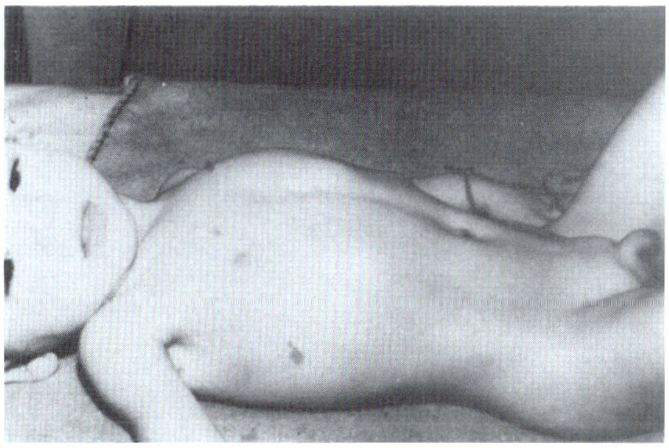

Fig. III.14 — **Hérnia diafragmática**; observar a **escavação abdominal**.

O diagnóstico **pré-natal** pode ser feito por **ultra-sonografia**.

CONDUTA DIAGNÓSTICA

Quando suspeitar

RN com dispnéia intensa e cianose desde o nascimento ou nos primeiros dias do período neonatal.

Quadro clínico

1. Dispnéia intensa precoce.
2. Cianose, geralmente contínua; pode ser intermitente aos esforços.
3. Murmúrio vesicular abolido no lado afetado, eventualmente substituído por ausculta de ruídos, hidroaéreos.
4. "Dextrocardia" nos casos de hérnia E.
5. Abdome escavado contrastando com o tórax globoso ("tipo atlético").

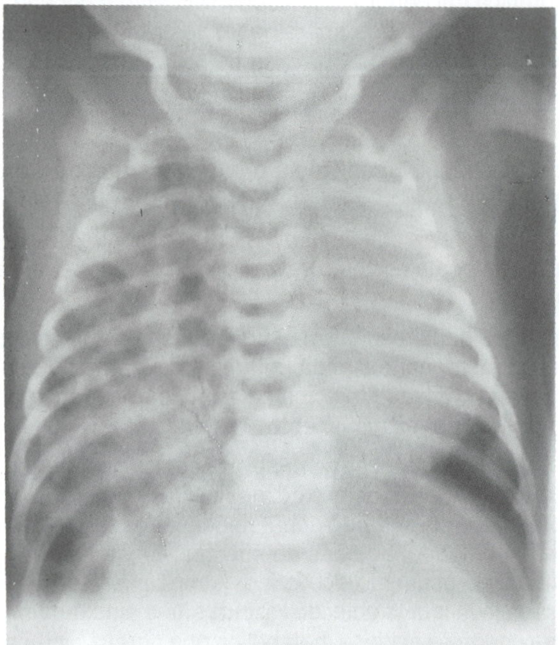

Fig. III.15 — Hérnia diafragmática. Observar alças intestinais no interior do tórax.

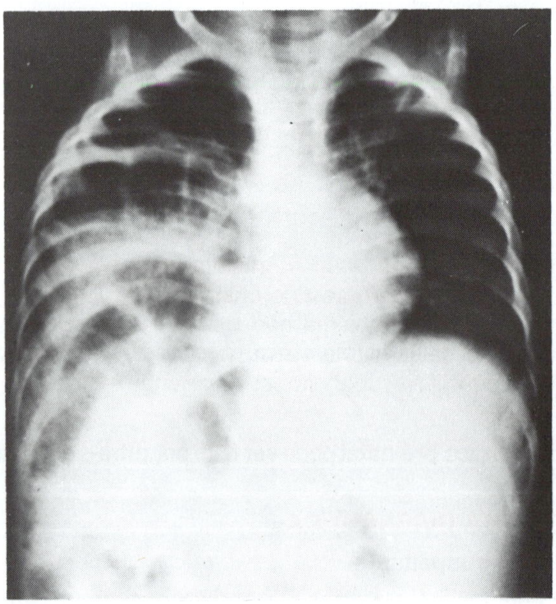

Fig. III.16 — Hérnia diafragmática.

Quadro radiológico

Os **raios X simples fazem o diagnóstico**:

1. Imagem de alças intestinais no hemitórax E (simulam cistos).
2. Desvio do mediastino para a D.
3. Poucas imagens aéreas no abdome.

Não é necessário recorrer ao exame contrastado para o diagnóstico. Casos excepcionais de dúvida diagnóstica podem necessitar de uma cuidadosa introdução de ar no estômago (por sonda gástrica) ou no cólon (por sonda retal).

⇓

Urgência urgentíssima

CONDUTA

Imediatamente após o diagnóstico

1. **Sonda nasogástrica** (a mais calibrosa que couber na narina da criança) e aspiração freqüente para diminuir o conteúdo gasoso do estômago e alças intestinais que contribui para a compressão pulmonar.
2. **Intubação traqueal** e **respiração assistida** com pressão de insuflação não superior a 20cm H_2O.

Nunca ministrar oxigênio por máscara porque aumenta a compressão pulmonar por distensão gasosa do estômago.

Observação importante: a **piora** súbita do paciente durante o tratamento pré-operatório pode ser devida ao aparecimento de **pneumotórax**.

Tratamento cirúrgico

Após melhora e estabilização das condições gerais, o paciente deve ser submetido ao tratamento cirúrgico.

Pós-operatório

Oxigenação, respiração assistida, umidificação, aspiração gástrica, aquecimento.

- **Fatores que pioram o prognóstico**

1. Aparecimento muito precoce da sintomatologia.
2. Gravidade acentuada do distúrbio respiratório inicial.
3. Prematuridade e baixo peso.
4. Presença de anomalias congênitas associadas, em particular cardíacas.
5. Dados gasométricos: $pH < 7$, $PaCO_2 > 100mm$, PaO_2 baixa.
6. Ausência de resposta à reanimação. Quando o RN em respiração assistida e respirando O_2 ($FiO_2 = 100\%$) não melhora a sua PaO_2, o prognóstico é péssimo.
7. Atraso no diagnóstico ou no tratamento adequado.
8. Diferença entre PO_2 (pressão parcial de oxigênio alveolar) e PaO_2 (pressão parcial de oxigênio arterial) maior que 500mmHg é incompatível com a vida.

21. ABDOME AGUDO OBSTRUTIVO NO RECÉM-NASCIDO

O abdome agudo obstrutivo (AAO) é a forma mais freqüente de abdome agudo no recém-nascido (RN); é, também, a mais importante, por ter como causas, em grande número de vezes, patologias próprias do período neonatal, ou seja, as malformações congênitas.

Tríade sintomática do AAO no RN

1. Vômito bilioso.
2. Distensão abdominal.
3. Ausência (ou retardo) de eliminação de mecônio ou eliminação de mecônio anormal.

1. **RN que vomita bile deve ser considerado portador de obstrução intestinal até que se prove o contrário.**

   Realmente, raras são as causas que propiciam vômito bilioso em paciente não portador de AAO (trauma craniano intraparto, ingestão de substâncias irritantes durante a passagem pelo canal de parto).

   No RN obstruído, o **vômito é tanto mais precoce quanto mais alta é a obstrução**; assim, pacientes com obstrução duodenal já começam a vomitar com poucas horas de vida, ao passo que outros, com atresia ileal, podem demorar 36 a 48 horas para apresentar o sintoma.

2. A **distensão é tanto maior quanto mais baixa é a obstrução**, o que é fácil de entender, pois quanto maior o número de alças intestinais cheias de ar e de mecônio mais distendido ficará o abdome. Assim, obstruções duodenais tendem a dar distensão abdominal limitada ao epigástrio, ao passo que o megacólon congênito provoca distensão global do abdome.

3. Sabe-se que a grande maioria dos RN **elimina mecônio nas primeiras 24 horas** de vida; quando isto **não** acontecer, suspeitar de patologia obstrutiva, observando-se cuidadosamente o RN.

   As atresias intestinais (causas muito freqüentes de AAO) são patologias adquiridas intra-útero, aparecendo após o tráfego meconial pelo tubo digestivo; nestas condições, não é de se estranhar a possibilidade de haver **eliminação de mecônio** em paciente portador de obstrução intestinal, ainda que **alterado** quanto a seu aspecto (mais acinzentado) ou quantidade (menor).

   Convém deixar transcorrer o prazo de **24 horas** para se obter chapas que espelhem a situação real.

PRINCÍPIOS BÁSICOS

1. **Passagem de sonda nasogástrica** (SNG) **calibrosa.**

   É uma medida imperiosa em recém-nascido que está vomitando, por três motivos:

   a) descomprime o tubo digestivo alto, diminuindo a distensão abdominal e, particularmente, a elevação diafragmática; isto melhorará sensivelmente a respiração destes pacientes que se faz em especial à custa desse músculo;

   b) impede a aspiração de vômitos, causa freqüente de óbito;

   c) permite real avaliação da quantidade e da qualidade do líquido de estase gástrica.

2. **Raios X simples do abdome, em pé e deitado.**

   O melhor contraste radiológico para o recém-nascido é o **ar**. Em condições normais, o ar está no delgado com 1 hora de vida; em 3 horas, atinge a valva ileocecal e, em 8-24 horas, é expelido pelo reto; pode-se, portanto, através dele, ter-se uma idéia do trânsito intestinal. Assim sendo, ao final desse período, os raios X do abdome de um RN normal mostrarão alças de calibre uniforme, igualmente distribuídas nos quadrantes abdominais (Figs. III.17 e III.19).

   Parada de trânsito gasoso intestinal, diferenças acentuadas no calibre das alças, distribuição aérea irregular e presença de níveis líquidos são sinais radiológicos sugestivos de **AAO** (Figs. III.18 e III.20).

   Pelo número de alças distendidas, pode-se fazer inclusive o diagnóstico da topografia da obstrução (Figs. III.18, III.20, III.21 e III.22).

   Observação: a questão do **contraste baritado** — nunca dar contraste por via oral (trânsito intestinal) na suspeita de obstrução do intestino grosso; o bário poderá impactar no intestino obstruído, piorando o prognóstico. Este problema não existe nas obstruções do intestino delgado. Na suspeita de vício de rotação ou de megacólon congênito, solicitar enema opaco.

3. **Avaliação do estado de hidratação.**

   Um dos grandes passos que a cirurgia pediátrica deu no sentido de melhorar a sobrevida do RN cirúrgico foi compreender melhor a sua fisiologia e a importância da reposição pré-operatória das perdas líquidas e de eletrólitos (lembrar que, além dos vômitos, há grande quantidade de líquido seqüestrado dentro da alça obstruída).

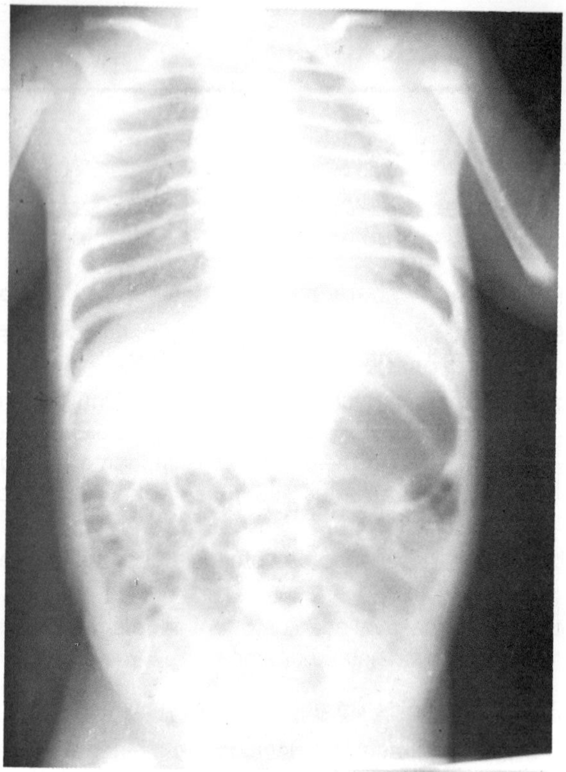

Fig. III.17 — Distribuição gasosa intestinal normal: ar igualmente distribuído em todos os quadrantes do abdome; alças de calibre uniforme. Notar discreta ectasia gástrica, freqüente nos portadores de **atresia do esôfago com fístula traqueoesofágica distal**.

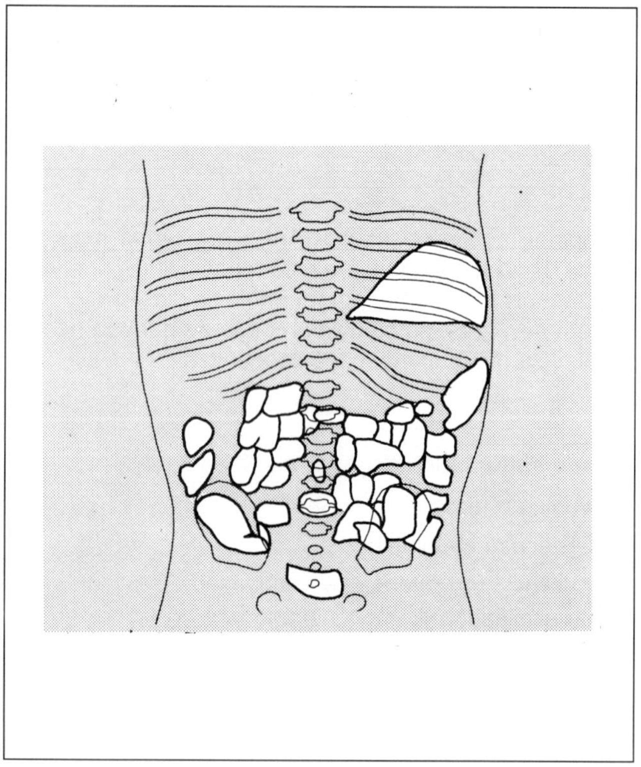

Fig. III.18 — Esquema de distribuição gasosa intestinal de **RN normal com 24 horas de vida**.

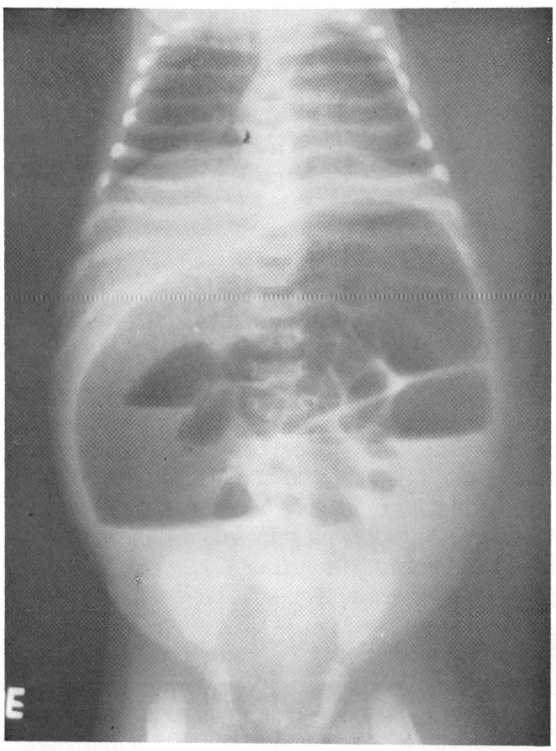

Fig. III.19 — Obstrução intestinal (**atresia de íleo**); presença de múltiplos níveis líquidos, acentuada diferença de calibre entre as alças intestinais, distribuição não uniforme do gás.

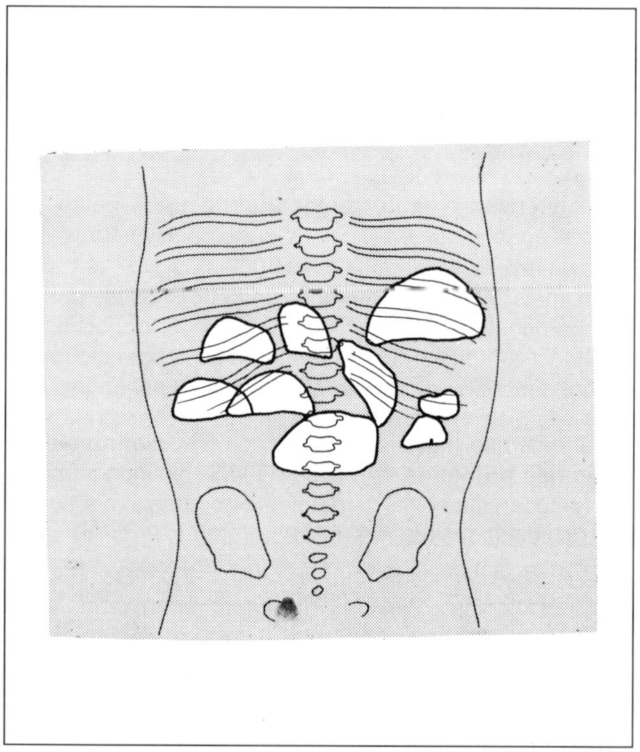

Fig. III.20 — Esquema de distribuição gasosa intestinal em RN portador de **atresia ileal**.

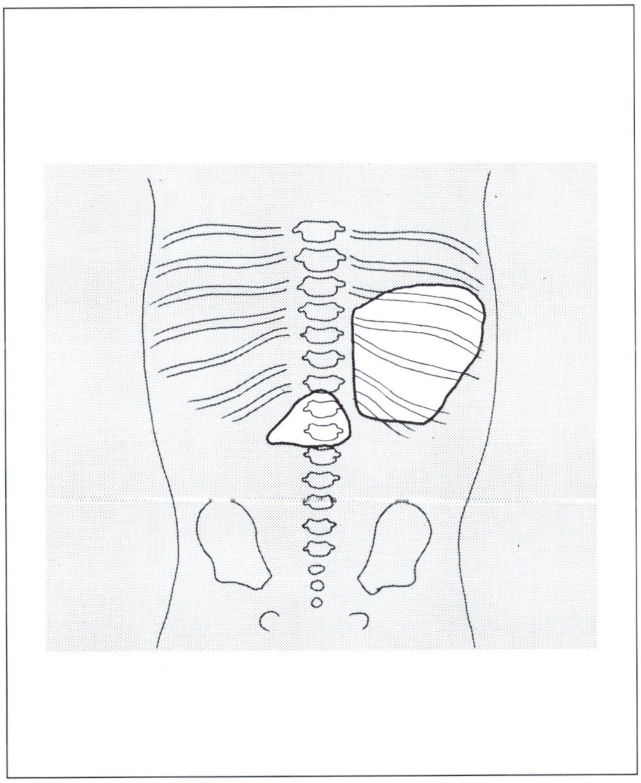

Fig. III.21 — Esquema da distribuição gasosa intestinal em RN portador de obstrução **duodenal** congênita (dupla bolha).

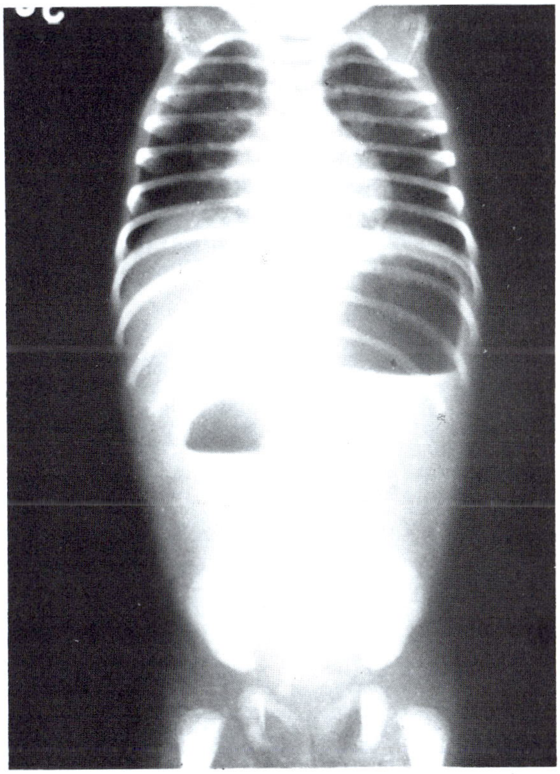

Fig. III.22 — A presença de duas bolhas gasosas é característica das obstruções **duodenais** congênitas (ODC) e constitui o clássico sinal de "**dupla bolha**".

DUODENO

Quadro clínico básico: a) vômitos biliosos intensos e precoces (3-4 horas de vida); b) distensão epigástrica; c) provável eliminação de mecônio, cinzento; d) poliidrâmnio.

Diagnóstico: sinal de **dupla bolha** aos raios X (Figs. III.21 e III.22).

Causas mais importantes

1. **ATRESIA** — obstrução completa da luz duodenal: a alça proximal, em fundo cego, é seguida, a distância variável, por segmento intestinal geralmente normal (pode ser acompanhada, entretanto, por outras atresias distais, bem como por outras malformações: mongolismo, atresia do esôfago, anomalia anorretal, anomalias cardiovasculares, etc.).
2. **VÍCIOS DE ROTAÇÃO INTESTINAL** (VR) — rotação anormal das alças ileocecal e duodenojejunal com o ceco localizado no hemiabdome superior; pode obstruir o duodeno através de aderências fibrosas que o fixam à parede lateral do abdome. Além disso, o mesentério apresenta uma fixação estreita no retroperitônio, de tal maneira que as alças delgadas freqüentemente rodam em torno desse eixo mesentérico, provocando o **volvo do intestino médio** (embriologicamente, é o segmento que vai do duodeno ao cólon transverso). Dependendo da intensidade do sofrimento vascu-

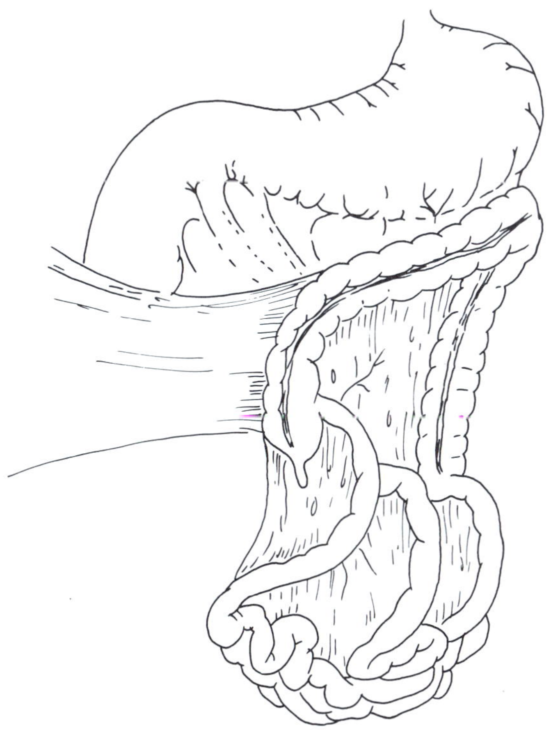

Fig. III.23 — **Vício de rotação intestinal**. Observar a compressão duodenal pelos feixes fibrosos que unem o ceco à parede lateral do abdome.

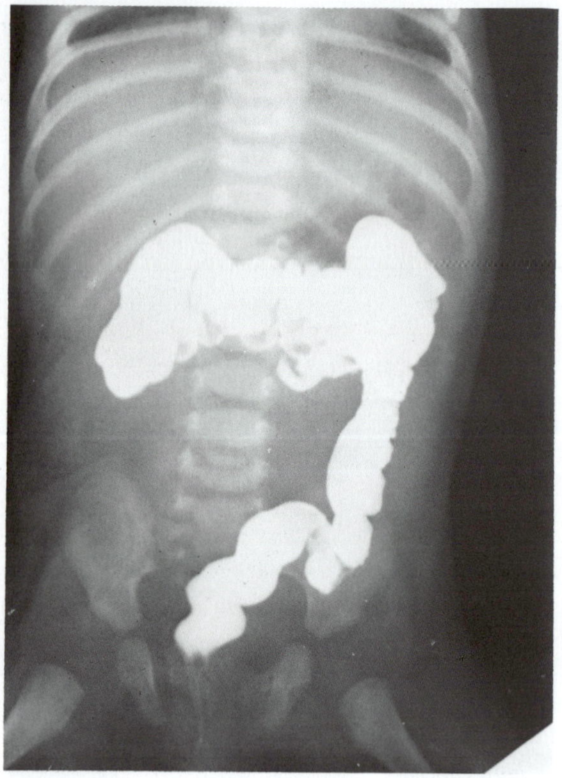

Fig. III.24 — O enema opaco é exame útil no diagnóstico diferencial dos ODC. A figura mostra um caso de **vício de rotação intestinal**: nota o apêndice cecal no quadrante superior esquerdo do abdome.

lar, pode-se ter um dos quadros mais graves em cirurgia pediátrica em que ocorre necrose de toda esta porção do tubo digestivo.

Os vícios de rotação têm seu diagnóstico documentado pelo **enema opaco** (Fig. III.24), que mostra o ceco mal posicionado. Os raios X contrastados de esôfago-estômago-duodeno mostram o vício de rotação e podem surpreender a alça em "saca rolha" indicativa de volvo (que é uma emergência).

3. **PÂNCREAS ANULAR** — o pâncreas nasce a partir de dois brotos duodenais: um dorsal e outro ventral. Em condições normais, ambos rodam em torno desta alça e fundem-se lateralmente a ela (Fig. III.25). Em condições patológicas, as porções pancreáticas em processo de migração podem deixar restos embrionários que abraçam a parede duodenal, ocluindo-a.
4. Existem casos menos comuns de oclusão duodenal: bridas congênitas sem VR associado, veia porta anômala, tumores (duplicação, hemangiomas), etc. Excluindo-se a atresia, todas as outras causas podem determinar obstrução incompleta da luz intestinal e provocar vômito crônico que se manifesta fora do período neonatal.

Conduta: passagem imediata de sonda nasogástrica nº 8 e esvaziamento gástrico, hidratação, cirurgia, nutrição parenteral.

JEJUNO e JEJUNO-ÍLEO

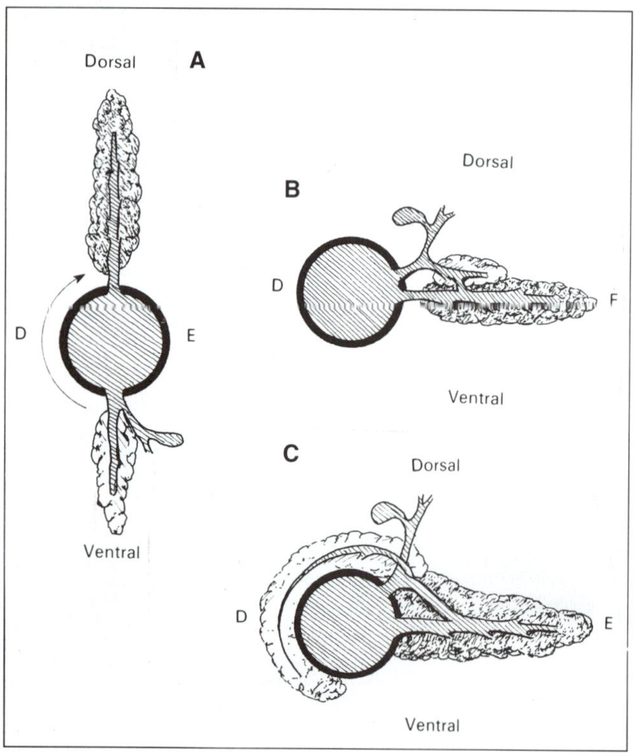

Fig. III.25 — **A** e **B**) Rotação normal dos brotos ventral e dorsal do pâncreas. **C**) Formação do **pâncreas anular** a partir de cotos embrionários pancreáticos.

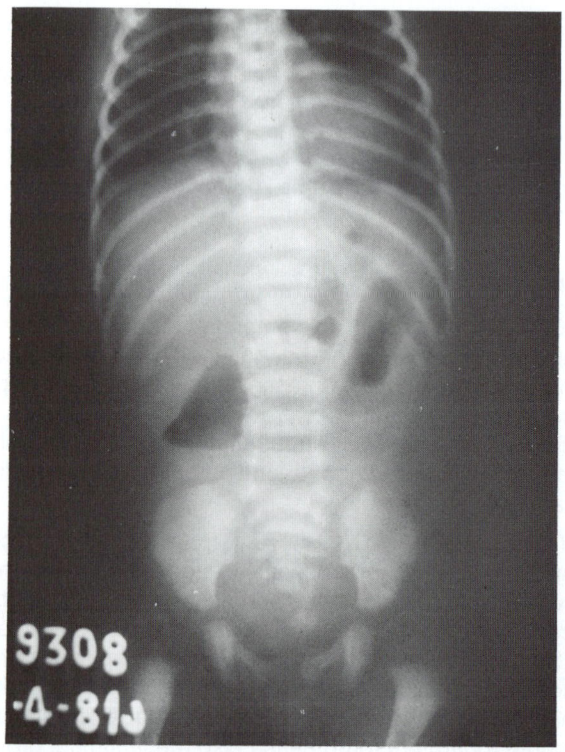

Fig. III.26 — Um número pequeno de bolhas gasosas intestinais é sugestivo de **obstrução jejunal** (quase sempre atresia). Comparar com as figs. III.19 e III.22.

Sintomatologia básica do jejuno e jejuno-íleo

1. Vômitos tardios (12-24 horas).
2. Distensão abdominal moderada.
3. Mecônio normal em pequena quantidade.

Pode haver aceitação normal das primeiras mamadas, sem vômitos.

Eliminação de mecônio não exclui anomalia obstrutiva.

Diagnóstico: raios X — **3 ou mais bolhas**.

Causa principal: **ATRESIA**.

Conduta

1. Passagem imediata de sonda nasogástrica e esvaziamento.
2. Diferenciar de íleo paralítico: raios X.
3. Hidratação.
4. Cirurgia.
5. Alimentação parenteral.

ÍLEO

1. Vômitos tardios (depois de 24h de vida).
2. Distensão abdominal global.
3. Não há eliminação de mecônio.

• ATRESIA

Raios X: níveis líquidos múltiplos nas alças; distribuição não uniforme de gás.

• ÍLEO MECONIAL (IM)

Obstrução intestinal associada à mucoviscidose e causada por espessamento anormal do mecônio que se transforma em verdadeira cola, aderindo de tal forma à mucosa intestinal (bem como aos instrumentos cirúrgicos) que sua eliminação se torna impossível. Freqüentemente se complica por volvo (dado o peso das alças) ou perfuração intestinal. Decorre da falta de enzimas pancreáticas.

Ver Fig. III.27.

Diagnóstico

1. Antecedentes familiares de mucoviscidose, doença respiratória + crônica progressiva.
2. Distensão abdominal iniciada com 12 ou 24h, seguida de vômito.
3. Não ocorre eliminação de mecônio.
4. Palpam-se massas duras no abdome e que são livremente deslocadas em todas direções.
5. Na presença de complicações: início precoce (primeiras horas), mau estado geral, distensão acentuada com vômitos e sépsis.

A

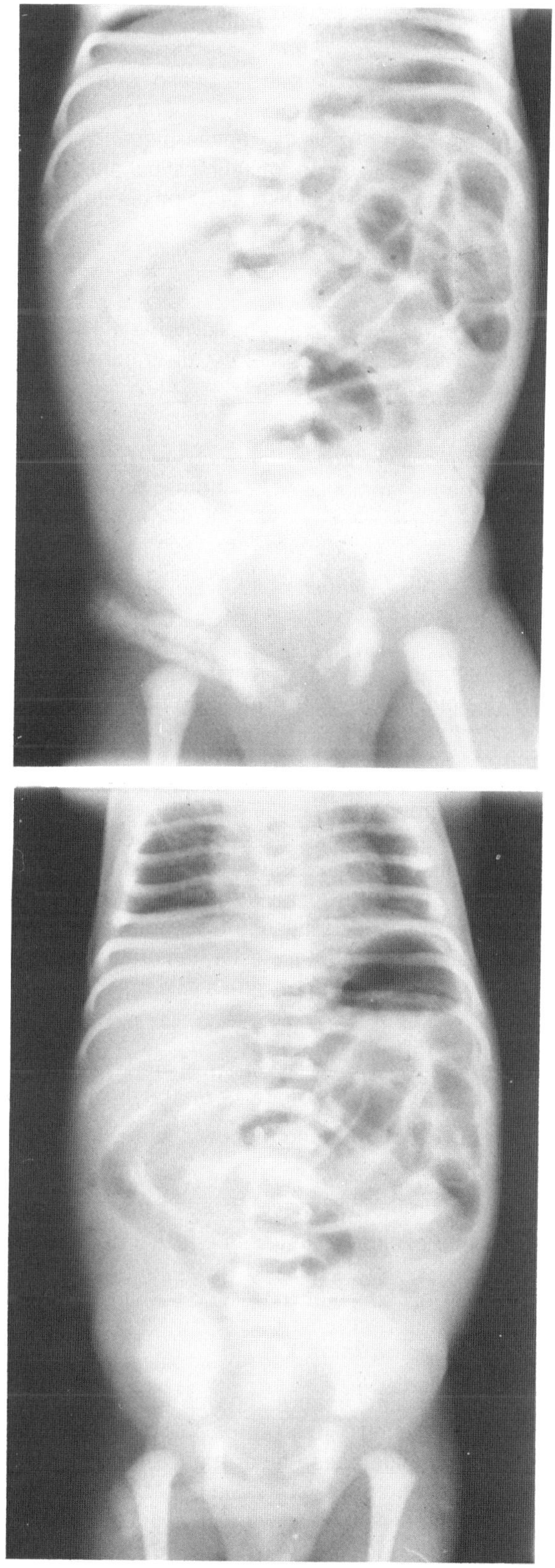

B

Fig. III.27 — No **íleo meconial**, o mecônio é tão espesso que não permite a formação de níveis líquidos; chega-se assim à situação paradoxal do paciente clinicamente obstruído, sem documentação radiológica do fato. **A**) Raios X deitado. **B**) Raios X em pé.

Aos **raios X** observam-se diferenças de calibre das alças e outros sinais radiológicos indicativos de obstrução: entretanto, estranhamente, não se evidencia a presença de níveis líquidos (o mecônio é tão espesso, que não chega a formá-los). Por vezes, vêem-se pequenas bolhas gasosas seqüestradas no meio da massa meconial (sinal do vidro moído). Nos casos de rotura intestinal antenatal, notam-se calcificações características de peritonite meconial.

Conduta

1. Enema hipertônico ou com acetilcisteína a 4% (Fluimucil sol. 10%, Mucomyst sol. 20%, diluir com soro fisiológico).
2. A seguir: acetilcisteína — 5ml de 6 e 6h, por sonda nasogástrica, 5 dias.
3. Se não houver melhora em 24 horas: cirurgia.

CóLON

• MEGACÓLON CONGÊNITO (MC)

Etiopatogenia

Ausência de inervação (plexos de Meissner e Auerbach) da porção terminal do tubo digestivo, que se prolonga, proximalmente, a distâncias variáveis. Esta zona aganglionar age como um obstáculo funcional à progressão das fezes, propiciando dilatação e hipertrofia do cólon a montante. Daí o nome da moléstia, também chamada de **doença de Hirschsprung**. Note-se que o segmento dilatado é inervado normalmente.

Quadro clínico — no período neonatal

1. **Ausência de eliminação meconial** nas primeiras 24h.
2. Grande distensão abdominal.
3. Os vômitos, quando presentes, são tardios.
4. Eliminação explosiva de gases e fezes, após toque ou passagem de sonda retal.

Diagnóstico pelos raios X

Diferença de calibre entre a zona dilatada e a zona não funcionante — ocorre inversão da relação reto/sigmóide em que o sigmóide passa a ser maior do que o reto. Já no RN esta desproporção passa a ser observada. A presença de rolhas meconiais levanta a suspeita. Se, devido à técnica inadequada, não é possível firmar o diagnóstico durante o enchimento, a radiografia de 24 horas vai demonstrar a diferença de calibre entre a zona aganglionar afilada da zona normal dilatada. A retenção do contraste baritado documenta a obstipação, mas, em si, não é patognomônica de megacólon (Fig. III.28).

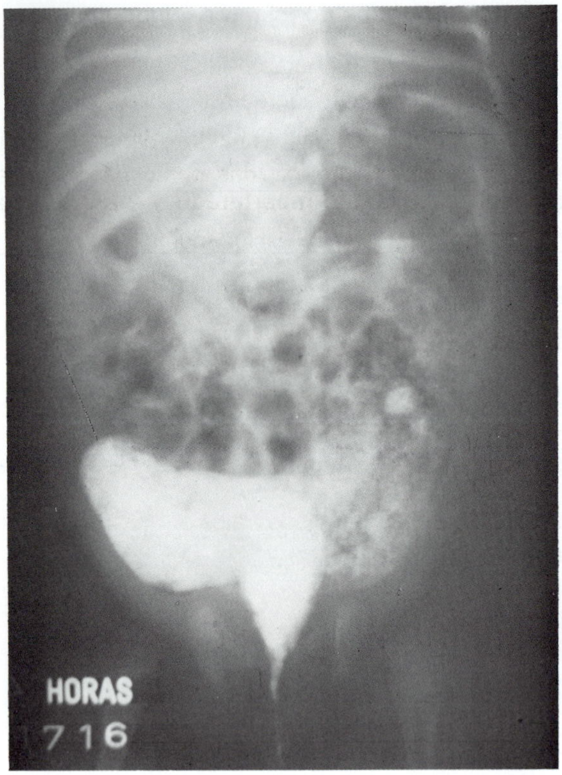

Fig. III.28 — Raios X simples de RN com **megacólon aganglionar**, 24 horas após o enema opaco. Notar a grande retenção do contraste.

Princípios técnicos do enema

1. Não efetuar preparo intestinal prévio.
2. Introdução fracionada de pequena quantidade de bário.
3. Radiografia de perfil.
4. Enchimento até a metade do descendente ou do transverso.

O diagnóstico de aganglionose total (cólon pequeno em forma de ponto de interrogação) é difícil e exige exames repetidos indicados pela persistência da sintomatologia.

Conduta: colostomia com biopsia.

• ROLHA MECONIAL

Obstrução baixa do cólon causada pelo espessamento apenas do mecônio terminal, causado por uma dismotilidade do cólon (o mecônio não é defeituoso e não existe área aganglionar).

Possível confusão com doença de Hirschsprung.

O **enema opaco** é ao mesmo tempo diagnóstico e terapêutico.

A rolha também pode ser eliminada com clister de soro fisiológico (eventualmente com acetilcisteína).

Após eliminação da rolha, a função intestinal se normaliza.

RETO-ÂNUS

Anomalias anorretais (AAR)

Malformações conseqüentes a defeitos do desenvolvimento embrionário que determinam a não abertura anal (daí o antigo nome de "**ânus imperfurado**") e a presença, quase sempre, de uma fístula urinária (homem), genital (mulher) ou perineal (ambos).

Sintomatologia básica

Dificuldade ou mesmo impossibilidade de eliminação meconial. Obviamente não se necessita aguardar um quadro de obstrução intestinal baixa para se fazer o reconhecimento da anomalia.

Atenção: pode haver eliminação do mecônio pela fístula, causando confusão diagnóstica.

Diagnóstico

1. Na grande maioria das vezes é muito fácil: basta, para tal, a **inspeção do períneo** do RN. Alguns casos, entretanto, requerem toque retal para a sua perfeita caracterização, já que apresentam canal anal formado (atresia retal).
2. Complementação diagnóstica pelo **raios X** na posição de Wangesteen e Rice, modificada: RN colocado em perfil, de cabeça para baixo, com as coxas fletidas sobre o abdome; verificar se o fundo de saco retal (FSR) ultrapassa (AAR baixa) ou não (AAR alta) a linha pubococcígea ou, ainda, se se situa nas suas vizinhanças.
3. Quando não se visualizar a fístula, pesquisar detritos de mecônio na urina (traduz presença de fístula reto-urinária).

As AAR são **classificadas** em **tipos alto, baixo** e **intermediário**, conforme o FSR termine antes, após ou nas imediações do músculo elevador do ânus.

Conduta nas AAR

O **objetivo** é obter uma maneira de evacuação adequada.

Observação: não classificar em definitivo uma anomalia como intermediária ou como alta, antes de decorridas 24 horas do nascimento, pois o mecônio e o ar podem levar esse tempo para chegar ao fundo de saco retal (e serem eliminados pela fístula). Como da classificação depende a conduta, fica fácil entender a importância desta precaução.

a) Geralmente na **menina** as fístulas são de calibre razoável, permitindo eliminação fecal satisfatória; caso isso não ocorra, pode-se dilatá-las com velas de Hegar, o que possibilita planejamento terapêutico mais cuidadoso.
b) No **sexo masculino**, cujas fístulas são de diâmetro muito reduzido (ou eventualmente urinárias), há urgência de se estabelecer conduta terapêutica. Nas anomalias **baixas** indica-se a proctoplastia perineal e, nas **altas**, colostomia. As anomalias **intermediárias** necessitam de planejamento terapêutico individual; na dúvida, é melhor fazer colostomia do que lesar intempestivamente o períneo do RN e seu mecanismo de contenção fecal.

Uma vez estabilizadas as condições gerais do paciente, deve-se proceder, tanto no sexo masculino quanto no feminino, à exploração radiológica da coluna lombossacra e do trato urinário à procura de malformações associadas, muito comuns nas AAR altas e menos freqüentes nas baixas.

Opinião: a nosso ver, deve-se realizar a cirurgia definitiva nas imediações do primeiro ano de vida.

Prognóstico

A mortalidade é baixa e geralmente depende das malformações associadas. O aspecto principal do prognóstico refere-se à continência fecal. Nas AAR baixas em geral é bom; nas altas mais reservado. Entretanto, independentemente do tipo de anomalia, lembramos que o mais importante para a continência fecal são a racionalidade da primeira cirurgia realizada sobre o períneo e o músculo elevador do ânus.

22. ALTA DA MATERNIDADE

ORIENTAÇÃO AOS PAIS

Alimentação

Dar unicamente **leite de peito**.

O horário é livre — dar de mamar quando o bebê quiser, inclusive durante a noite; entretanto, nos primeiros dias (enquanto o bebê não for revisto e pesado pelo médico) convém não deixar passar de 2 $^{1}/_{2}$ horas durante o dia e 3 horas durante a noite; acordar o bebê se for necessário.

Fazer o bebê abocanhar a aréola (a parte redonda escura da mama) e não só o bico do peito.

Deixar o bebê esvaziar a 1ª mama (aproximadamente 20 minutos de mamada) antes de passar para a segunda (mais 20 minutos); o bebê pode aceitar menos a segunda ou até não querer. Na próxima mamada, alternar o peito que deu em 1º lugar.

Não precisa fazer limpeza do bico do peito antes de cada mamada; o banho diário da mãe é suficiente. Não passar nenhuma pomada no bico da mama.

Não dar nada nos intervalos das mamadas — não dar água nem chá.

Não dar chupeta.

Não dar remédios.

Após cada mamada, deixar o bebê de pé apoiado no ombro durante 5 minutos para arrotar. Depois coloque o bebê na cama sobre seu lado direito, sem travesseiro.

Para a mãe

Procurar se alimentar bem, com alimentação variada e completa.

Tomar líquidos de acordo com a sede.

Procurar tirar uma soneca durante o dia.

Se a mama ficar dura (empedrada), fazer uma massagem para esvaziar um pouco (ordenhar) antes de cada mamada.

Outros cuidados

Banho diário; verificar a temperatura da água experimentando antes com o cotovelo.

Manter o **umbigo** bem seco e pingar álcool ou álcool iodado no umbigo todos os dias, até que ele caia.

Toda pessoa que vai cuidar do bebê deve antes lavar suas mãos.

Ninguém deve fumar no quarto do bebê.

No carro, o bebê deve ir no banco de trás em cadeirinha própria; nunca no colo da mãe no banco da frente.

Toda a família deve apoiar a mãe e a amamentação e ajudar nos serviços de casa; os cuidados diretos do bebê devem ficar a cargo da mãe.

O bebê deve ser levado, aos 7 dias de vida, a um pediatra ou serviço de pediatria que tenha interesse na promoção do aleitamento materno (levar antes se a amamentação apresentar dificuldades).

23. SOS AMAMENTAÇÃO

Quando começa a amamentação?

Seqüência:

1º) laquear o cordão;

2º) enxugar o RN; envolvê-lo com um campo cirúrgico ou usar uma fonte de calor radiante;

3º) apresentar o bebê à mãe, contato olho-a-olho;

4º) colocar o recém-nascido na posição de mamar (1 a 3 minutos);

5º) 1º exame do RN; banho (opcional);

6º) levar a mãe para uma cama ao lado da sala de parto;

7º) colocar o RN para mamar (entre 30 e 60 minutos após o parto);

8º) se o RN e a mãe estiverem bem, encaminhar para o alojamento conjunto;

9º) acordar o RN a cada 4 horas para mamar (1º dia);

10º) nos primeiros dias, o RN pode mamar em intervalos de 1 a 2 $^{1}/_{2}$ horas (acordar, se necessário, após 2 $^{1}/_{2}$ horas).

Por favor, NÃO faça isso:

1. Não faça teste de sucção e deglutição com soro glicosado. A primeira mamada deve ser com leite de peito.
2. Não permita que seja dado complemento (água ou leite), muito menos em mamadeira.
3. Não permita intermediário (tipo chupeta) para o bico do seio.
4. Não permita chupeta nas 2 primeiras semanas.
5. Não permita horário rígido de mamadas nem o "repouso noturno".
6. Não coloque o RN em fototerapia para tratamento de icterícia fisiológica dando alta para a mãe.

INGURGITAMENTO MAMÁRIO

Mamas aumentadas de volume, inchadas 3 a 5 dias depois do nascimento

⇓

INGURGITAMENTO MAMÁRIO

1º) Compressas mornas.

2º) Esvaziar a mama (até amaciar a aréola).

3º) Mudar a posição:
RN sentado ou atravessado de lado.

4º) Extrair o leite que sobrou.

5º) Compressas geladas nas mamas.

6º) Sutiã para elevar as mamas.

7º) Intervalo de 2 $^{1}/_{2}$ horas entre as mamadas.

BICO RACHADO/DOLORIDO

1º) Começar pelo bico que está menos rachado, enquanto isso deixar o outro bico exposto ao ar.

2º) Técnica rigorosamente correta de amamentar; convém usar posições diferentes de amamentação.

3º) Após a mamada: massagem suave do bico com leite de peito.

4º) Deixar secar ao ar livre ou com secador de cabelo ligado no morno.

5º) Mamadas a cada 2 ou 2 $^{1}/_{2}$ horas.

6º) Banho de luz ou de sol nos seios:
15 minutos 2 a 4 vezes ao dia.

7º) Analgésico oral 4 vezes ao dia.

8º) Casos graves
Deixar o bico doente em repouso por 24-48h; extrair o leite e dar com colherinha ou conta-gotas ou copinho.

9º) **NÃO** usar intermediários. **NÃO** dar complemento em mamadeira. **NÃO** usar pomada.
Eventualmente, protetores do bico de silicone (tipo Promamilus) podem ser usados por tempo curto.

RN COM ICTERÍCIA FISIOLÓGICA

Icterícia sem hemólise iniciada no 3º dia de vida em RN normal

A conduta é aumentar a eliminação da bile, através do aumento da eliminação do mecônio:

1º) Amamentação freqüente a intervalos curtos (2 horas), inclusive durante a noite (acordar o RN, se necessário).

2º) Técnica correta de amamentação (mamadas eficientes).

3º) Proibido complemento de água ou soro glicosado.
Pode ser útil complementação com o próprio leite da mãe ordenhado e dado em xícara.

4º) Aplicar supositório de glicerina, se necessário.

O RN REJEITA O PEITO

Geralmente o RN está sofrendo de "confusão de bicos" porque recebeu mamadeira ou intermediário de bico na maternidade ou porque tem disfunção oral.

1. **Ensinar o RN a mamar**:
   1º) com o dedo, tocar o lábio inferior do RN (ele abre a boca);
   2º) coçar a ponta da língua;
   3º) colocar o dedo (com o lado da unha para baixo) sobre a língua e movimentá-lo para cima até tocar o céu da boca (o RN passa a sugar o dedo);
   4º) puxar o queixo do RN para baixo (a língua deve ficar para fora e sobre a gengiva inferior);
   5º) o RN deve sugar ritmicamente o dedo (puxá-lo para fora e reintroduzi-lo ritmicamente);
   6º) transferir o bebê do dedo para a mama.
2. Amamentar em posição sentada é útil.
   Trazer o RN junto ao peito bem apoiado por travesseiros. Faça com que o RN abocanhe boa parte da aréola.
3. Com um conta-gotas, faça que o leite (previamente ordenhado) escorra pelo bico e vá até a boca do RN.
4. **NÃO** dar chupeta nem chuca.
   Se necessário, no início, complete as mamadas com leite de peito ordenhado e dado com conta-gotas ou copinho ou, preferivelmente, xícara de bordas grossas.

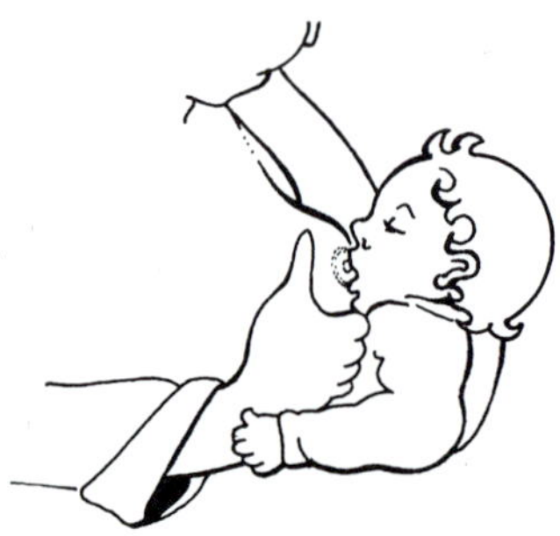

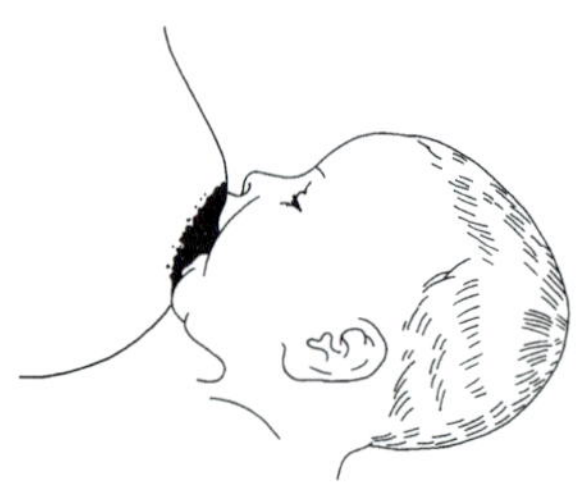

PEGA CORRETA

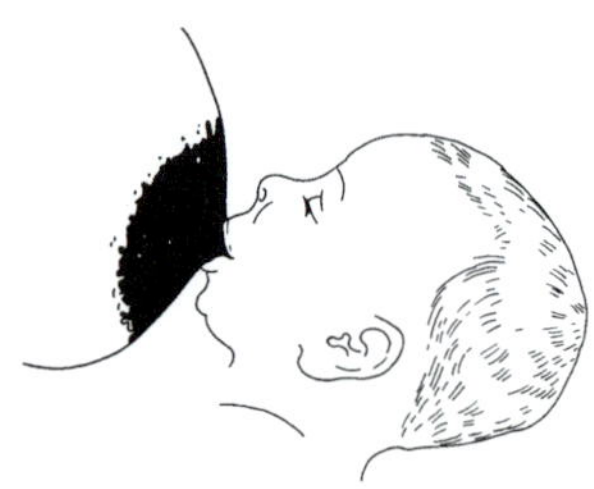

PEGA INCORRETA

A pega do peito — abocanhar

Polegar da mãe acima da aréola e os outros 4 dedos abaixo da aréola.
Boca do bebé no mesmo plano do mamilo e da aréola.
Cabeça do bebé levemente apoiada.
Bebé abocanhando grande parte da aréola.

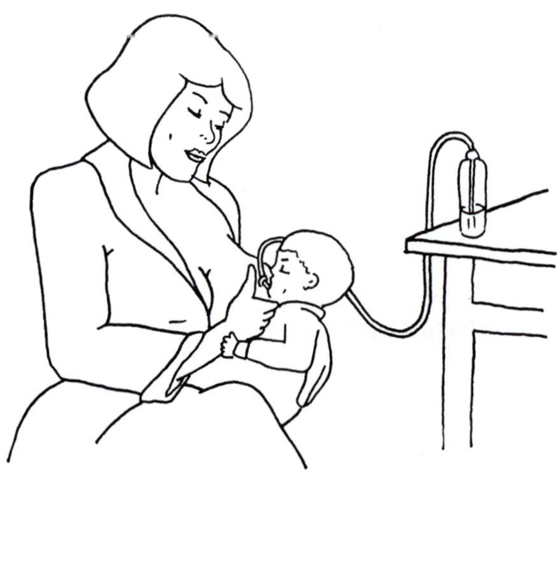

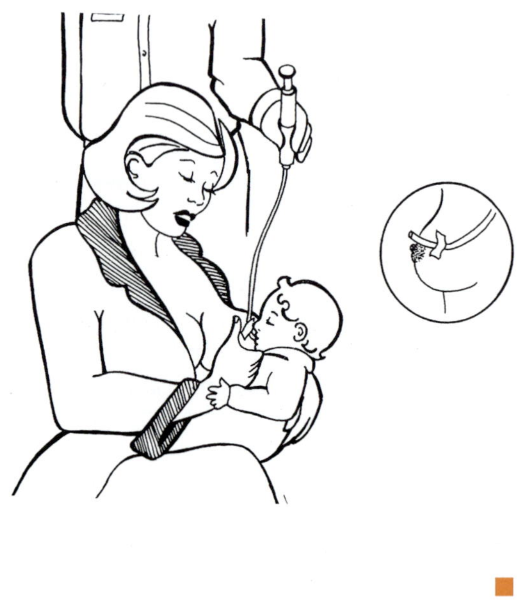

Relactação — Método seringa-sonda-mamilo.

FEBRE
INFECÇÃO AGUDA GRAVE

Lendo esta seção e tendo este livro à mão, mesmo que não possua muita experiência do tema, **você estará apto** a conhecer / efetuar / orientar:

ANAMNESE NA CRIANÇA COM FEBRE EXCLUSIVA NO PS

Sinais de alerta

RN — alarme máximo (1)
1-3 meses — alarme (2)
3 meses — 3 anos: alerta (3)

Febre > 39,5°C .... sugere bacteriana (4)
Febre com tremores .... sugere bacteriemia (5)

Gemência .... alarme! (6)
Choramingando, letárgico .. estado infeccioso grave (7)
Inconsolável .... (bacteriana) (7)
Não melhora após efeito do antitérmico (7)

Duração > 3 dias .... sugere bacteriana (8)
> 72 horas

Orientação para os casos de febre com sinais de alerta*

(1) Hospitalizar; hemograma, VHS, proteína C reativa, hemocultura, liquor; iniciar antibiótico.

(2) Leucograma, VHS, proteína C reativa; urina: leucócitose + bacterioscópico + cultura; considerar hemocultura; liquor, se estado infeccioso grave.

(3) Observar com atenção; ver os outros itens.

(4) Leucograma, VHS, proteína C reativa; urina: bacterioscópico + contagem de leucócitos.

(5) Idem 4; considerar antibiótico precoce.

(6) Idem 5; considerar liquor; antibiótico precoce.

(7) Idem 5

(8) Idem 4

Observação 1: antibiótico precoce — na prática é melhor 1 dose de ceftriaxona IM.

Observação 2: febre elevada (acima de 39,5°) por 3-4 dias e hematológico inexpressivo — suspeitar de roséola.

* Segundo a numeração dos sinais de alerta do quadro acima.

Resultados expressivos dos exames laboratoriais

Leucocitose > 15.000 com neutrofilia e granulações tóxicas; VHS > 30, proteína C reativa > 12; urina: leucócitos numerosos e bacterioscópico com bactérias gram-negativas freqüentes.

Prescrição no PS para casos cuja única queixa é a febre

Toda criança com febre deve ser seguida com atenção até o desaparecimento da febre e recuperação do doente. Comunique ao seu médico para que ele acompanhe a evolução.

Alimentação — oferecer o que a criança aceitar melhor; se necessário: volumes menores e intervalos mais curtos.

Oferecer líquidos com freqüência.

Se a febre chegar a 38,5°C ou se a criança estiver muito incomodada, dar um antitérmico: paracetamol ou dipirona ou ibuprofeno.

Sinais de alerta

Avise seu médico ou retorne ao PS, se:

- febre maior que 39,5°C.
- febre acompanhada de tremores de frio.
- abatimento muito acentuado ou gemência.
- a criança continua abatida mesmo depois que a febre baixou com antitérmico.
- aparecimento de algum sintoma sério novo.
- febre que dura mais de 3 dias completos (mais de 72 horas); neste caso, se a febre persistir após o dia .... .

Imprimir e entregar prescrição-padrão do CD.

1. A CRIANÇA COM FEBRE — INFECÇÃO AGUDA GRAVE

"Esta noite eu corri ao Pronto-Socorro porque meu filho estava com febre".

Esta frase (dita no dia seguinte aos amigos ou ao médico da criança) é muito comum e implica, ao médico que atendeu, uma tarefa difícil e importante — decidir (nos poucos minutos de consulta) se o caso é um desses comuns sem gravidade (a maioria) ou um caso grave, risco de morte, que exige medidas imediatas. E essa tarefa é exeqüível.

1º) Perguntar **idade**	➡	Sinal de alarme — 2 primeiros meses.
2º) Caracterizar a **gravidade** do estado infeccioso	➡	• Qual foi o máximo que chegou a febre? A febre veio com calafrios ou tremores? (febre de 39,5ºC ou mais, especialmente com calafrios: bacteriemia). • Mudanças de comportamento: irritabilidade, inapetência (sinais de alerta); fácies de sofrimento, sonolência, **gemência** (sinais de alarme). Observação — caso de dúvida — ministrar antitérmico, oferecer líquidos e reavaliar a criança após 1 ou 1 1/2 hora, no colo dos pais.
3º) Determinar a **duração** da febre	➡	Contar, com exatidão, o número de horas desde o início. Febre de mais de 3 dias (72h) — sugere processo não viral.
4º) Identificação dos **sistemas** comprometidos	➡	Tosse, falta de ar, secreção nasal purulenta, diarréia, vômitos, convulsão, consciência prejudicada.
5º) **Exames laboratoriais de urgência** (quando necessário)	➡	Leucograma + VHS + Proteína C reativa. Bacterioscópico de urina (não urina tipo I nem sumário). Se indicado: líquor (urgência: células, glicose, bacterioscópico). (Esforce-se para que estes exames sejam disponíveis em seu serviço).

2. ATENDIMENTO DE URGÊNCIA DA CRIANÇA COM FEBRE

Quando a **febre** é o único sintoma objetivo, o importante é determinar a **gravidade** do caso para orientar a conduta. Valorizar o **estado infeccioso**.

IDADE

- Febre em RN (até 28 dias) é sempre **grave** (pode ser meningite)
- Febre em lactente até 2 meses, abatido: considerar **grave**

Conduta: HOSPITALIZAR

INTENSIDADE DA FEBRE

- Maior que 40,5°C, ou
- Hipotermia (menos de 36°C) e abatimento

Sugerem infecção **grave** — considerar HOSPITALIZAÇÃO

- Maior que 39,4°C e/ou calafrios (tremores)

Potencialmente grave — investigar, OBSERVAÇÃO atenta

Observar o **comportamento** da criança vale mais do que muitos exames laboratoriais.

- Se a criança **sorri**
- Se o choro é forte, tom normal e facilmente controlável pelos pais
- Se a criança está **ativa**, **alerta** (um pouco menos no momento da febre)
- Febre de menos de 3 dias de duração

⇒ **Caso BENIGNO**

Não prescrever antibiótico

Observar até completar 72h de febre

- Se a criança **choraminga**
- Se há diminuição do interesse e da atividade da criança
- Se irritabilidade acentuada
- Se sonolência
- Se a febre já dura mais de 3 dias completos

⇒ **Caso MODERADO**

Solicitar:

- leucograma, VHS, proteína C reativa
- bacterioscópico de urina (em criança menor de 2 anos)
- liquor (em lactente menor de 2 meses)

- Se choro fraco
- Se choro inconsolável
- Se letargia, quase não reage
- Se muito pálida ou pele mosqueada
- Se fácies de sofrimento/choraminga
- Se **gemência**
- Se apresenta convulsão após mais de 24 horas de febre*

⇒ **Caso GRAVE** — **Hospitalizar**

Solicitar:

- leucograma
- VHS, proteína C reativa
- proteína C reativa quantitativa
- hemocultura
- bacterioscópico de urina (criança menor de 2 anos)
- → * liquor

Em caso de **dúvida** entre **MODERADO** e **GRAVE** ⇒

1. Dar uma dose de antitérmico
2. Roupa leve (evitar excesso de agasalho)
3. Oferecer líquidos freqüentemente
4. Ambiente ventilado
5. Manter no colo dos pais

Atenção: hematológico e VHS só devem ser valorizados após 24 horas de febre.

Aguardar o efeito do antitérmico (1 1/2 hora) e **reavaliar.**

3. A CRIANÇA ATÉ 3 ANOS CUJO ÚNICO SINTOMA É FEBRE

RECÉM-NASCIDO

Colóquio:

a) Não se deixe enganar pelo "bom aspecto".

b) Não deixe de solicitar o liquor, mesmo sem evidências de meningite.

c) Inicie o tratamento logo depois da colheita dos exames — ceftriaxona (Rocefin 80mg/kg IM ou EV) é uma boa opção.

d) Nos primeiros dias de vida — considerar a "febre de sede": recomendar mamadas no seio mais freqüentes, se necessário oferecer água, às colheradas ou com conta-gotas, nos intervalos.

Alarme! ⟹

- **Hospitalizar**
- Solicitar obrigatoriamente:
  - hemograma, VHS, PCR
  - bacterioscópico/cultura de urina
  - hemocultura
  - liquor
- Iniciar o tratamento

LACTENTE de 1 a 2 (até 3) meses

Colóquio: só vale deixar apenas em observação (rigorosa) se:

a) existe causa evidente (e benigna) para a febre (resfriado);

b) o estado infeccioso é leve (bebê alerta, ativo, sorri);

c) febre de até 38,5ºC e menos de 3 dias de duração.

Alerta máximo ⟹ Vale a mesma orientação para o RN

CRIANÇA de 3 meses a 3 anos ⟹ Enquadre em uma das 3 **eventualidades** (a seguir ➊, ➋ ou ➌)

➊ Estado infeccioso grave

Impressão de risco de vida
Febre > 39,5ºC ou Hipotermia
Gemência

Convulsão com febre em lactente < 6 meses = **liquor**.
Convulsão com mais de 24h de febre = **liquor** em qualquer idade.

⟹ **Hospitalização imediata**

sem outros sintomas → Meningococcemia (liquor)
(ou com petéquias)
com tosse, dispnéia → Broncopneumonia (raios X de tórax)
com afonia, disfagia → Epiglotite

➋ Estado infeccioso moderado-leve

Febre < 39,5ºC e < 3 dias
Impressão geral satisfatória
Irritabilidade e abatimento discretos

⟹ Provável infecção **viral**
↓
Orientação e observação

Observação: faringe e/ou tímpano um pouco congesto não é indicação para antibiótico!

➌ Estado infeccioso moderado

- **com febre > 39,4ºC e calafrios (tremores)**
  ↓
- BACTERIEMIA

Não confunda bacteriemia com convulsão febril.

⟹ • **com febre > 3 dias completos**

⇓

— Solicite bacterioscópico/cultura de urina.
— Se for na vigência de resfriado, pense em sinusite/otite.

⇓

— Solicite de imediato exame bacterioscópico de urina (peça resultado breve, mesmo por telefone).
— De acordo com a disponibilidade: leucograma, VHS, proteína C reativa e hemocultura.
— Inicie o tratamento.

Melhor opção: 1 dose de ceftriaxona — 50mg/kg IM
Mantenha ou inicie com amoxicilina-clavulanato ou amoxicilina dose dupla (nesta ordem de escolha).
Observação: faça a conta correta — indague com detalhe o dia e a hora do começo da febre.

4. PROTOCOLO DE PREDIÇÃO DE GRAVIDADE PARA DOENÇAS FEBRIS

		Normal ou benigno	Moderado	Grave
A	Idade	> 2 anos	3 a 24 meses	Até 2 meses
B	Intensidade da febre (ºC)	Até 38,5	38,5-39,5	> 39,5 especialmente ≥ 40,5 ou < 36
C	1. Cor	Rósea	Extremidades pálidas ou cianóticas	Pálida ou cianótica ou mosqueada
	2. Hidratação	Normal	Mucosas secas	Turgor pastoso, mucosas secas, olhos encovados
	3. Choro	Contente, não chorando ou choro forte de tom normal	Choramingando ou soluçante	Fraco ou gemente ou estridente
	4. Reação à estimulação dos pais	Não chorando ou choro cessa logo	Choro intermitente lamuriento	Choro inconsolável ou quase não reage
	5. Consciência e variação de estado	— Ativa (um pouco menos, quando febril) — Se está dormindo, acorda rapidamente quando estimulada	— Irritabilidade ou sonolência — Acorda só com estimulação prolongada	— Letargia — Cai no sono ou não desperta
	6. Resposta (fala, sorriso)	Sorriso ou alerta	Breve sorriso ou alerta por curto período; diminuição do interesse e atividade	Não sorri, olhos abaixados, fácies ansioso, inexpressivo, de sofrimento
D	Leucograma	Normal ou inexpressivo	Leucócitos 12.000 a 15.000; desvio à E, granulações tóxicas +	Leucócitos > 15.000 ou < 4.000; desvio à E, granulações tóxicas + +
E	Hemossedimentação	Até 20	20 a 30	> 30

Observação: em caso de dúvida sobre o estado toxêmico em criança febril é conveniente reavaliar após baixar a febre e ter administrado líquidos (água, chá, refrigerante).

Interpretação do quadro acima

1º) Faça a **pontuação** usando os itens (1) a (6) do bloco **C**, marcando 1 ponto para achado normal (coluna da esquerda), 2 pontos para achado moderadamente alterado e 3 pontos para achado gravemente alterado (coluna da direita), 5-6 pontos: benigno; 18 pontos: grave.

2º) Verifique dados suplementares indicativos de gravidade: valorizar os itens **A** e **B**.

3º) Verifique dados laboratoriais indicativos de gravidade: valorizar os itens **D** e **E**.

Conduta

1. Casos **benignos** (bom estado geral): não prescreva antibióticos; manter o contato com a família e observar até 3 dias.
2. Casos **moderados** (estado geral regular): solicitar leucograma, VHS e bacterioscópico de urina; considerar líquor em lactentes < 2 meses. Tratamento e/ou observação rigorosa.
3. Casos **graves** (mau estado geral, toxemia): investigar como no item 2; hospitalizar; tratar.

5. ESTADO INFECCIOSO

A prática pediátrica, particularmente nos países em desenvolvimento, é uma grande Clínica de Moléstias Infecciosas.

Toda infecção se acompanha de um conjunto de sintomas e sinais inespecíficos que constituem o **estado infeccioso**. Identificar esse estado infeccioso (presença) e quantificá-lo (intensidade) é fundamental para o diagnóstico e orientação terapêutica.

Mas isso não é puramente acadêmico: sem valor prático? Ao contrário. Com isso, vamos evitar **erros grosseiros** e não raros, como os descritos a seguir:

- Em um RN que mama leite de peito e tem evacuações semilíquidas com laivos de sangue, mas está ótimo (sem estado infeccioso), fazer diagnóstico errôneo de infecção e tratar com antibiótico.
- Em um lactente com fezes mucossanguinolentas, atrasar o diagnóstico de invaginação intestinal (sem estado infeccioso), confundindo-o com infecção intestinal (estado infeccioso severo).
- Confundir bronquite febril (estado infeccioso leve — viral) com broncopneumonia do lactente (estado infeccioso severo) e usar antibióticos desnecessários no 1º caso.

ESTADO INFECCIOSO (toxêmico)

mais característico	⟹	Febre*
universal	⟹	Redução do apetite
mudança de humor	⟹	Abatimento
		Irritabilidade
casos muito graves	⟹	Gemência

LEVE	MODERADA	GRAVE
Febre até 38,5°C Impressão geral satisfatória	Febre até 38,5°C a 39,5°C Abatimento evidente	Febre mais de 39,5°C ou Hipotermia menos de 36°C **Gemência** Impressão de risco de morte iminente
Não usar antibiótico	Considerar **antibiótico** Tratamento ambulatorial	**Investigar**/hospitalizar
• Resfriado • Faringite viral • Laringite viral • Diarréia aguda em criança grande • Cistite	• Amigdalite purulenta • Otite • Meningite viral • Pneumonia • Diarréia aguda em lactente • Pielonefrite	• Pneumonia/broncopneumonia • Meningite purulenta • Epiglotite • Pielonefrite

1º) Observe se existe estado infeccioso
2º) Classifique quanto à gravidade
3º) Verifique órgãos/sistemas comprometidos

FEBRE

- mais de 72h — já não é viral*
- com calafrios (tremor de frio) — bacteriemia*

* Se não houver sinais de localização em criança menor de 2 anos: bacterioscópico de urina

Líquor obrigatório na criança febril se:

- convulsão em febre de mais de 24h
- convulsão em febre em lactente menor de 6 meses
- febre em RN
- sinais meníngeos ou distúrbios da consciência

6. FEBRE NO PS DE PEDIATRIA

Veja pág. 168

1

LACTENTE
Febre menos de 3 dias
Sem sinais de gravidade
Sem outros sintomas
ou
Só faringite/tímpanos congestos

⇓

Provavelmente VIRAL
Não prescrever antibióticos
Orientação: observação

2

Febre com **exsudato amigdaliano**

- **menos de $1^{1}/_{2}$ ano** ⇓ VIRAL — Não prescrever antibiótico
- **pré-escolar/escolar** ⇓ ESTREPTOCÓCICO — Penicilina benzatina ou amoxicilina 12/12, 10 dias

3

Sinais de **resfriado** (coriza) com **febre** nos 2 primeiros dias

⇓

IVAS — VIRAL
Não prescrever antibiótico

4

Resfriado > 1 semana
Aparecimento de **febre** ou febre > 3 dias

- Secreção nasal/conjuntival (amarelo-esverdeado) ⇓ SINUSITE PURULENTA
- Choro intenso e freqüente ⇓ OTITE (OMA)

5

LACTENTE com 3 dias de febre
Exantema iniciado no tórax
(gânglios occipitais)

⇓

EXANTEMA SÚBITO (roséola)
(não é sarampo nem rubéola)

6

LACTENTE com febre e **chiado**

⇓

BRONQUIOLITE/BRONQUITE ASMÁTICA
Convém leucograma + VHS

7

Febre + **tosse** + **gemência**
Possível dor abdominal

⇓

PNEUMONIA
Solicitar raios X de tórax
No verão, considerar enterovírus

8

Febre + **dor abdominal** FID
Inapetência — vômitos

⇓

Suspeita de APENDICITE AGUDA

9

CRIANÇA < 2 anos
Febre **prolongada** (> 3 dias)
ou recidivante
Sem sinais de comprometimento das vias respiratórias

⇓

INFECÇÃO DAS VIAS URINÁRIAS (ITU)
Solicitar bacterioscópico de urina

10

Febre prolongada

⇓

Suspeitar de:
- Tuberculose
- Mononucleose
- Toxoplasmose
- Artrite reumatóide juvenil
- Leucemia

11

Febre < 24 horas
De repente: endurece, olhar fixo
Às vezes: sacudidas dos membros

⇓

CONVULSÃO FEBRIL

Dipirona IM ou supositório
Reavaliar após normalização de temperatura

12

Febre baixa ou ausente
De repente: palidez, cianose perioral
Tremores ("de frio")
Febre sobe rapidamente (> 39,4°C)

Predomínio: 6 meses-2 anos

⇓

BACTERIEMIA

Leucograma: leucocitose > 15.000, desvio à E granulações tóxicas ++; VHS > 30, PCR > 12
Solicitar bacterioscópico de urina

(+) PIELONEFRITE

(–) 1º) Pneumococos
2º) *H. influenzae*

Conduta inicial: 1 dose de ceftriaxona 75mg/kg IM
Continuar (ou desde o início): amoxicilina-clavulanato

13

Febre + **prostração**
Cefaléia, vômitos,
fontanela abaulada
Convulsões

⇓

MENINGITE

Petéquias, equimoses

MENINGOCÓCICA

Colher liquor e aplicar de imediato: ceftriaxona 100mg/kg + dexametasona 0,3mg/kg EV

IVAS = infecção das vias aéreas superiores
OMA = otite média aguda
FID = fossa ilíaca direita
VHS = velocidade de hemossedimentação
> = maior do que
< = menor do que

7. ANTITÉRMICO NO PS — ORIENTAÇÃO SOBRE A DOSE

Antitérmico		3-6 meses	7-12 meses	1-4 anos	5-10 anos	Adolescentes
Dipirona						
• gotas	Novalgina Magnopyrol	3-4	5-7	8-10	11 a 15	20-30
• solução oral	Novalgina	1,25-2ml	2,5ml	5ml	7,5-10ml	15ml
• comprimidos inf.	Novalgina	1/2	1	1 1/2 a 2	3 a 4	1 (adulto)
• supositório inf.	Novalgina Magnopyrol	—	1/2	1	1 a 2	1 (adulto)
• ampolas	Novalgina Magnopyrol	—	0,25-0,3ml	0,5ml	1-1,5ml	2ml
AAS • comprimidos inf.	AAS/Melhoral	1/4-1/2	3/4-1	1-1 1/2	2 a 3	1 (adulto)
Acetominofeno • gotas	Tylenol Dorico	8	10	16	18 a 35	1 comprimido
Ibuprofeno • suspensão	Dalsy, Advil			5-7,5ml	10-12ml	15ml
• gotas	Alivium		8	14	20	1 comprimido

Se o **peso** for conhecido:
- Gotas de dipirona = 2/3 do peso (kg) = peso × 0,6 ou 0,7
- ml de solução oral de dipirona = 1/3 do peso = peso × 0,3
- ml de dipirona injetável = peso ÷ 25 = peso × 0,03
- Gotas de acetominofeno = 1 gota/kg (até 35 gotas)
- Gotas em suspensão concentrada (Tylenol bebê): 0,15ml/kg
- Líquido em suspensão (Tylenol criança): 0,4ml/kg
- Ibuprofeno 50 — 1 gota/kg *ou* 1,5-2 gotas/kg
- Comprimidos de AAS infantil = 1 comprimido cada 10kg

febre alta especialmente no início do quadro febril: dose dupla

O que fazer no PS

Dar a 1ª dose do antitérmico (convém dar a dose maior indicada para o caso). Lembrar que os pais podem não dispor do antitérmico em casa. Com esta 1ª dose a criança já chega em casa se sentindo melhor.

Use a via **oral**. Adoçar bem o remédio. Deixe um pouco em observação para certificar-se de que a criança não vomitou. A via retal (supositório) pode ser considerada para crianças que estão vomitando, não aceitam ou não toleram o antitérmico. A via IM deve ser exceção (convulsão, vômitos com diarréia).

O que NÃO fazer no PS

1. **Evite** antitérmico injetável. O "vício" da Novalgina IM vigente em nossos PS deve ser combatido. A injeção é desnecessária, dolorida, cara.
2. **Não** dar banho para baixar a febre — desnecessário, consome tempo e trabalho da enfermagem, exige local e equipamentos.

Dar orientação para casa

1. Continuar **antitérmico** — perguntar de que medicamento a família dispõe, qual a dose habitualmente eficaz, aceitação e tolerância.

   Repetir a cada 4 ou 6 horas, se a febre for de 38,5ºC ou mais ou se a criança se sentir muito incomodada ("trate a criança, não o termômetro").
2. Frase educacional: "Não é preciso normalizar totalmente a temperatura, basta conservá-la abaixo de 38,5ºC, porque hoje se sabe que um pouco de febre ajuda o organismo a reagir".
3. Oferecer líquidos adoçados, com freqüência (para evitar a desidratação hipertônica e a cetose de jejum).
4. Evitar excesso de agasalho e manter o ambiente ventilado.
5. Banhos não são necessários para baixar a febre mas podem ser permitidos, 1 hora após o antitérmico, se isso for de agrado para a criança.

   Banhos frios, compressas geladas são totalmente contra-indicados (choque térmico); a adição de álcool pode levar ao coma, por absorção cutânea.
6. Oferecer os alimentos que a criança aceite melhor; se aceitar pouco, oferecer a intervalos curtos. Aumentar a densidade calórica com a adição de açúcar, mel, farinhas, óleo e azeite.

Orientar para observar os **sinais de alerta**.

Voltar ao médico ou ao PS se:

1. Febre maior que 39,4ºC ou calafrios (tremores).
2. Mudança de comportamento com abatimento acentuado, sonolência excessiva, **gemência**.
3. Aparecimento de novos sintomas, inclusive erupção cutânea.
4. Febre persistente por mais de 3 dias (mais de 72 horas).

8. LEUCOGRAMA NAS INFECÇÕES

Leucocitose significativa > 15.000

Com neutrofilia (> 10.500; bastões > 500)

Infecção: sugere **bacteriana*** (não viral)

Não infecciosa: febre reumática
- artrite reumatóide
- drogas (corticóide)
- trauma
- anemias hemolíticas
- leucemia

* Hemossedimentação > 30

* Proteína C reativa > 12

Com linfocitose

- Coqueluche
- Adenovírus
- Caxumba
- Mononucleose
- Linfocitose infecciosa

Reação leucemóide (> 50.000 leucócitos)

- Tuberculose
- Pneumonia pneumocócica
- Meningite
- Septicemia estafilocócica
- Artrite reumatóide

Leucopenia com neutropenia (neutrófilos < 1.000)

- Viroses respiratórias
- Viroses exantemáticas
- Mononucleose
- Febre tifóide
- Meningococcemia
- Leishmaniose

Linfócitos atípicos

- Mononucleose
- Citomegalovírus
- Hepatite
- Pneumonia atípica
- Viroses

Eosinofilia

- Doenças alérgicas
- Escarlatina
- Ascaridíase
- Tricocefalíase
- Estrongiloidíase
- Esquistossomose
- *Larva migrans* visceral
- Triquinose

9. SEPSE

Resposta inflamatória sistêmica à presença de agentes infecciosos ou suas toxinas.

RN e LACTENTES até 6 MESES

Infecção intra-útero
Prematuridade
Desnutrição grave
Diarréia protraída
Nutrição parenteral
Cateter venoso
Hospitalização anterior

CRIANÇAS

Cirurgia prévia, próteses, instrumentação, grandes queimados/politraumatizados
Cateteres
Intubação/ventilação
Sondagem vesical prolongada
Imunossupressores
Leucemia/linfomas

quadro multissistêmico grave, toxemia acentuada

Hipoatividade, prostração
Gemência choro estridente
Recusa alimentar
Febre ou hipotermia
Distensão abdominal
Vômitos
Palidez
Icterícia
Hepatoesplenomegalia

Febre alta ou hipotermia
Tremores, calafrios
Anorexia
Prostração
Palidez
Icterícia
Taquipnéia/taquicardia
Alterações da consciência
Hipotensão
Oligúria

SEPSE

agravamento
choque séptico
má-perfusão com taquicardia

Hipotensão
Anúria
Cianose
Escleredema
Depressão respiratória
Sangramento

Choque (má perfusão periférica)
Hemorragia
Fenômenos trombóticos

a) Hemograma — leucocitose com neutrofilia, desvio à E, granulações tóxicas +++ ou leucopenia; plaquetose inicial que evolui para plaquetopenia. Procalcitonina > 2.
b) Coagulograma — nos casos de choque pode ocorrer CIVD: plaquetopenia, tempo de trombina aumentado, fibrinogênio diminuído, produtos de degradação de fibrina > 5%.
c) Gasometria — hipoxemia, alcalose respiratória inicial seguida de acidose metabólica.
d) Hemocultura — colher 2 com intervalo de 30 a 60min. Se estiver tomando antibióticos, antes da 1ª colheita esperar um tempo maior do que o intervalo habitual entre 2 doses desse antibiótico.
e) Cultura de focos infecciosos evidentes; coprocultura (diarréia).
f) De acordo com o caso clínico — liquor, raios X de tórax, ultra-sonografia abdominal, ecocardiograma, cintilografia, tomografia.

ANTIBIOTICOTERAPIA — 1ª escolha

LACTENTES e PRÉ-ESCOLARES (2 meses a 6 anos)

- **Se o agente infeccioso é comunitário**

Considerar pneumococos, meningococos, *H. influenzae*, *E. coli* (enterobactérias).

1ª escolha — ceftriaxona (Rocefin)

Alternativas:
a) Se o foco é **respiratório**: penicilina cristalina (ou ampicilina) + cloranfenicol; se grave: oxacilina + ceftriaxona.
b) Se o foco é **gastrintestinal ou urinário**: amicacina ou cefoxitina.
c) Se o foco é **gastrintestinal cirúrgico**: cefoxitina + amicacina ou ceftriaxona + metronidazol.
d) Se houver **meningite concomitante** (liquor) — ver capítulo correspondente.

- **Se a infecção é INTRA-HOSPITALAR**
  - a) Cefoxitina + amicacina ou meropenem.
  - b) Se houver foco respiratório e o caso é grave: acrescente vancomicina.
  - c) Se houver meningite concomitante: ceftriaxona + vancomicina + amicacina.

ESCOLARES

- **Se o agente infeccioso é comunitário**
  - a) Foco respiratório: penicilina cristalina ou cefuroxima.
  - b) Foco gastrintestinal/urinário: ceftriaxona.
  - c) Se houver meningite concomitante: ceftriaxona.

- **Se a infecção é INTRA-HOSPITALAR**

  Ceftriaxona; se o foco é respiratório, acrescentar vancomicina e amicacina.

  Se o foco é gastrintestinal: cefoxitina + amicacina.

  Se o foco é respiratório e o caso é grave, acrescentar vancomicina.

  Se houver meningite concomitante — substituir cefoxitina por ceftriaxona.

Outras situações

Shunt cerebroespinhal para hidrocéfalo congênito ou adquirido (citológico e cultura do liquor do shunt) — vancomicina EV + gentamicina intraventricular.

Cateter intravascular (cultura do cateter e de sangue venoso) — antibiótico de acordo com o antibiograma. Iniciar com vancomicina + ceftriaxona; se necessário intra-hospitalar: vancomicina + ceftazidima ou meropenem.

Cateter uretral (uroculturas) — se bacteriúria assintomática: retirar o cateter; se sintomas de pielonefrite: antibiótico de acordo com o antibiograma.

Queimaduras — fase inicial: estreptococos — penicilina; fase tardia: pseudomonas — carbenicilina + amicacina; ou ceftidizima.

Anemia falciforme com febre — penicilina cristalina EV.

Esplenectomizado com febre — ampicilina EV.

Observação: a maioria dessas associações pode ser substituída por monoterapia: imepen-cilastina ou meropenem.

Se houver suspeita de gram-positivos:
  associar vancomicina.

Se o caso for clinicamente muito grave:
  associar aminoglicosídeo.

INFECÇÃO NA CRIANÇA IMUNOSSUPRIMIDA

FEBRE + NEUTROPENIA (< 500)

Paciente neutropênico febril (≥ 38,5ºC) = 60% de chance de estar infectado; o risco é maior na leucemia em atividade; declínio rápido do número de neutrófilos e duração maior de 10 dias aumentam o risco.

Examinar com atenção: gengiva peridental, faringe, pulmões, ânus, pele, sítios de punção venosa, cateteres, região periungueal.

Colher hemoculturas com intervalo de 1 hora e outra do cateter venoso e eventuais feridas. Raios X de tórax.

Episódios curtos de neutropenia leve (550 a 1.000 neutrófilos/mm^3). Pedir hemograma, proteína C reativa, raios X de tórax, urina: bacterioscópico/cultura, hemoculturas.

a) Monoterapia (**esquema 1**) – cefepima (alternativa: meropenem).
b) Se suspeita de gram-positivos: pus no cateter, flebite, celulite, erisipela – **esquema 2** (duplo) associar cefepima + vancomicina.
c) Se mau estado geral, sépsis: **esquema 3** (triplo) cefepima + vancomicina + amicacina.

Observar **evolução**

- Exame físico cuidadoso, condições do local de inserção dos cateteres.
- Colher hemocultura diária no período febril.
- Adequar antibioticoterapia aos resultados das hemoculturas.
  - 1º) Melhora clínica e afebril após 72 horas e neutrófilos > 500: completar 7 dias de antibióticos.
  - 2º) Idem mas neutrófilos < 500: suspender antibióticos após 5-7 dias afebril; se a criança permanece instável, continuar antibióticos até que neutrófilos > 500 ou clinicamente bem.
  - 3º) Febre presente após 3 dias mas doença sem progressão e paciente bem: manter os antibióticos até 7 dias.
  - 4º) Se ainda febril após 72 horas e culturas negativas para gram-positivos, suspender vancomicina (não convém desperdiçá-la).
  - 5º) Febre presente após 3 dias e doença em progressão (mau estado geral): ceftriaxona + amicacina + vancomicina.
  - 6º) Febre persiste após 7 dias de antibiótico: incluir antifúngico — anfotericina B por 14 dias; se não for bem tolerado — fluconazol.

Ver doses na pág. 184

10. CHOQUE SÉPTICO

Sepse grave que cursa com hipotensão e prejuízo da perfusão sistêmica.

Condições predisponentes para septicemia — foco infeccioso
imunodeficiência

1º
Febre com calafrios ou hipotermia
Taquicardia, hiperventilação
Lesões cutâneas (petéquias, equimose, eritema)
Alterações no estado mental: agitação, confusão, letargia

2º
Hipotensão
Retardo no enchimento capilar (> 5 segundos)
Cianose
Oligúria
Icterícia (BD)
Insuficiência cardíaca

3º
Choque frio
extremidades pálidas, frias, mosqueadas em criança inconsciente

Leucocitose ou leucopenia
Desvio à E
Granulações tóxicas e vacúolos nos neutrófilos
Hemocultura +
Acidose metabólica
Plaquetopenia
T protrombina aumentado
T tromboplastina parcial aumentado
Fibrinogênio diminuído

Objetivo: restaurar microcirculação e melhor perfusão tecidual
⇓
acesso vascular
reanimação com fluidos
oxigenação
drogas de suporte

Aplicar de imediato (após coleta de material para culturas)
⇓
Adquirida na comunidade: ceftriaxona EV
Infecção hospitalar: ceftadizima + amicacina EV

Fluidoterapia e farmacoterapia cardiovascular

Controle laboratorial: hematócrito, gasometria, coagulograma, uréia, ionograma, cálcio, glicose, lactato.

Objetivo: estabilidade hemodinâmica – **correção da volemia**. Corrigir anemia, hipoglicemia, hipocalcemia.

Monitorização pelo exame clínico, oximetria de pulso, PA, PVC e diurese (ml/kg/hora).

TRATAMENTO NA URGÊNCIA

Pegar imediatamente 2 veias concomitantemente.

Se necessário: via Intra-óssea.

1. Soro fisiológico – 20ml/kg EV em bolo (5-10min).
2. Repetir, se necessário, mais 2 vezes, com intervalos de 10min entre cada.
3. Continuar a administração de fluidos, se necessário.

   Observação – colóides (albumina 5%) só indicados se houver hipoalbuminemia.
4. Se necessário, manter a administração de soro; a dose total pode chegar a 200ml/kg.

Neste caso, convém acompanhar com pressão venosa central (PVC), a qual deve atingir 8-12mmHg.

Cuidado com sinais de sobrecarga líquida; congestão hepática, edema pulmonar.

Observe os **sinais de melhora**

(1) Melhora da perfusão
- pulsos mais firmes (mais cheios)
- reenchimento capilar < 2 segundos
- melhora da cor da pele
- extremidades quentes
- melhora do estado mental

(2) Diminuição da freqüência cardíaca
(3) Pressão arterial > 65mm
(4) Débito urinário > 1ml/kg/hora
(5) Lactato < 4mEq/dl
(6) Se disponível PVC: 8-12mmHg
Manter fluidoterapia

Se **não** houver melhora:
Choque séptico refratário a fluidos

TRATAMENTO EM UTI

Instalar acesso **venoso central** (se não foi feito antes) que permita medir a medida da pressão venosa central (PVC), saturação de oxigênio na veia cava superior (SVO_2 = O_2 VCS; aceitável > 70%) e dosagem de lactato.
Manter hidratação EV.

Classifique o tipo de choque

1. Choque "**quente**" (20%) = choque com vasodilatação capilar
   - pulso fortes/grande amplitude (oscilante)
   - extremidades quentes
   - pressão arterial baixa
     (débito cardíaco alto x baixa resistência vascular sistêmica)
   - preenchimento capilar bom

   Implicação – uso de vasopressores: noradrenalina, dopamina

2. Choque **"frio"** (59%) = choque com vasoconstrição e débito cardíaco pobre.
   - pulsos fracos/filiformes
   - extremidades frias
   - pressão arterial normal
     (débito cardíaco baixo x resistência vascular sistêmica alta)
   - preenchimento capilar lento > 3 segundos
   - congestão pulmonar/hepática

   Implicação – uso de inotrópicos: dopamina, adrenalina ou dobutamina com adrenalina ou milrinone.

3. Associação de choque vasodilatador e frio
   (baixa resistência vascular sistêmica x débito cardíaco pobre)
   No choque não responsivo à fluidoterapia
   - Corrigir anemia — transfusão de papa de hemácias, aumentar hemoglobina para 10g/dl
   - Se desconforto respiratório — intubação traqueal e ventilação mecânica.
   - Drogas **vasopressoras**:
     Agente **inicial** de escolha: **dopamina**
     Pode ser também ministrado por veia periférica mas a via central é mais eficaz.
     Dose inicial: 3-5mcg/kg/minuto
     Aumentar 2,5mcg/kg/minuto a cada 5 minutos até 10mcg/kg/minuto
     Meta: pressão arterial média 65mmHg ou mais
     Se houver **persistência** dos sinais de **choque** = choque resistente à dopamina
     (1) transfusão de hemácias para elevar a hemoglobina para 8-10g/dl
     (2) controlar PVC (meta: atingir 8-12mmHg) e SVO_2 (após correção do hematócrito)
     (3) ministrar **noradrenalina**
     (suspender gradualmente dopamina)
     dose inicial: 0,05mcg/kg/min
     aumentar: 0,05-0,01mcg/kg/min a cada 3-5min
     dose máxima:1-2mcg/kg/min
     meta: pressão arterial média > 65mm

Disfunção miocárdia

PVC normal ou até elevada com má perfusão periférica (enchimento capilar lento)

Radiografia: coração aumentado (não obrigatório) com congestão alveolar pulmonar

Ecocardiografia – sugestiva

SVO_2 baixo: lactato alto

Agente de escolha: **dobutamina**

Início: 2,5mcg/kg/min

Se necessário, aumentar 2,5mcg/kg/min

Monitorar pela melhora da perfusão, diminuição do lactato e aumento da SVO_2

Dose máxima 20mcg/kg/min

Se coexistir **hipotensão**, associar vasopressor: noradrenalina ou dopamina em dose baixa

Choque frio resistente à dobutamina + dopamina, associar nitroprussiato de sódio (Nipride) ou milrinone.

Uso de corticosteróides

Se choque refratário à administração de fluidos e dopamina/noradrenalina dependente:

dose baixa — hidrocortisona 3-6mg/kg/dia
em 3-4 doses diárias.

Atenção – o tratamento do choque séptico requer avaliação e reajustes freqüentes.

11. CHOQUE TÓXICO

Doença aguda, grave, multissistêmica causada por uma **toxina** elaborada pelo *Staphylococcus aureus* (fago tipo I) ou pela exotoxina (pirogênica A) do estreptococo hemolítico. Não é freqüente na infância.

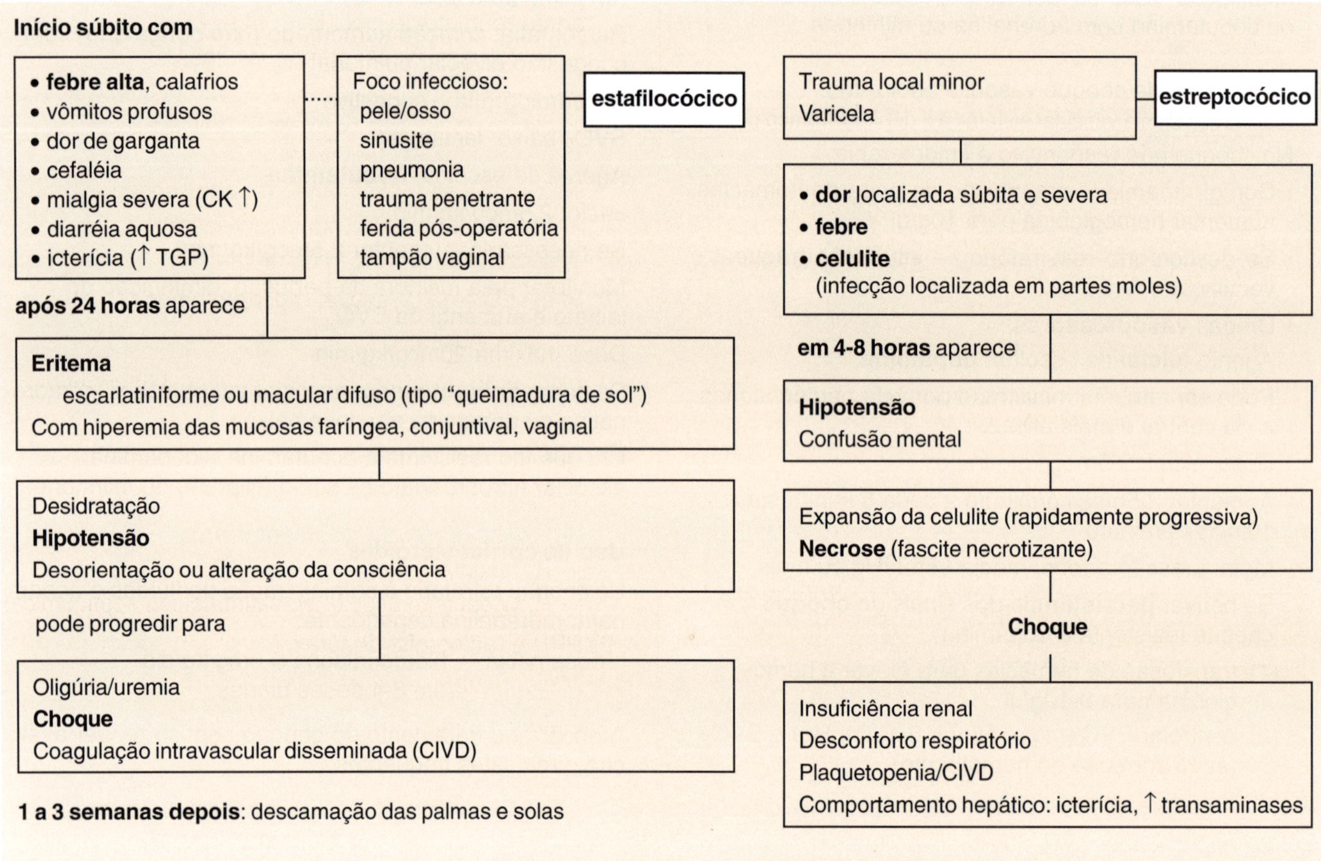

Oxigênio e suporte ventilatório. Iniciar ressuscitação ABC.

Solicite: hemograma, ionograma, gasometria, glicose, cálcio, creatinina, hemocultura, cultura da piodermite/vaginal, raios X de tórax.

Imediato

- Soro fisiológico 20ml/kg EV rápido em bolo. Repetir mais 3 ou 4 vezes, se necessário.
- Corrigir hipoglicemia e hipocalcemia.
- Ministrar 1ª dose do **antibiótico**.
  - estafilocócico: oxacilina + aminoglicosídeo ou vancomicina
  - estreptocócico: penicilina cristalina em dose alta + clindamicina
  - na dúvida: oxacilina + clindamicina
  - se fasciite necrotizante – acrescentar antibiótico para anaeróbio.
- Desconforto respiratório: oxigênio, intubação, suporte ventilatório.

Se **fasciite necrotizante** ou **miosite**, **debridamento cirúrgico de urgência**. A maioria necessita um 2º debridamento (assegurar que todo o tecido necrótico foi removido).

Considerar a aplicação de globulina endovenosa 1g/kg EV lento 2 dias seguidos.

Continuar o tratamento do choque

- Se "choque quente" (PA baixa)
  bolos adicionais de soro fisiológico
  noradrenalina + vasopressina
- Se PA normal/perfusão ruim
  transfundir até Hb >10; bolos adicionais de soro fisiológico
  considerar: nitroprussiato e dobutamina
- "Choque frio" (PA baixa e perfusão ruim)
  transfundir até Hb >10; bolos adicionais de soro fisiológico
  considerar: adrenalina ou dobutamina + noradrenalina

12. SEPTICEMIA ESTAFILOCÓCICA

Crianças de 2 1/2 a 12 anos; abaixo de 2 anos: intra-hospitalar

a) Previamente sadias:

Foco — celulite associada a trauma; freqüentemente é desconhecido

Às vezes, furunculose no ambiente familiar

b) Intra-hospitalar, flebite e abscesso decorrente de punções/cateterizações venosas

Início súbito com febre elevada e toxemia

Geralmente início ósseo ou osteoarticular (diagnóstico precoce com cintilografia)

Alastra-se com pneumonia bilateral com múltiplos êmbolos sépticos (dor torácica, tosse, dispnéia)

Outras complicações: pericardite, endocardite, insuficiência cardíaca congestiva, meningoencefalite

Hemograma: leucocitose acentuada, neutrofilia, desvio à E, granulações tóxicas e vacuolização dos neutrófilos

Leucopenia é sinal de mau prognóstico

SEPTICEMIA ESTAFILOCÓCICA

⇓

Cultura (comprovação)

Antibiograma (possibilidade de cepas resistentes)

TRATAMENTO

a) Maiores de 2 anos com celulite: oxacilina + gentamicina.
b) Intra-hospitalar: vancomicina EV.

Duração: 15 a 21 dias.

Drenagem de coleções purulentas.

Medidas de suporte.

Evolução: arrastada com febre prolongada.

Atenção: estafilococos resistente à oxicilina, mesmo sendo adquirido na comunidade:
verificar antibiograma – vancomicina, clindamicina.

13. HEPATOESPLENOMEGALIAS AGUDAS FEBRIS

ROTEIRO

1. Anamnese e exame físico, dados epidemiológicos.
2. Hemograma: neutrofilia e desvio à E — septicemia, artrite reumatóide juvenil:
   - — linfócitos atípicos: mononucleose;
   - — hipereosinofilia: toxocaríase, salmonelose senticêmica prolongada, agentes parasitários;
   - — plaquetopenia: leucemia;
   - — leucocitose e eosinofila: esquistossomose aguda;
   - — pancitopenia: leishmaniose visceral;
   - — blastos: leucemia.
3. VHS, proteína C reativa, mucoproteínas.
4. Transaminases.
5. Exame de urina (lúpus eritematoso disseminado).
6. Ultra-sonografia abdominal.
7. Hemocultura.
8. Sorologia:
   - — R. Paul-Bunnell e citomegalovírus.
   - — R. toxoplasmose.
   - — R. Widal (na suspeita de salmonelose septicêmica).
9. PPD e radiografia do tórax.
10. Mielograma — mielocultura.
11. Outros, conforme os dados clínicos.

14. ANTIBIÓTICOS NAS INFECÇÕES GRAVES

ANTIBIÓTICO	Dose/kg/dia	Via/intervalo (h)	Preparado (fr. = frasco-ampola)
Penicilina cristalina	100.000-300.000U	EV (IM) 4/4h	Penicilina cristalina fr. 500.000; 1 e 5 milhões U (1 milhão de U fornece 1,68mEq de K)
Ampicilina	150-400mg	EV (IM) 6/6h	Binotal de 250, 500, 1.000mg
Oxacilina	200mg	EV (IM) 6/6h	Staficilin (500mg)
Cefalotina	100-200mg	EV (IM) 6/6h	Keflin e Cefalotina frasco de 1g
Cefaloridina	50-100mg	EV 6/6h	Ceporan e Cefaloridina de 250, 500, 1.000mg
Cefazolina	50-100mg	IM (EV) 6/6	Kefasol e Totacef de 250, 500, 1.000mg
Cloranfenicol	100mg	EV 6/6h	Quemicetina (250, 1.000mg) Farmicetina (500, 1.000mg)
Sulfa-trimetoprim	30mg da sulfa (*Pneumocystis:* 100mg 6/6h)	EV — diluir 1ml em 25ml de s. fisiológico: correr em 1 hora; 12/12h	Bactrim — 1 ampola = 3ml = 160mg de trimetoprim + 800mg de sulfa
Vancomicina	40-60mg	EV (diluir) cada 6 ou 8h	Vancomicina 10ml = 500mg
Clindamicina	30-50	EV 8/8h	Dalacin-C 2ml = 300mg
Carbenicilina	300-400	EV (IM) 6/6h	Carbenicilina fr. de 1g

AMINOGLICOSÍDEOS

Aminoglicosídeo (dose em mg/kg/dia)	Infecções moderadamente graves (intervalo: 12/12h)	Septicemia (intervalo: 8/8h)	Preparados pediátricos
(1) Kanamicina	15	30	Kantrex, fr. 2ml = 75mg
(2) Gentamicina*	5	7,5	Garamicina, amp. 1ml = 10, 20, 40mg
(3) Tobramicina	5	6 a 7,5	Tobramina, amp. 1ml = 10, 25mg
(4) Sisomicina	4,5	6	Sisomina, amp. 1ml = 10, 20mg
(5) Amicacina**	15	22,5	Novamin, Briclin, fr. 2ml = 100mg
(6) Netilmicina	RN: 6; lactente: 9; criança: 7,5	lactente: 7,5; crianças: 6	Netromicina, amp. 15, 25, 50, 150mg

Via de administração: IM ou EV lenta (correr em meia hora)

* em dose única a cada 24 horas: lactente 6mg/kg/dia; criança 4mg/kg/dia

** em dose única a cada 24 horas: lactente 17mg/kg/dia, criança 15mg/kg/dia

CEFALOSPORINAS de 2ª e 3ª GERAÇÃO

Cefalosporina (mg/kg/dia)	Infecção moderadamente grave	Septicemia e meningite	Preparados pediátricos
Cefoxitina	80-100, EV ou IM, 8/8 ou 6/6h	160 (até 200), EV, 6/6h	Mefoxin, fr. 10ml = 1mg (2ª geração)
Cefotaxima	50, EV ou IM, 12/12 ou 8/8h	100 a 150, EV, 8/8h	Claforan, fr. 0,5g (3ª geração)
Ceftriaxona	50, EV ou IM, 24/24h	100, EV ou IM, 12/12 ou 24/24h	Rocefin, fr. e 0,5g (3ª geração)
Ceftazidima	100, EV ou IM, 12/12 ou 8/8h	150, EV, 8/8h	Fortaz, fr. 1g (3ª geração)

Imipenem/cilastatina, 100mg/kg/dia ÷ 6/6h, EV ou IM
Tienan IV, 500mg/120ml; IM, fr. 500mg
Meropenem, 60-120mg/kg/dia ÷ 8/8h EV (Meromem — fr. 500mg)

Cefepima, 50mg/kg/vez 8/8h
Anfotericina B, 1mg/kg/dia, infusão única

Comentários

- **Ampicilina** — eficaz contra listeria; 30% de *H. influenzae* são resistentes.
- Estafilococos intra-hospitalares são resistentes à oxacilina e às cefalosporinas (preferir vancomicina).
- **As cefalosporinas de 1ª geração** têm boa ação contra Gram + e são mais ativas contra estafilococos do que as de 2ª e 3ª geração (mas não atuam contra estafilo intra-hospitalar resistente à oxacilina), agem contra *Klebsiella* e algumas enterobactérias.
  Não penetram no líquor (não servem para meningite).
- **Cloranfenicol** atua bem contra *H. influenzae,* pneumococos, algumas enterobactérias e anaeróbios com foco abaixo do diafragma. Ótima absorção por via oral.
- **Vancomicina** — atua contra estafilococos hospitalares resistentes à oxacilina, estafilococos epidermidis e quando associado com aminoglicosídeo, contra enterococos. Só via EV; boa penetração no líquor.
- **Clindamicina** — atua contra Gram + inclusive estafilo, Gram – e anaeróbios.
- **Carbenicilina** — atua contra Gram + e Gram –, anaeróbios (exceto *B. fragilis*). Não é eficaz contra estafilococos. Sua característica mais importante é a atuação contra proteus e pseudomonas. A associação com aminoglicosídeo tem efeito sinérgico contra pseudomonas.
- As **cefalosporinas de 2ª e 3ª geração** têm um espectro amplo: Gram + (estrepto, estafilo, pneumo); Gram – (gono, *H. influenzae*), enterobactérias, anaeróbios (inclusive *B. fragilis*).
  As de 2ª geração são mais ativas do que as de 3ª em relação aos Gram +, principalmente estafilococos (mas são menos ativas do que as de 1ª geração), e atuam contra estafilococos resistentes à penicilinase mas não contra os estafilococos resistentes à oxacilina (neste caso vale a vancomicina).
  As de 3ª geração diminuem a atividade contra estafilococos e anaeróbios e aumentam um pouco a potência contra Gram –, mas ambas são pouco eficazes contra enterococos e não atuam contra pseudomonas. A adição de um aminoglicosídeo amplia o espectro de ação das cefalosporinas de 2ª e 3ª geração em relação às enterobactérias. Nenhuma atua contra listéria (necessidade de adição de ampicilina no RN)
  As de 2ª geração não penetram no líquor e por isso não podem ser usadas contra meningite.
  As de 3ª geração têm boa penetração liquórica e é essa a grande vantagem sobre as de 2ª.
- **Cefotaxima** e **ceftriaxona** têm espectros idênticos — a vantagem desta última é o tempo prolongado de ação, que permite menos injeções, além de boa atuação por via IM.
- **Ceftazidima** é cefalosporina de 3ª geração ativa contra pseudomonas.
- **Aminoglicosídeos** — atuam contra Gram –, inclusive pseudomonas (a associação com carbenicilina é sinérgica); é de 2ª linha contra estafilococos (a associação com oxacilina é sinérgica); a associação com as cefalosporinas, inclusive de 2ª e 3ª geração, tem efeito aditivo, ampliando o espectro contra enterobactérias.
- A **gentamicina** é o aminoglicosídeo-padrão e a **amicacina** é obrigatória em infecções intra-hospitalares.
- **Imipenem-cilastatina** é o antibiótico de mais largo espectro, mantém atividade contra Gram + e aprofunda contra Gram –; atua contra anaeróbios; inclusive *B. fragilis* (flora fecal, vaginal, oral, cutânea). Alguns estafilococos resistentes a enterococos não são suscetíveis. Não serve para meningite.
- **Teicoplanina** — contra estafilococos resistentes.
  Pode ser IM, dose única diária; dispendiosa.
  Ataque: "10mg/kg cada 12h; após 1-4 dias: 5-10mg/kg cada 24h.

Na criança neutropênica febril

- Monoterapia: meropenem (ou imepenem-cilastina).
- Casos clinicamente graves: associar aminoglicosídeos.
- Infecção grave relacionado a cateter venoso e cultura com gram-positivo – associar vancomicina.
- Febre persistente e neutropenia mais de 7 dias — associar anfotericina B.
- Se lesões ulcerativas nasais – considerar fungos.
- Se celulite perianal – considerar anaeróbios.

ANTIFÚNGICOS

Candidíase sistémica: anfotericina B

(Fungison, fr 50mg) — dose inicial: 0,25mg/kg EV em 6h (diluir 0,1 mg/ml de s. glicosado, não fisiológico); aumento diário 0,25mg/kg até máximo de 1mg/kg. Adicionar hidrocortisona para reduzir os efeitos colaterais. Pode-se associar **fluocitosina** (Ancotil, compr. 500mg): 100-150mg/kg/dia, fracionado de 6 em 6h em meningoencefalites.

Alternativas: **cetoconazol** (Nizoral, Candoral compr. 200mg): 6mg/kg/dia, 6 meses, ou **fluconazol** (Zoltec caps. 50, 100 e 150mg): 3-6mg/kg/dia.

Aspergilose: anfotericina B.

Coccioidomicose: anfotericina B;

casos não graves: cetoconazol ou fluconazol.

Cromomicose: flucitosina ou cetoconazol.

Criptococose: flucitosina + anfotericina B (0,3-0,5mg/kg, EV); alternativas: cetoconazol ou fluconazol.

Histoplasmose: anfotericina B; crónica: cetoconazol ou fluconazol.

Paracoccidioidomicose: cetoconazol ou anfotericina B.

***Pneumocystis carinii*:** sulfatrimetropim: 100mg/kg/dia de sulfa dividida em 6/6h, inicialmente EV, depois oral.

15. USO PROFILÁTICO DE ANTIBIÓTICOS EM EMERGÊNCIAS

1. Feridas **limpas** — feridas não inflamadas, não houve penetração nas vias digestivas/geniturinária, respiratória nem na orofaringe.

   Não há indicação para antibiótico.

2. Feridas limpas mas **potencialmente contaminadas** — houve penetração nos tratos digestivo, geniturinário, respiratório ou orofaringe, mas sob condições controladas e na ausência de infecção pré-operatória.

   Profilaxia indicada nas icterícias obstrutivas e cirurgia ou instrumentação em trato urinário na presença de bacteriúria.

3. Feridas **contaminadas** — feridas sujas e infectadas, incluindo vísceras perfuradas.

   Profilaxia indicada:

   a) **cabeça, pescoço, boca** — cefazolina 12,5mg/kg EV 30 a 60min antes, repetir cada 6h por 2 dias;

   b) **apendicectomia** — cefoxitina 40mg/kg EV cada 6h por 3 doses; se perfurada — cefoxitina por 3 a 5 dias + metronidazol 15-50mg/kg/24h por 3 a 5 dias;

   c) **trauma penetrante do abdome** — cefoxitina; pode-se adicionar gentamicina.

4. **Craniotomia** — oxacilina ou vancomicina (10mg/kg) EV + gentamicina 2mg/kg EV antes e por 2-3 dias.

5. Cirurgia do **trato urinário** — ampicilina 20mg/kg/dia VO ou nitrofurantoína 2mg/kg/dia VO.

6. **Queimaduras** — em casos leves: tópico — sulfadiazina de prata a 0,5% ou sulmamylon a 10%; parenteral — antes e depois da manipulação das feridas (baseado na cultura e antibiograma).

7. **Anemia falciforme** sujeita a infecções repetidas e em esplenectomizados: penicilina oral diária ou benzatina IM 30/30 dias.

8. Leucemia com **neutropenia severa** e que se espera que dure pelo menos 1 semana:
   sulfametoxazol + trimetoprim. ■

16. TESTE DE ALERGIA À PENICILINA

ALERGIA À PENICILINA

1. **Reações tardias**

   a) Surgem após mais de 3 dias da aplicação.

   b) Quadro clínico: erupções, febre, doença do soro; raramente anemia hemolítica e granulocitopenia.

   c) Causa: determinante alergênico *major* (95% dos determinantes alergênicos da penicilina) — conjugado IgG e IgM.

   d) Modo de detectar: PPL (peniciloil-polilisina) — preparado não existente em nosso mercado.

2. **Reação imediata ou acelerada**

   a) Reação imediata: anafilaxia (mediada por IgE).

   b) Reação acelerada (ocorre de 30min a 72h): urticária, asma.

   c) Causa: determinante *minor.*

   d) Modo de detectar: penicilina G **cristalina** velha (deixada fora da geladeira):

   1º) escarificação (5U/ml);

   2º) se for negativo: injeções intradérmicas (10.000U/ml).

Comentários

1. Valorizar a anamnese, mas interpretá-la criticamente (é freqüente a confusão de exantemas virais com alergia à penicilina).
2. A penicilina oral produz menos choque anafilático do que a injetável.
3. A penicilina procaína pode provocar uma reação imediata: alterações neurológicas e de comportamento e que cedem em 5 a 10 minutos.
4. Os testes à penicilina benzatina dão sistematicamente "positivos"; trata-se de uma irritação local (falso-positivo).
5. Deixar o teste de alergia à penicilina sob responsabilidade do "farmacêutico" é um contra-senso total e falta de responsabilidade.
6. Na prática é aconselhável: (1) só prescrever penicilina em casos bem indicados (excluir as IVAS e as bronquites virais); (2) anamnese bem conduzida; (3) não solicitar teste alérgico; (4) procurar aplicar a injeção em local bem aparelhado para atender a possíveis reações.
7. Em condições muito especiais, considerar a realização, por médicos/técnicos treinados, de testes com penicilina cristalina fresca e com a envelhecida.
8. A injeção endovenosa acidental de penicilina benzatina pode provocar embolia pulmonar e cerebral. ■

SEÇÃO V

EMERGÊNCIAS METABÓLICAS

Lendo esta seção e **tendo este livro à mão**, mesmo que não tenha muita experiência, você estará **apto** a:

ERROS INATOS DO METABOLISMO EM RN E LACTENTES AGUDAMENTE DOENTES

Os distúrbios metabólicos agudos são freqüentes na infância.

A maioria dos casos são causados por infecções, imaturidade e disfunções hidroeletrolíticas e ventilatórias.

Num pequeno número de casos eles decorrem de uma **doença metabólica primária** — os **erros inatos do metabolismo** dos ácidos graxos e orgânicos, dos aminoácidos e da amônia.

Geralmente o diagnóstico é tardio (com danos irreparáveis para o sistema nervoso central) porque o pediatra não pensa inicialmente na possibilidade.

ERROS INATOS DO METABOLISMO DE MANIFESTAÇÃO AGUDA

Obedecem ao modelo recessivo de herança autossômica ou ligada ao X.

1º) **Caracterizar as manifestações clínicas**

a) **Sintomas de alerta** — quadro agudo de deterioração geral do sensório: recusa alimentar, letargia, vômitos.

b) **Evolução** (apesar das medidas gerais) para coma, convulsões, taquipnéia, apnéia.

c) Em casos especiais: odor característico, catarata, icterícia, hepatoesplenomegalia, anomalias físicas.

2º) **Investigar septicemia**

O quadro clínico se assemelha à sépsis; pode haver associação entre sépsis e EIM.

3º) Considerar **distúrbio metabólico hereditário** (EIM) especialmente se houver consangüinidade ou familiares afetados. Como os aminoácidos, os ácidos orgânicos e a amônia são metabólitos das proteínas, as manifestações clínicas de seu acúmulo são tipicamente associadas ao início do aleitamento ou mudanças alimentares ou sobrecarga protéica.

Solicitar **exames antes** da suspensão da alimentação e de qualquer intervenção terapêutica.

a) **Sangue**: Na, K, Cl, gasometria arterial (pCO_2, HCO_3^-, pH), amônia, glicose.

b) **Urina**: pH, substâncias redutoras, corpos cetônicos.

Valorizar: acidose metabólica, hiperamonemia, hipoglicemia.

"Anion gap" (= soma bicarbonato + Na excede à soma K + Cl) acima de 15mEq/l significa que está havendo acúmulo de ácidos (orgânicos, aminados, graxos).

Hiperamonemia associada à cetonúria é altamente sugestiva de acidemia orgânica, muitos dos quais são defeitos no metabolismo de aminoácidos ramificados.

Hiperamonemia pode indicar defeito primário no ciclo da uréia, mas neste caso ocorre alcalose metabólica e uréia plasmática muito baixa.

Se exames anteriores sugestivos **completar** com: Cromatografia de aminoácidos no sangue e na urina; lactato e piruvato no plasma; ácidos orgânicos na urina; amostra de 5ml de plasma e maior volume possível de urina para congelamento imediato.

Conduta inicial (após as coletas e nos casos fortemente suspeitos, mesmo antes dos resultados):

1. Suprimir proteínas da dieta; após alguns dias pode-se reiniciar com 0,5-1g/kg/dia).
2. Manter com soro glicosado a 10% + insulina.
3. Correção da acidose metabólica com bicarbonato.
4. Tratar a hiperamonemia com arginina.
5. Piridoxina: 10 a 100mg/dia VO ou EV, em casos de convulsões.
6. Coquetel de co-fatores EV: cada unidade (para lactentes de 3 a 6kg): vitamina B_1 100mg; biotina 10mg; vitamina B_2 50mg; L-carnitina (para detoxicar o excesso de ácidos orgânicos) 100mg/kg/dia.
7. Vitamina B_{12} 1mg/dia IM
8. Para casos graves: diálise peritoneal.
9. Monitorização e acompanhamento cuidadoso.
10. Fómulas especiais (de acordo com o diagnóstico definitivo).

1. DESIDRATAÇÃO AGUDA

1ª questão **A criança está desidratada?**

Valorize a presença de uma entidade capaz de provocar desidratação (especialmente doença diarréica aguda) e a perda súbita de peso concomitante com sinais clínicos de desidratação.

CAUSAS DE DESIDRATAÇÃO

Doença diarréica aguda (gastrenterite aguda)
Vômitos repetidos
Drenagem de secreções digestivas
Taquipnéia intensa (broncopneumopatias)

↓

Perda súbita de peso

↓

Sinais de desidratação
- Fontanela deprimida
- Olhos encovados ("olheira")
- Turgor do subcutâneo diminuído (prega cutânea)
- Mucosa seca

Sede aumentada
Oligúria

2ª questão Qual o **tipo** de desidratação?

Valorize as circunstâncias que levaram à desidratação; idade, estado nutritivo, intensidade dos sinais clássicos de desidratação, a sede, a oligúria e a febre.

Comentários

1. O tipo que pode trazer dificuldades diagnósticas é o **hipertônico**, onde os sinais clássicos de desidratação são discretos; chamam a atenção, no entanto, a sede intensa, as mucosas muito secas e a oligúria acentuada.

   A criança está quase sempre febril (febre é fator predisponente para desidratação hipertônica e esta provoca febre), e apresenta opistótono, irritabilidade (ou letargia que se transforma em irritabilidade quando a criança é manuseada). Tudo isto levanta a possibilidade de meningite, obrigando ao exame liquórico. Acresce que não é rara a convulsão no início da hidratação endovenosa, especialmente quando se usam soluções muito hipotônicas.

2. O diagnóstico da desidratação **hipotônica** é mais fácil (desidratação acentuada, ausência de sede, diurese presente), convulsão nos casos graves. A importância desse diagnóstico é a necessidade de soluções salinas mais concentradas na fase de reparação.

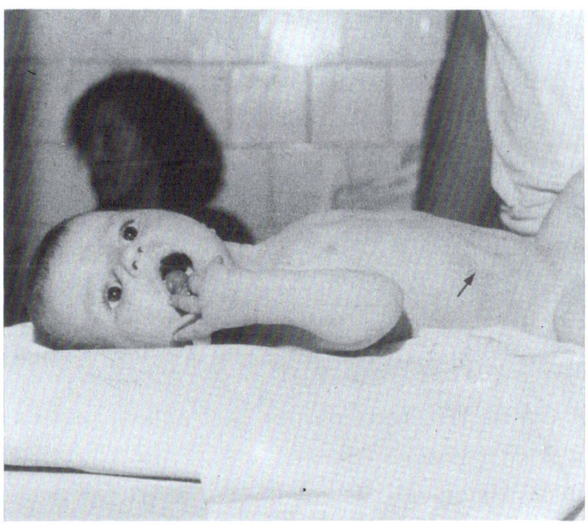

Fig. V.1 — Criança desidratada.

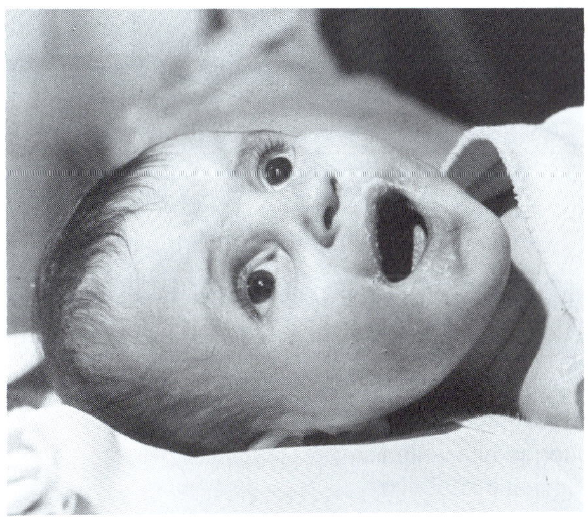

Fig. V.2 — Fácies da criança desidratada.

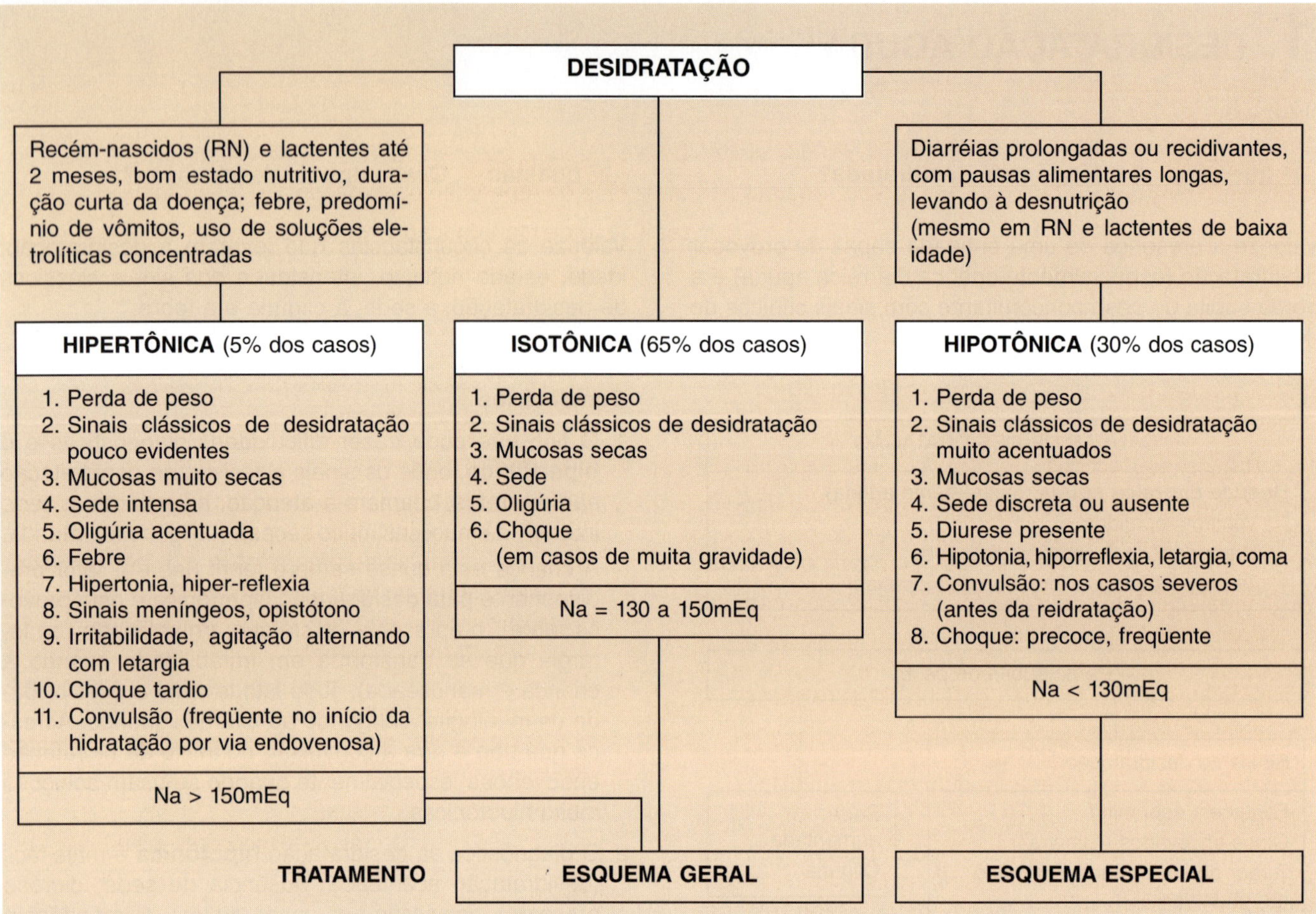

3ª questão Avaliação da **intensidade** da desidratação.

Desidratação	Perda de peso		Sinais clínicos
	%	ml/kg	
1º grau	até 5	até 50	Sinais de desidratação esboçados
2º grau	5 a 10	até 100	Sinais de desidratação acentuada, alterações do turgor, do subcutâneo
3º grau	10 a 15	até 150	Desidratação EC e IC intensas, pré-choque e choque
Toxicose	15	150	Perturbações do sensório

4ª questão **Reidratação oral *vs* endovenosa.**

O tratamento de escolha da desidratação causada por diarréia e vômito é a **reidratação oral** (**TRO**: veja os detalhes técnicos no capítulo **Diarréia aguda**).

A hidratação **EV** tem **indicações** precisas:

Desde o início

1. Choque hipovolêmico
2. Vômitos incoercíveis
3. Íleo paralítico
4. Diarréia de alto débito (> 10ml/kg/h)
5. Septicemia ou infecção sistêmica grave

Na vigência da TRO (oral ou por gastroclise)

1. Vômitos incoercíveis
2. Distensão abdominal acentuada
3. Diarréia maior do que a ingesta tolerada
4. Piora após 4 horas de TRO bem conduzida

REIDRATAÇÃO ENDOVENOSA

Objetivo

Normalização dos volumes e da concentração dos eletrólitos em todos os compartimentos do organismo.

Na prática, é executada em **duas fases seqüenciais**: **1ª fase**: fase de reparação ou expansão (= fase rápida)
2ª fase: fase de manutenção + reposição (= fase lenta)

1ª fase Fase de reparação ou de expansão (ou fase rápida)

Conhecimentos básicos

Reposição do déficit hidroeletrolítico (água, Na, Cl) do compartimento extracelular. Visa à reexpansão do espaço extracelular (correção da hipovolemia), com dois **objetivos**:

1. Restabelecimento das condições circulatórias normais (prevenção ou combate ao choque).
2. Restabelecimento da função renal com níveis de fluxo plasmático renal e filtração glomerular satisfatórios. É importante salientar que, com uma boa função renal, qualquer esquema terapêutico se torna eficaz desde que forneça água e eletrólitos em quantidade suficiente.

Considera-se restabelecida a função renal (diurese satisfatória) quando houver eliminação de urina com osmolaridade menor ou igual a 300mOsm/l ou densidade menor ou igual a 1.010. Na prática, pode-se considerar restabelecida a função renal após **duas micções abundantes de urina clara**.

Observação: micção escassa de urina muito concentrada não é índice de bom funcionamento renal.

Nesta fase, a **velocidade** da administração dos fluidos é grande, e geralmente a duração desta fase é de 1 ou 2 horas, não se devendo prolongar por mais de 3 ou 4 horas.

O **volume** a ser ministrado corresponde aproximadamente à quantidade de fluidos perdidos. A estimativa é feita em bases clínicas (desde que não seja conhecida, com precisão, a perda de peso):

Desidratação de 2º grau: 50 a 100ml/kg

Desidratação de 3º grau: 100 a 150ml/kg

Toxicose: 150ml/kg ou mais

Na prática grande maioria dos casos

Solução em partes iguais de soro fisiológico e de soro glicosado a 5% (50ml/kg) ou soro fisiológico (20ml/kg).

Repetir ao término, se necessário.

Esta fase **termina** quando ocorrem:

1. Desaparecimento de sinais clínicos de desidratação.
2. Boas condições de circulação periférica.
3. Boa função renal: duas micções abundantes de urina clara.

2ª fase Fase de manutenção e reposição (ou fase lenta)

Conhecimentos básicos

1. **Fase de manutenção** — visa ao fornecimento de água, eletrólitos e energia (calorias) para a cobertura das necessidades normais de uma criança que permanecerá em jejum por um período aproximado de 24 horas. Essas necessidades mínimas são calculadas a partir do **consumo calórico normal**.

NECESSIDADE CALÓRICA NORMAL

Peso	cal/kg/24 horas
Até 10kg	100cal/kg (Ex. 8kg: 8 × 100 = 800cal/24h)
De 10 a 20kg	1 .000 + 50cal por kg que ultrapassar os 10kg (Ex. 16kg: 1.000 + (6 × 50) = 1.300cal)
Acima de 20kg	1 .500 + 20cal por kg que ultrapassar os 20kg (Ex. 24kg: 1.500 + (20 × 4) = 1.580cal)

As necessidades diárias para cada 100 calorias são as seguintes:

	Lactente normal	Desnutrido grave
Água	100ml	80ml
Sódio	3mEq	1,5mEq
Potássio	2,5mEq	5mEq
Cloro	2 a 3mEq	
Glicose	8g	10g

Observação: note-se que em crianças de **até 1 ano de vida** as necessidades de água são de 100ml/100cal, mas 100cal correspondem às necessidades calóricas de 1kg. Portanto, na prática, o cálculo pode ser feito na base de 100ml de água/kg. Já nas crianças **acima de 1 ano**, as necessidades de água por kg vão diminuindo (use as fórmulas e os exemplos indicados no quadro acima).

Na prática

100ml da **solução de manutenção** podem ser assim preparados:

	Lactente normal	Desnutrido grave
Soro glicosado a 5%	80ml	87,5ml
Soro fisiológico	20ml	12,5ml
Cloreto de potássio a 19,1%	1ml	2ml
Glicose a 50%	8ml	10ml

2. **Fase de reposição**: é a reposição das perdas anormais (conseqüentes à febre, sudorese, hiperpnéia e especialmente **diarréia**) que continuam a ocorrer durante a reidratação endovenosa.

Na prática

As fases de manutenção e reposição das perdas anormais são feitas em conjunto, de modo que o volume total para 24h é aumentado em 30-50% com aumento também da concentração de eletrólitos.

Uma vez **encerrada a fase rápida**, freqüentemente é possível **continuar** o tratamento (2ª fase) pela **via oral** (**TRO**) com soro ministrado a cada 30min ou por gastroclise (gota a gota, por via intragástrica). Neste caso, o volume administrado é aproximadamente 50% maior que o empregado por via endovenosa.

PRIMEIRA HORA DO DESIDRATADO (na prática)

1º passo **Existe alguma condição de extrema urgência?**

Sinais de alarme

- Estado geral muito comprometido
- Insuficiência circulatória (colapso periférico)
- "Fome de ar"
- Apnéia
- Respiração soluçante
- Cianose
- Letargia, coma
- Convulsão

Esses sinais levantam a suspeita de choque, acidose grave, hipoglicemia, convulsão hiponatrêmica, hipopotassemia severa, estado agônico. Procure fazer a comprovação laboratorial, mas não perca tempo e siga a orientação do quadro V.1, pág. 193.

2º passo **Identifique as condições que exigem tratamento particular:**

1. Desidratação hiponatrêmica acentuada.
2. Desnutrido grave (peso menor que 70% do peso ideal). Ver o texto, mais adiante.

3º passo

Excluídas todas as condições acima citadas, trata-se do **caso geral** (grande maioria dos casos): desidratação isotônica, hipernatrêmica ou hiponatrêmica moderada.

A **conduta** é a seguinte:

1. Solução: salino-glicosada ao 1/2 (= partes iguais de s. fisiológico e s. glicosado a 5%).
2. Volume: 50ml/kg para a primeira hora.
3. Velocidade: correr em 1 hora = 16 gotas/kg/minuto.

   Observação: nesta fase, a via endovenosa pode ser complementada pela administração de soluções hidroglicossalinas, por via oral, segundo a aceitação e tolerância.

   Alternativa: soro fisiológico — 20ml/kg em 30-60 minutos.

   Nota: caso o calibre da veia não permita tal velocidade, pode-se tomar a seguinte atitude: a) casos moderados, condições circulatórias satisfatórias: pode correr em até 2 horas no máximo; b) casos mais graves, iminência de choque: pegar duas veias ao mesmo tempo.
4. Observação cuidadosa da **diurese**.
5. **Reavaliação** obrigatória do caso, após o término do soro prescrito.

   Três eventualidades:

   1ª eventualidade: houve desaparecimento completo dos sinais de desidratação e a criança teve **2 micções claras e abundantes**:
   a) **interpretação**: a reparação foi suficiente e ocorreu o restabelecimento da função renal (fim da 1ª fase);
   b) **conduta**: passar para a 2ª fase (manutenção + reposição).

   2ª eventualidade: sinais de desidratação ainda acentuados, não ocorreu diurese:
   a) **interpretação**: a desidratação era de 3º grau; volume administrado não foi suficiente para melhora das condições circulatórias;
   b) **conduta**: repetir mesma solução (partes iguais de SF e SG), mesmo volume (50ml/kg), mesma velocidade (correr em 1 hora: 16 gotas/kg/minuto) ou repetir soro fisiológico (melhor glicofisiológico ou SF + glicose 50% 1ml/100ml de SF) — 20ml/kg em 1 hora.

   Observação cuidadosa da diurese.

   3ª eventualidade: ainda persistem sinais discretos de desidratação e/ou diurese não satisfatória (uma única micção escassa de urina bem concentrada):
   a) **interpretação**: o volume administrado foi insuficiente, levando à correção apenas parcial;
   b) **conduta**: prorrogação da fase de reparação, mas agora em velocidade menor. Prescrever apenas metade do volume anterior, na velocidade de 10ml/kg/hora (= 3 gotas/kg/minuto) até... **fim da fase**: desaparecimento dos sinais de desidratação e duas micções abundantes de urina clara.

   Significado: diurese satisfatória = função renal restabelecida. Neste momento suspender o soro que está correndo e passar para a 2ª fase.

Quadro V.1 — CONDIÇÕES DE EXTREMA URGÊNCIA — CONDUTA NA 1ª HORA

❶ CHOQUE PERIFÉRICO e/ou mau estado geral

Má perfusão periférica
Extremidades frias
Pulso fino
Palidez
Taquicardia
Bulhas abafadas
Queda da PA

S. fisiológico 20ml/kg rápido EV
repetir quanto necessário
ou
SANGUE
20ml/kg EV rápido
ou
PLASMA (10ml/kg)
(se hematócrito > 60%)
Só iniciar após ter corrido 1/3 do soro prescrito na fase rápida

❷ ACIDOSE GRAVE

Respiração rápida e profunda ("fome de ar")
Gemente
Abatimento, letargia
Cianose moderada

pH $\leq$ 7,10
Bicarbonato $\leq$ 10mEq/l
RA $\leq$ 20 vol%

Substituir na fase rápida 1/3 ou 1/2 do soro fisiológico por bicarbonato de sódio a 1,4%

ou 50ml/kg da sol:
SG 5% + SF + bicarb. sódio a 3% (6:3:1)
ou
SG 5% + SF + bicarb. sódio a 1,5% (3:2:1)

❸ HIPOGLICEMIA

Desnutrição
Hipotermia
Hiporreflexia
Sonolência
Coma
Convulsão
Respiração irregular
Apnéia
Nistagmo
Anisocoria

Glicemia < 40mg%
RN < 30
Prematuro < 20

1º) Imediato: glicose a 10%; EV; 2,5ml/kg em 30min
2º) Na fase rápida: usar soro Glicosado a 10% (em vez de 5%)

❹ CONVULSÃO HIPONATRÊMICA

Convulsão tônico-clônica
Hiponatremia severa

Na < 120
(em desnutrido < 110)

Imediato: cloreto de sódio a 3%
12ml/kg
(em 1 hora = 4 gotas/kg/minuto)

❺ HIPOCALEMIA SEVERA

Desnutrido
Hipotonia
Hiporreflexia
Fraqueza muscular
Paralisias
Íleo paralítico
Polidipsia-poliúria

ECG:
T achatada ou invertida

Incluir na fase rápida: KCl a 19,1%
0,2ml/100ml da sol.

❻ AGONIA

Coma
Respiração soluçante

Bicarbonato de sódio a 3%
3mEq/kg (= 9ml/kg) EV em 1 hora

• DESIDRATAÇÃO HIPONATRÊMICA (sem desnutrição)

Soro fisiológico
(acrescentar glicose a 50%: 0,5ml/100ml da solução)

Volume: 50ml/kg na 1ª hora (alternativa: s. glicofisiológico)

A seguir: 10ml/kg/hora até...
desaparecimento dos sinais de desidratação

Comentário

Na desidratação **hiponatrêmica** severa, mas sem convulsão, a correção pode ser feita com soro fisiológico puro, em vez de diluído ao meio. Mas, para que a criança não fique uma ou mais horas sem aporte energético, é útil acrescentar glicose (pelo menos 2,5g para cada 100ml de solução). Se disponível usar s. glicofisiológico (= sol. contendo 0,9% de NaCl e 5% de glicose).

• DESIDRATAÇÃO NO DESNUTRIDO GRAVE

1. Cautela na indicação da hidratação endovenosa. Desnutrição em si **não** é indicação para hidratação parenteral. Não confunda os sinais de desnutrição com os de desidratação.
2. **Diagnóstico** de desidratação no lactente desnutrido grave: história de perdas anormais de líquido em quantidade significativa e sinais de desidratação, particularmente olhos encovados, taquicardia FC acima de 100; PA abaixo de 80.

   Fase rápida

   1º) S. fisiológico
   acrescido de glicose a 50% — 1ml/100ml da solução (alternativa: s. glicofisiológico);
   acrescentar KCl a 19,1% — 0,2ml/100ml de solução.
   Volume: 40-50ml/kg.
   Velocidade: 20ml/kg/hora (= 6 gotas/kg/min).

   2º) (a seguir): Plasma 10-15ml/kg em 1 hora.

Fim da fase de reparação: normalização da fontanela, desaparecimento da taquicardia (FC < 100) e normalização da PA (80-100mmHg de sistólica).

• DESNUTRIDO GRAVE

a) Soro fisiológico — 50ml/kg em 2 1/2 horas
(acrescido de glicose a 50%: 1ml/100ml da solução)
+
b) KCl a 19,1% (0,2ml/100ml de sol.)

Nota: a) pode ser substituído por s. glicofisiológico

A seguir, plasma: 10 a 15ml/kg em 1 hora

Comentário

No **desnutrido grave**, o aporte de glicose deve ser maior desde o início (perigo de hipoglicemia) bem como o K deve ser introduzido precocemente (deficiência acentuada de K do desnutrido).

• CÓLERA

Em razão da grande perda de bicarbonato, convém acrescentar, na fase rápida, bicarbonato de sódio a 8,4% — 23ml para cada 100ml da solução de s. fisiológico + s. glicosado (1:1).

FASE LENTA (manutenção + reposição) na prática

Na prática, as fases de manutenção e de reposição das perdas anormais são feitas em conjunto, lembrando-se que o primeiro componente é constante na dependência do peso da criança, mas que o segundo componente é variável.

1º passo Verificar se não se trata de um **recém-nascido** até dez dias ou de um **desnutrido grave** (ver condições particulares).

2º passo Excluídas as condições acima e continuando a diarréia:

Solução salina diluída entre 1/4 e 1/3 e acrescida de cloreto de potássio (1ml para cada 100ml da solução total):

Diluição da solução salinoglicosada — 1/4
ou seja:

SF + SG a 10% (1 parte de SF; 3 partes de SG a 10%)

KCl a 19,1% — 1ml/100ml da sol. total

Volume/24h:
a) Lactentes até 10kg 150ml/kg/24h
b) Crianças > 10kg 120ml/kg/24h

Velocidade de gotejamento:
a) Lactentes até 10kg .... 2 gotas/kg/min
b) Crianças > 10kg .... 1,5 gota/kg/min

Importante: o sucesso da reidratação parenteral depende fundamentalmente de um atento **acompanhamento clínico** do paciente, não se podendo fixar apenas em cálculos matemáticos rigorosos ou esquemas rígidos.

FASE LENTA NO DESIDRATADO POR DIARRÉIA

• NO DESNUTRIDO GRAVE

	Diarréia cedeu (só manutenção)	**Diarréia presente** (manutenção + reposição)
Volume/24h (ml/kg)	80	100
Sol. salinoglicos. a 10% ou seja: SF + SG a 10%	1/8 (1 SF + 7 SG a 10%)	1/4 (1 SF + 3 SG a 10%)
KCl a 19,1% (ml/100ml da sol.)	2	2
É útil acrescentar (ml/100ml de sol.):		
Gluconato de Ca a 10%	1	1
Sulfato de magnésio a 10%	1	1
Velocidade de gotejamento (gotas/kg/min)	1	1,4

Comentário

O volume de manutenção é menor, a concentração de K é maior e, às vezes, acrescenta-se Mg (pela carência crônica desses eletrólitos que sofre o desnutrido).

Nota: iniciar precocemente fórmula láctea com proteína de boa digestibilidade e sem lactose.

• NO RECÉM-NASCIDO

	Diarréia cedeu (só manutenção)	**Diarréia presente** (manutenção + resposição)
a) volume/24h (ml/kg)		
até 4 dias de vida		
RN	50	80
Prematuros	60	100
4 a 10 dias de vida		
RN	75	100
Prematuros	100	120
b) tipo de solução: ou seja:	1/5 (1 SF + 4 SG a 10%)	1/4 (1 SF + 3 SG a 10%)
c) acrescentar KCl a 19,1% ml/100ml da sol.	1	1

Comentário

No RN até 10 dias o volume de manutenção é menor.

ALTERNATIVA OPERACIONAL

Uso de soluções concentradas de cloreto de sódio.

1. **Objetivo**: evitar a operação de misturar dois frascos de soro.
2. Solução usada: **cloreto de sódio a 20%** para substituir o soro fisiológico (nota: soluções a 10% também podem ser usadas).
3. Equivalência: 4,5ml da sol. de NaCl a 20% correspondem a 100ml de s. fisiológico.
4. Modo de proceder:
   a) O volume total de manutenção (SG + SF) é prescrito como s. glicosado a 10%.
   b) Cálculo do volume de NaCl a 20% para substituir o s. fisiológico:
      (1) dividir por 22 o volume de s. fisiológico calculado
      ou
      (2) multiplicar o volume de s. fisiológico calculado por 4,5 e dividir o resultado por 100.

   Exemplo: 4,8kg
   S. fisiológico 180
   S. glicosado a 10% 540
   KCl a 19,1% 7,2

   Volume total: 180 + 540 = 720ml de s. glicosado a 10%
   Volume de NaCl a 20% = (1) = 180 ÷ 2 = 8,1 ou
   = (2) 180 × 4,5 ÷ 100 = 8,1
   Neste caso prescreva:
   S. glicosado a 10% 720
   Cloreto de sódio a 20% 8,1
   Cloreto de potássio a 19,1% 7,2

CÁLCULO DA VELOCIDADE DE GOTEJAMENTO

$$\text{Nº de gotas/minuto} = \frac{\text{volume a ser administrado}}{3 \times \text{número de horas}}$$

Nota: a constante 3 é para equipos que fornecem 20 gotas por ml (60 ÷ 20 = 3).

Exemplo: 720ml para correr em 24 horas.

$$\text{Nº gotas/minuto} = \frac{V}{3 \times h} = \frac{720}{3 \times 24} = \frac{720}{72} = 10 \text{ gotas/minuto}$$

ESQUEMA SIMPLIFICADO PARA TRATAMENTO DA GRANDE MAIORIA DOS CASOS DA DESIDRATAÇÃO

1ª fase FASE RÁPIDA (1ª hora)

Importante: verificar se há choque periférico, acidose grave, hipoglicemia, convulsão hiponatrêmica, hipocalemia severa, agonia (ver Condições de extrema urgência — quadro V.1, pág. 193) ou desnutrição grave, hiponatremia severa (ver Casos particulares).

Solução salina ao 1/2
(= partes iguais de s. fisiológico e s. glicosado a 5%)
Volume = 50ml/kg
Velocidade: correr em 1 hora = 16 gotas/kg/minuto

Alternativa: soro fisiológico — 20ml/kg em 30-60min

Operacional — ex.: lactentes de 5kg

S. fisiológico 125
S. glicosado a 5%...... 125
EV 80 gotas/minuto

Alternativa: soro fisiológico — 100ml EV — 40 gotas/min

Após o término, rever a criança:

(1) Se os sinais de desidratação continuarem acentuados e a diurese ausente: repetir 50ml/kg da mesma solução, em 1 hora até atingir situação (2) ou (3).	(1) S. fisiológico .... 125 S. glicosado a 5% 125 EV 80 gotas/min *ou*
(2) Se sinais de desidratação discretos e diurese escassa: mesma solução, 10ml/kg/h (= 3 gotas/kg/min) até atingir situação (3).	(2) S. fisiológico .... 60 S. glicosado a 5%.. 60 EV 16 gotas/min *ou*
(3) Se houver desaparecimento completo dos sinais de desidratação e diurese satisfatória (2 micções claras e abundantes): **fim da fase.**	(3) Passar para a **2ª fase**

Se for s. fisiológico — repetir 20ml/kg/hora.

Particularidade: desnutrido grave e diarréia > 3 dias
Substituir o soro citado acima por:
S. glicofisiológico + KCl a 19,1% (0,2ml/100ml da sol.)
Velocidade: 20ml/kg/h (= 6 gotas/kg/min)

Observação: **se não ocorrer diurese após este esquema.**

1º) Conferir se o volume de líquidos administrado foi suficiente: desaparecimento total dos sinais de desidratação.
2º) Verificar retenção vesical (globo vesical palpável; sondagem vesical).
3º) Ministrar via EV: furosemida 2mg/kg + manitol 20% — 12,5ml/kg, em 1/2 hora.
4º) Se não ocorrer diurese: manejo como insuficiência renal aguda.

2ª fase FASE LENTA (24 horas)

Importante: verificar se se trata de RN ou desnutrido grave (ver Particularidade).

1. Volume (ml/kg/24h)
   a) lactentes: 150
   b) crianças: 120
2. Solução salinoglicosada a 1/4 (= 1 parte de s. fisiológico e 3 partes de s. glicosado a 10%)
3. Cloreto de potássio a 19,1% — 1ml/100ml da solução
4. Velocidade: gotas/kg/min
   a) lactentes: 2
   b) crianças: 1,5

Operacional — ex.: lactente de 5kg

S. glicosado a 10%.............250
Cloreto de sódio a 20% 3,2
Cloreto de potássio a 19,1% ..3
EV 10 gotas/min
Repetir ao término, após revisão médica.

Nota: sob o ponto de vista operacional este mesmo soro (**250ml**) pode ser prescrito para criança de qualquer peso, variando apenas a velocidade e, portanto, sua duração (em crianças grandes, no entanto, pode ser conveniente usar volumes dobrados: **500ml**). Repetir o soro ao término, após revisão médica.

Particularidade: desnutrido grave — (operacional)

S. glicosado a 10% 250
Cloreto de sódio a 20% 3
Cloreto de potássio a 19,1% 5
Gluconato de Ca a 10% 5
Sulfato de magnésio 10% ..... 2,5 (não obrigatório)
EV 1,5 gota/kg/min

Iniciar concomitantemente: **soro oral** (SRO) cada 30min e após cada evacuação líquida e **realimentação.**

Se forem bem tolerados: suspender venóclise.

Controle do gotejamento na fase lenta

1. Periodicidade: cada 4 ou 6 horas.
2. O que observar: (1) intensidade da diarréia; (2) freqüência e aspecto das micções; (3) estado de hidratação.

3. Alterar, se necessário, a velocidade de gotejamento, com as seguintes finalidades: 1. manter bom estado de hidratação; 2. manter micções claras e abundantes a cada 4 horas.
   a) se diarréia muito intensa, micções concentradas e com mais de 4h de intervalo, tendência ao reaparecimento dos sinais de desidratação: **aumentar** em 50% a velocidade de gotejamento;
   b) se diarréia quase ausente, criança bem hidratada, micções abundantes e muito repetidas: **reduzir** em 50% a velocidade de gotejamento;
   c) se em qualquer momento desta fase, a desidratação reagravar (2º grau): suspender o soro que está correndo e repetir a fase rápida;
   d) controlar pela pesagem seriada (cada 12h), especialmente no desnutrido grave.

Iniciar administração de soluções hidroglicossalinas por **via oral** (oferecer de hora em hora). Realimentar.

COMPLICAÇÕES DAS DESIDRATAÇÕES

Sinal de alarme	Sugere	Condições associadas
Aumento brusco de peso durante hidratação por via endovenosa	Super-hidratação	Edema agudo de pulmão
	Intoxicação sódica	Administração de solução hipertônica
	Intoxicação hídrica	Administração de solução hipotônica
Edema agudo de pulmão	Super-hidratação	Aumento brusco de peso
Quadro neurológico agudo	Intoxicação hídrica	Administração de solução hipotônica
	Intoxicação sódica	Administração de solução hipertônica
	Síndrome pós-acidótica com tetania	Alcalose Fenômenos hemorrágicos
	Meningite	Exame de líquor característico
Fraqueza muscular	Intoxicação potássica	Administração de K antes de diurese ou em concentração elevada Onda T elevada
	Hipopotassemia	Desnutrido Onda T achatada
Distensão abdominal	Hipopotassemia	Insuficiente administração de K Desnutrido Onda T achatada
Paralisias	Intoxicação potássica	Administração rápida ou excessiva de K Arritmia Bradicardia Hemiplegia Onda T elevada e pontiaguda
	Trombose de seios venosos intracranianos	Quadro neurológico súbito em desidratação grave
Tetania	Síndrome pós-acidótica	Correção intempestiva de acidose
	Trombose de seios venosos intracranianos	Quadro neurológico súbito em desidratação grave
Anúria persistente	Insuficiência renal aguda	Falta de resposta ao manitol
	Trombose de veia renal	Hematúria Massa renal palpável

As **complicações** podem ser divididas em:

- **Devidas ao tratamento (iatrogênicas)**:
  1. Super-hidratação.
  2. Escleredema.
  3. Intoxicação sódica (hipernatremia).
  4. Intoxicação hídrica (super-hidratação hipotônica).
  5. Intoxicação potássica (hiperpotassemia).
  6. Síndrome pós-acidótica.
- **Devidas à desidratação propriamente dita (não iatrogênicas)**:
  1. Insuficiência renal aguda (IRA).
  2. Trombose de seios venosos intracranianos.
  3. Trombose de veia renal.
- **Convulsões**:
  1. Na desidratação hipotônica.
  2. Na desidratação hipertônica.

- **Devidas ao tratamento (iatrogênicas)**

1. **Super-hidratação**

Causa: excesso de velocidade ou de volume.

Sintomatologia: edema agudo de pulmão (dispnéia, edema, hepatomegalia, estertores, cianose) e aumento brusco de peso.

Conduta:

a) Casos leves: suspender administração de líquidos.

b) Casos mais severos: diurético (furosemida: 2 a 5mg/kg por via EV).

c) Casos mais graves: sangria (10 a 15ml/kg) seguido de transfusão lenta de papa de hemácias (5ml/kg) ou diálise peritoneal hipertônica.

Controlar resposta ao tratamento com exames clínicos e peso seriado e, se for possível, medida da PVC.

2. **Escleredema**

Surge no 1º-2º dia de hidratação EV.

Causa: conseqüência de desidratação grave e aparece quando se infunde rapidamente grande quantidade de líquido na reparação.

Conduta: continuar o mesmo esquema de tratamento, adequando o volume infundido às necessidades reais da criança. Vigiar condições clínicas.

3. **Intoxicação sódica**

Causa: administração excessiva de sódio, levando à expansão do extracelular e contração do intracelular.

Sintomatologia: letargia até coma, irritabilidade ao manuseio, hiper-reflexia, tremores, convulsões, meningismo, fenômenos hemorrágicos, escleredema.

Laboratório: sódio e osmolaridade séricos aumentados. Hematócrito, proteínas e hemoglobinas diminuídas.

Conduta:

a) Casos leves: hidratação lenta com soluções de osmolaridade baixa (30 a 40mOsm/l) ou seja, solução salina diluída a 1/10 (uma parte de soro fisiológico para 9 partes de soro glicosado a 5%). Acrescentar potássio, assim que ocorrer diurese. Associar furosemida por via endovenosa.

b) Casos graves: diálise peritoneal.

c) Crises convulsivas: benzodiazepínico por via endovenosa.

4. **Intoxicação hídrica**

Causa: administração excessiva de soluções hipotônicas ou soro glicosado puro por via endovenosa ou sonda gástrica.

Sintomatologia: início brusco, alterações do humor e da consciência, abaulamento da fontanela, coma e convulsões. Edema. Pele fria; sudorese.

Laboratório: sódio e osmolaridade séricos diminuídos. Hemoglobina diminuída e hematócrito pouco alterado.

Conduta:

a) Casos iniciais: restrição hídrica durante 12 a 24 horas e diurético (furosemida por via endovenosa).

b) Casos com fenômenos neurológicos (convulsões, coma ou rigidez descerebrada): cloreto de sódio a 3%: volume em ml = (135 – Na atual) × 0,6 × peso em kg × 2; velocidade 10ml/kg/hora, ou seja, 3 gotas/kg/min. Se o Na atual não for conhecido, administrar 15ml/kg da solução de NaCl a 3%.

Associar: manitol a 20%, 10 a 15ml/kg por via endovenosa, correr em 1/2 hora.

5. **Intoxicação potássica**

Causa: administração de potássio antes do restabelecimento da diurese: administração de potássio em concentração ou velocidade excessiva.

Sintomatologia: apatia, fraqueza, paralisia, bradicardia, arritmia, hipotensão, parada cardíaca.

Laboratório: potássio plasmático elevado (sinal de alarme: 6mEq/l).

Eletrocardiografia: ondas T elevadas e pontiagudas, diminuição ou desaparecimento de P, aumento de PR, depressão de ST, arritmia.

Conduta:

a) Medidas paliativas:

1º) Suspender administração de potássio.

2º) Ca (gluconato de Ca a 10%, 1ml/kg, via EV lenta em 5 minutos).

3º) Bicarbonato de sódio a 3%, 2ml/kg EV em 5min. Aplique outra dose igual EV lento em 1 hora.

4º) Administrar soro glicosado a 10% com insulina (1U insulina/4g de glicose).

5º) Resina troca-cátions: Kayexalate sol. 10%, 10ml/kg, VO ou retal (em sorbitol), ou Sorcal 0,5-1g/kg VO, ou enema de retenção, 4-6 vezes.

b) Casos graves com insuficiência renal: diálise peritoneal.

6. **Síndrome pós-acidótica — convulsões e tetania**

Causa: correção afoita de acidose metabólica com soluções alcalinizantes com elevada concentração de sódio.

Sintomatologia: alterações da consciência (letargia; irritabilidade), espasmos musculares, hipertonia generalizada, tetania, respiração "soluçante", estridor laríngeo, fenômenos hemorrágicos.

Laboratório: alcalose metabólica, hipocalcemia, hipocalemia. Às vezes, hipomagnesemia.

Conduta: gluconato de cálcio a 10%, 1ml/minuto por via endovenosa com controle de freqüência cardíaca (suspender temporariamente a infusão, se ocorrer bradicardia: FC < 70).

a) As convulsões cedem: manter gluconato de Ca nas soluções de manutenção: 2ml/100ml da solução.

b) As convulsões *não* cedem: sulfato de magnésio a 10% — 1ml/kg EV em velocidade não superior a 1,5ml por minuto. Se for eficaz, continuar com 1ml/100ml da solução de manutenção.

- **Devidas à desidratação propriamente dita (não iatrogênicas)**

1. **Insuficiência renal aguda (IRA)**

Causa: hipotensão prolongada ou choque.

Sintomatologia: oligúria ou anúria após correção da desidratação. Edema. Sobrecarga cardíaca. Sinais de acidose e hiperpotassemia.

Laboratório: acidose, uremia, hiperpotassemia, sódio sérico baixo.

Conduta:

a) Teste com manitol a 20%, 12ml/kg por via EV em 1/2 hora, associado com furosemida: 1,5 a 2mg/kg por via EV. Deve ocorrer diurese (pelo menos igual ao volume infundido) em uma hora.

b) Se for confirmada a IRA: dieta com restrição de proteínas. Resina de troca de cátions a 10% (10ml/kg/dia). S. glicosado a 5% com insulina (1U/4g).

Se o tratamento conservador não for eficaz ou nos casos graves: diálise peritoneal.

2. **Trombose de seios venosos intracranianos**

Causa: aumento da viscosidade sangüínea.
Maior incidência: seio sagital.

Sintomatologia: pode ser assintomático ou evoluir desde pequenas paralisias até hemiplegia; eventualmente, sinais de hipertensão intracraniana. Suspeita em desidratação grave, que se complica subitamente com quadro neurológico (afastar hipernatremia e meningite).

Laboratório: radiografia de crânio com contraste no seio venoso suspeito. Fundo de olho: edema de papila e hemorragias retinianas. Pedir eletroencefalograma e liquor. Tomografia.

Conduta: Hidratação. Eventualmente heparina.

3. **Trombose da veia renal**

Causa: aumento da viscosidade sangüínea: coagulação intravascular.

Sintomatologia: desidratação grave em recém-nascidos ou lactentes de baixa idade; o estado geral permanece grave após reidratação. Anúria ou oligúria com hematúria. Massa palpável no flanco abdominal, uni ou bilateralmente. Loja renal preenchida.

Laboratório:

a) Exame de urina: hematúria ou proteinúria. Uréia e potássio plasmático elevados. Leucocitose e plaquetopenia.

b) Urografia excretora: exclusão do rim comprometido. Exame preferível: cavografia.

Conduta: correção da desidratação; tratamento da insuficiência renal (diálise peritoneal) e heparinização (150mg/kg/vez por via EV de 6 em 6 horas).
Manter por 5 dias ou até melhora evidente.

- **Convulsões**

1. **Na desidratação hipotônica**

Ocorrem em crianças ainda com sinais acentuados de desidratação.

Conduta: NaCl a 3%, 15ml/kg por via endovenosa (= 3 gotas/kg/minuto). Associar um benzodiazepínico por via endovenosa também e gluconato de cálcio por via EV lenta.

2. **Na desidratação hipertônica**

Ocorrem geralmente já na vigência da hidratação parenteral, em crianças sem sinais muito evidentes de desidratação.

Conduta: manitol a 20%, 10ml/kg por via endovenosa rapidamente; associar benzodiazepínico por via endovenosa também.

Hidratação de manutenção em crianças com doença aguda grave

A tendência atual é:

- Soro isotônico: soro fisiológico + 5% de dextrose = soro glicofisiológico (não é soro glicosado + soro fisiológico 1/2 a 1/2).
- Volume: 40 a 50% dos volumes de manutenção habitualmente usados
- Controle: peso diário, ionograma, glicemia.

2. DISTÚRBIOS DO EQUILÍBRIO ÁCIDO-BÁSICO

O equilíbrio ácido-básico é mantido por mecanismos homeostáticos sendo que o respectivo desequilíbrio induz à disfunção de órgãos e nos casos graves aumenta o risco de morte.

Conhecimentos básicos para o pediatra

- O equilíbrio ácido-básico depende primordialmente do íon hidrogênio.
- Símbolo do elemento **hidrogênio** = **H**.
- Símbolo do **íon hidrogênio** = **H^+**.
- Símbolo da **concentração** do **íon hidrogênio** em uma solução = $[H^+]$.
- Normal da $[H^+]$ no plasma = 40mEq/l.
- **pH** = logaritmo negativo da $[H^+] = \log \frac{1}{[H^-]}$
- pH normal no plasma = 7,40 (7,35–7,45).
- **Ácidos** = substâncias que libertam H^+, ou seja, fornecem prótons.
- **Bases** = substâncias que acertam H^+, ou seja, aceitam prótons.

O metabolismo normal do organismo forma ácidos voláteis (CO_2) que são eliminados pelos pulmões e ácidos não voláteis. Em condições patológicas pode haver acúmulo de ácido ou bases.

- **$PaCO_2$** = pressão parcial de CO_2 no sangue arterial. Mede o componente respiratório do equilíbrio ácido-básico. Normal: 40mmHg (35-45).
- **Bicarbonato** (HCO_3^-) mede o componente metabólico do equilíbrio ácido-básico. Normal: 23mEq/l (22 a 26); lactente 20mEq/l.

O pH tem potentes efeitos sobre todas as enzimas; admite-se que a vida é possível entre os limites de pH 6,8 e 7,7.

Por isso existem **mecanismos de defesa do equilíbrio ácido-básico**:

A) **Bioquímico** = metabólico (de ação imediata) = **tamponamento**.

Compreende o sistema **bicarbonato** (ácido carbônico/bicarbonato) que é o mais importante e o sistema **não bicarbonato** (NB): hemoglobina, proteínas, fosfato.

Buffer base = base tampão = soma de todos tampões do sangue (bicarbonato + proteinatos).

Buffer base (BB) = HCO_3 + NB.

Avaliação do componente **metabólico** do equilíbrio ácido-básico.

a) **Bicarbonato** (plasma) — normal: 23mEq/l (22 a 26); lactentes 20mEq/l.

b) "Base excess" = excesso de base = **BE** = diferença entre a BB do paciente e a BB normal.

a) BE pode ser determinado diretamente pelo aparelho Astrup.

b) BE pode ser calculado pelo nomograma de Sigaard — Anderson desde que sejam conhecidos pH, $PaCO_2$ e Hemoglobina (Hb).

c) BE = (Na – Cl) – 42, desde que a hemoglobina seja aproximadamente normal.

B) **Fisiológico**

1. **Respiratório** (pulmonar) — leva horas para agir.

   O objetivo é manter normal a pressão parcial de CO_2 no sangue arterial ($PaCO_2$) através da eliminação do CO_2 (hiperventilação) ou da redução da ventilação (hipoventilação).

   A hiperventilação reduz rapidamente a $[H^+]$ mas não consegue fazer a eliminação final do H^+.

   Pa CO_2 normal = 40mm de Hg (35-45).

2. **Renal** — funcionamento lento (em dias) é capaz de eliminar definitivamente o H^+ e restaurar o bicarbonato consumido na reação de tamponamento.

C) **Trocas intracelulares**: troca de H^+ por Na^+ ou K^+ e difusão do Cl^- para o intracelular:

Nas **hipercalemias** ocorre acidose metabólica com urina paradoxalmente alcalina; nas **hipocalemias** ocorre alcalose metabólica com urina ácida.

QUESTÃO 1 — Quando **suspeitar** de distúrbio ácido-básico. Ver quadro pág. 202.

QUESTÃO 2 — Como **interpretar** a gasometria:

1º passo verificar o **pH**: acidose × alcalose

< 7,35 = acidose

> 7,45 = alcalose

Nota: como fiel da balança considerar normal pH 7,40.

Observação: pode haver acidose ou alcalose compensada em que o pH é normal.

2º passo Avaliar o componente **metabólico**

a) **bicarbonato** (normal: 24mEq/l)
   - < 22 = lado acidótico
   - > 26 = lado alcalino

b) **BE** (excesso de base) normal: ± 2,5
   - diminuído = acidose metabólica
   - aumentado = alcalose metabólica
   - nos distúrbios respiratórios puros deve ser normal; nas acidoses respiratórias pode estar diminuído (lembrar também a possibilidade de acidose respiratória + acidose metabólica).

3º passo Avaliar o componente **respiratório** ($PaCO_2$ normal 40mmHg)

Hipercapnia = aumento da concentração do CO_2 no sangue.

$PaCO_2$ > 45 (no lactente: > 35) = $PaCO_2$ no lado acidótico.

a) se quadro clínico de insuficiência respiratória (hipoventilação primária): acidose respiratória.

b) pode ser uma diminuição da ventilação alveolar para compensar uma alcalose metabólica.

Hipocapnia = diminuição da concentração do CO_2 no sangue.

$PaCO_2 < 35mmHg = PaCO_2$ no lado alcalino.

a) se for hipoventilação primária = alcalose respiratória.

b) pode ser hiperventilação compensatória de uma acidose metabólica.

Observação: valores de $PaCO_2$ muito alterados para mais ou para menos, sugerem processo **respiratório primário** e não compensação de processo metabólico.

4º passo Distúrbio metabólico × respiratório

Raciocínio

Para identificar qual é o distúrbio primário, basta observar qual o componente (metabólico ou respiratório) que se encontra do mesmo lado do desvio do pH.

a) pH 7,25; bicarbonato 10,5, $PaCO_2$ 25.

pH baixo (acidose), bicarbonato baixo (lado acidótico), $PaCO_2$ baixo (lado alcalótico).

O componente que está do mesmo lado do pH (acidose) é o metabólico.

Portanto: acidose metabólica (com hiperventilação compensatória que leva à redução da CO_2).

b) pH 7,25; bicarbonato 30; $PaCO_2$ 50.

pH baixo (**acidose**); bicarbonato alto (alcalino); $PaCO_2$ 50 (lado acidótico).

O componente que está do mesmo lado do pH (acidose) é o respiratório.

Portanto: acidose **respiratória** (insuficiência respiratória — hipoventilação primária).

c) pH 7,5 — bicarbonato 30; $PaCO_2$ 50.

pH alto (alcalose); bicarbonato alto (lado alcalino); $PaCO_2$ alto (lado acidótico).

O componente que está do mesmo lado do pH (alcalose) é o metabólico.

Portanto: alcalose **metabólica** com hipercapnia decorrente de hipoventilação alveolar.

d) pH 7,5; bicarbonato 18; $PaCO_2$ 25.

pH baixo (**acidose**); bicarbonato baixo (acidótico), $PaCO_2$ baixo (alcalótico).

O componente que está do mesmo lado do pH (alcalose) é o respiratório.

Portanto, alcalose **respiratória** (hipocapnia aguda: hiperventilação primária).

Observação: se ambos os componentes estiverem do mesmo lado da alteração do pH, qual é o distúrbio? **Misto** = metabólico + acidótico.

Ex. 1: pH 7,25 (acidose); bicarbonato 10,5 (acidótico); $PaCO_2$ 50 (acidótico) **= acidose mista**.

Ex. 2: pH 7,5 (alcalose); bicarbonato 30 (alcalótico); $PaCO_2$ baixo (alcalótico) **= alcalose mista**.

5º passo Verificar se existe um distúrbio ácido-básico secundário

Raciocínio: cada distúrbio ácido-básico tem seu mecanismo de compensação.

A) nos distúrbios **metabólicos**, a compensação é feita pela variação da $PaCO_2$ (por hiper ou hipoventilação) mas esta compensação tem limites.

Os limites podem ser expressos por esta **fórmula**:

$\mathbf{PaCO_2 = BE + 41 \pm 3}$ (ou seja, $PaCO_2 = BE + 38$ a 44)

Corolário:

Se estiver fora dos limites não é compensação mas sim um outro distúrbio ácido-básico associado, isto é, trata-se de um distúrbio misto.

Na prática, exemplos:

1. **Acidose metabólica** (BE negativo) — Ex. (gasometria): BE — 10

   a) Para que a variação da $PaCO_2$ seja uma compensação respiratória, a $PaCO_2$ deve estar entre: $PaCO_2$ = (−10 + 38) e (−10 + 44), ou seja, entre 28 e 34.

   b) Se $PaCO_2 < 28$ (hiperpnéia acentuada) = alcalose respiratória.

   Ex: intoxicação salcílica (acidose metabólica + alcalose respiratória).

   c) Se $PaCO_2 > 34$ (retenção de CO_2) = acidose respiratória.

   Ex: broncopneumonia complicando desidratação grave (acidose metabólica + acidose respiratória).

2. **Alcalose metabólica crônica** (BE é positivo: $PaCO_2$ aumentada)

   Ex: gasometria: BE + 10

   Limites de compensação respiratória: $PaCO_2$: 10 + 38 = 48 a 10 + 44 = 54

   a) $PaCO_2$ entre 38 e 54 = compensação respiratória.

   b) $PaCO_2 < 48$: associação com acidose metabólica (Ex: estenose hipertrófica do piloro com desidratação grave).

   c) $PaCO_2 > 54$: associação com acidose respiratória.

Observação: se preferir, em vez dos cálculos, você pode obter o mesmo resultado utilizando a **Figura V.4.**

B) Nos distúrbios **respiratórios crônicos** (mais de 24-48h de evolução).

Ocorre, como compensação, aumento do bicarbonato e portanto do BE.

Fórmula que define os limites da variação do BE como mecanismo compensador.

$$BE = \frac{PaCO_2}{4} - 9 \pm 3$$

Se o BE encontrado não estiver dentro desses limites, provavelmente existe um distúrbio metabólico superajuntado ao respiratório.

Ex: estado asmático com $PaCO_2 = 60$

BE deve estar entre $(60 \div 4) - 12 = 3$ e $(60 \div 4) - 6 = 9$

a) Se BE muito baixo (< 3): indica acidose metabólica superajuntada (ex: jejum prolongado).

b) Se BE muito alta (> 9): sugere alcalose metabólica (ex: administração excessiva de bicarbonato).

Observação: se preferir, em vez dos cálculos, você pode obter os mesmos resultados utilizando a **Fig. V.5.**

Importante: você pode obter a caracterização completa do desequilíbrio ácido-básico, aplicando pH, $PaCO_2$ e bicarbonato no **diagrama de Davemport (Fig. V.6)**.

Calculo do "anion gap" (AG)

"Anion gap" = $Na^+ - (Cl^- + HCO_3^-) = 11$

- Acidose metabólica com AG aumentado (>14) e Cl normal (por adição de ácidos orgânicos).
- Acidose metabólica com AG normal (10-14) hiperclorêmica (por perda de bicarbonato).

Questão 1 — Quando suspeitar de distúrbio ácido-básico.

Alerta: condições que **predispõem** a distúrbio ácido-básico	**Alarme**: manifestações **clínicas** de distúrbio ácido-básico
• **Acidose metabólica** – **Com "anion gap" aumentado**: Cetoacidose diabética Choque Acidose lática–sepse; intoxicação salicílica Insuficiência renal aguda – **Com "anion gap" normal**: Diarréia com desidratação grave Acidose tubular	"*Fome de ar*" (respiração rápida e profunda) Letargia Fácies ansioso Cianose Má perfusão Sudorese Hipotermia
• **Acidose respiratória** Insuficiência respiratória aguda Obstrução aguda das vias respiratórias altas Distúrbios neuromusculares agudas graves	Confusão mental, letargia Cefaléia, tremores Sinais de desconforto respiratório
• **Alcalose metabólica** Estenose hipertrofica do piloro Drenagem gástrica por cateter Administração excessiva de bicarbonato Uso excessivo de diuréticos Hiperaldosteronismo Cirrose hepática	a) Pela hipocalcemia: câimbras, tetania b) Pela hipopotassemia: fraqueza muscular distensão abdominal arritmia cardíaca
• **Alcalose respiratória** Ventilação assistida Intoxicação salicílica (fase inicial) Insuficiência hepática Hiperpnéia psicogênica	Parestesias dos membros/perioral Irritabilidade muscular Tonturas Desmaio

Acidose: acúmulo de ácidos ou perda de bases
Acidemia = pH < 7,35
Alcalose = ganho de bases ou perda de ácidos
Alcalemia = pH > 7,45

MEDIDAS DE DEFESA DO EQUILÍBRIO ÁCIDO-BÁSICO

A) **TAMPONAMENTO**

É a utilização de soluções **tampão** dos fluidos extra e intracelular. É um mecanismo de ação **imediata**.

1. **Sistema bicarbonato:** ácido carbônico/bicarbonato

   $H_2CO_3 \rightleftarrows H^+ + HCO_3^-$

   As quantidades normalmente existentes no sangue são 1,35mEq/l de ácido carbônico para 27mEq/l de bicarbonato, ou seja, uma proporção constante de 1:20.

2. **Sistema não bicarbonato (NB)**
   1. **Hemoglobina:** hemoglobina reduzida (Hb)/oxiemoglobina (Hb O_2): H. Hb $\rightleftarrows$ H^+ Hb.
   2. **Proteínas:** proteína/proteinato:
      H. Proteína $\rightleftarrows$ H_4^- + Proteína.
   3. **Fosfato:** ácido fosfórico/fosfato:
      H_2 PO_4 $\rightleftarrows$ H PO_4^- + H^+ ou Na_2 H PO_4/Na H_2 PO_4.

Nota: A soma do bicarbonato com os tampões não bicarbonato constitui a **buffer-base**: BB = HCO_3^- + NB^-.

Tampões de sangue: concentração (mEq/l):

Bicarbonato	26
Fosfato	2
Proteínas plasmáticas	3
Hemoglobina	17
Total = buffer-base =	48

Observação: a **buffer-base** varia um pouco em função da concentração de hemoglobina, cujo teor pode diferir em indivíduos normais.

A interação dos dois sistemas (bicarbonato e NB^-) pode ser assim expressa:

$$\begin{array}{c} \qquad\qquad\qquad H\,NB^- \\ \qquad\qquad\qquad \uparrow\downarrow \\ CO_2 + H_2O \rightleftarrows H_2CO_3 \rightleftarrows H + HCO_3^- \\ \qquad\qquad\qquad \uparrow\downarrow \\ \qquad\qquad\qquad NB^- \quad BB \end{array}$$

A **eficiência** de um tampão é tanto maior quanto:

a) maior a concentração do tampão (quanto maior, mais H^+ pode acomodar);

b) mais próxima está sua constante de dissociação (K) da $[H^+]$ da solução em que o tampão existe (nesta situação, grandes adições de H^+ ou A^- produzem pequenas alterações da $[H^+]$).

Nota: denomina-se **pK** o pH no qual o sistema tampão se encontra em equilíbrio na forma iônica e combinada e, portanto, o pH no qual o sistema tem sua maior capacidade tamponante.

O sistema **bicarbonato** é o tampão mais importante, sendo responsável por 75% do poder tamponante do sangue: $H_2CO_3 \rightleftarrows H^+ + HCO_3^-$.

Assim:

a) se adicionarmos HCO_3^- a reação se desloca para a esquerda (lei da ação das massas): o H^+ é consumido na reação e, portanto, sua concentração, ou seja, a $[H^+]$ diminui, o pH aumenta; uma parte do HCO_3^- adicionado se transforma, então, em H_2CO_3;

b) se adicionarmos H^+, a reação se desloca para a esquerda, haverá redução do HCO_3^- (consumo) mas o aumento da $[H^+]$ será menor do que o que corresponderia ao H^+ adicionado, porque uma parte do mesmo será convertido em H_2CO_3;

c) um aumento do H_2CO_3 (elevação do PCO_2) desloca a reação para a direita: há aumento da concentração do H^+ e da HCO_3^-, mas o novo total de H_2CO_3 será menor do que a soma do H_2CO_3 inicial mais o H_2CO_3 adicionado.

Observe-se que, em todas as modificações, fica conservada a proporção 1:20 entre H_2CO_3: HCO_3^-.

Mas os fluidos orgânicos contêm uma mistura de pares-tampão (incluindo o sistema NB). Assim, as alterações produzidas por uma elevação $[H^+]$ ou $[HCO_3^-]$ não produzem o esperado grau de redução no componente oposto deste par-tampão, mas produzem uma variação em todos os tampões NB.

(1) $CO_2 + H_2O \rightleftarrows H_2CO_3 \rightleftarrows HCO_3^- + H^+$

(2) $H\,NB^- \rightleftarrows NB^- + H^+$

Exemplo 1 — se houver adição de bicarbonato, a reação **(1)** se desvia para a esquerda e as conseqüências serão: aumento de H_2CO_3 (PCO_2) e redução de H^+. Mas a redução da $[H^+]$ desvia a reação **(2)** para a direita, com redução dos ânions NB^- (não bicarbonato).

Exemplo 2 — aumento de H_2CO_3 (ou PCO_2): a reação **(1)** se desvia para a direita: aumento da $[H^+]$ e leve aumento da $[HCO_3^-]$; o aumento da $[H^+]$ desvia a reação **(2)** para a esquerda e o aumento final da $[H^+]$ não será tão intenso como se o sistema bicarbonato fosse o único.

Tampão hemoglobina

A hemoglobina reduzida (H. Hb) é mais básica, isto é, absorve melhor H^+.

Recíproca: em meio ácido, a Hb libera melhor o oxigênio (o que acontece ao nível dos tecidos).

Nos tecidos:

B. Hb O_2 (oxiemoglobina tamponada) $\rightarrow$ B. Hb (Hb reduzida tamponada) + O_2.

(proveniente do metabolismo celular)

$\downarrow$

$$CO_2 + H_2O \xrightarrow[\text{carbônica}]{\text{anidrase}} H_2CO_3$$

H_2CO_3 + B. Hb $\rightarrow$ H. Hb (Hb reduzida) + B. HCO_3

Nos pulmões:

H. Hb + O_2 $\rightarrow$ H. Hb O_2 (oxiemoglobina)

H. Hb O_2 + B. HCO_3 $\rightarrow$ B. Hb O_2 + H_2CO_3

$H_2CO_3 \rightarrow H_2O + CO_2$ (eliminado com o ar expirado)

B) REGULAÇÃO FISIOLÓGICA

1. Regulação pulmonar

Tem como objetivo manter normal a pressão parcial de PCO_2 no sangue (PCO_2 = 40mmHg), através da eliminação do CO_2 (hiperventilação) ou redução da ventilação (hipoventilação) através dos seguintes mecanismos:

a) a **hipoxemia** estimula os quimioterápicos, mas deprime o centro respiratório (CR). O efeito resultante da PO_2 diminuída no sangue arterial é a soma algébrica desses efeitos. Nas hipoxias **leves** ocorre hiperventilação e conseqüente eliminação do CO_2 (redução da PCO_2);

b) pH do sangue arterial: diminuição do pH leva à hiperventilação por estímulo dos quimiorreceptores e principalmente do CR. Conseqüências: eliminação do CO_2 e redução da PCO_2;

c) alterações na pressão parcial do CO_2 do sangue arterial: aumento da PCO_2 leva à hiperventilação, e diminuição produz hipoventilação;

d) alterações simultâneas na PO_2, pH e PCO_2 produzem a soma algébrica de seus efeitos separados. Assim, se a PO_2 permanece normal, mas o pH aumenta e a PCO_2 cai, os efeitos inibidores podem ser suficientes para parar completamente a respiração. Mas, conseqüentemente, a PO_2 cai rapidamente, estimulando os quimiorreceptores e a respiração recomeça.

A regulação respiratória atua primariamente sobre o sistema bicarbonato, mas pela interação entre os sistemas bicarbonato e NB, o controle respiratório afeta indiretamente todos os tampões.

A hiperventilação produz rápida alteração da $[H^+]$, mas não serve como mecanismo primário para remoção final do H^+, desde que a reação do sistema NB acabe se deslocando para a D, com reaparecimento do H^+. Sua eliminação definitiva só pode ser feita pelo mecanismo renal.

2. **Regulação renal**

Embora de funcionamento muito mais lento, o rim é capaz de eliminar definitivamente o H^+, além de restaurar o bicarbonato, consumido na reação de tamponamento. O rim pode eliminar íon H^+ de várias maneiras:

a) Os túbulos renais secretam H^+ livre na urina tubular. Assim, o rim pode aumentar a $[H^+]$ de até 800 vezes, ou seja, a urina pode chegar a um pH de 4,5 que é 800 vezes mais ácida do que o plasma. A $[H^+]$ passa de 40(mEq/l para 300mEq/l. Chegando a esse limite, o túbulo não consegue mais vencer o gradiente de concentração: é por isso que não pode existir urina com pH menor do que 4,5.

Embora quantitativamente pouco significativa (0,03mEq/litro; a produção diária de H^+ pelo organismo é 2-3mEq/dia) a secreção de H^+ é de importância fundamental, pois implica reabsorção de HCO_3^- (importante ânion buffer) e economia de Na na célula tubular: CO_2 (formado no metabolismo da célula tubular ou de outras células e trazido ao túbulo pelo sangue) + $H_2O \rightarrow H_2CO_3 \rightarrow H^+ + HCO_3^-$. O bicarbonato volta para o sangue ("prossegue de **reabsorção de bicarbonato**") e o H^+ é eliminado para a urina.

Nota: a reabsorção do bicarbonato é diretamente proporcional à PCO_2 do plasma já que o CO_2 inicia a reação. Para manter a eletroneutralidade, um íon Na^+ proveniente do filtrado glomerular é reabsorvido de maneira ativa ("bomba de sódio") no túbulo proximal.

Observação: existe uma relação inversa entre a eliminação de bicarbonato e de Cl^- na urina.

O organismo, para aumentar o rendimento do néfron como excretor de prótons, recorre ao tamponamento dos mesmos, na luz dos túbulos, pois desde que os íons H^+ se combinem com outras moléculas, baixa sua concentração e as células tubulares podem continuar a excretá-los. As bases conjugadas para formar os ácidos fracos são provenientes da filtração glomerular (fosfatos) ou do metabolismo tubular (NH_3).

b) O filtrado glomerular contém **fosfato** proveniente do sangue, onde predomina a forma dibásica ($HPO_4^=$) na proporção de 4:1.

$H_2PO_4 \rightleftarrows HPO_4^= + H^+$

Na urina que é mais ácida (mais rica em H^+) a reação se desloca para a esquerda, aumentando a quantidade de fosfato monobásico ($H_2PO_4^-$) que passa a predominar na proporção de 200:1.

A excreção de ácidos livres constitui a **acidez titulável** (AT) da urina.

c) A célula tubular secreta $\mathbf{NH_3}$ para a luz do túbulo e essa secreção, que demora vários dias, é diretamente proporcional à acidez da urina.

$$\text{Glutamina} \xrightarrow{\textbf{glutaminase}} \text{ácido glutâmico} + NH_3$$

$NH_3 + H^+ \rightarrow NH_4^+$ (a membrana celular é impermeável ao amoníaco que é então eliminado pela urina).

C) TROCAS INTRACELULARES

O mecanismo celular depende da capacidade da membrana celular em manter a eletroneutralidade entre os compartimentos intra e extracelulares à custa de troca de H^+ por Na^+ ou K^+ e da difusão do ânion Cl^- para o intracelular. O bicarbonato cruza a membrana para dentro da célula lentamente e o H_2CO_3 a cruza rapidamente.

A membrana dos glóbulos vermelhos é impermeável aos íons Na e K, mas permeável aos íons H, bicarbonato e Cl. O movimento do cloreto do plasma para o interior dos glóbulos vermelhos se denomina "desvio dos cloretos" (cloride shift) e pode ser assim esquematizado:

CO_2 do plasma penetra na hemácia:

$$CO_2 + H_2O \xrightarrow{\textbf{anidrase carbônica}} H_2CO_3$$

Parte do H_2CO_3 volta ao plasma, mas o restante é tamponado pela Hb.

$H_2CO_3 + K\,HB \rightarrow H.\,Hb + K\,HCO_3$

$K\,HCO_3 \rightarrow HCO_3^- + K^+$

Cl^- (do $Na^+ Cl^-$) do plasma faz intercâmbio com o HCO_3^-.

Portanto, na hemácia fica: $K^+ Cl^-$; no plasma $Na^+ HCO_3^-$.

Nos estados de **hipercalemia**, o K extracelular em excesso troca com o H^+ intracelular. Conseqüência: aumento da concentração de K e diminuição da concentração de H^+ no compartimento intracelular. Isto também ocorre ao nível da célula tubular distal, com conseqüente elevação do pH intracelular, diminuição da secreção de ácido e diminuição da reabsorção de bicarbonato. Vai havendo então aumento da reserva extracelular de H^+ e redução de bicarbonato (acidose metabólica), mas paradoxalmente a urina será alcalina. O inverso ocorre na **hipocalemia**: alcalose metabólica-hipopotassêmica com acidúria paradoxal.

D) EQUILÍBRIO ELETROLÍTICO

O equilíbrio eletrolítico do plasma está em correlação com o equilíbrio acidobásico e segue a lei da neutralidade (soma dos cátions = soma dos ânions) e a lei da osmolaridade (osmolaridade do líquido extracelular = líquido intracelular):

cátions: Na + K + Ca + Mg

142 + 10 = 152

ânions: Cl + bicarbonato + proteinato + ânions residuais (fosfatos, ác. org.)

100 + 26 + 16 + 10 = 152

42

Quando HCO_3^- é retido no plasma, Cl^- é eliminado pela urina e vice-versa, mantendo constante a soma dos ânions.

Na = bicarbonato + Cl^- + 10

136 = 26 + 100 + 10

DESVIOS DO EQUILÍBRIO ACIDOBÁSICO

Acidose e **alcalose** são processos que tendem, respectivamente, a diminuir ou aumentar o pH, desde que não haja alterações compensadoras em resposta ao fator etiológico primário. Ambas podem ser, pois, **compensadas** (pH normal) ou **descompensadas** (pH baixo ou elevado).

De acordo com a equação de Henderson-Hasselbach:

$$pH = pK + \log \frac{[base]}{[ácido]} \quad ou$$

$$pH = pK + \log \frac{[HCO_3^-]}{[H_2CO_3]} \quad ou$$

$$pH = pK + \log \frac{[HCO_3^-]}{[PCO_2]}$$

$$pH = \mathbf{f}\, \frac{(\text{componente metabólico})}{(\text{componente respiratório})}$$

O pH sangüíneo é, pois, a resultante das alterações metabólicas (HCO_3^-) e respiratórias (H_2CO_3 ou PCO_2). Tanto a acidose como a alcalose podem ser devidas a distúrbios primariamente RESPIRATÓRIOS (relacionados com a variação na eliminação do gás carbônico: **hiper** ou **hipoventilação**) ou METABÓLICOS (as alterações dependem de ácidos não voláteis).

Os distúrbios respiratórios primários são compensados pelo mecanismo renal, enquanto os distúrbios metabólicos são compensados, inicialmente, por mecanismo respiratório.

A compensação respiratória de um processo metabólico nunca é completa (a compensação respiratória sempre cessa antes, num ponto em que as alterações do pH e da PCO_2 se equilibram mutuamente e deixam de influenciar a respiração).

Geralmente, os mecanismos compensadores para um pH baixo são mais eficientes do que para um pH alto; em todos os casos, no entanto, existe um limite para um grau de compensação que o organismo pode atingir.

Para a perfeita caracterização de um desequilíbrio ácido-base são necessários três elementos: pH, PCO_2 e bicarbonato ou base-excess (se dois deles forem conhecidos, o terceiro pode ser deduzido no nomograma) ou pela equação:

$$pH = 6{,}1 + \log \frac{HCO_3^-}{0{,}03 \times PCO_2}$$

AVALIAÇÃO DO COMPONENTE METABÓLICO

De um modo geral, o componente metabólico pode ser avaliado pela **base total (buffer-base)** do **sangue** (inclui bicarbonato e os outros tampões não bicarbonato) ou pelo **bicarbonato** do **plasma** já que o bicarbonato é o principal par-tampão e pelo princípio isoídrico (todos os pares-tampões em uma solução homogênea estão em equilíbrio com a mesma $[H^+]$ pode-se avaliar o estado acidobásico do sangue a partir da análise de um único par-tampão.

Na prática, os seguintes exames são úteis.

1. **CO_2 total** do plasma = HCO_3^- + H_2CO_3 + CO_2 dissolvido = 63vol% = 28 – 29mEq/l (sofre variações dependendo da PCO_2 do plasma no momento da colheita).
2. **Reserva alcalina** (poder de combinação do CO_2 do plasma) = CO_2 do plasma dosado após ser este equilibrado a uma PCO_2 de 40mmHg. Também varia com a PCO_2 no momento da colheita, porém menos que o CO_2 total.
3. **Bicarbonato-padrão** (standard) — é o bicarbonato do plasma, medido em condições padronizadas (Hb completamente oxigenada: PCO_2 = 40mmHg, T = 38°C).

   Normal: 23mEq/l (lactentes: 20mEq/l).

   No **sangue total** podem-se fazer as medidas do pH, BE, PCO_2 (pág. 209).
4. **Buffer-base (base-tampão)** = soma de todos os tampões do sangue (bicarbonato + proteinatos).

   BB = (HCO_3^-) + (P^-) = 42 a 48mEq/l.

   Nota: nos distúrbios **respiratórios** (variações da PCO_2) o BB mantém-se constante pois a concentração do bicarbonato e dos proteinatos (tampões NB) variam inversamente:

   a) **Acidose respiratória**: aumento da PCO_2 → aumento do H_2CO_3.

      $H_2CO_3 + NB^- \rightarrow HB + HCO_3^-$

      Assim, há um aumento de HCO_3^- e consumo proporcional de NB^-: a soma (BB) permanece constante.

   b) **Alcalose respiratória**: redução de PCO_2 e conseqüentemente de H_2CO_3; a reação se desloca para a esquerda com redução de HCO_3^- e aumento proporcional de NB^-.

      (Nota: veja **ressalva** mais adiante).

Nos distúrbios **metabólicos** o BB diminui na acidose e aumenta na alcalose:

$H^+ + HCO_3^- \rightleftarrows H_2CO_3 \rightleftarrows CO_2 + H_2O$ **(I)**

$H^+ + NB^- \rightleftarrows HNB$ **(II)**

Se aumentar a $[H^+]$, as reações **(I)** e **(II)** se deslocam para a direita, com consumo de HCO_3^- e também de NB^-: a soma dos dois (buffer-base) cai.

O inverso acontece na alcalose metabólica.

Mas o BB varia de acordo com o teor de Hb; por esse motivo não é ideal para comparar amostras de sangue com diferentes teores de Hb.

Na prática, para orientar a terapêutica é útil calcular o BE.

5. **Excesso de base** ("base excess") = BE = diferença entre BB de um caso dado e o BB normal. É ideal para medir o componente metabólico, porque independe da concentração da Hb. O BE pode ser determinado diretamente pelo aparelho de Astrup ou pode ser avaliado pelo nomograma de Sigaard-Andersen, conhecendo-se previamente o pH, PCO_2 e Hb. Se tivermos apenas a dosagem de Na e Cl, e desde que a Hb seja aproximadamente normal, pode-se fazer o cálculo BE = (Na – Cl) – 42.

   O normal do BE é 0 (zero); admitem-se variações de ± 2,5.

   O BE é determinado indiretamente à custa do pH, PCO_2, Hb e o nomograma de Sigaard-Andersen (Fig. V.3).

   O BE está aumentado nas alcaloses metabólicas e é negativo nas acidoses metabólicas; nos distúrbios respiratórios puros deve ser normal.

Ressalva: na prática, "in vivo", nas **acidoses respiratórias** há aumento de HCO_3^- com conseqüente diminuição do NB^-. Entretanto, dada a difusibilidade do HCO_3^-, este passa para o espaço intersticial; assim, a dosagem do bicarbonato plasmático resulta normal ou só discretamente aumentada. Por sua vez, o BE resultará diminuído (pois é a soma do bicarbonato normal e do NB^- diminuído). Não se deve esquecer, no entanto, que é freqüente a **associação** de acidose respiratória e acidose metabólica.

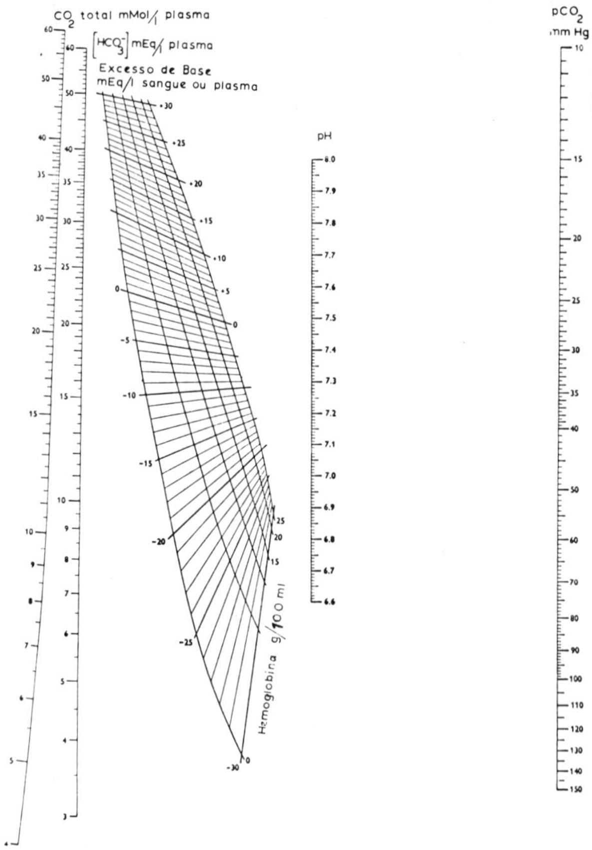

Fig. V.3 — Nomograma de alinhamento, segundo Sigaard-Andersen. Para determinar o base-excess (BE) ligue com uma régua os valores conhecidos de pH e PCO_2 e leia o BE sobre a escala em forma de rede, na linha correspondente à concentração de hemoglobina.

AVALIAÇÃO DO COMPONENTE RESPIRATÓRIO (PCO_2)

PCO_2 normal = 40mm de Hg

Acidose respiratória: PCO_2 aumentada; alcalose respiratória: PCO_2 diminuída.

Partindo do resultado da PCO_2:

a) Aumentado (hipercapnia): 1) **acidose respiratória** (se o quadro clínico for de insuficiência respiratória = **hipoventilação** primária) ou 2) diminuição da ventilação alveolar para **compensar** uma alcalose metabólica.

b) Diminuído: 1) **alcalose respiratória** (se for hiperventilação primária) ou 2) **hiperventilação compensatória** de uma acidose metabólica.

Observação: valores de PCO_2 muito alterados para mais ou para menos, sugerem processo **respiratório primário** e não compensação de processo metabólico.

ADENDO

1. Nos distúrbios **metabólicos** crônicos há alteração do BE e variação da PCO_2 (compensação respiratória). Mas a variação da PCO_2 ocorre dentro de certos limites, pois a diminuição de 1mEq de bicarbonato leva ao aumento de 1,1mmHg na PCO_2. Na prática, esta variação da PCO_2 pode ser calculada por uma fórmula:

   PCO_2 = BE + 41 ± 3 (ou seja PCO_2 = BE + 38 a 44)

   Baseado num determinado BE, a PCO_2 deve estar entre esses limites para que possa ser considerada uma compensação respiratória; se a PCO_2 estiver fora desses limites, estamos diante de um distúrbio misto.

   Exemplificando com um caso de **acidose metabólica** (em que o BE é negativo e há redução da PCO_2 pela hiperpnéia compensatória). Se o BE for, por ex.: –10, a PCO_2 deverá estar entre estes limites: –10 + 38 = 28 e –10 + 44 = 34. Assim, se a PCO_2 medida estiver entre 28 e 34, trata-se de uma compensação respiratória; se PCO_2 < 28 existe um outro fator que está acentuando a hiperpnéia, isto é, há uma alcalose respiratória associada (distúrbio misto: ac. metab. + alc. resp., que na prática pode ser encontrada na intoxicação

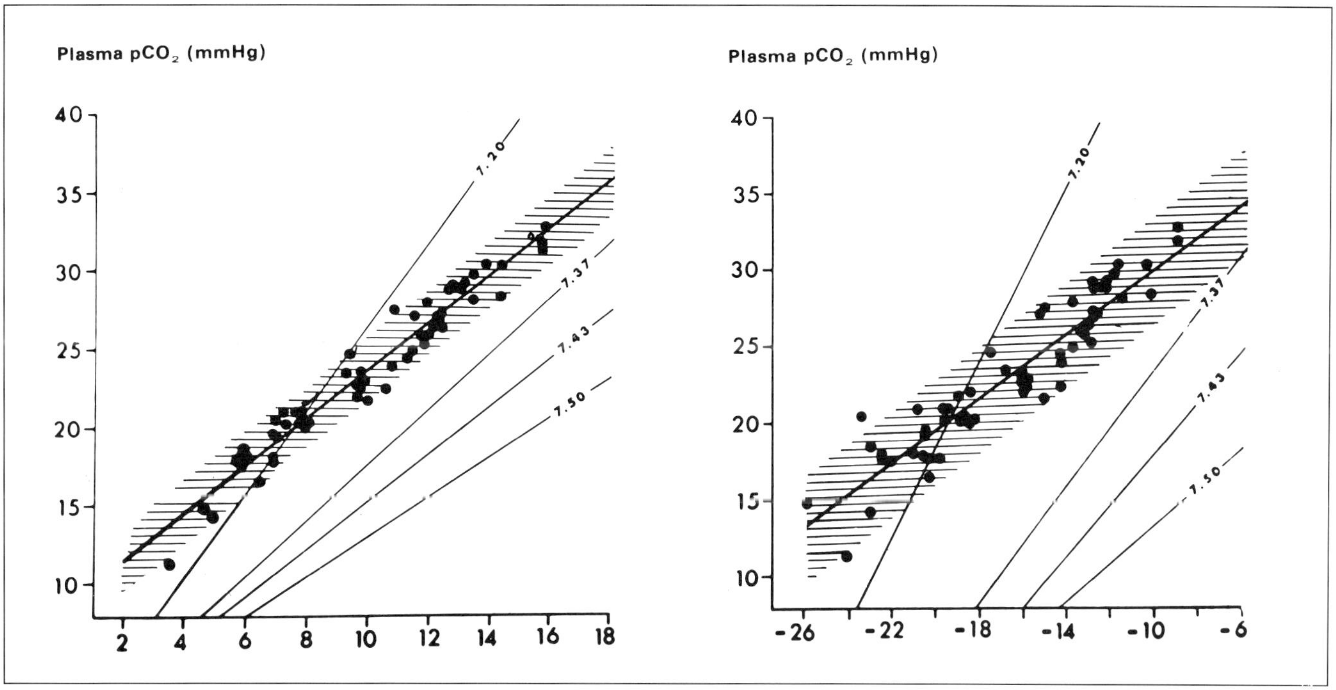

Fig. V.4 — Acidose metabólica (segundo Winters, 1963) (duração ≥ 1 dia).
Partindo do resultado do bicarbonato e do BE encontrado, a PCO_2 deve cair dentro da área sombreada, para ser considerado como compensação ventilatória:
a) se a PCO_2 estiver acima do limite: existe um distúrbio respiratório associado;
b) se a PCO_2 estiver abaixo do limite: existe uma alcalose respiratória associada (ex.: intoxicação salicílica).

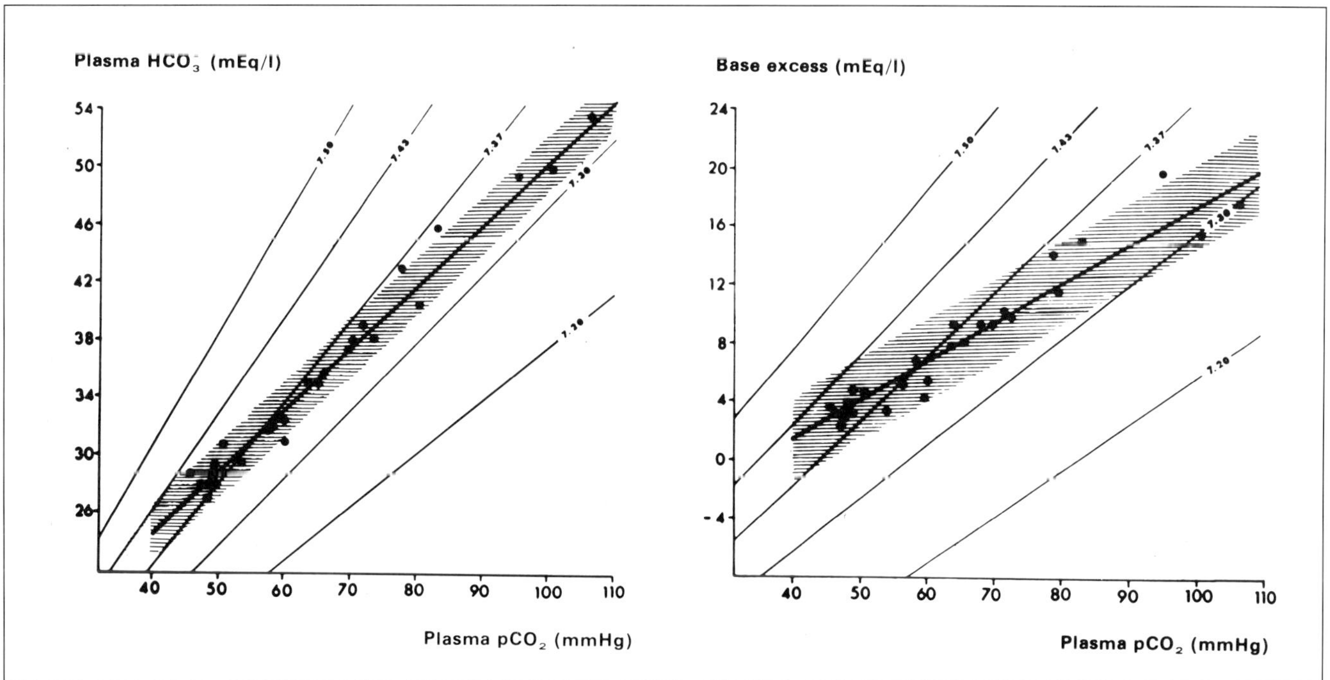

Fig. V.5 — Acidose respiratória crônica (segundo Winters, 1966) (duração ≥ 5 dias).
PCO_2 aumentada (bicarbonato e BE aumentados); partindo do resultado da PCO_2 encontrada o bicarbonato plasmático (gráfico da esquerda) ou BE (gráfico da direita) deve cair dentro da área sombreada, para ser considerado compensatório:
a) se cair acima do limite: existe alcalose metabólica associada;
b) se cair abaixo do limite: ou a compensação não chega a ser máxima ou existe acidose metabólica associada (procure evidências clínicas para este fato).

Nota: compensação completa (pH normal) ocorre no máximo até a PCO_2 de 80mmHg.

pelo salicilato); se $PCO_2 > 34$ deve existir um fator de retenção de CO_2, ou seja, acidose respiratória (ac. metabólica + ac. respiratória), ex.: desidratação grave por diarréia complicada por broncopneumonia.

2. **Alcalose metabólica crônica** (BE é positivo; PCO_2 aumentada). BE, por ex.: +10. Limites da compensação respiratória: $PCO_2 = 10 + 38 = 48$ e $PCO_2 = 10 + 44 = 54$. Se a $PCO_2 < 48$ deve haver associação de ac. metabólica. Ex.: estenose hipertrófica do piloro leva à alcalose metabólica; se houver associação de desidratação severa esta leva à acidose metabólica.

   Se $PCO_2 > 54$ deve haver associação com acidose respiratória.

   Nota: em vez da fórmula, os mesmos resultados podem ser obtidos pela utilização da figura V.4.

3. Nos distúrbios **respiratórios crônicos** (mais de 24 a 48 horas de duração), o aumento de 3mmHg de CO_2 acarreta o aumento de 1mEq de bicarbonato e, assim, a variação do BE pode ser calculada pela fórmula:

$$BE = \frac{PCO_2}{4} - 9 \pm 3$$

   Se o BE encontrado não estiver dentro dos limites calculados a partir da PCO_2 medida, é provável que exista um distúrbio metabólico superajuntado ao respiratório.

   Ex.: estado asmático com $PCO_2 = 60$.

   O BE deverá estar entre:

   3 (= 60 ÷ 4 − 15) e 9 (= 60 ÷ 4 − 6).

   BE muito baixo indica acidose metabólica superajuntada (por anoxia tissular, jejum prolongado); BE acima de 9 sugere alcalose metabólica (por ex.: administração excessiva de bicarbonato).

   Nota: em vez da fórmula pode-se utilizar a figura V.5.

DISTÚRBIOS ACIDOBÁSICOS (AB) E DIAGRAMA pH-BICARBONATO

No diagrama pH-bicarbonato, segundo Davenport, figura V.6, as várias possibilidades de distúrbios acidobásicos são representadas (de um modo geral, os pontos situados no quadrante inferior D indicam acidose metabólica, no superior D: acidose metabólica; no inferior D: alcalose respiratória; no superior D: alcalose metabólica).

Ponto A: pH = 7,4; $PCO_2 = 40$; bicarbonato = 23 : **normal**.

Ponto B: pH baixo (acidose), bicarbonato baixo (metabólica), PCO_2 normal (não houve mecanismo respiratório compensador) = **acidose metabólica descompensada**.

Ponto C: pH alto (alcalose), bicarbonato alto (metabólica), PCO_2 normal (sem compensação respiratória) = **alcalose metabólica descompensada**.

Ponto D: pH alto (alcalose), bicarbonato baixo (respiratória), PCO_2 baixa (hiperventilação) = **alcalose respiratória descompensada**.

Ponto E: pH baixo (acidose), bicarbonato alto (respiratória), PCO_2 alta (retenção de CO_2 = hipoventilação) = **acidose respiratória descompensada**.

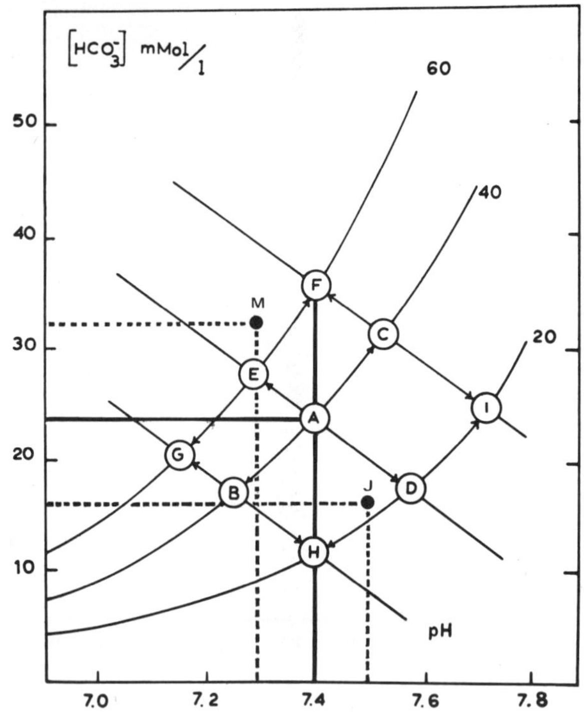

Fig. V.6 — Diagrama pH-bicarbonato (Davenport).

Ponto F: pH normal mas bicarbonato alto e PCO_2 alta. Trata-se, pois, de um distúrbio AB compensado: a) alcalose metabólica fica excluída porque nenhum distúrbio metabólico pode ser totalmente compensado por mecanismo respiratório; b) **acidose respiratória totalmente compensada**; c) outra possibilidade: distúrbio misto = **acidose respiratória** + **alcalose metabólica**. Valorizar dados clínicos para o diagnóstico diferencial.

Ponto G: pH baixo (acidose), bicarbonato baixo (metabólica), PCO_2 alta (hipoventilação) = **acidose metabólica e respiratória** (mista).

Ponto H: pH normal mas bicarbonato baixo e PCO_2 baixa = distúrbio AB compensado. Possibilidades: a) acidose metabólica fica excluída porque não pode haver compensação completa só pela hiperventilação; b) **alcalose respiratória compensada**; c) outra possibilidade: **alcalose respiratória** + **acidose metabólica**. Valorizar os dados clínicos.

Ponto I: pH alto (alcalose), PCO_2 baixa e bicarbonato elevado: **alcalose respiratória** + **alcalose metabólica** (misto).

Ponto J: pH discretamente elevado (alcalose), bicarbonato diminuído (respiratória), PCO_2 diminuída (hiperventilação) = **alcalose respiratória** + **acidose metabólica**.

Ponto M: pH discretamente diminuído (acidose leve), bicarbonato aumentado (respiratória), PCO_2 aumentada (hipoventilação) = **acidose respiratória parcialmente compensada**; outra possibilidade (valorizar os dados clínicos): **acidose respiratória severa** + **alcalose metabólica**.

VALORES NORMAIS

Os valores básicos na determinação dos distúrbios do equilíbrio acidobásico são o pH, o bicarbonato e a PCO_2, sendo os dois primeiros essenciais.

pH = 7,4 (7,35 a 7,45)
Bicarbonato = 24 (23 a 28) mEq/l; lactentes = 20
PCO_2 = 40mmHg (35 a 48); lactentes = 33

Outros dados: Se for fornecido o CO_2 total, subtrair 1, o que dará o valor aproximado do bicarbonato.

Ex.: CO_2 total = 30; bicarbonato = 30 – 1 = 29.

Reserva alcalina: 27mEq/l ou 60vol%

$$\underset{(40mEq/l)}{H^+} + \underset{(24mEq/l)}{HCO_3^-} \rightleftarrows \underset{(1,2mM/l)}{H_2CO_3} \rightleftarrows H_2O + \underset{(40mmHg)}{CO_2}$$

$$H_2CO_3 = PCO_2 \times \text{coeficiente de solubilidade} = 0,3$$

$$\frac{[H^+]\,[HCO_3^-]}{[H_2CO_3]} = \frac{(40)\,(24)}{(1,2)} = 800 \quad \text{ou}$$

$$\frac{[H^+]\,[HCO_3^-]}{PCO_2} = \frac{(40)\,(24)}{(40)} = 24$$

$$BE = 0\ (\pm\ 2,5)$$

Nota: 1mEq de bicarbonato está contido em 1ml da solução de bicarbonato de sódio 8,4% ou 2,8ml de sol. a 3% ou 6ml de sol. a 1,4%.

COLHEITA DE SANGUE
(em ordem decrescente de preferência)

1º) Sangue arterial (artéria radial, femoral ou temporal). Colher 5ml em seringa heparinizada, vedar a ponta com parafina; se a análise não for feita imediatamente, conservar em geladeira.

2º) Sangue capilar arterializado (punção profunda, em região previamente aquecida). Ver capítulo **Procedimento**.

3º) Sangue venoso, local aquecido (42°C por 10 minutos), sem torniquete.

4º) Sangue venoso, torniquete durante não mais de 2min (o pH baixa alguns centésimos de unidade, a PCO_2 e o bicarbonato aumentam ligeiramente).

Anticoagulante: heparina.

Determinação laboratorial: o mais cedo possível após a colheita.

CAUSAS DE ERRO

O pH pode cair (glicólise que ocorre à temperatura ambiente), pH pode subir (exposição ao ar); aparelhos mal calibrados, mal conservados, erros pequenos podem se potencializar no caso de valores calculados indiretamente.

Conclusão: os resultados laboratoriais devem ser sempre submetidos a uma análise crítica.

PRINCIPAIS DISTÚRBIOS METABÓLICOS

- **Acidose**: acúmulo de ácidos ou perda de bases.
- **Acidemia**: pH < 7,35.
- **Alcalose**: ganho de base, ou perda de ácidos.
- **Alcalemia**: pH > 7,45.
- **Hipercapnia**: aumento da concentração de CO_2 no sangue (↑ de PCO_2).
- **Hipocapnia**: diminuição da concentração de CO_2 no sangue (↓ de PCO_2).
- **Compensação**: mecanismo que atenua a variação do pH. No distúrbio metabólico, a compensação é respiratória e vice-versa.
- **Correção**: mecanismo fisiológico de normalização do componente alterado.

	pH	**PCO_2**	**Bicarbonato**	**BE**	**Urina**
Ac. metabólica	↓	↓	↓	↓	Ácida
Alc. metabólica	↑	↑	↑	↑	Alcalina*
Ac. respiratória	↓	↑	↑	N↓	Ácida
Alc. respiratória	↑	↓	↓	N	Alcalina**
Ac. metab. + Ac. respir.	↓↓	↑N↓	↑N↓	↓	
Alc. metab. + Ac. respir.	↑N↑	↑	↑	↑	
Ac. metab. + Alc. respir.	↑N↑	↓	↓	↑N↓	
Alc. metab. + Alc. respir.	↑↑	↑N↓	↑N↓	N	

* Casos prolongados em que se instala déficit de K: urina ácida paradoxal.

** Se houver hiperpotassemia: urina alcalina paradoxal.

Diarréia grave	Ac. metabólica
Choque	Ac. metabólica
Jejum	Ac. metabólica
Insuficiência renal aguda	Ac. metabólica
Cetoacidose diabética	Ac. metabólica
Overdose de sedativo	Ac. respiratória
Pneumotórax hipertensivo	Ac. respiratória
Estenose hipertrófica do piloro	Alc. metabólica (com hipo K)
Excesso de diuréticos	Alc. metabólica (com hipo K)
Ventilação artificial não monitorizada	Alc. respiratória
Asma aguda severa (avançada)	Ac. resp. + Ac. metab.
Pneumonia intersticial grave .	Ac. resp. + Ac. metab.
Choque	Ac. metab. + Ac. resp.
Diarréia grave + broncopneumonia	Ac. met. + Ac. resp.
Intoxicação salicílica	Alc. resp. + Ac. metab.
Insuficiência hepática	Ac. metab. + Alc. resp.
Mucoviscidose (crônica) + infecção aguda	Ac. resp. crônica + Ac. metab.

Ac. = acidose; Alc. = alcalose

ACIDOSE METABÓLICA

pH < 7,4 HCO_3 < 24 PCO_2 < 40

Redução primária do bicarbonato plasmático com queda do pH.

a) Aumento de produção de ácidos: cetoacidose diabética, jejum, intoxicação salicílica, acidose láctica (choque, parada cardíaca) por metabotização anaeróbia da glicose.
b) Inadequada eliminação de ácidos: insuficiência renal aguda, acidose tubular renal distal.
c) Perda excessiva de bicarbonato nas fezes: diarréia grave.
d) Perda excessiva de bicarbonato na urina: acidose tubular renal proximal.

⇓

↓ **bicarbonato plasmático**
↓
queda do pH sangüíneo
↓
estimula os centros respiratórios
↓
hiperventilação (é a compensação fisiológica)
↓
↗ eliminação de CO_2
↓
queda do CO_2 sangüíneo
↓
correção renal: eliminação de ácidos (após 3 dias)

Casos graves (pH < 7,20)

- prejudica contratilidade cardíaca
- reduz fluxo sangüíneo pulmonar
- reduz resposta às catecolaminas
- hiperpotassemia
- abole o efeito estimulante do pH baixo no centro respiratório

		Sangue
1. Fenômeno básico	Acúmulo de ácidos fixos	↗ $[H^+]$ e ↘ pH
2. Tamponamento	Desvio das reações (1) e (2) para D $H^+ + HCO_3^- \rightarrow H_2CO_3 \rightarrow H_2O + CO_2$ $H^+ + NB^- \rightarrow HNB$	
	Consumo de HCO_3^- = ↓ HCO_3^- Consumo de NB^- = ↓ NB^-	↓ HCO_3^- plasmático
	Redução de BB: ↓ BE	BE negativo
3. Respiratório	↓ pH → hiperpnéia ("fome de ar" = respiração de Kussmaul) → ↘ PCO_2	↓ PCO_2
4. Celular	Concentração de H^+ no LEC → troca por K celular	Hipercaliemia
5. Renal	Concentração plasmática de bicarbonato Consequências: a) ↓ filtração glomerular e da reabsorção tubular b) ↗ excreção de H^-	↗ Cl^- plasmático Urina ácida (AT) ↗ amônia

Clínica: "fome de ar" (Kussmaul); hipotermia, sudorese, hipoperfusão, cianose, fácies ansioso, letargia.

Diarréia com desidratação
Cetoacidose diabética
Choque
Parada cardíaca
Insuficiência renal aguda

Movimentos respiratórios rápidos e profundos
(**"fome de ar"** = respiração de Kussmaul)

Letargia
Fácies ansioso
Cianose
Má perfusão
Hipotermia
Sudorese

pH ácido (< 7,35)
Bicarbonato diminuído: < 22 na criança
< 20 no lactente
Base-excess negativo
PCO_2 diminuída*: < 35 na criança
< 30 no lactente

* PCO_2 baixa é mecanismo compensador
só se estiver dentro destes limites: $PCO_2 = 1$ a $1,4 \times HCO_3$

TRATAMENTO

1º) **Corrigir a causa primária**:

diarréia — reidratação
diabetes — reidratação + insulina

2º) **Tratamento específico da acidose**:

quando houver risco de vida pela acidose:
pH < 7,1 ou bicarbonato < 10mEq/l

Princípios básicos

- Não é necessária a correção completa da acidose, basta tirar da zona de perigo e levar o pH acima de 7,2.
- É melhor corrigir parcialmente a acidose do que exagerar na correção (perigo de alcalose metabólica; injeções rápidas e concentradas de bicarbonato podem causar edema cerebral e hemorragia intracraniana).
- Reavaliar (clínica e gasometria) e considerar a necessidade de ministrar o restante, lentamente, misturado aos líquidos da hidratação.

Importante: não se basear apenas na persistência da "respiração acidótica" (Kussmaul) já que o pH ao nível do SNC se corrige mais lentamente e mantém o estímulo ao centro respiratório e conseqüentemente a hiperventilação. Insistência na administração de bicarbonato pode levar à perigosa alcalose metabólica.

Cálculo para correção — quanto?

mEq de bic = (bic desejado – bic atual) × peso (kg) × 0,3 ou 0,25
(até 1 ano: 0,3; mais de 1 ano: 0,25).

Quanto — (mEq de bicarbonato de sódio)

1º) (15 – bic atual) × 0,3 ou 0,25 × peso (kg)
ou
2º) BE × 0,3 ou 0,25 × peso (kg)
aplicar só 1/2 da quantidade calculada, reavaliar
ou
3º) na ausência de dados laboratoriais dar 1,5mEq/l.

Como?

Solução isotônica de bicarbonato de Na (= 1,4%)
6ml desta solução fornecem 1mEq
(1ml de solução a 8,4% fornece 1mEq).

Como ministrar

Se só for disponível solução mais concentrada, diluí-la previamente.

Ex: sol. a 8,4% — diluir 1/6 (1 parte da solução + 5 partes de s. glicosado); sol. a 3% — diluir ao 1/2 (acrescentar volume igual de s. glicosado) em 1-4 horas.

Infundir todo o volume calculado pela fórmula descrita no item **1º**) ou **3º**); ou metade do volume calculado pela fórmula do item **2º**), em **1** ou **2 horas**, EV.

ACIDOSE RESPIRATÓRIA

pH < 7,4 pCO_2 > 40 HCO_3 < 24

- **Excreção pulmonar inadequada de CO_2 (hipoventilação).**
- Acarreta **retenção** primária **de CO_2.**
- Freqüentemente se acompanha de **hipoxemia**.
- Mecanismo compensador inicial: tamponamento.
- Correção: eliminação do distúrbio respiratório.

a) Distúrbios neuromusculares agudos:
  Lesão da medula
  Síndrome de Guillain-Barré
  Overdose de sedativo
b) Obstrução das vias aéreas superiores:
  Corpo estranho
  Edema de glote
  Epiglotite
c) Distúrbios respiratórios:
  Broncoespasmo severo
  Pneumotórax
  Edema pulmonar
  Pneumonia grave

Confusão, letargia
Cefaléia
Tremores
Sinais de desconforto respiratório

pH ácido (< 7,20)
Bicarbonato normal ou pouco aumentado: > 20 no lactente
> 24 na criança
PCO_2 aumentada: > 33 no lactente
> 40 na criança
BE diminuído (ou normal)

* HCO_3 alto é mecanismo compensador, se estiver dentro destes limites (crônica)
$HCO_3 = 0,25$ a $0,55 \times PCO_2$

TRATAMENTO

Eliminar a causa da insuficiência respiratória aguda:
a) desobstruir as vias aéreas superiores;
b) promover ventilação pulmonar (até intubação/ventilação mecânica).
Corrigir desidratação.
Fornecer substâncias energéticas (glicose).

		Sangue
1. Fenômeno básico	Hipoventilação PCO_2 alveolar	↗ PCO_2
2. Tamponamento	Desvio da reação (1) para E e da (2) para D $H^+ + HCO_3^- \rightarrow H_2CO_3 \rightarrow CO_2 + H_2O$ $H + NB^- \rightarrow HNB$ (com ↗ Hb insaturada)	↗ H^+ e ↘ pH
(insuficiência respiratória aguda)	Aumento do HCO_3^- é discreto (passagem para o espaço intersticial) NB^- diminui BB diminui	HCO_3^- normal ou levemente aumentado BE diminuído (ou normal)
3. Renal (se o processo persistir) Ac. respiratória crônica	Conseqüência da ↗ PCO_2: a) ↗ reabsorção de bicarbonato b) ↗ excreção de H^+ c) ↗ concentração plasmática de HCO_3^-	↗ $[HCO_3^-]$ Urina ácida ↓ Cl-plasmático

Clínica: confusão, letargia, tremores.

Crônica: melhor tolerada (confusão, sonolência).

Na **insuficiência respiratória crônica** (ex.: mucoviscidose) ou de **duração prolongada** (> 3 ou 5 dias), a progressão é lenta e gradual. O pH sofrerá desvio discreto porque há tempo para uma compensação renal eficiente. Haverá intensa reabsorção de bicarbonato com conseqüente acentuada elevação de bicarbonato plasmático (o BE está elevado, simulando uma alcalose metabólica) e redução proporcional do cloro plasmático.

Exemplo: pH = 7,30; bicarbonato 42, PCO_2 = 70; cloro = 85 (normal = 100).

Quando a recuperação de uma acidose respiratória crônica é espontânea, ela costuma ser lenta e progressiva, com adaptação concomitante dos mecanismos renais. Se no entanto a PCO_2 é reduzida rapidamente, como acontece por **ventilação artificial**, os rins continuam durante algum tempo a eliminar urina ácida e a reter bicarbonato; ao mesmo tempo a redução brusca da $[H^+]$ leva o potássio novamente para o interior das células. A conseqüência poderá então ser uma alcalose metabólica descompensada com hipocloremia e hipocalemia. **Implicação terapêutica**: obrigatório administrar KCl no tratamento de uma acidose respiratória de longa duração.

Observação: percebe-se que os resultados laboratoriais podem simular a superposição de uma acidose ou alcalose metabólicas sobre a acidose respiratória. Não esquecer, no entanto, que é mesmo freqüente a associação desses distúrbios metabólicos com a acidose respiratória crônica. Os resultados laboratoriais devem ser, então, analisados cuidadosamente e comparados com os dados esperáveis (um dado útil: nas hipercapnias com PCO_2 até 60 ou 70, o pH pode permanecer quase normal; daí em diante, diminui progressivamente. O bicarbonato está aumentado mas raramente ultrapassa 40mEq/l; valores mais altos sugerem alcalose metabólica associada). Por outro lado, todas as circunstâncias agregadas e que podem influir no equilíbrio ácido-básico devem ser pesadas criteriosamente.

Ex.: mucoviscidose com insuficiência respiratória crônica (acidose respiratória crônica) sobre a qual se agrega uma infecção que leva à acidose metabólica (o bicarbonato que estava alto pode praticamente se normalizar, mas o pH resulta bastante baixo).

ALCALOSE METABÓLICA

pH > 7,4 HCO_3 > 24 PCO_2 > 40

- Aumento primário do bicarbonato plasmático.
- Aumento subseqüente do pH.
- Mecanismo compensatório: hipoventilação com retenção de CO_2 (limitado pela hipoxia resultante).
- Correção renal: excreção urinária do excesso de bicarbonato.

- perda excessiva de $[H^+]$ (estenose hipertrófica do piloro; drenagem gástrica)
- excessiva administração de bicarbonato
- depleção severa de K
- desnutrição, corticóides, diuréticos
- hiperaldosteronismo

a) pela hipocalcemia: câimbras, tetania, arritmia cardíaca
b) pela hipopotassemia: fraqueza muscular, distensão abdominal, arritmias

pH alcalino (pH > 7,45)
Bicarbonato aumentado (> 24)
Base excess > 2,5
PCO_2 aumentada*: > 33 no lactente
> 48 na criança
Cl e K: diminuídos

* PCO_2 alta é mecanismo compensador se estiver dentro destes limites:
$PCO_2 = 0{,}4 \text{ a } 0{,}9 \times HCO_3$

		Sangue
1. Mecanismo fundamental:	perda de H^+	$\downarrow [H^+]$ e ↗ pH
2. Tamponamento:	desvio das reações (1) e (2) para a E $H^+ + HCO_3^- \rightarrow H_2CO_3 \rightarrow CO_2 + H_2O$ $H^+ + NB^- \rightarrow HNB$	
	aumento de HCO_3^- aumento de NB^-	
	BB aumentada	BE aumentado
3. Respiratório:	↗ pH depressão respiratória → retenção de CO_2	↗ PCO_2
4. Renal:	excreção de bicarbonato e retenção de H^+ supressão da secreção de amônia	Urina alcalina

Clínica: tetania; sinais de hipopotassemia: fraqueza muscular, distensão abdominal, íleo paralítico.

TRATAMENTO

1. **Casos de depleção de volume** (cloreto urinário < 10mEq/l).
   Conduta: correção da volemia com s. fisiológico.
2. **Alcalose resistente ao tratamento com cloreto de sódio** (cloreto urinário > 20mEq/l):
   a) por diurético: suspender; ministrar KCl;
   b) ação mineralocorticóide excessiva: tratar a causa; ministrar KCl.

Na **estenose hipertrófica do piloro** (casos avançados) ocorre: alcalose metabólica hipoclorêmica e hipopotassêmica com acidúria paradoxal.

Conduta

1º) Corrigir a hipovolemia (soluções salinas).
2º) Adicionar KCl a 19,1% (2ml/100ml da solução) até que Cl atinja 90mEq/l e BE esteja próximo do normal. Isto se consegue com 24-48h de tratamento pré-operatório.

ALCALOSE RESPIRATÓRIA

pH > 7,4 PCO_2 < 40 HCO_3 < 24

- Redução primária de CO_2 com elevação do pH.
- Resulta da **hiperventilação**.
- Pode ser compensado pela eliminação urinária de bicarbonato.

Ventilação assistida
Hiperpnéia psicogênica/ansiedade
Intoxicação salicílica (fase inicial)
Insuficiência hepática
Lesões do sistema nervoso central

Hipocapnia aguda (↓ PCO_2)
irritabilidade neuromuscular
parestesias dos membros e perioral
tontura e desmaio/cefaléia

pH aumentado (pH > 7,45)
Bicarbonato diminuído (< 22)
Base excess: normal
PCO_2 diminuída (< 35)*

* PCO_2 baixa é mecanismo compensador se estiver dentro destes limites (crônica): $HCO_3 = 0,4$ a $0,5 \times PCO_2$

Hiperpotassemia torna a urina ácida.

Anoxia tissular acarreta acidose metabólica.

		Sangue
1. Processo fundamental	Hiperventilação → $\searrow$ PCO_2 alveolar	$\searrow$ CO_2 plasmático
2. Tamponamento	Desvio das reações (1) para D e redução da $[H^+]$ (2) para E $H^+ + HCO_3^- \rightarrow H_2CO_3 \rightarrow CO_2 + H_2O$ $H^+ + NB^- \rightarrow HNB$	$\searrow$ $[H^-]$ e $\nearrow$ pH
	Redução do bicarbonato Aumento do NB Desvio da curva de dissociação da Hb anoxia BB normal	
3. Renal	Conseqüência da $\searrow$ PCO_2: a) reabsorção do bicarbonato $\searrow$ b) secreção tubular de H^+ $\searrow$ c) concentração plasmática $\searrow$ de HCO_3^-	 $\searrow$ HCO^-_3 plasmático Urina alcalina $\nearrow$ Cl^- plasmático
4. Celular	Alcalose: penetração do K na célula	Hipopotassemia

Clínica: parestesias (extremidades, perioral), tonteiras, desmaio, cefaléia que piora com a luminosidade.

TRATAMENTO

Correção da causa básica.

Manejo correto dos respiradores; monitorização quando do uso dos mesmos.

Casos sintomáticos — respiração em máscara fechada.

3. DISTÚRBIOS ELETROLÍTICOS

SÓDIO (Na^+)

Normal: 130-145mEq/l.

HIPONATREMIA

Na^+ menor que 130mEq/l.

Sintomático quando menor de 120mEq/l.

Sintomas são devidos ao **edema cerebral**: letargia, cefaléia, fraqueza, convulsões; coma (Na 110mEq/l ou menos).

1. **Por perda de Na^+**
   a) Desidratação por diarréia aquosa grave.
   b) Perda urinária: insuficiência adrenal, nefropatia perdedora de sal, excesso de diurético.
   c) Perda pelo suor na fibrose cística durante o verão.
2. **Por administração excessiva de água**
   a) Intoxicação hídrica por administração excessiva de soluções hipotônicas.
   b) Ventilação mecânica e tendas úmidas com nebulizadores ultra-sônicos.
3. **Por retenção de água**
   a) Insuficiência renal.
   b) Síndrome nefrótica.
   c) Insuficiência cardíaca congestiva.
   d) Queimadura.
   e) Secreção insuficiente de hormônio antidiurético: meningite, tumor intracraniano, TCE.

Conduta

- Desidratação hiponatrêmica (ver pág. 198).
- Intoxicação hídrica (ver pág. 198).
- Secreção insuficiente de hormônio antidiurético.
  — Restrição hídrica.
  — Na presença de sintomas neurológicos: NaCl 3% EV: 5ml/kg em 1 ou 2h EV. Manitol 20%: 10ml/kg EV em 1/2h.

HIPERNATREMIA

Na^+ maior que 150mEq/l.

Causa desidratação celular que ocasiona sintomas neurológicos agudos: irritabilidade, entremeada com períodos de letargia, choro estridente, hipertonia muscular e rigidez (imita meningite), febre; convulsões (especialmente no início da reidratação EV).

1. Desidratação hipernatrêmica.
2. Intoxicação pelo sal: substituição inadvertida do açúcar por sal na mamadeira; excesso de bicarbonato de sódio na ressuscitação cardiorrespiratória e alta concentração de sódio na nutrição parenteral.

Conduta: 1º corrigir volemia:
a) desidratação — soro fisiológico ou plasma ou albumina 5% – 40ml/kg; a seguir; manutenção + reposição;
b) hipervolemia — restrição hídrica;
2º furosemida — 1mg/kg EV. Diálise peritoneal em casos graves.

3. **Diabetes insípido** (poliúria, febre recorrente e desidratação com urina muito diluída). Conduta: oferta generosa de líquido; desmopressina na forma hipofisária e diuréticos na nefrogênica.

POTÁSSIO (K^+)

Normal: 5mEq/l.

HIPOPOTASSEMIA = HIPOCALEMIA ($K < 3{,}5$mEq/l)

1. Ingestão insuficiente: desnutrição grave.
2. Perdas gastrintestinais: vômitos, diarréia, drenagem por sonda nasogástrica, fístula intestinal.
3. Perdas renais: excesso de diurético, uso prolongado de corticóides, hiperplasia adrenal, acidose tubular renal.
4. Alcalose metabólica.

Reconhecimento

Anorexia, lassidão, distensão abdominal.

Fraqueza muscular.

Alterações do ECG: onda T alargada e baixa; onda T invertida e onda U proeminente; arritmias cardíacas (Fig. V.7).

Hiperglicemia.

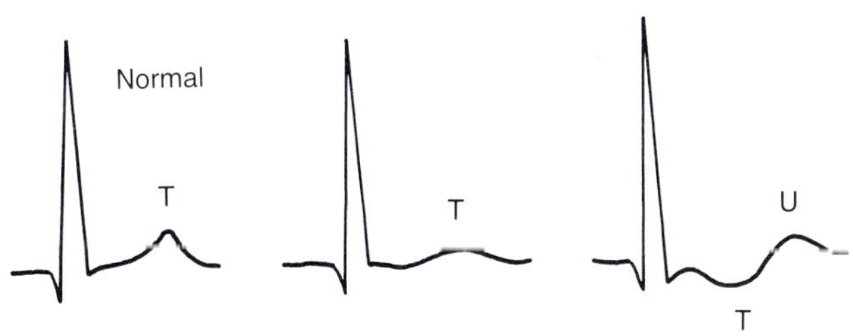

Fig. V.7 — ECG na hipocalemia.

Conduta

1. Via oral: xarope de cloreto de potássio.
2. Casos graves: aumentar a concentração do soro de manutenção para 5mEq/100ml (2ml da solução de KCl 19,1% para cada 100ml de soro).
3. $K < 2$mEq/l e alterações do ECG: 2ml de KCl 19,1% em 100ml de s. glicosado — 2 a 3 gotas/kg/min, com monitorização contínua.

HIPERPOTASSEMIA (= HIPERCALEMIA) (K > 5,5mEq/l)

Ocorre na vigência de insuficiência renal aguda, oligúria pré-renal (desidratação) ou deficiência mineralocorticóide (insuficiência adrenal) e fatores de agravamento: acidose metabólica, trauma, queimadura, hemólise, hipoxia e excesso de sais de K ministrados inadvertidamente.

Reconhecimento

1. Atenção: sangue hemolisado dá taxas de K falsamente elevadas.
2. Em todas as condições predisponentes para hipercalemia, solicitar determinações freqüentes do K sérico e ECG.
3. O aparecimento de arritmias cardíacas (bradicardia sinusal, bloqueio AV de 1º grau, taquicardia ventricular) requer tratamento urgente.
4. ECG: elevação da onda T (onda T pontiaguda), desaparecimento da onda P, alargamento de QRS, fibrilação ventricular (Fig. V.8).

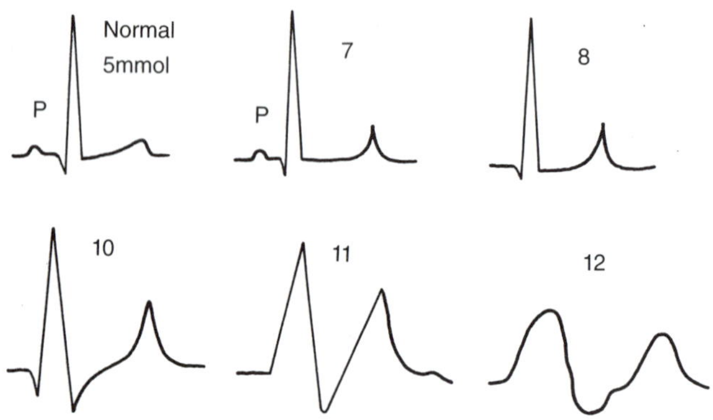

Fig. V.8 — ECG na hipercalemia.

Tratamento imediato, se:

a) desaparecimento da onda P e alargamento de QRS;
b) hipercalemia com arritmias cardíacas;
c) nível acima de 6,5mEq/l em presença de insuficiência renal ou acima de 8mEq/l.

Ver págs. 198-189.

CÁLCIO

Normal: 8,5-10mg/dl = 2,5mM/l = 5mEq/l.

HIPERCALCEMIA

Ca maior que 11mg%, 2,8mmol/l e 5,5mEq/l.

É uma emergência rara (Ca > 15mg%).

Pode ocorrer em superdosagem de vitamina D.

Manifestações: hipotonia muscular, vômitos, sede, poliúria, constipação, letargia, convulsões e arritmia.

Conduta

1º hidratação com reposição de K e Mg; 2º furosemida; 3º corticóide em doses altas; 4º casos graves: diálise peritoneal.

HIPOCALCEMIA

Ca abaixo de 7,5mg% ou 3,8mEq/l ou 1,9mmol/l.

Ocorre mais freqüentemente no **recém-nascido**.

Suspeitar nos RN com tremores, hiperirritabilidade, hipertonia ou convulsões clônicas desde que excluídas outras causas: hipoxia, hipoglicemia, meningite, hemorragia cerebral. Ocorre em sepse; pós-correção de acidose.

a) Ocorre nas primeiras 48-72 horas de vida em RN de baixo peso, pré-termo com desconforto respiratório e anoxia.
b) Hipocalcemia do filho de mãe diabética — ocorre depois das 48-72 horas de vida.
c) Pode ocorrer concomitantemente com hipomagnesemia (Mg abaixo de 1,2mg% ou 1mEq/l ou 0,5mmol/l).

Conduta

1. Em caso de convulsões repetidas, diazepam EV.
2. Gluconato de Ca a 10% — 1 a 2ml/kg EV lento sob monitorização ECG.
3. Gluconato de Ca a 10% — 15ml, 3 ou 4 vezes cada, VO, ou 4-8ml/kg/dia (até 80ml/dia) — 3-4 dias, ou cloreto de cálcio a 10% — 1 a 2ml/kg/dia (até 20ml). Manutenção: metade dessas doses.
4. Sulfato de magnésio a 50% — 0,1ml/kg IM 12/12horas.

Em casos não urgentes, pode-se usar leite de magnésia — 1 a 1,5ml/kg/dia, fracionado em 3 vezes. ■

4. CETOACIDOSE DIABÉTICA

Estado peculiar de hiperglicemia, desidratação hipertônica e acidemia cetótica.

Predisposição genética
(suscetibilidade hereditária)
+
Desencadeante: não aplicação de insulina
estresse
infecção
distúrbio emocional

Criança bem desidratada
com respiração tipo "fome de ar"
vômitos repetidos e dor abdominal
coma ou pré-coma
desidratação rebelde ao tratamento EV

⇓

Solicitar (sangue venoso)
1) **glicosúria, cetonúria, glicemia**
2) hemograma, VHS, ionograma, gasometria

Gravidade

1º grau

Poliúria
Polidipsia
Polifagia
Perda de peso
Fatigabilidade

— **Hiperglicemia**
> 120mg% em jejum
> 180mg% 2h após refeição
Glicosúria
HIPERGLICEMIA DIABÉTICA

⇒ No momento do diagnóstico:
IS 0,3U/kg SC
Na manhã seguinte:
iniciar insulina semilenta
0,5U/kg de NPH

2º grau

Acrescenta:
anorexia
dor abdominal
vômitos
desidratação

— Hiperglicemia > 300mg%
Glicosúria
Cetonúria
CETOSE DIABÉTICA

⇒ **Hidratação**
1º) SF — 5 a 10ml/kg em 1h
2º) SF + SG a 5% 1/2 a 1/2
+ KCl a 19,1% — 1ml/100ml de sol.
20ml/kg em 4h = 5ml/kg/h = 1,5gt/kg/min, ou TRO
Insulina IM → SC

3º grau

Acrescenta:
"fome de ar" (Kussmaul)

— Hiperglicemia
Glicosúria
Cetonúria
Acidose metabólica
(pH < 7,30; bicarbonato < 15mEq)
CETOACIDOSE DIABÉTICA

4º grau

Acrescenta:
distúrbio da consciência

— PRÉ-COMA ou
COMA DIABÉTICO

História prolongada (vários dias)
Acidemia (pH < 7,2)
Na inicialmente elevado ou queda durante a hidratação EV (com queda do hematócrito)
Cefaléia durante a hidratação EV

— EDEMA CEREBRAL

⇒ Não: grandes volumes de líquidos EV
Não: líquidos EV hipotônicos
Não: correção brusca da acidose
Não: redução brusca da glicemia
(usar pequenas doses de insulina)

Hiperglicemia acentuada
Glicosúria sem cetonúria
Desidratação sem acidose

— COMA HIPEROSMOLAR

⇒ Evitar: grandes volumes e líquidos hipotônicos
Não usar bicarbonato
Retardar administração de K
Doses um pouco menores de insulina
Vigiar aparecimento de edema cerebral

$$\text{Na corrigido} = \text{Na dosado} + 1{,}6 \times \frac{\text{glicemia} - 100}{100}$$ (se hipernatremia: perigo!)

$$\text{Dose calculada de insulina: } \frac{\text{glicemia} - 100}{400} \times P \times 0{,}6$$

CETOACIDOSE DIABÉTICA

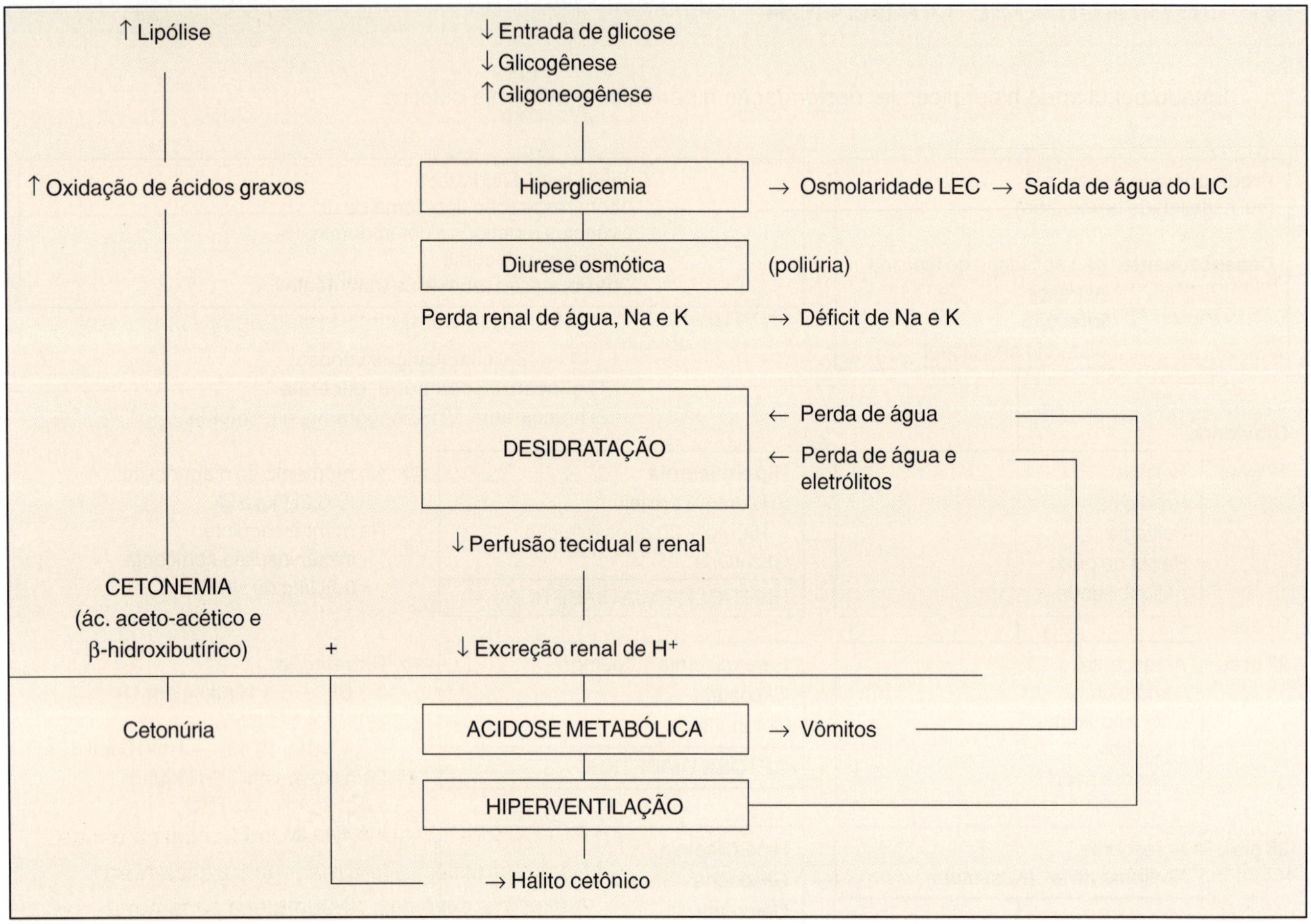

ALGUMAS CIRCUNSTÂNCIAS QUE EXIGEM ATENÇÃO PARA DIAGNÓSTICO CORRETO

1. Quadro de desidratação aparentemente por gastroenterite mas em que a desidratação é muito acentuada, desproporcional à intensidade da gastroenterite e não se corrige com tratamento habitual da desidratação.

   Valorizar: 1) antecedentes de **polidipsia, poliúria** e **emagrecimento**; 2) respiração acidótica (profunda) que é rara na desidratação comum. Na desidratação pode haver cetonúria de jejum, mas não há glicosúria e a glicemia não está significativamente aumentada.
2. Dor abdominal com rigidez, náuseas, vômitos, febre e leucocitose podem levantar o diagnóstico equivocado de **apendicite aguda**.

   Conduta: feito o diagnóstico laboratorial de diabetes, proceder à reidratação e ao tratamento insulínico mantendo em observação durante algumas horas.
3. Dificuldade respiratória, febre e leucocitose podem levar ao diagnóstico errôneo de pneumopatia aguda.

OUTROS PROCESSOS MAIS RAROS

4. **Coma hiperosmolar não cetótico**: hiperglicemia acentuada, glicosúria, desidratação, hipernatremia intensa, sem cetose. O quadro é agudo: anorexia, vômitos, febre, estupor.
5. **Diabetes insípido**: desidratação, polidipsia, poliúria (densidade < 1.006; glicosúria e cetonúria negativas).
6. **Intoxicação salicílica**: acidose sem hiperglicemia significativa.
7. **Síndrome de Fanconi**: glicosúria (renal) + vômitos + cetose (de jejum) sem hiperglicemia.

Em resumo

Criança bem desidratada
Desidratação rebelde ao tratamento EV habitual
Respiração acidótica
Coma ou pré-coma/rebaixamento da consciência

↓

pesquisar DIABETES

A página a seguir — Cetoacidose diabética (prescrição) — é preciosa para o pediatra geral; uma prescrição pronta e auto-explicativa

CETOACIDOSE DIABÉTICA

Data: .... Nome: .... Sexo: ....

Idade: .... Peso: .... **Glicemia**: ....

Controle: .... Na: .... K: .... Gasometria: ....

Prescrição

Hora: .... **1ª hora**:

S. fisiológico (20ml/kg) ....ml, EV rápido (em 20min).

Repetir, se condições circulatórias instáveis:

☐ sim ☐ não

Hora: .... **2ª hora**:

Ligar 2 frascos ao mesmo tempo em veias diferentes:

Frasco 1

S. fisiológico .... 500ml /1.000ml

Cloreto de potássio 19,1% .... 7,5ml /15ml

Velocidade:
10ml/kg/hora = 3 gotas/kg/min = ... gotas/min

Repetir o soro ao término. Duração: 8 a 10 horas

Frasco 2

S. fisiológico 500ml

Insulina regular 50U

1º) Deixar correr 50ml pelo equipo e desprezar.

2º) Colocar na bureta alíquota de 1ml/kg dessa solução: .... ml
Correr em 1 hora.
Controlar com **bomba de infusão** (se for disponível).

3º) A cada hora colocar nova alíquota igual na bureta.

4º) Controlar glicemia (fita reagente) a cada hora.
A glicemia deve cair 70-90mg/dl a cada hora.
Se a glicemia estiver caindo em ritmo mais lento, dobrar a velocidade de infusão.
Se a glicemia estiver caindo em ritmo mais rápido, reduzir a velocidade à metade.

Ponto de reparo: quando a glicemia atinge 250mg/dl.*

Introduzir no frasco — 1ml de glicose 50% para cada 10ml de SF.

1º) Aplicar 1ª dose de insulina regular (0,4U/kg) = ... U, via SC

2º) Após 30 minutos, desligar a insulina regular EV

3º) Continuar com insulina regular (0,25U/kg) = ... U, via SC, 4/4 horas
Realimentar, 2/2h — alternar: leite semidesnatado (200ml), suco de laranja, caldo de carne e arroz

4º) No dia seguinte, se estável
Insulina NPH
(0,6-0,8U/kg) = ... U, via SC, de manhã
Alimentação: 5 refeições iguais, 4/4 horas:
leite semidesnatado, canja de arroz, frango, legumes e óleo, frutas, suco, gelatina, iogurte.

* e alerta, pH > 7,3, bicarbonato > 18

Atenção: **Sinal de alarme:** cefaléia, confusão mental (em crianças < 5 anos; 1º episódio):
sugere **edema cerebral** (4-12h após o início do tratamento):
Manitol 20% (2,5 a 5ml/kg) = ... ml, via EV rápida.
Repetir, se necessário em 2 ou 4 horas.
Suspender líquidos EV temporariamente.
Casos graves: suporte ventilatório

Da 7ª à 12ª HORAS (quando glicemia < 250)

1. HIDRATAÇÃO EV — **continuar o mesmo soro** 3ml/kg/hora (= 1 gota/kg/min).

   Alternativa ou complemento: soro da OMS (CEME ou Pedialyte 90) VO.

   Suspender hidratação EV quando a criança estiver consciente, hidratada, sem vômitos, cetonúria ausente e boa aceitação oral. Evitar a superhidratação.

2. INSULINA SIMPLES — via **subcutânea profunda.** Começar no início da 7ª hora ou antes, se glicemia ≤ 250mg% sem cetonúria.

   Dose: 0,25U/kg/vez de 4 em 4 horas.

   Quando glicemia ≤ 180mg% 0,25U/kg/vez de 6 em 6h.

3. DIETA — a mesma do período anterior.

4. CONTROLE — glicosúria e cetonúria de 3 em 3 horas.

5. ORIENTAÇÃO

   — Se condições clínicas ainda instáveis, prorrogar esta fase por mais 6 horas.
   Prescrever soro de manutenção comum.

   — Se condições clínicas estabilizadas, passar para fase seguinte.

Observação: se houver qualquer manifestação neurológica, aplicar imediatamente manitol 1-2g/kg EV. (5-10ml/kg de sol. a 20%)

2º DIA

1. DIETA — 4 em 4 horas (7-11-15-19-23h)
   canja de frango, arroz e óleo,
   leite, iogurte, frutas, suco, gelatina

   5 refeições iguais (sem açúcar).

2. INSULINA SIMPLES — via **subcutânea** 0,2U/kg/vez, 5 vezes ao dia, antes de cada refeição.

   Conforme o resultado da glicosúria ou glicemia (Dextrostix) aumentar ou diminuir em 50% a dose calculada.

3. CONTROLE — glicosúria ou glicemia (Dextrostix) antes de cada refeição.

4. ORIENTAÇÃO

   — Se condições clínicas instáveis ou fator desencadeante (ex.: infecção) não estiver controlado, prorrogar esta fase por 2-3 dias.

   — Se condições clínicas estabilizadas, passar para o item ❻.

3º DIA

1. DIETA — 6 refeições por dia
   (2 grandes e 4 pequenas).
   8h — desjejum (1/10),
   10h — lanche (1/10),
   12h — almoço (3/10),
   15h — lanche (1/10),
   18h — jantar (3/10),
   22h — ceia (1/10).

2. INSULINA — dose total diária = 1U/kg.

   Aplicar 2/3 do total pela manhã, antes do desjejum, e 1/3 à noite, antes do jantar — SC.

   Exemplo: 24kg
   de manhã — 2/3 de 24 = 18U = 12 NPH + 6 IS
   à noite — 1/3 de 24 = 8 (= 6 NPH + 2 IS)

Cada injeção é uma mistura de 2/3 de NPH e 1/3 de simples. Controle: glicemia em jejum e antes do jantar.

4º DIA

Tentar dose única pela manhã — 0,5U/kg: 2/3 de NPH + 1/3 de IS.

Controle de glicosúria ou glicemia (Dextrostix) antes do jantar.

Se necessário, suplementar com 0,25U/kg. Neste caso aumentar a dose da manhã seguinte.

5º DIA

Tentar dose única pela manhã — NPH - 0,5U/kg.

Controle idêntico ao dia anterior.

INSULINAS MAIS USADAS NA PRÁTICA PEDIÁTRICA

Tipo	Início de ação	Máximo	Intensidade do pico	Duração
1. De ação rápida Insulina simples (IS) ou cristalina ou regular	1/2 hora	2-4 horas	Acentuada	6-8 horas
2. De ação intermediária NPH ou Monotard	2 horas	8-10 horas	Moderada	12-24 horas
3. Ultra-rápida	5-15 minutos	1-2 horas	Acentuada	3,5-4 horas

MEDIDAS GERAIS

Informações básicas e pequenas variantes do método proposto na pág 219.

1. Hospitalização em UTI ou lugar em que se possa ser bem controlado. Vigilância constante (médico, enfermagem, acompanhante do doente).
2. Instalar venóclise. Nos casos de choque, convém instalar pressão venosa central (PVC).
3. Controle de diurese por saco plástico. A sondagem vesical (sonda de Fowley) só está excepcionalmente indicada em casos de coma profundo.
4. No caso de vômitos repetidos: passar sonda nasogástrica para aspiração e lavagem com água bicarbonatada.
5. Desobstrução de vias aéreas, se indicado; eventualmente intubação.
6. Solicitação dos exames iniciais:
   1. À beira do leito:
      - urina: glicose (Clinitest, glicofita) e cetona (Acetest);
      - sangue: glicose (Dextrostix) e cetona (Acetest).

   Atenção: checar a validade das fitas para glicosúria.
   2. Enviar ao laboratório:
      - essencial: glicemia;
      - outros, de acordo com as disponibilidades: hemograma, hemossedimentação, ionograma, gasometria, uréia, sedimento urinário;
      - eventuais: culturas.
   3. ECG (derivação DII) — 1 hora após o início da hidratação EV (para verificar sinais de alterações da potassemia).

   Importante: os exames subsidiários não devem retardar o início do tratamento.
7. Antibióticos apropriados — nos casos de infecção comprovada ou fortemente presumível (não de rotina).
8. Preparar uma folha especial de evolução para anotar os dados de evolução:
   a) sinais vitais: pulso, T, PA, FR, tipo respiratório, nível de consciência, grau de desidratação, diurese: de hora em hora, até sair da cetoacidose;
   b) líquidos infundidos;
   c) insulina administrada;
   d) dados laboratoriais essenciais: glicemia, glicosúria, cetonúria (cada 2 horas); ionograma, gasometria;
   e) peso no final da hidratação e depois diariamente.

HIDRATAÇÃO

1. Reparação rápida da volemia para normalização da perfusão periférica.

   Isto se consegue com infusão rápida de soro fisiológico 20ml/kg em 1 hora; repetir até melhora nítida da perfusão e diurese presente.

   Em caso de choque, já prescrever 20ml/kg para correr em 20 minutos (usar 2 veias, se necessário).

   Albumina humana a 25% — 4ml/kg ou plasma — 10ml/kg, se necessário.
2. A maior preocupação atual é evitar o edema cerebral que pode levar a criança à morte até na UTI.

Os seguintes princípios são agora considerados importantes:

a) evitar super-hidratação — prescrever volumes prudentes de soro EV (50ml/kg nas primeiras 12 horas);

b) não usar soros hipotônicos — por isso são usados soros de osmolaridade 90 ou 100 (s. fisiológico a 2/3, isto é, 2 partes de SF por 1 de s. glicosado);

c) o uso de fosfato é teoricamente indicado, mas na prática é dispensável. Em casos graves pode-se substituir metade do KCl por fosfato de K, mas isso não é indispensável;

d) evitar correção brusca da acidose — a acidose se corrige espontaneamente com a hidratação e com a insulina. Apenas em caso de risco (pH < 7,10) se justifica dose baixa de bicarbonato: 1mEq/kg em 2 horas (= 3ml/kg da sol. de Na HCO_3^- a 1,4%);

e) correção gradual da glicemia — usar insulina em infusão venosa gota a gota ou pequenas doses de insulina simples IM de hora em hora;

f) uma boa opção atual é passar para a TRO (soro em pó de CEME ou Pedialyte 90) logo que a criança tolerar a via oral ou por sonda nasogástrica.

ADMINISTRAÇÃO DA INSULINA

1º método infusão contínua de doses baixas

Princípio do método: fornecer ao plasma uma concentração constante de insulina, permitindo uma resposta metabólica constante sem as flutuações que ocorrem nas formas de insulinoterapia intermitente.

Vantagens: simplicidade, eficiência, taxa previsível do declínio da glicemia.

Técnica:

1ª dose: aplicar no início da hidratação uma dose de insulina cristalina (simples, Lilly ou Actrapid, Novo), 0,1U/kg EV direto.

A seguir: iniciar imediatamente a infusão contínua de 0,1U/kg/hora.

• **Modos de proceder**:

a) adicionar a insulina aos frascos dos soros de hidratação. Observando-se a seqüência de fases, com duração bem determinada, fica fácil o cálculo da quantidade de insulina a ser adicionada a cada frasco

ou

b) introduzir a insulina num frasco diferente daquele usado para os soros de hidratação e ligar à mesma veia por um sistema em Y: calcular a dose de insulina para 6 ou 8 horas e introduzi-la em um frasco de 250ml de s. fisiológico. Recomenda-se escorrer inicialmente um pouco de solução com insulina através do tubo ("lavar o tubo de borracha") e desprezá-la. Este processo "satura" a captação de insulina pelas paredes do tubo, tornando então o procedimento mais preciso (é uma sofisticação mas que "não custa nada"). Este segundo método é o de escolha.

Importante: em qualquer dos métodos é fundamental controlar a velocidade de gotejamento, usando inclusive uma fita graduada no frasco do soro.

Comentário: alguns autores põem em dúvida a necessidade da primeira dose (dose de ataque direto na veia) que poderia ser assim dispensada, pelo menos nos casos menos graves.

• **Pontos de reparo**

1. A taxa de declínio da glicemia é linear (constante), mas essa taxa varia de paciente para paciente. Em média, pode-se esperar uma queda de 80mg% por hora (variação de 70 a 100), o que permite prever o tempo no qual a glicemia se aproximará dos 300mg% (e assim prevenir a hipoglicemia).
2. Se a glicemia estiver caindo muito mais rapidamente do que o esperado, reduzir a velocidade de administração da insulina; se, ao contrário, a glicemia cair muito lentamente (pode ocorrer em casos nos quais coexiste infecção) aumentar a velocidade para 0,2U/kg/hora.
3. Quando a glicemia se aproxima de 300mg% (geralmente em torno de 3 horas de tratamento insulínico), suspender o s. fisiológico e substituir por uma mistura de partes iguais de s. fisiológico e s. glicosado a 5%. Neste ponto, é prudente reduzir à metade a taxa de infusão de insulina (passar para 0,05U/kg/hora).
4. Nos casos moderados a graves, a glicemia atinge 180mg% em 5 a 7 horas de tratamento insulínico.
5. Quando a glicemia atinge 180mg%, continuar o soro de manutenção e passar a insulina para a via subcutânea profunda: 0,25U/kg cada 4 horas.

   Nota: assim que suspender a insulina EV, aplicar imediatamente a primeira dose da insulina SC.
6. **Dieta**: jejum até controle dos vômitos e da desidratação (em torno de 12 horas). A seguir: dieta líquida (suco de laranja, leite desnatado, caldo de carne, refrigerante) a cada 2 horas, conforme aceitação e tolerância.

2º método **pequenas doses repetidas via IM (insulina cristalina)**

1ª dose: 0,1U/kg via EV no início da hidratação ou 0,25U/kg via IM (iniciar após o término do primeiro frasco de s. fisiológico 20ml/kg).

A seguir: 0,1U/kg de hora em hora até glicemia < 250 ou 300mg% (em geral leva 6 horas).

É interessante ter uma idéia antecipada da quantidade total de insulina simples que vai ser usada via IM (e portanto do número de horas) e para isso a fórmula (usada no ICr. USP) é útil:

$$\text{nº de unidades} = \frac{(\text{glicemia} - 100) \times P(\text{kg}) \times 0{,}6}{400}$$

A seguir: passar para via SC profunda 0,25 a 0,5U/kg cada 6 horas. Quando atingir 180mg%: 0,25U/kg 6/6h, via SC.

Ajustes diários de dose:

a) glicosúria predomina no fim da manhã: aumentar em 10% a IS;

b) glicosúria predomina no fim da tarde e à noite: aumentar em 10% o NPH.

A prescrição pronta da página 219 é altamente eficaz para a quase totalidade dos casos e é auto-explicativa, facilitando a tarefa do pediatra que não lida freqüentemente com esses casos.

5. HIPOGLICEMIA

1ª etapa Conheça as **causas de hipoglicemia**.

2ª etapa Reconheça a **sintomatologia** que varia de acordo com a fase.

RECÉM-NASCIDOS	
1. Prematuros e RN de baixo peso	4. Sepse
2. Filhos de mãe diabética	5. Choque
3. Galactosemia (com icterícia)	6. Asfixia

LACTENTES

1. Com hepatomegalia: **glicogenose**
2. Pós-ingestão de sacarose: **intolerância à frutose**
3. Sintomas graves e persistentes, início no 2º trimestre de vida: **sensibilidade à leucina**
4. Criança normal, episódios esporádicos, início no 2º ano de vida: **hipoglicemia com cetose** (não responde ao glucagon)

CRIANÇAS

1. Hipoglicemia com cetose
2. Administração excessiva de insulina
3. Ingestão de drogas hiperglicemiantes
4. Ingestão de álcool
5. Intoxicação por aspirina
6. Hipotermia
7. Desnutrição grave
8. Hiperinsulinismo
9. Síndrome de Reye

HIPOGLICEMIA

1º tempo — PRECOCE
manifestações vasomotoras (resposta adrenalínica)

Palidez	Cefaléia + náuseas
Sudorese	Sucção débil
Hipotermia	Tremores
Formigamento	Apnéia
Cianose	
Palpitações	
Ansiedade	

2º tempo — REPERCUSSÃO SOBRE O ENCÉFALO

- Fraqueza
- Sensação de fome
- Confusão mental
- Excitação, irritabilidade
- Comportamento bizarro
- Convulsões generalizadas ou localizadas
- Contraturas localizadas
- Paresia pós-convulsão
- Distúrbios da palavra
- Diplopia
- Alucinações olfativas
- Vertigem
- Perda da consciência e memória (graus variáveis)

3º tempo: COMA

3ª etapa **Diagnóstico**.

Solicitar, na **crise hipoglicêmica**:

1º) Colher sangue:
   a) glicemia (de urgência);
   b) insulina (encaminhar);
   c) coletar e estocar sangue para dosagem de outros hormônios, na dependência dos resultados iniciais.

2º) Colher urina para cetonúria.

3º) Aplicar glucagon: 0,03mg/kg EV ou IM.

4º) Colher sangue após 30 minutos: glicemia e insulina.

Classificar a hipoglicemia em: **cetótica** (cetonúria presente) e **não cetótica** (cetonúria ausente).

Verificar se a hipoglicemia não cetótica é devida a hiperinsulinismo (de acordo com o resultado da insulinemia).

Diagnóstico de urgência: Dextrostix.

Confirmação: **glicemia**.

RN < 2.500: menos de 20mg%.

RN de termo nas primeiras 72 horas: menos de 30mg%.

Crianças: menos de 40mg%.

Diagnóstico diferencial com coma diabético: veja capítulo Coma.

4ª etapa **Conduta na crise hipoglicêmica**.

1. Formas **leves**: ingestão imediata de açúcar ou água açucarada.
2. Se a criança está **sonolenta**, pode-se ministrar uma solução concentrada de glicose "injetada" pelo canto da boca, através de uma seringa (sem a agulha). A seguir: lanche (leite, pão, bolacha).
3. Formas **graves**:
   1º) glucagon 1mg IM; pré-escolares: 0,5mg;
   2º) soro glicosado a 10% EV: 2,5ml/kg lento.
   Velocidade: 1ml/minuto.

Continuar com soro glicosado a 10% — 100ml/kg/24 horas; redução gradual da velocidade.

6. INSUFICIÊNCIA SUPRA-RENAL AGUDA

RN e lactentes
Início brusco
Vômitos
Diarréia
Desidratação
Perda de peso
Dificuldade respiratória
Convulsões

1. Hemorragia supra-renal do RN (quadro clínico semelhante à septicemia).
2. Síndrome adrenogenital.
   Hiperplasia supra-renal com genitália ambígua e síndrome perdedora de sal.
3. Retirada súbita de corticóide administrado por longo tempo.
4. Infecção, trauma ou cirurgia em corticóide-dependentes.
5. Adrenalectomia unilateral em S. de Cushing por tumor.
6. Surto infeccioso na doença supra-renal crônica (D. de Addison).

Crianças
Doença de Addison
Início gradual
Anorexia
Vômitos
Perda de peso
Febre inexplicada
Hipotensão ortostática
Distúrbios sensoriais
Desidratação/choque

Desidratação hiponatrêmica (hipotônica) (Na < 130)
Hipotensão e choque
Hiperpotassemia (K > 5)
Relação Na/K < 29

CO_2 baixo (acidose hipercalêmica)
Uréia elevada
Hematócrito elevado

INSUFICIÊNCIA SUPRA-RENAL AGUDA

CONDUTA

Correção do déficit hidroeletrolítico e da hipoglicemia

1. Correção do choque com s. fisiológico 20ml/kg EV bem rápido. Repetir o s. fisiológico até melhora do choque. Albumina ou plasma, se necessário.
2. Tratamento da desidratação hiponatrêmica (ver capítulo correspondente), mas sem adição de K.
3. Se houver tolerância: hidratação oral com água + 1g de sal/10kg de peso.

1º) Reforço de glicocorticóides
Hidrocortisona (cortisol) EV de imediato; repetir 6/6h, 24h:
a) Recém-nascidos: 10-25mg.
b) Lactentes: 25mg.
c) Pré-escolares: 50mg.
d) Escolares: 100mg.
e) Adolescentes: 150mg.

2º) Reposição de mineralocorticóide
Nos casos graves de hipercalemia/hiponatremia
Fludrocortisona
(Florinef — comprimido 0,1)
Dose: 1/2-1 comprimido 1 a 2 vezes ao dia.

3º) Se houver melhora evidente (bem hidratado, PA e eletrólitos normais), o que ocorre geralmente em 24h — hidrocortisona 25mg IM 8/8h (ou 1-2mg/kg) por 3 dias e depois suspender.

4º) Na síndrome adrenogenital, forma perdedora de sal — Fludrocortisona = 1/2 a 1 1/2 comprimido por dia.

5º) Em caso de hiperpotassemia resistente: enema de resina Kayexalate ou Sorcal.

6º) Pode ocorrer hipopotassemia no 2º ou 3º dia de tratamento — ministrar KCl.

- Se o problema foi **agudo**, nenhum outro tratamento é necessário.
- Se a evolução for para insuficiência adrenal **crônica**:
  Manter fluorocortisona (Florinefe — comprimidos de 0,1mg 1/2 a 1 1/2 comprimido por dia ou, na sua falta, prednisona: 1/4 de comprimido de 5mg de 12/12h.
  Acrescentar 2g de sal de cozinha por dia, distribuindo-o nas mamadeiras.

PRODUTO

Hidrocortisona: Solucortef, Flebocortid (fr. 100 e 500mg).

SEÇÃO VI

EMERGÊNCIAS NEUROLÓGICAS

Lendo esta seção e **tendo este livro à mão**, mesmo que não tenha muita experiência, você estará **apto** a:

SÍNDROMES LIQUÓRICAS

LIQUOR	Normal	Meningite viral	Meningite bacteriana	Meningite tuberculosa	Meningite por fungos
Células (nº/mm³)	Até 4 RN até 15	Aumentadas	Muito aumentadas	Aumentadas 20-120	Aumentadas
Tipo de células	Linfomonócitos	Linfomonócitos	Neutrófilos	Linfomonócitos	Linfomonócitos
Glicose (mg%)	50-80 RN 40-80	Normal ou aumentada	Diminuída	Diminuída	Normal ou diminuída
Proteína (mg%)	10-45 RN 30-120	Normal ou pouco aumentada	Aumentada	Aumentada	Normal ou aumentada
Aspecto	Límpido, incolor No RN pode ser: levemente turvo, xantocrômico	Límpido ou opalescente	Turvo	Opalescente, retículo-fibrinoso	Límpido ou opalescente, criptococo +

Observações

- No início de algumas meningites **virais** pode haver predomínio de neutrófilos; por isso, nos casos sugestivos (estado geral conservado, leucograma normal), repetir o liquor após 12-24 horas: ocorre viragem para linfomonócitos, que não pode ser atribuída ao efeito do antibiótico (não houve tempo).
- No início da meningite **tuberculosa** pode haver predomínio de neutrófilos; por isso, em casos sugestivos repetir o liquor após alguns dias (mas não adiar o tratamento específico).
- Em doenças sistémicas graves, com **estado toxiinfeccioso**, o líquor pode apresentar pequenas alterações como hipertensão, discreto aumento de células e aumento moderado de proteínas ("meningismo").

- **Encefalite**: quadro clínico exuberante e liquor normal ou com alterações discretas (leve aumento de linfomonócitos, proteínas e glicose).

- **Abscesso encefálico**:

  1ª fase = meningite asséptica (opalescente ou turvo, aumento de neutrófilos, proteína e glicose normais ou levemente aumentadas, bacterioscópico negativo).

  2ª fase = dissociação proteíno-citológica.

CONSCIÊNCIA (ver pág. 244)

Estado de conhecimento de si e do ambiente (alerta).

- **Hiperalerta**
  Estado mental exageradamente ativado associado com sinais de aumento da atividade do sistema nervoso simpático.
- **Letargia**
  Sonolência e desinteresse; mas pode ser acordado e se comunicar.
- **Obnubilação**
  Redução acentuada do estado de alerta; sono; resposta diminuída aos estímulos.
- **Estupor**
  Redução mais profunda do estado de alerta. Só pode ser acordado por estimulação vigorosa, contínua, dolorosa.
- **Coma**
  Estado de sono, inconsciência persistente com olhos fechados e que não se pode acordá-lo.
- **Delírio**: confusão + alucinações.

Reflexos do tronco cerebral *(nervos testados)*

- **Resposta pupilar à luz** (II, III)
  Projete a luz no olho e observe contração da pupila.
- **Reflexo vestíbulo-ocular** (VIII/ III, VI)
  Rode a cabeça de um lado para outro e observe a movimentação horizontal do olho.
- **Reflexo corneano** (VI/ VII)
  Passe um fiapo de algodão na córnea e observe piscada.
- **Cócegas nasais** (V_2/ VII)
  Faça cócegas nas narinas e observe careta assimétrica.
- **Sacudida da mandíbula** (V_3, V_{motor})
  Percuta o queixo com a mandíbula em posição relaxada e observe o fechamento da mandíbula.

1. A CRIANÇA COM CONVULSÃO

CONVULSÃO = descarga excessiva e síncrona, súbita, de um grupo neuronal cerebral e que se manifesta por atividade **motora anormal paroxística** do tipo tônico, clônico ou mioclônico.

1. **Convulsão** como manifestação de **epilepsia**. Processo crônico, caráter recidivante sem desencadeante exógeno.
2. Convulsão desencadeada por **infecção** (não do SNC).
3. Convulsão desencadeada por **distúrbio tóxico-metabólico**: hipo ou hipernatremia, intoxicação hídrica; hipocalcemia, hipomagnesemia; hipoglicemia; uremia; intoxicações acidentais.
4. Convulsão desencadeada por **lesão neurológica**: trauma cranioencefálico, isquemia, acidente vascular cerebral, tumor, doença degenerativa.
5. **Infecções** do SNC: meningites e encefalites.
6. Convulsão febril benigna.
7. Convulsão idiopática, sem causa aparente.

CONDUTA

A crise convulsiva **isolada não** é emergência.

A convulsão só se torna perigosa e portanto deve ser considerada uma emergência à medida que se prolonga no tempo ou se transforma em estado de mal (crises subentrantes).

Implicação

1. Não abuse de diazepínico na convulsão isolada.
2. Inicie o tratamento quando a convulsão ultrapassa 10 ou 20 minutos ou se ela tende a se repetir.

Medidas gerais em qualquer convulsão

1. Retirar as roupas apertadas.
2. Deixar livre, sob vigilância, no leito ou solo. Contenção suave, se necessário.
3. Proteger contra objetos duros, ásperos ou pontudos.
4. Retirar travesseiros e lençóis (perigo de asfixia).
5. Preferível o decúbito lateral com a cabeça virada para o lado (para permitir drenagem da saliva e vômitos). Mudança freqüente de decúbito se a convulsão é demorada.
6. Não colocar lenço ou objetos entre os dentes (inútil e perigoso).
7. Combate à hipertermia (ver Convulsão febril).
8. Oxigênio, só em caso de cianose.

CONVULSÃO FEBRIL

Na convulsão que ocorre **com febre** é importante identificar o grande contingente de casos que podem ser rotulados como **convulsão febril benigna**.

- Idade — entre 14 e 18 meses (limites: 9 meses e 5 anos)
- Desenvolvimento neuromuscular normal
- Febre de duração inferior a 24 horas, aumento súbito da febre que chega a 39°C
- Convulsão generalizada tônica ou tônico-clônica
- Duração curta (até 10 minutos)
- Recuperação total após curto período de sonolência
- Sem evidências de infecção do SNC; geralmente infecção **viral** (é freqüente no exantema súbito)

⇓

CONVULSÃO FEBRIL BENIGNA

Combate à hipertermia:

1º) Retirar agasalhos.
2º) Ambiente arejado.
3º) Dipirona (novalgina) IM ou supositório (novalgina ou magnopyrol pediátrico).
4º) Esponjar a pele (ver seção Procedimento); evitar banho de imersão (perigo de aspiração).
5º) Na maioria das vezes não é necessário o uso de anticonvulsivantes.

Se a convulsão durar mais de 10 ou 20 minutos, é prudente introduzir o medicamento:

Modo mais prático — **diazepam** por **via retal**
a) Dose: 0,5mg/kg (até 10mg)
b) Produto — Dienpax: 1 ampola = 2ml = 10mg
c) Ministrar com uma seringa descartável de 3 ou 5ml, utilizando como aplicador a capa de proteção de uma agulha descartável previamente perfurada e ajustada à base da agulha (após se quebrar a agulha) mantida atarrachada na seringa. Convém lubrificar o aplicador.

Se não houver melhora em 5 a 10 minutos, aplicar por via EV (ver Estado de Mal).

Se não melhorar, fazer **enema de retenção** com **valproato de sódio**:

— Depakene xarope 250mg/5ml; diluir 1:1 em água morna.
— Dose de ataque: 20mg/kg.

O exame liquórico é obrigatório em todos os casos?

Nos **casos típicos** de **convulsão febril benigna, não**.

O exame liquórico deve ser efetuado:

a) Lactentes febris com menos de 6 meses de idade.
b) Convulsão em febre de mais de 24 horas de duração.
c) Convulsão que recorre na mesma doença febril.
d) Abaulamento da fontanela ou sinais meníngeos.
e) Estado infeccioso (toxemia) grave.
f) Se persiste a dúvida após revisão por pediatra experimentado.

Convém receitar um antiepiléptico após a alta do PS?

Não. A convulsão não recorre no mesmo episódio febril. A conduta atual é não prescrever antiepiléptico profilático, a não ser em algumas exceções. Orientar para o controle rápido e eficiente da febre nos próximos episódios.

ESTADO DE MAL EPILÉPTICO

1. Uma série de crises convulsivas com breves intervalos sem que haja recuperação da consciência
2. Crise prolongada > 30 minutos (na prática > 5min)

⇐

- Convulsão febril prolongada (benigna)
- Suspensão abrupta ou uso irregular de anticonvulsivantes em criança epiléptica
- Idiopático: sem lesão do SNC
- Sintomático: lesão do SNC (tumor, trauma, acidente vascular, anoxia, doença degenerativa); infecções, distúrbios metabólicos

⇓

ESTADO DE MAL EPILÉPTICO

1º) **Desobstruir vias aéreas superiores** (posicionar cabeça, aspiração, pronto para intubar)
2º) Instalar venóclise, considerar acesso intra-ósseo
3º) Controlar PA e perfusão; oximetria de pulso
4º) Oxigênio (máscara ou cateter nasal)
5º) Colher 8ml de sangue, para: hemograma, VHS, glicose, gasometria, Na, K, Ca, Mg, uréia

Primeiros 5 minutos

Soro fisiológico EV
Se houver **hipoglicemia** (ou resultado não conhecido): soro glicosado a 10% — 5ml/kg EV rápido

❶ 6-10min

Diazepam (não diluir a ampola) — 0,3 a 0,5mg/kg (no máximo 10mg) EV lento (mínimo de 2min)
- vigiar depressão respiratória e hipotensão
- aguardar o efeito que ocorre entre 30s e 5min

Alternativa, na dificuldade de veia*:
Diazepam: 0,5mg/kg (até 10mg) via **retal**
ou Midazolam — 0,2-0,5mg/kg IM ou 0,5-1mg/kg retal
repetir após 5 minutos se necessário

❷ 11-15min

Se não melhorar em 5min ou se recorrer:
2ª dose de **diazepam**
Se não melhorar em 5min ou se recorrer:
3ª dose de **diazepam** e iniciar ❸

Se as convulsões cessaram:
- Se for convulsão febril ou idiopática ou distúrbio metabólico resolvido
↓
Manter em observação
- Se epilepsia anterior ou caso sintomático:
↓
Iniciar manutenção: fenobarbital ou hidantal

Se não melhorar:

❸ 16-40min

Fenitoína (1 ampola = 5ml = 250mg) (diluir em soro fisiológico 1:1)
Dose: 20mg/kg (máximo 1g)
EV lento (50mg/min) em 10 a 20min ou intra-ósseo

Se as convulsões cessaram:
- após 24h iniciar **manutenção** com fenobarbital — 5mg/kg/dia e fenitoína — 7,5mg/kg/dia
- após estabilização — só um anticonvulsivante

Se não melhorou:
crises focais subentrantes
com quadro clínico estável

❹ 41-60min

Fenitoína
Dose: 10mg/kg EV lento

Cuidado para não extravasar para o subcutâneo.
Não é usada em recém-nascidos (utilizar fenobarbital)

* Alternativa para o diazepam = lorazepam 0,05-0,15mg/kg/dose IV (2mg/min) até máximo de 4mg; repetir após 5 minutos.

A grande maioria dos casos de "status epilepticus" melhora com as medidas seqüenciais de ❶ a ❹.

Se as convulsões não cessarem isto significa geralmente que existem distúrbios graves de base que devem ser identificados e, quando possível, tratados em UTI, intubação traqueal.

Se as convulsões persistem, após item ❹: ESTADO EPILÉPTICO REFRATÁRIO

❺ **Fenobarbital sódico**, solução aquosa
20mg/kg EV em 10 a 30 minutos

⟹ Se não melhorar em 20 minutos:
2 doses extras de 5mg/kg (intervalo: 20min)
RN: usado no lugar da fenitoína

Se as convulsões cessaram:

- após 24h iniciar **manutenção** com fenobarbital 3-5mg/kg/dia, fracionado em 2 vezes.

Se não melhorou, tentar ❻ ou ❼: INTUBAÇÃO

❻ **Midazolam** EV
ataque: 0,2-0,5mg/kg EV lento
É a droga de preferência depois ou em vez do fenobarbital (exceto recém-nascido)

⟹ Manutenção EV contínuo
Iniciar com 0,05mg/kg/hora
Reajustar a cada 15 minutos
Até controle (até 1,4mg/kg/hora)
Manter por 12 horas
Reduzir gradualmente a cada 15 minutos
Se convulsão recorre:
bolos de 0,1mg/kg e aumentar a quantidade de manutenção

❼ Transferir para UTI — **anestesia geral**
Instituir ventilação pulmonar mecânica/intubação
Vigiar hipotensão arterial
Recomendável EEG contínuo

⟹ **Pentobarbital** (Thionembutal)
Dose de ataque: 5-10mg/kg EV
a seguir: 2-5mg/kg a cada 5min até cessar as convulsões
Manutenção: iniciar com 0,01mg/kg/min
Aumentar 0,01mg/kg/min a cada 10-15min até controle das crises (até 5mg/kg/hora).
Após melhora: diminuir o gotejamento progressivamente e suspender em 6-12 horas.
Extubar quando paciente bem consciente.

Medicamentos utilizados
Diazepam
Diazepam, Drenpax — ampola 2ml = 10mg
Não usar em recém-nascidos
Fenitoína
Hidantal — ampola 5ml = 250mg; comprimidos 100mg

⟹ **Fenobarbital**
Gardenal — ampola 1ml = 200mg; solução: 1mg/gota
Midazolam
Dormonid — ampola 3ml = 15mg; ampola 5ml = 5mg
Tiopental
Thionembutal — frasco 0,5 e 1g

- Se houver suspeita de edema cerebral:
reduzir a infusão de soros EV ou 50 a 75% e prescrever manitol EV.
- Corticóide EV (dexametasona) indicado em processos tumorais e arterite.

2. MENINGITE PURULENTA

Meningite = doença inflamatória das leptomeninges (que circulam o cérebro e a medula espinhal). Distinguir a bacteriana (pág. 230) da viral (pág. 234).

CRIANÇAS

⇓

Febre
Cefaléia
Vômitos

⇒

Abatimento
Sofrimento
Letargia, torpor
Irritabilidade
Delírio
Convulsões
Coma
Choque sem causa

⇒

Sinais meningeos:
- Rigidez de nuca
- Kernig*
- Brudzinski**

LACTENTES
(quadro atípico)

⇓

Febre
Inapetência
Sonolência, letargia
Irritabilidade
Choro agudo e violento
Convulsão com febre (< 6 meses)

⇒

Lactente menor de 2 meses:
- febre de causa indeterminada
- hipotermia
- apnéia/cianose
- convulsões
- alteração de consciência

⇒

Abaulamento de fontanela

⇒

LIQUOR

Turvo ou purulento
Aumento de células-neutrofilos (> 200) [(a)]
Aumento de proteínas (> 100) [(b)]
Diminuição de glicose (< 30) ou glicose liquor/sangue < 0,4
Bacterioscópico de liquor centrifugado (Gram)
Cultura e antibiograma
Contra-imunoeletroforese (CIE) [(c)]
Látex [(d)]
Lactato [(e)]

Hemograma, VHS, Proteína C reativa [(f)]

* Em decúbito dorsal, impossibilidade de levantar a perna em extensão.
** Flexão passiva da nuca determina flexão involuntária das pernas e coxa.

(a) Acidente de punção: para cada 500 hemácias subtrair 1 neutrófilo.
(b) Para cada 1.000 hemácias subtrair 1,5mg/dl de proteína.
(c) **CIE:** resultado rápido, pode falhar (alguns falso-negativos).
(d) **Látex:** é mais sensível, pode dar falso-positivo.
(e) **Lactato:** nos casos de dúvida, útil para diferenciar bacteriana (elevado: 36mg/dl) de viral (baixo: 15mg/dl).
(f) **Leucograma:** leucocitose (ou leucopenia), neutrofilia, desvio à E, granulações tóxicas, vacúolos. VHS > 30. Proteína C reativa > 20mg; procalcitonina elevada > 2; proteína C reativa aumentada no liquor.

LIQUOR	NORMAL			MENINGITE			Reação meníngea de vizinhança
	RN pré-termo	RN de termo	> 6 meses	Bacteriana	Viral	Granulomatosa/ Tuberculosa	
Células/ml	9 (0-25)	8 (0-22)	0 (0-4)	> 500 (200-5.000)	< 500 (100-700)	100-500	100-500
Predomínio	L	L	L (100%)	70% N	N nas primeiras 8-12h L (2/3)	L	L
Glicose (mg/dl)	50 (24-63)	52 (34-119)	> 40 (2/3 da glicemia)	< 30	> 40	< 30	Normal (> 40)
Proteína (mg/dl)	115 (65-150)	90 (20-170)	40	> 100	40-100	> 100 (retículo)	Variável
Lactato (mg/dl)				Alto (36)	Baixo (15)	Alto	Normal
Pressão				Alta	Normal	Alta	Variável

N = neutrófilos L = linfócitos

MENINGITE BACTERIANA

AGENTES — habituais

Até 2 meses: enterobactérias
estreptococos grupo B
listéria

2 meses a 5 anos: 1º) *H. influenzae*
2º) meningococos
3º) pneumococos

Depois dos 5 anos: diminui *H. influenzae*

Depois dos 9 anos: pneumococos
meningococos

Condições especiais

— **Anemia falciforme**: pneumococos.
— **Esplenectomia**: pneumococos.
— **Pós-neurocirurgia**: estafilococos, bacilos gram-negativos.
— **Derivação ventrículo-peritoneal**: estafilococos (cefaléia, náuseas, febre baixa, abatimento; leucócitos > 100; glicose normal).
— **Pós-fratura de crânio**: estafilococos.
— **Sinusite-OMA, > 5 anos**: pneumococos.
— **Imunossuprimido**: gram-negativos, estafilococos, *Pseudomonas.*
— **Queimado grave**: *Pseudomonas,* estafilococos.

CONDUTA

❶ Iniciar **antibioticoterapia** imediatamente[(a)]

Até 2 meses: ceftriaxona + ampicilina
acima de 2 meses: ceftriaxona
se suspeita de pneumococos — acrescentar vancomicina
Convém associar: dexametasona (0,15-0,3mg/kg)[(b)]

(a) Nao perca tempo: aplique a 1ª dose EV logo após a coleta do liquor; se não for possível colher o liquor, aplique assim mesmo.

(b) A dexametasona EV é uma indicação recente, cujo objetivo é minimizar o efeito inflamatório das substâncias eliminadas quando da destruição das bactérias. Aplicar junto com a 1ª dose do antibiótico ou preferivelmente 15min antes.

❷ Hidratação endovenosa

A) Se a criança está em **choque**:
Soro fisiológico 20ml/kg em 30min (ver Choque)

B) Se a criança está **desidratada**:
Soro fisiológico + soro glicosado 5% 1/2 a 1/2, 50ml/kg em 1 hora

C) **Soro de manutenção**
(desde o início ou após corrigir desidratação)

Soro glicosado a 10% — 500ml
Cloreto de sódio a 20% — 6ml
Cloreto de potássio a 19,1% — 6ml

ou

Soro glicosado a 10% — 350ml
Soro fisiológico — 150ml
KCl a 19,1% — 6ml

Volume para 24h e velocidade:
até 1 ano de idade: 60ml/kg (= 0,8 gota/kg/min)
de 1 a 2 anos: 50ml/kg (= 0,7 gota/kg/min)
pré-escolares: 40ml/kg (= 0,6 gota/kg/min)
escolares: 30ml/kg (= 0,4 gota/kg/min)

Observação: o volume de manutenção prescrito corresponde apenas a 60% do normal, porque leva em conta a síndrome de secreção inapropriada de hormônio diurético.

❸ Suporte nutricional – Alimentação

A) Dependendo das condições da criança, suspender alimentação no 1º dia.

B) Se persistir a impossibilidade de ingerir alimentos, prescrever NPP.

C) Desde que haja condições: dieta que a criança aceite e tolere melhor, procurando aumentar a densidade calórica dos alimentos.

❹ Controle clínico

Pulso, PA, freqüência respiratória, temperatura, peso, perímetro cefálico, vômitos, diurese, evacuações.
Sinais neurológicos: consciência, reflexo pupilar à luz, mobilidade dos olhos, reflexos tendinosos profundos.

❺ Controle laboratorial

Densidade urinária, Na sérico.

❻ Ajuste da antibioticoterapia

A) Se não se conseguir definir o agente etiológico manter o esquema inicial — até 5 dias afebril, boa evolução clínica — mínimo 10 dias.

B) Bacterioscópico / CEE / Cultura / Antibiograma:
- Diplococos gram-positivos: meningococo — penicilina (ou ampicilina) 7 dias
- Bacilos ou cocobacilos gram-negativos: *H. influenzae* ceftriaxona, 10 dias
  ou ampicilina + cloranfenicol, 10 dias
- Cocos gram-positivos: *Pneumococos*
- Enterobactérias: ceftriaxona (ou meropenem) 21 dias
- Pseudomonas: ceftazidima + aminoglicosídeo 21 dias
- Estafilococos: oxacilina 21 dias
  se resistentes: vancomicina + rifampicina
- Estafilococos epidermidis: vancomicina 21 dias
- Listéria: ampicilina 14 dias
- Estreptococos grupo B: ceftriaxona *ou* ampicilina + cloranfenicol 10 dias
- Pneumococos:
  (1) iniciar ceftriaxona + vancomicina, 14 dias
  (2) se sensível à penicilina: trocar por penicilina
  (3) se sensível à ceftriaxona: só ceftriaxona
  (4) se piorar com (1): associar rifampicina (20mg/kg/dia, 12/12h)

Antibiótico	Dose/kg/dia	Fracionar de	Nome comercial
Penicilina (P)	300.000U (EV lento)	4/4	Penicilina cristalina
Ampicilina (A)	300mg (EV direto)	4/4	Binotal
Cloranfenicol (C)	100mg (EV direto)*	6/6	Quemicetina
Ceftriaxona (Ct)	100mg (EV direto ou IM 24/24)	12/12	Rocefin
Ceftazidima	100mg (EV direto ou IM)	8/8	Fortaz
Carbenicilina	400-600mg (EV diluído lento, 20min)	4/4	Carbenicilina
Amicacina	15mg (EV diluído lento, 30min ou IM 8/8)	6/6	Novamin Briclin
Vancomicina	60mg (EV diluído lento, 30min)	6/6	Vancocina
Oxacilina	300mg (EV direto)	6/6	Staficilin

* Tratamento pode ser completado por VO, 6/6h.

Dose diária máxima — Penicilina: 24 milhões U
Ampicilina: 12g
Oxacilina: 12g
Ceftriaxona: 4g
Cloranfenicol: 4g
Gentamicina: 3 a 5g

Manter Dexametasona 0,15mg/kg/vez 6/6h EV por 2 a 4 dias.
(para pneumococos e *H. influenzae*)

❼ Repetição do liquor:

A) Evolução clínica satisfatória: não há necessidade de repetir.
B) Não há necessidade de "liquor da alta" para casos de boa evolução.
C) Se não houver melhora clínica em 48-72h: repetir.
D) Piora clínica, febre persistente ou recorrente: repetir.
E) Continuação de antibioticoterapia indicada se: glicorraquia < 20mg%, ou se > 10% das células são neutrófilos.
F) Aumento de células e proteínas, glicose baixa, bacteriológico negativo, boas condições clínicas: não precisa prorrogar o tratamento.

❽ Vigilância e manejo das complicações

PRECOCES (primeiras 48 horas)

Encaminhar à UTI pediátrica.

CHOQUE ENDOTÓXICO

Pulso fraco e rápido
Má perfusão periférica: palidez, extremidades frias e arroxeadas, enchimento lento do leito ungueal (mais de 5s)

Imediato: soro fisiológico 20ml/kg EV a 30min
Considerar: plasma, corticóide e drogas vasoativas
Instalar PVC (ver Choque)

COAGULAÇÃO INTRAVASCULAR DISSEMINADA (CIVD)

Sangramento, lesões necróticas da pele, plaquetopenia, leucopenia (ver CIVD)

CONVULSÕES

Diazepínico EV na crise
Manter com hidantoína
(ver Convulsões)

EDEMA CEREBRAL (herniação cerebral)

Redução do nível de consciência (letargia)
Diminuição da reação pupilar à luz (pupilas fixas)
Teste "dos olhos de boneca" alterado, pupilas dilatadas
Ritmo respiratório anormal, irregular
Bradicardia
Hemiparesia, opistótono, postura decorticada ou descerebrada, flacidez

Restrição de líquidos EV, intubação
Não efetuar punção lombar
(ver Edema cerebral)

COMPLICAÇÕES TARDIAS (aparecem após dias ou semanas)

FEBRE PERSISTENTE ou RECORRENTE

A febre pode persistir 5 dias (eventualmente 9) com LCR melhorado

1. Condições clínicas satisfatórias e LCR normal
   Febre por **antibiótico** (principalmente ampicilina)
   Suspender antibiótico
2. **Flebite**
3. Deterioração das condições neurológicas e LCR anormal: empiema subdural, abscesso cerebral
   Solicitar tomografia

EMPIEMA SUBDURAL

Lactentes (menos de 1 ano) com:
- Deterioração clínica apesar de líquor melhorado
- Fontanela abaulada, aumento rápido do PC
- Febre persistente ou recorrente
- Convulsões focais ou repetidas
- Sinais neurológicos focais, hemiparesia
- Opistótono
- Oftalmoplegia

Transiluminação do crânio
áreas de excessiva iluminação em um ou ambos os lados

Tomografia

Punção subdural diagnóstica
através da fontanela ou craniotomia

ABSCESSO CEREBRAL

Febre, cefaléia, vômitos, letargia
Estado neurológico desproporcional (pior) ao estado infeccioso
Papiledema
Sinais neurológicos focais

Tomografia

(ver Abscesso cerebral)

ARTRITE

Após 7-10 dias do início, melhora clínica
Artrite transitória (especialmente meningococos)

Indicação para tomografia

1. Febre prolongada
2. Estado mental alterado após 48 horas de tratamento
3. Fontanela persistentemente abaulada
4. Sinais de hipertensão craniana
5. Sinais neurológicos focais
6. Convulsões persistentes ou focais

Observação: prescrever **profilaxia** (rifampicina, 2 dias) para as crianças contactantes nas meningites por meningococos e *H. influenzae.*

MENINGITE POR CANDIDA

Fatores predisponentes	Sintomatologia	Líquor
RN de muito baixo peso	Febre	Pleiocitose
Comprometimento imunológico	Cefaléia	Proteína elevada
Nutrição parenteral	Alteração da consciência	Glicose diminuída
Diabetes	Verificar lesões mucocutâneas	Exame direto
Cateter	Oftalmológico-lesões da retina	Cultura

Tratamento da meningite por Candida

Anfotericina B (0,25 — 1mg/kg/dia EV contínuo)

Associado com flucitosina (100-150mg/kg/dia VO 6/6h)

Duração: 14 dias

3. MENINGITE ASSÉPTICA OU COM LIQUOR CLARO

Não deve ser meningite bacteriana se: ausência de convulsão e sangue: neutrófilos < 10.000; liquor: neutrófilos < 1.000; proteína < 80; bacterioscópico negativo.

MENINGITE ASSÉPTICA

Doença aguda com estado infeccioso **leve**
Cefaléia e vômitos
Sinais meníngeos
Distúrbios da consciência apenas discreto
Liquor: aumento moderado de células
com predomínio de linfócitos
bacterioscópio e culturas: negativos

↓

MENINGITE ASSÉPTICA
(meningite não purulenta)

↓

Verificar glicorraquia

❶ Glicose do liquor diminuída (< 40mg% ou < 50% da glicemia)

1. Tuberculose (BCG ID, contágio, raios X do tórax; PPD)
2. Meningite parcialmente tratada
3. Fungos: criptococos e outros (coloração pela tinta da China)

❷ Glicose do liquor normal

1. **Viral***
2. Tuberculose (casos iniciais)
3. Meningite purulenta parcialmente tratada
4. Raros: Leptospirose
   Toxoplasmose
   Sífilis
   Triquinose
   Abscesso cerebral
5. Trauma
6. Hipersensibilidade (doença do soro)

* Meningite por enterovírus — na dúvida repetir o liquor após 12 horas.

MENINGITE COM LIQUOR CLARO

Cefaléia, vômitos, fotofobia
Estado infeccioso leve
Lúcido (sem convulsão)
Liquor: aumento das células
predomínio de linfócitos (neutrófilos < 1.000)
nas primeiras horas: predomínio de neutrófilos*
glicose normal
proteína normal ou aumentada (< 80)
bacterioscópico negativo

No **verão**
leucograma e VHS inexpressivos
neutrófilos < 10.000

⇓

MENINGITE VIRAL por enterovírus

Hospitalização não obrigatória
Dramin B_6 DL + Novalgina EV é útil
Evitar super-hidratação
Deitar com a cabeça um pouco elevada

* Na dúvida
Repetir o liquor após 8-12h (pelo menos 24h após o 1º sintoma): ocorre "viragem" para predomínio de linfócitos (valorizar o bom estado geral)

Cefaléia, vômitos, fotofobia
Febre
Lúcido
Liquor: aumento de células (linfócitos)
aumento de proteínas
glicose: normal ou diminuída

Concomitância com **parotidite** ou época de epidemia de **caxumba**
Leucograma inexpressivo ou viral
Amilasemia aumentada

⇓

MENINGENCEFALITE por caxumba

MENINGITE ASSOCIADA À DERIVAÇÃO VENTRÍCULO-PERITONEAL

1º) Remoção da derivação; aplicar derivação externa.
2º) Antibioticoterapia de acordo com a cultura/antibiograma.
3º) Tempo necessário para reimplante da derivação ventricular:
   a) cultura positiva para estafilococos coagulase negativa e LCR sem alteração — reimplante após 3 dias (com cultura negativa);
   b) estafilococos coagulose negativa e alterações liquóricas:
      (1) 7 dias de antibiótico com negativação da cultura e queda da proteinorraquia;
      (2) se a cultura persiste positiva, continuar antibiótico até que as culturas se mantenham negativas por 10 dias;
   c) enterobactérias — pelos menos 14 dias de antibiótico após negativação das culturas.

4. ENCEFALITES

Doença **aguda**

Distúrbio da consciência significativo
Ausência de sinais de irritação meníngea
Podem ocorrer convulsões

Febre
Líquor: pleocitose com linfocitose;
às vezes: aumento da pressão e das proteínas com glicose normal

Causa **infecciosa**
podem ocorrer: manifestações neurológicas focais ou assimétricas

❶ **ENCEFALITE AGUDA**

Geralmente **viral**
Se evidências de lesão focal (temporal): hemiparesia, convulsões focais, nervos cranianos
EEG e tomografia com alterações no lobo temporal: sugere encefalite por **herpesvírus** (podem ocorrer comportamento bizarro e alucinações; herpes labial)*
** **Tratamento**: Acyclovir 10mg/kg/dose, 8/8h, 10-21 dias EV

Sem febre
Sem aumento de células no líquor
Aumento da pressão liquórica
Às vezes aumento das proteínas liquóricas

Causa **não infecciosa**

❷ **ENCEFALOPATIA AGUDA**

Tóxica (Pb, CO, álcool, plantas)
Metabólica (diabetes, hipoglicemia)
Vascular (hipertensão)
Síndrome de Reye (degeneração gordurosa do fígado)
Desconhecida

* Alterações na tomografia são bilaterais mas assimétricas; surgem no 5º dia.
Diagnóstico de certeza: PCR (herpesvírus)

** Iniciar imediatamente nos casos suspeitos.

Observações: a) **Meningite asséptica** vs **encefalite aguda**:
na encefalite ocorre distúrbio da consciência severo e prolongado (mais de 12 horas).

b) **Encefalite aguda** vs **encefalopatia aguda**:
na encefalite ocorre pleocitose liquórica (mais de 10 células/mm^3).

5. ABSCESSO CEREBRAL

1. Sintomatologia de tumor cerebral com a presença de um foco infeccioso:
   - adjacente: otite média, sinusite, mastoidite na face;

   ou

   - a distância: pulmonar, endocardite, abscessos
2. Antecedente: TCE penetrante ou fístula dérmica
3. S. meningite asséptica com sinais de hipertensão intracraniana ou sinais de lateralização
4. Febre + hemiparesia em criança com cardiopatia congênita cianótica
5. Hemiparesia + meningite purulenta

Sinais neurológicos focais
Distúrbio de consciência
Estado infeccioso

Liquor
aumento de N ou L
glicose normal
proteínas = normal ou ↑

ABSCESSO CEREBRAL

1º) aeróbios (1º estafilo, 2º estrepto, 3º enterococos)
2º) anaeróbios

- Tomografia
- Punção-aspiração-cultura
- Iniciar com meropenem 120mg/kg/dia EV 8/8h

  ou

  vancomicina + ceftriaxona + metronidazol EV
- Conferir o antibiograma, duração: 6 semanas
- Controle do edema cerebral

6. HIPERTENSÃO INTRACRANIANA — EDEMA CEREBRAL

Consciência deprimida	**Lesão focal**
Processo difuso Trauma craniano Meningencefalite Hipoxia — isquemia Hipertensão Intoxicação hídrica Hiponatremia Cetoacidose diabética Encefalopatia hepática Intoxicação por chumbo	Enfarto cerebral Hidrocéfalo Massa: tumor hemorragia abscesso cisto

HIPERTENSÃO INTRACRANIANA

Edema cerebral
vasogênico, citotóxico, intersticial, misto

1º) **Sinal de alerta**: **consciência deprimida**
Cefaléia, vômitos, sonolência, irritabilidade, estrabismo, diplopia, **papiledema**.
Lactentes: fontanela abaulada, tensa, disjunção de suturas, veias do couro cabeludo distendidas, olhos "em sol poente", aumento rápido do perímetro craniano.

2º) **Sinal de alarme**:
pupilas grandes não reativas em criança letárgica
Aplicar manitol EV de imediato; tomografia; UTI.
Grave: taquicardia, dilatação pupilar, bradicardia, hipertensão, convulsões, hemiparesia, letargia.

3º) **Fossa posterior**: cabeça inclinada e pescoço duro.

CONDUTA – Solicitar tomografia e iniciar:

Urgência — reanimação cardiorrespiratória (A, B, C).

1º) **Posição**: decúbito dorsal com a cabeça um pouco elevada (30°) e centrada.

2º) Em todo caso suspeito de hipertensão intracraniana importante:

Manitol a 20% de imediato*.
Dose: 1 ml/kg EV rápido.

Comentário: esta dose pequena funciona bem, com muito menos efeitos indesejáveis do que as doses maiores (5ml/kg) geralmente recomendadas.

Início de ação: rápido (em minutos).
Duração: em torno de 3 a 4 horas.
Repetir, se necessário, até 3 doses diárias.

3º) Diurético: furosemida 1mg/kg (15min após o manitol).

4º) Sedação — midazolam 0,05-0,5mg/kg/hora.

5º) Analgesia — fentanil 0,5-2mcg/kg/hora ou cetamina 3,5-6,5mg/kg/hora.

6º) Presença de convulsões — fenitoína, ataque: 15mg/kg; manutenção: 7-10mg/kg/dia.

---

* ou cloreto de sódio a 3% EV 3ml/kg.

Não fazer punção lombar na suspeita de hipertensão intracraniana.

Tomografia sugestiva: apagamento das cisternas perimesencefálicas dorsais. Considerar monitorização da pressão intracraniana (PIC).

6º) Se foi administrado líquido em excesso: furosemida (Lasix 1 ampola = 10mg): 1mg/kg EV.

7º) **Hiperventilação**.
Oxigênio por cateter.
Para curtos períodos: AMBU (balão e máscara), 2 min.
Casos graves: intubação endotraqueal (após curarização) e hiperventilação mecânica.
Objetivo: reduzir a PCO_2 para 25-27mmHg; PO_2 100-150.
Duração do efeito: algumas horas.
Aplicar concomitantemente manitol EV.

8º) **Para casos muito graves, tratados em UTI**:

1. **Curarização** (monitorização EEG).
   Atracúrio — ataque 0,3-0,5mg/kg;
   depois: 0,2-1mg/kg/h
   ou
   Pancurônio — 0,06-1mg/kg;
   depois: 0,02-0,03mg/kg/h.
2. **Barbitúricos** (monitoração)
   - Tiopental — 4 a 6mg/kg; depois 1-5mg/kg/hora.
   - Opção preferida — não disponível no Brasil: Pentobarbital.

   Ataque = 10-15mg/kg em 1-2 horas.
   Manutenção: 1mg/kg/hora (até 2-3mg/kg/h — EEG).
   Não ministrar dose de ataque, se o EEG estiver muito deprimido.
   Duração: 5-7 dias.
3. **Hipotermia** (31°C)
   Recurso ainda controverso.
   Indicação: flacidez, decorticação, descerebração.
   Nesses casos, usar desde a admissão.
   Colchão térmico para resfriamento (ou gelo + álcool aplicado à pele).
   Manter 24-36 horas; reaquecimento gradual (1º cada 3h), até 37°C.
   Manter em ventilação, assistida, sedado e curarizado.

9º) **Cuidados gerais**
Manejo da hipotensão — S. fisiológico 20ml/kg EV; vasopressores.
Hidratação de manutenção — soluções isotônicas, 2/3 das necessidades diárias.
Nutrição enteral.
Antiácidos e anti-H_2 (omeprazol).
Monitorar glicemia, eletrólitos (Na), osmolaridade sérica; diurese.

7. A CRIANÇA COM PARALISIA AGUDA

Paralisia flácida assimétrica
+
Meningite com liquor claro (asséptico)
(febre, rigidez de nuca; liquor: meningite linfocitária)
em
criança com vacinação incompleta

↓

PARALISIA INFANTIL por poliovírus

(notificação compulsória)
Se excluída poliomielite: enterovírus

Paralisia súbita de ambas as pernas

↓

PARAPLEGIA

↓

Dados clínicos	Causas
Fraqueza nas pernas dor à compressão muscular	**Miosite viral**
Com manifestações sistêmicas	Infecção viral, tuberculosa, osteomielite, leucemia
História recente de claudicação e tendência a cair; perdas de urina, retenção de fezes	Processo **compressivo**: 1º mielografia; 2º ressonância magnética. Liquor só durante a mielografia (não antes)
• Dor local ou em faixa, parestesia, percussão da coluna dolorosa	• **Tumor**
• Febre + dor espontânea local; dor piora progressivamente, piora com flexão	• **Empiema epidural** (raro)
1º dor; 2º paralisia flácida das pernas; 3º paralisia flácida no nível da lesão e espástica abaixo da mesma; retenção de urina	**Mielopatia transversa** Liquor poucas células, proteína pouco aumentada
Antecedente de perda de visão, dolorosa, transitória	**Desmielinização**
Instalação súbita, indolor, severa	Processo **inflamatório**
Problemas psicológicos, tono e reflexo profundo normais, função normal quando o paciente é distraído	**Histeria de conversão**

Paralisia súbita de ambas as pernas
+
Progressão da paralisia:
braços, músculos respiratórios e nervos cranianos

PARALISIA ASCENDENTE

Dados clínicos	Causas
Fraqueza muscular (paralisia flácida) com dor e parestesias	**Polirradiculoneurite**
• Líquor: dissociação proteíno-citológica (2ª semana) (proteína muito aumentada, células quase normais)	• = **S. de Guillain-Barré**
Picada de carrapato (envenenamento)	**Doença de Lyme**
Antecedentes de fraqueza; comprometimento da face e olhos Melhora dramática com Neostigmina ou Tensilon	**Miastenia grave**

PARALISIA DOS NERVOS CRANIANOS

Dados clínicos	Causas
Ingestão de conserva caseira, distúrbios da deglutição e dos movimentos oculares	**Botulismo**
Lactente < 6 meses, constipação intestinal, fraqueza muscular	**Botulismo infantil**

Paralisia súbita em um lado da face
Dificuldade em fechar o olho do lado afetado
Desvio da rima bucal com salivação pelo canto
Perda do paladar nos 2/3 anteriores de língua (50%)

PARALISIA FACIAL (Bell)

Prognóstico bom (90% de cura em 1 ou 2 meses)
Corticóide por 2 semanas — valor discutível

Paralisia unilateral da perna e braço

HEMIPLEGIA AGUDA

inicialmente flácida; após alguns dias: espástica
freqüente: alteração da consciência
às vezes: convulsões

Dados clínicos	Causas
Queda sobre um lápis na boca	**Trombose de artéria carótida interna**
Abscesso retrofaríngeo	**Trombose arterial**
Cardiopatia congênita cianótica em lactente com infecção viral ou desidratado	**Trombose da artéria cerebral média**
Colagenose (LES)	**Trombose arterial**
Oclusões vasculares congênitas	**Obstrução arterial**
Meningite bacteriana	**Trombose venosa**
Endocardite bacteriana	**Êmbolos sépticos**
Desidratação em lactente	**Trombose de seio cavernoso**
Arritmias (fibrilação arterial)	**Embolização de veias cerebrais**
Rotura de shunt arteriovenoso (crises repetidas de "enxaqueca" sempre do mesmo lado)	**Hemorragia cerebral**
Púrpura trombocitopênica, hemofilia ou leucemia	**Hematoma intracerebral**
TCE	**Hematoma ou hemorragia**
Abscesso cerebral	**Compressão**
Hemiplegia alternante, transitória (2 a 3 dias) com cefaléia	**Enxaqueca hemiplégica**
Pós-convulsão; cede em 24h	**Paralisia de Todd**
Temor cerebral, encefalite, estado de mal epiléptico	

1º) Tomografia
2º) LCR (infecção, hemorragia)
3º) Se necessário: angiografia cerebral
4º) Hemograma com plaquetas, TS e TC, falcização, ionograma
5º) ECG e ecocardiograma
6º) FAN, células LE; RS sífilis
7º) Mielograma

8. A CRIANÇA COM RIGIDEZ MUSCULAR AGUDA

Espasmos musculares generalizados (com dor abdominal, dificuldade para andar, rigidez de nuca)
Trismo*
Convulsões

❶ Ferida
Criança não imunizada contra tétano

1 TÉTANO

❷ Administração de fenotiazínicos ou metoclopramida

2 REAÇÃO COLATERAL À FENOTIAZINA OU METOCLOPRAMIDA**

Tratamento

DIAZEPÍNICO EV
ou
DRAMIN EV
(Dramin B6 DL ou Dramin B6 em 10ml de glicose a 10%)

❸ **Outros**

INTOXICAÇÃO POR ESTRICNINA
PICADAS DE CARRAPATO
TETANIA HIPOCALCÊMICA
CONVULSÃO TÔNICA

* Trismo isolado: infecções dos dentes ou parótida
** Plasil

9. TÉTANO

Antecedente de traumatismo: **foco tetânico**
(ferimento contaminado com terra, queimadura, fratura exposta)

Ausência de vacinação antitetânica

Período de incubação variável (1-2 semanas)

Contraturas (rigidez muscular):
trismo; riso sardônico
opistótono; rigidez de nuca
rigidez abdominal em tábua

Espasmos musculares dolorosos espontâneo ou pós-estímulos (luminosos, sonoros, manipulação)
provocam: asfixia e cianose

Ausência de perturbação do sensório
(paciente consciente e lúcido)

TÉTANO
Toxiinfecção pelo *Clostridium tetani*

Localizado

Rigidez e espasmos na região do ferimento
(perigo da forma cefálica)

Generalizado

	Leve	**Moderado**	**Grave**
PI	> 14 dias	10-14 dias	< 10 dias
PP	> 6 dias	3-6 dias	< 3 dias
Trismo, rigidez, espasmos, disfagia	+	++	+++
Febre e sudorese	0	+	++
Resposta a sedativos e músculo-relaxantes	Boa	Necessita doses elevadas	Inadequada

Nota: 1. PI = Período de incubação = período entre o ferimento e os primeiros sintomas.
2. PP = Período entre o 1º sintoma e o 1º espasmo.

TRATAMENTO

• REMOVER E NEUTRALIZAR A TOXINA

Tratamento do foco — as feridas tetanígenas (feridas contaminadas com terra, presença de corpos estranhos, necrose tecidual, queimaduras, fraturas expostas) devem ser tratadas cuidadosamente:

1. Casos graves, focos extensos ou debridamento cirúrgico impraticável: infiltração da zona perifocal com SAT 1.500 a 10.000U.
2. Debridamento amplo da ferida com retirada dos tecidos desvitalizados e corpos estranhos.
3. Limpeza com soluções oxidantes: água oxigenada; permanganato de potássio 1:5.000.

Soroterapia — escolha uma destas alternativas, de acordo com as disponibilidades:

1. SAT 20.000U EV (após teste alérgico).
2. **Preferível**: imunoglobulina tetânica (Tetanogama ou Tetanoglobulin) IM = 250mg, 2 frascos IM.
3. Globulina humana F $(ab')^2$ = **Gamavenina**: 10.000U via EV e 1.000UI intratecal.

Lembrete: a eficácia da soroterapia é limitada: ela só atua sobre a toxina circulante, não atuando na toxina que já impregnou os tecidos.

Antibiótico — penicilina G cristalina: 100.000 a 250.000U/kg/dia EV, fracionado a cada 6 horas, por 10 a 14 dias.

Alternativa para alérgicos à penicilina: Tetraciclina.

• MEDIDAS GERAIS (tratamento preferivelmente em UTI)

1. Ambiente e sensação de segurança ao paciente, silêncio e penumbra, oferecendo conforto.
2. Vigilância constante: ritmo respiratório (surpreender as crises de apnéia).
3. Manusear o paciente o mínimo possível.
4. Hidratação (correção dos distúrbios hidroeletrolíticos e acidobásico).
5. Alimentação inicialmente parenteral; alimentação oral cuidadosa (dieta líquido-pastosa) após melhora dos espasmos musculares ou por sonda.
6. Analgésico — dipirona EV.
7. Oxigênio (funil) na presença de cianose.
8. Drenagem e aspiração de secreções.
9. Cateterismo vesical (se houver retenção urinária por mais de 8 horas).
10. Controle da constipação intestinal (clister, óleo mineral).

Atenção: discrição nas conversas sobre a situação e o prognóstico do paciente (este permanece consciente!).

• MIORRELAXANTES E SEDATIVOS

Diazepínico: 0,5-1mg/kg/dose (até 15mg) inicialmente a cada 1/2 a 2 horas; após melhora, espaçar para cada 4 a 6 horas. Via EV ou IM, posteriormente VO.

Associar Clorpromazina: 0,5mg/kg/dose IM ou VO; repetir cada 6 horas.

Quando não se obtém o controle satisfatório das contraturas, associar: mefenesina (Tolserol) — juntar 3 ampolas (1 ampola = 50ml = 1mg) a 500ml de soro glicosado a 5% (total do frasco: 650ml). Velocidade de gotejamento: 20 a 30 gotas/minuto, regulada pela necessidade do momento. Utilizam-se 2 a 3 frascos por 24 horas (escolar pequeno e grande, respectivamente) que já fornece o sódio suficiente para a manutenção. Via EV com cateterização da veia, trocar de veia cada 48 horas (perigo de flebite).

• CONDUTA NA CRISE APNÉICA

(urgente: todo material deve estar preparado!)

1. Soltar todo o regulador de gotas da solução relaxadora.
2. Injetar imediatamente a solução da ampola original não diluída de Tolserol diretamente na veia (pelo tubo de borracha) na dose necessária (20 a 50ml).
3. Instalar o ventilador mecânico (ou respiração artificial manual).

Nos casos que não respondem aos miorrelaxantes em doses adequadas: **curarização**.

Importante: só factível em UTI.

Vantagens: relaxamento muscular adequado, ventilação pulmonar controlada, facilidade para limpeza da traquéia e brônquios. Início do efeito: imediato.

1. **Curarização**: Toxiferine (Alloferine): 1 a 2mg/kg EV; repetir de acordo com a necessidade (retorno da atividade muscular ou dos espasmos ou da hipertonia) ou pancurônio (Pavulon): 0,1mg/kg/dose de hora em hora ou contínuo 0,1mg/kg/hora.
2. Concomitante: Diazepínico.
3. Respiração controlada com pressão positiva intermitente através da intubação endotraqueal ou traqueostomia. Indicação da **traqueostomia**: secreção excessiva nas vias aéreas que se acompanha de abolição do reflexo da **tosse; tétano cefálico com disfagia e espasmo da laringe**.
4. Fisioterapia respiratória: mudança de decúbito, tapotagem, compressão e massagem.
5. Aspiração de secreções. No traqueotomizado, instilar soro fisiológico na traquéia e aspirar.
6. Retirada do respirador: após ± 2 semanas, de maneira lenta e gradual, tateando a tolerância.
7. **Desintubação**: tentar quando não houver mais secreção ou complicação respiratória; se surgirem problemas, recolocar a cânula e fazer nova tentativa após 1 semana.

APÊNDICE

Diazepínico: Diempax (Lafi) ou Valium (Roche) 1 ampola – 10mg; comprimidos de 2 e 10mg; suspensão: 5ml = 2mg.

Clorpromazina: Amplictil 1 gota da solução oral = 1mg; 1 ampola = 5ml = 25mg.

Mefenesina com cloreto de sódio: Tolserol (Squibb) = solução a 2%, 1 ampola = 50ml = 1g.

Toxiferine (curarizante): Alloferine (Roche) 1 ampola = 2ml = 10mg; Pavulon 2ml = 2mg.

Soro antitetânico: SAT (Syntex) ampolas de 2ml = 5.000U; 2ml = 10.000U; 10ml = 30.000U.

Imunoglobulina antitetânica: Tetanogama (Behring) ou Tetanoglobulin (Imuno) 1 frasco = 2ml = 250U. Gamavenina (Behring): 250mg com 5ml de diluente e 2.500mg com 50ml de diluente: para uso endovenoso e intratecal.

10. ATAXIA AGUDA

Perda súbita do equilíbrio para sentar ou andar, **marcha ebriosa** em criança previamente normal; alteração da fala.

1. Ingestão de drogas: fenotiazínico, hidantoína, diazepínico, piperazina, ciproheptadine (Periatin), anti-histamínicos; ingestão de álcool.
2. Pós-infecciosa (5 a 10 dias após início da infecção): varicela, infecções respiratórias e intestinais, herpes.
3. Metabólicas: hipoglicemia; raro: hiperamoniemia, hiperacidemia por ácidos orgânicos.
4. Tumores cerebrais (com hipertensão intracraniana).
5. Labirintite – com vertigem; enxaqueca – com cefaléia.
6. Acidente vascular cerebral: isquemia, trombose, coagulopático (anemia falciforme).

Excluir hipertensão intracraniana (história; fundo de olho, se necessário).

CEFALÉIA

Na criança que vem ao Serviço de Emergência com queixa de **dor de cabeça**:

Pesquisar sinais de **alarme**:

- Febre, vômitos, confusão mental, irritabilidade/toxemia.
  Suspeita: meningite bacteriana.
- Febre, cefaléia intensa, no verão, sem estado toxêmico.
  Suspeita: meningite viral.
- Cefaléia de alguns dias e que vem piorando com vômitos matutinos ou que acorda a criança durante a noite.
  Suspeita: hipertensão intra-craniana.
- Cefaléia de início súbito, recorrente com intervalos livres, unilateral, pulsátil em família com história de enxaqueca.
  Suspeita: enxaqueca.
- Cefaléia freqüente, variável, mal definida, em aperto, em criança ansiosa.
  Suspeita: cefaléia de tensão.
- Outros sinais de alarme:
  - a criança aponta a localização exata com 1 dedo;
  - dor súbita, violenta, "a pior dor de cabeça de minha vida".

O que *não* solicitar:

Raios X de seios da face — não é sinusite.

11. ENXAQUECA

CLÁSSICA

Escolar com cefaléia periódica

AF + para enxaqueca:

1. Palidez esverdeada.
2. Distúrbios visuais (escotomas, obscurecimento, fotofobia, distorções).
3. Cefaléia unilateral frontal ou fronto-orbital.
   (Não é sempre do mesmo lado; pode ser bilateral frontal).
4. Náuseas e vômitos.
   Irritabilidade, fotofobia.
5. Preferência por ficar deitado em quarto escuro e silencioso.
6. Vômitos cedem, criança adormece e acorda após 4-6 horas, perfeitamente bem.

VARIANTES

1. Dor abdominal (abdome superior) + cefaléia e vômitos.
2. Enxaqueca da artéria basilar, relacionada com menstruação:
   a) início: ocular bilateral;
   b) sintomas premonitórios (durante 2 a 45 minutos): vertigem, ataxia, disartria, zumbido, formigamento e adormecimento da boca e extremidades;
   c) cefaléia occipital latejante + vômitos.
3. Distúrbios da consciência:
   a) perda de consciência gradual, não profunda (minutos);
   b) cefaléia occipital severa, latejante.

TRATAMENTO DA CRISE NO PS

Ministrar analgésico + antiemético

Paracetamol (Tylenol), dipirona (Novalgina), ibuprofeno (Dalsy, Advil), naproxeno (Flanax).

Associar: metoclopramida (Plasil).

Usar via oral ou parenteral.

Opções: Excedrin (paracetamol + cafeína); Neosaldina (dipirona + cafeína), Tylex (paracetamol + codeína).

Ataques severos: dipirona EV + metoclopramida ou Dramin B_6 DL via EV.

Ergotaminas podem ser usadas em escolares e adolescentes mas só são efetivas se ministradas no início da crise: Cafergot, Ormigrein, Tonopan, Cefalium (contém também paracetamol e metoclopramida).

Adolescentes, casos graves: Sumatriptam (Imigran, Sumax) — 1 ampola (6mg) via SC.

Enxaqueca intratável persistente — clorpromazina (Amplictil) 0,5-1mg/kg/dose EV.

12. DISTÚRBIOS PAROXÍSTICOS DA CONSCIÊNCIA NÃO EPILÉPTICOS

1º) **frustração, birra, tombo** 2º) choro vigoroso de curta duração 3º) interrompe o choro 4º) deixa de respirar (apnéia) 5º) fica **cianótica** 6º) perde os sentidos e cai 7º) vira os olhos para cima e a cabeça para trás	1º) **leve trauma** (tapinha ou batida na cabeça) **medo/surpresa** 2º) diz "ah"! 3º) não chora 4º) perde os sentidos e cai 5º) fica molinha 6º) fica **pálida**
Pode ficar rígida/opistótono, alguns movimentos clônicos	Pode ficar rígida/opistótono, alguns movimentos clônicos

Duração curta: 1 minuto
em **criança de 6 a 18 meses** (até 2 a 4 anos)

⇓

PERDA DE FÔLEGO

(por anoxia cerebral aguda)

1. Tranqüilizar — os ataques embora dramáticos não são perigosos e cedem espontaneamente.
2. Colocar um pano úmido frio na testa da criança até que ela comece a respirar novamente.
3. Colocar uma mão no peito e outra nas costas da criança e fazer 3 compressões firmes (para expulsar o ar). Não tentar outras manobras de reanimação (são inúteis e perigosas).
4. Cessado o ataque, fazer um breve afago, deixar a criança perto de alguns de seus brinquedos e esquecer o assunto.
5. Manter a calma. Aplicar os princípios de psicologia comportamental (não se deixar chantagear pela criança).

- **tonturas rotatórias**
- a criança se agarra ou busca algo em que se apoiar
- palidez, sudorese
- não perde a consciência

Duração curta: 15 minutos
em **criança de 1-5 anos**

⇓

VERTIGEM PAROXÍSTICA BENIGNA

Útil: cinazarina (Stugeron)

- fatores precipitantes: estresse emocional, medo, dor
- estados de ansiedade, tensão emocional
  - — aulas, provas, cerimônias, ofícios religiosos
  - — consultório de dentista
  - — visão de sangue
  - — coleta de sangue (venipuntura)

1º) tontura — visão borrada
2º) palidez, palpitações, sudorese fria, cianose labial, ansiedade
3º) pode chegar a cair, perda de consciência por breve lapso de tempo

Duração curta: 15 segundos
em criança **escolar, adolescente**

⇓

SÍNCOPE VASOVAGAL

ou **síncope infanto-juvenil** ou **lipotimia**
(por hipervagotonia reflexa + distúrbio emocional)

1. Baixar a cabeça ou deitar a criança com a cabeça mais baixa que os pés.
2. Afrouxar a roupa.
3. Salpicar o rosto e o peito com água fria, ou aplicar compressas de água fria na fronte. Pode-se dar ligeiras palmadas na face ou dar a cheirar água de colônia ou vinagre.
4. Aquecer o corpo, enrolando-o com cobertor.
5. Caso necessário, respiração artificial.

Síncope febril: febre, fica molinha, vira os olhos para cima — não é convulsão febril.

DISTÚRBIOS PAROXÍSTICOS DO SONO

- primeiras horas do sono
- subitamente a criança senta no leito
- grita intensamente
- feição estática, olhos abertos
- aspecto de **terror/pânico**
- sudorese, taquicardia, taquipnéia
- não conhece os pais
- não responde às tentativas de consolo
- em **poucos minutos** retorna ao sono profundo

⇓

TERROR NOTURNO

- **"sonho ruim"**
- a criança é facilmente acordada
- reconhece as pessoas
- pode contar o sonho

⇓

PESADELO

- deambulação automática, inseguro
- com olhar fixo
- dificilmente são acordados

Crianças e adolescentes

⇓

SONAMBULISMO

13. A CRIANÇA INCONSCIENTE: COMAS NA INFÂNCIA

Observação: serão abordados particularmente os comas de instalação abrupta, ou seja, os casos de crianças que já chegam à consulta inconscientes.

DADO CHAMATIVO → INCONSCIÊNCIA

COMA = estado de inconsciência do qual o paciente não pode ser acordado. **Depressão aguda da consciência**.

Quais as primeiras providências?

INCONSCIÊNCIA = EMERGÊNCIA

1. Permitir a permanência, no consultório, apenas das pessoas indispensáveis, ou seja, um acompanhante e uma enfermeira.
2. Retirar toda a roupa do paciente.
3. **Manter vias aéreas superiores permeáveis**: deitar o paciente em decúbito dorsal, com a cabeça em extensão (apoio sob os ombros).
   Decúbito lateral, se a criança estiver com vômitos.
4. Verificar os movimentos respiratórios e cardíacos:

   Parada respiratória

   a) **Ventilar**
   - "boca a boca", se não tiver oxigênio
   - cateter nasal com pressão positiva
   - intubação traqueal com respiração assistida

   b) **Aspirar** (remover as secreções com um aspirador)

   Parada cardiorrespiratória

   Paciente deitado sobre uma superfície rígida, em decúbito dorsal, fazer massagem esternal rítmica: 4 compressões para 1 ventilação (**importante**: não ventilar no momento da massagem) (ver capítulo Procedimentos).

   Em seguida:

5. **Anamnese** — cuidadosa e detalhada:
   Modo de instalação (progressivo, súbito) — duração — seqüência dos sintomas — dados sobre saúde anterior — episódios semelhantes — ingestão de medicamentos e/ou tóxicos — traumatismos — antecedentes familiares significativos: diabetes, epilepsia e respectivos remédios.
6. **Exame físico inicial**:
   a) Sinais vitais: T, PA, pulso, FC, FR, tipo respiratório, hálito, cor da pele e das mucosas, estado de hidratação, edema, perfusão periférica.
   b) **Nível de consciência** — usar **escala de Glasgow** para crianças ou lactentes (ver págs. 226 e 442).

Fundamental — **exame neurológico**

Basear-se em cinco parâmetros, como mostra o Quadro VI.1.

Quadro VI.1 — PROFUNDIDADE DO COMA (ver pág. 226)

Diagnóstico	COMA PROFUNDO	ESTUPOR ou SEMICOMA	LETARGIA ou HIPERSONIA
MOTRICIDADE resposta: • apropriada/inapropriada • uni ou bilateral • ausente	Ausente; apenas reflexos elementares Exemplo: patelar, aquileo, bicipital, etc. ou às vezes assimétricos e exaltados	Reflexos elementares presentes Respostas vagarosas e inadequadas	Conservada
SENSIBILIDADE DOLOROSA	Ausente (pesquisa: beliscar a pele, compressão do globo ocular)	Presente: responde ao beliscar da pele, compressão do globo ocular, além de responder a ruídos (estados leves), comando verbal, atender pelo nome, etc.	Presente: boa resposta às solicitações mas com a cessação do estímulo entra em sono profundo
PUPILAS*	Ambas com midríase ou miose, porém com perda do reflexo fotomotor	Simétricas Reflexo fotomotor presente	Simétricas Reflexo fotomotor presente
ESFINCTERES	Relaxados ou, às vezes, retenção urinária	Controle normal	Controle normal
REFLEXOS CUTÂNEO-SUPERFICIAIS	Ausentes	Presentes	Presentes

* *Nota*: miose é observada em comas por narcóticos e fenotiazínicos, e ainda em comas profundos por etanol e barbitúricos.

Quadro VI.2 — RESPOSTA REFLEXA SEGUNDO O NÍVEL DA LESÃO CENTRAL

Nível de lesão do SNC	Nível de consciência	Pupilas: tamanho e reatividade	Reflexos oculocefálico e/ou oculovestibular	Padrão respiratório	Resposta motora
TÁLAMO	Letargia, estupor	Pequenas, reativas	Aumentados ou diminuídos	Cheyne-Stokes (respiração periódica em crescendo-decrescendo intercalada com apnéia)	Postura normal, tono levemente aumentado
MESENCÉFALO	Coma	Centradas, fixas	Ausentes	Hiperventilação central neurogênica (inspiração e expiração forçadas)	Rigidez descorticada (membros superiores fletidos contra o tórax, membros inferiores estendidos)
PONTE	Coma	Puntiformes, irregulares	Ausentes	Eupnéico (normal) ou respiração rítmica com parada na inspiração	Rigidez descerebrada (braços e pernas estendidos com os braços em rotação interna, pescoço estendido) ou flacidez
MEDULA	Coma	Pequenas, reativas	Presentes	Respiração atáxica	Flacidez

Lesão infratentorial **tonsilar**: consciência rebaixada, pupilas e movimentação dos olhos normais, apnéia, hipertonicidade ou flacidez.
Pupilas no coma metabólico: pequenas reativas; encefalopatia hipóxico-isquêmica: dilatadas fixas bilateral; opiáceos: puntiforme; anticolinérgicos: dilatadas fixas.

7. Completar o exame físico geral, que deverá ser o mais detalhado possível; incluindo:
   a) pele: palidez, cianose, icterícia, púrpura, eritema palmar, aranhas vasculares;
   b) cabeça: fontanela, equimoses, otorragia, rinorréia;
   c) pescoço: rigidez de nuca;
   d) pulmões: estertores, dispnéia;
   e) abdome: hepatomegalia, ascite, circulação colateral;
   f) extremidades: equimoses e fraturas, movimentação passiva.
8. Exame **neurológico**. Ver Quadro VI.2 e Comentários (pág. 246). Escala de Glascow; neuropediatra.
9. Internar a criança, se possível, em UTI.
10. Venóclise para hidratação, correção das perdas, garantir uma via rápida para administração de medicamentos. Colher sangue para exames (hemograma, glicemia, ionograma, gasometria, uréia, transaminase, bilirrubinas, tempo de protrombina, tromboplastina parcial, lactato, piruvato, amônia, testes toxicológicos e sangue adicional para futuros estudos).
11. Cateter vesical: colher urina para exames (tipo 1, glicosúria, cetonúria, estudos toxicológicos). Controlar diurese.
12. Exame de fundo de olho e liquor.
13. Raios X de crânio, coluna e tórax.
14. Ultra-sonografia de crânio em lactentes.
15. Tomografia cerebral (sem contraste). Providenciar intubação/O_2.
16. Tratamento de urgência, conforme o caso (ver capítulos correspondentes):
    a) distúrbio circulatório grave: choque, crise hipertensiva, edema pulmonar, hipoglicemia;
    b) convulsões e edema cerebral (conferir tomografia);
    c) infecção (liquor).
17. Manter a permeabilidade das vias aéreas. Se respiração débil — oxigenação com máscara: se necessário, intubação traqueal e ventilação mecânica.
18. **Sonda nasogástrica** para alimentação.
19. Cuidados de **enfermagem**:
    a) Higienização de cavidades: boca, narinas, ouvidos, olhos: diariamente.
       Nos olhos, pingar óleo mineral estéril; lavar várias vezes ao dia, com soro fisiológico estéril.
    b) Prevenção de escaras de decúbito: mudança de decúbito freqüente. Higiene corporal com álcool para estimular circulação.
    c) Colocar os membros sempre em posição de função para prevenir rigidez e posições viciosas. Movimentar articulações passiva e suavemente.
    d) Aspirar secreções nasofaríngeas periodicamente.
    e) Fisioterapia respiratória (prevenção de atelectasia).
    f) Restrição do paciente, se necessário.
20. Administrar antiácidos (tipo leite de magnésia), por sonda gástrica, 15ml 2/2h ou β_2-bloqueadores (cimetidina, ranitidina).
21. Prevenção da constipação intestinal.
22. Hidratação parenteral. Iniciar com glicose 25% 2ml/kg.
    Na administração de líquidos, eletrólitos e glicose, levar em conta as necessidades de manutenção, considerar a hipertermia, hiperpnéia e sudorese, somar as perdas anormais. Controlar, através dos dados clínicos, peso, diurese, densidade urinária e determinação seriada de hematócritos e ionograma. Evitar super-hidratação.
23. Alimentação parenteral, se necessário.
24. Se hipertensão intracraniana — ver pág. 236.

Evolução

Anotar, em ficha **apropriada**, os dados fundamentais e suas modificações: nível de consciência, reação aos estímulos, movimentos espontâneos, cor da pele e mucosas, T, P, PA, FR, tipo respiratório, diurese, evacuações, vômitos, sudorese, perdas líquidas, outros.

COMENTÁRIOS

Reação pupilar

1. Pupilas com reação normal à luz no comatoso é um sinal encorajante.
2. Pequenas diferenças de tamanho nas pupilas com reatividade normal — anisocoria congênita.
3. Pupilas isocóricas mas não reagentes — tumor ou problema tóxico ou metabólico.
4. Uma das pupilas bem dilatadas não reagente — lesão do 3º par craniano por herniação tentorial do cérebro — **emergência**: providências para reduzir a hipertensão intracraniana.
5. Uma pupila dilatada pode ser também devida a trauma do olho, estado pós-convulsivo transitório e ocasionalmente congênita.
6. Pupilas podem ser não reagentes em comas reversíveis provocados por sedativos, atropínicos, instilação de midriáticos, hipotermia.
7. Pupilas puntiformes — hemorragia na ponte; opiáceos.
8. Pupilas dilatadas fixas bilaterais — que persistem por mais de 5 minutos, freqüentemente (mas não sempre) implicam lesão irreversível do tronco cerebral.

Movimentos dos olhos

1. Movimento de rotação, não conjugado — plano anestésico leve.
2. Desvio conjugado — processo destrutivo no hemisfério cerebral do mesmo lado ou irritativo do lado oposto.
3. Fenômeno dos "olhos de boneca" (reflexo oculocefálico) — com os olhos do paciente abertos, a cabeça é virada bruscamente de lado a lado.

Resposta normal

Desvio conjugado dos olhos para o lado contrário ao da cabeça, depois retornam lentamente para a linha média. Exemplo: virando-se a cabeça para a direita, os olhos se movem conjuntamente para a esquerda e depois retornam lentamente para a nova posição da cabeça.

Resposta ausente
(os olhos não se desviam da linha média)

Lesão do tronco cerebral ou dos nervos oculomotores.

Funções motoras

Observar movimentos espontâneos e os provocados por estímulos dolorosos.

1. **Espasmos de extensão** (podem ser unilaterais ou bilaterais, espontâneos ou depois de estimulação sobre o terço superior do esterno).
   a) Postura de **decorticação** — flexão dos braços, punhos e dedos, e extensão das pernas = lesão difusa severa da cortical cerebral e suas conexões talâmicas.
   b) Postura de **descerebração** — pronação e extensão rígidas dos braços e extensão das pernas = envolvimento do mesencéfalo; se for unilateral = herniação tentorial.
   c) Membros **flácidos** = lesão do bulbo (parte inferior da ponte) e medula.
2. **Fraqueza focal**:
   a) eversão unilateral de um pé pode indicar hemiplegia;
   b) hipotonia unilateral, hiporreflexia e perda unilateral de reflexos abdominais.
3. **Tono muscular**: espástico ou rígido, hipotônico. Reflexos tendinosos: aumentados, diminuídos, ausentes. Sinais extrapiramidais: distonia, discinesia.

Padrão respiratório

1. *Cautela* — concomitância de lesão pulmonar ou distúrbios do equilíbrio acidobásico associados ao coma podem prejudicar a interpretação neurológica do padrão respiratório e levar a enganos.
2. Hipoxia decorrente de doença pulmonar ou cardíaca associada pode acarretar hiperventilação, que leva à alcalose respiratória.
3. Declínio gradual da FR sem outras anormalidades — instituir monitorização gasométrica.
4. Ritmo de **Cheyne-Stokes** (respiração periódica na qual fases de hiperpnéia se alternam com apnéia). Implica distúrbio bilateral de estruturas profundas do cérebro e diencéfalo. Hipoxemia, uremia, encefalopatia hipertensiva.
5. **Hiperventilação** neurogênica central (movimentos respiratórios, profundos e regulares com alterações gasométricas compatíveis) é rara = envolvimento de mesencéfalo e ponte.
6. Respiração **atáxica** — irregular no ritmo e profundidade = sofrimento do bulbo e do centro respiratório, indica parada respiratória iminente.
7. **Rigidez descerebrada** associada com padrões respiratórios anormais, bradicardia, perda do reflexo oculoencefálico e da reação pupilar à luz, redução do nível de consciência = **herniação cerebral**. Perigo! Não realizar punção lombar e iniciar imediatamente o tratamento para edema cerebral (ver capítulo correspondente).

COMA INFECCIOSO

1. Instalação geralmente insidiosa (pode ser súbito).
2. Presença de síndrome infecciosa.
3. Pródromos: IVAS.
4. Período de estado ou convalescença de doença exantemática aguda.
5. Vacinação recente.

Sinais de meningite ou encefalite aguda (líquor)
Dados epidemiológicos, procedência geográfica

COMA POR DOENÇAS TRANSMISSÍVEIS

Meningites purulentas	Hepatite por vírus
Complicação na evolução de meningite purulenta	Febre amarela (dados epidemiológicos)
Meningite tuberculosa	Malária (dados epidemiológicos)
Meningite por fungos	Raiva (antecedente de mordedura)
Doenças exantemáticas	Toxoplasmose
Outras viroses	Cisticercose cerebral

COMA DIABÉTICO *vs* HIPOGLICÊMICO

	COMA DIABÉTICO	COMA HIPOGLICÊMICO
Início	Lento, necessitando de 8 a 12 horas	Brusco, em geral, em poucos minutos
Antecedentes	Déficit de insulina, complicações infecciosas, etc.	Excesso de insulina ou déficit de alimentos
Hálito cetônico	Presente	Ausente
Pele	Seca	Sudorese intensa
Respiração	Tipo Kussmaul ("fome de ar")	Superficial e suave
Apetite prévio	Anorexia	Polifagia
Cefaléia prévia	Rara	Freqüente
Vômitos prévios	Freqüentes	Raros
Dor abdominal prévia	Presente	Ausente
Olhos	Hipotônicos, encovados	Midríase
Pulso	Rápido e fraco	Amplo, às vezes rápido
Desidratação	Intensa	Ausente
Pressão arterial	Baixa	Normal ou alta
Contrações musculares	Ausentes	Presentes
Convulsões	Ausentes	Presentes
Sinal de Babinski	Ausente	Presente
Glicosúria	Presente	Ausente em urina recente
Cetonúria	Presente	Ausente
Glicemia	Muito aumentada	Inferior a 40mg%
Reserva alcalina	Inferior a 9mEq/l	Normal
Reação ao tratamento	Com insulina, lenta	Com glicose, rápida

COMA POR DOENÇAS NÃO INFECCIOSAS

Circunstâncias	Evolução	Quadro clínico	Sugere
Polidipsia, poliúria, emagrecimento	Progressivo (lento ou rápido)	Desidratação + respiração acidótica ("fome de ar"), hálito cetônico	CETOACIDOSE DIABÉTICA
Diarréia aguda	Piora progressiva	Desidratação + coma	DESIDRATAÇÃO HIPO ou HIPERNATRÊMICA
Escolar em plena saúde	Início súbito	1º) cefaléia; 2º) **vômitos**, letargia	ROTURA DE ANEURISMA CEREBRAL
Endocardite em cardiopatia congênita	Início súbito	Febre, convulsão, letargia	EMBOLIA CEREBRAL
Cor: pardo ou preto	Coma neurológico de causa obscura	Febre, convulsão, paralisias, coma	TROMBOSE CEREBRAL NA ANEMIA FALCIFORME
Otite média supurada	Infecção grave	Febre, estado tóxico, coma	TROMBOSE SÉPTICA DOS SEIOS LATERAIS
Trauma craniano	Imediata, transitória, bifásica	Perda da consciência de curta duração	COMOÇÃO CEREBRAL
		1º) acidente; 2º) perda da consciência; 3º) recuperação; 4º) hipertensão intracraniana, sinais focais e coma	HEMATOMA EXTRADURAL (cirurgia imediata)
Exposição prolongada (cabeça) ao sol	Cefaléia, **náuseas**	Convulsão, hipertermia, **letargia**	INSOLAÇÃO
Hepatopatia	Hepatite fulminante	Icterícia + coma; hálito fétido	COMA HEPÁTICO
IVAS seguida de vômitos incoercíveis	Sonolência crescente	Coma + hepatomegalia; descerebração	SÍNDROME DE REYE

Hipertensão — GNDA; febre e estado toxêmico: meningite; lesões intracranianas rapidamente progressivas — ver Quadro VI.2.

Coma com **sofrimento cerebral difuso**
(hipoxia, hipoglicemia, meningoencefalites)
tremores, convulsão com pupilas normais
sinais motores assimétricos
disfunções encefálicas parciais (focais)

Com **lesão supratentorial** (acima da tenda do cerebelo)
início: manifestações motoras assimétricas/deterioração
infratentorial (Quadro VI-2: mesencéfalo, ponte, medula)
(compressão externa ou destruição reticular interna)
disfunção cerebelar, motricidade ocular alterada, padrão respiratório bizarro

CASOS ILUSTRATIVOS

CASO 1

Menina de 4 anos, branca. Os pais chegando em casa do trabalho encontraram a avó desesperada, porque a criança estava tonta, "como bêbada" e depois totalmente desacordada. Até hoje nunca ficou doente.

AF: pai com reumatismo, avô paterno diabético, avó paterna morreu do coração. Mãe sofre de epilepsia e toma anticonvulsivantes.

Exame físico: afebril, anictérica, discreta cianose perioral, respiração lenta (bradipnéia), FR = 20; pulso = 76 de amplitude pequena; PA = 90 × 40; pele fria e úmida. Pupilas isocóricas com midríase bilateral, ausência de reflexo fotomotor. Reflexos profundos abolidos, Babinski bilateral. Não responde a estímulos dolorosos.

Dados chamativos: início abrupto em criança normal, depressão respiratória, midríase bilateral.

Diagnóstico: **coma profundo**.

Raciocínio: coma de instalação abrupto em pré-escolar absolutamente normal, sem história ou evidência de traumatismo. Lembrar a incidência elevada de intoxicações acidentais por medicamentos depressores do SNC (barbitúricos, diazepínicos, codeínicos, anti-histamínicos, nafazolina). Neste caso, a mãe tomava barbitúricos e a criança havia ingerido vários comprimidos de um vidro deixado à mão.

Diagnóstico: **coma barbitúrico**

Confirmação diagnóstica: análise toxicológica de: sangue, urina, lavado gástrico. Exame do liquor para afastar hemorragia intracraniana.

Conduta: lavagem gástrica, conduta geral dos comas. (Ver capítulo **Intoxicações**).

CASO 2

Lactente de 8 meses, bem nutrido, é trazido à consulta de urgência por se apresentar "largado" há 4 horas; a criança está pálida, com sudorese (suor frio) e extremidades frias. Ao exame: lívido, hipotérmico (35,8°C), pele úmida e fria; pulso fino e rápido, arritmia cardíaca, PA = 90 × 50. Reflexos osteotendinosos bem diminuídos. Sensibilidade dolorosa presente. Pupilas simétricas, reflexo fotomotor presente. Reflexos cutâneos presentes. Ao ser manuseada, a criança acorda e mostra certa irritabilidade, mas depois volta a dormir profundamente.

O interrogatório revela que a criança está resfriada há 2 dias, com intensa obstrução nasal e está recebendo um xarope e um descongestionante nasal (gotas nasais acondicionadas em frasco nebulizador) cada 6 horas.

Dados chamativos: palidez acentuada, suores frios, colapso periférico em lactente resfriado, recebendo gotas nasais.

Diagnóstico: **estupor** ou **semicoma**.

Diagnóstico etiológico: **intoxicação por derivado imidazodazolínico**: **nafazolina** (gotas nasais).

Conduta: suspensão de todos os medicamentos. Hidratação endovenosa, ventilação.

Evolução e **prognóstico**: a cura é obtida geralmente em 12 horas (ver capítulo Infecção das vias respiratórias superiores).

CASO 3

Criança de 7 anos, feminino, branca, em coma há 24 horas. Há 7 dias passou a apresentar astenia, anorexia, dores nas pernas e abdome, não querendo ir à escola, o que até então fazia com satisfação. Há 3 dias não quer abandonar o leito, pedindo para ficar dormindo; fala lentamente e com articulação incorreta das palavras. Há 24h atende mal aos chamados. Não apresentou febre; vômitos esporádicos, micções mais freqüentes, inclusive com episódios de enurese noturna, sede intensa.

Exame físico: olhos encovados, mucosas secas, pele seca e quente, boca avermelhada e seca com saburra, hálito cetônico, afebril. FR = 32. Respiração profunda ("fome de ar"). Pulmões livres. Coração normal. FC = 120. Sistema nervoso: reflexos profundos diminuídos bilateralmente, não responde a estímulos dolorosos, pupilas isocóricas, reflexo fotomotor ausente, reflexos cutâneos-superficiais ausentes.

Dados chamativos: desidratação acentuada e acidose (respiração característica) bruscas e sem causa aparente, em escolar. Valorizar a breve história de astenia, anorexia, emagrecimento, poliúria, seguida de um coma de instalação brusca.

Diagnóstico: coma profundo.

Diagnóstico etiológico: coma diabético (cetose diabética).

Comprovação: glicosúria, cetonúria e hiperglicemia.

Conduta imediata: hidratação e insulinoterapia (ver capítulo correspondente).

CASO 4

Escolar de 6 anos, masculino, branco, com história de perturbações visuais ("via estrelinhas") e vômitos há 10 dias. Há 2 horas apresentou convulsão tônico-clônica e a seguir ficou sonolento, reagindo quando se tentava despertá-lo. Durante o trajeto de sua casa para o hospital apresentou nova convulsão. Nega convulsões anteriores. Amigdalite há 14 dias (sic).

Exame físico: pálido, inconsciente, afebril. Pulmões: livres, coração: bulhas normais; FC = 68; PA = 180 × 120. Abdome flácido. Edema discreto de pálpebras. SNC: reflexos profundos exaltados (?), responde a estímulos dolorosos, pupilas simétricas e reflexo fotomotor presente. Sem emissão de fezes ou urina. Reflexos cutâneos superficiais presentes. Sinais meníngeos ausentes.

Diagnóstico: letargia.

Diagnóstico etiológico: encefalopatia hipertensiva por GNDA.

Quadro clínico chamativo: hipertensão arterial e sinais de hipertensão intracraniana (cefaléia, vômitos, distúrbios visuais, inconsciência).

Confirmação diagnóstica: exame essencial (urgente): exame de urina (sedimento); outros: fundo de olho, complemento sérico, ASLO, uréia e creatinina. Colheita de líquor: deve ser feita com muita cautela nos casos de hipertensão intracraniana.

Conduta: hipotensor e **diurético** (furosemida) via parenteral. Diazepínico EV em caso de convulsão.

(Ver capítulo correspondente).

CASO 5

Criança de 5 anos, masculino, branco, cuja mãe relata que passava bem quando a encontrou caída no chão, com movimentos tônico-clônicos generalizados, com salivação rósea e cianose perioral.

Desde então não acordou mais e no trajeto de sua residência para o hospital apresentou mais duas crises idênticas. Nega febre. Teve anteriormente duas convulsões febris. Demais antecedentes pessoais: negativos.

Antecedentes familiares: tio paterno é epiléptico.

Exame físico: inconsciente, afebril, corada, anictérica, acianótica, eupnéica, sem edemas.

Boca: presença de sangramento devido a ferimento na língua.

Aparelho respiratório: roncos transmitidos.

FC = 80; PA = 80 × 35; abdome: ndn.

SNC: reflexos profundos abolidos, não responde a estímulos dolorosos, pupilas: midríase bilateral, reflexo fotomotor ausente. Reflexos superficiais abolidos. Esfincteres: presença de urina nas roupas da criança. Sem sinais de irritação meníngea.

Dados chamativos: inconsciência, convulsões repetidas; PA normal, sem quadro infeccioso associado, sem sinais de irritação meníngea.

Diagnóstico: coma profundo.

Diagnóstico etiológico: estado de mal ("status epilepticus").

Confirmação diagnóstica: (dados negativos) líquor normal, urina normal, PA normal.

Conduta: diazepínico EV, hidantoína parenteral; manitol e corticóide EV, cuidados gerais.

Observação: é fundamental interromper a crise convulsiva o mais precoce possível (ver capítulo Convulsões).

CASO 6

Lactente de 3 meses, masculino, branco, inconsciência e cianose há 1 hora. Mãe refere que há aproximadamente 1 mês notou que a criança ao chorar, mamar e evacuar ficava roxa. O médico consultado diagnosticou "problema no coração". Antecedentes familiares e pessoais: ndn. Peso de nascimento: 3,1kg.

Exame físico: inconsciente, cianose generalizada, hiperpnéica, FR = 60; peso = 4,1kg. Durante o exame apresentou crise convulsiva. Pulmões: livres. Coração: frêmito sistólico na borda esternal esquerda, sopro sistólico rude em ejeção no foco pulmonar e borda esternal esquerda, seguido de segunda bulha única. FC = 160; abdome: flácido, fígado palpável a 2cm; SNC: reflexos profundos diminuídos, sensibilidade dolorosa presente, pupilas isocóricas, reflexos fotomotores e superficiais presentes.

Diagnóstico: estupor ou semicoma.

Etiologia: crises de anoxia por cardiopatia congênita cianótica (Tetralogia de Fallot).

Dados chamativos: inconsciência súbita e convulsão em lactente com sinais de cardiopatia cianótica.

Confirmação diagnóstica: semiotécnica cardíaca; raios X de tórax, ECG e cateterismo.

Conduta: promover uma oxigenação maior do encéfalo, através de manobras ortostáticas (posição genupeitoral), além de oxigênio; morfina (0,2mg/kg); correção da acidose (ver capítulo correspondente).

CASO 7

Pré-escolar, masculino, entrou em coma rapidamente (6 horas); os pais relatam que a criança é diabética e está tomando insulina. O menino estivera inapetente nas últimas 24 horas.

Exame físico: coma, sudorese abundante, respiração superficial, palidez. FC = 92; FR = 40; PA = 100 × 55; pulmões livres; coração normal; abdome: flácido; fígado palpável a 1cm. Hidratado. Reflexos profundos exaltados, sensibilidade dolorosa ausente, pupilas isocóricas com midríase, ausência de reflexo fotomotor. Reflexos superficiais ausentes.

Diagnóstico: coma profundo.

Dados chamativos: criança diabética, sudorese, sem sinais de desidratação, palidez, PA normal, respiração superficial, reflexos profundos exaltados, midríase.

Raciocínio: criança diabética em tratamento insulínico e que entra subitamente em coma, pensar, em primeiro lugar, em **hipoglicemia** ou **coma hipoglicêmico**, visto que este é grave e exige terapêutica imediata. O coma é devido a um aumento da insulinemia relativa, ou dose exagerada de insulina. O resultado final é sempre uma baixa do teor de glicose ao nível de tecido nervoso. A glicose é importante e indispensável ao metabolismo cerebral.

Diagnóstico etiológico: coma hipoglicêmico.

Confirmação diagnóstica: melhora após administração de glicose EV. Glicemia colhida antes da aplicação da glicose (menos de 60mg%).

Conduta: medida heróica e que evita seqüelas graves é a administração imediata de glicose. **Toda criança diabética, com o sensório comprometido ou em coma deverá "a priori", e sempre, receber glicose.** Se porventura o paciente estiver em situação oposta (hiperglicemia), em nada será prejudicado pelo aumento transitório de sua glicemia. Aliás, **a injeção de glicose EV deverá ser considerada em todos os casos de coma em que o diagnóstico etiológico não possa ser feito de imediato** (ver capítulo **Hipoglicemia**).

CASO 8

Escolar, sexo feminino, sonolenta, febre alta (41°C), que não cedeu com antitérmicos, crise convulsiva, vômitos, cefaléia, vertigem. Início há 24 horas. Esteve na praia tomando banho de sol por várias horas.

Exame físico: consciente, pele seca e quente, T = 40°C. Eritema cobrindo face e membros, poupando tórax e abdome. Coração normal. FC = 120; FR = 38; PA = 60 × 30. Abdome flácido. Reflexos presentes, sensibilidade dolorosa presente, pupilas isocóricas, reflexo fotomotor presente, reflexos superficiais presentes, controle de esfincteres.

Diagnóstico: letargia.

Dados chamativos: hipertermia muito acentuada e persistente. Alterações do SNC, pele seca e quente, eritema e exposição excessiva ao sol.

Raciocínio: a tríade: hipertermia + alterações do SNC (irritabilidade, vertigem, cefaléia, etc.) + pele seca e quente, sugere exposição prolongada ao calor (no caso, exposição ao sol).

Diagnóstico etiológico: insolação.

Confirmação diagnóstica: história e exame físico.

Conduta: retirar a roupa do paciente, baixar sua temperatura a 37,5°C e colocar em lugar fresco; hidratação oral ou EV.

CASO 9

Pré-escolar, masculino, com história de queda e perda de consciência há 30 minutos, vômitos.

Exame físico: sonolento, pálido, taquicárdico, afebril. Pulmões livres. Coração normal, FC = 120. Abdome: flácido. Cabeça: hematoma na região frontal. Reflexos presentes simétricos; sensibilidade dolorosa presente; pupilas isocóricas, reflexo fotomotor presente; reflexos superficiais presentes; esfincteres: continência.

Dados chamativos: sonolência, vômitos, perda de consciência e traumatismo (hematoma) craniano.

Diagnóstico: semicoma.

Raciocínio: história de queda, com lesão evidente ou não de crânio (parte externa) acompanhado de perda temporária da consciência ou sonolência, pensar em trauma cerebral.

Diagnóstico etiológico: comoção cerebral.

Confirmação diagnóstica: perda de consciência logo após traumatismo craniano.

Conduta: tratamento das lesões externas e medicação para reduzir o edema cerebral (corticóides, manitol).

Observação: os raios X de crânio prestam auxílio limitado e podem dar ao médico uma falsa segurança. Podem ocorrer fraturas mais ou menos importantes sem alterações do SNC, bem como traumatismo sem fraturas mas com graves repercussões para o SNC.

CASO 10

Escolar, masculino; queda há 3 dias, com escoriações no supercílio direito. Ficou "atordoado", por alguns segundos. Levado ao médico algumas horas após, este radiografou o crânio e nada encontrou.

Há 24 horas passou a apresentar apatia, sonolência, obnubilação, cefaléia e vômitos. Na vinda ao PS, os pais notaram que a criança gemia e não respondia às perguntas.

Ao exame: pálido. PA = 150 × 80. Pulso = 72. FR = 16. Pulmões livres. Coração normal. Reflexos patelar aquileu, bicipital, tricipital diminuídos à E. Reflexo fotomotor presente à E, midríase à D, Babinski (?) à D. Sensibilidade dolorosa: reage a estímulos intensos. Esfincteres com controle.

Dados chamativos: intervalo livre de 48 horas mais ou menos, sinais de comprometimento do SNC unilateral e contralateral à lesão. Midríase do lado da lesão. Responde a estímulos dolorosos intensos.

Diagnóstico: estupor ou semicoma.

Diagnóstico etiológico: hematoma extradural ou subdural.

Confirmação diagnóstica: raios X: fratura da porção petrosa do temporal. Arteriografia. *Nota:* os hematomas extradurais, em sua enorme maioria, são devidos à rotura da artéria meníngea média, por fratura dos ossos do crânio.

Conduta: neurocirurgia de urgência (ver capítulo Trauma cranioencefálico).

CASO 11

Pré-escolar, masculino. Criança inconsciente, com 40°C de temperatura. Mãe refere febre há 1 dia, cefaléia, dor abdominal e vômitos. Relata queda há 5 dias.

Ao exame: mau estado geral, toxemia, FC = 150. FR = 40, anictérico, acianótico, sem lesões de pele.

Reflexos profundos discretamente aumentados. Reage à flexão da nuca.

Pupilas isocóricas. Ausência de reflexo fotomotor. Não reage a estímulos dolorosos.

Dados chamativos: temperatura elevada, toxemia, reação à flexão da nuca.

Diagnóstico: coma profundo.

Diagnóstico etiológico: meningite.

Confirmação diagnóstica: líquor citológico e bioquímico.

Conduta: antibioticoterapia + cuidados gerais.

(Ver capítulo Meningite).

CASO 12

Pré-escolar, feminino, com alucinações, dizendo frases sem nexo, febre há 24 horas. Relata cefaléia. Como a temperatura era alta e a criança estava agitada, foi aplicado antitérmico injetável e diazepínico; 30 minutos após, apresentava-se imóvel, com respiração rápida e superficial respondendo mal aos estímulos dolorosos.

Pulmões: livres. Coriza serosa. Discreta congestão conjuntival. Coração: normal. FC = 120. Temperatura axilar 38,5°C, temperatura retal 39,5°C. Abdome: flácido. Bexiga palpada, urinando durante o exame.

Reflexos presentes, sem sinais de irritação meníngea. Pupilas isocóricas. Reflexo fotomotor presente. Líquor: normal. Glicemia: 100mg%.

Dados chamativos: alucinação, temperatura alta, quadro de infecção das vias aéreas superiores.

Diagnóstico: **semicoma**.

Diagnóstico etiológico: encefalite (vírus).

Conduta: manutenção das funções vitais (ver capítulo **Encefalite**).

CASO 13

Criança de 4 anos, com antecedente de processo infeccioso banal das vias aéreas superiores; há 1 semana, passou subitamente a apresentar vômitos repetidos; apresentou excitação motora, convulsões e entrou em coma. O ritmo respiratório era irregular com períodos de apnéia. Hipertonia generalizada. Não havia resposta a estímulos dolorosos. Pupilas dilatadas com reflexo fotomotor presente, mas lento. Reflexos cutâneos superficiais ausentes. Sinais neurológicos focais ausentes. Fígado palpável a 1cm. Exames laboratoriais: hipoglicemia (20mg%); bilirrubinas normais, transaminases bem aumentadas (SGPT 400), amônia sangüínea bem aumentada (0,500μM/ml).

Tempo de protrombina: 28% do normal. Líquor normal. Acidose metabólica associada à alcalose respiratória.

Biopsia hepática efetuada meia hora antes do óbito, revelou infiltração gordurosa grave e difusa dos hepatócitos.

Diagnóstico: encefalopatia aguda com degeneração gordurosa do fígado = SÍNDROME DE REYE.

Quadro clínico chamativo: encefalopatia aguda sem causa aparente e disfunção hepática concomitante (aumento acentuado das transaminases), sem icterícia.

Conduta diagnóstica

Quadro clínico-laboratorial

1. Antecedente de processo infeccioso moderado, particularmente infecção das vias aéreas superiores, mas incluindo também gastroenterite e varicela, na semana precedente.
2. Sinais de encefalopatia aguda progressiva, vômitos persistentes (sintoma quase constante), excitação, delírio, convulsões, letargia, coma, rigidez ou espasticidade bilateral e simétrica (reflexos tendinosos exaltados, clonos, Babinski) até rigidez descerebrada.
3. Disfunção hepática exteriorizada particularmente por aumento evidente da transaminase e da amônia e, freqüentemente, também por hipoglicemia e redução da atividade da protrombina.

   Pode ocorrer hepatomegalia, mas não é a regra. Icterícia ausente. Líquor praticamente normal.

Outros exames laboratoriais: bilirrubinas normais, hipercaliemia, distúrbios do equilíbrio acidobásico: acidose metabólica associada à alcalose respiratória. Líquor praticamente normal (até 10 células).

Diagnóstico diferencial: considerar a possibilidade de síndrome de Reye em todos os casos de **encefalopatia sem causa aparente** e de **convulsões com hipoglicemia**. Nestes casos, pesquisar a **função hepática** (transaminases e amônia sangüínea). Líquor muito alterado afasta o diagnóstico. Hepatite aguda fulminante e coma hepático se acompanham de icterícia.

Comprovação diagnóstica: biopsia hepática: infiltração gordurosa difusa do fígado; a necropsia revela infiltração gordurosa do fígado, rim e miocárdio.

Classificação da gravidade

Estágios (segundo Plum e Posner, 1966).

Estágio I — vômitos, letargia, sonolência, evidências laboratoriais de disfunção hepática; EEG tipo 1.

Estágio II — desorientação, delírio, agressividade, hiperventilação, hiper-reflexia, resposta aos estímulos, disfunção hepática; EEG tipo 2.

Estágio III — obnubilação, coma, hiperventilação, rigidez descorticada, preservação dos reflexos fotomotores e oculovestibular, disfunção hepática; EEG tipo 2.

Estágio IV — coma profundo, rigidez descerebrada, perda dos reflexos oculocefálicos (freqüentemente assimétricos), midríase fixa, função hepática mínima e EEG tipo 3 ou 4.

Estágio V — convulsões, arreflexia tendinosa profunda, flacidez, parada respiratória, freqüentemente provas de função hepática normal e EEG tipo 4.

Conduta terapêutica. Ver capítulo Insuficiência Hepática Aguda.

CASO 14

Criança diabética entra subitamente em coma; o paciente apresenta-se muito desidratado, em choque; duas convulsões.

Glicemia: 1.200mg%, glicosúria ++++, cetonúria ausente; pH e bicarbonato: normais. Na sérico: 162.

Análise do caso: coma súbito, desidratação acentuada. Hiperglicemia acentuada levando à glicosúria. Hipernatremia. Paradoxalmente não há acidose nem cetonúria.

Diagnóstico: coma hiperosmolar.

Conduta

1. Hidratação com solução de partes iguais de soro fisiológico e soro glicosado a 5%.
2. Insulina em doses pequenas (30 a 50% das habituais no coma diabético).
3. Dosagens seriadas de Na e K.

Prognóstico: reservado; elevada porcentagem de óbito.

14. A CRIANÇA COM DOR — ANALGÉSICOS

(Ver doses nas págs. 11, 12, 13 e 176)

DOR é uma experiência subjetiva com componentes sensorial e emocional.

A maneira de lidar com a dor tem amplas variações individuais.

A dor causa ansiedade e pode piorar a evolução da doença (dificulta a tosse, a movimentação, o sono...).

A observação da **expressão facial** é o melhor método diagnóstico da dor em **lactentes.**

TRATAMENTO

1. Procurar estabelecer rapidamente a **causa.**
2. Procurar remover a causa da dor.
3. Evitar que a criança sofra por tempo longo sob pretexto de "investigação da causa" ou de que "a criança tolera melhor a dor".
4. Classificar a dor quanto à sua **intensidade:** leve ou moderada/intensa.
5. **Dor leve**: dipirona (Novalgina), acetominofeno, aspirina (AAS) ou antiinflamatórios via oral ou supositório. Evitar via IM que é dolorosa.
6. **Dor moderadamente intensa**

   Os mesmos na dose máxima indicada ou associar codeína 1 mg/kg/dose (até 30mg).

   Belacodid: 1 gota = 1mg.

   Tylex 7,5 (acetominofeno 500mg + codeína 7,5mg).

   Tylex 30 (acetominofeno 500mg + codeína 30mg).

   Dose: 1 comprimido a cada 4 ou 6 horas.

   Não usar abaixo dos 3 anos.
7. **Dor Intensa**

   Crises de falcização, fraturas, cálculos renais, câncer, procedimentos dolorosos, pós-operatório. Indicados **analgésicos sedativos.**

   Em crises de falcização pode-se obter bom controle com Novalgina EV cada 4 ou 6 horas associada a Tylex cada 4 ou 6 horas.

As doses citadas são uma orientação: evitar doses subterapêuticas, individualizando de acordo com a resposta. Mas evitar doses muito acima das médias; é preferível complementar com outra droga, quando for necessário, nos intervalos.

Nos quadros dolorosos, fazer prescrição "de horário" (evitando intervalos muito longos) e não "se tiver dor".

ANALGÉSICOS SEDATIVOS

Sedação = redução controlada do nível de consciência e/ou percepção da dor, mantendo intactos os sinais vitais. Pode ser consciente (permite resposta a ordens verbais e estímulos físicos) e profunda (não acorda facilmente).

Doses: ver págs. 12 e 13.

- **Morfina** (Dimorf 10mg/ml)

  Sedação leve e analgésico potente.
- **Meperidina** (Demerol, Dolantina 2ml = 100mg)
- **Fentanil** (Fentanila 1ml – 0,05mg)

  Efeito sedativo menor mas efeito analgésico 100 vezes maior do que o da morfina.

  Atualmente o sedativo mais utilizado em UTI.

  Combinado com o **droperidoí** (Inovai): neuroleptoanalgesia.
- **Codeína** (Belacodid 60mg/2ml)

  Seu efeito analgésico melhora em associação com paracetamol, dipirona ou antiinflamatório.

  Dose: 0,8mg/kg/dose, via SC, a cada 4 horas.
- **Propofol** — Diprivan (1% e 2%); Propovan (1%)

  Na intubação traqueal — 3,5mg/kg EV.

  Ataque: 2-3mg/kg; depois: 5 a 15mg/kg/hora.

ANSIOLÍTICOS SEDATIVOS: Diazepínicos

Sedativos com diminuição do estado de apreensão.
Ver págs. 12 e 13.

- **Diazepam** (Dienpax, Valium 2ml = 10mg)

  Produz sedação prolongada, o que tem reduzido sua utilização.
- **Midazolam** (Dormonid 3ml/15mg e 5ml/15mg)

  Potência 3 a 4 vezes maior que o Diazepam.

  Sedação consciente e amnésia retrógrada e anterógrada.

  Dose: 0,05-0,3mg/kg/hora.

  Associar analgésico fentanil 0,5-2mg/kg/h
  ou midazolam + cetamina (3,5-6,5/kg/h)

  Antagonista dos diazepínicos (reverte os efeitos sedativos): **flumazenil.** Lanexate — 0,5mg/5ml: 0,0m5g/kg.

SEDATIVO NÃO ANALGÉSICO: Hidrato de Cloral

Induz ao sono em 20-30min; sedação em 60min.
Esses prazos podem ser retardados. **Ver pág. 12.**

Uso: diagnóstico por imagem (dos 3 meses aos 3 anos).

ESCORE DE ANALGESIA

	0	1	2
1. Sono durante a hora precedente	nenhum	curtos intervalos, entre 5 a 10min	longos intervalos > 10min
2. Expressão facial de dor	marcada de modo constante	menos marcada e intermitente	calma e relaxada
3. Qualidade do choro	gritos de alto tom	modulado, pode ser distraído	sem choro
4. Atividade motora espontânea	debatendo-se, agitação contínua	agitação moderada	normal
5. Excitabilidade espontânea e resposta à estimulação ambiental	trémulo, movimentos clônicos, reflexos de Moro espontaneamente	reatividade excessiva a qualquer estimulação	quieto
6. Flexão excessiva e constante dos dedos (mãos e pés)	muito pronunciada, marcada e constante	menos marcada e intermitente	ausente
7. Sucção	ausente ou desorganizada	intermitente (3 ou 4) e pausas com choro	forte, rítmica com efeito tranquilizante
8. Avaliação global do tônus	hipertonicidade acentuada	hipertonicidade moderada	normal para idade
9. Resposta ao ato de consolo	nenhuma após 2 minutos	quieto após 1 minuto de conforto	calmo antes de 1 minuto
10. Sociabilidade (contato do olhar), resposta à voz, sorriso, interesse real na face	ausente	difícil de obter	fácil e prolongada

Um escore entre 15 e 20 é considerado como um bom grau de analgesia e uma criança com dor acentuada tenderia a um escore zero.

SISTEMA DE ESCORE PARA SEDAÇÃO

Nível	Resposta
0	Agitado
1	Cooperativo e desperto
2	Sonolento, abre os olhos espontaneamente
3	Sonolento, abre os olhos a chamada do nome
4	Sonolento, abre os olhos ao estímulo* físico
5	Sonolento, move-se e reage aos estímulos*
6	Inconsciente e não responsivo

* Estímulo = tapa moderado no ombro

ESCALA DE DOR COM EXPRESSÃO FACIAL

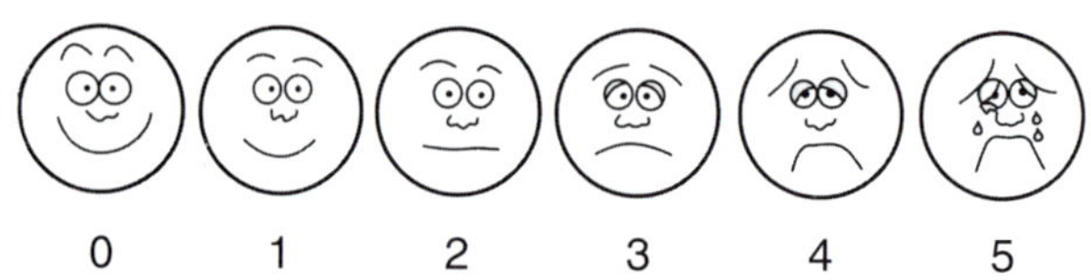

Classificação da dor:
0 – sem dor; 1 a 2 – dor leve; 3 – dor moderada;
4 – dor forte; 5 – dor insuportável.

Analgesia e sedação no PS pediátrico

Anestésico tópico — EMLA (em maiores de 6 meses)
Anestésico local — lidocaína
Sedativo brando — hidrato de cloral
Efeito sedativo — analgésico: midazolam + fentanil

Analgésico — tramadol (ver pág. 14)
1-2mg/kg a cada 4 ou 6 horas
adolescente: 50-100mg

Antes de injeção/vacina em lactente:
solução de açúcar 25%, dar 2ml, com conta-gotas, 2 minutos antes

Midazolam — dose — início de ação
EV — 0,05 a 0,10mg/kg, em 3-5min.
Oral — 0,5 a 0,7mg/kg, em 30min.
Retal — 1mg /kg, em 10-15min.
Intranasal — 0,3 a 0,6mg/kg, em 10min.

Cetamina (ver pág. 551)
Ketamin — fr. 10ml = 50mg/ml.
EV — 1 a 2mg/kg (para redução de fratura).
IM — 3 a 5mg/kg.
VO = 10mg/kg.

SEÇÃO VII

EMERGÊNCIAS EM OFTALMOLOGIA

Lendo esta seção e **tendo este livro à mão**, mesmo que você não tenha muita experiência, estará **apto** a:

AVALIAÇÃO OCULAR DE EMERGÊNCIA

1. **História — a lesão**

   Tipo de lesão — contuso ou penetrante; corpo estranho (estilhaços, projéteis), explosão.

   Tempo decorrido da lesão.

   Doenças oculares anteriores.

   Checar a história por várias fontes.

2. **Acuidade visual**, em ambos olhos separadamente (capacidade de contar dedos, ver luz, identificar objetos pequenos).

3. **Pálpebras** — edema, hematoma, laceração, ptose.

4. Crepitação periorbital, exoftalmia.

5. Movimentação ocular — limitação.

6. Pupilas — tamanho, forma, simetria, reflexos.

7. Verificar o segmento anterior do olho — com lanterna ou oftalmoscópio.

8. Em caso de laceração ou rotura do globo ocular — concha rígida sobre o olho (fundo de frasco de soro) apoiada sobre as partes ósseas periorbitárias.

1. EMERGÊNCIAS OCULARES NA INFÂNCIA
TEMPO PARA INSTITUIR O TRATAMENTO

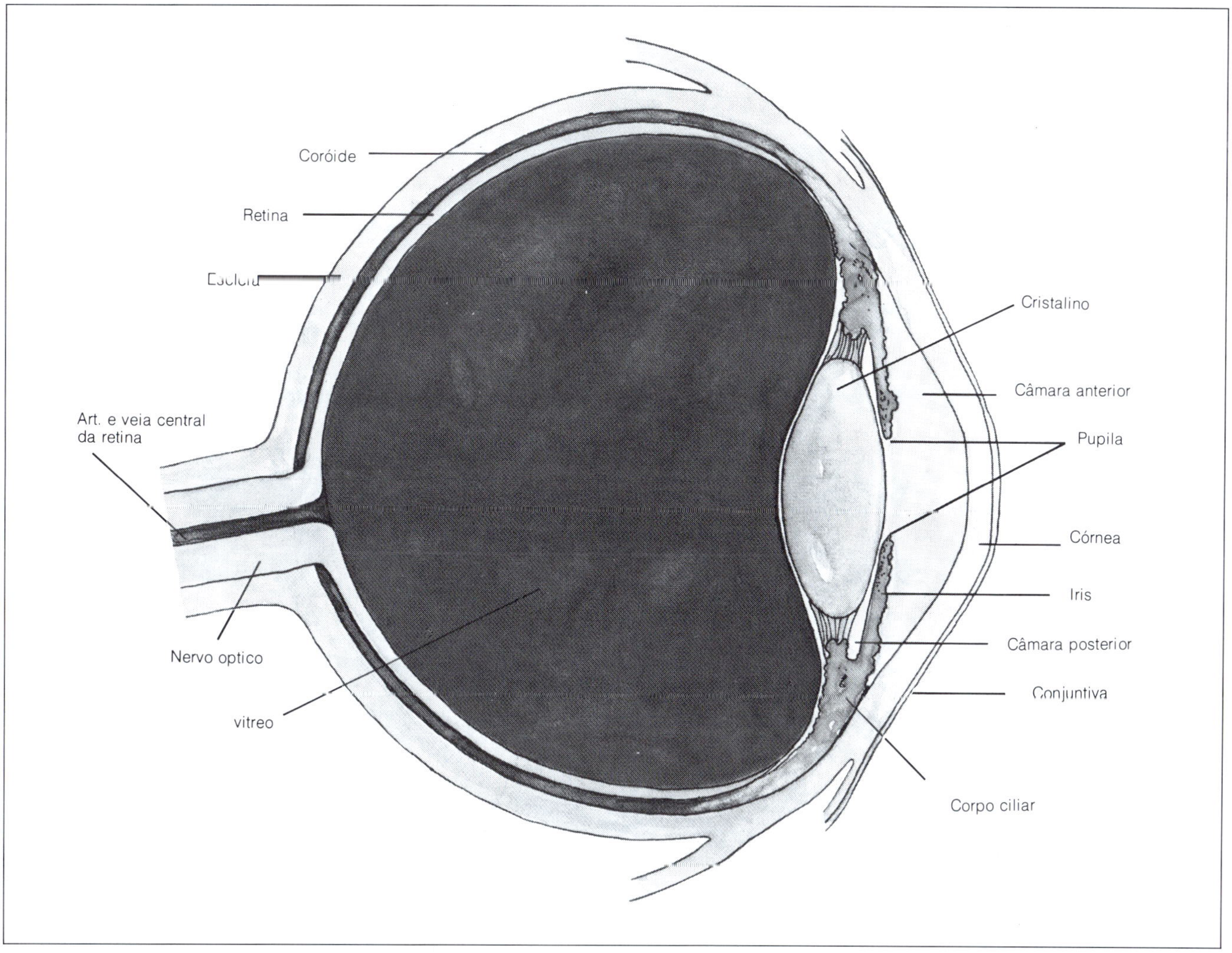

Fig. VII.1 — Corte do olho.

EMERGÊNCIAS — em minutos

- Queimaduras químicas.

URGÊNCIAS — em horas

1. Traumas:
   - ferimento perfurante do globo;
   - queimadura térmica;
   - abrasões e corpos estranhos corneanos;
   - lacerações palpebrais;
   - hifema.
2. Infecções:
   - conjuntivite do RN;
   - úlceras corneanas;
   - celulite orbitária.

SEMI-URGÊNCIAS — em dias (ou, quanto mais precocemente iniciado, melhor o prognóstico)

1. Sinais oculares de doença neurológica:
   - anisocoria;
   - diplopia;
   - ptose palpebral.
2. Sinais de tumor ocular ou orbitário:
   - pupila branca;
   - exoftalmo.
3. Sinais de **glaucoma congênito**:
   - olho grande e fotofobia.
4. Sinais de **catarata congênita**:
   - pupila opaca.
5. Sinais de **estrabismo**:
   - falta de paralelismo binocular.

2. EMERGÊNCIAS OCULARES NA INFÂNCIA MAIS COMUNS

SUMÁRIO PELA LOCALIZAÇÃO ANATÔMICA DA AFECÇÃO

1. **Órbita**
   Celulite
2. **Globo ocular**
   Ferimento perfurante
3. **Pálpebras**
   Lacerações
   Equimose
   Blefarite
   Hordéolo (terçol)
   Calásio
   Edema alérgico
4. **Conjuntiva**
   Corpo estranho
   Hemorragia
   Conjuntivite gonocócica do RN
5. **Sistema lacrimal**
   Dacriocistite
6. **Córnea**
   Queimaduras químicas e térmicas
   Corpos estranhos e abrasões
   Úlceras infecciosas
7. **Câmara anterior**
   Hifema traumático
8. **Pupila**
   Anisocoria fisiológica
   Pupila tônica de Adie
9. **Musculatura extrínseca**
   Paresia do 6º par
   Movimentos nistagmiformes

3. EMERGÊNCIAS OCULARES NA INFÂNCIA

O EXAME PELO PEDIATRA

1. **A criança reage mal ao exame**: recusa-se a abrir os olhos; tem, freqüentemente, dor intensa associada à fotofobia (a luz incomoda) e ao blefarospasmo (a musculatura palpebral se contrai reflexamente pela dor); independente da idade a reação é semelhante.

2. **Como agir**

Deitar a criança, segurando os cotovelos contra a região temporal para conter os movimentos da cabeça (a enfermeira), e comprimir os joelhos contra a maca para conter os movimentos do corpo (o pai ou acompanhante).

Instilar várias gotas de **colírio de anestésico** nos cantos mediais dos olhos, que estão fechados, abrindo parcialmente a fenda palpebral, para o anestésico agir em contato com a córnea; esperar alguns segundos e repetir a manobra. Instilar nos dois olhos, mesmo quando a queixa provém de um somente (diminui o espasmo palpebral).

Os anestésicos tópicos podem ser: Lidocaína líquida a 1% ou Xilocaína simples a 1%, ou Anestalcon (Lab. Alcon), ou Visonest (Lab. Frumtost).

Em **suspeita de lesão corneana**: instilar o corante fluoresceína, disponível sob a forma de colírio, ou bastões de papel. O corante evidencia claramente lesões no epitélio corneano, tornando-as de cor verde.

Eversão palpebral: em **suspeita de corpo estranho** conjuntival, everter a pálpebra, pois o corpo estranho freqüentemente fica aderido à conjuntiva palpebral superior.

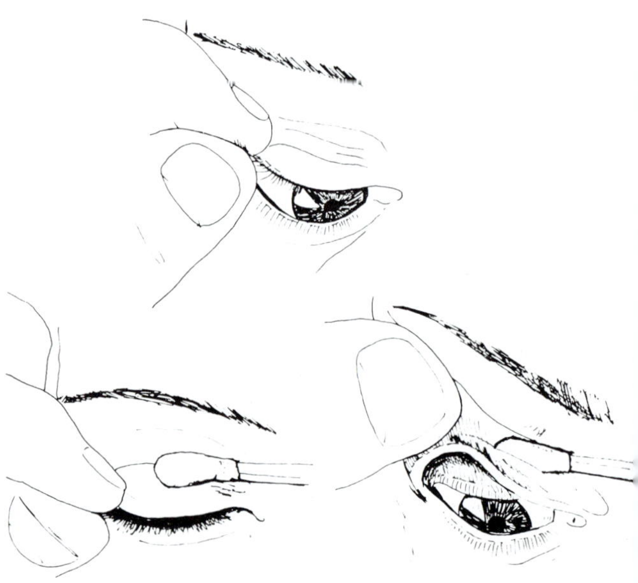

Fig. VII.2 — Eversão palpebral.

Peça ao paciente que olhe para baixo: pegue em garra (com os dedos polegar e indicador) a margem palpebral superior e puxe-a discretamente para baixo e para fora; com um cotonete, ou o indicador da outra mão, pressione a parte superior (ou parte mais alta) para baixo, enquanto a garra everte a pálpebra para cima (Fig. VII.2).

3. **Como NÃO agir**

Examinar sem anestesia.
Comprimir o olho com o polegar.
Prescrever colírio de anestésico para casa.
Esquecer da prescrição do analgésico sistêmico.

4. **O exame em si**

Inspeção — como o pediatra está sem os recursos da aparelhagem do oculista, a inspeção passa a ser o tempo mais importante; necessita ser realizada sob ótimas condições de iluminação: pequenas lesões podem causar grande desconforto.

Acuidade visual — tapar o olho não afetado e perguntar pela visão: "quantos dedos estou mostrando?", em distâncias diferentes. É um teste grosseiro, mas é eficiente para avaliar a função visual. Uma baixa da visão sempre indica lesão grave.

AFECÇÕES DAS PÁLPEBRAS

Margens palpebrais com

- crostas e descamação na base dos cílios ("caspas")
- processo bilateral, recorrente

⇓

❶ **BLEFARITE seborréica**

Se contaminação bacteriana:

- margens muito vermelhas
- ulceração
- conjuntivite

⇓

BLEFARITE estafilocócica

Observação: "escamas" pruriginosas nas pálpebras considerar **PEDICULOSE** (piolho)

Abscesso com dor localizada na margem palpebral
nódulo eritematoso com secreção purulenta

⇓

❷ **HORDÉOLO (terçol)**

- **nódulo** firme, não doloroso na face interna da pálpebra
- evolução prolongada/ no meio da pálpebra
- sem sinais de inflamação aguda

⇓

❸ **CALÁSIO**

- **edema** súbito das pálpebras (pode chegar a fechar os olhos)
- sem hiperemia
- olhos não inflamados

⇓

❹ **REAÇÃO ALÉRGICA**
PICADA DE INSETO

CONDUTA

❶ BLEFARITE

1. Esfregar as pálpebras com óleo morno ou xampu de bebê diluído ao 1/2 em água.
2. Passar pomada oftálmica com antibiótico (exemplo: Corciclen) 2 vezes ao dia, durante 2 semanas.
3. Continuar a limpeza das crostas 3 vezes por semana.

Na **pediculose**, passar pomada oftálmica ou pomada de óxido amarelo de mercúrio a 1% e depois retirar as lêndeas com pinça de depilação, 10 dias.

❷ HORDÉOLO

1. Compressa quente 4 vezes ao dia (10 minutos).
2. Pomada oftálmica antibiótica, 3 vezes ao dia, 2 semanas.
3. Se piorar, com celulite: antibiótico sistêmico.
4. Não incisar, eventualmente drenagem com agulha 18.

❸ CALÁSIO

a) Compressas quentes; eventualmente antibiótico local.
b) Drenagem cirúrgica nos casos rebeldes.

❹ EDEMA ALÉRGICO

1. Compressas frias de salmoura.
2. Antialérgico oral.
3. Creme de corticóide na pálpebra.

AFECÇÕES DAS CONJUNTIVAS

Congestão ocular
Secreção
Sensação de desconforto

⇓

CONJUNTIVITE

Congestão moderada ou acentuada Secreção purulenta copiosa Ramela Uni ou bilateral	Hiperemia leve bilateral Sensação de corpo estranho Lacrimejamento/secreção fina Pode haver edema palpebral	Hiperemia leve, atópico **Prurido** intenso Lacrimejamento Edema palpebral discreto
em lactente/pré-escolar ⇓	na vigência de infecção viral ⇓	em criança alérgica ⇓
❶ **BACTERIANA** *H. influenzae* Pneumococos *Moraxella catarrhalis*	❷ **VIRAL** * Conjuntivite hemorrágica por **picornavírus** dor + fotofobia + vários casos: **epidêmica**	❸ **ALÉRGICA**

QUERATOCONJUNTIVITE
(inflamação da conjuntiva + córnea)

Inicialmente unilateral Início: prurido e queimação Edema e fotofobia; visão turva Hiperemia; secreção viscosa Gânglio pré-auricular aumentado com faringite febril concomitante	Unilateral Dor Fotofobia intensa; visão turva Lacrimejamento; secreção viscosa Congestão
	antecedentes de herpes
❷ a) **Queratoconjuntivite** por ADENOVÍRUS Febre faringoconjuntival	❷ b) **Queratoconjuntivite** por HERPESVÍRUS comprovação por exame de lâmpada de fenda

Uveíte anterior: dor, fotofobia, miose, halo arroxeado em volta do limbo, unilateral, recidivante

CONDUTA

❶ CONJUNTIVITE BACTERIANA

Conjuntivite isolada: colírio e pomada oftálmica de antibiótico (cloranfenicol, aminoglicosídeo, quinolonas).

a) Colírio (Cloranfenicol, Clorfenil, Tobrex, Ciloxan) 3 gotas cada 2 ou 4 horas. Após melhora: espaçar.

b) Ao deitar: pomada oftálmica (Cloranfenicol, Clorfenil, Tobrex, Ciloxan).

Acompanhada de rinosinusite purulenta: antibiótico sistêmico (amoxicilina, amoxi-clavulanato).

❷ CONJUNTIVITE VIRAL

a) **Queratoconjuntivite** por ADENOVÍRUS

Lavagem ou compressas frias de água fervida ou ácido bórico, 4 a 5 vezes ao dia; colírio de soro fisiológico.

b) **Queratoconjuntivite** por HERPESVÍRUS

Colírio ou pomada oftálmica de IDU (IDU, Herpesine) ou pomada oftálmica de aciclovir (Zovirax) de 3 em 3 horas.

Associar colírio cicloplégico (atropina ou ciclopentolato = ciclopégico) a cada 4 horas.

❸ CONJUNTIVITE ALÉRGICA

Compressas frias.

Colírio descongestionante (Mirabel, Lerin, Clarin).

Anti-histamínico; tópico (levocarbastina: livostia) oral.

Casos graves: colírio de corticóide cada 3 horas, por poucos dias.

Continuar com colírio de cromoglicato (Cromolerg) 6 vezes ao dia.

AFECÇÕES DAS ÓRBITAS

Edema palpebral difuso
Exoftalmo ("olho saltado")
Restrição da movimentação ocular (até paralisia)
Dor intensa
Baixa da visão
Visão dupla em algumas posições do olho

CELULITE ORBITÁRIA

(Celulite pós-septal) em escolares

Estafilococos
Estreptococos
Ocasionalmente anaeróbios

↓ indicado

Tomografia axial da órbita com injeção EV de contraste (possibilita individualização dos abscessos e diagnóstico de trombose do seio venoso)

↓

Antibioticoterapia EV
- oxacilina + ceftriaxona
- casos resistentes: ceftriaxona + vancomicina

Analgésicos/compressas frias
Intervenção cirúrgica nas coleções volumosas

PÁLPEBRAS com

Eritema
Edema
Calor
Enduração

CELULITE PERIORBITÁRIA

(celulite pré-septal) em crianças ± 2 anos

Edema palpebral matutino secundário à **sinusite**

H. influenzae
Pneumococos
Moraxella catharralis

↓ indicado

Ceftriaxona (Rocefin) IM*
ou Amoxicilina — clavulanato (Clavulin)*
ou Cefaclor (Ceclor)
ou Cefuroxima (Zinnat) VO*

Com pele infectada

Estafilococos
Estreptococos

↓ indicado

Cefalosporina (Keflex, Cefamox)*

Casos graves iniciar com oxacilina EV

* Tem genérico (G).

AFECÇÕES DA CÓRNEA

Úlcera única, visível a olho nu
Infiltrado branco em torno da úlcera
Hiperemia intensa
Edema da pálpebra
Dor
Fotofobia acentuada
Lacrimejamento
Pus no saco conjuntival

→ **ÚLCERA DA CÓRNEA**
CERATITE BACTERIANA

pós-traumática
ou por lente de contato mal cuidada
ou pós-infecção herpética
ou por infecção intra-hospitalar *(Pseudomonas)*

CONDUTA — EMERGÊNCIA

Antibiótico local (pomada oftálmica) ciprofloxacina.

AFECÇÕES DAS VIAS LACRIMAIS

❶ Lacrimejamento permanente
Início: primeiros dias ou semanas de vida
= **Obstrução congênita do canal lacrimal**
Piora com os resfriados

⇓

❷ Purgação discreta no canto do olho

⇓

❸ Inflamação aguda do canto interno do olho
(inchado, vermelho e dolorido)

DACRIOCISTITE AGUDA

⇓

❹ Sinais de infecção sistêmica
(febre, abatimento, irritabilidade)

CONDUTA

Etapa ❶: massagem sobre o saco nasolacrimal em direção ao nariz, 20 segundos, 3 vezes ao dia.

Etapa ❷

1. Pressão digital sobre o saco lacrimal.
2. Limpeza dos olhos com água boricada ou soro fisiológico.
3. Pingar colírio antibiótico à noite ou gotas de leite materno.

Etapa ❸: **dacriocistite aguda**

Compressas quentes; expressão do saco lacrimal; colírio de antibiótico a cada 4 horas, pomada oftálmica de antibiótico à noite.

Etapa ❹: associar antibiótico sistêmico
(ver Celulite periorbital).

AFECÇÕES TRAUMÁTICAS — CONDUTA INICIAL

O oftalmologista deverá ser consultado com presteza.

GLOBO OCULAR*

FERIMENTO PERFURANTE

Como diagnosticar — a inspeção comparativa com o outro olho pode demonstrar alterações da estrutura ocular: a câmara anterior esvaziada, o cristalino opaco, a íris rompida num quadrante, ou protraindo o olho, etc.

Onde ficam retidos os corpos estranhos causadores da perfuração: 5% na câmara anterior; 8% no cristalino; 70% na porção posterior (vítreo e retina) do olho; 8% trespassam o globo e se assestam na órbita.

Como diferenciar — geralmente não há dificuldade, exceto quando a aparência é de uma simples e benigna hemorragia subconjuntival, confundida com uma perfuração da esclera. Suspeitar de perfuração pelo tipo de trauma (intenso ou não) e do objetivo envolvido (cortante, pontiagudo, etc. ou não).

Tratamento — exérese cirúrgica e reparação do ferimento.

PÁLPEBRAS

LACERAÇÕES (causadas por objetos cortantes)

Causas mais freqüentes — mordidas de animais domésticos e brincadeiras com facas de cozinha ou de acampamento.

Cuidados no pronto-socorro para um resultado estético e funcional satisfatório: suturar separadamente as camadas fibrosa, muscular e de pele, iniciando por um ponto prévio de aproximação da margem palpebral, pois a linha palpebral marginal precisa ser preservada sob risco de seqüela funcional importante. Ocluir o olho com concha rígida.

EQUIMOSE

Causa — o **"olho roxo"** é produzido por trauma com objeto rombo. Benigno, em geral.

Complicações — "fratura de rima orbitária": crepitação ou desnível ósseos à palpação; fratura do assoalho orbitário: o olho fica "fundo" na órbita ("enoftalmo"), quando comparado com o contralateral, e com restrição da movimentação no olhar para cima.

Comprometimento das estruturas oculares (ver outros itens).

Em caso de dúvida — radiografia orbitária.

Tratamento — compressas frias no primeiro dia, seguidas de compressas quentes nos dias seguintes. A correção de fratura de assoalho de órbita é cirúrgica.

CONJUNTIVA

CORPO ESTRANHO

Como diagnosticar — queixa de roçar periódico. A localização mais freqüente é aderido à conjuntiva palpebral superior (parte interna da pálpebra superior). Qualquer procura de corpo estranho inclui a eversão da pálpebra superior.

Como retirar — com cotonete, ou com agulha de injeção. Ocluir por 24 horas, com pomada oftálmica de cloranfenicol (Epitezan ou Isoptofenicol) até a cicatrização de possíveis abrasões da córnea.

HEMORRAGIA SUBCONJUNTIVAL

Mancha vermelho-vivo ou escuro sobre a esclera, uni ou bilateral.

Causa — trauma local, tosse forte ou IVAS viral. Benigno.

Cura espontânea em 1 a 2 semanas.

---

* **Trauma com o olho fechado**: contusão
— colírio de atropina 8/8h; oftalmologista urgente.

Trauma com olho aberto: objeto não cortante, bolada, soco
— verificar lesões associadas.

CÓRNEA

QUEIMADURAS QUÍMICAS

Emergência real — o tratamento precisa ser instituído em minutos, sob risco de graves seqüelas.

Agentes mais comuns — produtos de limpeza de residências, que contêm amoníaco, soda cáustica, ou "spray", que contém éter, álcool.

Gravidade — as alcalinas são mais graves do que as ácidas; danificam rapidamente o tecido corneano, provocando lesões irreversíveis; os ácidos precipitam rapidamente em contato com o tecido protéico, localizando a lesão.

Primeiros socorros em casa — imediata lavagem em água corrente, demoradamente, tanto mais tempo quanto mais "fortes" a substância química, a quantidade e o tempo de exposição.

Tratamento — no pronto-socorro — instilar gotas de anestésico tópico, em ambos os olhos, para diminuir a dor e facilitar o exame.

Associar analgésicos sistêmicos se a dor ou a agitação forem grandes.

Irrigar o saco conjuntival com solução salina, mínimo 30 minutos, olho aberto por um espéculo nas pálpebras.

Por vezes é necessário limpar o saco conjuntival com cotonete, embebido em soro, para retirar material sólido.

Soluções neutralizantes — raramente são usadas; somente em queimaduras com cal virgem (óxido de cálcio), ou sob a forma de hidróxido de cálcio, que são então removidos pela lavagem contínua com EDTA (edetato de sódio), um agente quelante.

A acetilcisteína (Fluimicil, em ampolas a 20%) pode ser útil para inibir a ação da colagenase liberada e que danifica o tecido corneano: 2 gotas de 2/2 horas.

QUEIMADURAS TÉRMICAS

A mais comum é com ponta de cigarro. Em geral não tem gravidade para o olho.

Para examinar — gotas de anestésico tópico e gotas de fluoresceína, que evidencia a lesão do epitélio corneano.

Tratamento — atropina a 1%, colírio (evita dor) e cloranfenicol ou gentamicina, pomada oftálmica (combate à infecção secundária).

Ocluir o olho (evita desconforto e acelera a cicatrização); analgésico sistêmico; reexame em 24 horas.

ADENDO

Conjuntivite *vs* queratite/irite

Conjuntivite = congestão + secreção + ramela.

Queratite/irite = não tem exsudato nem ramela; dor + fotofobia lacrimejante + pupila pequena.

Conjuntivite bacteriana *vs* viral

Bacteriana = congestão acentuada + secreção copiosa + ramela.

Viral = inicialmente unilateral, acompanhada de faringite febril, em escolar; adenopatia regional. Pode ser hemorrágica.

ABRASÕES

CORPOS ESTRANHOS SUPERFICIAIS

Como diagnosticar — dor, fotofobia, espasmo palpebral. O corpo estranho é visível com o auxílio de um foco de luz e com a fluoresceína, que evidencia lesões epiteliais.

Como retirar — anestésico tópico, seguido de exérese com agulha de injeção. Oclusão com antibiótico oftálmico, em pomada, associando com analgésico sistêmico (freqüentemente a criança segue queixando de dor, durante algumas horas após a exérese).

ÚLCERAS E CERATITES INFECCIOSAS

Como suspeitar — congestão, fotofobia, lacrimejamento, história de infecção herpética no lábio ou rosto, catapora/zoster, lente de contato mal cuidada, ou criança internada por doença grave (úlcera por pseudomonas), entre outros.

Diagnóstico — somente com o auxílio do especialista.

Gravidade — todas as úlceras são potencialmente causadoras de cegueira parcial ou total; provocada pela *Pseudomonas aeruginosa* leva à perfuração em poucos dias, seguida de inflamação de todas as camadas oculares e cegueira total. Freqüente como infecção hospitalar.

CÂMARA ANTERIOR

HIFEMA TRAUMÁTICO

Presença de sangue na câmara anterior.

1. Trauma por objeto contundente como pedras, bolinhas, flechas de brinquedo, estilingue.
2. Redução discreta ou acentuada da acuidade visual; dor leve ou intensa.
3. Sangue visível na câmara anterior:
   a) com nível líquido (na posição ortostática)
   ou
   b) coágulo preenche a câmara inteira.

Conduta

1. **Hifemas pequenos**: repouso relativo, expectante.
2. **Hifemas grandes**: remoção cirúrgica do coágulo.

Celulite periorbital *vs* orbital

Periorbital = eritema + edema + calor + enduração das pálpebras.

a) Edema palpebral, matutino secundário à sinusite: *H. influenzae*, pneumococos, *M. catarrhalis.*

b) Laceração de pele infectada: estafilococos, estreptococos.

Orbital = limitação e dor à movimentação dos olhos, proptose, conseqüente a trauma ou sinusite purulenta avançada: estafilococos, estreptococos, ocasionalmente anaeróbios.

SEÇÃO VIII

EMERGÊNCIAS

OTORRINOLARINGOLÓGICAS E IVAS

Lendo esta seção e **tendo este livro à mão**, mesmo que você não tenha muita experiência, estará **apto** a:

Esta seção se completa com a seção correspondente do livro PEDIATRIA: DIAGNÓSTICO + TRATAMENTO (Sarvier)

A atualização permanente se consegue com o periódico PEDIATRA IN (edição do autor)

IVAS

RESFRIADO

(coriza; RINOFARINGITE)
↓
VIRAL
↓
Complicações bacterianas
(*Pneumococos, H. influenzae, M. catarrhalis*)

❶ BACTERIEMIA

❷ **Síndrome**

RINOSSINUSITE purulenta

CONJUNTIVITE purulenta

OTITE MÉDIA AGUDA

Amoxicilina
Amoxicilina-clavulanato
Eritromicina + sulfa

❸ **NASOFARINGITE ESTREPTÓCICA do lactente**

FARINGOAMIGDALITE

❶

1. NODULAR
2. VESÍCULO-ULCEROSA (aftas)*
↓
VIRAL

* inclui
a) Herpangina
b) Gengivoestomatite herpética

Sintomático

❷

Com EXSUDATO

Lactentes
↓
VIRAL

Pré-escolar e escolar**
↓
ESTREPTOCÓCICA

Penicilina*** ou amoxicilina ou cefadroxila

** lembrar
a) Difteria
b) Mononucleose

*** benzatina IM ou oral 10 dias

LARINGITE

❶

Rouquidão/ "tosse de cachorro"
↓
VIRAL

❷

Voz abafada, toxemia
↓
EPIGLOTITE
↓
H. influenzae

Cloranfenicol EV ou ceftriaxona

AMIGDALITE ESTREPTOCÓCICA

1. Criança que coopera: pedir para dizer Ah e Éh prolongados (os dois)
2. Pedir para a criança abrir um pouco a boca, não precisa por a língua para fora, usar 2 abaixadores de língua de madeira superpostos e pressionar a língua de forma suave e progressiva não ultrapassando o terço posterior da língua.

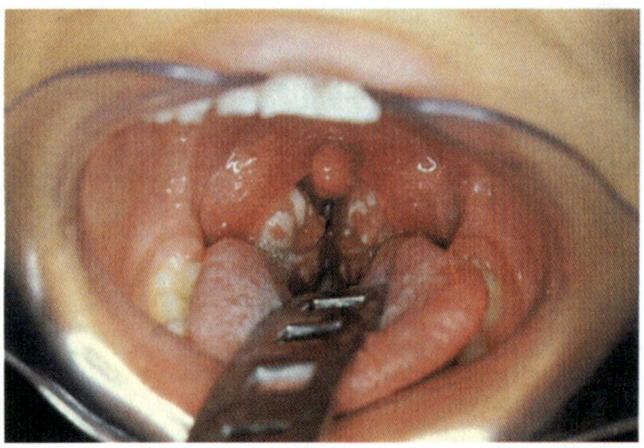

A

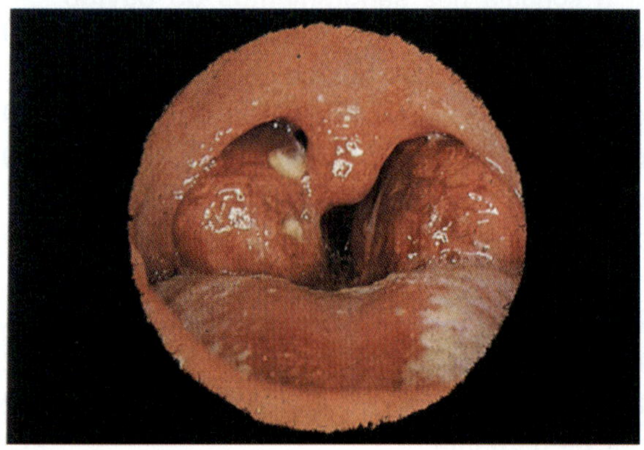

B

A FAVOR (estreptocócica) (ver figuras **A** e **B**)	**CONTRA** (não estreptocócica)
Início súbito com febre alta, cefaléia, dor abdominal, vômitos	Rouquidão
Exsudato (2º dia)	Tosse/coriza
Petéquias no palato	Diarréia
Adenite retroângulo mandibular	Adenite cervical
Exantema escarlatiniforme	Febre mais baixa e menos aguda
Leucocitose > 12.000, VHS aumentada	
Idade escolar	

1. EMERGÊNCIAS EM OTORRINOLARINGOLOGIA

EMERGÊNCIAS CLÍNICAS DO NARIZ

Exame

1. O exame é feito, inicialmente, pela simples inspeção da pirâmide nasal, para verificar tamanho, volume, coloração das mucosas, desvio do septo, etc.
2. A inspeção das fossas nasais faz-se por intermédio da rinoscopia, anterior e posterior.

Técnica

a) **Rinoscopia anterior**: consiste em afastar a asa do nariz por meio de um espéculo nasal, cujas válvulas são introduzidas no vestíbulo nasal.

b) **Rinoscopia posterior**: consiste no exame das fossas nasais através da cavidade bucal, por intermédio de pequeno espelho colocado por baixo e por trás da úvula. Isto requer experiência e grande delicadeza de manobras, a fim de não se tocar no terço posterior da língua e nas paredes faríngeas, sob pena de despertar o reflexo nauseoso. Por este exame pode-se surpreender uma imperfuração coanal (uni ou bilateral) como também ter uma noção do volume das adenóides.

INSUFICIÊNCIA NASAL AGUDA

OBSTRUÇÃO NASAL GRAVE DO RN: IMPERFURAÇÃO DAS COANAS

Importante: em todo recém-nascido com sinais de asfixia, não se pode deixar de pesquisar logo a possibilidade de uma imperfuração coanal bilateral congênita.

A imperfuração coanal congênita pode ser uni ou bilateral.

1. A atresia coanal **unilateral** geralmente não acarreta maior dificuldade respiratória, podendo até mesmo passar despercebida, e o diagnóstico, geralmente, é feito em uma idade mais avançada.
2. Na imperfuração coanal **bilateral**, o diagnóstico é geralmente estabelecido logo ao nascer, por ocasionar dispnéia, cianose, asfixia e morte, se não for adequadamente manejado.

O recém-nascido com imperfuração bilateral necessita cuidados de vigilância permanente, pois todas as vezes em que fecha a boca apresenta sinais de asfixia.

Por outro lado, as mamadas tornam-se dificultosas, havendo necessidade de interrupções sucessivas. Quando não diagnosticada a tempo, as broncopneumonias aspirativas são freqüentes.

Suspeita diagnóstica

1. Impossibilidade de se atingir a faringe quando se passa pela fossa nasal uma sonda rígida de polietileno.
2. Instilações nasais de glicose a 50% constituem recursos simples de diagnóstico: se não houver movimentos sucessivos de deglutição por parte do recém-nascido, significa presença de imperfuração coanal, pois a glicose não atingiu a faringe.

Confirmação diagnóstica

1. Colocam-se 3 gotas de azul de metileno em cada narina e observa-se sua presença na faringe. Ausência do azul de metileno na faringe confirma imperfuração coanal.
2. Coloca-se contraste nas narinas (Lipiodol) e com uma radiografia de perfil do crânio confirma-se, definitivamente, o diagnóstico, pois o contraste introduzido na fossa nasal não ultrapassa o limite da coana e não desce para a rinofaringe. Completar com tomografia.

Conduta

Na imperfuração coanal bilateral, a **cirurgia** está implicitamente indicada e, quase sempre, em regime de **urgência**. A imperfuração pode decorrer de septo coanal membranoso ou ósseo. A cirurgia pode ser realizada por via de acesso nasal ou palatino. No recém-nascido a via de acesso é a nasal, por ser mais rápida e menos traumatizante.

OBSTRUÇÃO NASAL POR RINITE ALÉRGICA OU INFECCIOSA
(que dificulta a respiração, a amamentação ou o sono)

1. Retirada delicada do excesso do muco.
   a) Lavagem nasal com soro fisiológico (Rinosoro, Sorine inf.) levemente amornado, 5 gotas em cada narina a cada 4 horas ou Salsep — 1 jato em cada narina.
   b) Em lactentes às vezes é útil o uso de um aspirador nasal (tipo pêra de borracha) usado com cuidado e não muito freqüentemente para evitar trauma local.
   c) Crianças maiores devem assoar o nariz.
2. Instilação nasal de vasoconstritores (não ultrapassar 5 dias): oximetazolina (Afrin pediátrico) — 3 gotas em cada narina 3 vezes ao dia. Em lactentes, convém diluir ao meio com soro fisiológico.
3. Vapor d'água pode ser útil: uso de vaporizador no quarto ou deixar no banheiro fechado com chuveiro quente, ligado por 15-20 minutos.
   Nunca usar chaleiras ou panelas de água fervendo no quarto (perigo de queimaduras).
4. Descongestionantes orais: devem ser usados com cautela por causa dos efeitos colaterais (sonolência, sudorese, excitação). Exemplo: Decongex, 0,7 gota cada kg de peso, 3 vezes ao dia. Só para casos de rinite alérgica. Nunca usar antes dos 2 anos.

CORPOS ESTRANHOS NAS FOSSAS NASAIS

a) Com freqüência, a criança introduz, na cavidade nasal, corpos estranhos, os mais variados como botões, grãos, fragmentos de lápis, plásticos, etc.

b) Falta de história de introdução do corpo estranho e mesmo negativa do fato não exclui a possibilidade.

c) **Sintomatologia característica**: corrimento nasal **unilateral**, purulento, amarelo esverdeado e muito fétido.

d) **Diagnóstico**: é feito pela rinoscopia anterior.

Nota: é importante o toque prévio da mucosa com vasoconstritores e anestésicos de superfície (xilocaína a 4%).

e) Alguns corpos estranhos que tenham sido deixados durante muito tempo nas fossas nasais provocam reação muito grande dos tecidos da vizinhança e se transformam em rinólitos.

f) O exame radiográfico também poderá ser feito nestes casos, mostrando uma massa opaca.

Conduta

Primeiros socorros

Assoar o nariz vigorosamente, várias vezes, ocluindo a outra narina.

Para a retirada do corpo estranho, usa-se material delicado, apropriado, como curetas, pinças em baioneta, ou então pinças de Hartmann, ou mesmo as sondas de Itard com extremidades curvas.

Em crianças rebeldes, às vezes, é necessário recorrer-se à anestesia geral.

FRATURA E HEMATOMA DO SEPTO

Tanto as fraturas como os hematomas são bastante comuns nas crianças e são sempre conseqüência de traumatismos nasais.

a) **Suspeita de fratura do septo**

1. Inspeção cuidadosa, palpação, rinoscopia anterior e raios X.
2. Havendo fratura, se necessário, fazer a redução com anestesia local, ou seja, algodões embebidos com solução de Neotutocaína a 2%, colocados na cavidade nasal.
3. Às vezes é necessário uma contenção com pontos de apoio dentário, usando o aparelho de Aubry.

b) **Hematomas do septo**

1. A obstrução nasal é regra.
2. Confirmado o diagnóstico, fazer a drenagem cirúrgica e retirar o sangue coletado.
3. Colocação de um tampão apertado para evitar o reacúmulo do hematoma.

ABSCESSO DO SEPTO

1. É originado, geralmente, da contaminação de um hematoma de septo: entre a mucosa e a cartilagem do septo, acumula-se grande quantidade de secreção purulenta.
2. **Tratamento** — cirúrgico: faz-se uma incisão entre a mucosa e a cartilagem junto ao subsepto, para permitir a saída da secreção purulenta.
3. Colher material para bacterioscópico (Gram), cultura e antibiograma.
4. Ministrar antibiótico.

EPISTAXE

Hemorragia nasal, conseqüência de causas locais ou manifestação de causas sistêmicas.

Geralmente é benigna e, na maioria das vezes, cessa de modo espontâneo.

Recorde a vascularização do nariz, na parte anterior do septo há uma trama vascular, conhecida como plexo de Kieselbach, constituída por vasos das artérias do subsepto nasopalatino e etmoidal que com freqüência provocam hemorragias.

Alergia, traumatismos, exposição prolongada ao sol podem ser fatores predisponentes.

Conduta

1. Primeiros socorros na epistaxe

a) Coloque a criança com a cabeça para a frente na posição sentada.

b) Retire os coágulos do nariz.

c) Com os dedos polegar e indicador, pince fortemente as asas do nariz, mantendo-as juntas e apertadas por 5 minutos (enquanto isso, o paciente respira pela boca).

d) Se a hemorragia continua: introduza no terço anterior da narina uma bola de algodão molhada com solução isquemiante ou em preparado comum de gotas nasais vasoconstritoras (ex.: Afrin pediátrico) ou, se não estiver disponível, água oxigenada ou água fria. Mantenha uma pressão firme por 5 minutos.

2. **Conduta posterior** (se ainda necessário)

a) Após a retirada do tampão é freqüentemente possível identificar o ponto sangrante: fazer cauterização química com pérola (bastão) de nitrato de prata ou ácido crômico (manter o contato com o vaso afetado durante 30 segundos) após anestesia local prévia.

b) Nos **casos rebeldes**, recorrer ao **tamponamento anterior**:

1º) Inicialmente, mandar o paciente assoar o nariz fortemente, para eliminar os coágulos que porventura estejam obstruindo a fossa nasal.

2º) Anestesia local por embebição com solução de neotutocaína.

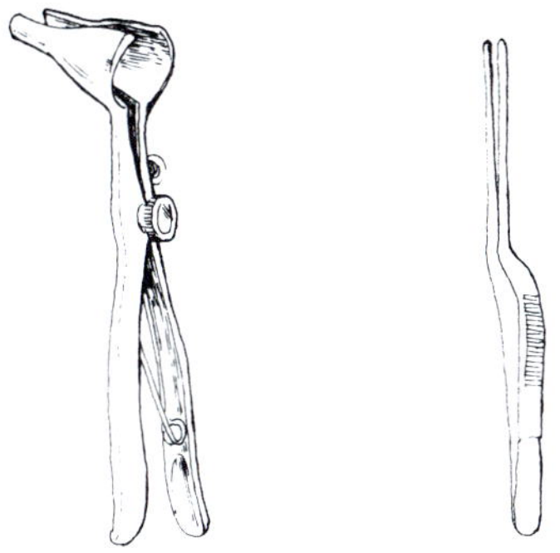

Fig. VIII.1 — Pinças que auxiliam a introduzir mecha de gaze debruada, na fossa nasal.

3º) Introduzir na fossa nasal, com o auxílio de uma pinça em baioneta, mecha de gaze debruada de 2cm de largura por 8cm de comprimento. A gaze poderá ser embebida numa solução hemostática (Fig. VIII.1).

4º) Após colocar a extremidade da mecha entre o corneto médio e septo nasal, continua-se introduzindo a mesma, metodicamente, de trás para diante, até a narina, em toda a altura da fossa nasal, como pregas de uma sanfona.

5º) Manter o tampão por 24-36 horas.

6º) Se persistir a epistaxe (raro) — encaminhar para tamponamento posterior.

EMERGÊNCIAS CLÍNICAS DOS OUVIDOS

Técnica de exame — traciona-se o pavilhão auricular para baixo e para trás, com a finalidade de retificar as sinuosidades do meato acústico externo.

Limpeza do conduto auditivo

Usar um clipe para papel, desdobrado progressivamente, até formar uma alça apenas. Deixa-se a ponta áspera com o auxílio de uma tesoura velha ou de uma serrinha de ampolas.

Para preparar o aplicador, toma-se uma pequena porção de algodão, que é transformada numa folha fina. Coloca-se a ponta áspera do aplicador numa extremidade do algodão e roda-se, comprimindo-se firmemente este último sobre a extremidade metálica (Fig. VIII.2).

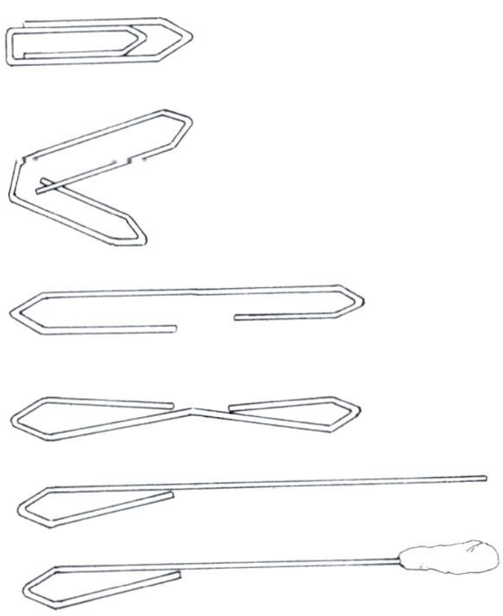

Fig. VIII.2 — Método para transformar um clipe de papel em aplicador de limpeza do conduto auditivo.

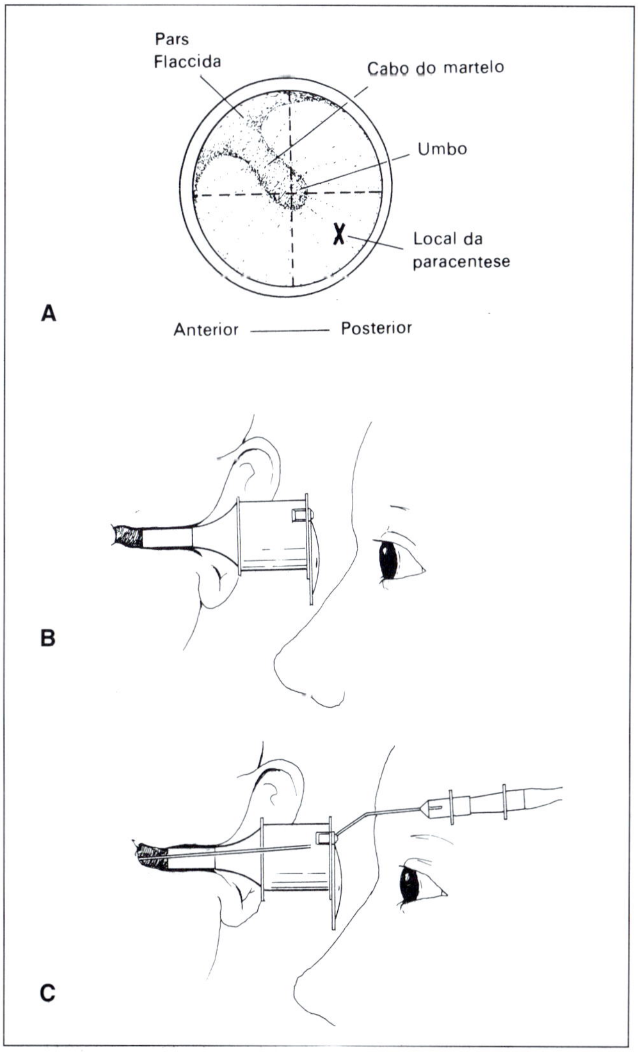

Fig. VIII.3 — **A**) Membrana timpânica. **B**) Canal auditivo externo. **C**) Paracentese do tímpano.

LESÕES TRAUMÁTICAS DO PAVILHÃO AUDITIVO

a) Os traumatismos dessa região podem ocasionar desde um simples hematoma até o arrancamento do pavilhão.

b) Os cuidados devem ser orientados no sentido de diminuir as seqüelas posteriores.

c) Os **hematomas** extensos devem ser drenados e tratados com curativo compressivo, a fim de evitar a organização do hematoma, com conseqüente espessamento de pele e deformação do pavilhão.

d) As áreas expostas de cartilagem devem ser recobertas por retalhos de pele.

e) No caso de haver fragmentação de cartilagem, sem possibilidade de recobri-la com enxerto de pele, é preferível lavá-la com soro fisiológico e implantá-la no tecido subcutâneo da região abdominal para utilização posterior.

f) Todo o cuidado deve ser utilizado para prevenir a infecção nestes traumatismos, uma vez que as pericondrites são graves e intensamente deformantes.

g) Instalada a **pericondrite**, o paciente apresenta dor intensa, exacerbando-se ao menor toque, irradiando-se para as regiões temporal e cervical. Aumento de volume do pavilhão auricular, que está endurecido, deformado e congesto.

Agentes causais: estafilococos, estreptococos ou *Pseudomonas aeruginosa*.

Conduta

1. **Tratamento local**: **incisão cirúrgica** o mais precocemente possível, de preferência ao longo de uma saliência natural do pavilhão, remoção de áreas necrosadas de cartilagem e drenagem.
2. **Antibióticos** de acordo com a sensibilidade do germe (verificada pelo antibiograma).

OTORRAGIA

Nos traumatismos cranianos o sangramento no ouvido é um sinal freqüente.

1. Na maioria das vezes decorre do **esgarçamento da pele do meato acústico externo**, em sua parte aderente ao osso com comprometimento ou não da membrana timpânica.
2. Às vezes, porém, resulta de **fratura do rochedo**.
3. As dramáticas hemorragias, resultantes da rotura da carótida interna ou do seio sigmóide, são muito raras; geralmente o sangramento é discreto e o **tamponamento não deve ser feito** porque:
   a) dificulta a coaptação das bordas da ferida e facilita a sua infecção;
   b) facilita o acúmulo de sangue no espaço extradural;
   c) no caso de existir fístula liquórica ou perilinfática, o tamponamento pode facilitar a infecção do sangue represado, podendo determinar o aparecimento de uma meningite.

A **conduta** correta em relação à otorragia é a aspiração de coágulos e outras substâncias que ocupam a orelha externa, apondo-se os retalhos de pele ou da membrana timpânica.

CORPOS ESTRANHOS NO OUVIDO

Criança deitada de costas, cabeça pendendo para trás, cabeça virada para o lado afetado.

1. É conveniente instilar no meato algumas gotas de solução anestésica para uso tópico (tetracaína a 2% ou lidocaína a 4%).
2. Se o corpo estranho estiver intumescido, deve-se procurar desidratá-lo com álcool absoluto.
3. Quando um **inseto** invade o ouvido, o conduto auditivo deve ser inicialmente preenchido com óleo mineral.
4. A seguir, realizar apenas uma lavagem de ouvido, com o que a maioria dos corpos estranhos será removida (pode-se usar um cateter butterfly calibre 18, cortando-se fora a agulha).
5. Se não se conseguir a remoção, enviar ao especialista que, muitas vezes, necessita recorrer à sedação ou à anestesia geral.

OTITE EXTERNA

Inflamação do conduto auditivo externo. É um processo local sem comprometimento sistêmico. Está ligado à furunculose do ouvido, corpo estranho ou "ouvido do nadador".

a) Dor intensa especialmente à manipulação da orelha, compressão do trágus e mastigação.

b) Conduto auditivo vermelho, inchado (dificulta otoscopia) e com secreção purulenta.

Conduta

1. Gotas otológicas com antibiótico + corticóide (Otociriax, Otosporin): 3 gotas 4 a 6 vezes ao dia. Se o conduto estiver muito inchado, introduzir no ouvido uma pequena mecha de algodão (ou um pedaço de absorvente íntimo feminino) embebido nas gotas otológicas.
2. Analgésico oral.
3. Em caso de **furúnculo** do conduto, introduzir pomada antibiótica (Mucopirocin = Bactroban); quando amadurecer, furar com agulha.

DOR DE OUVIDO

a) Se causada por mudança brusca de pressão ou temperatura (bloqueio temporário da trompa de Eustáquio): mascar goma, mastigar bala ou chupar chupeta.

b) Dor de ouvido sem manifestações sistêmicas:
   1. Calor seco local.
   2. Analgésico (ibuprofeno, dipirona, acetominofeno).

COCEIRA NO OUVIDO

a) Pode ser causada por uso de "cotonetes" ou pela entrada de sabão no conduto.
b) **Conduta**: encher o canal auditivo (um de cada vez) com vinagre branco deixando-o escorrer, deixar 5 minutos, esvaziá-lo baixando a cabeça para o mesmo lado e puxando o lobo da orelha. Executar o tratamento 2 vezes ao dia.
c) **Recomendações**: evitar o uso de "cotonetes", evitar que sabão penetre no conduto; enxugar bem o conduto após banho e natação.

OUVIDO DE NADADOR

a) **Caracterização**:
   1. praticante de natação;
   2. coceira ou dor no conduto auditivo;
   3. dor provocada pela tração do lobo da orelha.

b) **Conduta**:
   1. Após nadar, retirar a água do conduto, baixando a cabeça sucessivamente para um dos lados e puxando o lobo da orelha em várias direções; enxugar a abertura do conduto com ponta de toalha.
   2. Colocar vinagre no ouvido (ver Coceira no ouvido).
   3. Se não melhorar em 3 dias: aplicar gotas otológicas de antibiótico + corticosteróide (Otociriax, Otosporin).
   4. Se falhar: lavagem dos ouvidos por especialista ou médico experimentado. Se houver febre, administrar antibiótico (amoxicilina, sulfametoxazol-trimetoprim) por via oral.

c) **Profilaxia nos casos recorrentes**

   Após o exercício de natação:

   1º) Secar o canal com secador de cabelo.

   2º) Aplicar no ouvido uma solução de partes iguais de vinagre branco e álcool etílico a 70%.

CERA NO OUVIDO

a) Noção inicial: presença de cera no ouvido é normal e tem efeito protetor.
b) Limpeza habitual: com pano úmido; não introduzir "cotonetes".
c) Em casos de **cera impactada** no ouvido:

   1º) Amolecer a cera: pingar 2 gotas de óleo mineral, 2 vezes ao dia, 2 dias. Nota: uma bolsa de água quente aplicada por 20 minutos também é útil.

   2º) Irrigar o conduto com água morna e uma seringa de borracha para ouvido. Repetir a irrigação várias vezes, até que a água retorne clara e que o conduto pareça limpo quando visualizado com uma lanterninha.

   3º) Suspender a introdução de "cotonetes".

OTOSCÓPIO — como usar:
1. Segurá-lo de forma que um dedo esteja em contato com a cabeça da criança diminuindo assim a pressão sobre o conduto e acompanhando seus movimentos inesperados.
2. Se a criança não colabora, fazer uma rotação lateral da cabeça, fixando-a para o lado oposto do ouvido examinado.

EMERGÊNCIAS DA MUCOSA BUCAL E FARINGE

GENGIVOESTOMATITE AGUDA

Inflamação da boca (**febre** + **ulcerações**) causada pelo herpesvírus.

a) Criança pré-escolar (2 a 3 anos).
b) Febre; começa com exsudato nas amígdalas (simula amigdalite aguda); após 2 a 3 dias surgem aftas (ulcerações) em toda a mucosa bucal, incluindo língua; gengivas inchadas sangrantes.
c) Dor intensa impedindo a ingestão de alimentos, sialorréia (baba), mau hálito.
d) Na **herpangina** (vírus coxsackie) o quadro é menos intenso e não há gengivite.

Conduta

1. Analgésico/antiinflamatório oral a cada 4-6 horas.
2. Anestésico (xilocaína gel oral, colutório ou spray de Flogoral) a cada 3 horas.
3. Não há indicação para nistatina nem antibiótico nem complexo B.
4. Alimentação pastosa, aos poucos, respeitando a preferência da criança e a aceitação melhor (evitar alimentos muito ácidos ou salgados).
5. Orientar para a duração da doença: febre cede em 3-4 dias; melhora em 7 dias, cura em 10-14 dias.

SAPINHO = candidíase oral

Estomatite cremosa causada pela *Candida albicans*.

a) Placas semelhantes a coágulos de leite, aderentes nas gengivas, bochechas, palato.
b) As placas podem ser retiradas com alguma dificuldade (se for leite se localiza mais na língua e bochechas e sai com facilidade).
c) Sem febre.

Conduta

1. Aplicação tópica de antifúngico (Daktarin gel oral — 4 vezes ao dia, 7 dias). Não usar antes dos 6 meses.

   ou

2. Instilação na boca de nistatina (Micostatin solução) — 1ml em cada lado da boca, 4 vezes ao dia, 7 dias. Convém esfregar levemente as lesões com "cotonete" embebido em nistatina.

AFTAS ALÉRGICAS

Estomatite aftosa recorrente de causa alérgica.

a) Ulcerações (aftas) na boca (língua, bochechas) dolorosas, em pequeno número.
b) Sem estado infeccioso, sem febre.
c) Recidivantes.
d) Criança de constituição alérgica.

Conduta

1. Aplicar água oxigenada e deixar borbulhar por 3 minutos.
2. Aplicar Omcilon orabase 4 vezes ao dia.
3. Se necessário anestésico local (xilocaína viscosa a 2%).
4. Evitar alimentos ácidos ou picantes.

DOR DE GARGANTA

1º) Gargarejar 6 vezes ao dia: 1 colher das de chá de sal em um copo de água morna ou usar colutórios anti-inflamatórios (Flogoral ou Bencol) — 1 colher de sobremesa diluída em 1 colher de sobremesa de água morna ou Flogoral spray.

2º) Chupar uma bala de hora em hora.

3º) Analgésico oral.

Evitar as pastilhas para garganta (não são mais eficientes e muitas contêm antibióticos e anestésicos).

ABSCESSO RETROFARÍNGEO

a) Antecedente de nasofaringite ou OMA ou trauma penetrante da faringe.
b) Febre, dor de garganta intensa, disfagia, salivação (baba); pode haver meningismo, dificuldade para respirar.
c) Massa unilateral na parede faríngea posterior.

Conduta

1. Analgésico.
2. **Drenagem** realizada com pequena abertura (2 a 3mm) da mucosa oral, com bisturi; depois, introduz-se uma pinça hemostática fechada que deverá ser aberta após introdução. A zona de drenagem encontra-se no pilar anterior no ângulo súpero-lateral da amígdala.
3. Antibiótico — ceftriaxona + clindamicina EV, completar com cefalosporina oral.

Ver também Rinofaringites e Amigdalites.

2. INFECÇÃO DAS VIAS AÉREAS SUPERIORES (IVAS)

Estado infeccioso leve/moderado* (febre moderada ou ausente)
- coriza (rinorréia), congestão nasal
- tosse
- congestão da faringe/exsudato
- rouquidão, tosse de cachorro
- voz abafada (afônica)*

1. **Resfriado** (e Rinossinusite)
2. **Faringoamigdalite**
3. **Laringite** e **epiglotite**

* Na epiglotite: febre e toxemia acentuadas

IVAS = estado infeccioso leve ou moderado	+	rinorréia ou congestão nasal .... ➡ **resfriado**
		congestão da faringe (com ou sem exsudato) ➡ **faringoamigdalite**
		roquidão, tosse de cachorro .... ➡ **crupe** (laringite)

Pode ocorrer **tosse** com ausculta pulmonar normal (respiração rude, ruídos transmitidos); afonia (na epiglotite).

O grande problema a ser resolvido na rápida consulta de emergência é:

O caso requer antibiótico?

Diante de um caso de IVAS na infância, tenha presente:

1. A grande maioria das IVAS é de etiologia **viral** (em particular, a grande maioria das **faringites** em crianças até 2 anos é viral).
2. A importância do tratamento correto das amigdalites estreptocócicas do escolar.
3. As IVAS primariamente virais podem apresentar infecção bacteriana secundária.

❶ Identifique as IVAS de etiologia presumivelmente viral (Quadro VIII.1).

Sinais sugestivos de IVAS virais

Coriza serosa ou mucosa clara
Espirros
Congestão das conjuntivas
Lacrimejamento
Lesões vesículo-ulcerosas (aftas) na faringe
Lesões nodulares na faringe
Exsudato em pontilhado branco nas amígdalas de lactente

Implicação: não há indicação para antibióticos.

Quadro VIII.1 — IDENTIFICAÇÃO DE IVAS DE ETIOLOGIA PRESUMIVELMENTE VIRAL

1. Rinorréia (aguda) — comprometimento discreto do estado geral	RESFRIADO COMUM	Mais de 100 tipos de vírus
2. Sinais respiratórios discretos, manifestações gerais acentuadas	GRIPE (INFLUENZA)	Influenza A, B, C epidemias cada 10-15 anos
3. Faringite no lactente, exsudato em pontos brancos	FARINGITE EXSUDATIVA	Adenovírus
4. Nódulos branco-amarelados com halo eritematoso na faringe e palato mole	FARINGITE NODULAR	Coxsackie A
5. Febre + congestão conjuntival + adenopatia cervical	FEBRE FARINGOCONJUNTIVAL	Adenovírus
6. Exsudato vesículo-ulceroso (aftas) na faringe, boca, língua; gengivite	GENGIVOESTOMATITE AGUDA	Herpes simples
7. Idem, só na faringe e palato mole	HERPANGINA	Coxsackie

AMIGDALITE com ⟹	Rouquidão/tosse/resfriado Aftas Exsudato branco em lactentes Nodular Leucocitose com linfocitose acentuada e > 15% de linfócitos atípicos* Resistente à penicilina	⟸ **Não é estreptocócica**

* **Sugere mononucleose**

A presença de exsudato branco nas amígdalas de lactente exclui a etiologia estreptocócica, ao contrário da criança maior em que sugere fortemente essa etiologia.

Não existe faringoamigdalite estreptocócica antes dos 18 meses de idade — **não** prescreva antibiótico.

A etiologia estreptocócica é muito rara entre 1 ano e meio e 3 anos.

Nos casos de dúvida, **não** prescreva antibiótico.

Complicações bacterianas das IVAS — Quadro VIII.2.

❷ Identifique os casos de **complicação bacteriana das IVAS** primariamente virais ou alérgicas.

Valorize **prolongamento, agravamento** ou **modificação** dos sinais de resfriado comum:

a) mudança do caráter das secreções que se tornam **mucopurulentas** (amarelo-esverdeado forte).
Não confundir com secreção amarelo-clara: pode ser apenas por células epiteliais ou eosinófilos;
b) **choro forte** contínuo (otalgia) especialmente com secreção purulenta nasal ou nos olhos, além de febre;
c) **conjuntivite purulenta** no decorrer de um resfriado;
d) resfriado que se prolonga e aparece **assadura perinasal** com descamação da pele das narinas e, às vezes, lesões de impetigo;
e) febre: é freqüente nas IVAS, mas quando ultrapassa 39°C (principalmente 39,5°C) e se acompanha de calafrios, sinais de colapso periférico transitório, abatimento e leucocitose acima de 15.000 sugere **bacteriemia**.

❸ Identifique a **amigdalite** presumivelmente **estreptocócica em pré-escolar**.

1. Início súbito com febre, cefaléia, vômito, dor abdominal.
2. Amígdalas congestas.
3. Exsudato (ausente no 1º dia).
4. Petéquias no palato mole.
5. Gânglios retroângulo mandibulares aumentados e doloridos à palpação.
6. Eventual exantema escarlatiniforme.
7. Leucocitose > 12.000 e neutrofilia.

Não considerar suficiente para o diagnóstico de amigdalite estreptocócica:

1. Simples congestão de amígdalas: aparece em qualquer processo febril.
2. Dor de garganta (disfagia): faz parte de muitas IVAS virais.

Conduta terapêutica

Questão básica:

Devo prescrever antibiótico neste caso?

1. **Não prescrever antibiótico** em:
   a) Presença de sinais sugestivos de IVAS virais.
   b) Faringite em criança menor de 2 anos.
2. **Prescrever antibiótico** em:
   Complicações bacterianas de IVAS virais ou alérgicas.

Lembrar que até os **6 anos** as bactérias mais freqüentemente envolvidas são: pneumococos e *H. influenzae* (exceção: nasofaringites **estreptocócicas**). A partir desta idade: pneumococos e estreptococos.

Quadro VIII. 2 — COMPLICAÇÕES BACTERIANAS DAS IVAS

1. Resfriado prolongado com febrícula	Assadura das narinas; descamação da pele perinasal; impetigo nasolabial	NASOFARINGITE ESTREPTOCÓCICA
2. Secreção mucopurulenta (amarelo-esverdeada forte)	Secreção nasal ou retronasal (visto na faringe)	RINOSSINUSITE PURULENTA
3. Dor de ouvido e/ou febre	Otoscopia sugestiva	OTITE MÉDIA AGUDA
4. Secreção purulenta ocular	Freqüentemente associada com item 2	CONJUNTIVITE PURULENTA
5. Febre elevada (> 39°C) calafrios, tremores leucócitos > 15.000	Faringite em lactente de 6-24 meses	BACTERIEMIA POR PNEUMOCOCOS OU *H. INFLUENZAE*

RESFRIADO

- rinorréia = coriza líquida ou mucosa clara
- estado infeccioso leve*
- duração curta (até 1 semana)

RESFRIADO

RECEITA-PADRÃO

evitar remédios**
estimular medicação caseira***
cuidado nutricional****
(evitar desnutrição)

⇐ **VIRAL**

- secreção mucopurulenta
- agravamento do estado infeccioso
- prolongamento: mais de 10 dias (rinorréia, tosse persistente)
- secreção purulenta nos olhos
- dor de ouvido

ensinar os sinais de complicação bacteriana

⇐ **Infecção bacteriana secundária** ⇒

RINOSSINUSITE PURULENTA
CONJUNTIVITE PURULENTA
OTITE MÉDIA AGUDA (OMA)

SÍNDROME RINOSSINUSITE-CONJUNTIVITE-OMA

1º) **pneumococos** — sensível à penicilina
2º) ***Haemophilus influenzae*** — maioria sensível à amoxicilina
3º) ***Moraxella catarrhalis*** — produtora de beta-lactamase

Antibioticoterapia — ver pág. 276

* **Estado infeccioso leve** = febre ausente ou baixa; inapetência e abatimento discretos.

** Remédios antigripais são ineficazes (inúteis), potencialmente perigosos, às vezes pejudiciais. Instilação de soro fisiológico (morno) é útil.

*** Medicação caseira (estimulada pela OMS): xarope de alho, mel, limão e açúcar (alho tem substância expectorante semelhante à acetilcisteína; limão tem ação irritativa local que provoca tosse e mobilização do muco; mel tem ação demulcente, refrescante na mucosa inflamada). Pode-se adicionar agrião, poejo, etc. cozidos juntos com água e açúcar. Adicionar própolis.

**** Cuidados nutricionais: refeições em volumes pequenos, repetidas a intervalos curtos; respeitar as preferências individuais; aumentar a densidade calórica (adicionar farinhas e óleo); aproveitar o aumento do apetite da convalescença: aumentar o número de refeições e aumentar a densidade calórica de cada uma delas.

Na **prescrição** do resfriado, colocar obrigatoriamente os **sinais de alerta**: febre mais de 39ºC; secreção grossa amarelo-esverdeada no nariz/olhos; dor de ouvido; feridinhas no nariz; febre mais de 3 dias (mais de 72h).

RINOSSINUSITE (bacteriana)

RINORRÉIA (coriza)

Viral — Duração curta (até 7 dias)

Se > 10 dias | duração mais longa

PERSISTENTE

Corrimento nasal de qualquer tipo
e/ou
tosse diurna com agravamento noturno

Acentuada, sem tendência à melhora, por mais de 10 dias

Edema periorbital matutino intermitente, mau hálito (em criança < 5 anos)

Viral — Gravidade: estado infeccioso LEVE

Se gravidade acentuada

SEVERO (GRAVE)

Febre > 39,4ºC
e
secreção nasal purulenta

Edema periorbitário matutino (às vezes)

Raios X

Não indicado em casos agudos

Considerar em casos crônicos em crianças > 6 anos

- **opacificação** completa dos seios da face
- nível líquido nos seios da face (crianças > 5 anos)
- espessamento de mucosa > 4mm

⇓

SINUSITE

Evolução < 4 semanas
AGUDA

1º) pneumococos
2º) *H. influenzae*
3º) *Moraxella catarrhalis*
anaeróbios, *Streptococcus viridans,* anaeróbios

Evolução > 4 ou 6 semanas
CRÔNICA

- para surtos isolados — amoxicilina (A)
- se ocorre repetição a curto intervalo do anterior — amoxicilina (A): em dose dupla (80-90mg/kg/dia)
- se os surtos são repetidos e severos — amoxicilina-clavulanato (A-C) ou cefuroxima (CFR)
- alternativa — azitromicina (AZI)

ST	Bactrim, Espectrin ou Infectrin	5ml = 200mg de sulfa	40mg/kg/dia de sulfa	12/12h
A	Amoxil, Hiconcil genérico	5ml = 125mg 5ml = 250mg	40mg/kg/dia	12/12h
A-C	Clavulin B-D, Novamox 2x	5ml = 400mg	40mg/kg/dia	12/12h
CFC	Ceclor	5ml = 125mg 5ml = 250mg	40mg/kg/dia	12/12h
CFR	Zinnat genérico	5ml = 125mg 5ml = 250mg	20mg/kg/dia 30mg/kg/dia	12/12h
AZI	Zitromax genérico	5ml = 200mg	10mg/kg/dia	24/24h

Casos **agudos**
7 a 10 dias
obrigatória revisão
se não houver cura completa: prorrogar mais 5 a 7 dias

Casos **crônicos**
3 a 4 semanas

Lavagem nasal com solução hipertônica tamponada:
Preparar 1 copo de água fervida + 1 colher das de chá com sal e outra com bicarbonato de sódio.
Produto comercial: Rinosoro 3% — 1 jato em cada narina 3 a 4 vezes ao dia.

FARINGOAMIGDALITE

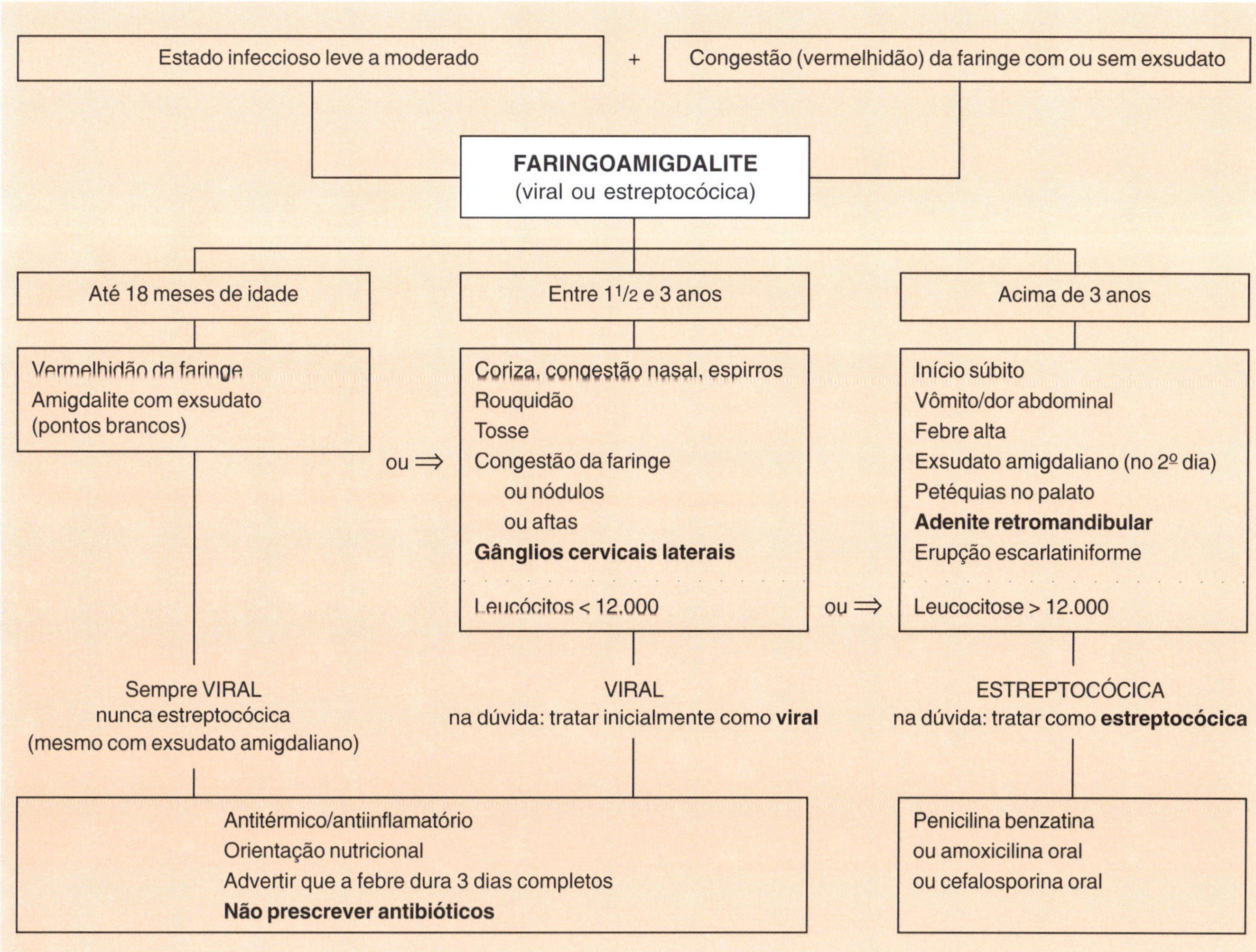

Detalhes

- **Não** existe faringite nem amigdalite estreptocócica antes dos 18 meses de idade; raro de 1 ano e meio até 3.
- Lactente com menos de 18 meses — amigdalite com exsudato = **adenovírus** (**não** é estreptocócica).
- Amigdalite **estreptocócica** — 1 gânglio palpável, levemente dolorido, atrás do ângulo da mandíbula.

  Adenopatia cervical lateral posterior evidente — não é estreptocócica e sim viral.
- Penicilina benzatina (Benzetacil)
  600.000U para escolares e 1.200.000U para adolescentes, dose única.
- Amoxicilina 5ml = 125, 250 ou 500mg.
  Dose: 40mg/kg/dia, fracionada de 12 em 12 horas.
  Duração: **10 dias**.
  Insistir na necessidade de completar o tratamento.
- Cefadroxila 5ml = 250, 500mg
  Dose: 30mg/kg/dia, fracionada de 12 em 12 horas.

ESTRIDOR LARÍNGEO (Crupe)

Inflamação na área da laringe/traquéia

Estridor
Rouquidão (choro rouco)
"Tosse de cachorro"
Voz abafada (afônica)

LARINGITE VIRAL/ESPASMÓDICA
CORPO ESTRANHO
DIFTERIA
EDEMA DE GLOTE
EPIGLOTITE
TRAQUEÍTE BACTERIANA

EPIGLOTITE por *H. influenzae*

Celulite supraglótica com edema da epiglote e região aritenóide.
Causa: *Haemophilus influenzae.*
Entidade pouco freqüente mas muito grave (urgência real).
Rara na criança adeqüadamente vacinada contra *Haemophilus.*

Pré-escolar (**2 a 6 anos**)

Início súbito com disfagia + dificuldade para deglutir
Logo depois: febre alta e estado toxêmico

Evolução
Piora muito rápida (em 4-12 horas)

- voz abafada (afônica)
- disfagia, salivação excessiva
- recusa alimentar
- criança prefere ficar sentada, reclinada para frente, pescoço em hiperextensão
- boca aberta, língua para fora, babando
- expressão ansiosa

Evolução rápida para **insuficiência respiratória**
Colapso circulatório

Exame da garganta:
Epiglote saliente, edemaciada, vermelho-cereja
Se encontrar resistência da criança, não insista no exame — perigo! —
- Não forçar para deitar

Leucocitose > 15.000
Neutrofilia, desvio à E
Granulações tóxicas

Risco de vida iminente — não se deixe enganar:
Hospitalização (UTI) + **intubação imediata**
+ cloranfenicol EV ou ceftriaxona IM

1º) **Atendimento imediato** — dispense trâmites burocráticos, passe a criança na frente.
Não deixe "em observação"; a criança pode morrer na sala de espera.

2º) **Intubação é obrigatória** e **imediata**.
- não espere para ver "se vai piorar", pode ser tarde demais!
- usar tubo nasotraqueal 0,5-1mm menor do que o indicado para a idade.

3º) Internação em **UTI** (**não** em enfermaria).

4º) Se a intubação falhar, recorrer de imediato (não "in extremis") à **traqueotomia**.

5º) Em caso de emergência extrema, introduzir agulha grossa (nº 15) entre os anéis traqueais ou membrana cricotireóidea; em seguida: oxigenação.

6º) Comprovação pelos raios X (não é obrigatório):
Perfil do pescoço — alargamento da epiglote (sinal do polegar).
Solicitar os raios X já com a criança intubada.

7º) Hemocultura e gasometria (colher depois da intubação).

8º) Cloranfenicol 100mg/kg/dia (6/6h) EV ou ceftriaxona 50mg/kg/24h IM ou EV.

9º) Hidratação; tenda de O_2; alimentação adequada.

10º) Se necessário, sedação leve — hidrato de cloral.

11º) Evitar extubação inadvertida nas primeiras 24 horas.
A duração da intubação é, em média, 2 1/2 dias.

LARINGITE VIRAL
(inflamação subglótica)

Lactente/pré-escolar: **6 meses a 3 anos**
(maioria no 2º ano de vida)
com resfriado há 2-3 dias

Rouquidão/estridor
"Tosse de cachorro"

Estado infeccioso leve

Febre ausente ou baixa
Abatimento discreto

Ausculta pulmonar: normal
Leucócitos: normal ou leucocitose < 15.000

Evolução gradual, em dias

1. Geralmente melhora progressiva
2. Alerta! Piora do estridor com aparecimento de dispnéia

Variante característica: LARINGITE ESPASMÓDICA (pág. 280)

Outra variante: LARINGOTRAQUEOBRONQUITE

- ausculta: estertores grossos e sibilos
- toxemia e dispnéia: mais acentuadas

GRAVIDADE

Forma **LEVE**	
estridor + tiragem +	• benigna • ensinar os sinais de alerta

Forma **GRAVE**	
palidez agitação ou letargia estridor +++ tiragem +++	• de imediato: dexametasona 0,6mg/kg IM • hospitalizar

Diferencie de **epiglotite** (ver pág. 278)
Febre no início é infecção viral
Febre na evolução é infecção bacteriana

TRATAMENTO DAS FORMAS LEVES

Tratamento domiciliar

1. Inalação de vapor d'água no banheiro com chuveiro ligado — 15 minutos — 3 vezes ao dia.
2. Vaporizador durante a noite, se disponível.
3. Compressas quentes de Antiflogistine (ou álcool + água morna) na garganta — trocar a cada 4 horas.
4. Xarope caseiro de alho, mel, açúcar e limão.
5. **Observação atenta**:
   Se surgir dispnéia: levar imediatamente ao hospital.

TRATAMENTO DAS FORMAS GRAVES

1. **Hospitalização**.
2. Dexametasona: 0,3mg/kg IM na admissão; repetir (só uma vez) após 2 horas (comentário: medida ainda controversa, mas provavelmente útil).
3. Tenda úmida de O_2 (dispensar, se a criança não se sentir bem).
4. Hidratação EV e/ou oral; jejum inicial, realimentação cuidadosa.
5. Ambiente calmo. É importante um acompanhante; a criança pode ficar no colo da mãe.
   Se necessário: sedação leve: hidrato de cloral 15mg/kg/vez; repetir, se necessário, a cada 6 horas.
6. Se for disponível: inalação com adrenalina racêmica (vaponefrin a 2%) 0,5ml + 3ml de soro fisiológico.
   Na sua falta: inalação com s. fisiológico 2ml + oximetazolina (Aturgyl ped.) 5 gotas a cada 2 ou 4 horas.
7. Vigilância contínua.
8. **Piora da dispnéia → intubação endotraqueal**:
   a) usar sonda de calibre uma ou duas numerações menor que o indicado para o tamanho da criança (o menor calibre compatível com uma ventilação adequada);
   b) de início: intubação orotraqueal (execução técnica mais fácil); após estabilização: intubação nasotraqueal (é mais estável);
   c) manter até melhora — 2 a 5 dias;
   d) se não for possível intubação: traqueotomia.

Em casos de **extrema urgência**: introdução, percutânea, na traquéia entre os anéis traqueais altos ou na membrana cricotireóidea, de uma agulha calibre 15.

A seguir: oxigenação; depois, intubação.

LARINGITE ESPASMÓDICA

É a forma mais característica.

Pré-escolar (**2 a 6 anos**)
mais freqüente de **1 a 3 anos**
com resfriado leve

Início **súbito** durante a noite/madrugada

Rouquidão/tosse de cachorro
Sufocação

Afebril, sem toxemia
(mas pais assustados)

⇓

LARINGITE ESPASMÓDICA
assustadora mas benigna

Tendência a se repetir até os 4 anos
em criança de constituição **alérgica** e **labilidade emocional**

TRATAMENTO

Em casa

1. Inalação de vapor d'água no banheiro com chuveiro quente ligado.
2. Se for disponível: inalação com soro fisiológico (3ml) e oximetazolina (gotas nasais: Afrin pediátrico, Rinolon pediátrico) — 20 gotas.

No pronto-socorro

1. Inalação com soro fisiológico 1ml + 3 a 5 ampolas de Adrenalina.
2. Dexametasona — 0,3mg/kg IM (se grave: 0,6mg/kg IM)

Casos graves

Oximetria de pulso
Repetir inalação
Após 4 horas: repetir dexametasona
Considerar UTI

OUTRAS AFECÇÕES DAS VIAS AÉREAS SUPERIORES

CORPO ESTRANHO (CE)

a) idade: **6 meses-4 anos**
b) antecedente
- criança brincando com CE
- criança comendo amendoim, drops...

1º) crise de asfixia
2º) intervalo livre (assintomático)
3º) ruído estranho na respiração (estridor)

Conduta: endoscopia

EDEMA DE GLOTE

a) **qualquer idade**
b) constituição alérgica
c) estridor
d) afebril, sem toxemia
e) início súbito
f) pode levar à asfixia

Conduta: adrenalina SC + dexametasona IM

DIFTERIA

a) idade: **2 a 5 anos**
b) contágio/falta de imunização
c) febre moderada
d) evolução gradual (em dias): 1º) rouquidão
2º) dispnéia
e) toxemia aumenta gradualmente
f) placas aderentes sobre amígdalas e úvula
g) adenopatia cervical (dolorida)

Tratamento: penicilina + antitoxina diftérica

TRAQUEÍTE BACTERIANA

a) idade: **menos de 3 anos**
1º) início com IVAS
2º) evolui para rouquidão, tosse de cachorro
3º) piora do estridor, aparece febre alta e estado toxêmico
b) endoscopia: pus na traquéia
c) leucocitose com neutrofilia e desvio à E.

Agentes: 1º) estafilococos
2º) *H. influenzae*

Antibioticoterapia: oxacilina + cloranfenicol EV

PRESCRIÇÃO PARA IVAS

Quando você atender um caso de IVAS, leve em consideração os seguintes pontos:

1. **Lactente** com febre + faringite (cavo congesto, tímpanos congestos) = **viral**.

   Não prescreva antibióticos (nem penicilina benzatina!).
2. **Lactente** com febre + exsudato amigdaliano = **viral**.

   Não prescreva penicilina benzatina nem qualquer outro antibiótico.
3. A **febre** não é um inimigo a ser vencido a qualquer custo. Use os antitérmicos para reduzir o desconforto.

   (Novalgina IM para quê? a dor é violenta!).
4. O **tratamento sintomático** visa tornar a doença mais confortável e, se possível, reduzir o risco de complicações, principalmente otite média aguda.

   A eficácia dos sintomáticos é duvidosa...

   ... mas os efeitos colaterais são muito freqüentes.

   a) Os preparados "antigripais" geralmente são uma associação de diversas substâncias, particularmente simpatomiméticos e antialérgicos. Os efeitos colaterais se somam.

   b) Xaropes com uma combinação de vários componentes (geralmente ineficazes e irracionalmente associados) não têm nenhum valor e são perigosos.

   c) Béquicos (droga única) raramente são úteis: apenas em caso de tosse irritativa muito incomodativa.

   d) Se a criança está muito congestionada e se ela apresenta antecedentes de rinite alérgica, pode ser útil o uso de descongestionantes orais em gotas:

   Em razão dos graves efeitos colaterais potenciais, essas drogas foram proibidas para crianças menores de 2 anos. Mesmo nas maiores, vigiar sintomas adversos.

   Para pré-escolares (2,5ml) e escolares (5ml): xarope ou elixir de Naldecon, Actifedrin, Dimetapp, Decongex; repetir a cada 8h.

   Nas IVAS comuns esses remédios são desnecessários.

   e) Se houver chiado acentuado (sibilos): broncodilatadores (beta-adrenérgicos).

   f) Antiinflamatórios atuam como antitérmico-analgésico especialmente em casos com evidente componente inflamatório.

Portanto é de **boa norma**:

1. Usar o mínimo possível de medicamentos sintomáticos.
2. Conhecer bem a composição de um ou poucos medicamentos e familiarizar-se com sua apresentação, dose e efeitos colaterais.
3. Nunca cair na tentação de prescrever ao mesmo tempo 2 remédios (geralmente um antigripal ou descongestionante e outro xarope com vários componentes). Ex.: Triaminic ou Descon com Toplexil — os efeitos colaterais podem ser graves!
4. Usar, o máximo possível, **medidas caseiras**: chá e mel para tosse, vaporização, tapotagem.

CONDUTA NA OBSTRUÇÃO NASAL

1. **Lavagem nasal** com soro fisiológico (amornado): $^1/_4$ de conta-gotas em cada narina.

   a) Preparados comerciais: Rinosoro, Sorine infantil, Nesoro.

   b) Preparado caseiro: 1 copo de água fervida + 1 colher de café rasa de sal. Manter em xícara ou copo coberto. Renovar diariamente.

   Atenção: insistir para não ultrapassar a quantidade de sal (pode provocar rinite).
2. **Se a obstrução nasal** for intensa, dificultando a amamentação ou perturbando o sono, são úteis os vasoconstritores locais: oximetazolina (Afrin pediátrico): 3 gotas em cada narina 3 vezes ao dia.

   a) **Como instilar**: cabeça em nível mais baixo que o corpo e virada para um lado: instilar na narina inferior, ficar nesta posição 1 minuto, virar a cabeça e instilar na outra narina.

   b) Pode-se usar soro fisiológico em spray (Rinosoro, Salsep).

   Aplicar 1 jato em cada narina 4 vezes ao dia.

   c) Quando não for possível o uso de gotas nasais por rebeldia da criança, uma boa opção é tocar a mucosa nasal com um cotonete embebido no medicamento.

   d) Nunca usar gotas nasais à base de nafazolina (imidazolina): perigo de reação grave (colapso periférico, arritmias cardíacas).

   e) Não usar gotas nasais vasoconstritoras por período superior a 5 dias.
3. Quando houver **secreção espessa abundante**:

   Lavagem nasal com sol. hipertônica tamponada:

   1 copo de água fervida + 1 colher das de chá com sal + 1 colher das de chá com bicarbonato de sódio.

   Produto comercial: Rinosoro 3% hipertônico.

   1 ou 2 jatos em cada narina 3 a 4 vezes ao dia.

■ Entregue **por escrito** e **explique** a **receita-padrão** (pág. 282).

DEPARTAMENTO DE PEDIATRIA FCMS
HOSPITAL GUILHERME ÁLVARO

Sua criança .... está com uma doença RESPIRATÓRIA.

NÃO FUME DENTRO DE CASA NEM NO CARRO

ALIMENTAÇÃO:

Se o apetite diminuir, ofereça os alimentos em quantidades menores e mais vezes.

Se ela mama o peito, dê várias vezes ao dia.

Oferecer canja de frango bem temperada com alho.

MEDICAÇÃO CASEIRA

1º) 1/2 copo de AÇÚCAR
1 dente de ALHO picado
1 pauzinho de CANELA
Levar ao fogo até **caramelizar**

2º) Acrescentar:
1 copo de ÁGUA
Folhas de LOURO ou GUACO
Ferver 5 minutos

3º) Acrescentar:
3 colheres de sopa de MEL
Suco de 1/2 LIMÃO pequeno

Se disponível — acrescentar própolis.
Se não for possível — dispensar canela, louro, guaco e mel. Aumentar o açúcar queimado.

Oferecer LÍQUIDOS (água, chá, suco) à vontade da criança.

SE O NARIZ ESTIVER CONGESTIONADO

Pingar a cada 4 horas, em cada narina, 3 gotas desta mistura:
1/2 copo de ÁGUA fervida + 1/2 colherinha das de café de SAL.

Conservar num copo coberto por pires. Preparar nova solução a cada 24h.

Se o nariz estiver muito ENTUPIDO convém aspirar as secreções com um ASPIRADOR NASAL.

Se a secreção for espessa e amarelada, fazer lavagem nasal (com conta-gotas ou seringa):

1 copo de água fervida + 1 colher das de chá de sal + 1 colher das de chá de bicarbonato de sódio.

SE O PEITO ESTIVER MUITO CHEIO DE CATARRO

Fazer TAPOTAGEM = bater nas costas com as pontas dos dedos das mãos dispostas em concha, com a criança deitada de bruços; durante 3 a 5 minutos, ritmadamente, 3 vezes ao dia.

SE A FEBRE FOR ALTA (mais de 38,5°C) ou SE A CRIANÇA ESTIVER MUITO INCOMODADA

Dar antitérmico/analgésico ....
Pode repetir a cada .... horas, se for necessário.
Não é preciso baixar totalmente a febre (um pouco de febre ajuda o organismo a reagir).

ACOMPANHAMENTO: Avise seu médico

OBSERVAR COM ATENÇÃO e VOLTAR IMEDIATAMENTE AO PRONTO-SOCORRO, se:

- FEBRE de 39,5°C ou MAIS
- GEMÊNCIA ou FALTA de AR ou CHIADO forte.
- CATARRO VERDE-AMARELO por mais de 2 dias.

SEÇÃO IX

EMERGÊNCIAS RESPIRATÓRIAS

Lendo esta seção e **tendo este livro à mão**, mesmo que você não tenha muita experiência, estará **apto** a:

Complete com a seção correspondente do livro PEDIATRIA: DIAGNÓSTICO + TRATAMENTO (Sarvier)

Dificuldade respiratória

irritável, ansioso
estridor (voz rouca)
grunhido
gargarejo
chiado
respiração rápida (taquipnéia)
respiração muito profunda (hiperpnéia)
respiração difícil (dispnéia)
retrações intercostais (tiragem)
batimento de asas do nariz
respiração abdominal
cianose que resolve com O_2

Insuficiência respiratória

sonolência alternada com agitação
musculatura flácida
diminuição da resposta à dor
taquipnéia com períodos de bradipnéia
respiração lenta, agônica

PROTOCOLO DE BRONCOPNEUMOPATIAS AGUDAS

ESTADO INFECCIOSO ❑ TOSSE ❑ DISPNÉIA ❑

DATA .... / .... / ....

Nº ....

Nome: ....

Endereço: ....

Localidade: ....

Sexo: F ❑ M ❑

ÉPOCA DO ANO: Primavera ❑ Verão ❑ Outono ❑ Inverno ❑ — Frio ❑ Chuvoso ❑

GRUPO ETÁRIO: RN ❑ 1º trimestre ❑ 2º trimestre ❑ 2º semestre ❑ 2º ano ❑
Pré-escolar ❑ Escolar ❑ Adolescente ❑

CONDIÇÃO SÓCIO-ECONÔMICA: Boa ❑ Regular ❑ Má ❑

CONDIÇÕES AMBIENTAIS: Boas ❑ Regulares ❑ Desfavoráveis ❑

ESTADO NUTRICIONAL: Bom ❑ Desnutrido ❑ Moderado ❑ Grave ❑

CRESCIMENTO: Normal ❑ Moderadamente diminuído ❑ Nanismo ❑

DESENVOLVIMENTO: Normal ❑ Retardado ❑ Regressão ❑

DESMAME PRECOCE: Não ❑ Sim ❑

ANÁLISE DO CASO

ANTECEDENTES PRÓXIMOS: IVAS ❑ Bronquite ❑ Sarampo ❑ Coqueluche ❑

Outros: ....

....

....

....

Tbc: Contactante? .... BCG ID? .... RN ❑ Lactente 1-3 meses ❑ Com baixo peso ❑

Desnutrido grave ❑ Com diarréia protraída ❑ Imunossuprimido ❑

Hospitalização atual ou recente ❑
Antibióticos ❑

Restrição no leito ❑

MOTIVO DA HOSPITALIZAÇÃO: Dispnéia ❑ Toxemia ❑ Social ❑ Acadêmico ❑

GRUPO A

CASOS PRIMÁRIOS ou TÍPICOS (germes respiratórios)

	Viral GRUPO A1	**Bacteriana** GRUPO A2
Toxemia	leve	acentuada (gemência)
Febre	até 39°C	> 39°C, calafrios, > 3 dias, tardia
Chiado	sim	não
Rouquidão	sim	não
Leucocitose	até 15.000	> 15.000
Neutrófilos	até 10.000	> 10.000
Bastonetes	até 500	> 500
Granulações tóxicas, vacúolos	0 ou +	++
VHS	até 30	> 30
Proteína C reativa	< 5	> 12
Infiltrado reticular difuso	sim	não
Opacidade peri-hilar	sim	não
Hiperinsuflação difusa	sim	não
Opacidade localizada	não*	sim (**pneumonia**)
Focos alveolares	não ou ?**	sim (**broncopneumonia**)
Derrame pleural	não	sim
Distribuição	sempre difuso	difuso (BP) ou localizado (P)
Escore		

* Possível atelectasia no ápice D.

** Microatelectasias.

BRONCOPNEUMOPATIAS AGUDAS PRIMÁRIAS
(germes respiratórios)

GRUPO A1 — BRONCOPNEUMOPATIAS **VIRAIS**

GRUPO A1.1 — SÍNDROME DO CHIADO AGUDO

Idade: 2 a 6 meses + época epidêmica = **bronquiolite**

Outros casos: Síndrome BRONQUITE/BRONQUIOLITE (= **bronquite asmática**)

GRUPO A1.2 — Síndrome tosse persistente + padrão intersticial = PNEUMONIA INTERSTICIAL

Complicações: (01) ATELECTASIA

(02) IVAS PURULENTA ❑
RINOSSINUSITE ❑ OMA ❑
CONJUNTIVITE ❑ T-BRONQUITE ❑

GRUPO A2 — BRONCOPNEUMOPATIAS **BACTERIANAS**

GRUPO A2.1 — BRONCOPNEUMONIA

1º) pneumococos; 2º) *H. influenzae*;
3º) estafilococos; 4º) gram-negativos

Reavaliação após 3 dias: melhorado ❑ não melhorado ❑

Raios X incaracterísticos ❑

Raios X sugestivos de ....

GRUPO A2.2 — PNEUMONIA

Segmentar/lobar: 1º) pneumococos; 2º) *H. influenzae*;
3º) arrastada: tuberculose

Lobar + empiema: *H. influenzae*

Extensa + empiema: estafilococos

Extensa + empiema em pré-escolar: pneumococos; estafilococos

Pneumatoceles: 1º) estafilococos; 2º) *H. influenzae*; 3º) *E. coli*

Pneumatoceles + derrame: estafilococos

Lobar + cavitação: *Klebsiella*

Piopneumotórax: estafilococos

Abscesso pós-pneumonia: estafilococos

GRUPO B

CONDIÇÕES PECULIARES DO HOSPEDEIRO ou CIRCUNSTÂNCIAS ESPECIAIS (germes oportunistas)

1. Desnutrido grave com diarréia protraída = **enterobactéria**
2. Criança imobilizada — aspirativa = **química, anaeróbios, gram-negativos**
3. Lactente do 1º trimestre, baixo peso, dispnéia gravíssima = ***Pneumocystis***
4. Imunossuprimidos = **oportunistas**
5. Lactente do 1º trimestre, tosse persistente, taquipnéia, afebril = **clamídia**
6. Pneumonia lobar ou broncopneumonia; contágio com tuberculose, resistente aos antibióticos = **tuberculose**
7. RN: a) Precoce (1ª semana) = estreptococos. Listéria — gram-negativos. b) Tardia = estafilococos, gram-negativos
8. Escolar ou adolescente, febre persistente, tosse chamativa, alguns estertores: ***Mycoplasma***

CONCLUSÃO

Broncopneumopatia aguda infecciosa em criança de (grupo etário) .... do GRUPO A ou B ....

de etiologia presumível:

VÍRUS — BACTÉRIAS — OPORTUNISTAS — TUBERCULOSE

Imente (especificar) ....

Tratamento inicial: plano ....

Resultado:

❑ eficaz = evolução nítida e progressiva para cura em .... dias

❑ óbito em .... dias

❑ ineficaz: substituído após .... dias, por ....

Tratamentos subseqüentes e resultados: ....

Seguimento pós-alta: ....

Ensinamentos do caso: ....

RESPIRAÇÃO NORMAL E PATOLÓGICA

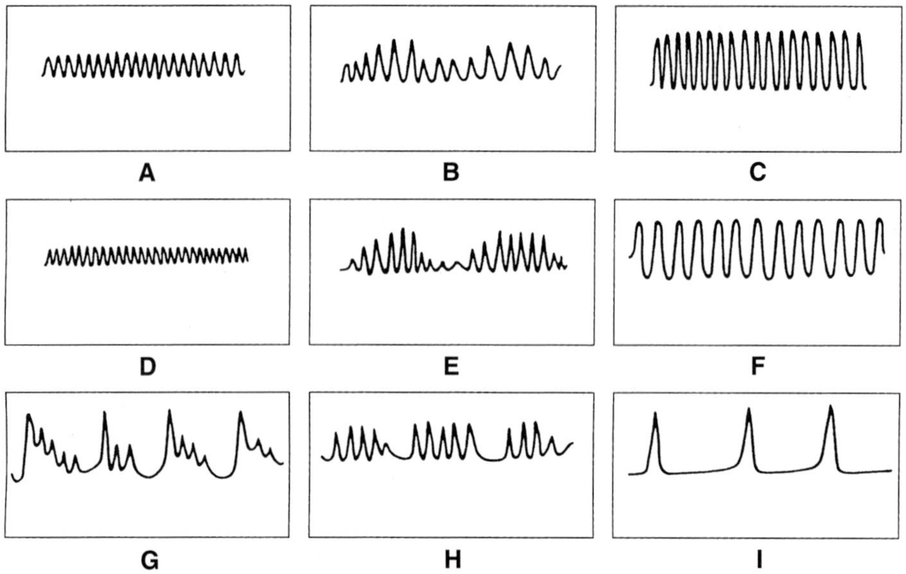

A) Normal, acordado. **B**) Normal, durante o sono. **C**) Ofegante. **D**) Movimentos expiratórios reduzidos (hipotermia). **E**) Cheyne-Stokes, aumento gradual da profundidade seguido de redução progressiva (lesão central, drogas depressoras). **F**) Kussmaul, profunda, regular, aumento da freqüência (acidose metabólica). **G**) Suspirosa (na obesidade severa). **H**) Biot, respiração periódica com esforço respiratório seguido de apnéia (meningite, tumor cerebral de fossa posterior).

SONS RESPIRATÓRIOS ANORMAIS

1. **Ofegante**/arfante (*grasping*)
   Respiração entrecortada, inalando e exalando rapidamente.
2. **Grunhido** (*grunting*)
   Sons curtos, timbre baixo, ouvidos no fim das exalações que são feitas contra uma glote fechada.
3. **Gorgolejo/gargarejo** (*gurgle*)
   Borbulhar de líquidos nas vias aéreas superiores.
4. **Ronqueira** (*snoring*)
   Respiração ruidosa pela passagem do ar através de vias aéreas superiores estreitadas (hipertrofia de adenóides) durante o sono.
5. **Estridor**/"tosse de cachorro"
   Som áspero, com timbre alto, ouvido na inspiração por estreitamento da laringe.
6. **Ronco**
   Respiração grossa (tipo ruído de porco) reflete irritação das vias respiratórias largas.
7. **Chiado** (*wheezing*)/sibilos
   Assobio (tipo miado de gato) pela passagem de ar por brônquios estreitados.
8. **Gemido**/gemência/respiração gemente
   Indica toxemia grave/emergência

Sinais de distúrbios respiratórios

- batimentos de asa do nariz;
- retrações inspiratórias (tiragem);
- aumento de freqüência respiratória (taquipnéia);
- aumento da profundidade da respiração (hiperpnéia);
- balanceio da cabeça;
- respiração abdominal (*see-saw*);
- agitação, inquietude;
- aumento da freqüência cardíaca (taquicardia);
- grunhidos;
- estridor;
- gemência.

Respiração normal

- Lactente e criança pequena
  respiração exclusivamente nasal*
  respiração diafragmática (abdominal)**
- Entre 2-4 anos — inicia a transição para intercostal
- Aos 6-7 anos — respiração intercostal

Obstrução das vias aéreas superiores (VAS)

- Estridor (laríngeo), ronqueira (retronasal).

Dificuldade respiratória

- **Taquipnéia** — sinal precoce especialmente em bebês
- **Grunhido** — indica evolução para piora.
- **Chiado** — só inspiratório sugere corpo estranho; ins e expiratórios — bronquiolite/asma.
- **Respiração abdominal em pêndulo** — na inspiração o tórax se retrai enquanto o abdome sobe. Pode ser obstrução das VAS ou fraqueza muscular; grave.
- **Balanceio da cabeça** — insuficiência respiratória em lactentes.

---

* Obstrução nasal traz sérios problemas porque o bebê não pode respirar pela boca.

** Se houver distensão abdominal, o tórax não pode compensar.

INFORMAÇÕES ÚTEIS

FREQÜÊNCIA RESPIRATÓRIA NORMAL SEGUNDO A IDADE

(Waring)

Idade (anos)	FR média	± 1 DS
0-1	31	8
1-2	26	4
2-3	25	4
3-4	24	3
4-5	23	2
5-6	22	2
6-7	21	3
7 0	20	3
9-14	19	3
14-15	18	2
15-17	17	3
17-18	16	3

Observação: ± 1 DS = 1 desvio-"standard" a mais ou a menos.

Nota: a FR é consideravelmente maior na criança acordada do que durante o sono, particularmente até os 5 anos de idade.

Na **prática**, considerar **taquipnéia** FR superior a 60 no RN, 40 no lactente e 30 no pré-escolar.

Observação: a relação entre FR e FC é aproximadamente 1:4; nos processos respiratórios aumentam tanto a FR como a FC mas a relação diminui (torna-se 1:3 ou 1:2).

ALGUNS PARÂMETROS NORMAIS NA CRIANÇA

CAPACIDADE VITAL ≅ 50-70ml/kg

VOLUME CORRENTE ≅ 6ml/kg

ESPAÇO MORTO ≅ 2ml/kg

RELAÇÃO $V_D/V_T \cong 0{,}30$

VOLUME MINUTO ≅ 6ml/kg × freqüência respiratória própria da idade

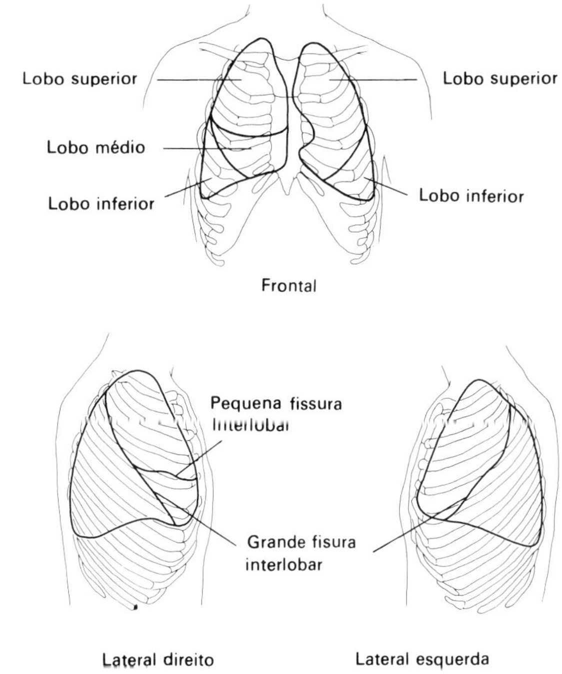

Projeção dos lobos pulmonares

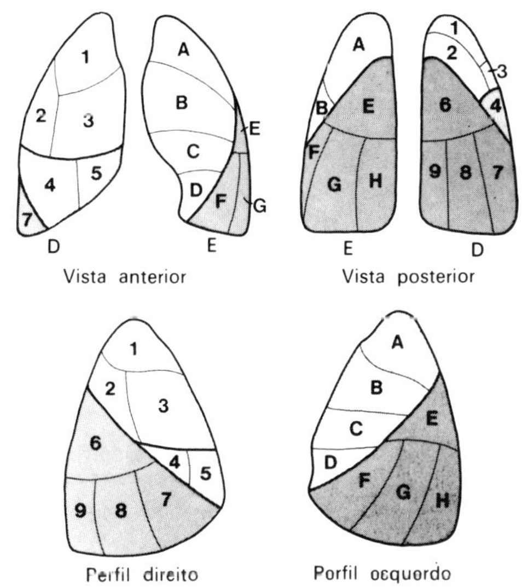

Projeção dos segmentos pulmonares

Pulmão direito

lobo superior

1 segmento apical
2 segmento posterior
3 segmento anterior

lobo médio

4 segmento lateral
5 segmento medial

lobo inferior

6 segmento apical (superior)
7 segmento basal ant.
8 segmento basal lat.
9 segmento basal post.

Pulmão esquerdo

lobo superior

A segmento apical post.
B segmento anterior
C segmento lingular sup.
D segmento lingular inf.

lobo inferior

E segmento apical (superior)
F segmento basal ant.
G segmento basal lat.
H segmento basal post.

1. ASMA

ASMA = doença crônica obstrutiva da árvore traqueobrônquica com as seguintes características:

a) episódios paroxísticos de dispnéia, com intervalo livre;
b) **hiper-reatividade brônquica** relacionada com **inflamação** dos brônquios;
c) a marca mais característica da doença são os **sibilos**;
a tosse também é constituinte importante do quadro clínico;
d) a obstrução é reversível quer espontaneamente, quer pelo tratamento com broncodilatadores e/ou corticosteróides.

CRISE ASMÁTICA

Caracterização do episódio agudo

Acesso agudo de **tosse, chiado** (sibilos) e **falta de ar** (respiração curta e difícil).

Freqüentemente dor abdominal acentuada.

Anamnese revela surtos semelhantes (episódios recidivantes com intervalos assintomáticos) e/ou antecedentes pessoais e/ou familiares alérgicos.

Precipitantes

Precipitante	Lactente	Pré-escolar	Escolar
Infecção viral	++++	+++	++
Exercício	+	++	+++
Irritantes	+	++	+++
Alimentos	++	+	(+)
Emoções*	(+)	(+)	(+)

* Asma é uma doença somatopsíquica (não psicossomática).

O que perguntar (anamnese de urgência)

A crise asmática não é ocasião para uma anamnese detalhada; esta deve ser resumida ao mínimo.

Importa apenas saber no caso desta criança:

Desta crise atual:

a) duração;
b) tratamento efetuado: eficácia, tolerância;
c) vômitos, jejum.

Como costumam evoluir as crises habitualmente (facilmente debeladas, necessidade de hospitalização.

Fazer **avaliação da gravidade da crise**

Para ser mais objetivo, estabelecer um escore, utilizando a tabela IX.1.

Tabela IX.1 — AVALIAÇÃO CLÍNICA DA GRAVIDADE DA CRISE ASMÁTICA (ESCORE)

	Normal (0)	Leve (1)	Moderada (2)	Grave (3)
FR	40	40-50	50-60	> 60
Tiragem costal	0	discreta	moderada	acentuada
Chiado	0	discreto	audível com estetoscópio	audível sem estetoscópio
Expiração prolongada	0	discreta	moderada	acentuada (só se ouvem sons expiratórios)
Fígado	0-2cm	3cm	4-5cm	> 5cm
ESCORE	**Normal**: 0-1	**Leve**: 2-5	**Moderada**: 6-11	**Grave**: 12-15
Saturação O_2 (oxímetro)		> 93%	91-93%	< 90%

TRATAMENTO

❶ Identificação dos fatores de risco

- ❑ duração desta crise: mais de 12 horas
- ❑ falta de resposta aos broncodilatadores
- ❑ evolução habitual das crises: grave

- Se não houver nenhum fator de risco: prescrever inalações (ver item ❸).
- Se houver algum fator de risco: prescrever 1 dose de corticóide (ver item ❹) além das inalações.

❷ Desidratação presente ou potencial

- ❑ ingestão insuficiente de líquidos
- ❑ vômitos freqüentes

Neste caso, iniciar com hidratação EV em fase rápida (ver item ❺).

❸ Inalações

1ª inalação (aerossol)

Soro fisiológico — 2ml
β_2-adrenérgico — 1 gota/3kg (até 8 gotas)
Ipratrópio — 1 gota/kg (até 20 gotas)
Oxigênio 6 litros/min; duração 5 minutos

β_2-adrenérgico (opções):

- Fenoterol (Berotec) 1 gota/3kg
- Terbutalina (Bricanyl) 1 gota/3kg
- Salbutamol (Aerolin) 1 gota/2kg

Ipratrópio (Atrovent) até 10kg: 10 gotas; >10kg: 20 gotas

Após 20 minutos — **2ª inalação**

Soro fisiológico — 3ml
β_2-adrenérgico — 1 gota/3kg (até 8 gotas)
Ipratrópio — 10 ou 20 gotas

Alternativas

- Em **lactentes** convém substituir a 1ª inalação por adrenalina aquosa: 0,1ml via SC.
- Salbutamol spray com espaçador e máscara 2 (a 4) jatos com intervalos de 1 minuto; adolescente: 4 a 8 jatos, sem espaçador.
- Dispnéia muito intensa com dificuldade para fazer inalação: pode-se substituir a 1ª inalação por terbutalina (Bricanyl). Pré-escolar: 0,3ml, escolar: 0,4ml SC.
- Se não for disponível, o ipratrópio é dispensável.

20 minutos depois da 2ª inalação, reavaliar (refazer o escore).

Se não tiver havido melhora — **3ª inalação**

Soro fisiológico — 3ml
β_2-adrenérgico — 1 gota/3kg (até 10 gotas)
Ipratrópio — 10 ou 20 gotas

❹ Se houver fatores de risco

Acrescentar, logo depois da 1ª inalação:

1 dose de **corticóide:**

Prednisona (Meticorten 20)

Pré-escolar: 30mg. Escolar: 40mg.

(Se necessário, esmagar bem o comprimido e misturar bastante açúcar) ou Prednisolona solução oral 5ml = 15mg.

Dose de Adrenalina (A) e de Terbutalina (T) via SC

	A	T
Lactente	0,1ml	0,2ml
Pré-escolar	0,2	0,3
Escolar	0,3	0,4
Adolescente	0,3	0,5

Pode-se repetir **A** após 15min e **T** após 30min.

EVOLUÇÃO

Se a criança melhora após estas medidas

Receitar tratamento domiciliar com beta-adrenérgico (Aerolin, Bricanyl) por 5 dias (preferivelmente em spray).

SE NÃO MELHORAR — passar para TRATAMENTO NA RETAGUARDA DO PS

❺ Tratamento na retaguarda do PS

Indicação:

- se a criança não melhora com 3 inalações (1ª fase)
- se a criança está desidratada (por jejum, vômitos)

Soro glicosado a 5% + Soro fisiológico (1:1)
10 a 20ml/kg EV, em 1 ou 2 horas (3 a 6 gotas/kg/min)

Aplicar

Dexametasona (Decadron): 0,3mg/kg EV direto (até 8mg)
ou
Metilprednisolona (Solumedrol): 2mg/kg EV direto

Completada a hidratação

Fazer: 2 inalações com intervalo de 15 minutos ou terbutalina SC (intervalo de 30 minutos).

EVOLUÇÃO

Se a criança melhora

Tratamento domiciliar com adrenérgico (Aerolin, Bricanyl) por 7 dias **e** prednisona (Meticorten) — 1 mg/kg/dia, de manhã por 3 a 5 dias.

SE NÃO HOUVER MELHORA — HOSPITALIZAR
ver a seguir ASMA AGUDA SEVERA

Prescrição hospitalar pronta para o pediatra geral

CRISE ASMÁTICA GRAVE / ASMA AGUDA GRAVE

Nome: .... Data: ....

Sexo: .... Peso: .... Sat O_2: ....

– Dieta branda, voluntária.

– Hidratação EV de reparação: 20ml/kg, ½ a ½ ❑ já foi feita no PS ❑ ainda não foi feita

{ S. Glicosado 5% .... ml
{ S. Fisiológico .... ml
} EV em 2 horas

– Hidratação EV de manutenção:

{ S. Glicosado 5% 500ml
{ Cloreto de sódio 20% 5ml
{ Cloreto de potássio 19,1% 5ml
} EV, 1 gota/kg/minuto = ... gotas/min

– Oxigênio, se Sat $O_2 \leq 95\%$

– Inalação contínua, 10L/min

{ S. Fisiológico 15ml
{ Salbutamol (2 gotas/kg) .... gotas
{ Atrovent .... 40 gotas

– A seguir (ou desde o início se a máscara não for tolerada):
Inalação:

{ S. Fisiológico 3ml
{ Salbutamol (ou fenoterol) (0,6 gotas/kg) .... gotas*
{ Ipratrópio .... 20 gotas

* máximo de 20 gotas para salbutamol e 10 gotas para fenoterol

1º) de hora em hora
2º) após melhora da dispnéia: 2/2 horas
3º) após melhora clínica: 4/4 horas
4º) após estabilização: 6/6 horas

> Salbutamol — Aerolin
> Fenoterol — Berotec
> Ipratrópio — Atrovent
> Metilprednisolona — Solumedrol (frascos de 40, 125, 500mg)
> Dexametasona — Decadron (frasco de 4mg/ml)

❑ Metilprednisolona
1ª dose (2mg/kg) .... mg ❑ já foi feito no PS ❑ ainda não foi feito
A seguir (1mg/kg) .... mg IV, 6/6 horas
ou
❑ Dexametasona
1ª dose (0,3mg/kg) .... mg ❑ já foi feito no PS ❑ ainda não foi feito
A seguir (0,1mg/kg) .... mg EV, 6/6 horas
❑ Após melhora estável, suspender oxigênio e espaçar inalações
❑ Se não houver melhora clínica, solicitar gasometria:
Se Pa $O_2 < 60$, $PaCO_2 > 60$, alteração da consciência: **ventilação mecânica (UTI)**

ESTADO ASMÁTICO = ASMA AGUDA SEVERA

Na prática, trata-se de uma **asma aguda grave,** que **não responde** aos broncodilatadores habituais e na qual existem condições favoráveis para a instalação de uma insuficiência respiratória (valorizar o tempo de duração e a evolução desfavorável de episódios anteriores).

Dados de anamnese: duração da doença, evolução das crises anteriores, reposta e tolerância aos medicamentos habitualmente usados na asma, surto atual: fatores desencadeantes, duração, medicamentos usados e sua dose (especialmente aminofilina e simpatomiméticos), aceitação de líquidos e alimentos: vómitos, diurese, evidências de infecção viral (tipo gripe) ou bacteriana (febre persistente em picos elevados, calafrios, secreção purulenta).

Dados de exame físico: estado geral, toxemia, sensório (ansiedade, agitação, obnubilação), fadiga, estado de hidratação; peso, pulso, FR, FC, PA; cianose; **pulso paradoxal.**

Tórax: diâmetro ântero-posterior, sibilos, ausculta do murmúrio vesicular na inspiração e na expiração, utilização dos músculos respiratórios acessórios.

Exames laboratoriais: hemograma, VHS, gasometria.

Raios X de tórax: não obrigatório mas útil no sentido de detectar pneumotórax e pneumomediastino.

Atenção: pequenas opacidades geralmente representam áreas de atelectasia e não de pneumonia (a menos que haja sinais evidentes de infecção bacteriana como febre persistente em picos elevados, toxemia, secreção purulenta).

Avaliação clínica quantitativa: com os dados obtidos montar o escore de gravidade. Utilizar folha de evolução padronizada com os principais dados clínicos e laboratoriais.

ESCALA CLÍNICA PARA AVALIAÇÃO DA GRAVIDADE

Parâmetros	0	1	2
Cianose	Ausentes	Em ar ambiente	Sob FiO_2 a 40%
Ruídos inspiratórios	Normais	Desiguais	Diminuídos/ ausentes
Músculos acessórios	Sem uso	Pouco uso	Uso acentuado
Sibilos expiratórios	Mínimos	Moderados	Intensos
Estado da consciência	Normal	Deprimido ou agitado	Coma

Se > 5 = 2ª fase   Se > 7 = 3ª fase   — ver tratamento

A escala só tem valor quando utilizada de modo dinâmico, individualizada, com avaliações periódicas e seqüenciais no decorrer da hospitalização.

Se o escore aumenta significativamente bem como o pulso paradoxal, isto significa **piora clínica**.

Sinais de alarme: tiragem intensa ou respiração soluçante, expansibilidade torácica muito pequena, ruídos respiratórios pouco audíveis, depressão da consciência e da resposta à dor, fraqueza ou hipotonia muscular generalizada, cianose (tardia); pulso paradoxal (> 20mm), papiledema.

O **pulso paradoxal** é um dado semiológico que tem sido muito valorizado; consiste na diminuição da amplitude do pulso na inspiração; é melhor avaliado pela diferença da pressão arterial máxima na inspiração e na expiração.

Em criança com problema asmático, a melhor maneira de medi-lo, na prática, é usando um aparelho de pressão arterial, da seguinte maneira:

Determinar a pressão sistólica, marcando dois pontos:

a) ponto inicial quando se começam a ouvir os batimentos cardíacos (que são inicialmente irregulares);
b) segundo ponto quando o pulso se torna regular na intensidade.

Uma **diferença maior de 20mm entre os dois pontos significa uma obstrução grave da árvore brônquica** e se correlaciona bem com as alterações da gasometria.

O acompanhamento seriado e relacionado com o aspecto do doente e sua resposta à medicação pode sugerir o momento de transferir à UTI para uma possível ventilação artificial.

INSUFICIÊNCIA RESPIRATÓRIA AGUDA

Comprovação: gasometria de urgência: se $PaCO_2$ > 65mm de Hg ou PaO_2 > 50mm ou mesmo com $PaCO_2$ > 40mm mas aumentando rapidamente em um paciente exausto.

Atenção: $PaCO_2$ normal pode na verdade representar um agravamento do quadro obstrutivo respiratório, desde que as condições clínicas estejam piorando (veja o esquema da Fisiopatologia que você entende logo!).

CONDUTA — **transferir imediatamente para a UTI.**
Atenção: não fique esperando "para ver se os medicamentos fazem efeito"; a vida da criança está em grave risco.

TRATAMENTO

1ª fase Tratamento hospitalar em quarto/enfermaria, sob vigilância

Hospitalização: obrigatória sempre que possível, em área de doentes que necessitam atenção especial em local que possam ser melhor vigiados pela enfermagem e pelos médicos. Ambiente calmo. A equipe médica deve demonstrar tranqüilidade e confiança. Admitir um acompanhante que esteja apto a cooperar e possa manter-se calmo, exercendo influência benéfica sobre o doente. Pais muito ansiosos ou descontrolados podem ser contraproducentes.

Oxigênio úmido:

- por cateter nasal 6 litros/min; ou
- por máscara facial 6 litros/min; ou
- em tenda corporal 10 a 15 litros/min.

Hidratação endovenosa:

- **Inicial**:
  S. fisiológico + s. glicosado a 5% 1:1 (partes iguais) 20ml/kg — correr em 1 ou 2h (6 ou 3 gotas/kg/min)
- Descontar o soro que eventualmente a criança tenha recebido na sala de emergência.
  Manter este soro até que o paciente esteja bem hidratado e com boa diurese (micção clara e abundante).
- **Manutenção + reposição**:
  Solução salina diluída a 1/5
  (1 parte de s. fisiológico + 4 partes de s. glicosado a 10%).
  Acrescentar 1ml de solução de cloreto de potássio a 19,1% para cada 100ml de solução.
  Volume total para 24 horas: calcular o volume de manutenção (ver capítulo Desidratação). Enquanto houver dispnéia acentuada (primeiras 8 a 12 horas), acrescentar 25 a 50% para as perdas.
  Na prática: **lactente: 130ml/kg/dia, pré-escolares: 100, escolares: 80**.
  Prescrever só metade do volume calculado, para correr em 12 horas.
  Controlar a velocidade de gotejamento: aumentá-la se houver perdas acentuadas (vômitos, taquipnéia intensa) e oligúria; reduzi-la em caso contrário.

É extremamente importante hidratar bem uma criança em estado asmático, mas o conceito antigo de que é interessante super-hidratar o asmático foi abandonado pelo risco de edema pulmonar.

Correção da acidose grave:

- acidose **respiratória**: deve ser controlada pela melhora da ventilação;
- acidose **metabólica** freqüentemente pode ser corrigida pela ventilação, hidratação correta e aporte energético (s. glicosado a 10%). Apenas se persistir acidose metabólica descompensada (pH < 7,2) administrar bicarbonato de sódio.

Cálculo de dose total:
mEq de bicarbonato = BE (negativo) × 0,3 × P (kg).

Prescrever só metade do volume calculado, em 4 horas, misturando ao soro de manutenção.

Se não forem disponíveis dados laboratoriais e o distúrbio for clinicamente grave, prescrever 1,5-2mEq/kg EV para correr em 30 minutos.

Preferir sempre soluções isotônicas de bicarbonato de sódio (1,4%). Assim, se forem disponíveis soluções mais concentradas, diluí-las convenientemente. Ex.: solução a 3% deve ser diluída ao 1/2 com s. glicosado a 5%.

Importante: o bicarbonato pode ser útil em alguns casos como complemento da ventilação, nunca em vez da ventilação.

A tendência atual é não mais usar aminofilina

Aminofilina: 5mg/kg/vez 6/6h EV.
1 ampola = 10ml = 240mg; 1ml = 24mg.
Cálculo da dose: 1ml/5kg.
Diluir em 2 ou 3 volumes iguais de s. fisiológico.
Velocidade de infusão: em 20 minutos.
(Prescrever explicitamente essa velocidade e não apenas "EV lento". Velocidade menor diminui o nível sangüíneo e a eficácia, velocidade maior acarreta efeitos tóxicos.)

Corticosteróides: EV.

1ª dose:
Dexametasona (Decadron): 0,3mg/kg
ou metilprednisolona (Solumedrol): 2mg/kg
ou fosfato de betametasona (Celestone): 0,3mg/kg
ou hidrocortisona (Flebocortid, Solucortex): 10mg/kg.

Doses seguintes (cada dose):
Decadron: 0,1mg/kg 6/6h
ou Solumedrol: 1mg/kg 4/4h
ou Celestone: 0,1mg/kg 6/6h
ou hidrocortisona: 3mg/kg 3/3h.

Inalação com drogas adrenérgicas:
Prescrever após a fase rápida da hidratação e desde que decorrido 1 hora da 1ª dose de corticóide EV.

1ª inalação:
1SF 3ml + 1 gota/2kg (até 16) de beta-adrenérgico + 1 gota/kg de ipratrópio.

A seguir:
3 inalações com 1 gota/3kg (até 8 gotas) de beta-adrenérgico com intervalos de 20 minutos.

A seguir:
inalações de 4 em 4 horas com beta-adrenérgico 1 gota/3kg (até 10) + 20 gotas de ipratrópio.

Opção melhor: inalação contínua por 1-2 horas.
15ml de s. fisiológico + 2 gotas/kg de beta-adrenérgico.
Oxigênio 6 litros/min;
se necessário: aumentar até 10 litors/min.

Antibióticos:

Lembrar que:

a) a maioria das crises asmáticas graves na infância é desencadeada por infecções **virais**, portanto a simples presença de febre não é indicação para o uso de antibióticos;
b) o leucograma pode revelar leucocitose > 15.000 com neutrofilia em virtude do estresse e uso de drogas adrenérgicas e corticóides, sem infecção;
c) condensações pulmonares aos raios X representam mais freqüentemente áreas de atelectasia e não pneumonia.

Em decorrência, os **antibióticos não estão indicados na maioria dos casos**, devendo ser prescritos apenas na vigência de fortes evidências de infecção bacteriana: febre persistente, em picos elevados, calafrios; secreção mucopurulenta (espessa, amarelo forte ou verde). Escolha: ampicilina 100mg/kg/dia EV fracionada 6/6h.

Sedativos: lembrar que a principal causa de agitação é a hipoxia. Melhorada a ventilação, o melhor calmante é a atitude tranqüila, segura e afetuosa da equipe médica e do acompanhante. Se necessário, hidrato de cloral 20mg/kg via oral. Nunca receitar para repetir em horários prefixados, mas só se necessário após cuidadosa reavaliação (média 4/4h).

Se não melhorar em 4 ou 6h passar para 2ª fase em UTI.

2ª fase Tratamento em UTI

Oxigênio úmido.

Hidratação EV.

Aminofilina infusão contínua (atualmente pouco usada):

1º) dose de ataque: 7mg/kg (= 0,3ml/kg) — **só se não tomou previamente** — diluir em 2 ou 3 volumes iguais de s. fisiológico, EV em 20min;

2º) infusão contínua **gota a gota**:
- criança < 10kg: 15mg/kg/24h = 0,65ml/kg/h
- criança > 10kg: 21mg/kg/24h = 0,9ml/kg/h

Controle rigoroso do gotejamento, de preferência com bomba de infusão.

Corticosteróide EV **contínuo**:
Dexametasona ou betametasona: 0,3mg/kg/24h
ou metilprednisolona: 2mg/kg/24h
ou hidrocortisona: 20mg/kg/24h.

Inalação com β_2-adrenérgico contínua:

2 gotas/kg/hora em 15ml de s. fisiológico nebulizado com O_2/ar aquecido — 6 a 10 litros/min.

Alternativa: inalação — 1 gota de salbutamol/3kg em 3ml de s. fisiológico, de hora em hora; associar ipratrópio — 10 gotas até 1 ano) ou 20 gotas 4/4h.

OBSERVAÇÃO RIGOROSA:

Se não melhorar — passar para 3ª fase em UTI pediátrico.

3ª fase Tratamento em UTI pediátrico

Introduzir droga beta 2 adrenérgica em **infusão EV contínua**.

Terbutalina (Bricanyl: 1 ampola = 1ml = 0,5mg = 500mcg). (Baseado no excelente trabalho de Fuglsang — J Pediatr 1989; 114: 315).

Dose de ataque: 2mcg/kg em 5 minutos.

Manutenção: 4,5mcg/kg/hora.

Na prática:

Diluir 1 ampola (1ml) em 250ml de s. glicosado a 5%. Separar um volume de 1ml/kg dessa solução e aplicar EV em 5 minutos.

A seguir:

Ligar o resto da solução na velocidade de 2,25ml/kg/h (0,75 gota/kg/min ou 2,25 microgotas/kg/min).

Observações:

a) a velocidade de gotejamento deve ser ajustada de hora em hora, levando em conta a resposta clínica;
b) continuar as inalações a cada 4 ou 6 horas;
c) continuar o corticóide EV;
d) suspender a aminofilina EV mas, se esta for mantida, diminuir a dose em 50% (na prática diminuir a velocidade em 50%);
e) existem efeitos colaterais inevitáveis — cefaléia e tremores — não constituem motivo para suspender ou diminuir o ritmo; é um preço a pagar para evitar necessidade de ventilação pulmonar mecânica;
f) em adolescentes, é mais prático diluir 2 ampolas em 500ml; o resto é igual.

Alternativa:

Salbutamol (Aerolin: 1 ampola = 1ml = 0,5mg = 500mcg). Dose de ataque: 5mcg/kg/min em 10 minutos.

A seguir:

0,2mcg/kg/min; aumentar 0,1mcg/kg/min a cada 15min de acordo com a resposta broncodilatadora e tendo como limite a FC (máximo de 200 por min) até o máximo de 4mcg/kg/min.

Na prática:

Diluir 1 ampola em 250ml (1ml = 2mcg). Dose inicial 2,5ml/kg em 10min.

A seguir:

0,2ml/kg/hora (= 0,2 microgota/kg/min); a cada 15min aumentar a velocidade de gotejamento até 0,5 microgota/kg/min; daí em diante, com atenção, até o máximo de 4 microgotas/kg/min.

EVOLUÇÃO

1º) **Se melhorar**: diminuir progressivamente a velocidade de gotejamento.

2º) **Se não melhorar**: acrescentar Ketalar (fr. de 10ml com 50mg/ml) — infusões intermitentes de 1 a 1,5mg/kg ou gota a gota 40mcg/kg/min.

3º) **Se não melhorar** passar para **4ª fase — ventilação mecânica** (raro).

Antes da intubação: ketamina 1,5mg/kg EV + atropina 0,1mg/kg EV. Após a intubação: relaxamento muscular com pancurônio EV 0,1mg/kg 2/2h e sedação com diazepam 0,1 a 0,2mg/kg EV cada 4 ou 6 horas.

4ª fase Ventilação mecânica

ALGUMAS COMPLICAÇÕES DA ASMA AGUDA GRAVE

Atelectasia — ocorre em aproximadamente 20% dos asmáticos graves hospitalizados. Pode apresentar-se como pequenas condensações (confusão com pneumonia), mas pode ser segmentar e até lobar. O lobo médio direito é o mais freqüentemente envolvido.

Conduta: geralmente é suficiente tratamento conservador: mucolítico, broncodilatadores, drenagem postural e tapotagem. Raramente é necessária aspiração broncoscópica que deve ser feita por endoscopista experiente.

Pneumomediastino — ocorre em torno de 6% dos asmáticos graves hospitalizados, sempre em crianças acima de 2 anos.
Pode acompanhar-se de **enfisema subcutâneo** do pescoço e axilas.
Resolução geralmente espontânea.

Pneumotórax — suspeitar quando há agravamento súbito da dispnéia e cianose; timpanismo com murmúrio vesicular diminuído, comprovação pelos raios X.

Tratamento por aspiração e drenagem por sistema fechado ou por aparelho de aspiração, quando o pneumotórax é hipertensivo.

Em casos de **urgências**, punção com agulha nº 8 ou scalp (G-23) acoplada a seringa com 3ml de s. fisiológico no 2º espaço intercostal na linha hemiclavicular.

Edema pulmonar — aumento súbito de peso, agravamento ou persistência da dispnéia, estertores nas bases; administração exagerada de líquidos EV (super-hidratação).

Conduta: suspender soro EV; diurético EV (furosemida).

DROGAS ANTIASMÁTICAS

Droga	Preparados	Laboratório	Apresentação	Via	Dose	Indicação
EPINEFRINA	Adrenalina	Biochimico	amp. 1ml sol. a $1^{0}/_{00}$	SC	0,01ml/kg até 3 × cada 20min	Crise asmática
ISOPROTERENOL	Isuprel	Winthrop	amp. 1ml-0,2mg	EV infusão contínua	0,1mcg/kg	Insuficiência respiratória aguda por asma
TERBUTALINA	Bricanyl	Astra	amp. 1ml = 0,5mg	SC	0,02ml/kg até 2 × intervalo de 30min	Crise asmática
			xarope 5ml = 1,5mg	VO	0,075mg/kg/dose, 6/6h	Asma
			comp. 2,5mg	VO		Asma
			spray 0,25mg/dose	inalatória	2 a 4 jatos	Crise asmática
SALBUTAMOL	Aerolin	Glaxo	xarope 5ml = 2mg	VO	0,15mg/kg/dose, 6/6h	Asma
			comp. 4mg	VO		Asma
			spray 0,10mg/dose	inalatória	2 a 4 jatos	Crise asmática
			amp. 1ml = 0,5mg	EV lenta	2,5mg/kg: repetir após 3h	Crise asmática
FENOTEROL	Berotec	Boehringer	xarope 5ml = 2,5mg	VO	0,2mg/kg/dose, 6/6h	Asma
			comp. 2,5mg	VO		Asma
			sol. 20 gotas = 5mg	VO, inicial		Asma, crise
			spray 0,2mg/dose	inalatória	2 a 4 jatos	Crise asmática
AMINOFILINA	Aminofilina*	Sandoz	amp. 10ml = 240mg	EV	20-24mg/kg/dia (÷ 6/6h)	Asma aguda severa
			gotas: 1 gota = 12mg	VO	16-24mg/kg/dia (÷ 6/6h)	Asma aguda
			comp. 0,1 e 0,2mg	VO		Asma aguda
HIDROCORTISONA	Flebocortid Solu-Cortef	Lepetit Upjohn	amp. 100, 300, 500mg amp. 100, 500mg	EV ou IM	7mg/kg/vez repetir cada 6h	Asma aguda severa
PREDNISONA	Meticorten	Schering	comp. 5 e 20mg	VO	2mg/kg/dia reduzir progressivamente	Asma severa
DEXAMETASONA	Decadron	Merk-Sharp-Dohme	comp. 0,5 e 1,5mg	VO	0,3mg/kg/dia	Asma severa
			elixir 5ml = 0,5mg	VO		
			comp. 0,5 e 0,75mg	VO	0,3mg/kg/dia	
			elixir 5ml = 0,5mg	VO		
			amp.: 1 amp. = 2mg	EV ou IM	ataque: 0,3mg/kg a seguir: 0,1mg/kg/vez 6/6h	Asma aguda severa
			fr. amp.: 1ml = 4mg	EV ou IM		
BETAMETASONA	Celestone	Schering	comp. 0,5mg	VO	0,1mg/kg/dia	Asma severa
			elixir 5ml = 0,5mg	VO		
			gotas: 20gts = 0,5mg	VO		
			amp.: 1 amp. = 4mg	EV ou IM*	ataque: 0,3mg/kg a seguir: 0,1mg/kg/vez 6/6h EV ou IM	Asma aguda severa
METIL-PREDNISOLONA	Solumedrol	Upjohn	fr. amp. de 1ml = 40mg de 2ml = 125mg de 8ml = 500mg	EV ou IM	ataque: 2mg/kg a seguir: 1mg/kg/vez de 4/4 ou 6/6h	Asma aguda severa

* **Para asma prolongada**: cápsulas (Talofilina, Teolong 100, 200) 8-10mg/kg/vez de 12/12h.

Na prática — inalação: 1 gota da sol. a cada 3kg (Salbutamol até 1 gota cada 2kg)

via oral: até 1 ano — 1,5ml; 1 a 2 anos — 2,5ml; crianças — 5ml xarope 6/6h

2. A CRIANÇA COM TOSSE NO PS

	Quadro	Conduta
❶	**Resfriado** (agudo) • com tosse seca e irritativa (ver Receita-padrão para IVAS)	⟹ a) mel ou açúcar queimado b) xarope caseiro c) inalação de vapor d'água, principalmente ao deitar não necessita xarope industrializado
❷	**Durante ou logo após o resfriado** • tosse irritativa, rebelde • tosse logo que deita, provoca vômito	⟹ 1 colher de mel preferentemente com gotas de própolis ao deitar. Elevar a cabeceira da cama. Lavagem nasal com salina hipertônica
❸	**Início com resfriado** • tosse há mais de 10 dias, sem tendência a melhorar • diurna + agravamento noturno • geralmente secreção nasal espessa ou crostas • às vezes expectora ou vomita secreção purulenta	⟹ **SINUSITE** prescrever amoxicilina e lavagem nasal com salina hipertônica tamponada (ver IVAS)
❹	**História prolongada** • tosse pouco depois de deitar e logo ao amanhecer • tosse provocada por exercício • expiração prolongada, alguns sibilos • episódios anteriores semelhantes • história anterior de laringites, chiado • antecedentes familiares e pessoais de alergia respiratória	⟹ **EQUIVALENTE ASMÁTICO** prescrever inalação e broncodilatadores eventualmente corticóide oral (ver ASMA)
❺	**Criança asmática** • inicia tosse seca, repetida, persistente	⟹ **PRÓDROMO DE CRISE ASMÁTICA** prescrever inalação, broncodilatadores e 1 dose de corticóide 1mg/kg (ver ASMA)
❻	**Escolar/adolescente** • febre há mais de 3 dias • tosse seca, persistente, incomodativa • ausculta normal ou raros estertores e/ou sibilos	⟹ **PNEUMONIA ATÍPICA PRIMÁRIA** Micoplasma Eritromicina (Isolone) ou claritromicina/azitromicina (ver capítulo correspondente)

Os xaropes são pouco eficientes e devem ser usados parcimoniosamente.

3. BRONCOPNEUMOPATIAS AGUDAS NA INFÂNCIA

Importância — um dos motivos mais freqüentes de atendimento de urgência em Pediatria.

Dificuldade do manejo — **o diagnóstico** é apenas **presuntivo** e se baseia na integração de dados clínicos, radiológicos e hematológicos. O diagnóstico **etiológico**, na grande maioria das vezes, também é presuntivo e se fundamenta nesses mesmos dados e em conhecimentos epidemiológicos.

- Na prática, é importante **distinguir** os casos **virais** (obviamente sem indicação para antibióticos) dos **bacterianos**; nestes últimos, a antibioticoterapia deve cobrir, com razoável segurança, as bactérias provavelmente responsáveis.
- Apesar dessas dificuldades, e mesmo sem recursos sofisticados, é possível uma orientação racional e eficiente. É este o objetivo deste capítulo.

1ª questão Trata-se de um caso de broncopneumopatia aguda infecciosa?

BRONCOPNEUMOPATIA AGUDA INFECCIOSA

1º) ESTADO INFECCIOSO importante
- **febre** (ou hipotermia)
- **abatimento** (estado toxêmico)
- **redução do apetite**

2º) SINTOMA BÁSICO — **tosse**

3º) DISTÚRBIO DA FUNÇÃO RESPIRATÓRIA
dispnéia/taquipnéia*

* até 2 meses: > 60/min 2-12 meses: > 50 1-5 anos: > 40

2ª questão Análise do caso

1. Anamnese dirigida.
2. Exame físico: impressão geral;
   tórax.
3. Hematológico.
4. Raios X de tórax.
5. Pesquisa do agente (se possível) bacteriológico, detecção de antígenos.

Anamnese

1. Grupo etário.
2. Condições familiares.
3. Condições ambientais, inclusive creche, escolinha.
4. Contágio (tuberculose); BCG ID.
5. Antecedentes próximos:
   a) IVAS, bronquite, sarampo, coqueluche, conjuntivite do RN;
   b) hospitalização/restrição no leito;
   c) diarréia protraída, desnutrição;
   d) doenças ou drogas imunossupressoras.
6. **A doença atual**:
   a) início: dispnéia abrupta, gradual; febre, gemência;
   b) evolução: agravamento súbito?

Exame físico

1. Estado nutricional.
2. **Impressão geral**: toxemia.
3. Dispnéia, gemência, chiado.
4. Exame físico especial: **síndromes semiológicas pulmonares**.

Exames subsidiários

1. Hemograma + VHS; proteína C reativa quantitativa.
2. Hemocultura (se possível).
3. Bacteriológico do derrame pleural (se disponível).
4. Contra-eletroimunoforese — sangue, urina, derrame pleural (se possível).

Raios X de tórax

Padrões radiológicos:

Padrão intersticial

1. Aspecto:
   a) aumento das linhas intersticiais: aspecto de favo de mel;
   b) pequenos nódulos.
2. Quase sempre difuso e bilateral.

Infiltrados alveolares

1. Aspecto de condensação:
   a) áreas de densidade aumentada (brancas, nos raios X);
   b) aerobroncograma: visualização dos bronquíolos com ar (preto, nos raios X) dentro das áreas de condensação (essa visualização é possível pela consolidação dos alvéolos).
2. Podem ser localizados ou difusos.
3. Podem ser segmentares, lobares ou múltiplos (polifocais).

É essencial a observação do paciente como um todo, antes do exame detalhado do tórax e dos raios X.

Observar particularmente:

Toxemia — que significa comprometimento do estado geral (independentemente da dispnéia) e que, quando acentuado, transmite a idéia de urgência, de **risco de vida iminente** e de necessidade de hospitalização imediata. Manifesta-se por abatimento, expressão ansiosa ou de sofrimento, distúrbio de coloração da pele (pálida, cianosada, marmórea) e da atividade (letargia) e caracteristicamente pela **gemência**, além da febre elevada (acima de 39°C) ou hipotermia (abaixo de 36°C).

Dispnéia — batimento de asas do nariz, uso dos músculos acessórios da respiração, tiragem; eventualmente: chiado; dor aos movimentos respiratórios.

Atenção! A **impressão geral** é mais importante para avaliar a gravidade do caso e a conduta do que a semiologia pulmonar e, às vezes, até os próprios raios X.

3ª questão Raciocínio clínico-radiológico

Síndrome semiológica 1

Diminuição do frêmito toracovocal
Hipersonoridade
Murmúrio vesicular diminuído
Expiração prolongada
Alguns sibilos
Alguns estertores subcrepitantes finos consonantes

⇓

HIPERINSUFLAÇÃO PULMONAR
(= enfisema obstrutivo por bronquiolopatia)

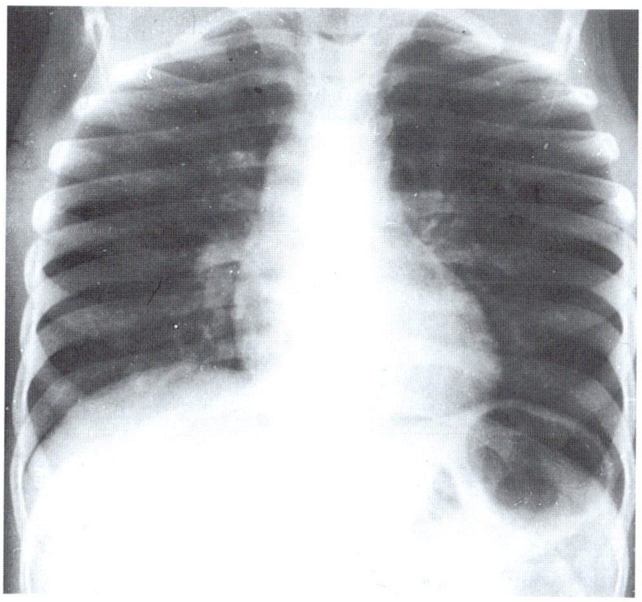

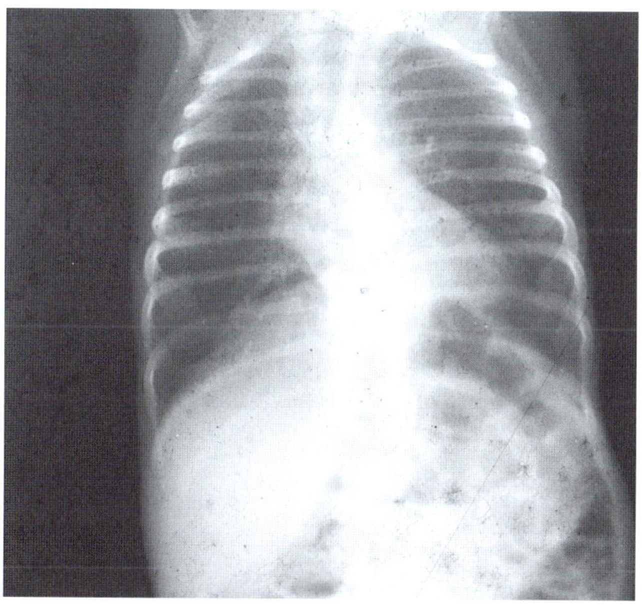

Fig. IX.1 — Hiperinsuflação.

Síndrome semiológica 2

Dispnéia grave (cianose)
Tosse intensa
Semiologia pulmonar quase normal (raros estertores)

⇓

PNEUMONITE INTERSTICIAL
raios X

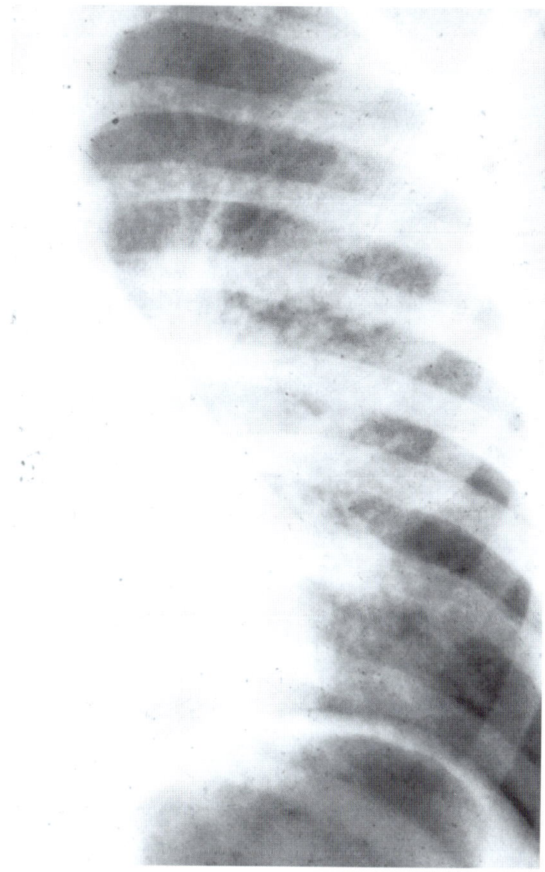

Fig. IX.2 — Pneumonia intersticial.

a) Os raios X podem ser "normais" ou "em vidro fosco".
b) Presença de mínimo componente intersticial caracterizado pela presença de aumento das estruturas do interstício (reticulado) que lembra um aspecto de **favo de mel**.
c) Hiperinsuflação pode estar associada em alguns casos.

Síndrome semiológica 3A

Frêmito toracovocal aumentado
Submacicez
Diminuição do ruído vesicular
Estertores crepitantes
Broncofonia
Respiração soprosa
Sopro tubário

⇓

CONDENSAÇÃO (no escolar)

Síndrome semiológica 3B

Estertores crepitantes
Broncofonia
Respiração soprosa

⇓

CONDENSAÇÃO segmentar (no lactente)

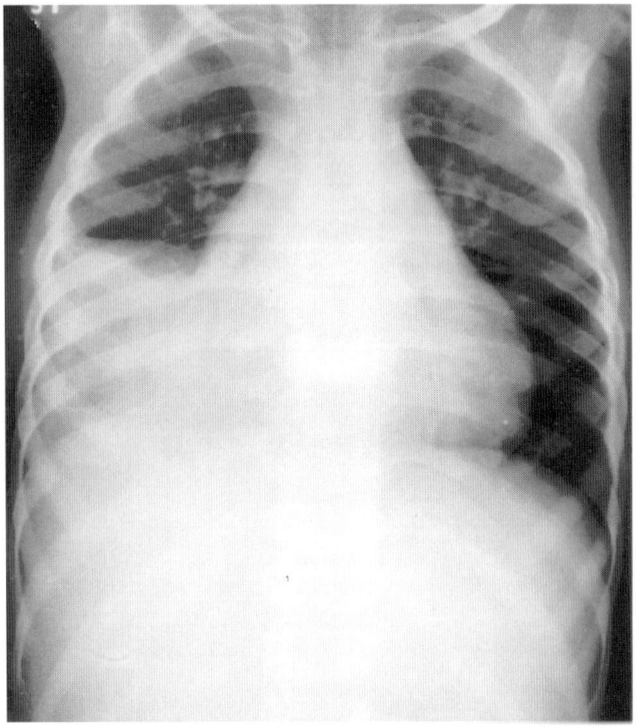

Fig. IX.3A — Pneumonia lobar.

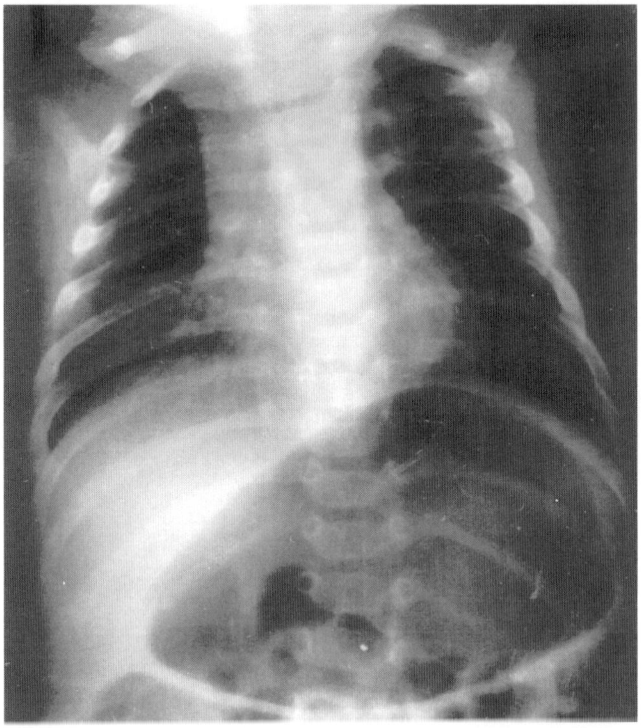

Fig. IX.3B — Pneumonia segmentar.

PNEUMONIAS com consolidação lobar ou segmentar — raios X

Área de densidade aumentada correspondente a partes moles (branca nos raios X) com alguns riscos pretos em seu interior que representam o aerobroncograma (que é a presença de ar nos bronquíolos terminais).

O processo pode envolver (1) um lobo inteiro: pneumonia **lobar**; (2) apenas parte de um lobo, ou seja, um segmento: pneumonia **segmentar**.

Na pneumonia lobar pode haver um pequeno **derrame pleural** associado.

Síndrome semiológica 4

Hipersonoridade acentuada (timpanismo)

Murmúrio vesicular ausente

⇓

PNEUMOTÓRAX

raios X

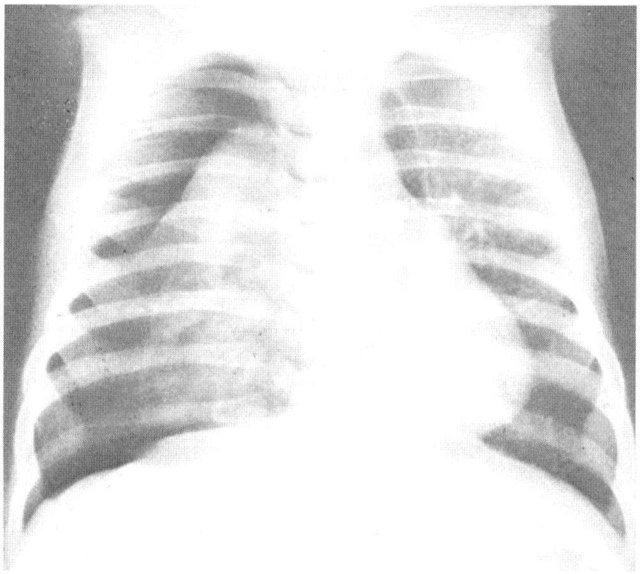

Fig. IX.4 — Pneumotórax à D.

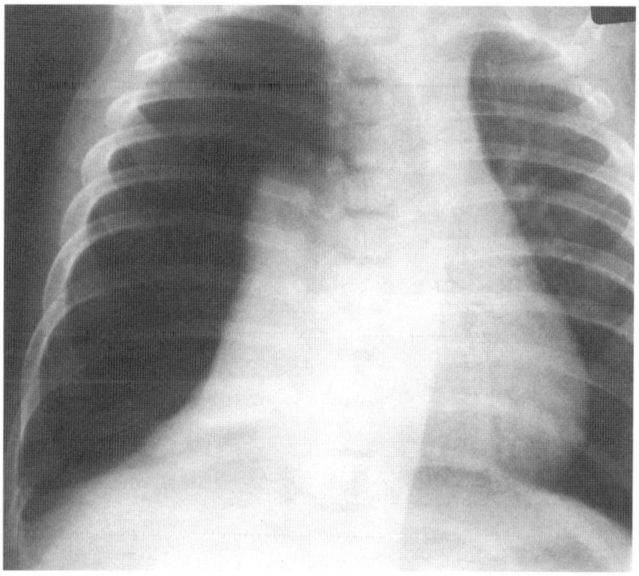

Fig. IX.5 — Pneumotórax hipertensivo à D.

PNEUMOTÓRAX

raios X

a) Presença do ar extrapulmonar ocupando a cavidade pleural como uma imagem de hipertransparência (preta) sem nenhuma marca vascular pulmonar.

b) Visualizam-se os limites da pleura visceral.

c) Lembrar que se a radiografia é feita em decúbito dorsal, ântero-posterior, o pneumotórax pode ser aparentemente menor do que é na realidade, devido à disposição do ar na frente do parênquima pulmonar colabando-o posteriormente (em forma de panqueca). Por isso, é importante notar os limites mediais deste pneumotórax.

d) Na dúvida da existência do pneumotórax ou se houver necessidade de avaliar sua quantidade, indicar a posição em decúbito lateral com raio horizontal, colocando-se o lado do pneumotórax para cima.

PNEUMOTÓRAX hipertensivo

raios X

a) Grande bolha de "hipertransparência" (bolha de ar) ocupando um hemitórax, o qual se apresenta muito hipertransparente em relação ao outro e sem nenhum vaso visível (que representaria parênquima pulmonar).

b) Desvio do mediastino para o outro lado.

c) Inversão da curvatura diafragmática.

d) No pneumotórax hipertensivo há alterações do tipo de retorno venoso, causando problemas cardiovasculares.

Síndrome semiológica 5

Diminuição do frêmito toracovocal
Submacicez ou macicez
Diminuição do murmúrio vesicular (sopro brônquico)

⇓

Sopro pleurítico → 1. DERRAME extenso (empiema)
2. ATELECTASIA maciça

Sopro anfórico → 3. PNEUMOTÓRAX hipertensivo
Estertores crepitantes consonantes

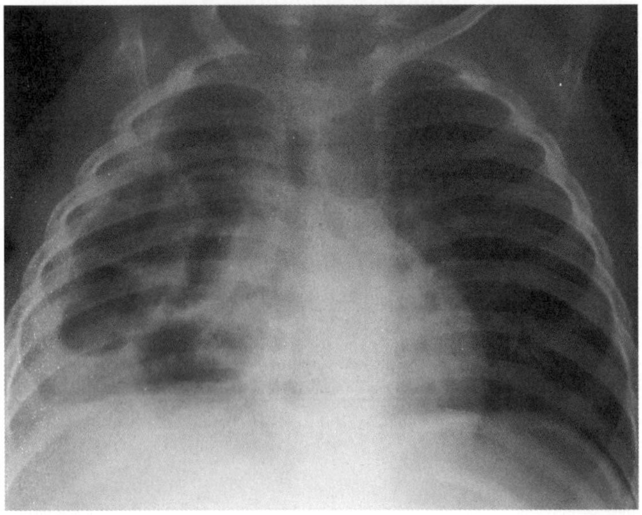

Fig. IX.8 — Pneumonia com pneumatoceles.

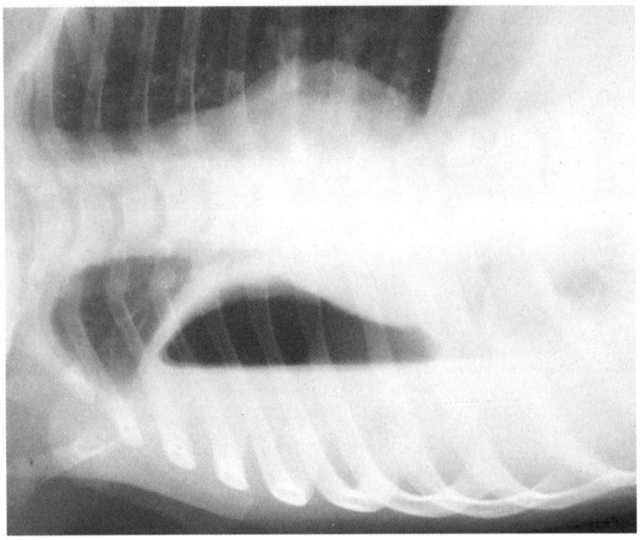

Fig. IX.6 — Piopneumotórax — decúbito lateral.

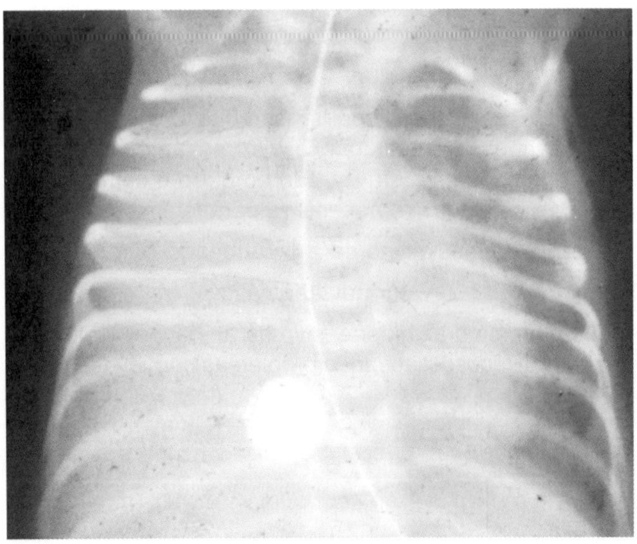

Fig. IX.7 — Atelectasia à D.

DISCUSSÃO DO PULMÃO OPACO — raios X

No diagnóstico do hemitórax opaco considerar duas possibilidades:

a) O hemitórax opaco aparece consolidado, branco, com desvio do mediastino para o mesmo lado:
   - raciocínio: houve perda de volume de ar dentro do pulmão;
   - diagnóstico: **atelectasia**.

b) Hemitórax opaco com desvio do mediastino para o outro lado:
   - raciocínio: presença de um processo que ocupa espaço;
   - primeira possibilidade a ser considerada: **derrame pleural**.

c) Existe, raramente, uma ocasião em que o hemitórax opaco não provoca desvio do mediastino: soma de atelectasia e derrame pleural no mesmo doente.

DIAGNÓSTICO das pneumonias com piopneumotórax — empiema pleural — raios X

Pneumatoceles: radiologicamente são representados por áreas hipertransparentes (pequenas cavidades) no meio de áreas de consolidação.

A presença de pneumatoceles nas infecções por estafilococos ou *H. influenzae* é praticamente sempre associada com **derrame pleural**.

As pneumopatias por estafilococos geralmente acometem um pulmão muito mais intensamente que o outro (o qual na maioria das vezes é normal).

4ª questão Raciocínio diagnóstico

LACTENTES

A grande triagem

Distinguir inicialmente:

Casos típicos (**primários**) de infecção broncopneumônica: casos que desde o início são caracterizados por sinais gerais de infecção e sinais evidentes de acometimento das vias respiratórias em hospedeiro cujas condições imunitárias não são muito afastadas do normal.

Casos "especiais" — broncopneumopatia que surge na vigência de:

1. Lactente do 1º trimestre do vida com baixo peso ou desnutrição moderada (dispnéia intensa; evolução subaguda).
2. Lactente desnutrido grave e diarréia prolongada.
3. Lactente hospitalizado por diarréia e/ou submetido à venóclise com restrição no leito.
4. Lactente do 1º trimestre com quadro subagudo benigno e tosse coqueluchóide.

GRUPO A BRONCOPNEUMOPATIAS AGUDAS PRIMÁRIAS EM LACTENTES

1º passo Existe **toxemia** (comprometimento acentuado do estado geral)?

TOXEMIA
- SIM → BACTERIANO
- NÃO → VIRAL

2º passo O processo é basicamente **difuso** ou **localizado**?

DIFUSO
- com toxemia → BACTERIANO (ou germe oportunista)
- sem toxemia → VIRAL

LOCALIZADO
- com toxemia → BACTERIANO
- sem toxemia → NÃO INFECCIOSO

3º passo Existe **comprometimento pleural** importante?

DERRAME PLEURAL → BACTERIANO

4º passo Localize o caso no quadro geral abaixo.

QUADRO GERAL DOS CASOS PRIMÁRIOS (típicos) DE INFECÇÃO RESPIRATÓRIA EM LACTENTES (GRUPO A)

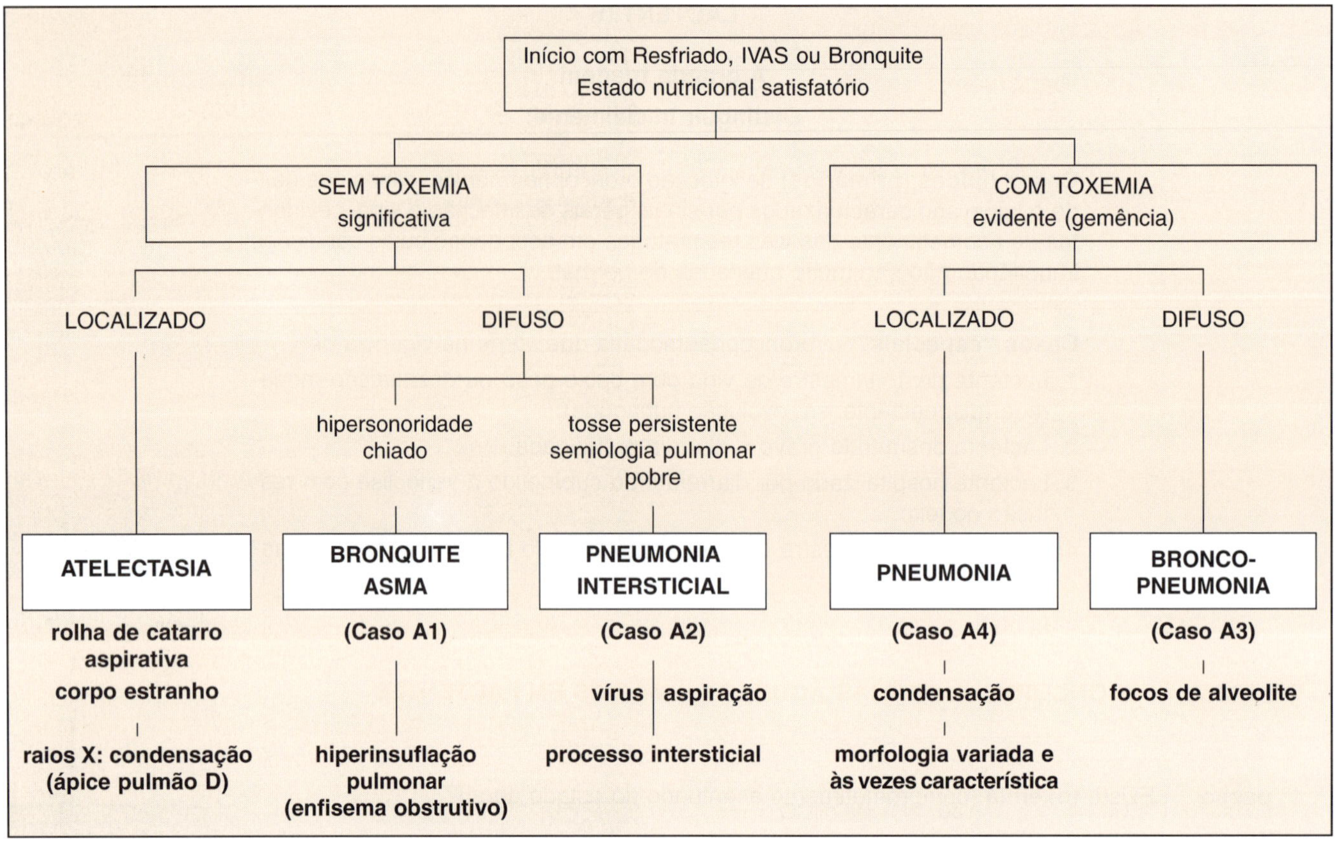

5º passo **Broncopneumopatias: orientação etiológica.**

COM TOXEMIA EVIDENTE — FOCOS ALVEOLARES	etiologia **bacteriana** até prova em contrário
A) PROCESSO PULMONAR LOCALIZADO	
1. Segmentar/lobar	1º) Pneumococos; 2º) *H. influenzae*
2. Arredondada (pseudotumoral)	Pneumococos
3. Lobar + abaulamento da cissura + cavitação	*Klebsiella*
4. Segmentar subaguda (com ou sem cavidade)	Tuberculose
B) PROCESSO PULMONAR DIFUSO	
1. Com hiperinsuflação pulmonar	1º) Pneumococos; 2º) *H. influenzae*
2. Com cavitação (pneumatoceles) uni ou bilateral	1º) Estafilococos; 2º) *H. influenzae;* 3º) *E. coli;* 4º) Estreptococos
3. No lactente desnutrido grave com diarréia	Enterobactérias
C) COM COMPROMETIMENTO PLEURAL ACENTUADO	
1. Pneumatoceles + derrame	Estafilococos
2. Empiema — até 2 anos: Gram +	Estafilococos
Gram –	*H. influenzae*
— mais de 2 anos	Pneumococos
3. Piopneumotórax	Estafilococos
SEM TOXEMIA — PROCESSO DIFUSO: HIPERINSUFLAÇÃO	sugere etiologia **viral**
1. Hiperinsuflação pura	Bronquiolite (1º ano); asma
2. Hiperinsuflação + opacidade	Atelectasia; corpo estranho, rolha de catarro
3. Hiperinsuflação + processo intersticial	Pneumonia viral; micoplasma (escolar)

6º passo **Broncopneumopatias agudas primárias**: principais entidades clínicas.

LACTENTE COM INFECÇÃO RESPIRATÓRIA AGUDA,
PROCESSO DIFUSO, SEM TOXEMIA

CASO A1

INÍCIO com RESFRIADO, idade: 2-6 meses
BOM ESTADO NUTRICIONAL

DISPNÉIA ++++
de início súbito

TOXEMIA ausente

HIPERSONORIDADE
Pseudo-hepatomegalia

Raios X: HIPERINSUFLAÇÃO pura

⇓

BRONQUIOLITE

VÍRUS SINCICIAL RESPIRATÓRIO

Sim OXIGÊNIO
HIDRATAÇÃO

Não ANTIBIÓTICO
CORTICÓIDE

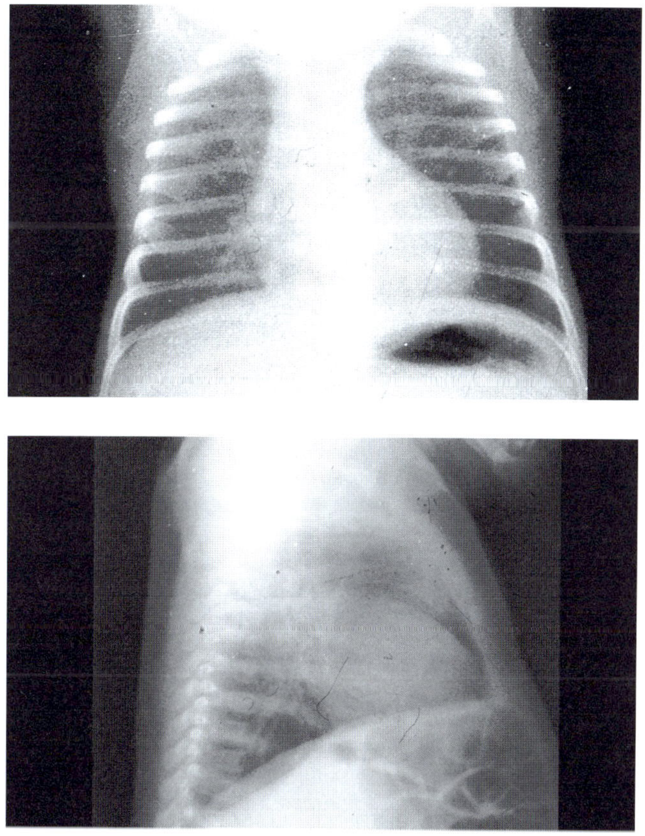

Fig. IX.10 — Bronquiolite. Frente. Perfil.

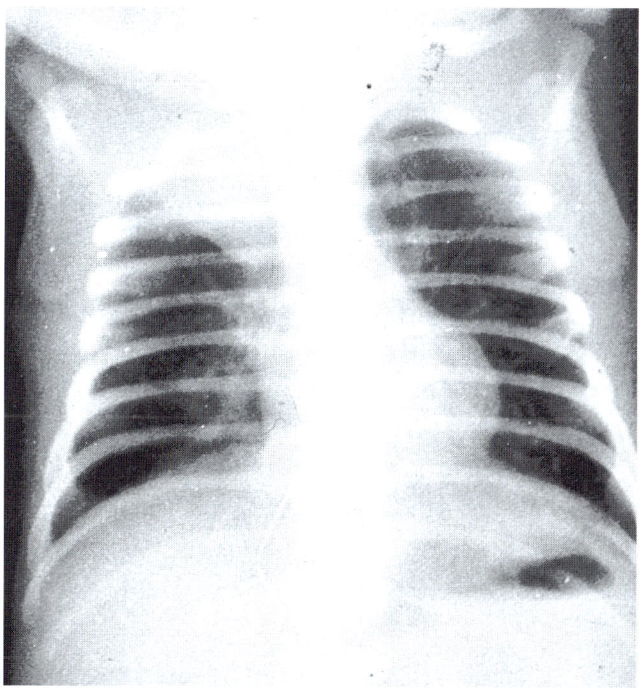

Fig. IX.9 — Bronquiolite com atelectasia no lobo superior D.

BRONQUIOLITE — raios X

1. Hiperinsuflação pulmonar bilateral (conseqüente ao exsudato inflamatório que reduz o calibre dos bronquíolos).
2. Em conseqüência do pequeno calibre dos bronquíolos e do edema: **microatelectasias** — aparecem como pequenas faixas lineares de densidade de partes moles (brancas) distribuídas ao acaso pelo parênquima pulmonar, com predileção pelo lobo superior do pulmão direito (devido à dificuldade de drenagem que este lobo apresenta nas crianças pequenas que permanecem a maior parte do tempo em decúbito dorsal, deitadas no berço).

Área de opacidade no ápice direito cujo limite inferior é uma linha com concavidade para baixo = **atelectasia**.

Observação importante: é muito raro o aparecimento de consolidação pulmonar associada, logo no início da doença. Na verdade, a infecção bacteriana secundária é muito rara nesses casos.

Implicação: pequenas áreas de consolidação na bronquiolite não significam obrigatoriamente pneumonia e não constituem indicação para antibióticos.

LACTENTE COM INFECÇÃO RESPIRATÓRIA AGUDA, PROCESSO DIFUSO, SEM TOXEMIA

CASO A2

INÍCIO com INFECÇÃO RESPIRATÓRIA BIFÁSICA
BOM ESTADO NUTRICIONAL

TOSSE PERSISTENTE
evolução subaguda

TOXEMIA ausente
sem febre

SEMIOLOGIA PULMONAR
POBRE

Raios X: HIPERINSUFLAÇÃO
+
PROCESSO INTERSTICIAL

⇓

PNEUMONIA INTERSTICIAL

CLAMÍDIA
VÍRUS
(2-14 semanas)

Antibioticoterapia nas broncopneumopatias difusas virais

Bronquiolite, Pneumonia Intersticial — **não há indicação para o uso de antibióticos. Nesses casos ocorrem com freqüência pequenas atelectasias** segmentares ou lineares que podem simular o quadro radiológico de broncopneumonia; atelectasias mais extensas comprometem especialmente o lobo superior D (obstrução brônquica por rolha de catarro) e a condensação resultante imita pneumonia.

Broncopneumopatia difusa (hiperinsuflação)
↓
Áreas de condensação (sem agravamento da toxemia)
↓
Atelectasia

Como essas broncopneumopatias difusas podem-se complicar com o aparecimento de focos alveolares difusos (broncopneumonia) e a própria atelectasia pode infectar-se secundariamente, valorize os sinais clínicos que sugerem **infecção bacteriana**: febre persistente com picos febris altos, calafrios, secreção purulenta, leucocitose > 15.000. (Neste caso, ver Broncopneumonias).

Atelectasia *vs* pneumonia no curso das pneumopatias virais — raios X

O diagnóstico das pequenas faixas de **atelectasia** nas pneumopatias difusas virais pode ser estabelecido pelo aspecto radiológico dessas faixas e também pelo rápido desaparecimento quando se repetem os raios X. Num prazo de 48 horas pode-se notar que as pequenas faixas lineares ou as perdas de volume mais importantes desaparecem, voltando o parênquima pulmonar à normalidade. Daí a indicação de se fazer uma radiografia apenas de frente após esse prazo de 48 horas.

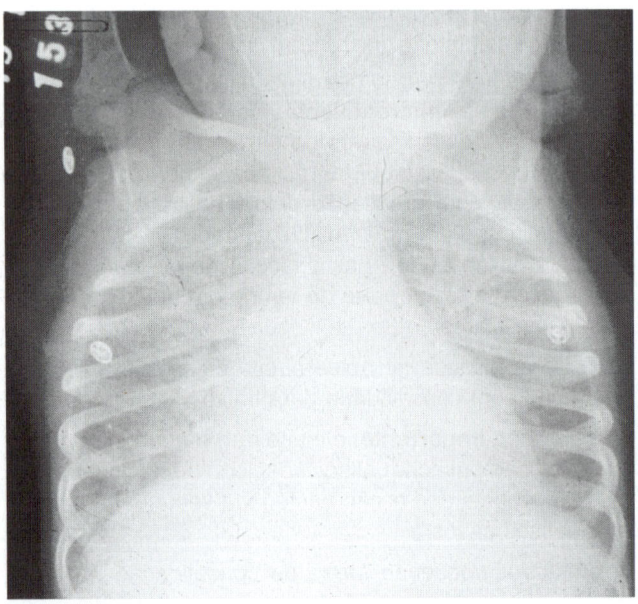

Fig. IX.11 — Pneumonia intersticial.

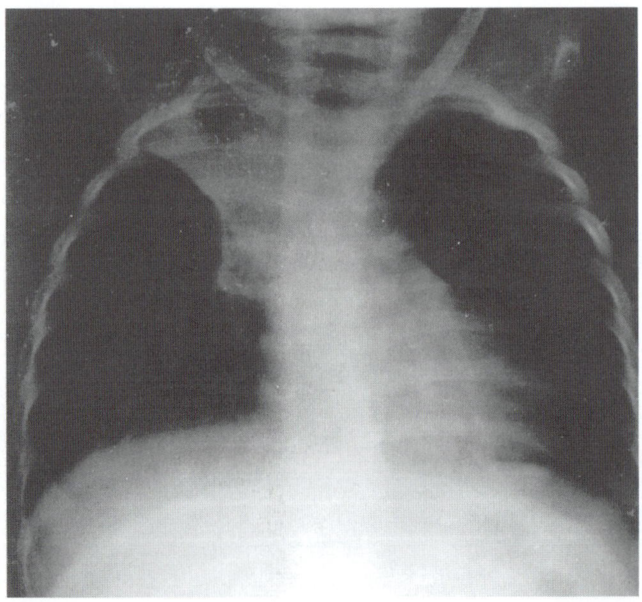

Fig. IX.12 — Bronquite/Asma. Atelectasia do lobo superior E.

LACTENTE COM INFECÇÃO RESPIRATÓRIA AGUDA, PROCESSO DIFUSO, TOXEMIA ACENTUADA

CASO A3

INÍCIO com RESFRIADO ou BRONQUITE

BOM ESTADO NUTRICIONAL

PIORA PROGRESSIVA

DISPNÉIA ++

TOXEMIA acentuada (**gemência**)

ESTERTORES SUBCREPITANTES CONSONANTES

Raios X: ÁREAS DE HIPERINSUFLAÇÃO + FOCOS ALVEOLARES DIFUSOS (predomínio em um dos pulmões)

⇓

BRONCOPNEUMONIA

BRONCOPNEUMONIAS

Bronquioloalveolite — áreas de hiperinsuflação + focos difusos de alveolite, bilateral, mas geralmente predominando num dos pulmões.

Antibioticoterapia

1. Objetivo: abranger pneumococos e *H. influenzae.*
2. Até 2 meses: ampicilina + amicacina ou gentamicina. Mais de 2 meses: penicilina ou ampicilina.
3. Alternativa: ceftriaxona.
4. Duração: 7 a 10 dias.
5. Doses:
   - Penicilina cristalina: 100.000U/kg/dia (até 200.000U/kg) fracionado em 4 vezes (6/6h) EV (depois da melhora passar para IM).
   - Ampicilina: 200mg/kg/dia EV. VO: amoxicilina-clavulanato.
   - Ceftriaxona: 50 a 80mg/kg/dia EV ou IM cada 24h ou dividido em 2 vezes nas 24 horas.

Evolução das broncopneumonias

Repetir raios X de tórax, se não houver melhora clínica em 72 horas. Neste caso, prescrever o antibiótico de acordo com a orientação fornecida pelos raios X, valorizando também os dados clínicos. Pela freqüência, nos casos de evolução desfavorável, considerar a possibilidade de pneumonia estafilocócica e por *H. influenzae.*

No caso de **evolução não satisfatória** e desde que os dados clínicos radiológicos não sejam conclusivos, as seguintes opções são úteis: 1º) oxacilina + cloranfenicol; 2º) ceftriaxona.

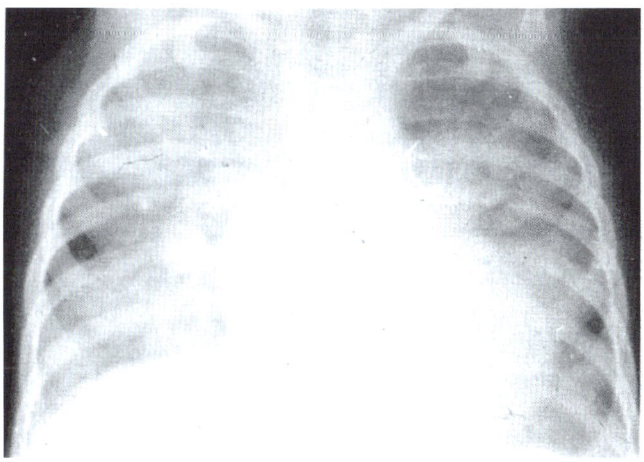

Leucocitose (> 15.000)
Neutrofilia
Desvio à E
Granulações tóxicas +++
VHS > 30; proteína C reativa > 12

Fig. IX.13 — Broncopneumonia.

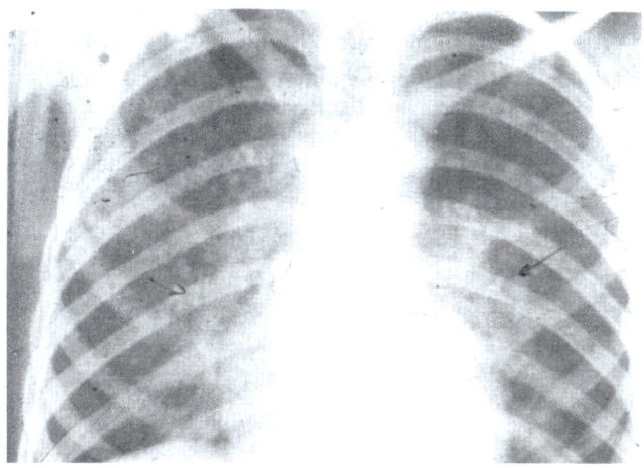

Micronódulos de baixa densidade, contornos imprecisos, peri-hilares
Leucograma inexpressivo, VHS < 30
Estado infeccioso leve
Não confundir com broncopneumonia

Fig. IX.14 — Broncopneumopatia aguda viral.

LACTENTE COM INFECÇÃO RESPIRATÓRIA AGUDA, PROCESSO LOCALIZADO, TOXEMIA MODERADA

CASO A4

INÍCIO com INFECÇÃO RESPIRATÓRIA
BOM ESTADO NUTRICIONAL
2º SEMESTRE ou 2º ANO

DISPNÉIA +

TOXEMIA moderada

CONDENSAÇÃO (semiologia)

Raios X —— CONDENSAÇÃO (consolidação) SEGMENTAR (pseudolobar)

⇓

PNEUMONIA

1º) pneumococos
2º) *H. influenzae*
Evolução arrastada: tuberculose

Conduta antibiótica

Penicilina cristalina 200.000U/kg/dia EV (6/6h); após melhora, passar para **penicilina procaína** IM e completar o tratamento com **penicilina benzatina**. Pode-se iniciar com penicilina procaína 400.000U IM cada 24h.

Ambulatório: amoxicilina 90mg/kg/dia VO, 8/8h.

Se não houver melhora em 48-72 horas:

Substituir por ceftriaxona 50mg/kg/dia EV ou IM, 24/24h.

Casos graves suspeitos de pneumococos resistentes: ceftriaxona 75mg/kg/dia + vancomicina 40mg/kg/dia (6/6h) EV.

Raios X de controle poderão fornecer outra orientação (ver 5º passo, pág 302).

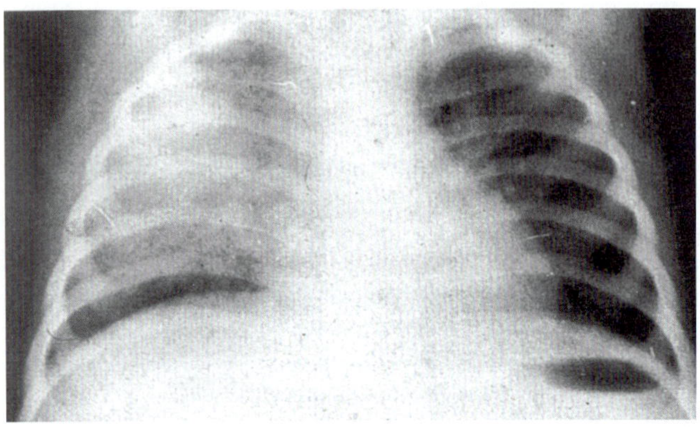

Fig. IX.15 — Pneumonia à D.

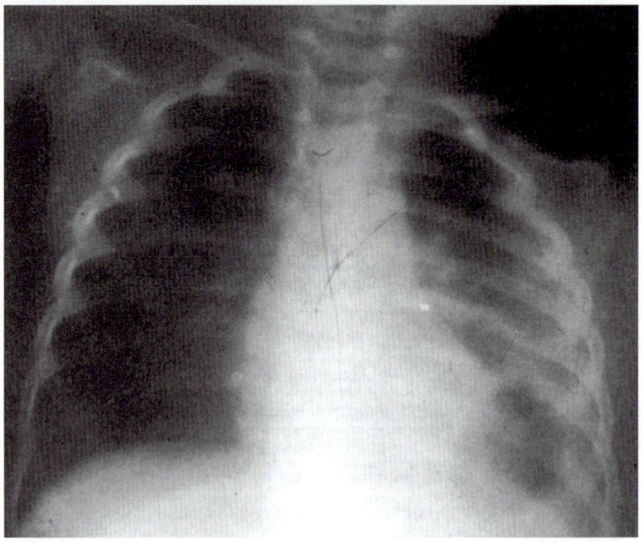

Fig. IX.16 — Pneumonia à E.

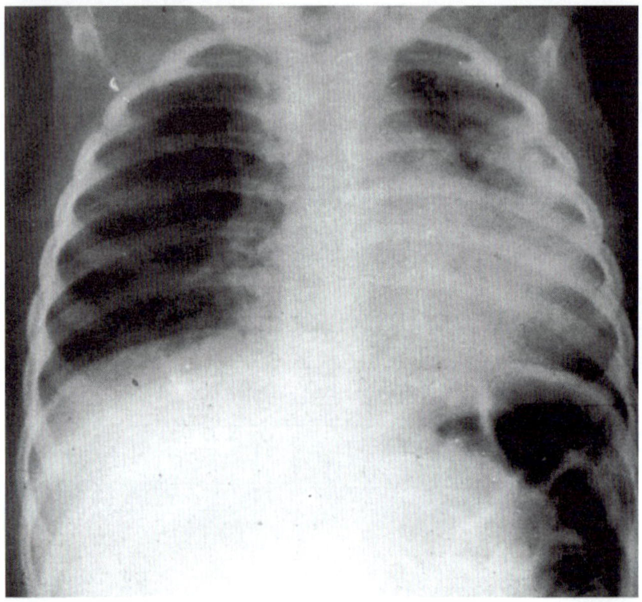

Fig. IX.17 — Pneumonia, localizada à E.

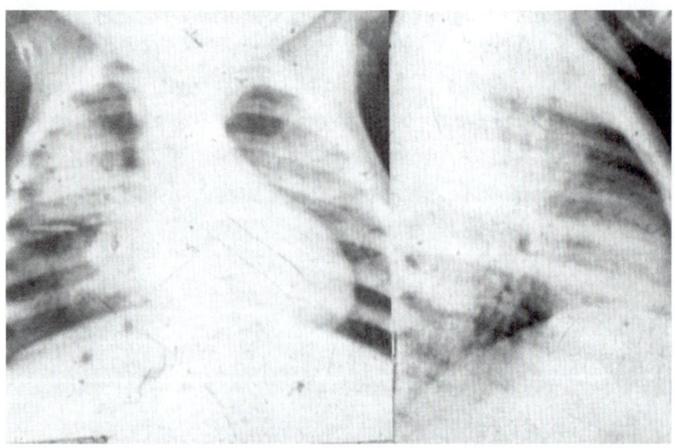

Fig. IX.18 — Pneumonia polifocal.

BRONCOPNEUMONIAS AGUDAS NO LACTENTE

DESTAQUES — em virtude de sua importância prática (freqüência e gravidade), de suas características peculiares e da necessidade de uma antibioticoterapia adequada, merecem destaques:

• PNEUMONIA ESTAFILOCÓCICA

Seqüência evolutiva:

a) hiperinsuflação pulmonar;

b) zona de opacificação;

c) formação de zonas hipertransparentes no interior da opacidade;

d) aparecimento de bolhas (**pneumatoceles**) e;

e) muito freqüentemente, comprometimento pleural (**empiema** e, patognomonicamente, **piopneumotórax**).

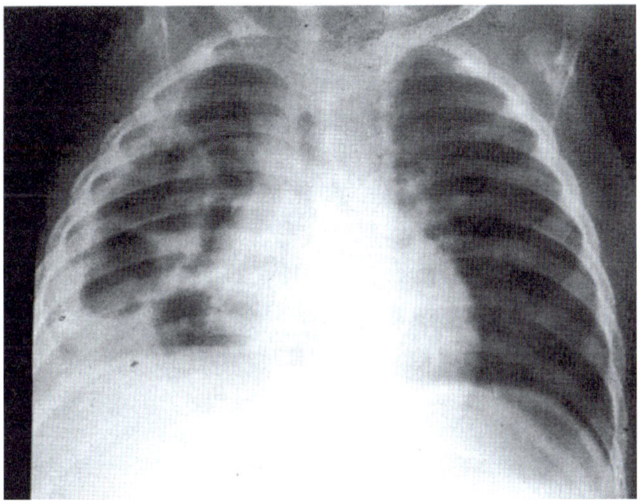

Pneumatoceles à D

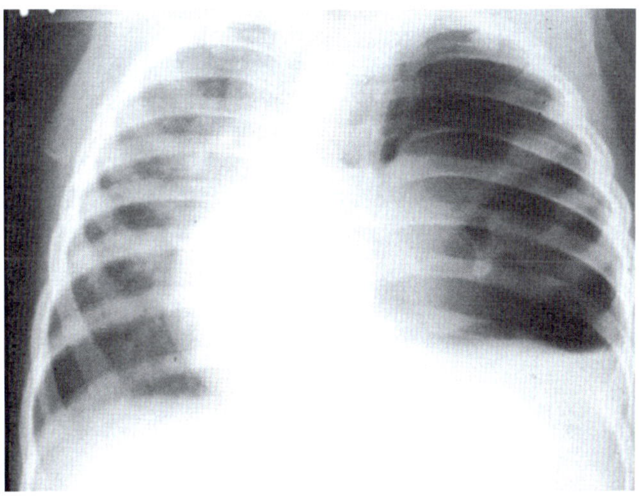

Piopneumotórax à E

Fig. IX.19 — Pneumonia por estafilococos.

São muito sugestivos:

a) idade: menos de 2 anos;

b) antecedentes de pústulas, abscessos cutâneos e conjuntivite purulenta;

c) toxemia e febre persistentes;

d) envolvimento extenso, podendo ser bilateral;

e) multiplicidade de imagens com mudança rápida.

Antibioticoterapia

a) Escolha: oxacilina (Staficilin) 200mg/kg/dia, fracionado em 4 vezes (6/6h) por 14 dias.

Casos com risco de morte ou intra-hospitalares, convém associar gentamicina (Garamicina) 7,5mg/kg/dia fracionado em 3 vezes (8/8h) EV ou IM

Nos casos graves com empiema ou piopneumotórax: 21 dias ou mais.

Nota: após melhora nítida, pode-se passar para via IM ou oral. Neste caso, preferir cefalosporina oral 100mg/kg/dia.

b) Como alternativas para a oxacilina: cefalosporina = cefalotina (Keflin) 100 (80 a 160) mg/kg/dia, 6/6h, EV (eventualmente IM profundo) ou cefaloridina (Ceporan): 90mg/kg/dia EV (6/6h) ou cefazolina (Kefazol) 50 a 100mg/kg/dia EV (8/8h).

Cefalosporina de 3ª geração não é indicada.

Vancomicina é acrescentada nos casos resistentes.

Atenção: o critério para suspender o antibiótico é clínico (bom estado geral, sem toxemia, afebril) e pode ser apoiado pelo laboratório (leucograma e hemossedimentação normais). Imagens radiológicas permanecem alteradas por mais de 6 meses.

Evolução da pneumonia por estafilococos

O controle radiológico das pneumonias por estafilococos deve ser feito de maneira planejada, de acordo com a evolução do paciente. Se o paciente não apresenta complicações, solicitar raios X em intervalos cada vez maiores (15 dias após a alta, 30 dias após o último raios X, e uma outra radiografia aproximadamente 60 ou 90 dias após o último exame, e assim sucessivamente ampliando-se o intervalo no sentido de se documentar a evolução até a normalidade.

Nota: solicitar somente os raios X de frente, no sentido de se irradiar desnecessariamente o paciente.

Se ocorrerem intercorrências, a orientação deve ser modificada de acordo.

A pneumonia estafilocócica quando produz danos intensos no pulmão, tais como pneumatoceles e derrame purulento, apresenta uma evolução radiológica muito **lenta**.

A evolução esperada para as pneumatoceles é de aproximadamente 6 meses, enquanto o derrame e o espessamento pleurais que se seguem desaparecem um pouco mais rapidamente. O prognóstico a longo prazo é sempre bom.

• PNEUMONIA POR *H. INFLUENZAE*

Caracterização

a) predomina no segundo semestre de vida;
b) concomitância de otite média aguda;
c) pneumonia lobar (semelhante à pneumocócica);
d) empiema em lactente (bacterioscópico: gram-negativo);
e) eventualmente pneumatoceles;
f) imagens mais estáveis que na pneumonia estafilocócica, evolução subaguda;
g) leucocitose acentuada.

Antibioticoterapia (Pneumonia por *H. influenzae*)

Caso ambulatorial:

Amoxicilina (90mg/kg/dia) + clavulanato
Preferível: Clavulin ES (com 600mg/5ml de amoxicilina)
Dose: 0,75ml/kg/vez, 3 vezes ao dia (8/8h).

Caso internado:

Ceftriaxona: 50 a 80mg/kg/dia IM ou EV (24/24 ou 12/12h).
ou
Ampicilina: 150mg/kg/dia EV (6/6h) associado com
Cloranfenicol (Quemicetina): 100mg/kg/dia EV (6/6h),

• PNEUMONIA POR *KLEBSIELLA*

Dados radiológicos (*Klebsiella*)

1. Consolidação pulmonar intensa, homogênea, com sinais de expansão de volume do lobo atetado, que acarreta o abaulamento da pequena cissura.
2. O lobo predominantemente afetado é o lobo superior do pulmão direito.
3. Com o evoluir do processo pneumônico, observa-se cavitação na consolidação, a qual corresponde à necrose pulmonar, ou seja, abscesso pulmonar (cujo mecanismo provavelmente é diferente da pneumatocele da pneumonia estafilocócica).
4. Na maioria das vezes, não ocorre derrame pleural significativo.
5. A evolução da consolidação e das cavitações é lenta (semelhante à das pneumonias estafilocócicas).

Antibioticoterapia (*Klebsiella*)

Associar cefalosporina (ceftriaxona ou mefoxitina), via EV com um aminoglicosídeo (amicacina), via EV, 10-14 dias. Casos resistentes: imipenem 100mg/kg/dia (6/6h) EV.

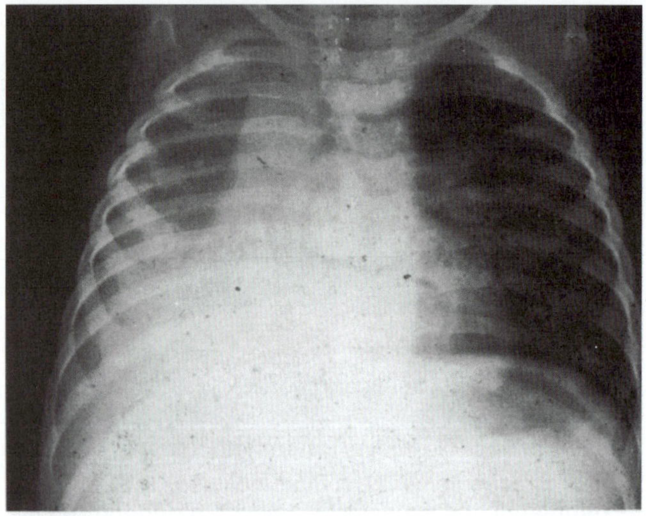

Fig. IX.20 — Pneumonia + empiema por *H. influenzae*.

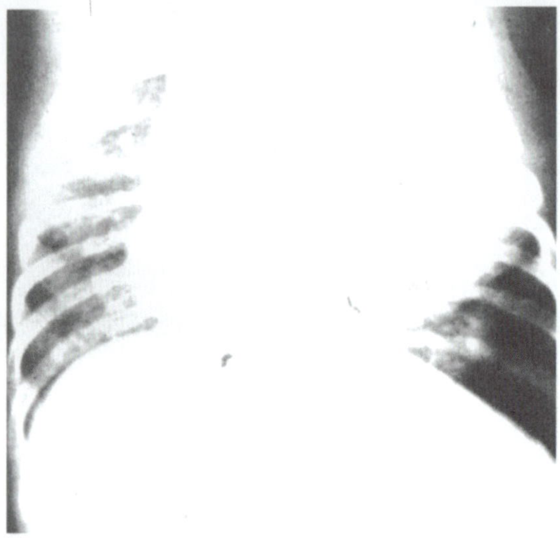

A

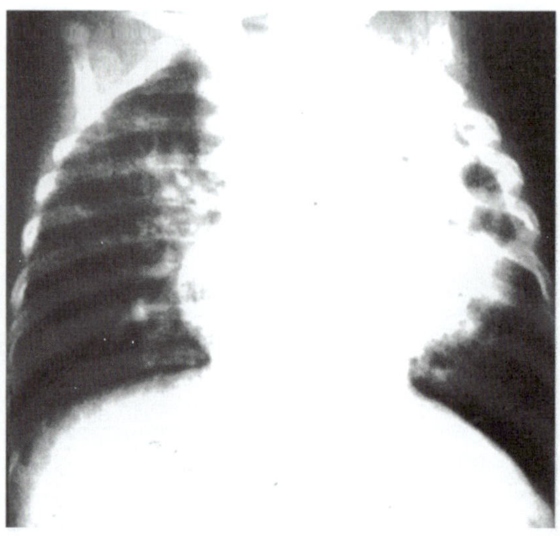

B

Fig. IX.21 — **A**) Pneumonia por *Klebsiella* (consolidação lobar). **B**) Pneumonia por *Klebsiella* (abscedação).

GRUPO B BRONCOPNEUMOPATIAS AGUDAS: CASOS ESPECIAIS

PRINCIPAIS ENTIDADES CLÍNICAS

TIPO I

1º TRIMESTRE DE VIDA
BAIXO PESO OU DESNUTRIÇÃO MODERADA

INÍCIO com IVAS ou BRONQUITE

EVOLUÇÃO SUBAGUDA

DISPNÉIA ++++/CRISES DE APNÉIA

TOSSE PERSISTENTE/COQUELUCHÓIDE

TOXEMIA acentuada

SEMIOLOGIA POBRE (alguns estertores)

Raios X: HIPERINSUFLAÇÃO + PROCESSO INTERSTICIAL e/ou NÓDULOS GROSSEIROS

⇓

PNEUMONIA INTERSTICIAL ou NODULAR

PNEUMOCYSTIS/CLAMÍDIA/VÍRUS CITOMEGÁLICO

TIPO II

Idade: 3 (média: 6) — 14 semanas
Antecedente: conjuntivite do RN (50%)
Tosse coqueluchóide
Taquipnéia

Bom estado geral
Semiologia pulmonar discreta

Evolução arrastada (subaguda)

Eosinofilia discreta

Raios X: pneumonite intersticial

⇓

Etiologia: CLAMÍDIA

Tratamento: eritromicina
(10 a 14 dias)

Antibioticoterapia

Eventualmente punção pulmonar com pesquisa de *Pneumocystis* no exame bacterioscópico. Em caso positivo ou mesmo naqueles em que esta etiologia não puder ser descartada:

- Associação sulfa-trimetoprim 100mg/kg/dia (da sulfa), fracionado em 4 vezes (6/6h) durante 14 dias, EV.

Importante o tratamento geral de sustentação e o controle da insuficiência respiratória.

Clamídia — raios X

No processo pneumônico causado pela clamídia ocorre, na maioria das vezes:

1. Pequenos infiltrados nodulares difusos bilaterais, nódulos estes de dimensões reduzidas, porém de contornos não definidos (indicando a associação de edema), o que distingue estas imagens de processos miliares.
2. Hiperinsuflação pulmonar.

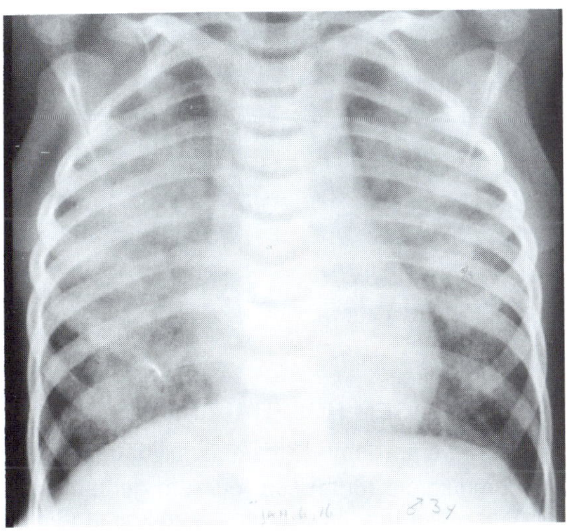

Fig. IX.22 — Pneumonia por *Pneumocystis carinii*.

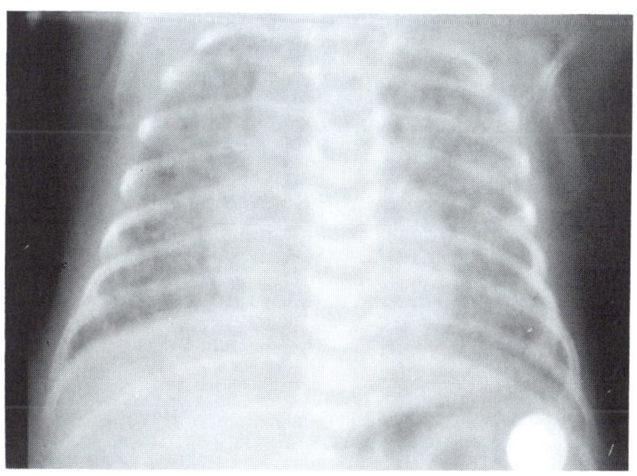

Fig. IX.23 — Pneumonia por clamídia.

TIPOS III e IV

BRONCOPNEUMOPATIA AGUDA NUM LACTENTE COM DIARRÉIA
(OU IMOBILIZADO POR QUALQUER MOTIVO)

DIARRÉIA

DESNUTRIDO GRAVE

DIARRÉIA PROLONGADA

Sépsis por ENTEROBACTÉRIAS

BRONCOPNEUMONIA HEMATOGÊNICA

TOXEMIA ++++/DISPNÉIA +

ESTERTORES CREPITANTES
(focos)

Raios X: FOCOS ALVEOLARES DISSEMINADOS

BRONCOPNEUMONIA

Tratamento de sépsis por enterobactéria

LACTENTE IMOBILIZADO
(para venóclise)

VÔMITO — ASPIRAÇÃO

PNEUMONIA QUÍMICA

QUADRO RESPIRATÓRIO SÚBITO

TOXEMIA +

HIPERINSUFLAÇÃO PULMONAR
FOCOS ALVEOLARES
ATELECTASIA lobo superior D
— Raios X

PNEUMONIA ASPIRATIVA

Tratamento de sustentação

Antibioticoterapia da broncopneumonia

Ceftriaxona: 50mg/kg/dia, EV/IM ou cefotaxima.

Associar: oxacilina 200mg/kg/dia (6/6h) EV.

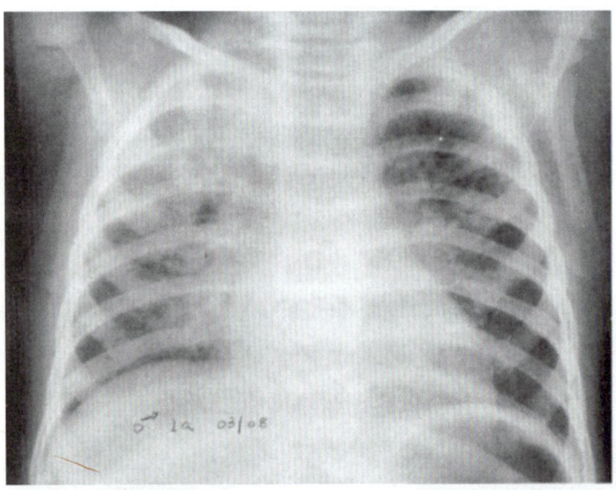

Fig. IX.24 — Broncopneumonia por salmonela (sépsis).

Tratamento da pneumonia aspirativa

1. Drenagem postural.
2. Tratamento de sustentação.
3. Antibioticoterapia: não indicada.

Manter em observação pela possibilidade de **infecção secundária** (agravamento do estado geral, toxemia) por enterobactérias ou anaeróbios.

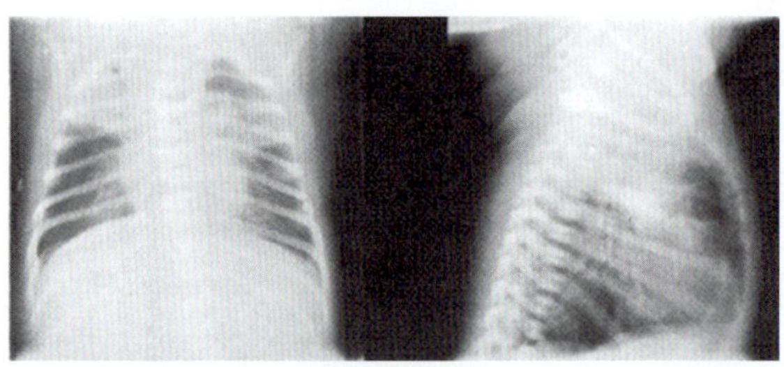

Fig. IX.25 — Pneumonia aspirativa.

PNEUMONIA DE ORIGEM HOSPITALAR

Verificar as bactérias predominantes/sensibilidade.

Meropenem 60mg/kg/dia (8/8h) com ou sem gentamicina 7,5mg/kg/dia associado à vancomicina 40mg/kg/dia (8/8h) EV.

• **PNEUMONIAS POR ENTEROBACTÉRIAS** (Tipo III)

Na diarréia associada com sépsis (geralmente ocorre no desnutrido), as enterobactérias podem "embolizar" os vasos pulmonares, produzindo:

1º) Fase inicial — pneumonia intersticial, micronodular, não homogeneamente distribuída, geralmente bilateral.

2º) Algumas horas ocorre exsudação nas regiões embolizadas: associa-se um componente alveolar.

A presença de derrame pleural é rara.

Portanto: diarréia protraída em lactente desnutrido + sépsis: pneumonia intersticial, micronodular, bilateral, distribuição não homogênea + focos alveolares disseminados.

• **PNEUMONIA ASPIRATIVA** (Tipo IV)

As pneumonias aspirativas podem ocorrer por incoordenação da cricofaringe, fístulas traqueoesofágicas em H ou por refluxo gastroesofágico.

a) Quando as aspirações são pequenas, em minúsculas quantidades, o aspecto radiológico do parênquima pulmonar é o do tipo bronquite/asma com sinais de hiperinsuflação e espessamento de paredes brônquicas.

b) Quando a aspiração é de material de dimensão maior, inicialmente há obstrução do brônquio-fonte do lobo superior do pulmão direito; se o volume do conteúdo aspirado for grande, em seguida ocorre obstrução de brônquios do lobo inferior do pulmão esquerdo, principalmente nas regiões peri-hilares.

Estas são as áreas mais tipicamente comprometidas na aspiração, em crianças pequenas.

O sinal radiológico de **atelectasia do lobo superior do pulmão direito** é facilmente identificável pela elevação da pequena cissura (cissura horizontal) que é a que separa o lobo superior do lobo médio. Esta elevação da cissura é que permite o diagnóstico diferencial entre uma atelectasia e uma consolidação do tipo pneumônica.

Já para o lobo inferior do pulmão esquerdo, o que se observa é a presença de infiltrados alveolares, de limites não definidos, e que se projetam na região peri-hilar, retrocardíacas. Outro sinal radiológico que se associa sempre com a aspiração é a presença de hiperinsuflação pulmonar bilateral.

Lembrar que estes lobos são os mais afetados porque as crianças pequenas quando têm episódios de aspiração normalmente estão em decúbito dorsal, deitadas, ou mamando.

ESCOLARES e ADOLESCENTES

GRUPO A PNEUMOPATIAS AGUDAS

• **PNEUMONIA LOBAR**

Febre, calafrios
Tosse
Dispnéia
Dor torácica
(pode ser referida ao abdome)

↓

Semiologia de condensação

↓

Raios X: condensação lobar

↓

Etiologia: *Pneumococcus*

Antibioticoterapia — penicilina

a) Início (casos mais graves): cristalina 150.000U/kg/dia IM ou EV, 6/6h.

b) Após melhora (ou desde o início): procaína IM 800.000U de 24 em 24h IM. Completar 5 dias de tratamento; pode-se completar com benzatina 600.000U.

c) Alternativa: amoxicilina 90mg/kg/dia, VO, dividida em 3 vezes, 5 dias.

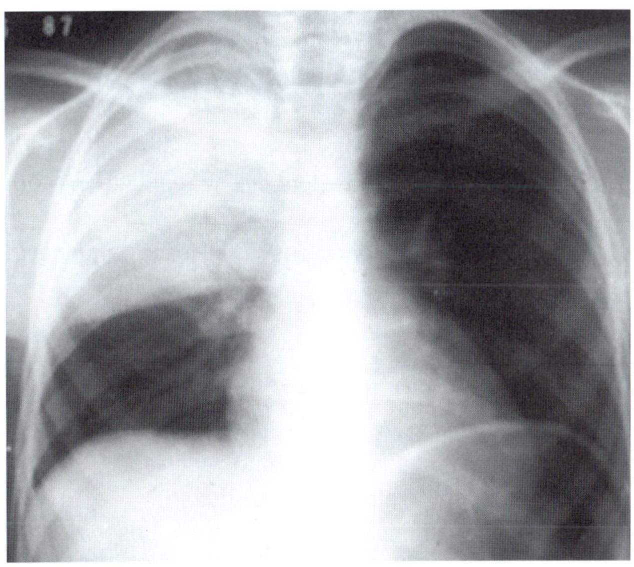

Fig. IX.26 — Pneumonia lobar D.

• PNEUMONIA ATÍPICA PRIMÁRIA

Início com resfriado
Febre prolongada persistente ou remitente
Tosse seca persistente, evolui para produtiva

↓

Semiologia pobre:
alguns estertores subcrepitantes

↓

Raios X (após o 4º dia):
Pneumonia intersticial

↓

Evolução subaguda

Etiologia (escolar e adolescente):

a) até prova em contrário: ***Mycoplasma pneumoniae***;

b) menos freqüente: **adenovírus** (clinicamente indistinguível de infecção por micoplasma);

c) **muito raro**: psitacose (contato estreito com pássaros), histoplasmose, coccidioidomicose; ricketsiose.

Atenção: a presença de um ou mais destes dados reforça o diagnóstico presuntivo de micoplasma:

- otite média aguda com otalgia intensa;
- rash urticariforme ou maculopapular;
- mialgia, artralgia;
- eosinofilia > 5%;
- crio-hemaglutininas presentes.

Observação: crio-hemaglutininas: positiva (1/32) no fim da 1ª semana em 50-60% dos casos (pode ocorrer também em algumas infecções virais). Sorologia específica para micoplasma — comprovação (resultado demorado)

Micoplasma

Antibioticoterapia: eritromicina ou claritromicina ou azitromicina por 10-14 dias (tetraciclina é opção em adolescentes).

Observação: febre cede em 2 dias mas a tosse permanece.

Pneumonia por micoplasma — raios X

1. As áreas mais comprometidas são geralmente os lobos inferiores.
2. O aspecto é do tipo misto (intersticial e alveolar), com algumas estrias. O componente alveolar usualmente não é homogêneo e não tem contornos definidos.
3. Pequeno derrame pleural associado.
4. A evolução é lenta, podendo, às vezes, observar-se a presença ainda de infiltrados alveolares e intersticiais após 30 dias.

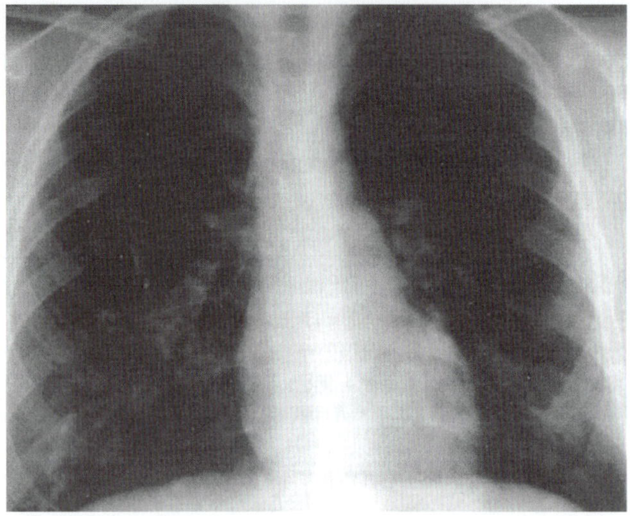

A

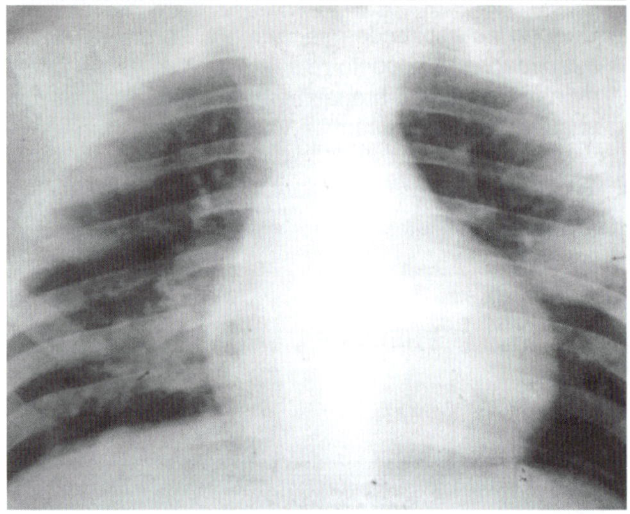

B

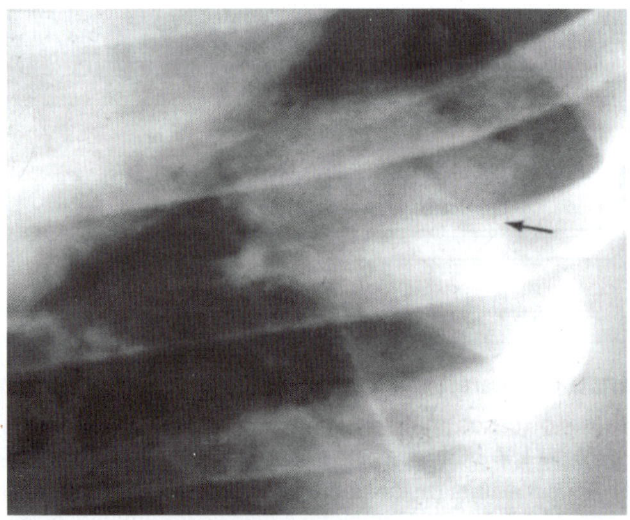

C

Fig. IX.27 — **A**) Pneumonia intersticial. **B**) Pneumonia por micoplasma. **C**) Detalhe.

GRUPO B OUTRAS BRONCOPNEUMOPATIAS

• Pneumonias complicando outras doenças

Mucoviscidose: *Staphylococcus aureus,* pseudomonas, *Klebsiella,* enterobactérias.

Leucemia e **imunodeprimidos**: enterobactérias, *Pneumocystis carinii,* tuberculose.

Mais raros: *Candida albicans,* criptococose, blastomicose, histoplasmose, aspergilose, citomegalovírus, vírus varicela-zoster, toxoplasmose.

Obrigatória punção pulmonar diagnóstica.

Pacientes em coma: são particularmente sujeitos à pneumonia hipostática ou aspirativa.

Causa mais comum: anaeróbios da boca.

Complicação: abscesso pulmonar por anaeróbios.

Suspeitar de **aspiração pós-operatória do conteúdo gástrico** quando no pós-operatório surge subitamente: febre, tosse, dispnéia moderada e estertores. Raios X: normais ou com pequenas áreas de atelectasia.

Intoxicação por querosene: pneumonia química, eventualmente pneumatocele.

Anemia falciforme: pneumococos; micoplasma (quadros graves). Diagnóstico diferencial difícil com infarto pulmonar.

• Pneumonias intersticiais de origem não infecciosa

Insuficiência cardíaca congestiva (linhas de edema e cardiomegalia).

Febre reumática (focos alveolares e rápida mudança).

• Tuberculose

• Corpo estranho

• Pneumonias com hipereosinofilia

São pneumonias agudas que se manifestam por quadros radiológicos variáveis acompanhados de hipereosinofilia sangüínea e que podem ocorrer em:

Freqüentes: ascaridíase, ancilostomíase e toxocaríase.

Raros: tricuríase, triquinose e filariose.

Hipersensibilidade a inalantes como pó e fungos.

LACTENTES e CRIANÇAS MAIORES

• Pneumonias que evoluem para piora clínico-radiológica, apesar de conduta presumivelmente correta

Considere as seguintes possibilidades:

1. Estafilococos penicilino-resistentes (inclusive resistentes à oxacilina).
2. Pneumonia aparentemente pneumocócica, mas causada por *H. influenzae.*
3. *H. influenzae* resistente à ampicilina (use cloranfenicol ou ceftriaxona).
4. Enterobactérias, inclusive *Klebsiella* (pneumonia lobar com cavitações) e pseudomonas.
5. Tuberculose.
6. Complicações: empiema, abscesso pulmonar.
7. Raros: fungos, doença de Hodgkin, edema pulmonar por cardiopatia.

BRONCOPNEUMOPATIAS AGUDAS INFECCIOSAS

- Sintoma característico: **tosse**
- Sinal básico: **dispnéia/taquipnéia** (FR > 50 no 1º ano de vida e > 40 no pré-escolar)
- Estado infeccioso: **febre, perda do apetite, abatimento/estado toxêmico** (gemência)

⇓

	BACTERIANA	VIRAL	MICOPLASMA
Idade	qualquer	< 5 anos	5-15 anos
Estação do ano	qualquer	épocas epidêmicas	qualquer
Início	súbito	gradual	gradual
Toxemia	grave (gemência)	leve/moderada	leve
Febre	alta	moderada	leve
Calafrios	comum	não	não
Tosse	produtiva, variável	seca, variável	seca, persistente
Taquipnéia	moderada/grave	leve/moderada	leve/moderada
Dor no corpo/cabeça	não	comum	cefaléia, faringite
Condensação segmentar	comum	não	variável
Ausculta	estertores	raros estertores, sibilos	estertores muito raros
Derrame pleural	comum	não	raro
Hematológico	leucocitose > 15.000 neutrofilia, desvio à E, VHS > 30; PCR > 20	leucocitose < 12.000 desvio à E VHS < 30; PCR < 20	leucograma normal VHS > 30
Raios X de tórax	opacidade lobar	intersticiais	intersticiais
Outros procedimentos	cultura: sangue, derrame	—	crioaglutininas sorologia para micoplasma
Antibiótico inicial	ver Pneumonia e Broncopneumonia	nenhum	eritromicina

⇓

	BRONCOPNEUMONIA	PNEUMONIA
Idade	até 9 meses (imaturidade imunológica) estado de imunodeficiência	pré-escolar/escolar (imunocompetentes)
Toxemia	+++ a ++++	++
Dispnéia	+++	+ a ++
Semiologia	difusa	condensação localizada
Ausculta	estertores subcrepitantes	condensação (estertores crepitantes, respiração soprosa)
Hematológico	de infecção bacteriana	de infecção bacteriana
Agentes	1º) pneumococos; 2º) *H. influenzae*; 3º) estafilococos Enterobactérias em RN ou diarréia protraída	1º) pneumococos 2º) *H. influenzae*
Tratamento	hospitalar obrigatório	ambulatorial (ou hospitalar)
Antibiótico inicial	ceftriaxona + oxacilina + aminoglicosídeo EV	penicilina cristalina EV ou amoxicilina VO
Histopatológico	**bronquioloalveolite** (difusa)	**alveolite** (localizada)

Segmentar, lobar: pneumococos, *H. influenzae*
Lobar com empiema: *H. influenzae*, pneumococos

Broncopneumonia com empiema: estafilococos
Empiema, pneumatocele, piopneumotórax: estafilococos

DISTRIBUIÇÃO DAS BRONCOPNEUMOPATIAS AGUDAS SEGUNDO A IDADE

1º TRIMESTRE (exceto RN)

Casos freqüentes: BRONQUIOLITE e BRONCOPNEUMONIA

BRONQUIOLITE	BRONCOPNEUMONIA (bronquioloalveolite)
Dispnéia acentuada com toxemia discreta (febre baixa) • Hiperinsuflação • Alguns estertores e sibilos • Leucograma inexpressivo, VHS < 30 • Raios X: hiperdistensão pulmonar	**Dispnéia acentuada com toxemia grave (gemência)** (febre alta) • Estertores subcrepitantes metálicos • Leucocitose, neutrofilia, desvio à E, VHS > 30 • Raios X: áreas de hiperdistensão pulmonar e pequenos focos alveolares
Vírus sincicial respiratório	1º) pneumococos; 2º) *H. influenzae*; 3º) estafilococos
• Hospitalização pelo desconforto respiratório (dispnéia) (casos leves podem ser tratados em ambulatório)	• Hospitalização (obrigatória) pelo risco de vida (toxemia)
Oxigênio + hidratação (não super-hidratar) Dexametosana + inalação com beta-adrenérgico e ipratrópio	• Penicilina cristalina associada com cloranfenicol • Alternativa: ceftriaxona
• Melhora da dispnéia em 5 dias Se aumento da febre sem piora do quadro pulmonar: otite média aguda (prescrever sulfametoxazol-trimetoprim)	Observar evidência clínico-radiológica de pneumonia estafilocócica (substituir penicilina por oxacilina)

Antibiótico Broncopneumonia	Dose/24h	Fracionamento	Via	Produto
Penicilina cristalina	200.000U/kg	4/4 ou 6/6h	EV (diluído em SF) lento, 30min	Penicilina cristalina
Cloranfenicol	100mg/kg	6/6h	EV	Quemicetina
Ceftriaxona	1ª dose: 75mg/kg depois: 50mg/kg	12/12 ou 24/24h	EV ou IM	Rocefin
Oxacilina	200mg/kg	6/6h	EV	Staficilin

Iniciar com ceftriaxona + oxacilina EV

Se a criança não se enquadra em nenhum desses 2 casos, veja a seguir:

Casos menos freqüentes

Desnutrido grave com **diarréia protraída**
- toxemia gravíssima

⇒ **BRONCOPNEUMONIA** por **enterobactérias**
Ceftriaxona: 50 a 80mg/kg/dia (12/12 ou 24/24h) EV ou IM associado com
Amicacina: 15mg/kg/dia (8/8h) EV lento ou IM

Tosse persistente, coqueluchóide
- início: 2 a 6 semanas de vida
- estado geral bom, **afebril**
- evolução prolongada
- raios X: padrão intersticial

⇒ **PNEUMONITE** por **clamídia**
Eritromicina, azitromicina ou claritromicina (VO)

Lactente de **baixo peso** com **tosse persistente**
- cianose/apnéia
- raios X: padrão intersticial

⇒ **PNEUMONIA** por ***Pneumocystis***
Sulfametoxazol-trimetoprim EV
Ventilação

Lactente com **vômitos** ou **imobilizado para hidratação EV**
- dispnéia de início súbito
- raios X: padrão intersticial + atelectasia

⇒ **PNEUMONIA aspirativa**
O_2 + fisioterapia respiratória
Observar: aparecimento de toxemia
= infecção secundária por anaeróbios (cloranfenicol) ou enterobactérias (amicacina)

Antibiótico	**Dose/24h**	**Fracionamento**	**Via**	**Produto**
Ceftriaxona	50 a 80mg/kg	12/12 ou 24/24h	EV ou IM	Rocefin
Eritromicina	50mg/kg	6/6 ou 8/8h	Oral	Pantomicina ped. (5ml = 125mg) Ilosone (1 gota = 5mg)
Claritromicina	15mg/kg	12/12h	Oral	Klaricid (5ml = 125, 250mg)
Sulfametoxazol-trimetoprim	100mg/kg de sulfa	6/6h	EV lento, 30-60min diluir 1ml em 25ml SF	Bactrim EV (5ml = 400mg)

3 MESES a 1 ANO

Casos freqüentes

Dispnéia acentuada com toxemia discreta
2º trimestre de vida
- chiado
- hematológico inexpressivo
- raios X: hiperdistensão pulmonar

⇒ **BRONQUIOLITE** (VSR) — oxigênio + hidratação
(pode se complicar com OMA)

⇒ **Surtos repetidos** ("bebê chiador") depois dos 6 meses de idade
BRONQUITE ASMÁTICA (desencadeada por infecção viral)
O_2 + hidratação + inalação + corticóide

Dispnéia acentuada com toxemia grave (gemência)
Até 9 meses de idade
- estertores subcrepitantes
- hematológico bacteriano
- raios X: focos alveolares + áreas de hiperinsuflação (*)

⇒ **BRONCOPNEUMONIA** (BP)
1º) pneumococos; 2º) *H. influenzae;* 3º) estafilococos
- Ceftriaxona + aminoglicosídeo

Considerar associação com oxacilina

Dispnéia moderada com toxemia moderada (gemência)
A partir dos 9 meses de idade
- hematológico bacteriano
- raios X: condensação segmentar (*)

⇒ **PNEUMONIA SEGMENTAR** (PS)
1º) pneumococos; 2º) *H. influenzae* (início gradual, OMA)
- Tratamento ambulatorial: penicilina procaína IM
- Alternativa: amoxicilina (ou amoxicilina-clavulânico)
- Tratamento hospitalar: penicilina cristalina (150.000U/kg/dia)

(*) Observar evidências de infecção **estafilocócica**: pneumatoceles, piopneumotórax — oxacilina 200mg/kg/dia (6/6h) EV.

EMPIEMA (estafilococos, *H. influenzae*)
Escolha: Ceftriaxona + oxacilina. Se risco de morte: ceftriaxona + vancomicina.
Pneumonia intra-UTI: vancomicina + imipenema (ou meropenema).

Antibiótico	Dose/24h	Fracionamento	Via	Produto
Penicilina cristalina	BP — 100.000U/kg PS — 50.000U/kg	4/4 ou 6/6h	EV lenta em 30min (diluir em SF)	Penicilina cristalina
Cloranfenicol	100mg/kg	6/6h	EV	Quemicetina
Ceftriaxona	50 a 80mg/kg	12/12 ou 24/24h	EV ou IM	Rocefin
Penicilina procaína	400.000U	24/24h	IM	Despacilina, Wycillin (1 fr)
Amoxicilina	50mg/kg	8/8h	Oral	Hiconcil, Amoxil (5ml = 125mg)
Amoxicilina-clavulânico	50mg/kg	8/8	Oral	Clavulin (5ml = 250mg)

Se a criança não se enquadra em nenhum dos casos anteriores, passe para **Outros casos menos freqüentes**, a seguir.

Outros casos menos freqüentes

Diarréia protraída em desnutrido grave
- toxemia gravíssima com dispnéia tardia

⇒ **BRONCOPNEUMONIA** por **enterobactérias**
- Hospitalização: ceftriaxona + amicacina

Criança vomitadora
Imobilizada para venóclise
- dispnéia de início súbito
- raios X: padrão intersticial + atelectasia

⇒ **PNEUMONIA ASPIRATIVA**
pode se complicar
com infecção por anaeróbios/enterobactérias
(piora evidente com toxemia)

- tosse persistente
- estado infeccioso leve
- hematológico inexpressivo
- raios X: padrão intersticial

⇒ **PNEUMONIA VIRAL**
pode se complicar com rinossinusite-conjuntivite-OMA

Idade: **6 meses ou mais**
- rouquidão
- estado infeccioso leve

⇒ **LARINGITE VIRAL**
LARINGOTRAQUEOBRONQUITE
(com chiado, toxemia mais acentuada)

Criança hospitalizada em ventilação
- toxemia grave
- raios X: condensação lobar com cissura abaulada e evolui para cavitação (buracos)

⇒ **PNEUMONIA** por ***Klebsiella***
- Ceftriaxona + amicacina

Antibiótico	Dose/24h	Fracionamento	Via	Produto
Amicacina	15mg/kg	8/8h	EV lenta em 30min (diluído em SF)	Novamin, Briclin

PRÉ-ESCOLAR

Estado infeccioso moderado
- submacicez, respiração soprosa, estertores crepitantes
- hematológico bacteriano
- raios X: condensação segmentar

⟹ **PNEUMONIA SEGMENTAR** 1º) Pneumococos
2º) *H. influenzae*
- Tratamento ambulatorial: penicilina procaína IM ou amoxicilina VO

EMPIEMA

- Hospitalização/drenagem: penicilina cristalina + cloranfenicol EV

Estado infeccioso leve
- rouquidão/chiado
- hematológico inexpressivo

⟹ **LARINGOTRAQUEOBRONQUITE VIRAL**

- chiado e dispnéia
- crises recidivantes

⟹ **CRISES ASMÁTICAS**
podem ser desencadeadas por IVAS virais

Até 3 anos
- rouquidão
- estado infeccioso leve

⟹ **LARINGITE VIRAL**
ou **LARINGOTRAQUEOBRONQUITE**
(com chiado e toxemia mais acentuada)

Idade 3-7 anos
- início súbito/febre alta
- toxemia grave
- disfagia, atonia
- piora rápida

⟹ **EPIGLOTITE**
- Hospitalização/intubação: cloranfenicol EV

Antibiótico	Dose/24h	Fracionamento	Via	Produto
Penicilina procaína	800.000U	24/24h	IM	Despacilina, Wycillin
Amoxicilina	40mg/kg	8/8h	Oral	Amoxil, Hiconcil
Cloranfenicol	100mg/kg	6/6h	EV	Quemicetina
Penicilina cristalina (empiema)	200.000U/kg	4/4 ou 6/6h	EV lento em 30min (diluído em SF)	Penicilina cristalina

ESCOLAR

Estado infeccioso moderado
- síndrome de condensação
- hematológico bacteriano

⟹ **PNEUMONIA** Pneumococos
(até 8 anos pode ser *H. influenzae*)
- Penicilina procaína IM ou amoxicilina VO

Estado infeccioso leve
- tosse persistente, incomodativa
- febre prolongada (resistente à penicilina)
- semiologia pobre
- leucograma inexpressivo com VHS > 30
- raios X: intersticiais
  pode haver área de condensação "flu"

⟹ **PNEUMONIA ATÍPICA PRIMÁRIA** por **micoplasma**
- Eritromicina ou claritromicina ou azitromicina

- chiado/dispnéia
- crises recidivantes

⟹ **CRISES ASMÁTICAS**
(podem ser desencadeadas por IVAS virais)

ANTIBIOTICOTERAPIA NAS PNEUMONIAS AGUDAS EM ESCOLAR

Antibiótico	Dose/24h	Fracionamento	Via	Produto
Penicilina procaína	1.200.000U	12/12h	IM	Despacilina, Wycillin
Amoxacilina	40mg/kg	8/8h	Oral	Amoxil, Hiconcil
Eritromicina	30mg/kg	6/6h	Oral	Pantomicina, Ilosone
Miocamicina	30mg/kg	8/8h	Oral	Midecamin

ADOLESCENTES

- Penicilina procaína — 600.000 (= 1 1/2 frasco) IM 12/12h
- Amoxacilina — 500mg VO 8/8h (10ml da suspensão — 250mg/5ml ou 1 cápsula 500)
- Eritromicina — 250mg VO 6/6h ou 500mg 8/8h
- Miocamicina — 2 comprimidos 12/12h

BRONCOPNEUMOPATIAS — TRATAMENTO GERAL

1. **Alimentação** — suspensa durante a fase de dispnéia intensa. Reinstituir de modo cuidadoso, logo que possível. Fracionar em pequenos volumes, intervalos curtos, alta densidade calórica.
2. **Oxigênio**
   Indicado se: a) FR > 70; b) retração intercostal; c) batimentos de asas do nariz; d) cianose.
   Modo mais prático: sonda nasal, calibre 8; medir 1/2 da distância que vai do lado do nariz à ponta da orelha, fluxo 1 litro/min.
   Outros: máscara facial 6 litros/4min; tenda facial 4 litros/min; tenda corporal 10 a 15 litros/min.
3. **Hidratação**
   a) Oral, com líquidos e sucos açucarados, se tolerados.
   b) Endovenosa:
      1º) Fase rápida: soro fisiológico + soro glicosado a 5% (1:1) 20ml/kg em 1 ou 2h.
      2º) Manutenção + reposição: soro fisiológico + soro glicosado a 10% (1:4); acrescentar KCl a 19,1% — 1ml/100ml de solução.
      Volume/24h — lactentes: 120ml/kg; pré-escolar: 100ml/kg; escolar: 80ml/kg.
4. **Cuidados**
   a) Não exagerar na imobilização do paciente.
   b) Não super-hidratar.
5. Evitar medicamentos sintomáticos que não sejam de absoluta necessidade.
6. É obrigatória a hospitalização em todos os casos de pneumonia?

   Não, a criança pode ser tratada a domicílio na dependência do grau de comprometimento do estado geral e do desconforto respiratório e desde que se garanta uma revisão (no PS ou ambulatório) após 48-72h e a qualquer momento, em caso de piora.

   Indicação para **hospitalização**:

   a) Insuficiência respiratória (dispnéia acentuada).
   b) Estado infeccioso (toxêmico) grave — como ocorre no lactente com broncopneumonia.
   c) Imunodeficiência como ocorre no desnutrido grave.
   d) Presença de complicações — derrame pneumotórax.
   e) Piora com tratamento ambulatorial.

ORIENTAÇÃO DA ANTIBIOTICOTERAPIA segundo a OMS (Medicina primária ou ambulatorial)

Antibiótico	Menor de 2 meses (FR > 60)	2-11 meses (FR > 50)	1-4 anos (FR > 40)	Repetir esta dose
Amoxacilina (40-50mg/kg/dia)	62,5mg	125mg	250mg	3 vezes (8/8h)
Sulfametoxazol-trimetoprim (40-50mg/kg/dia)	2,5ml	5ml	7,5ml	2 vezes (12/12h)
Penicilina procaína (50.000-100.000U/kg/dia IM)*	200.000	400.000	800.000	1 vez ao dia IM (24/24h)

Revisão após 48-72 horas Duração do tratamento: **5 dias**

* Junto com a 1ª dose de penicilina procaína pode-se aplicar penicilina benzatina 600.000U (misturar).
FR = freqüência respiratória.

COMPLICAÇÕES DAS PNEUMOPATIAS

EMPIEMA PLEURAL e PIOPNEUMOTÓRAX

1ª etapa — suspeita em toda **pneumonia** com:

a) Agravamento súbito com reaparecimento da febre.
b) Evolução arrastada, febre persistente e toxemia.

2ª etapa — exame físico

a) Submacicez ou macicez.
b) Diminuição do murmúrio vesicular.

3ª etapa — raios X
(frente, perfil, decúbito lateral sobre o lado acometido)

a) Derrame: opacidade pulmonar.
1º) triângulo com base no diafragma e borda medial côncava; 2º) opacidade total.
b) Piopneumotórax: presença de nível líquido.
c) Derrames grandes e piopneumotórax hipertensivo: desvio da traquéia e do coração para o lado oposto.

4ª etapa — ultra-sonografia

a) Identificação de derrames pequenos.
b) Diferenciação espessamento pleural x derrame septado.
c) Definir coleção líquida intra x extrapulmonar.

5ª etapa — punção pleural

No 6º espaço intercostal, linha axilar média, agulha calibrosa (ver capítulo Procedimentos).

6ª etapa — bioquímico do líquido pleural

Se o aspecto for duvidoso, solicitar: pH, LDH e glicose.

7ª etapa — exame **bacterioscópico** e **cultura** com antibiograma do líquido pleural

8ª etapa — drenagem fechada

Indicada nos derrames purulentos e se pH < 2, LDH > 1.000 e glicose < 40 e volumosos.

9ª etapa — antibioticoterapia

Iniciar de acordo com o germe presuntivo; reavaliação após antibiograma.

LACTENTE
Gram + : estafilococos — oxacilina (vancomicina)
Gram – : *H. influenzae* — ceftriaxona
Desconhecido: oxacilina + cloranfenicol

CRIANÇA — Pneumococos
Penicilina EV;
casos resistentes: ceftriaxona + vancomicina

Iniciar por via EV.

Após melhora (1 a 2 semanas) passar para VO (cefalosporina).

Completar 2-4 semanas.

Observação: febre pode perdurar por 10-14 dias; valorizar estado geral.

(Ver Pneumonia estafilocócica e por *H. influenzae*, ver também **Pneumotórax**).

ABSCESSO PULMONAR (fase aguda)

1. Pneumopatia aguda ou pneumopatia crónica com infecção recorrente.
2. Febre supurativa.
3. Expectoração (pode estar ausente).
É de extremo mau cheiro nos abscessos pútridos por anaeróbios.
4. Vômica — patognomônica, mas é rara e só ocorre em criança maior.
5. Hemoptise (eventualmente).
6. Dor pleural (pode ocorrer em crianças maiores).
7. Semiologia variável — condensação: comprometimento pleural; sopro cavitário.
8. Leucocitose com desvio à E.
9. Raios X característicos.

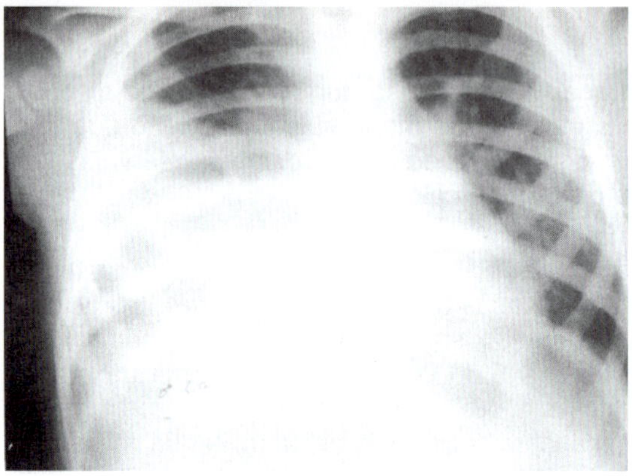

Fig. IX.28 — Abscesso do lobo médio.

TRATAMENTO

1. Drenagem postural e tapotagem (eventualmente precedidas de aerossol descongestionante e mucolíticos).
2. Antibiótico por 3 semanas.
3. Evolução — melhora clínica em 3-10 dias; se evolução desfavorável — broncoscopia.

Abscesso	Agente	1ª escolha	Alternativa
Pútrido	Estreptococos anaeróbios	Penicilina (podem ser associados)	Cloranfenicol
	Bacteróides	Penicilina	—
Não pútrido	Estafilococos	Oxacilina	—
	Pneumococos	Penicilina	Cefalosporina
	Coliformes	Amicacina	—

Clindamicina dá cobertura a estafilo e anaeróbios.
Na dúvida: ceftriaxona + clindamicina.

4. INSUFICIÊNCIA RESPIRATÓRIA AGUDA NA CRIANÇA

Ver também págs. 32 e 33

Incapacidade do sistema respiratório em atender as demandas metabólicas do organismo quanto à captação de oxigênio e excreção de gás carbônico.

Dificuldade respiratória — aumento do trabalho respiratório gerado para manter função respiratória adequada — aparência alerta, ansiosa; taquipnéia, retrações inspiratórias (tiragem), perfusão periférica normal.

Insuficiência respiratória — estado mental alterado; taquipnéia; sudorese, olhos meio cerrados, aparência sofredora.

Insuficiência respiratória aguda — de início recente (horas ou dias) mas pode se instalar em pacientes com insuficiência respiratória crônica.

Quanto à **etiologia**:

a) distúrbios da **ventilação** — ação neuromuscular anormal prejudicando o transporte de ar entre o meio externo e os alvéolos
   PO_2 baixa (< 60mmHg) e PCO_2 elevada (> 50mmHg)
b) distúrbios de **respiração** (hipoxêmica) — afetam a capacidade de troca gasosa pulmonar
   PO_2 baixa (< 60mmHg) e PCO_2 normal ou baixa (40mmHg); seu principal mecanismo fisiológico é o desequilíbrio ventilação/perfusão (V/P = V/Q; normal 0,8).

Manifestações clínicas – ver pág. 287

- Obstrução das **vias aéreas superiores** (VAS):
  sintomas inspiratórios: estridor, rouquidão, ronqueira.
- Obstrução dos **brônquios**:
  chiado (sibilos expiratórios).
- Doença pulmonar:
  grunhido, estertores, diminuição dos sons respiratórios.
- Em todos os casos (graves):
  taquipnéia — sinal precoce
  taquicardia (precoce); bradicardia (tardio)
  pele pálida, fria (precoce); cianose (tardia)
  ansiedade/agitação (precoce)
  letargia, inconsciência (tardia)

Oxigenoterapia – monitoração com oxímetro

Administre oxigênio a todo paciente com desconforto respiratório, independente da causa, até que você consiga elucidar a etiologia. Caso a criança apresente ventilação espontânea de modo efetivo administre oxigênio, preferencialmente umidificado, por máscara facial de Venturi, máscara não reinalante com reservatório ou cateter nasal.

Cateter nasal

São dispositivos de baixa taxa de fluxo de oxigênio, normalmente 1 a 2 litros/min que podem fornecer concentrações baixas de oxigênio, dependente do tamanho da criança e portanto do seu volume corrente e freqüência respiratória, mas que normalmente são menos incômodos às crianças. São indicados aos pacientes com desconforto respiratório leve a moderado que necessitem de suplementação de oxigênio.

Máscara facial de Venturi — máscara acoplada à traquéia em cuja extremidade se conecta uma válvula com diferentes cores que correspondem a orifícios de diferentes tamanhos, os quais propiciam FiO_2 de 24 a 60% por fluxo do oxigênio especificado na válvula. Se concentrações maiores se fizerem necessárias, usar máscara não reinalante com reservatório de oxigênio, composto por máscara com válvula unidirecional nas laterais, que elimina o ar da expiração, e bolsa de plástico como reservatório de oxigênio. Este conjunto consegue fornecer concentração de oxigênio próxima a 100% quando ligado a 15 litros/min.

Capacete (*hood*) e tenda

São indicados nas situações onde se necessita controle da concentração de oxigênio, da temperatura e da umidade da mistura de gás. Os capacetes são mais apropriados aos recém-nascidos e lactentes jovens, mas apresentam como inconvenientes, risco de estresse por frio ou apnéia por superaquecimento do pólo cefálico por controle inapropriado da temperatura interna do *hood* ou mesmo de lesão cutânea quando se utiliza tamanho inadequado. As tendas são mais apropriadas àquelas crianças maiores que não toleram os outros dispositivos ou que necessitam principalmente de umidificação, mas a formação de névoa dentro do dispositivo pode provocar medo na criança ou limitar a observação do doente.

Assistência ventilatória

Nos pacientes em insuficiência respiratória, indica-se suporte ventilatório nas situações a seguir:

Hipoxemia refratária: pacientes com hipoxemia significativa apesar de já estarem recebendo oxigenioterapia não invasiva. Embora não exista nível de PaO_2 válido para todos os doentes, abaixo do qual se indique ventilação assistida, de modo geral é aceitável que se nossa criança não consiga manter PaO_2 maior que 50mmHg recebendo já elevadas concentrações de oxigênio e com repercussões clínicas está formalmente indicado estabelecer via aérea para suporte ventilatório.

Hipercapnia: em crianças previamente hígidas, ou sem patologia pulmonar prévia, indicamos suporte ventilatório se nossa criança não consegue manter $PaCO_2$ abaixo de 50-55mmHg. Em crianças neuropatas crônicas ou com agudização de pneumopatia crônica, já ocorreu alcalose metabólica compensatória e, portanto, nesses casos tolera-se $PaCO_2$ maiores.O paciente pode se apresentar com sinais de narcose pelo CO_2, palidez cutânea, sudorese fria e com aumento do trabalho respiratório.

Outras como:

- Trabalho respiratório exagerado e/ou sinais de fadiga muscular.
- Não manter via aérea pérvia, quer seja por obstrução funcional com secreções, quer por obstrução mecânica.
- Não manter reflexos de proteção da via aérea.
- Sinais de comprometimento central da respiração, traduzindo-se por apnéia ou padrão respiração irregular.
- Indicação de hiperventilação: hipertensão intracraniana e hipertensão pulmonar persistente do RN.
- Pós-operatório e recuperação cirúrgica.

Estabelecendo a via aérea

Máscaras laríngeas

As máscaras laríngeas raramente são utilizadas em nosso meio, sobretudo por seu elevado preço, mas se apresentam como uma alternativa para obter ventilação efetiva em paciente inconsciente, podendo ser locadas por pessoal não-médico treinado, principalmente nas salas de emergência. Consiste em tubo com um balonete inflável, em formato de uma pequena máscara, em sua extremidade que é introduzido pela boca até a hipofaringe quando é então inflado vedando a região e deixando sua abertura distal acima da abertura da glote, permitindo ventilação segura e efetiva. Pode ser usado também nas situações de intubação difícil.

Intubação endotraqueal (ver pág. 23)

O procedimento de intubação **orotraqueal** é o mais eficaz em garantir ao paciente adequada ventilação, proteção da via aérea com risco mínimo de aspiração de conteúdo gástrico ou mesmo de distensão gástrica durante a entrada de gás quer seja por bolsa (Ambu), quer seja por ventilador; além de permitir a realização de aspiração de secreções das vias aéreas inferiores.

Antes de realizar o procedimento cheque se o material a seguir está presente:

- Ventilador manual (bolsa auto-insuflável — Ambu) com máscara facial, nos tamanhos adequados ao seu paciente.
- Fonte de oxigênio e de vácuo (ou aspirador portátil).
- Sonda de aspiração de secreções apropriada ao tamanho da cânula traqueal.
- Fita adesiva para fixação do tubo: em pediatria a fixação com bandagem adesiva elástica (Tensoplast, ou similar) em forma de "H" é mais prática e efetiva do que a fixação por cordão, como em adultos.
- Laringoscópio com lâmina de acordo com tabela abaixo.
- 3 cânulas traqueais: uma de acordo com número estimado e outras duas, uma 0,5mm acima e abaixo do valor estimado segundo regra abaixo:

— Para tubos sem cuff

$$\textbf{Tamanho do tubo traqueal (mm)} = \left(\frac{\textbf{idade em anos}}{\textbf{4}}\right) + \textbf{4}$$

— Para tubos com cuff

$$\textbf{Tamanho do tubo traqueal (mm)} = \left(\frac{\textbf{idade em anos}}{\textbf{4}}\right) + \textbf{3}$$

— Ou conforme tabela abaixo:

Tamanho aproximado para idade (peso)	Diâmetro interno (mm)	Tamanho da sonda de aspiração (Fr.)	Lâmina laringoscópio
Neonatos < 1kg	2,5	5	00 Miller (reta)
Neonatos 1-2kg	3,0	5 ou 6	0 reta
Neonatos de 2-3kg	3,5	6 ou 8	0 reta
Neonatos > 3kg	3,5 a 4,0	8	0 ou 1 reta
Lactente até 10kg	3,5 a 4,0	8	1 reta
Lactente de 10-13kg	4,0	8	Miller (reta) ou Macintosh (curva) 2
3 anos (14-16kg)	4,5	8 ou 10	Miller/Macintosh 2
5 anos (16-20kg)	5,0	10	Miller/Macintosh 2
6 anos (18-25kg)	5,5	10	Miller/Macintosh 2
8 anos e adultos pequenos (25-32kg)	6,0 com cuff	10 ou 12	Miller/Macintosh 2 ou 3
12 anos/adolescente (32-54kg)	6,5 com cuff	12	Miller/Macintosh 3
16 anos > 50kg	7,0 com cuff	12	Macintosh 3
Homem/mulher adultos	7,0-8,0 com cuff	12 ou 14	Macintosh 3 ou 4

Antes de realizar o procedimento de intubação, deve-se realizar pré-oxigenação usando fonte de oxigênio puro ou, caso não haja esforço respiratório efetivo, ventilar previamente por bolsa-máscara e O_2 a 100%. É desejável a realização de pré-medicação (seqüência rápida de intubação) para prevenir a ocorrência de situações adversas durante a IOT, tais como: stress psicológico, reflexo vagal, aspiração de conteúdo gástrico, hipoxemia. Checar todo o material necessário, monitorizar oximetria, traçado de ECG e pressão arterial.

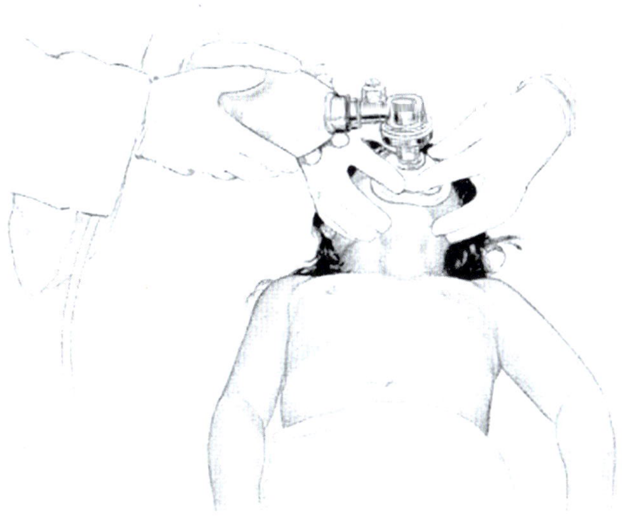

Figura IX.29 – Ventilação bolsa-máscara.

Administre rapidamente e em seqüência uma droga de cada categoria abaixo:

Seqüência rápida de intubação			
Categoria	**Droga**	**Dose**	**Comentários**
Vagolíticos	Atropina	0,02mg/kg IV	Dose mínima 0,1mg
Anti-hipertensão intracraniana	Lidocaína	1mg/kg IV push	Se há HIC conhecida ou suspeita
Sedativo*	Midazolam	0,1mg/kg IV	Menos efeitos cardiovasculares que o tiopental
	Quetamina	1-2mg/kg IV	Broncodilatador mas aumenta a PIC,FR e PA
	Tiopental	1-2mg/kg IV	Diminui PIC mas aumenta FR e PA
Paralisantes	Succinil-colina	0,3mg/kg IV	Contra-indicado em glaucoma, perfuração ocular, doença neuromuscular, hipertermia maligna, grande queimado, hipercalemia
	Rocurônio	1mg/kg IV	Início de ação menos precoce (90s) e duração mais longa (até 60min)

* **Orientação para escolha**
Normotenso — midazolam ou tiopental
Hipotenso — midazolam ou cetamina
TCE ou mal epiléptico normotenso — tiopental
idem hipotenso — tiopental em baixa dose
Mal asmático — cetamina ou midazolam

Bebê: 20 respirações por minuto
Criança maior: 12 respirações por minuto

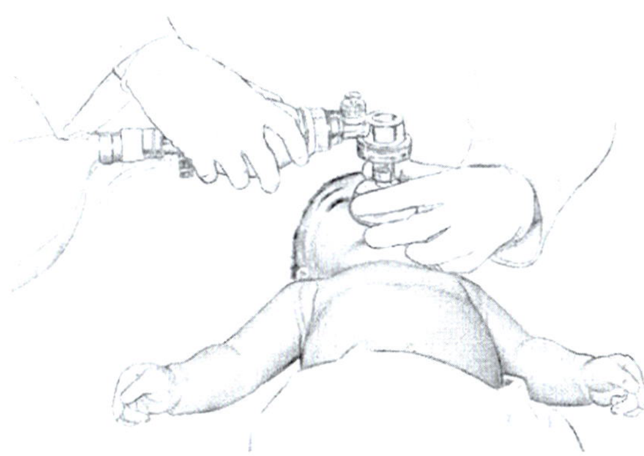

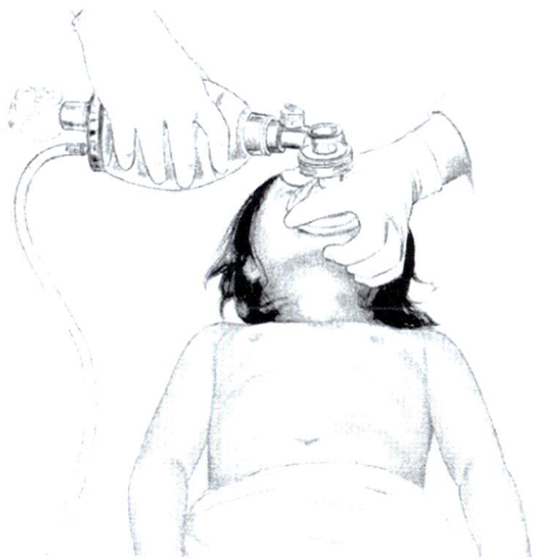

Diga: "aperta" (aperte a bolsa moderadamente até uma expansão visível do tórax), "solta" (solte para dar tempo de exalar o ar).

Figura IX.30 – Ventilação bolsa-máscara.

Com o paciente em decúbito dorsal em leve extensão da cabeça, posicione a lâmina do laringoscópio até a base da língua e faça tração para cima, sem movimento de báscula, elevando a epiglote e expondo a glote, se for com lâmina curva, posicione a ponta da lâmina na valécula. Não exercer pressão sobre os dentes, gengiva e lábios. Com a glote exposta, introduza a cânula até o comprimento estimado, segundo as seguintes fórmulas:

$$\textbf{Comprimento a ser introduzido (cm)} = \textbf{I.D. da cânula (em mm)} \times 3$$

ou

$$\textbf{Comprimento a ser introduzido (cm)} = \left(\frac{\textbf{idade em anos}}{2}\right) + 12$$

Confirmar a posição pela ausculta bilateral e pela radiografia de tórax, a ponta da cânula deve estar entre a 2ª e a 3ª vértebra torácica.

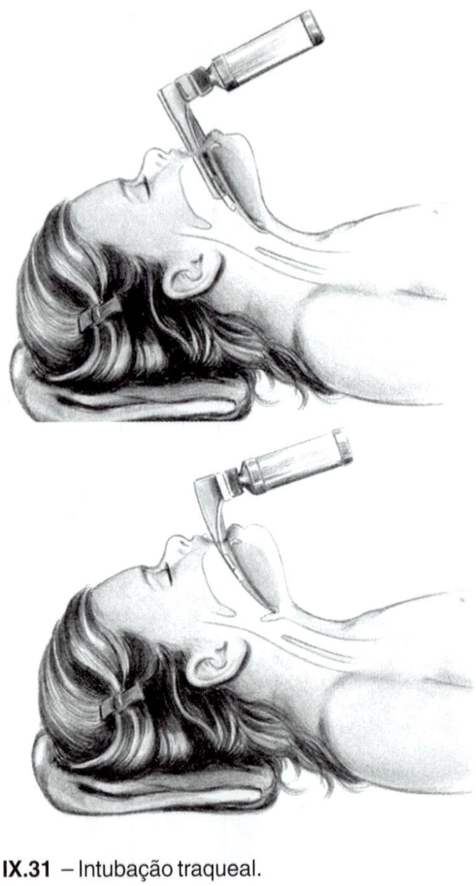

Figura IX.31 – Intubação traqueal.

Ventilação mecânica

Os ventiladores pulmonares para uso em pediatria apresentam basicamente os modos de ventilação controlados a volume (VC), controlado a pressão-tempo (PC) com as modalidades adicionais: assistida-controlada a volume ou a pressão tempo; ventilação mandatória intermitente (IMV), sincronizada ou não; pressão positiva contínua nas vias aéreas (CPAP); ventilação com suporte de pressão (PS).

Os aparelhos mais comuns em nosso meio são:

- Inter-3®: fluxo contínuo, ciclado a tempo e limitado a pressão, modos IMV e CPAP, até 20kg.
- Sechrist IV 100®: fluxo contínuo, ciclado a tempo e limitado a pressão, modos IMV e CPAP, até 20kg.
- Inter-5®: ajuste independente de fluxos inspiratório e expiratório, ventilação a volume, tempo ou pressométrico com modo assistido por gatilho (trigger) de pressão entre outros recursos.
- Newport Breeze® e Wave: dual flow, trigger pressão, a volume ou pressão-tempo.
- Servo SV 300: "trigger" de fluxo (menor trabalho respiratório), ventilação em múltiplos modos.
- Servo-i: novo conceito com plataforma única e "upgrade" dos modos de ventilação por atualização de software.

Como ventilar: a volume ou a pressão-tempo?

Qual o peso de seu paciente?

A maioria dos ventiladores a volume apresenta volume corrente mínimo de 50-100ml, além do fato que para gerar volumes pequenos, mesmo a taxa de fluxo baixa, acabam gerando tempo inspiratório muito curto, deste modo indicamos na maioria dos casos para pacientes acima de 10kg.

De outro modo, os ventiladores a pressão de fluxo contínuo, que normalmente geram até 30L/min, não são suficientes para atingir volume corrente adequado para as crianças maiores.

Como ventilar: como ajusto inicialmente o ventilador?

* Seu paciente tem doença pulmonar?

Não:

Em ventilação por TCE grave, doenças neuromuscular, pós-operatório

A complacência pulmonar é normal e a resistência baixa, demandando baixos parâmetros como FiO_2 próxima a 21-25%, Ti 0,6-1,0 segundo a idade, PEEP fisiológica em torno de 3cmmH_2O, Pinsp até 20-25cm ou volume corrente 5-8ml/k, FR próxima do valor normal para a idade.

Sim:

Qual grupo de doenças?

A — Pneumopatias restritivas: pneumonia, SDRA, pneumonia intersticial

Apresentam baixa complacência e alta resistência pulmonar, sendo necessárias pressões maiores, para atingir volume corrente satisfatório, troca gasosa comprometida. Ajustes iniciais com FiO_2 60-100% e reduzir o quanto antes, tolerando saturação de 80-85%, Pinsp elevada 30cmH_2O, observando expansão de caixa torácica, volume corrente 6-10ml/k (evitar VC >12cm prevenindo volutrauma), PEEP elevadas 5-15cmH_2O, Ti curto 0,5-0,8s, FR normal. Tolerar $PaCO_2$ elevada gradual (hipercapnia permissiva).

B — Doença obstrutiva de vias aéreas inferiores: asma, displasia broncopulmonar, bronquiolite

Pacientes com elevada resistência pulmonar não uniforme, tanto à entrada como à saída de ar dos pulmões, determinando tempos tanto inspiratórios como expiratórios longos. Normalmente são necessários sedativos em altas doses ou até mesmo bloqueadores musculares nas primeiras horas para permitir ventilação efetiva. Usar Ti longo (0,9-1,2s), FR baixa 15-20rpm, PEEP baixo (3cmH_2O), Pinsp moderadamente elevada (25-30cmH_2O) ou volume corrente 6-10ml/kg, e FiO_2 50% ou mais.

Termos:

Ti: tempo inspiratório.

Te: tempo expiratório.

FiO_2: Fração inspirada de oxigênio.

Pinsp: Pico de pressão inspiratória.

PEEP: Pressão expiratória final positiva.

FR: Freqüência respiratória.

Quais são os objetivos ?

- Reverter hipoxemia: aumentando a ventilação alveolar, aumentando o volume pulmonar, diminuindo o consumo de oxigênio e aumentando a oferta de oxigênio.
- Reverter a acidose respiratória aguda.
- Reduzir o desconforto respiratório.
- Prevenir ou reverter atelectasias.
- Reverter fadiga dos músculos respiratórios.
- Permitir sedação, anestesia ou uso de bloqueadores neuromusculares.
- Reduzir consumo de oxigênio sistêmico e miocárdico.
- Reduzir pressão intracraniana.
- Estabilizar parede torácica.

(II Cons. Bras. Vent. Mec. — AMIB).

Evitando complicações

Barotrauma: evitar pressão de pico acima de 40-45cmH_2O.

Volutrauma: evitar grandes volumes correntes: rotineiramente, usar volume corrente de 8 a 10ml/kg; na SDRA, entre 4 e 7ml por quilo de peso; na asma brônquica, entre 5 e 7ml por quilo de peso.

Toxicidade pelo oxigênio: frações inspiradas de oxigênio para manter adequada saturação arterial. Evitar $FIO_2 > 60\%$ e otimizar a concentração de hemoglobina e débito cardíaco quando a SaO_2 estiver baixa.

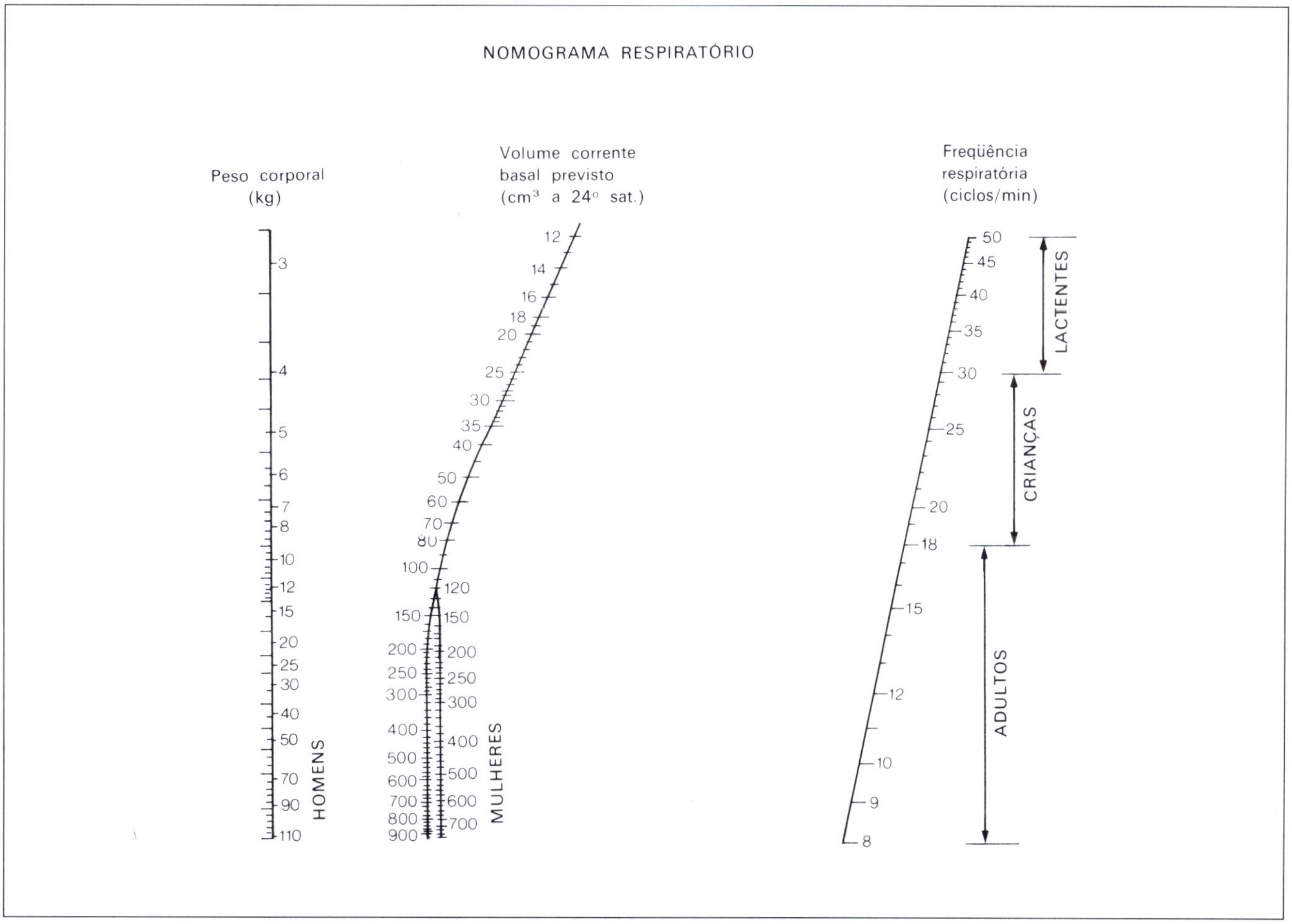

Figura IX.32 — Nomograma respiratório.

SEÇÃO X

EMERGÊNCIAS CARDIOCIRCULATÓRIAS

Lendo esta seção e tendo este livro à mão, mesmo que você não tenha muita experiência, estará **apto** a:

1ª impressão

- ansioso/sonolento/agitado
- pode necessitar de ajuda para se manter sentado
- taquipnéia — evolui para bradipnéia
- batimentos de asas do nariz
- respiração abdominal
- estridor, grunhido
- palidez, cianose pode melhorar com O_2

Complete seus conhecimentos em CARDIOLOGIA PEDIÁTRICA lendo a mesma seção do livro PEDIATRIA: DIAGNÓSTICO + TRATAMENTO (Sarvier)

Atualize seus conhecimentos assinando PEDIATRA IN (edição do autor)

PARÂMETROS BASAIS ÚTEIS EM CARDIOLOGIA

Freqüência respiratória normal — veja pág. 287

Freqüência cardíaca normal para lactentes e crianças

Idade	Freqüência cardíaca (bpm)		
	Repouso (acordado)	**Repouso (dormindo)**	**Exercício (ou febre)**
Recém-nascido	100-180	80-160	> 220
1 semana-3 meses	100-220	80-200	> 220
3 meses-2 anos	80-150	70-120	> 200
2 anos-10 anos	70-110	60- 90	> 200
> 10 anos	55- 90	50- 90	> 200

Na prática:
Considere **limites superiores** de **FC normal**:
- lactentes — até 160
- pré-escolares — até 120
- escolares — até 100

PRESSÃO ARTERIAL (PA)

Pressão arterial (mmHg) em crianças (Keith e cols.)

Idade (anos)	PA sistólica (média)	Limite de variação em 95% de crianças normais	PA diastólica (média)	Limite de variação em 95% de crianças normais
Recém-nascido	80	± 16	46	± 16
1/2-1	90	± 25	61	± 19
1-2	96	± 27	65	± 27
2-3	95	± 24	61	± 24
3-4	99	± 23	65	± 19
4-5	99	± 21	65	± 15
5	94	± 14	55	± 9
6	100	± 15	56	± 8
7	102	± 15	56	± 8
8	105	± 16	57	± 9
9	107	± 16	57	± 9
10	109	± 16	58	± 10
11	111	± 17	59	± 10
12	113	± 18	59	± 10
13	115	± 19	60	± 10
14	118	± 19	61	± 10
15	121	± 19	61	± 10

Use manguito que cubra 2/3 do comprimento do braço e que fique justo (nem muito apertado, nem muito folgado). Método auscultatório. Em prematuros e recém-nascidos pode-se usar o método do "flush".

Manguitos recomendados: prematuro — 3cm; RN a 2 anos — 4,5cm; 2 a 4 anos — 7cm; 5 a 9 anos — 10cm; 10 a 14 anos — 13cm.

Fórmula de Katzemberger:

$$PM_x = 2 \times \text{idade} + 180$$

$$PM_n = \frac{M_x}{2} + 10$$

Admita, como normais, variações de ± 15 para a pressão sistólica e ± 10 para a diastólica.

EXAMES ESPECÍFICOS EM CARDIOLOGIA

ELETROCARDIOGRAMA

Importante para: análise do ritmo e seus distúrbios;
sobrecarga de câmaras;
em presença de distúrbios metabólicos.

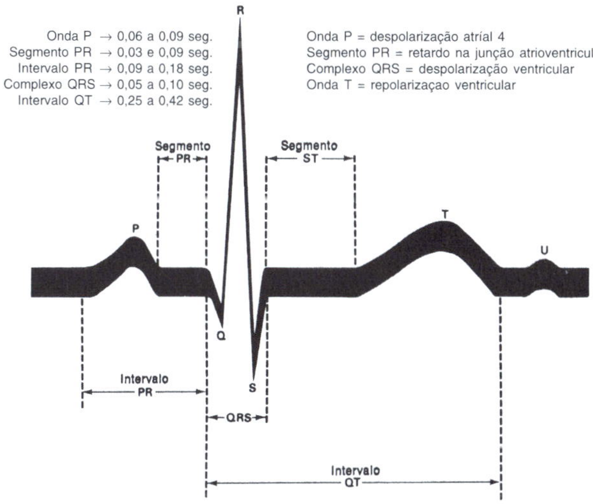

Ondas e segmentos do eletrocardiograma e sua duração normal.

onda = movimento para baixo e para cima da linha basal
segmento = linha entre duas ondas
intervalo = uma onda + um segmento
complexo = várias ondas
cada quadradinho pequeno (o menor) = 0,04s

Sobrecarga ventricular direita

Observar: eixo elétrico para a direita;
R amplas em V_1;
morfologia rS em V_5 e V_6.

Sobrecarga ventricular esquerda

Observar: eixo elétrico normal ou para a esquerda;
S profundo em V_1;
qR, com R amplas em V_5 e V_6.

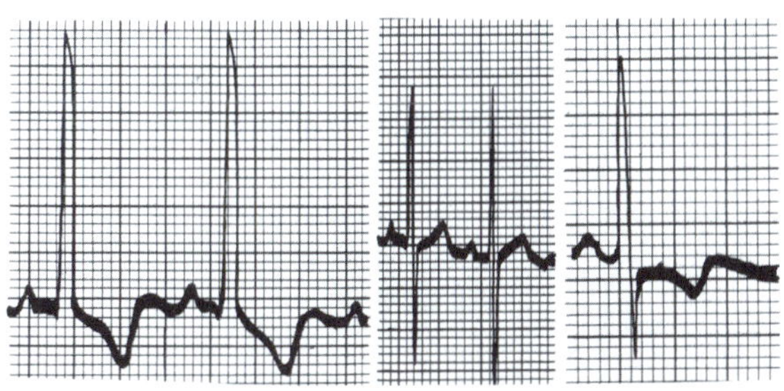

A) V_1: sobrecarga ventricular D (R alta). **B**) V_1: sobrecarga ventricular D (R > S, T positiva). **C**) V_6: sobrecarga ventricular D (S profundo, T negativa).

RAIOS X DE TÓRAX

Importante para: visualização da área cardíaca;
aumento de câmaras;
definição da vascularidade pulmonar;
diferenciação com pneumopatias.

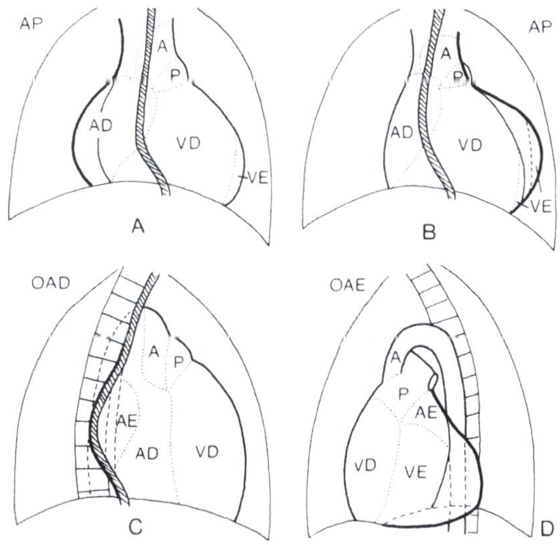

Raios X do coração — normal e no crescimento de câmaras.

ECOCARDIOGRAMA

Importante para: análise anatômica (defeitos de septos intercavitários, estenoses valvares, coartação da aorta, etc.);
avaliação da função miocárdica;
avaliação do pericárdio.

Analisar

1. Velocidade: normal x lento x rápido
   Veja quadro na pág. 328
2. Largura do complexo QRS
   normal = 0,08s = 2 quadradinhos pequenos
   estreitado < 0,08s (origem supra-ventricular)
   alargado > 0,08s (origem ventricular)
3. Ritmo: regular x irregular
   Verifique se todos intervalos R-R são iguais

1. INSUFICIÊNCIA CARDÍACA CONGESTIVA

Incapacidade do coração em manter débito cardíaco adequado às necessidades do organismo, acarretando congestão pulmonar e até hipoperfusão de órgãos vitais.

cardiopatias congênitas
miocardites
hipertensão
distúrbios metabólicos
sepse

miocardite
miocardiopatia/arritmias
cardiopatia operada
doenças neuromusculares
anemias graves
hipertensão aguda (GNDA)
tireotoxicose
terapia oncológica

SINTOMAS

LACTENTE
dificuldade ao mamar
dispnéia/cansaço
ganho ponderal insuficiente
sudorese excessiva

CRIANÇA MAIOR
dispnéia progressiva
palidez
irritabilidade
dor abdominal

SINAIS

Taquicardia	lactentes > 140
	crianças > 120
Taquipnéia	lactentes > 40
(estertores)	crianças > 30
Hepatomegalia	lactentes > 3cm
(borda romba)	crianças > 2cm
Ritmo de galope	
Oligúria	

EXAMES COMPLEMENTARES

GERAIS

Hemograma: anemia, infecções
Gasometria: acidose metabólica
Glicemia: hipoglicemia
Ionograma: hipopotassemia, hipocalcemia
Gasometria arterial

ESPECÍFICOS

Raios X de tórax — **cardiomegalia**
congestão pulmonar
ECG — FC, ritmo, sobrecarga de câmaras
ECO — defeitos anatômicos
função ventricular

O meio mais preciso e rápido de obter avaliação quantitativa da insuficiência cardíaca é a ecocardiografia bidimensional.

Para detalhes, veja o texto a seguir.

TRATAMENTO DA INSUFICIÊNCIA CARDÍACA

GRAVIDADE E IMPLICAÇÃO TERAPÊUTICA

LEVE a MODERADA

Bom estado geral
Consegue alimentar-se
Sorri
Taquipnéia discreta
Taquicardia
Hepatomegalia moderada
Boa perfusão periférica
Diurese normal

⇓

Medidas gerais

1. Repouso relativo
2. Elevação da cabeceira e ombros a 45º
3. Restrição hídrica e de sal
4. Tratamento da anemia e/ou infecção

Medidas específicas

1. Inotrópicos: digoxina VO
   Iniciar já com dose de manutenção:
   10mcg/kg/dia de 12/12 horas
2. Diuréticos VO
   a) Furosemida 1-3mg/kg/dia
   b) Nos casos moderados, associar espironolactona 1-3mg/kg/dia
3. Vasodilatadores VO
   Nos casos moderados: captopril*
   0,1-1mg/kg/dia a cada 8 ou 12 horas

GRAVE

Comprometimento do estado geral
Inapetente
Taquipnéia intensa
Taquicardia
Hepatomegalia significativa
Má perfusão periférica
Oligúria

⇓

Medidas gerais

1. Considerar UTI
2. Oxigenação adequada
3. Controle térmico
4. Transfusão de concentrado de hemácias se Ht < 30%
5. Tratamento de infecção
6. Restrição hídrica
   70% das necessidades diárias
7. Nutrição: aporte calórico adequado, NPP se necessário
8. Sedação, se necessário

Medidas específicas

1. Inotrópicos EV
   Lanatosídeo C: iniciar com dose de manutenção: 10mcg/kg/dia de 6 em 6 horas
   Nos casos de choque cardiogênico: iniciar aminas vasoativas com monitorização adequada
   - Dopamina: 2-8mcg/kg/min em infusão contínua
   - Dobutamina: 2-10mcg/kg/min em infusão contínua
2. Diuréticos EV
   Furosemida 2-4mg/kg/dia em 3-4 doses
3. Vasodilatadores —
   Captopril VO ou
   Nitroprussiato de sódio EV
   0,5-8mcg/kg/min em infusão contínua

---

* alternativa: enalapril: 0,08mg/kg/dose cada 12-24h

Medidas especiais — ver no texto.
Leia os detalhes a seguir.

INSUFICIÊNCIA CARDÍACA CONGESTIVA

Incapacidade do coração em suprir as necessidades do organismo. O débito cardíaco é baixo e ocorre acúmulo de sangue nos pulmões e veias periféricas (congestão).

Destaques

1. A criança pequena tem, geralmente, manifestações de insuficiência cardíaca **global**.
2. Para o diagnóstico de ICC, não esperar a presença de estertores de base, galope ou edema.
3. O edema não é uma manifestação freqüente ou significativa de ICC na criança. Quando presente, o edema se manifesta por aumento de peso.
4. A **hepatomegalia** é um sinal importante inclusive para o acompanhamento do tratamento.
5. A **cardiomegalia** é um sinal importante, mas pode não estar presente em determinadas cardiopatias.
6. O **ECG** não faz diagnóstico de ICC, mas é um dado adicional na avaliação diagnóstica.
7. No lactente, o fígado é normalmente palpável até 3cm abaixo do rebordo costal; nos casos de pneumopatias obstrutivas (bronquiolite) ocorre um rebaixamento do fígado, levando a uma pseudo-hepatomegalia.
8. Não confundir congestão pulmonar decorrente da ICC com uma pneumopatia: a congestão pulmonar em geral regride rapidamente com o controle da ICC.

TRATAMENTO DA ICC (ver pág. 331)

ICC LEVE a MODERADA

Medidas gerais

1. Anemia, processos infecciosos, taquicardia paroxística supraventricular, se presentes, devem ser tratados.
2. Repouso relativo.
3. Restrição hídrica: 400-600ml/dia no lactente e 600-800ml/dia para a criança maior. Restrição de sal deve ser recomendada na criança maior. Alimentos ricos em potássio.

Medidas específicas

1. **Digoxina** — por via oral, 10mcg/kg/dia, ÷ em 2 doses.
   - Apresentação comercial: Digoxina Elixir Pediátrico — 1ml = 50mcg (conta-gotas de 1ml graduado a cada 0,2ml), portanto, 0,1ml/kg a cada 12 horas.

   Não confundir com Digoxina Solução, que é muito mais concentrada.

   Exemplo: criança de 10kg — 1ml VO a cada 12 horas; 14kg: 1,4ml.
2. **Diuréticos** — iniciar com furosemida 1-3mg/kg/dia, via oral, dividido em 2 ou 3 doses.
   - Apresentação comercial: Lasix Solução Oral 1ml = 10mg.

   Nos casos moderados, pode-se associar espironolactona 1-2mg/kg/dia, via oral, dividido em 2 vezes.
   - Apresentação comercial: Aldactone comprimidos de 25mg.
3. A associação **digoxina + furosemida** por via oral, além da restrição hídrica adequada, na maioria das vezes é suficiente para o controle clínico dos casos leves/moderados.
4. **Nos casos moderados não controlados** adequadamente com as medidas acima, pode-se associar um vasodilatador, a fim de reduzir a pós-carga. A droga mais freqüentemente utilizada é o captopril.

   Captopril (Capoten, G — comprimido 12,5, 25 e 50mg) — 0,1-0,5mg/kg/dose; adolescentes: 6,25 a 12,5mg/dose; repetir a cada 8 ou 12 horas.

   ou Enalapril (Renitec, G — comprimido 5,10 e 20mg) — 0,08mg/kg/dose; adolescentes 5 a 20mg; 1 ou 2 vezes ao dia.

ICC GRAVE

Medidas gerais

1. Considerar internação em UTI para monitorização adequada: FC, FR, PA, oximetria de pulso.
2. Posição semi-sentada.
3. Oxigenação — lactentes pequenos: incubadora; crianças: cateter nasal ou tenda úmida; nos casos com insuficiência respiratória grave pode ser necessário suporte ventilatório.
4. Controle térmico; especialmente em crianças pequenas, a hipotermia é um importante fator adverso.
5. Transfusão de papa de hemácias, se hematócrito abaixo de 30% — 10ml/kg.
6. Tratamento de processos infecciosos subjacentes.
7. Restrição hídrica — se a criança está se alimentando, proceder como nos casos moderados; se estiver em jejum, prescrever 80% das necessidades hídricas diárias.
8. Nutrição — dieta especial com alto teor calórico; a via gastroenteral é preferível; quando esta via for contra-indicada, considerar uso de nutrição parenteral.
9. Correção da hipoglicemia e acidose metabólica, se presentes, bem como de outros distúrbios metabólicos (hipocalcemia, hipopotassemia, hipomagnesemia).
10. Sedação, se necessário. Habitualmente utilizamos hidrato de cloral na dose de 20-50mg/kg/dose. Nos casos graves pode-se usar morfina 0,1-0,2mg/kg IM ou SC.

Medidas específicas

1. Inotrópicos — lanatosídeo C, na dose 10mcg/kg/dia em 4 doses, EV.
   - Apresentação comercial: Cedilanide ampola = 2ml = 0,4mg.

Nos casos de choque cardiogênico, iniciar aminas vasoativas com monitorização adequada, em infusão EV contínua:

- Dopamina — 1 ampola = 10ml = 50mg
  Dose — 2-8mcg/kg/min
  6 × peso (kg) = mg de dopamina
  Completar para 100ml com SG a 5%
  1ml/kg/hora desta solução = 1mcg/kg/min

  ou

- Dobutamina — 1 ampola = 20ml = 250mg
  Dose — 2-10mcg/kg/min
  12 × peso (kg) = mg de dobutamina
  Completar para 100ml com SG a 5%
  1ml/kg/hora desta solução = 2mcg/kg/min

Nos casos mais graves, podem-se associar as duas drogas na mesma solução.
Exemplo: criança de 10kg
Dose: dopamina 3mcg/kg/min = (6 × 10) mg
dobutamina 6mcg/kg/min = (12 × 10) mg
Prescrição: dopamina 60mg = 12ml
dobutamina 120mg = 10ml
SG a 5% — 78ml
Velocidade = 3ml/kg/hora
(Observe que os números foram arredondados e que o volume total permanece 100ml.)

2. Diuréticos — furosemida 2-4mg/kg/dia, EV, 2 a 4 doses.
   - Apresentação comercial: Lasix ampola 1ml = 10mg.
3. Vasodilatadores — captopril VO como nos casos moderados; nos casos de choque cardiogênico, utilizar nitroprussiato de sódio em infusão EV contínua; iniciar com dose baixa, 0,5mcg/kg/min, aumentando gradualmente conforme resposta hemodinâmica, com monitorização adequada.
   3 × peso = mg de nitroprussiato de sódio
   SG a 5% — completar para volume de 100ml
   1ml/kg/hora = 0,5mcg/kg/min

Medidas especiais

1. Prostaglandina E2 — usada nos casos de cardiopatias congênitas graves no período neonatal, onde o fluxo sangüíneo sistêmico é dependente do canal arterial, como na síndrome de hipoplasia do coração esquerdo e na interrupção do arco aórtico.
2. Cateterismo cardíaco intervencional — atriosseptostomia; valvoplastias.
3. Cirurgia paliativa ou corretiva.

EDEMA AGUDO DE PULMÃO

1. Posição semi-sentada.
2. Oxigenação e ventilação (entubação e ventilação mecânica).
3. Sedação — morfina 0,1mg/kg/dose EV lento.
4. Furosemida 2-3mg/kg EV.
5. Garroteamento de 3 membros por vez.
6. Dobutamina EV.
7. Captropil ou nitroprussianato.
8. Monitorização hemodinâmica: FC, FR, PA, saturação de O_2.

Espironolactona — Aldactone (comprimidos 25 e 50mg)
Furosemida — Lasix ampola 1ml = 10mg
Enalaprilato — Retemic fr 5ml (1mg/ml)

2. INTOXICAÇÃO DIGITÁLICA

Cautela: durante o tratamento com digitálicos, é preciso estar sempre com a atenção voltada para a possibilidade de intoxicação digitálica (mesmo com doses terapêuticas).

Os primeiros efeitos dos digitálicos se observam 1 hora depois da dose ministrada e o efeito completo da dose em 4-6 horas. Depois de se observar alívio de qualquer sinal ou sintoma, convém efetuar o ECG.

Sinais de **impregnação digitálica**: QT curto, depressão de ST, deslocamento do ponto J (sinal da colher de pedreiro), alargamento de PR (Fig. X.1).

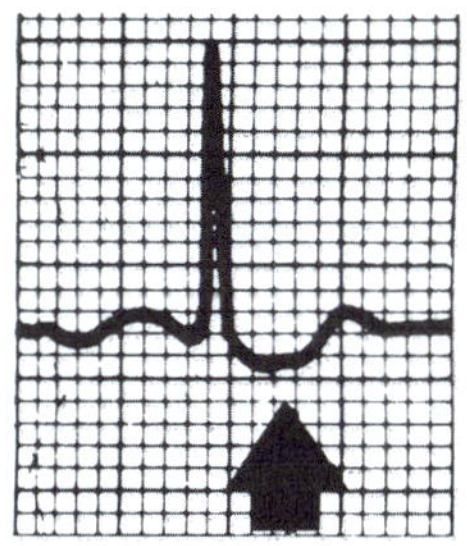

Fig. X.1 — Efeito digitálico — depressão do segmento ST: cavidade arredondada em "colher".

Se estes sinais estão presentes, risco iminente de intoxicação: observação cuidadosa e cautela na dosagem.

Sinais de alarme

1. Freqüência cardíaca inferior a 100bpm no lactente ou 80bpm em crianças maiores.
2. Principais alterações extracardíacas: inapetência, náuseas, vômitos, diarréia, alterações visuais e distúrbios de comportamento.
3. Alterações eletrocardiográficas observadas:
   a) bradicardia sinusal — freqüência cardíaca abaixo de 80bpm é sinal de alerta;
   b) bloqueio AV de 1º grau, arritmias atriais, como fibrilação ou "flutter";
   c) bloqueio AV de 2º e 3º graus;
   d) embora menos freqüentes, são as arritmias ventriculares aquelas que maiores perigos apresentam. São elas: extra-sístoles ventriculares em geral bigeminadas, salvas de extra-sístoles e taquicardia ventricular.

Tratamento

1. Internar em UTI para monitorização cardíaca.
2. Providenciar acesso venoso adequado.
3. Monitorização contínua do ECG.
4. Em casos de ingestão acidental da droga, se o acidente foi recente, proceder o esvaziamento e lavagem gástrica; carvão ativado pode ser também utilizado para remover a droga não absorvida.
5. Suspensão imediata da droga. O diagnóstico de intoxicação digitálica é clínico; a dosagem do nível sérico corrobora o diagnóstico.
6. **Bradicardia sinusal** — atropina 0,02mg/kg/dose; pode ser repetida 1 vez em 5 minutos.
   Atropina — 1 ampola — 1ml = 0,25mg.
7. Difenilidantoína — em extra-sistolia ventricular, 2mg/kg EV em 5 minutos (Hidantal 5ml = 250mg), repetir a cada 15 min, se necessário.
8. Se houver hipopotassemia, deve ser corrigida (velocidade de infusão — até 0,5mEq/kg/hora).
9. Diálise peritoneal em casos graves que não respondem às medidas anteriores.
10. A cardioversão está contra-indicada no tratamento de rotina das arritmias por intoxicação digitálica.
11. Tratamento específico: anticorpos antidigoxina (FAB) indicado se for ingerido > 0,3mg/kg.
    Digibind — ampola 40mg.
    Dose: 1 ampola ou mg ingerido × 55 —
    diluir em s. fisiológico (1ml para cada mg)
    EV em 30 minutos, com filtro.
    Se parada cardíaca: injeção EV direta.
12. Ver também o capítulo Arritmias.

3. CRISE HIPOXÊMICA

CAUSA	FATORES DESENCADEANTES
Cardiopatia congênita com hipofluxo pulmonar, por redução crítica e súbita do fluxo pulmonar	Choro Esforço físico Desidratação/acidose Anemia Infecção

QUADRO CLÍNICO
Cianose intensa Taquipnéia Agitação, letargia Perda de consciência Convulsões

CONDUTA
1. Posição fetal ou genupeitoral 2. Oxigenação — cateter nasal ou máscara 3. Sedação — morfina 0,2mg/kg SC ou IM Hidrato de cloral 50mg/kg VR (solução a 10% = 0,5ml/kg)
4. Correção da acidose metabólica: bicarbonato de sódio 1-2mEq/kg EV 5. Correção da hipoglicemia: glicose a 25% — 1ml/kg 6. Propranolol: 0,1mg/kg EV; repetir até 3 vezes a cada 5 min 7. Correção da anemia: concentrado de hemácias 10ml/kg para manter hematócrito (Ht) 50-55% 8. Tratamento de eventuais infecções

CRISE HIPOXÊMICA

Detalhes de conduta

1. No tratamento da crise hipoxêmica, geralmente as medidas iniciais (**oxigenação** + **sedação**) são suficientes para o controle da crise.
   Caso o episódio se prolongue, checar gasometria arterial e corrigir acidose metabólica, se necessário.
2. Manter hidratação adequada, bem como tratar hipoglicemia, se presente.
3. Nos casos mais graves, pode-se utilizar propranolol EV, sob monitorização cardíaca, na dose de 0,1-0,2mg/kg, lentamente. Repetir até 3 vezes a cada 5 min.
   Propranolol 1ml = 1mg; diluir 1ml em 9ml de água destilada → 1ml = 0,1mg.

Medidas complementares:

1. Correção da anemia (manter Ht 50-55%).
2. Correção de infecções subjacentes.
3. Em casos com poliglobulia (Ht > 60%), realizar hemodiluição (substituir volume retirado por soro fisiológico ou, preferencialmente, Dextran 40).

$$\text{Quantidade a ser retirada (ml)} = \text{Volemia (80ml/kg)} \times \frac{\text{Ht encontrado} - \text{Ht desejado}}{\text{Ht desejado}}$$

CRISE HIPOXÊMICA NA CARDIOPATIA CIANOGÊNICA

A CRIANÇA CIANÓTICA

Considere as seguintes possibilidades quando se deparar com um recém-nascido ou lactente apresentando **cianose** ao exame clínico:

- Exposição ao frio
- Hipoglicemia
- Hipocalcemia
- Acidose metabólica
- Septicemia
- Lesões do SNC
- Choque
- Pneumopatias
- Perda de fôlego
- Persistência do padrão fetal
- Metemoglobinemia

A cianose não relacionada à cardiopatia congênita tende a ser transitória enquanto a cianose no paciente cardiopata tende a piorar com o passar do tempo.

A cianose de instalação precoce de causa cardíaca quase sempre indica cardiopatia grave.

CRISE HIPOXÊMICA

a) Lactente ou criança pequena com cardiopatia com hipofluxo pulmonar.
b) Redução crítica e súbita do fluxo pulmonar.
c) Crise súbita e aguda de dispnéia e agravamento da cianose.
d) Desencadeada por choro, esforço físico, processos infecciosos, sendo mais freqüentes em estados de anemia relativa, desidratação, acidose metabólica.

A criança apresenta cianose intensa, taquipnéia, alterações neurológicas, podendo apresentar-se agitada ou letárgica, e, nos casos mais graves, com perda de consciência, convulsões, podendo levar à morte.

Conduta

1º) Posição fetal ou genupeitoral.
2º) Oxigênio: cateter nasal ou máscara.
3º) Sedação: morfina 0,2mg/kg SC ou IM (1ml = 10mg); hidrato de cloral 50mg/kg via retal.
4º) Correção da acidose metabólica, se possível baseada na gasometria arterial ou na dose de 1-2mEq/kg de bicarbonato de sódio EV.
5º) Correção da hipoglicemia: glicose 25% — 1ml/kg EV.
6º) Propranolol: usado durante a crise na dose 0,1mg/kg EV; repetir até 3 vezes a cada 5 minutos.
7º) Correção da anemia: concentrado de hemácias 10ml/kg para manter hematrócrito 50-55%.
8º) Tratamento de eventuais infecções.

4. ARRITMIAS CARDÍACAS

São **variações da freqüência e do ritmo cardíaco**. Eventualmente, podem ocorrer em crianças normais ou sem patologia cardíaca, não necessitando de tratamento específico.

Exemplos:

Taquicardia sinusal — presente no exercício, febre, dor, choro, anemia, infecções. FC não excede 210-230; ECG: todos complexos QRS precedidos de onda P; R-R variável com P-R fixo (lactentes FC < 220; crianças < 180).

Bradicardia sinusal — encontrada em vagotonia, atletas treinados, sono, drogas, hipotireoidismo, hipertensão intracraniana.

Arritmia sinusal — é a variação normal do ritmo cardíaco em função do ciclo respiratório.

Marca-passo atrial mutável — caracterizado por mudanças na configuração da onda P e no intervalo PR, encontrado na criança sadia, sem significado patológico.

Extra-sistolia ventricular ou **supraventricular** — freqüentemente encontrada em crianças normais na fase pré-escolar e escolar, isoladas, monomórficas e que desaparecem ao exercício.

Na análise das arritmias cardíacas em crianças, considerar:

1. Caracterização do ritmo sinusal normal:
   - cada onda P é seguida de um complexo QRS e é sempre positiva em D1, D2 e aVF.
2. Avaliar as seguintes questões:
   - freqüência cardíaca;
   - se o intervalo R-R é regular;
   - se há onda P precedendo cada QRS;
   - se a duração do QRS é normal (até 0,08s).

TAQUIARRITMIAS (Taquicardia)

TAQUICARDIA SUPRAVENTRICULAR

a) Lactente com 1-2 dias de redução do apetite, irritabilidade, respiração anormal, FC elevada.
b) Se persistir mais de 24 horas: hepatomegalia, estertores, edema sacral e facial.
c) Pré-escolares: querem colo ou ficar deitado; desconforto torácico.
d) Adolescentes: queimação, náusea, tontura, desmaio, distúrbios visuais; "coração disparado".

Início súbito em criança sem doença
FC (ritmo regular): lactentes ≥ 220; crianças ≥ 180bpm.
Freqüência entre 180 e 300bpm (ritmo regular)
Onda P de difícil identificação
Duração do QRS normal

Intervalo R-R fixo (ritmo regular)
Reconheça: **QRS estreito** (< 0,08s)
Trate: manobras vagais, adenosina, verapamil, cardioversão
Ao cardiologista: sintomas recorrentes, QRS largo

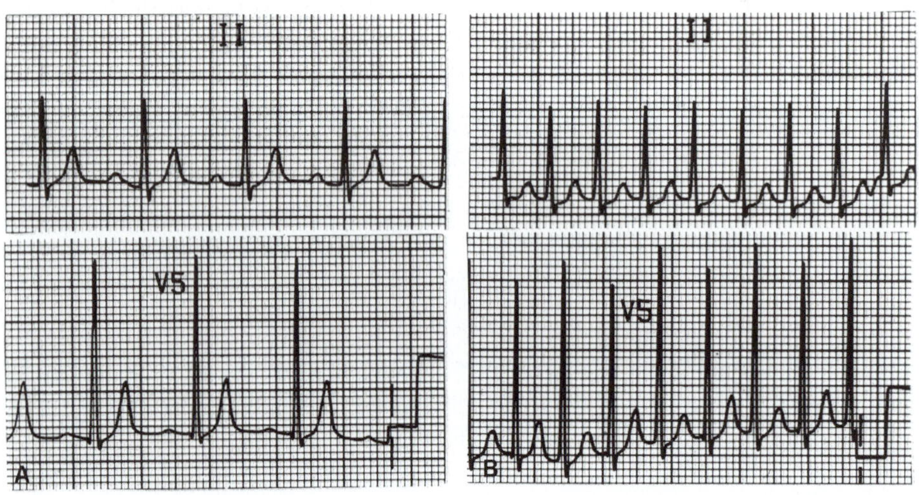

Fig. X.2 — **A**) ECG normal. **B**) Taquicardia supraventricular (não se distinguem ondas P; QRS de aspecto normal).

Conduta na taquicardia supraventricular

Em crianças com **condições hemodinâmicas estáveis**, isto é, sem sinais clínicos de insuficiência cardíaca e/ou baixo débito sistêmico.

1. **Estimulação vagal**:
   a) crianças maiores: manobras de Valsalva;
   b) palpar a carótida, tão alto quanto possível, pressionando-a contra a coluna, inicialmente no lado D e depois no lado E (não as duas ao mesmo tempo) até a normalização do ritmo sinusal, mas não por mais de 20 segundos;
   c) provocar o vômito ou baixar a cabeça sobre os joelhos;
   d) manobra da **bolsa de gelo**: uma bolsa de plástico grande é preenchida com água em 1/3 de sua capacidade e, em seguida, com gelo em igual volume. A bolsa é colocada sobre a face do paciente, cobrindo nariz e boca de modo a tornar a respiração impossível. Duração máxima: 15 segundos; se houver reversão do ritmo antes disso, a bolsa é imediatamente removida. O processo pode ser usado em qualquer idade. Crianças maiores são instruídas para segurar a respiração no fim da inspiração.

2. **Se a estimulação vagal falhar**:

   Tratamento de **escolha**: **adenosina** (Adenocard: ampola = 6mg).

   Dose: 0,1mg/kg EV rápido, em bolo (máximo 6mg).

   Em seguida, injetar 5ml de s. fisiológico EV rápido.

   Se não eficiente em 3 minutos: 0,2mg/kg EV rápido.

   Alternativa: amiodarona 5mg/kg EV em 30 minutos.

3. **Sinais de instabilidade hemodinâmica**:

   Hipotensão, hipoperfusão periférica, consciência diminuída, dispnéia: oxigênio + cardioversão.

   0,5-1J/kg; se não houver resposta: 2J/kg.

   Corrigir: hipoxemia, hipovolemia, hipotensão, acidose, drogas. **Chamar cardiologista**.

Casos com insuficiência cardíaca ou choque
RCP imediata, cardioversão 1J/kg.

Amiodarona 5mg/kg EV em 20-60 minutos.

Tratar acidose e hipotensão.

Manutenção com digital (10mcg/kg/dia)
ou amiodarona (10mg/kg/dia), EV.

TAQUICARDIA VENTRICULAR

Rara, mas constitui emergência real! Forneça O_2, conecte monitor/desfibrilador.

Ritmo usualmente regular

Freqüência entre 150 e 250bpm

Ondas P, quando identificáveis, dissociadas dos complexos ventriculares **QRS** bizarros, **alargados** (> 0,085)

Sem resposta à estimulação vagal

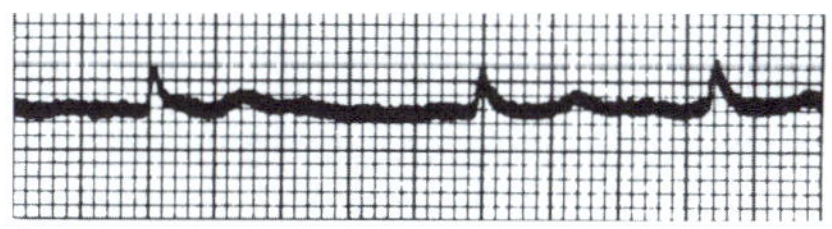

Fig. X.5 — **Fibrilação atrial** — não há ondas P, "tremores irregulares" (freqüência 350-600), QRS — ritmo irregular.

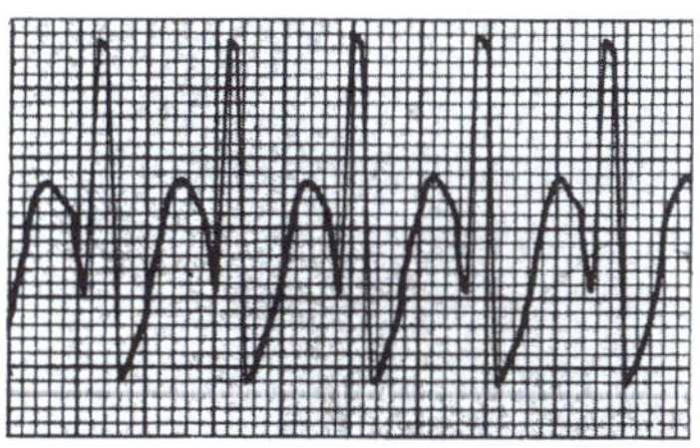

Fig. X.3 — **Taquicardia ventricular** — ondas QRS alargadas e irregulares.

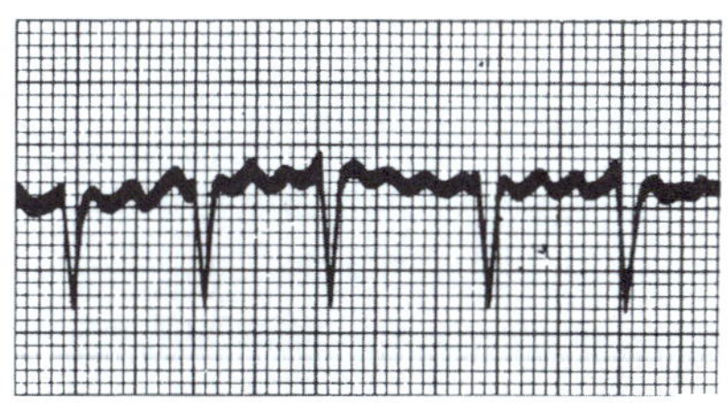

Fig. X.6 — **"Flutter" atrial** — ondas em "dente de serra" — (freqüência 150-400), ritmo ventricular mais lento e regular.

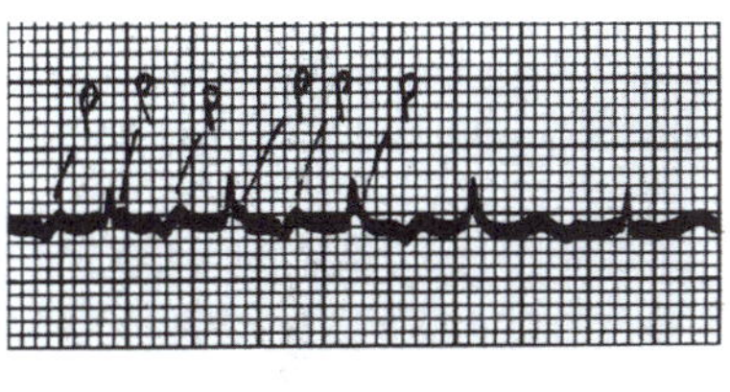

Fig. X.4 — **Taquicardia auricular paroxística** — D1 — ondas P pequenas, pontiagudas, freqüência: 150-300.

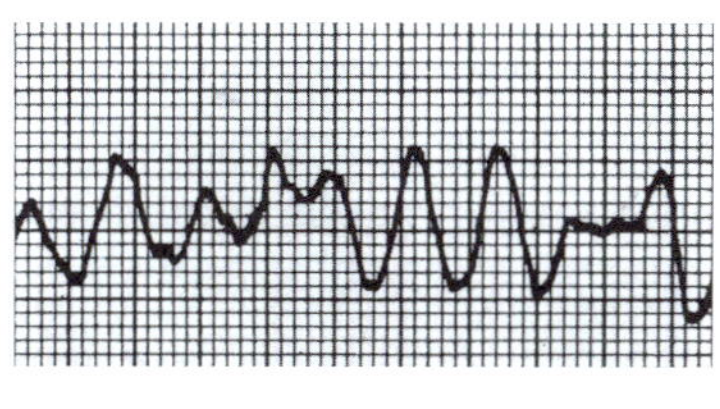

Fig. X.7 — **Fibrilação ventricular** — aspecto totalmente irregular.

Conduta na taquicardia ventricular

Com sinais de baixo débito sistêmico (instável): cardioversão elétrica: 2J/kg.

A seguir:

1º) RCP por 2 minutos – checar ritmo/pulso.

2º) Se necessário: novo choque 4J/kg – RCP por 2 minutos.

3º) Se refratário: droga por EV ou intra-óssea (IO):
a) adrenalina 0,1ml/kg da concentração 1:10.000
ou b) amiodarona (Ancoron) 5mg/kg EV/IO em 30 min; a seguir 5-15mcg/kg/min.

4º) Checar ritmo/pulso.

5º) Se necessário: choque 4J/kg.

6º) RCP + droga.

Em todos os casos, fornecer oxigênio e tratar os fatores contribuintes.

BRADIARRITMIA freqüência cardíaca (FC) abaixo do normal para a idade

1º passo é bradicardia: FC < do normal para a idade.

2º passo é bradicardia **significativa**: FC < 60.

3º passo é bradicardia **assintomática**

Estar atento para surpreender precocemente o aparecimento de sintomas decorrentes da bradicardia; reavaliar os sinais vitais a curto intervalo.

4º passo é bradicardia **sintomática**
dificuldade respiratória, consciência prejudicada

De imediato: intubação orotraqueal e acesso venoso.

Identificar as possíveis causas: hipotermia, hipóxia, hipotensão, acidose, distúrbios eletrolíticos, intoxicação digital, hiperestimulação vagal (ex: aspiração de tubo orotraqueal). Corrigi-las.

Forneça oxigênio; conecte monitor/desfibrilador.

5º passo

Bradicardia acompanhada de **comprometimento hemodinâmico** (queda do débito cardíaco): hipotensão, hipoperfusão periférica, dispnéia grave, diminuição (alteração) da consciência.

Manejo — Decisões Terapêuticas

Situação 1: A bradicardia é **assintomática**

Conduta: expectante/observação:

1) Reavaliar os sinais vitais, a intervalos curtos.
2) Solicitar ECG.
3) Identificar e tratar as possíveis causas.

Situação 2: A bradicardia é **sintomática**. Chamar cardiologista.

1) Intubação orotraqueal e acesso venoso.
2) Tratar as possíveis causas.

Situação 3: A bradicardia sintomática é acompanhada de **comprometimento hemodinâmico**:

Intubação orotraqueal; tratar as possíveis causas.

Se FC < 60 a despeito de oxigenação e ventilação, acrescentar medicação:

1ª *escolha* (maioria dos casos): **Adrenalina**.

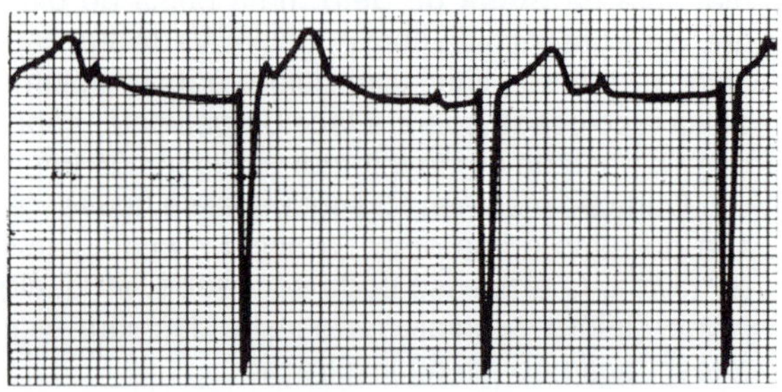

Fig. X.8 — Bloqueio AV total — a freqüência auricular (ondas P) é independente da freqüência ventricular (QRS); esta última é geralmente menor.

Dose: 0,1ml/kg da solução 1:10.000.

Via EV ou intra-óssea (ou intratraqueal: 0,1ml/kg sol. 1:1.000).

Pode repetir a cada 3 a 5 minutos.

2ª *escolha* — nos bloqueios cardíacos e nas hiperestimulações vagais: Atropina; dose: 0,02mg/kg (mínimo: 0,1mg; máximo: 0,5mg para crianças; 1mg para adolescente).

Pode repetir 1 vez, em 5 minutos (intoxicação por organofosforados: doses repetidas).

Bradicardias refratárias: marcapasso transcutâneo.

Em caso de bradicardia sem pulso — ver pág. 16.

Conduta no bloqueio AV total adquirido

1. De instalação **recente**:
   Observação (identificar/tratar causas).
   Considerar marcapasso transcutâneo (com analgesia e sedação: opiáceos e benzodiazepínico).
2. **Se a bradicardia persiste**:
   Adrenalina — solução 1:10.000 — 0,1ml/kg.
   Via EV, intra-óssea ou tubo endotraqueal.
   Repetir, se necessário, a cada 3-5 minutos.
3. Em pós-operatório de cirurgia cardíaca ou intoxicação por digital ou introdução/aspiração de tubo endotraqueal:
   Atropina (1 ampola 1ml = 0,25mg); 0,02mg/kg EV ou IM.
   Dose máxima: crianças 1mg; adolescentes 2mg.
   Pode ser repetida 1 vez.
4. Casos refratários — marcapasso transcutâneo.

5. ENDOCARDITE INFECCIOSA

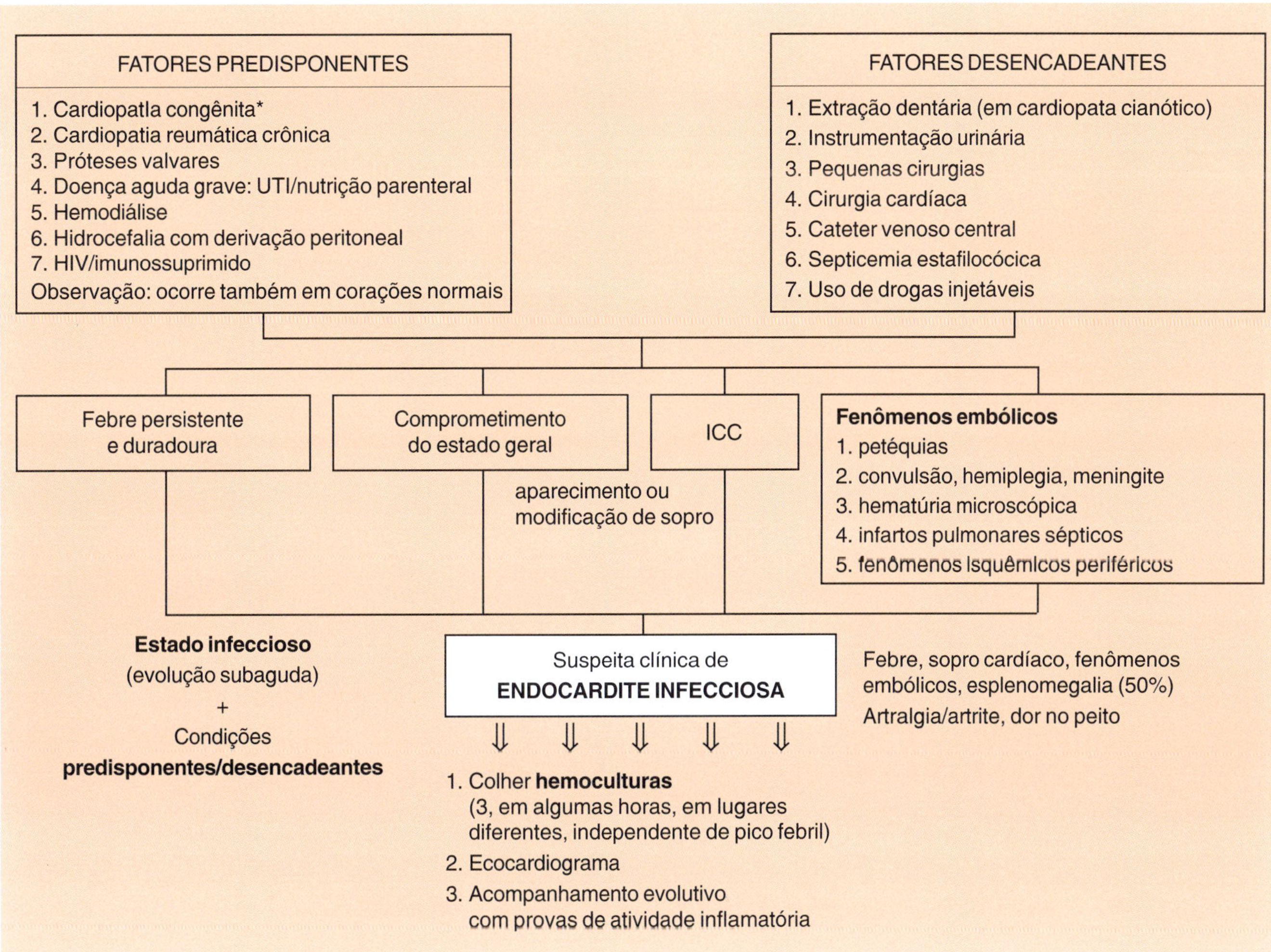

ENDOCARDITE INFECCIOSA (EI)

Infecção da superfície endocárdica do coração, mais freqüentemente envolvendo uma valva cardíaca.

Observações

1. Além das situações já enumeradas, o prolapso da valva mitral com insuficiência, freqüente na população geral, deve ser lembrado como fator predisponente para endocardite infecciosa.
2. São dados de exame físico a ser pesquisados: surgimento ou modificação de sopro cardíaco, além de outros sinais de ICC, esplenomegalia e achados correspondentes a fenômenos embólicos (petéquias, nódulos de Osler, manifestações neurológicas, isquemia periférica).
3. Havendo suspeita clínica de EI, a pesquisa do germe deve ser prioritária. Colher **hemoculturas** (3-5 pares). Em pacientes com importante comprometimento do estado geral, colher 3 pares de hemoculturas com intervalo de 30 minutos e iniciar antibioticoterapia (ver item 6).
4. Exames complementares: raios X de tórax, ECG (avaliação do comprometimento cardíaco e pulmonar), hemograma, sedimento urinário, provas de função renal, além de provas de atividade inflamatória (mucoproteínas, VHS, proteína C reativa), para acompanhamento.
5. O ecocardiograma é um exame importante para o diagnóstico. Mas a ausência de vegetações não afasta o diagnóstico de endocardite infecciosa.
6. Sempre que possível, orientar a antibioticoterapia baseado nas hemoculturas e antibiograma. Nos pacientes com grave comprometimento do estado geral, pode-se iniciar, após colheita de hemoculturas, o esquema: penicilina cristalina + oxacilina + gentamicina.
7. A antibioticoterapia usualmente é mantida por 6 a 8 semanas.

ENDOCARDITE — ANTIBIOTICOTERAPIA

Agente	Antibiótico	Duração (semanas)
Desconhecido		
infecção não hospitalar	oxacilina	4
prótese valvar antiga	+	
(> 60 dias)	gentamicina	2
hospitalar: cateter venoso	vancomicina	
pós-operatório recente	+	
(< 60 dias)	gentamicina	
Streptococcus viridans		
altamente sensível	penicilina	4-6
	ou	
	penicilina	4
	+	
	gentamicina	2
resistente ou enterococo	ampicilina	6-8
	+	
	gentamicina	4

Agente	Antibiótico	Duração (semanas)
Sthaphylococcus aureus*, *epidermidis		
sensíveis à penicilina	penicilina	6
	+	
	gentamicina	2
resistentes à penicilina	oxacilina	6
	+	
	gentamicina	2
resistentes à oxacilina	vancomicina	6
Candida	anfotericina B	4
Caso grave	vancomicina	6-8
	+	
pós-cirúrgico	gentamicina	2-4
ou intra-hospitalar	+ ampicilina (opcional)	6-8

Antibiótico (EV)	Dose diária (U ou mg/kg/dia)	Fracionamento da dose	Dose máxima em 24 horas
Penicilina	300.000U	4/4h	20 milhões U
Oxacilina	300mg	4 a 6h	12g
Gentamicina	5mg	8/8h	80mg
Vancomicina	40-60mg	8 a 12h	2g
Anfotericina B	1mg	gota a gota em 6 horas	aumento gradual da dose

Observações

A gentamicina pode ser substituída por outro aminoglicosídeo:

- tobramicina (5mg/kg/dia) ou amicacina (15mg/kg/dia)

  ou
- estreptomicina (20 a 40mg/kg/dia; máximo 1g/dia).

A oxacilina pode ser substituída por cefalotina (100mg/kg/dia; máximo 12g/dia).

Cocos pequenos gram-negativos (raro):

- ampicilina (300mg/kg/dia; máximo 12g/dia) 4 a 6 semanas;
- opcional: associar gentamicina por 2 semanas.

6. PERICARDITE AGUDA

Acúmulo súbito de líquido no espaço pericárdico.
O líquido pode ser seroso, fibrinoso, purulento ou hemorrágico.

CAUSAS

Viral	Tuberculosa	Traumática
Bacteriana	Reumática	Idiopática

QUADRO CLÍNICO

Dor torácica•	Tosse
Febre	Abafamento de bulhas
Dispnéia	Atrito pericárdico

TAMPONAMENTO CARDÍACO

Estase jugular	Hipotensão arterial
Hepatomegalia	Extremidades frias
Palidez	Pulso paradoxal > 20mmHg
Pulso paradoxal	

EXAMES LABORATORIAIS

- Hemograma
- PPD
- ECG
  - QRS de baixa voltagem alteração T-ST (elevação de ST, inversão de T)
- Raios X
  - aumento da área cardíaca
  - congestão pulmonar
- ECO*
  - espessamento pericárdico
  - derrame pericárdico

TRATAMENTO

Pericardiocentese
(ver capítulo Procedimentos)

• Dor precordial aguda, piora ao deitar, melhora sentado com o tronco inclinado para frente.

PERICARDITE

⇓

TRATAMENTO

- Repouso
- Antiinflamatórios
- Antibióticos**
- Tratamento específico

* Importante para distinguir entre miocardite e pericardite.
** A **pericardite purulenta** está geralmente associada com pneumonia, osteomielite, meningite ou epiglotite.

Punção pericárdica de urgência pode ser salva-vidas e fornece material para exame bacteriológico.

1º) Antibiótico EV para cobrir estafilococos, meningococos e *H. influenzae.*

2º) Drenagem pericárdica aberta (obrigatória).

7. CRISE HIPERTENSIVA

Urgência = elevação súbita e acentuada da PA com sintomatologia mínima. Ver (no texto abaixo) itens A, E, G.

Emergência = pressão alta com manifestações neurológicas e/ou cardiorrespiratórias.

ENCEFALOPATIA HIPERTENSIVA

Agitação	Vômitos
Cefaléia	**Convulsões**
Perturbações visuais	Sonolência
Acidente vascular cerebral	

GNDA (ASLO, complemento)

RN com malformação renal	Hipertensão maligna
RN com trombose renal	Nefrite do LES
Insuficiência renal crônica	Púrpura anafilactóide
Hipertensão renovascular	Coarctação da aorta

Pressão diastólica*
20-30mmHg (acima do percentil 95 (> 105)

Taquicardia
Insuficiência cardíaca congestiva

Exames subsidiários úteis:

Hemograma	Ionograma
Uréia sangüínea, creatinina	Gasometria
	Raios X de tórax, Eco, ECG
Exame de urina	Fundo de olho

CRISE HIPERTENSIVA
PA sistólica > 160; PA diastólica > 105

* Manguito muito estreito pode dar uma PA falsamente elevada.

CONDUTA TERAPÊUTICA

A) **Causa mais freqüente: em nosso meio GNDA**

Nifedipina = Adalat cáps. 10mg (com líquido).

1º) Calcular a dose: 0,25 (ou 0,33) até 0,5mg/kg.

2º) Aspirar o conteúdo da cápsula com seringa.

3º) Volume total aspirado = 10mg; aproveitar a dose calculada.

4º) Despejar com a própria seringa (sem agulha) **sob a língua**:
- em crianças de mais de 6 anos: 1/2 a 1 cápsula via **sublingual**;
- efeito evidente em 30 minutos (a via oral pode ser usada, mas o efeito é mais lento).

5º) Se necessário, repetir após 4 ou 6 horas.

6º) Se for necessária manutenção: 0,5mg/kg/dia, VO, fracionada a cada 4 ou 6 horas:
- efeitos colaterais: palpitação, cefaléia, náuseas, tontura, rubor facial.

— Associar **furosemida** (Lasix: ampola 2ml = 20mg/ml): 1-2mg/kg/dose EV ou IM.

Se não houver resposta, repetir, após 30 a 60 minutos; depois de 6/6 horas.

Se for necessária manutenção — Lasix: comprimido 40mg; solução 1ml = 10mg — 1-3mg/kg/dose VO, dividido em 3 vezes ao dia.

— Dieta hipossódica com restrição de líquidos.

Observação: na maioria dos casos de GNDA (hipertensão moderada) **basta dieta hipossódica** com **restrição hídrica** e um **diurético** (furosemida).

Alternativa — inibidor da ECA

Captopril — 0,3 a 0,5mg/kg

Início do efeito: 15 minutos, duração 2 horas.

Repetir a cada 4, 6 ou 8 horas (máximo 6mg/kg/dia).

Contra-indicado em estenose bilateral da artéria renal.

B) **Em casos muito graves ou que não respondam ao tratamento habitual:**

a) **Diazóxido**: 5mg/kg EV rápido (1 ou 2 minutos).

b) Início do efeito: 1 a 2 minutos; efeito evidente dentro de 10 minutos.

c) Se não surtir efeito, pode repetir em 30 minutos.

d) Duração do efeito: 4 a 24 horas.

e) Produto: Pressuren (Schering) — ampola de 20ml; 15mg/ml.

f) Efeitos colaterais: náuseas, retenção de sódio, hiperglicemia, rubor generalizado; a maioria dos pacientes adormece 30 a 60 minutos após a injeção.

Iniciar a administração de nifedipina 4 a 6 horas depois da aplicação do diazóxido (desde que não haja, neste momento, hipotensão severa).

C) **Alternativa para o diazóxido ser usado exclusivamente em UTI** (exige monitorização constante)

Nitroprussiato de sódio:

a) Início do efeito: imediato.
b) Modo de administrar: diluir 1 ampola (50mg) em 1 litro de s. glicosado a 5% (= 5mg/ml); gota a gota EV.
Convém evitar ação da luz, recobrindo o frasco de soro com papel aluminizado ou escuro.
c) Dose: iniciar com 1µg/kg/min (= 0,4 gota/kg/min) e aumentar, se necessário, até que ocorra queda da PA (geralmente com 1 a 4µg/kg/min; média: 1,5).
d) Controle da hipertensão geralmente conseguida em 5 minutos (1 a 20min).
Nota: se não houver resposta com 8µg/kg/min depois de 10 minutos, suspender a administração.
e) Controle da ICC em 24h e desaparecimento dos sinais neurológicos em 24-48 horas. Controlar a velocidade pelo efeito.
f) Duração do efeito: só durante a infusão.
g) Preparado: Nipride (Roche) 1 ampola = 50mg.
h) Efeitos colaterais: náuseas, cefaléia, palpitações, contrações musculares, dor abdominal.
i) Iniciar medicação anti-hipertensiva de manutenção **ainda durante a administração EV do nitroprussiato**.

D) Em casos de GNDA com insuficiência renal aguda e sinais de insuficiência cardíaca congestiva (hipervolemia acentuada) está indicada a **diálise peritoneal**.

E) Em casos de hipertensão grave decorrente de nefropatia, hipofluxo renal (**hipertensão renovascular**) e na hipertensão essencial com renina elevada, bons resultados têm sido obtidos com o **captopril** (0,3-0,8 a 2mg/kg/dose), VO, 8/8h isoladamente ou melhor associado a um diurético (hidroclorotiazida ou furosemida). Captopril = Capoten comprimidos 12,5 ou 25mg.

Crise hipertensiva assintomática

Nifedipina VO — 0,25 a 0,5mg/kg/dose (1-2mg/kg/24h).
Captopril VO (doença renovascular) — 0,15-0,5mg/kg/dose.
Minoxil VO.
Observação hospitalar por pelo menos 6 horas.

Emergência em crise hipertensiva
(com manifestações neurológicas, cardiorrespiratórias) em UTI:
Monitorização e controle cardiorrespiratório (ABC)
1ª escolha: Nitroprussiato EV.
Outras opções:
Diazóxido EV — 3-5mg/kg rápido.
Hidralazina EV — 0,1 a 0,4mg/kg/dose.
Enalaprilat EV — 0,05 a 0,10mg/kg/dose, 12/12h.
Nifedipina VO — 5mg/kg; repetir.

F) **Hipertensão maligna**
Minoxidil 0,2mg/kg/dia (Loniten comp. 10mg), dividido em 2 vezes ao dia associado à furosemida e eventualmente propranolol 1mg/kg/dia. ■

8. CHOQUE NA CRIANÇA

O que é — condição em que ocorre falência do sistema cardiocirculatório que deixa de garantir um fluxo sangüíneo compatível com a demanda metabólica dos tecidos periféricos. Na maioria das crianças ocorre má perfusão periférica por baixo débito cardíaco. A definição de choque não depende da PA.

Conheça os tipos de choque

1. **Hipovolêmico** — causado por perdas anormais de fluidos, levando a uma queda importante do volume sangüíneo circulante. Pode ser secundário a: diarréia, vômitos, trauma, sangramento gastrintestinal, queimaduras, peritonite, poliúria (diabetes).
2. **Cardiogênico** — débito cardíaco insuficiente por disfunção miocárdica causada por cardiopatia congênita, miocardite, "falência de bomba", derrame pericárdico, arritmias.
3. **Distributivo** — má distribuição do volume sangüíneo por alteração da resistência vascular sistêmica:
   - resistência baixa — aumento do fluxo sangüíneo na pele: extremidades quentes e pulsos fortes = **choque quente**;
   - resistência alta — redução do fluxo sangüíneo na pele. Inclui choque séptico (págs. 180, 344), anafilático (pág. 347), neurogênico.

Todos os choques levam à hipovolemia — hipotensão, hipóxia e acidose metabólica.

CONDUTA DIAGNÓSTICA

1. História clínica bem feita.
2. Pesquisar etiologia do choque.
3. Exame físico inicial.

O diagnóstico de choque é clínico

SINAIS E SINTOMAS COMUNS À MAIORIA DOS TIPOS DE CHOQUE

a) Extremidades frias.
b) Perfusão capilar lenta (tempo de reenchimento > 2s).
c) Pulso filiforme.
d) Palidez.
e) Taquicardia (com pulso quase ausente).
f) Taquipnéia (dispnéia nos choques cardiogênico/obstrutivo).
g) Sudorese.
h) Oligúria ou anúria.
i) Hipotensão*.
j) Alteração de comportamento: apatia/agitação/irritação.

* Pressão sistólica < 70 + (2x idade em anos).
Pode estar ausente nas fases iniciais do choque hipovolêmico (graças a mecanismos compensadores).

SINAIS E SINTOMAS DECORRENTES DA ETIOLOGIA DO CHOQUE

Choque hipovolêmico

a) Sinais de desidratação grave — pele fria, pulso fraco.
b) Palidez cutâneo-mucosa intensa nas hemorragias. Taquipnéia (sem dispnéia).

Choque cardiogênico

Sinais de ICC evidentes:

a) Taquicardia ou bradicardia importantes. Arritmias.
b) Edema pulmonar (taquipnéia com dispnéia).
c) Hepatomegalia.
d) Estase jugular.

Choque séptico ou bacteriano (ver págs. 180, 343)

O mais difícil de caracterizar.

Valorizar **condições predisponentes**:

a) Baixa idade (lactentes jovens: 0-3 meses).
b) Desnutrição.
c) Diarréias prolongadas.
d) Antibioticoterapia abusiva ou prolongada.
e) Corticoterapia.
f) Internações repetidas e/ou prolongadas.

O quadro clínico se superpõe ao de **septicemia**, apresentando:

a) Hipotonia.
b) Choro fraco.
c) Distensão abdominal.
d) Palidez.
e) Recusa alimentar.
f) Desconforto respiratório.
g) Apatia ou irritabilidade.

Exames laboratoriais

São apenas coadjuvantes.

Etiologia

a) Cultura de sangue, urina, fezes, liquor, secreções disponíveis.
b) Raios X de tórax.
c) ECG.
d) Hemoglobina, hematócrito e dados hematimétricos.

Alterações hidroeletrolíticas e acidobásicas

a) Gasometria — acidose metabólica
b) Ionograma — Na (pode haver hiponatremia), K, Cl, P, Ca, Mg.
c) Glicemia — pode haver hipoglicemia importante.
d) Função hepática — transaminases.
e) Hipóxia — lactato sérico bem aumentado.
f) Função renal (oligúria) — uréia, creatinina.

Alterações de coagulação

a) Hemograma com contagem de plaquetas — plaquetopenia e presença de hemácias crenadas. Contagem seriada de plaquetas: queda progressiva pode indicar consumo.
b) Tempo e atividade de protrombina — alteradas na CIVD.
c) Dosagem de fibrinogênio, fator V, fator VIII — diminuídos por consumo.
d) FSP — avalia a fibrinólise secundária à coagulação e formação de microtrombos.

DIAGNÓSTICO DE CIVD

Segundo Oski e Whaum, fazer escore usando sinais e sintomas, considerando portadores de CIVD os pacientes com no mínimo 7 pontos:

	Pontos
Sépsis	1
Sangramento e petéquias	1
Gangrena	1
Tremores	1
Anemia com fragmentação de hemácias	2
Trombocitopenia (< 150.000/mm^3)	2
Produtos de degradação da fibrina	2
T. protrombina e TTP prolongados	1
T. trombina alterado	1
Fator VII diminuído (50%)	1
Fator VIII aumentado (170%)	1/2
Fibrinogênio < 200mg/100ml	1
Fibrinogênio > 400mg/100ml	1/2
Fator II diminuído (75%)	1/2

DIAGNÓSTICO DIFERENCIAL DE CIVD

1. **Hemorragia por deficiência de vitamina K** — ocorre principalmente no RN e no desnutrido grave com infecção. Há deficiência de fatores II, VII, IX e X, refletindo-se no TP.
   Fatores V e VIII e contagem de plaquetas normais.
   FSP — normal (a não ser no RN nas primeiras horas de vida).
2. **Hemorragia por alteração hepática** — fatores vitamina K dependentes estão diminuídos. Pode haver alterações de TP e TTP.

MONITORAGEM

1. **Dados vitais**
   a) Oximetria de pulso (saturação de O_2).
   b) Monitor de ECG — freqüência cardíaca e QRS.
   c) PA — horária.
   d) Temperatura — pode ocorrer hipotermia em lactente jovem e desnutrido.
   e) Diurese e densidade urinária.
   f) Balanço hídrico rigoroso.
   g) PVC — horária. Intracath ou dissecção venosa*.
   h) Considerar: cateterismo arterial (pressão arterial média) (normal: 4-8mmHg)*.

Causas de aumento da PVC

a) Aumento de volemia.
b) Falência cardíaca — insuficiência cardíaca, mesmo na presença de hipovolemia, leva ao aumento de PVC, por diminuição de retorno venoso.
c) Aumento de pressão intratorácica (enfisema, pneumotórax).
d) Uso de respiradores mecânicos.

---
* Usados na fase avançada do manejo do choque.

e) Cardiopatia congênita com shunt E → D.
f) Vasoconstrição periférica importante.
g) Mau posicionamento de cateter.
h) Mau posicionamento do doente na hora da medida ou erro na colocação do "ponto zero". Colocar "zero" na linha esternal e considerar valores normais +2 a –2. Medidas comparativas são mais importantes do que o valor absoluto.

2. **Condições respiratórias**
   a) Freqüência respiratória.
   b) Volume corrente — quando a criança estiver intubada usando-se o ventilômetro.
   c) Avaliação de complacência pulmonar.
3. **Perfusão capilar periférica**
   Obtida pela avaliação do enchimento capilar no leito ungueal.
4. **Estado de consciência**
   Avaliar continuamente (não ignorar o possível efeito sobre o SNC das drogas ministradas).

CONDUTA TERAPÊUTICA NO CHOQUE

Chame intensivista/cardiologista pediátrico

Medidas gerais imediatas

1. Desobstrução das vias aéreas superiores.
2. Oxigênio
   a) Iniciar por máscara, cânula ou oxitenda.
   b) Nos casos graves — intubação e suporte ventilatório.
3. Aquecimento.
4. Obtenção de acesso venoso
   a) pode ser inicialmente periférica;
   b) se não for conseguido/urgência: punção intra-óssea;
   c) assim que for possível — canulação percutânea de veia calibrosa central — veia subclávia jugular interna;
   d) controle de rotina: temperatura, PA, oximetria de pulso, glicemia, calcemia, diurese horária.
5. Iniciar, de imediato, a **expansão do volume plasmático** (Ressucitação volumétrica).
   Escolha: soro fisiológico.
   Alternativa: soro de Ringer-lactato.
   Dose: 20ml/kg EV bem rápido (em 10-20min).
   Repetir (após reavaliação clínica) a cada 20 minutos.
   Nota: freqüentemente é necessário atingir o total de 200-240ml/kg.
   Detalhes (após infundir soro fisiológico, num total de 40ml/kg):
   (1) Se for choque *traumático*:
   Infundir papa de hemácias (10ml/kg), repetir se necessário.
   (2) Choque *hemorrágico*:
   Infundir papa de hemácias ou sangue.
   (3) *Desnutrição grave e nefropatias*:
   Albumina 5% — 10 a 15ml/kg em 30 a 60 minutos, com controle rigoroso de PVC durante a infusão. Diluir albumina 20% em soro glicosado a 5%, 3:1.
   (4) *Choque cardiogênico*:
   Soro fisiológico lento 5-10ml/kg + inotrópicos.
6. Correção da hipoglicemia e hipocalcemia.
7. Correção da acidose.
8. **Respostas esperadas**
   a) Melhora do débito cardíaco e da perfusão periférica, diminuição da freqüência cardíaca e principalmente aumento do fluxo renal (pelo menos 1ml/kg/hora), reaparecimento da diurese.
   b) Se pequenas infusões de volume provocarem aumentos bruscos na PVC, pensar em falência cardíaca ou componente cardiogênico do choque.
   Considerar uso de drogas vasoativas e cardioativas:
   c) Se não houver restabelecimento da diurese, apesar de PA, PVC e perfusão satisfatórias, considerar a possibilidade de insuficiência renal aguda. Ministrar diurético e restringir a infusão de líquidos.
   d) Se a infusão de líquidos (mínimo de 60ml/kg) não promover a reversão do choque, considerar o uso de drogas vasocardioativas.

USO DE DROGAS VASOCARDIOATIVAS

Raciocínio: não houve reversão do choque, porque:

a) Necessidade de infusão de volume maior (se PVC < 6,5cm de H_2O).
b) Depressão da contratilidade muscular, necessidade de suporte inotrópico.
   Drogas vaso e cardioativas (se PVC > 6,5cm H_2O).
c) Uso de drogas não dispensa a infusão de líquidos.
   Bolos EV de soro fisiológico 10-20ml/kg;
   se insuficiência cardíaca: 5-10ml/kg.

O que são drogas **inotrópicas**?
Melhoram a contratilidade do miocárdio e débito cardíaco.

Quando?
a) Geralmente não indicado no choque hipovolêmico.
b) Necessário (70%) nos choques sépticos.
c) Precoce no choque cardiogênico.

Indicar nos casos que não respondem às medidas iniciais e persistem com hipotensão/sinais de baixo débito.

Com o quê? Catecolaminas.

Quais?
Iniciar com as de 1ª linha: dopamina e dobutamina.

Como? Iniciar com dopamina e elevar a dose até o limite e, se não for suficiente associar dobutamina.

Pode-se iniciar já com a associação de ambas.

Conheça a **dopamina**

- Dose preferida: 3 a 10µg/kg/min EV contínuo, veia central.
- Em dose mais alta é vasopressora (vasoconstricção sistêmica e pulmonar).
- Pode provocar taquicardia.
- Não é ativa em lactentes até 6 meses.
- Iniciar com 5µg/kg/min; o efeito é rápido.
- Se não for suficiente: aumentar gradativamente até 10mg/kg/min.
- **Se o choque for dopamino-resistente associar dobutamina.**

Conheça a **dobutamina**

- Dose preferida: 3 a 10µg/kg/min EV contínuo.
- Não deve ser usada como medicamento único.
- Pouco ativa antes dos 2 anos.
- Iniciar com 5µg/kg/min.
- Se não for suficiente, aumentar gradualmente até 10µg/kg/min.

Se o choque for refratário a volume e dopamina + dobutamina:

No final da 1ª hora de tratamento, classificar clinicamente em:

Choque frio: extremidades frias, moteadas; pulso fraco, enchimento capilar lento (> 2 seg).

Adrenalina — iniciar com 0,05µg/kg/min.

Aumentar, se necessário, até 0,2µg/kg/min.

Choque quente: extremidades quentes e vermelhas, pulsos amplos, boa perfusão periférica (enchimento capilar rápido < 2 seg).

Noradrenalina — iniciar com 0,05µg/kg/min EV contínuo.

Aumentar progressivamente, se necessário, até 0,2µg/kg/min.

O choque frio foi resistente à dopa/dobutamina e adrenalina

1. **Com PA normal**

   Nitroprussinto de sódio.

   0,5µg/kg/min até o máximo de 10µg/kg/min EV contínuo.

   Nitroprussiato de sódio — pouco utilizado no choque. É um potente vasodilatador periférico apresentando uma ação rápida — produz hipotensão arterial, sendo mais usado em crises hipertensivas.

   Tem boa ação quando há falência de bomba, pois há evidência de melhora no débito cardíaco e na perfusão periférica, sem aumento importante da freqüência cardíaca.

   Alternativa:

   Milrinona — 0,5-1mcg/kg/min.

   Associado à noradrenalina — 0,2-5µg/kg/min.

2. **Com PA baixa**

   Aumentar a dose de adrenalina até 0,5µg/kg/min.

   O choque quente foi resistente à dopa/dobutamina e noradrenalina:

   continuar expansão volumétrica;

   aumentar a dose de noradrenalina.

3. **Dobutamina** (Dobutrex, fr. 250mg). Não provoca taquicardia. Dose 2-10ug/kg/min em soro fisiológico ou soro glicosado.

   Preparo: 6 x peso (kg) = mg de dobutamina, dissolver em 100ml de soro glicosado; iniciar com 1ml/hora.

Modo prático de ministrar

Dopamina — 6mg × kg em 100ml de diluente (s. glicosado a 5% ou s. fisiológico).

1ml/h EV contínuo fornece 0,1mcg/kg/min.

Produto: Revivan 50mg/10ml.

Diluir 1,2ml/kg em 100ml de SG 5% ou SF.

Iniciar com 1ml/h, aumentar rapidamente até 5ml/h; ajustar, se necessário, para até 10ml/hora.

Uma outra fórmula útil você encontra na pág. 13.

Dobutamina — 6mg/kg em 100ml de diluente (SG 5% ou SF) 1ml/h EV contínuo fornece 0,1mcg/kg/min.

Produto: Dobutrex 250mg/ml.

Diluir 0,5ml/kg em 100ml de SG 5% ou SF.

Iniciar com 1ml/h, aumentar rapidamente até 5ml/h; ajustar, se necessário, para até 10ml/h.

Uma outra fórmula útil você encontra na pág. 13.

Adrenalina e Noradrenalina solução milesimal

Diluir 0,6mg/kg (peso) em 100ml de SG 5% ou SF.

1ml/h EV contínuo fornece 0,1mcg/kg/min.

Produtos: Adrenalina (1ml = 1mg).

Noradrenalina — Levophed (4ml = 4mg).

Diluir 0,6ml/kg em 100ml de SF ou SG 5%.

Iniciar com 0,5ml/hora; aumentar progressivamente para até 2ml/h.

Cardioversão — detalhes técnicos (ver pág. 13).

1. Paciente monitorizado.
2. Material de reanimação cardiopulmonar disponível.
3. Sedação: habitualmente se usa tionembutal na dose de 0,5-1mg/kg ou até que o paciente esteja adequadamente sedado. Para crianças maiores, dilui-se um frasco (500mg) em 20ml de água destilada (25mg/ml); rediluir 1ml desta solução em 9ml de água destilada (2,5mg/ml) e administrar lentamente, sob monitorização do ECG e da respiração.

Critérios clínicos para o diagnóstico de anafilaxia

É muito provável a ocorrência de ANAFILAXIA quando qualquer um dos seguintes critérios for preenchido:
Início agudo (de minutos a horas após) de uma afecção com envolvimento da pele, mucosas ou ambos [em geral, urticas generalizadas ou *flushing* (eritema abrupto), edema do lábio, língua e úvula], e ao menos um dos seguintes sintomas/sinais: Respiratório: dispnéia, broncoespasmo, estridor, hipóxia. Cardiovascular: hipotensão e colapso circulatório.
2 ou mais das seguintes condições que ocorrem rapidamente, minutos a horas, após exposição a um provável alérgeno de pele/mucosa — urticas, prurido, eritema abrupto, edema. Respiratório: em geral dispnéia, broncoespasmo, estridor, hipóxia. Cardiovascular: hipotensão e colapso circulatório. Gastrointestinal persistente: cólicas/dor abdominal, vômitos.
Hipotensão após exposição (minutos a horas) a um alérgeno conhecido pelo paciente.

Graduação da gravidade das reações anafiláticas.

1 (**Leve**)	2 (**Moderada**)	3 (**Grave**)
Prurido de início abrupto nos olhos e nariz, prurido generalizado, *flushing*, urticária, angioedema	Idem grau 1	Idem grau 1
Prurido oral, "comichão" oral, edema labial leve, náusea ou vômito, leve dor abdominal	Idem grau 1, dor abdominal em cólica, diarréia e vômito recorrente	Idem grau 1, perda do controle intestinal
Congestão nasal e/ou espirros, rinorréia, prurido na garganta, impermeabilidade da garganta, leves sibilos	Idem grau 1, rouquidão, tosse, estridor, dispnéia, sibilos moderados	Idem grau 1, cianose ou saturação < 92%, parada respiratória
Taquicardia (aumento superior a 15 batimentos/ minuto)	Idem grau 1	Hipotensão* e/ou colapso circulatório, arritmia, bradicardia grave e/ou parada cardiorrespiratória
Alteração do nível de atividade, somado à ansiedade	Sentimento de desfalecimento e "cabeça leve"	Confusão, perda da consciência

* Hipotensão para crianças é definida como pressão arterial sistólica inferior a 70mmHg (crianças de 1 mês a 1 ano de idade); inferior a 70mmHg + (2x idade) para crianças acima de 1 ano até 10 anos de idade; e inferior a 90mmHg para indivíduos de 11 a 17 anos de idade.

9. ANAFILAXIA CHOQUE ANAFILÁTICO

Ver também pág. 437

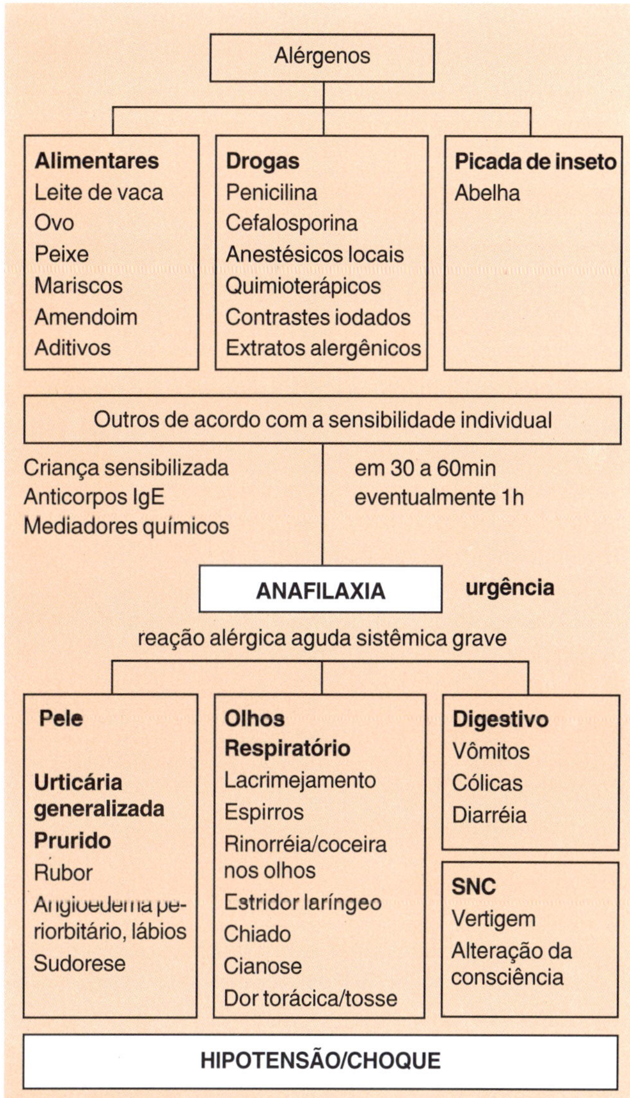

1º) **Adrenalina** aquosa

Dose: 0,01ml/kg IM (massagear o local) (lactente: 0,1ml; pré-escolar: 0,2ml; escolar: 0,3ml).

Repetir, se necessário, mais 2 vezes com intervalos de 10min.

Em caso de choque — diluir a ampola (1ml) em 9ml de s. fisiológico e aplicar 0,1ml/kg via EV (ou no plexo venoso sublingual).

2º) A seguir: **anti-histamínico H_1** IM ou EV diluído lento.

Prometazina = Fenergan (2ml = 50mg) 0,5mg/kg: IM; EV — diluir 1ml em 25ml.

É útil associar anti-histamínico H_2 (cimetadina: 4mg/kg EV ou ranitidina).

3º) Oxigênio — máscara ou cateter nasal 6 a 8 litros/min. Em caso de obstrução laríngea grave pode ser necessário intubação ou traqueotomia.

4º) Instalar venóclise:

a) se não houver choque: soro de manutenção;

b) na presença de choque: s. fisiológico 10 a 20ml/kg EV rápido; repetir a cada 20 minutos, se necessário.

5º) Dexametasona 0,3mg/kg ou hidrocortisona 10mg/kg EV. Manutenção de 6/6h (0,1mg/kg de dexametasona.

6º) Aquecer com cobertor; decúbito dorsal com as pernas elevadas; cabeça e tórax levemente elevados.

7º) Broncoespasmo — inalação (ver Asma).
Se persistir: aminofilina 1ml/5kg EV lento em 20min.
Repetir de 6/6h, se necessário.

8º) Se persistir a hipotensão — ver Choque.
Repetir s. fisiológico; ministrar albumina ou plasma.
Se não responder — instalar PVC.
Ministrar dopamina — 5µg/kg/min
(Revivan 10ml = 50mg).
Na prática: 6 × peso em kg = mg dopamina; diluir em 100ml s. glicosado a 5% e ministrar 5ml/hora.
Ver capítulo Choque (págs. 13 e 343).

ANAFILAXIA

Casos moderados, urticária disseminada, ferroada.

Sem obstrução respiratória, nem choque.

1º) Adrenalina aquosa, via SC (lactentes: 0,1ml; pré-escolares: 0,2ml; escolares: 0,3ml).

2º) Anti-histamínico
Fenergan ou Dramin ou Polaramine IM
ou oral — Polaramine, Agasten, Desalex, Allegra
a cada 8 horas, 3 doses.

3º) Prednisona (Meticorten) — 10mg cada 8 ou 12 horas, total de 4 doses.
Manter em observação por 4 horas.

ANAFILAXIA NO PS

A) Tenha à mão, em uma Unidade de Emergência, para uso **imediato**:

1. Torniquete.
2. Seringas de 1 e 5ml.
3. Oxigênio (máscara).
4. Adrenalina 1‰ — ampolas.
5. Anti-histamínicos injetáveis — ampolas de prometazina (Fenergan) ou dextroclorofeniramina (Polaramine).
6. AMBU.

B) Equipamentos e medicamentos que devem ser disponíveis em poucos minutos:

1. Equipo para venóclise.
2. Laringoscópio.
3. Agulha nº 12.
4. Tubo endotraqueal.
5. Ressuscitador.
6. Aspirador.
7. Material de pequena cirurgia.
8. Material de traqueotomia.
9. Aminofilina — ampolas de 10ml.
10. Terbutalina (Bricanyl) — ampolas.
11. Hidrocortisona (ampolas) ou dexametasona injetável.
12. S. glicosado a 5%.
13. S. fisiológico ou ampola de cloreto de sódio a 20%.
14. Dopamina (Revivan).

Não confunda anafilaxia com SÍNCOPE VASOVAGAL

Hipotensão
Bradicardia
Sudorese profusa
Fraqueza
Precedida por náusea
Ocorre em situações de estresse
Em crianças sensíveis
Ver Síncope vasovagal

Atenção: o corticóide é útil, mas tem ação lenta e, por isso, não é medicação de urgência. **Não perca tempo para achar uma veia para administrar corticosteróide, sem antes aplicar adrenalina. A adrenalina é a verdadeira medicação de urgência**: a omissão deste medicamento pode custar a vida do paciente!

Em caso de reação alérgica após injeção ou picada:

Fazer um torniquete acima do sítio da injeção, se possível, e aplicar adrenalina 0,1-0,2ml SC ou IM no local da inoculação. Se o local não comporta torniquete, aplicar gelo ou água gelada.

Em caso de picada, **retirar o ferrão** com pinça ou alfinete, com cuidado para não pressionar a bolsa de veneno.

SEÇÃO XI

EMERGÊNCIAS

DO APARELHO DIGESTIVO

Lendo esta seção e **tendo este livro à mão**, mesmo que você não tenha muita experiência, estará **apto** a:

Complete seus conhecimentos na seção correspondente do livro PEDIATRIA: DIAGNÓSTICO + TRATAMENTO (Sarvier)

Atualize-se assinando PEDIATRA IN (edição do autor)

1. A CRIANÇA COM VÔMITOS NO PS

Os vômitos quando muito repetidos constituem, por si só, uma emergência médica.

Muito freqüentemente eles constituem um dos sinais de alerta para a causa subjacente, que pode ser grave.

Vômito não é automaticamente igual ao uso de antieméticos.

Queixa de vômitos no PS obriga à pesquisa da causa
(embora ela nem sempre seja encontrada no momento da consulta).

Criança de 6 meses-4 anos Inverno Febre, vômitos repetidos Diarréia aquosa	→ **GASTROENTERITE VIRAL** (rotavírus ou outros) 1º) Soro oral aos poucos 2º) Se vômitos incoercíveis — considerar ondasetrona 3º) Se persistir: hidratação EV por 1 ou 2 horas
Cefaléia Febre Abatimento acentuado Vômitos Alteração da consciência	⇒ **MENINGITE** Solicitar **líquor** a) No verão; boa impressão geral, sem toxemia: pode ser viral (líquor com predomínio de linfócitos) Antiemético EV (Dramin) pode ser útil b) Purulenta — hospitalização obrigatória

VÔMITOS REPETIDOS podem também ocorrer em:

Amigdalite purulenta	Amigdalite estreptocócica	Penicilina benzatina
Cólicas ou dor abdominal Distensão abdominal, defesa Parada da eliminação de fezes/gases	Abdome agudo	Acompanhamento pelo cirurgião pediátrico
Vômitos provocados por tosse ou com chiado	Rinossinusite Pneumonia Asma	Avaliação cuidadosa das condições respiratórias
Vômitos + desidratação + "fome de ar"	Cetoacidose diabética	Solicitar glicemia 1º) Soro fisiológico: 20ml/kg EV em 1h 2º) Insulina simples: 0,2U/kg IM profundo
Dor abdominal, anorexia, urina cor de iodo	Hepatite aguda	Solicitar: pigmentos biliares na urina e transaminases
Vômitos freqüentes, 3 a 5 horas após ingestão de comida não conservada em geladeira Às vezes febre e diarréia leve	Intoxicação alimentar (enterotoxina estafilocócica)	Antiemético Hidratação
Adolescente sexo feminino	Considerar gravidez	Teste para gravidez Exame ginecológico
Ingestão de ferro, AAS, chumbo, digitalina, aminofilina, outros	Efeitos colaterais ou intoxicação	Ver capítulo Intoxicação

VÔMITOS COM ALTERAÇÃO ACENTUADA DA CONSCIÊNCIA

Encefalopatia e hipertensão craniana

a) Quadro infeccioso	Meningite
b) Antecedente de trauma	Trauma cranioencefálico
c) Cefaléia súbita, agitação, coma	Hemorragia intracraniana ou rotura de aneurisma
d) Hemicrania, perturbações visuais prévias	Enxaqueca
e) Antecedentes de IVAS, vômitos incoercíveis, alterações da consciência e neurológicas, transaminase elevada	Síndrome de Reye

Abdome agudo e escroto agudo: dor abdominal, vômitos, defesa

a) Dor e defesa abdominal, febre, diferença axilorretal, descompressão brusca dolorosa	**Inflamatório** Apendicite aguda, adenite mesentérica
b) Dor abdominal (predomina na metade superior), vômitos, amilasemia elevada	Pancreatite aguda
c) Cólicas, parada do trânsito, obstrução palpável	**Obstrutivo** Invaginação intestinal, hérnia encarcerada, obstrução por áscaris
d) Dor, distensão abdominal, defesa, parada do trânsito, vômitos precoces e persistentes	**Perfurativo** (traumático ou espontâneo em vísceras ocas)
e) Defesa, taquicardia, vômitos precoces e de curta duração	**Hemorragia** (rotura de vísceras parenquimatosas)
f) Dor e edema da bolsa escrotal, febre	Torção do testículo

VÔMITOS RECORRENTES

Vômitos cíclicos:

1. antencedentes familiares: vômitos, enxaqueca, cinetose;
2. idade de início: antes dos 6 anos;
3. desencadeante: estresse emocional, infecções;
4. surtos intermitentes de início súbito, inesperados;
5. surto: vômitos + dor abdominal, cefaléia e/ou febre; exame físico e neurológico — normal;
6. exame de urina (após os vômitos): cetonúria;
7. duração: de algumas horas a alguns dias;
8. exames para excluir causas orgânicas: raios X gastrintestinal, hemograma, VHS, urina, uréia;
9. intervalo entre os surtos: semanas a meses (criança normal nos intervalos);
10. duração total da doença: 2 a 13 anos.

Tratamento (vômitos cíclicos)

1º) Antiemético — sedativo.
- Casos graves: ondasetrona: 0,2mg/kg EV em 15 minutos.
- Moderados: metoclopramida 0,25mg/kg em supositório.

Ondasetrona: Zofran — ampolas 4 e 8mg; metoclopramida: Eucil supositórios 5 e 10mg.

2º) Reidratação.
- Casos moderados: VO; iniciar 1 hora depois do antiemético.
- Graves: EV.

3º) Ambiente calmo; suporte psicológico ao paciente e à família.

Hipoglicemia com cetose

Sensação de fome, irritabilidade, tremores, sudorese, confusão mental.

Enxaqueca

Tendência familiar; pródromos: distúrbios visuais; hemicrania (mas não sempre do mesmo lado).

Estenose hipertrófica do piloro

Início com 15 dias de vida, brancos, em jato após as mamadas.

CONDUTA NA CRIANÇA QUE VOMITA

1º) Afastar causas cirúrgicas e afecções do SNC.

2º) Ministrar soro oral ou líquidos aos poucos (Pedialite 45 com sabor é boa opção). Aumentar a quantidade gradualmente; depois passar a alimentos sólidos.

3º) Se os vômitos persistirem, considerar a aplicação de 1 dose única de antiemético, via parenteral.

- Opção: dimenidrato = Dramin B_6 (IM) ou Dramin B_6 DL (EV).
- Causa sonolência que pode prejudicar a hidratação oral mas a sedação é útil para a cessação do vômito.
- Eficácia medíocre, resultados quase nulos.
- Não indicado em crianças abaixo de 2 anos.

Dramin (dose única, parenteral)

Até 1 ano — 1/4 de ampola
1 a 3 anos — 1/2 ampola
3 a 6 anos — 2/3 de ampola
4 a 7 anos — 3/4 de ampola
7 anos ou mais — 1 ampola

Por via EV usar Dramin B_6 DL ou diluir 1 ampola em 10ml de glicose hipertônica — mesmas doses.

4º) Após a aplicação: jejum e repouso em ambiente calmo por 1 hora.

5º) Reintrodução de soro oral ou líquidos aos pouquinhos.

6º) Se os vômitos persistirem: hospitalização para reidratação EV, observação, reavaliação do diagnóstico.

Alternativas

Metoclopramida (Plasil): 1/4 mg/kg = 0,5ml para cada 10kg (até 2ml = 10mg) IM.
Tem efeitos colaterais sérios sobre o extrapiramidal: espasmos dos músculos faciais, oculares e do pescoço.

Clorpromazina: Amplictil 0,5mg/kg = 0,1ml/kg IM.
Toxicidade: sonolência, depressão respiratória.
Reservar para uso hospitalar, em criança bem hidratada e sob observação.

Casos moderados — opções:

Difenidrato solução: 1 gota/kg (Dramin)
Metoclopramida solução: 1 gota/kg (Plasil)
Bromoprida solução: 1 gota/kg (Digesan)
Domperidona (Motilium): 0,5ml/kg*
Metoclopramida supositório (Eucil ped)
10kg: 1/4 supositório; 15kg: 1/2; 20kg: 1

* é uma dose dupla em relação a que está na bula.

Melhor opção atual: ondasetrona.

ANTIEMÉTICOS PARA URGÊNCIA

Ondansetrona (Zofran) 0,15mg/kg EV em 15 minutos
2 ml = 4mg

Ondansetrona oral — 0,2mg/kg
comprimidos de 4mg e 8mg (Zofran)
comprimido de dissolução rápida (sobrelingual)
Vonau 4 e 8mg

QUANDO NÃO USAR ANTIEMÉTICO

1. Estado de choque (colapso periférico, má perfusão periférica).
2. Depressão da consciência/depressão respiratória.
3. Quadros sugestivos de obstrução no tubo digestivo.
4. Hipertensão intracraniana.

Acupuntura — ponto de controle de vômitos (pressionar)

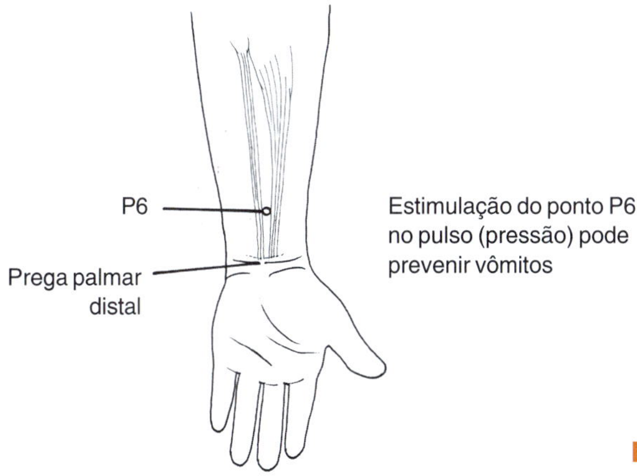

2. DIARRÉIA AGUDA

VÍRUS
BACTÉRIAS
PROTOZOÁRIOS

invasão
citotoxina
enterotoxina
aderência à mucosa intestinal

⇓

DIARRÉIA AGUDA INFECCIOSA

- **Mudança súbita do hábito intestinal**

3 ou mais evacuações líquidas ou semilíquidas/12h
ou
1 ou mais evacuações semilíquidas com muco e sangue

e

- **Estado infeccioso**: febre (não obrigatória); redução do apetite; mal-estar, abatimento

- Vômitos esporádicos, freqüentes ou ausentes
- Dor ou desconforto abdominal

⇓

Quadro	Agentes
Diarréia simples (fezes aquosas, desconforto abdominal, alguns vômitos)	EPEC/ETEC, Salmonela, Vírus
Diarréia **coleriforme** (fezes aquosas, profusas)	Cólera, ETEC
Disenteria (fezes com leucócitos, muco e sangue, tenesmo, febre)	Shigela, Salmonela
Doença **vomitiva de inverno** (vômitos repetidos, fezes aquosas, febre	Rotavírus, Outros vírus

EPEC = E. coli enteropatogênica ETEC = E. coli enterotoxigênica

A diarréia é **auto-limitada**
Cura espontânea em 5 a 7 dias

Conseqüência **imediata: DESIDRATAÇÃO**

Leve	**Moderada**	**Grave**
Sede aumentada Mucosa bucal levemente seca	Mucosa bucal seca Perda do turgor da pele Olhos encovados Fontanela deprimida	Igual à moderada e mais um dos seguintes sintomas: má perfusão periférica, "fome de ar", letargia, coma

Conseqüência a médio prazo: **DESNUTRIÇÃO**

BASES DO TRATAMENTO DA DIARRÉIA AGUDA INFECCIOSA

Providências básicas

1º) Repor as perdas hidroeletrolíticas (prevenir/corrigir desidratação).
2º) Aporte nutricional.
3º) Ensinar os sinais de alerta.

Considerar também

a) Uso criterioso de medicamentos (na maioria dos casos são desnecessários).
b) Alimentos anti-secretores.
c) Educação sanitária.

1ª questão HIDRATAÇÃO ORAL *vs* ENDOVENOSA

Critério — a reidratação deve ser por via **oral** (TRO). A via EV é exceção.

Sinais de **desidratação grave**, com

má perfusão periférica/choque;
"fome de ar", cianose;
letargia, coma;
distensão abdominal acentuada (íleo paralítico);
vômitos incoercíveis;
diarréia aquosa muito abundante (fracasso de TRO);
infecção sistêmica grave.

⇓

Reidratação ENDOVENOSA

Grande maioria dos casos
(regra geral)

⇓

TERAPIA DE REIDRATAÇÃO ORAL (TRO)

Aceitação insuficiente da SRO
Vômitos freqüentes

⇓

SRO por GAVAGEM (sonda nasogástrica)

SRO = solução reidratante oral

2ª questão APORTE NUTRICIONAL

Conceito atual — não suspender a alimentação (a não ser durante a reidratação — 4 horas).
Leite de peito nunca se suspende.

Características da diarréia infecciosa	Solução dietética
Cura espontânea	Dieta livre
Inapetência	Dieta fracionada
Distúrbios digestivos (vômitos, cólicas)	Alimentos de boa digestibilidade
Aceitação (ingesta) diminuída	Aumentar a densidade calórica
Diarréia secretora	Alimentos anti-secretores (amido/cereais)
Infecção bacteriana	Alimentos bactericidas (iogurte)
Aumento do apetite na convalescença	Aumentar a oferta na convalescença
Intolerância alimentar em diarréias graves ou prolongadas	Dieta hipoalergênica, hipofermentativa

TERAPIA DE REIDRATAÇÃO ORAL (TRO)

Conhecimentos básicos

DESIDRATAÇÃO = deficiência de água e de solutos (sais).

A desidratação pode ser prevenida ou corrigida pelo uso judicioso de **soluções hidroeletrolíticas.**

Embora, a hidratação por via EV corrija a desidratação aguda em 100% dos casos, ela não resolve o problema de forma totalmente satisfatória porque exige recursos técnicos (pessoal/equipamentos) que elevam o custo, pode predispor à desnutrição (jejum excessivamente prolongado) e infecção intra-hospitalar.

As novas **soluções reidratantes orais** (SRO) permitem a reidratação de grande maioria dos casos sem os inconvenientes apontados.

0SRO = solução aquosa contendo Na, Cl, K, bicarbonato e glicose; a proporção deve ser de 1mol de glicose para cada mol de Na).

A **fórmula da OMS** é: cloreto de sódio 3,5g;
citrato de sódio 2,5g;
cloreto de potássio 1,5g;
glicose 20g.

Dissolvida em 1 litro de água (limpa) fornece (em mEq): Na 90, Cl 80, K 20, bicarbonato 30; glicose 111. Produtos comerciais: Pedialyte 90, Hidrax 90, Hidrafix 90 (seguir instruções da bula).

Quando as perdas líquidas são muito grandes (perigo de choque hipovolêmico), a necessidade de sódio aumenta; nas diarréias menos intensas e mais prolongadas, ocorre perda relativamente maior de potássio.

Soro caseiro

a) Indicado para prevenir desidratação (no começo das diarréias); desidratação leve; desidratação moderada enquanto se providencia o soro da OMS.
b) Preparo com água (ou cozimento de arroz), sal e açúcar.

Não contém K; oferecer alimentos que o contenham (leite, suco de frutas, caldo de carne, água de coco).

SRO apenas repõe as perdas de água e sais, não altera a evolução da diarréia (que se cura espontaneamente em 1 semana). Estudos recentes mostram que o **amido** dos **cereais** tem ação anti-secretora e pode diminuir a intensidade das perdas e a duração da diarréia; este efeito é mais nítido nas diarréias aquosas copiosas.

O soro caseiro pode ser preparado com 50g (para cada litro) de arroz bem cozido e batido no liquidificador ou de creme de arroz, Mucilon-arroz ou milho ou maisena ou tapioca.

Capacidade gástrica: 20 a 40ml/kg/hora.

Velocidade de esvaziamento: 20 minutos.

Soro da CEME

Dissolver o pó de 1 envelope em 1 litro de água fervida (ou limpa), ou 1 litro de cozimento de arroz (3 colheres das de sopa de arroz/1 litro).

Soro caseiro

750ml de cozimento de arroz*
(3 colheres de sopa de arroz)
1 tampinha das de refrigerante de sal

* o cozimento do arroz pode ser feito com caldo de carne

ou

750g de água fervida (ou limpa)
1 tampinha das de refrigerante de sal
9 tampinhas das de refrigerante de açúcar
Gotas de limão a gosto

Observação

1 tampinha de refrigerante = 1 colher das de café cheia.

Cozinhar bem 3 colheres das de sopa cheias de arroz ou creme de arroz ou Mucilon-arroz ou maisena ou tapioca ou fubá (convém bater o arroz cozido no liquidificador); completar o volume de 750ml (= 3 mamadeiras) com água fervida.

Como evitar a desidratação na diarréia aguda

Objetivo: repor as perdas de água e sais antes que a criança desidrate.

A) **Criança grande, diarréia leve**

Raciocínio: o risco de desidratação é pequeno.

Aumentar oferta de líquidos (água, chá, refrigerante).

Continuar alimentação: fracionar em volumes menores; incluir cereal, amido, sal e açúcar.

B) **Lactente ou diarréia acentuada**

Ministrar SRO (caseiro ou fórmula da OMS) após cada evacuação diarréica.

Dar 1, 2, 3 ou 4 dedos transversos no copo (30 a 120ml) dependendo do peso da criança e do volume da evacuação.

Se a aceitação da SRO não for boa, melhorar o sabor com adoçante, gotas de limão ou groselha.

Dar com colher "como remédio".

Oferecer líquidos e alimentos como no caso A.

Podem ser usados produtos comerciais saborizados: Pedialyte 45 solução pronta ou em pó, Hidrax 45, Rehidrate 50, Hidrafix 60 (ver bula).

Como corrigir a desidratação — TRO

Objetivo: reposição das perdas anteriores e atuais.

Desidratação leve: SRO 50ml/kg em 2 a 3 horas.

Desidratação moderada: SRO 100ml/kg em 4 a 6 horas.

SRO: fórmula da OMS em água ou cozimento de arroz.

Para cada evacuação líquida ocorrida no período, acrescentar SRO 10ml/kg.

Ministrar SRO às colheradas continuamente (ou a cada 15 minutos), com copo ou mamadeira.

Se vomitar: dar 5ml com colher a cada 5 minutos (à medida que a criança toma soro, há tendência ao desaparecimento do vômito).

Considerar reidratada quando: desaparecimento dos sinais de desidratação, ganho de peso e reaparecimento da diurese.

Neste caso, orientar como na situação B (acima).

Criança desidratada com aceitação insuficiente da SRO ou criança que vomita a SRO

Indicação: GAVAGEM (**sonda nasogástrica**).

Contra-indicação: coma, choque, íleo paralítico.

Técnica

1º) Sonda nasogástrica nº 6 ou 8 para lactentes; nº 10 para crianças maiores.

2º) Posição: decúbito dorsal, cabeça ligeiramente fletida, cabeceira elevada ou decúbito lateral direito.

3º) Colocar o frasco de soro no suporte, retirar o ar do sistema.

4º) Passar a sonda nasogástrica (nº 4 ou 6 para lactentes e nº 10 para crianças) e conectá-la com o frasco de soro.

5º) Velocidade inicial: 10 gotas/kg/minuto.
Se a gastroclise foi indicada por vômitos freqüentes, distensão abdominal ou aumento acentuado da diarréia provocada pelo soro oral — iniciar com 5 gotas/kg/min.

6º) Se for bem tolerado, aumentar a velocidade a cada 30 minutos — 10 gotas/kg/min depois 15 gotas/kg/min.

7º) Alternativa: introduzir SRO lentamente na sonda, com seringa, 5ml/kg/vez a cada 20 minutos; após 1 hora: 10ml/kg/vez.

8º) Considerar sucesso, a melhora do peso e dos sinais de desidratação após 2 horas.

9º) Considerar fracasso terapêutico e passar para **hidratação EV**, se:

a) vômitos incoercíveis;

b) distensão abdominal acentuada;

c) não há melhora do peso nem dos sinais de desidratação após 2 horas.

REIDRATAÇÃO ENDOVENOSA

DESIDRATAÇÃO MODERADA

Sede
- olhos encovados
- fontanela deprimida
- boca seca
- turgor da pele diminuído

Observação

Na desidratação **hiponatrêmica**, os sinais de desidratação (•) são acentuados, a criança está letárgica mas paradoxalmente não tem sede

Na desidratação **hipernatrêmica**, os sinais de desidratação (•) são discretos mas a boca está muito seca e a sede é intensa e a criança irritadiça

Soro fisiológico EV
20ml/kg em 1 hora

Alternativa
Soro fisiológico + soro glicosado 5%
misturados em partes iguais (1:1)
50ml/kg em 1 hora

Repetir ao término, se necessário (caso haja persistência dos sinais referidos)

Após melhora evidente da desidratação, convém reduzir a velocidade para 20ml/kg/h (= 6 gotas/kg/min) até **2 micções claras**

Exemplo: 5kg

Soro glicosado a 5%: 125ml
Soro fisiológico: 125ml
— EV 80 gotas/min

Em caso de **vômitos** incoercíveis: ondansetrona 0,2mg/kg EV em 15min (Zofran 2ml = 4mg).

- Em seguida, a **maioria das crianças pode passar para TRO e ser realimentada**.
- Se a diarréia persistir intensa e a criança não tolerar bem a TRO, prescrever a **2ª fase da reidratação** (manutenção + reposição).

Lactentes

Soro glicosado a 10% — 250ml
Cloreto de sódio a 20% — 3ml
Cloreto de potássio a 19,1% — 3ml
— Velocidade: 2 gotas/kg/min

Pré-escolares, escolares

Soro glicosado a 10% — 500ml
Cloreto de sódio a 20% — 6ml
Cloreto de potássio a 19,1% — 6ml
— Velocidade: 1,5 gotas/kg/min

- Após cada evacuação líquida, ministrar SRO — 10ml/kg.
- Iniciar alimentação fracionada.
- Assim que as condições da criança se mostrarem estáveis, suspender soro EV e prosseguir TRO + alimentação.

DESIDRATAÇÃO GRAVE

Sinais de desidratação		Sinais de gravidade
Boca seca Turgor da pele diminuído Olhos encovados Fontanela deprimida	e	Má perfusão periférica Letargia, coma "Fome de ar"

Imediato: soro fisiológico (ou Ringer-lactato) 20ml/kg EV rápido (em 1/2 hora).

Repetir, se necessário, até melhora da perfusão periférica e da consciência.

- **Em seguida, passar soro EV** tal como indicado na pág. 358.
  Se vômitos rebeldes: ondansetrona 0,15mg/kg EV em 15min.
- Se persistir "fome de ar", substituir 1/3 do soro fisiológico por solução de bicarbonato de sódio a 1,4%.
  (Observação: se você só dispuser de bicarbonato em outras concentrações, faça previamente uma diluição adequada em água destilada ou s. glicosado a 5% — ex.: 3%: diluir ao 1/2; 8,4%: diluir a 1/6, isto é, dividir o volume total por 6 — este é o volume da sol. de bicarbonato, complete com água destilada ou SG a 5%).
- Assim que possível, passar para TRO + alimentação. Exemplo: SG 5% – 250ml + SF 85 + HCO_3^- 1,4% 40ml.

ALIMENTAÇÃO — aporte nutricional

Conceito atual: **não fazer pausa alimentar**.

Não suspender alimentação durante a diarréia.

Se a criança está **desidratada**, só suspender a alimentação durante a reidratação por SRO (4 horas) ou reparação EV (1 ou 2 horas).

Leite de peito nunca se suspende.

Características da diarréia infecciosa	Solução dietética
Cura espontânea (autolimitada)	Dieta livre
Inapetência	Dieta fracionada Respeitar as preferências
Aceitação (ingesta) diminuída	Aumentar a densidade calórica (óleo, amido, farinhas)
Diarréia secretora	Alimentos anti-secretores (amido/cereais)
Infecção bacteriana	Alimentos bactericidas (iogurte)
Distúrbios digestivos (vômitos, cólicas)	Alimentos de fácil digestibilidade
Aumento do apetite na convalescença	Aumentar a oferta Aumentar a densidade calórica
Intolerância alimentar nas diarréias graves ou prolongadas	Dieta hipoalergênica Dieta hipofermentativa (sem lactose)

Conduta na prática

1. **Lactente com menos de 6 meses com leite de peito e outros alimentos.**
   Passar para leite de peito exclusivo, com intervalos curtos.
   - SRO após cada evacuação líquida.
     Água ou chá nos intervalos.
2. **Lactente com mais de 6 meses com leite de peito e outros alimentos.**
   Leite de peito a intervalos curtos.
   Papa de arroz e frango (liquidificador) com sal e óleo.
   Banana cozida.
   - SRO após cada evacuação líquida.
     Água e chá nos intervalos.
3. **Lactente com menos de 6 meses com alimentação artificial.**
   Diluir a 2/3 o leite que está tomando e acrescentar 5% de amido de cereal (creme de arroz, maisena, Mucilon ou tapioca) e 5% de açúcar (preferível Nidex).
   Papa de arroz ou sal.
   - SRO após cada evacuação líquida.
     Água e chá nos intervalos.

   Após 3 dias voltar à alimentação normal.
   Se a diarréia for grave ou não melhorar em 3-5 dias ou se a criança é desnutrida — fórmula sem lactose: leite albuminoso de Moll ou AL110 ou soja. Se possível, leite humano.
4. **Lactente com mais de 6 meses com alimentação artificial.**
   Leite como no caso do item 3; iogurte.
   Papa de arroz + frango + sal + óleo.
   Banana cozida ou bem madura e crua.
   - SRO após cada evacuação líquida.
     Água e chá nos intervalos.

   Após 3 dias, voltar à alimentação normal.
   Se a diarréia for grave ou exigir hidratação EV ou não melhorar em 3-5 dias ou se a criança é desnutrida: leite albuminoso de Moll ou AL 110 ou soja.
5. **Criança grande.**
   Manter a alimentação habitual.
   Preferir iogurte em vez de leite, estimular a comer cereais e amido (arroz, maisena, tapioca, farinha de mandioca, bolacha), diminuir celulose.
   - Em caso de inapetência: dieta fracionada em pequenos volumes a intervalos curtos; respeitar as preferências individuais.
   - Aumentar a oferta de líquidos (água, chá, refrigerante).

   Se as fezes forem aquosas e copiosas — ministrar SRO após cada evacuação.

MEDICAMENTOS

Regra geral — considerando que a diarréia aguda é autolimitada, praticamente **não** há indicação para uso de medicamentos (a grande maioria ineficaz, muitos prejudiciais).

Adsorventes — caolim, pectina, atapulgita — pode tornar as fezes mais formadas ("efeito cosmético") mas não diminuir a espoliação hidroeletrolítica. Não devem ser usados.

Drogas antimotilidade — difenoxilato (Lomotil): ineficaz, perigoso (intoxicação do sistema nervoso central: loperamida = Imosec) — opiáceo sintético; nas doses recomendadas é ineficaz; em doses 4 vezes maiores tem alguma ação anti-secretora e grandes riscos (íleo paralítico, intoxicação do sistema nervoso central). Não devem ser usados (idem: elixir paregórico).

Antieméticos — em casos de diarréia com vômitos, a administração de SRO em pequenos volumes ou até gota a gota por sonda nasogástrica resolve a maioria dos casos com vômitos.

Excepcionalmente, uma única dose de ondansetrona VO ou supralingual 2-4mg pode ser usada antes de indicar a hidratação EV. Se necessário, repetir após 6 horas.

Antimicrobianos — como regra são **desnecessários** já que a doença é autolimitada.

Existem algumas exceções, ver quadro abaixo

ANTIMICROBIANOS NAS DIARRÉIAS AGUDAS

Cólera	Diarréia aguda profusa em criança de mais de 5 anos Dados epidemiológicos +	Crianças: sulfa-trimetoprim, 3 dias Adolescentes: tetraciclina (reduz a duração da diarréia em 50%)
Disenteria por *Shigella* (Sh) ou *Campylobacter* (Cb)	Fezes com muco e sangue Tenesmo Febre alta, estado toxêmico Microscópico de fezes: leucócitos +++; solicitar verificação de vibriões = Cb	**Sh** lactentes: ceftriaxona crianças: ácido nalidíxico ou cefalosporina **Cb** ceftriaxona ou ácido nalidíxico preferível: eritromicina ou azitromicina — 5 a 7 dias
Colite pseudomembranosa pós antibiótico por *Clostridium difficile*	Após 1 semana de antibiótico (ampicilina, clindamicina, cefalosporina) ou até 2 semanas depois do uso Colite Leucocitose	Vancomicina por **via oral** 125mg de 6 em 6h, 7 a 10 dias
Infecção sistêmica na vigência de diarréia protraída	Febre ou hipotermia Estado toxêmico, inapetência Leucocitose ou leucopenia; VHS > 30	Cefoxitina + amicacina (ver Infecções graves)

- Sulfa-trimetoprim — Bactrim, Espectrin; 5ml = 200mg de sulfa, 1 comprimido = 400mg.
  Dose: 1ml/kg/dia, fracionado de 12 em 12 horas.
- Sulfa-trimetoprim — 40mg/kg/dia de sulfa, em 2 vezes (12/12h).
  Bactrim, Espectrin — 5ml = 200mg da sulfa; 1 comprimido = 400mg de sulfa.
  Dose: 1ml/kg/dia em 2 vezes; escolares — 1 ou $1^1/_2$ comprimido de 12 em 12h.
- Tetraciclina
  Tetrex — 500mg — 1 cápsula 4 vezes ao dia, 3 dias
  ou
  Vibramicina — 3 cápsulas de uma só vez, dose única.
- Ceftriaxona — 50mg/kg/24 horas IM ou EV — Rocefin IM ou EV.
- Ácido nalidíxico — 50 a 75mg/kg/dia VO, em 4 vezes. Wintomylon — 5ml = 250mg.
- Eritromicina — 30mg/kg/dia.
  Ilosone (em 2 ou 3 vezes ao dia) e Pantomicina (em 4 vezes ao dia) 5ml = 125 ou 250mg.
- Azitromicina 10 a 12mg/kg a cada 24 horas.

PRESCRIÇÃO
PARA DIARRÉIA AGUDA

Sua criança .... está com DIARRÉIA AGUDA. Peso: ....

- Essa doença é séria: pode provocar DESIDRATAÇÃO.
- Hoje quase não se usa remédio para tratar diarréia.
- O importante é dar SORO para evitar a desidratação.
- A criança deve comer — não suspenda a alimentação.
- Mas às vezes ela está sem apetite — vá dando o que ela aceita melhor e aos poucos.

✓ NOS DOIS PRIMEIROS DIAS É BOM DAR:

ARROZ, CALDO GROSSO DE FEIJÃO, BATATA, CENOURA, CARNE ou FRANGO, SAL e ÓLEO.
BANANA (madura ou cozida), GELATINA, IOGURTE.
BOLACHA de MAIZENA, de ÁGUA e SAL, BISCOITO de POLVILHO.

PODE DAR LEITE **LEITE DE PEITO NUNCA SE SUSPENDE**

SORO CASEIRO

Ferver 1 litro de ÁGUA com 3 colheres das de sopa de ARROZ Bater no liquidificador Acrescentar: 1 colher das de chá de sal	*ou*	1 litro de caldo de carne 3 colheres das de sopa de creme de ARROZ 1 colher das de café de sal

ou soro: ....

No início dar aos poucos — 1 colher das de sobremesa cada 10 minutos.
Depois espaçar para $^{1}/_{2}$ ou 1 hora e dar quando aceitar. Água nos intervalos.

✓ APÓS CADA EVACUAÇÃO LÍQUIDA OU VÔMITO: dar 30 ou 60ml do soro.

ACOMPANHAMENTO: Avisar seu médico
OBSERVAR COM ATENÇÃO e VOLTAR IMEDIATAMENTE AO PRONTO-SOCORRO, se:

- ❑ DIARRÉIA MUITO INTENSA (fezes líquidas mais de 1 vez por hora)
- ❑ VÔMITOS SEGUIDOS
- ❑ SEDE MUITO INTENSA, OLHOS FUNDOS
- ❑ GEMÊNCIA, ABATIMENTO
- ❑ FICA SEM URINAR MAIS DE 8 HORAS
- ❑ DIARRÉIA COM SANGUE E FEBRE ALTA
- ❑ DIARRÉIA NÃO MELHORA EM 5 DIAS

3. DIARRÉIA PROLONGADA

- Diarréia aguda infecciosa = diarréia + febre e/ou vômitos (não obrigatórios) + inapetência + abatimento
- Sem tendência a melhorar após 5 ou 7 dias

DIARRÉIA AGUDA PROLONGADA

Fatores de risco

1º ano de vida
Desmame precoce
Desnutrição
Outra diarréia há pouco tempo

- início com diarréia aguda infecciosa
- sem tendência a melhorar após 14 dias

DIARRÉIA PERSISTENTE

❶ **Forma moderada**

- melhora com jejum
- estado nutricional conservado

— síndrome do cólon irritável
— intolerância à lactose
— intolerância à sacarose
— intolerância a proteínas muito alergênicas

⇓

Dieta sem lactose, sem sacarose, boa digestibilidade, hipoalergênica

❷ **Formas graves**

- diarréia secretora: não cede com jejum
- desnutrição progressiva

❷ **a**) DIARRÉIA PROTRAÍDA
intolerância digestiva múltipla severa

⇓

Dieta semi-elementar

- igual item ❷**a**
- não melhora com o tratamento indicado

❷ **b**) DIARRÉIA INTRATÁVEL
intolerância digestiva total

⇓

Nutrição parenteral

PRESCRIÇÃO DIETÉTICA NAS DIARRÉIAS PROLONGADAS

❶ Forma moderada

Iogurte ou leite albuminoso (Moll) ou Nan sem lactose ou Enfamil sem lactose ou leite de soja — Nan soja (e outros).

Papinha de arroz, legumes, fubá, caldo de feijão grosso ou lentilha + óleo; ovo cozido; gelatina, papa de frutas.

❷ Formas graves

a) DIARRÉIA PROTRAÍDA

Fórmula semi-elementar:

Alfaré, Pregestimil ou Pregomin:
iniciar na diluição de 1 medida/60ml
concentrar progressivamente para
1 medida para 45 e 30ml

Alternativa: Mamadeira de carne de frango ou rã.

b) DIARRÉIA INTRATÁVEL

- Nutrição parenteral total (NPT).
- Após melhora (5 dias):

  Introduzir fórmula de aminoácidos (Neocate).

  Inicialmente por sonda gástrica gota a gota.

  Atenção para infecção sistêmica (sepse): estado toxêmico especialmente na fase de NPT.

RECEITAS

Leite albuminoso sem lactose (leite cálcico de Moll)

1ª **fase**: 1 litro de leite + 6 gramas de lactato de cálcio. Levar ao fogo até coalhar. Passar na peneira fina, amassando bem com a colher. Lavar a coalhada com 1 litro de água quente, apertando levemente com a colher. Separar a coalhada.

2ª **fase**: colocar no liquidificador toda a coalhada; 850 gramas de água; 8 colheres de chá cheia de maisena; 8 de Nidex ou Dextrosol e 1/2 envelope de Pedialyte 45.
Bater no liquidificador e ferver 5 minutos.
Acrescentar 4 colheres de sopa de óleo vegetal.

Observação

Se necessário, acrescentar adoçante (não açúcar).

Na falta de lactato de cálcio usar vinagre branco (1 xícara de café); adicionar 1 colher das de chá de carbonato de cálcio.

O leite de fórmula mais aproximada é o AL 110.

Soja: Nansoy, Nursoy, Pro-Sobee, Isolac, Soymilk.

Mamadeira de carne

Carne de frango (batida no liquidificador): 200g = 2 porções médias.

Nidex: 50g = 10 medidas.

Creme de arroz (Mucilon): 50g = 10 colheres de chá cheias.

Carbonato de Ca: 3g = 1 colher das de café bem cheia.

Sal: 1g = 1/2 colher das de café.

Óleo de milho/soja: 40g = 4 colheres das de sopa.

Água: 1 litro.

1. Misturar a água fria e a carne e levar ao fogo em banho-maria por 1 hora.
2. Dissolver o creme de arroz em um pouco de água fria e misturar aos poucos à carne.
3. Acrescentar o Nidex, óleo e carbonato de cálcio.
4. Deixar cozinhar 15 minutos.
5. Retirar do fogo e coar em peneira de malha fina.
6. Acrescentar o sal e completar o volume de 1 litro com água fervida.

Nota: na "**diarréia intratável**" incubar a carne previamente em banho-maria com papaína (2g) por 5 horas. Usar Teceeme no lugar do óleo. Os hidratos de carbono são introduzidos progressivamente (1% até 5%).

4. AS EMERGÊNCIAS ABDOMINAIS AGUDAS

Podem ser clínicas ou cirúrgicas e são caracterizadas por uma ou mais das seguintes manifestações:

Dor abdominal — (no lactente: choro, irritabilidade):

a) Pode ser intermitente e em cólicas (sugere processo obstrutivo) ou contínua (se intensa, aguda com defesa — sugere peritonite) ou vaga, surda.
b) Dor aguda de início súbito em criança previamente sadia ou dor persistente por mais de 4 horas sugere processo cirúrgico.
c) Dor vaga periumbilical em escolar geralmente não é significativa (exceção: logo no início de apendicite); dor em qualquer dos quadrantes tem maior possibilidade de ser orgânica.
d) Dor epigástrica pode indicar esofagite, úlcera ou colecistite.
e) Dor hipogástrica (baixo-ventre) sugere doença colônica.
f) Dor nos flancos sugere doença renal.
g) Dor periumbilical que irradia e se localiza na fossa ilíaca direita (FID): apendicite.

Vômitos

a) Vômitos precedem a dor e a diarréia — gastroenterite.
b) Vômitos aparecem depois da dor — possível processo cirúrgico.
c) Vômitos freqüentes e copiosos — obstrução (ocorrem também em gastroenterites por rotavírus).
d) Vômitos biliosos — urgência!
e) Vômitos fecalóides — processo obstrutivo tardio.

Obstipação com íleo

Distensão abdominal

a) Íleo paralítico.
b) Obstrução — pode faltar nas obstruções baixas; é precoce nas obstruções altas; distensão abdominal sem vômitos não é obstrução.

Diarréia

a) Gastroenterites ou enterocolites.
b) Pode ocorrer nas apendicites quando o apêndice se superpõe ao sigmóide ou reto ou quando se desenvolve um abscesso pélvico.
c) Evacuações com muco e sangue — com febre — pode ser enterocolite; sem febre e precedido de período de cólicas e vômitos: invaginação intestinal.

Tumor palpável — invaginação, bexiga, outros.

Edema de parede — peritonite em lactentes.

Sintomas urinários

Manifestações sistêmicas — febre, anorexia, palidez, desidratação, choque.

Exame físico

1. Ganhar a confiança da criança.
2. Examinar em posição confortável para a criança (por ex. no colo da mãe).
3. Palpação delicada com mãos aquecidas.
4. Iniciar a palpação longe do local suspeito e se aproximar lentamente, observando a expressão facial da criança.
5. Descompressão brusca dolorosa nem sempre é sinal valioso e pode ser angustiante nos casos de peritonite.
6. Observar a região inguinal (hérnia) e escrotal (torção do testículo).
7. Exame cuidadoso do tórax (pneumonia).
8. Pesquisar sinais meningíticos.
9. Observar sinais de desidratação + respiração em "fome de ar": cetoacidose diabética.
10. Exame da garganta (amigdalite exsudativa).
11. Toque retal (não esquecer). ■

5. A CRIANÇA COM ABDOME AGUDO

ABDOME AGUDO (AA)

1. Dor abdominal de instalação súbita.
2. Vômitos.
3. Parada de eliminação fecal.

Nota: não é obrigatória a presença concomitante desses três sinais.

OBSTRUTIVO

1. Cólicas (podem faltar no RN).
2. Vômitos frequentes (tanto mais precoces quanto mais alto o nível da obstrução).
   Valorizar particularmente os vômitos biliosos e fecalóides (estes são tardios).
3. Parada de eliminação fecal e de gases (nem sempre).
4. Massa tumoral palpável (em alguns tipos de AA).
5. Distensão abdominal (tanto maior quanto mais baixo o nível de obstrução e mais tardio o diagnóstico).
6. Peristaltismo visível (às vezes).
7. Raios X: distensão, diferença significativa no calibre de alças, presença de nível líquido.

PERFURATIVO

1. Dor abdominal aguda.
2. Distensão abdominal.
3. Sinais de irritação peritoneal.
4. Vômitos.
5. Raios X: pneumoperitônio.

HEMORRÁGICO

1. Dor abdominal aguda.
2. Sinais de irritação peritoneal.
3. Sinais de choque periférico.
4. Raios X: sinais de líquido na cavidade abdominal.

INFLAMATÓRIO

1. Dor abdominal.
2. Sinais de irritação peritoneal (dor à palpação abdominal, descompressão brusca dolorosa) localizada ou difusa.
3. Febre (pode faltar no RN).
4. Vômitos.
5. Parada de eliminação fecal.

ABDOME AGUDO	Obstrutivo	Perfurativo	Hemorrágico	Inflamatório
RN	**Obstrução duodenal** Atresia do jejuno e íleo Íleo meconial Megacólon aganglionar Anomalias anorretais Hérnia inguinal encarcerada	Enterite necrotizante (perfurações gástricas)	Rotura de vísceras (por trauma de parto)	Enterite necrotizante
LACTENTE	Estenose hipertrófica do piloro Invaginação intestinal Hérnia inguinal encarcerada	Enterite necrotizante	Trauma abdominal	Enterite necrotizante Apendicite aguda
CRIANÇA	Obstrução (suboclusão) por áscaris Obstrução por bridas Invaginação intestinal Linfomas do delgado		Rotura de vísceras (por acidentes)	**Apendicite aguda**

No abdome agudo do pré-escolar, a eliminação de **áscaris** não significa, obrigatoriamente obstrução por áscaris; inversamente, esse diagnóstico não pode ser afastado, na ausência de eliminação desse verme.

Enterorragia na presença de abdome agudo pode ser devido a enterocolite necrotizante, invaginação intestinal e volvo do intestino médio.

Tenha em mente algumas CAUSAS CLÍNICAS que simulam abdome agudo cirúrgico

ÍLEO PARALÍTICO (íleo infeccioso)

Causa muito freqüente de **confusão diagnóstica** com afecções abdominais cirúrgicas de urgência, particularmente obstrução intestinal e enterite necrotizante.

O que é — atonia do intestino delgado e cólon por processo infeccioso grave a distância (broncopneumonia, enterite, septicemia) ou distúrbio metabólico (gastroenterite). Acomete geralmente lactentes de baixa idade ou recém-nascidos.

As alças intestinais apresentam-se uniformemente distendidas em toda sua extensão, o peritônio está normal e não há acúmulo de líquido na cavidade peritoneal.

Dados clínicos

a) Toxemia e outros sinais devidos à doença de base.
b) Apenas excepcionalmente ocorrem vômitos (de material claro), fato de importância para o diagnóstico diferencial com obstrução intestinal. Dor abdominal mínima.
c) Palpação: discreta rigidez da parede abdominal.
d) Percussão: timpanismo generalizado.
e) Ausência de ruídos hidroaéreos.

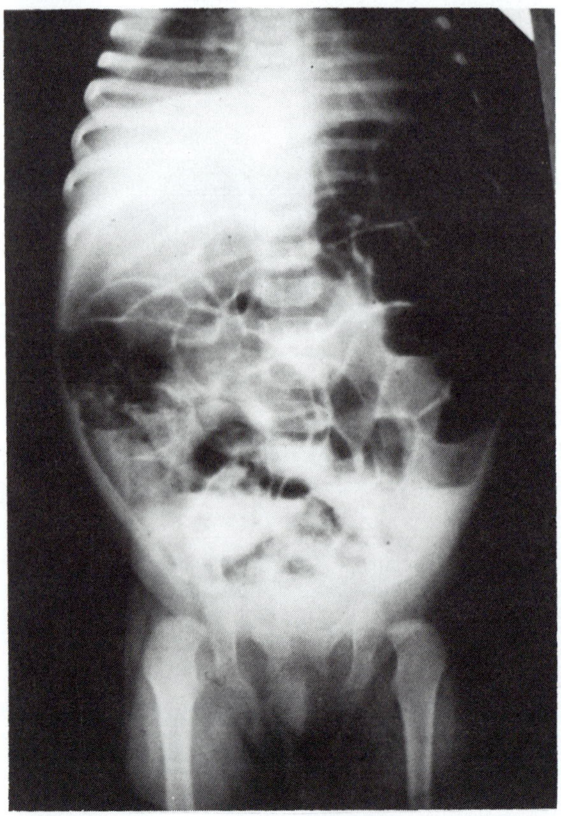

Fig. XI.1 — Íleo infeccioso. Derrame pleural e broncopneumonia D.

Os **raios X simples** são subsídios muito importantes para o diagnóstico definitivo e para afastar afecção cirúrgica: distensão difusa, homogênea e uniforme das alças intestinais, as quais se apresentam também com paredes finas e calibres semelhantes (Fig. XI.1), características que permitem diferenciar o íleo infeccioso paralítico de processos obstrutivos.

A **regressão** do quadro é conseguida com o tratamento da infecção de base e repouso do tubo digestivo até a recuperação do trânsito intestinal.

CETOACIDOSE DIABÉTICA

1. Vômitos, desidratação, respiração em "fome de ar".
2. Glicosúria, cetonúria, hiperglicemia.

PNEUMONIA

A pneumonia da base pulmonar pode parecer dor referida do abdome. Necessária semiologia torácica apurada e raios X do tórax.

MENINGITE

Sinais de irritação meníngea, febre. Comprovação: líquor.
Atenção: a confusão é mais freqüente do que se supõe.

PÚRPURA DE SCHÖNLEIN-HENOCH

Presença de púrpura nos membros inferiores.

Salienta-se que a dor abdominal pode preceder o aparecimento da púrpura.

ANEMIA FALCIFORME

Raça negra, palidez, episódios prévios de dor abdominal e/ou icterícia.

PANCREATITE

Dor mais localizada no abdome superior; eventual antecedente de uso de drogas. Amilasemia elevada. Raios X: presença de "alça sentinela" no hemiabdome superior.

CALCULOSE URINÁRIA

Dor em cólica, dor na região lombar irradiada para o escroto, hematúria micro e macroscópica.

ANEXITE

Dor pélvica ou nas fossas ilíacas, presença de corrimento vaginal. ■

6. ABDOME AGUDO NO LACTENTE

Predomínio da síndrome **obstrutiva**: 1º semestre: **hérnia inguinal encarcerada.**
2º semestre: **invaginação intestinal.**

ESTENOSE HIPERTRÓFICA DO PILORO

Espessamento da musculatura circular do piloro, dando origem a uma formação tumoral que atinge freqüentemente o tamanho de uma azeitona — "oliva" pilórica (Fig. XI.2).

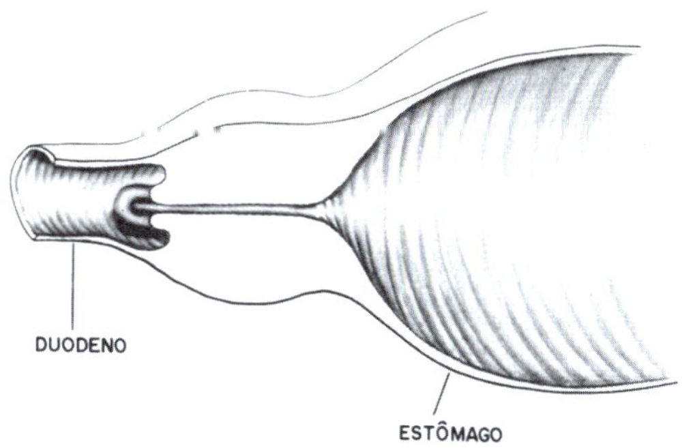

Fig. XI.2 — Desenho esquemático da estenose hipertrófica do piloro.

Quadro clínico

a) 80% do sexo masculino e, destes, metade é primogênita.
b) Início quase sempre após o 15º dia de vida.
c) **Sintoma fundamental**: **vômito** do tipo alimentar, não bilioso, logo após as mamadas e geralmente em jato. No início os vômitos se manifestam como simples regurgitação, mas com o passar dos dias tornam-se bastante intensos, determinando queda do estado geral e nutritivo.
d) Apetite conservado ou voraz, fato este muito importante para o diagnóstico diferencial com outras afecções que apresentam o vômito como sintoma clínico mais evidente. Quer comer de novo após o vômito.
e) Ondas peristálticas no epigástrio, iniciando-se no lado esquerdo em direção ao direito; são freqüentemente visíveis, durante ou após as mamadas. Resultam da intensa contração gástrica, na tentativa de vencer o obstáculo pilórico.
f) "Oliva" pilórica palpável: apoiar levemente a mão sobre o abdome da criança e, enquanto ela está mamando, tentar palpar o tumor pilórico (azeitona) contra a coluna.

Não confunda com outras afecções, cujo sintoma fundamental é o **vômito**:

a) Intolerância ao leite.
b) Outras obstruções da via piloroduodenal: rotação incompleta do intestino delgado, obstrução ou estenose duodenal. Nestas três eventualidades, o vômito é geralmente do tipo bilioso, pois a obstrução se processa abaixo da papila duodenal.
c) Refluxo gastroesofágico com hérnia hiatal.
d) Infecções do trato gastrintestinal ou a distância, como infecção do trato urinário, septicemia.

Ultra-sonografia — preferível; mostra a "oliva" e dispensa os raios X.

Comprovação radiológica: pelos raios X contrastados, a região antropilórica assume a forma de "bico de seio" (Fig. XI.3) e o canal pilórico, alongado, constitui o "sinal da corda" (Fig. XI.4).

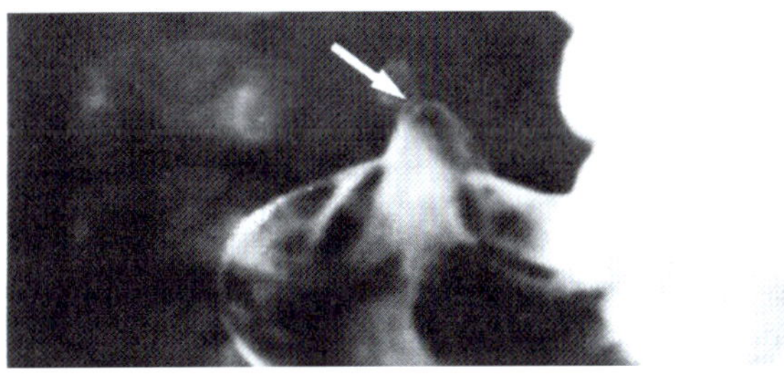

Fig. XI.3 — Estenose hipertrófica do piloro. Forma de "bico de seio".

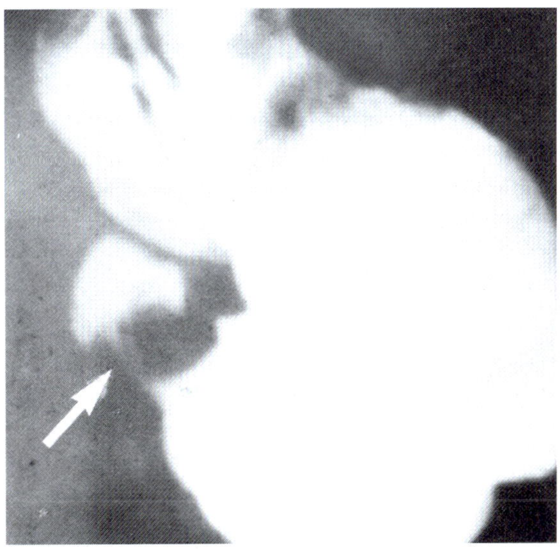

Fig. XI.4 — Estenose hipertrófica do piloro. "Sinal da corda".

Preparo pré-operatório

a) Sondagem nasogástrica e, se necessário, lavagem gástrica para remoção do bário.
b) Reposição hidroeletrolítica.

"Oliva" pilórica Ondas peristálticas no epigástrio Início após o 15º dia de vida

⇓

ESTENOSE HIPERTRÓFICA DO PILORO

(comprovação por ultra-sonografia)

Cirurgia: piloromiotomia.

Realimentação

Iniciada, em média, 12 horas após a cirurgia. Alguns episódios de vômitos às primeiras mamadas não devem causar preocupação, pois são freqüentemente observados.

INVAGINAÇÃO ou INTUSSUSCEPÇÃO INTESTINAL

Penetração de uma alça intestinal dentro de si mesma (telescopagem) provocando uma obstrução intestinal.

Na sua forma mais comum, a invaginação tem início na válvula ileocecal, sendo denominada **ileocecocólica**. Às vezes, o processo se inicia no íleo terminal, progredindo em seguida através do cólon ascendente e transverso. Às vezes, a "cabeça" da invaginação progride por todo o cólon e em alguns casos extremos chega a se exteriorizar pelo ânus.

Na maioria dos casos não há fator predisponente detectável. Isto ocorre em apenas 5% dos casos: divertículo de Meckel (íleo terminal), linfoma (transição ileocecal) ou pólipo.

Detalhes

a) É a causa mais freqüente de obstrução intestinal em lactentes.
b) Os vômitos podem surgir já na fase inicial (por mecanismo reflexo).
c) Na evolução, surge distensão abdominal, os vômitos se acentuam e se instala o quadro de desidratação.
d) Não confunda fezes mucossanguinolentas com enterocolite (febre, estado infeccioso).

Freqüentemente a alça invaginada é **palpada** através da parede abdominal, sob forma de um **"tumor"** de formato semelhante ao de uma salsicha, localizado na periferia do abdome (cólons).

CONDUTA

• CONSERVADORA

Indicada em casos precoces (menos de 24 horas) e bom estado geral.

1º) Raios X simples de abdome: ântero-posterior deitado de costas e decúbito lateral E, para excluir perfuração intestinal e peritonite (associação com os dados clínicos).

2º) Enema opaco — contraste: a) Hypake oral em pó — para lactentes de menos de 9 meses ou se houver receio de obstrução intestinal; b) para os demais casos — bário. A bolsa de enema é elevada a 1 metro acima da mesa radiológica. Se a redução não é conseguida em 5 minutos, a bolsa é baixada e o enema, parcialmente eliminado. Mais duas tentativas de 5 minutos cada podem ser feitas. Índice de sucesso: 50%.

3º) Se a redução fracassa, a criança é levada à mesa cirúrgica, anestesiada e submetida a nova tentativa de 5 minutos (sempre usando Hypake) na presença do cirurgião. O índice de sucesso se eleva a 85%.

O intervalo entre as 2 fases é de 30 a 60 minutos.

Nos casos de fracasso, a criança é imediatamente operada.

Criança sadia de **6 a 12 meses**, pico 7-9 (3 a 24)
Início súbito Crises de **cólicas** severas (choro intenso) Duração — 1 a 2 minutos Intervalo — 10 a 30 minutos Vômitos (com progressão para biliosos)
Crises de irritabilidade Intercalada com **letargia** progressiva
Após 12 horas de evolução (pode ser tardio): muco avermelhado (ao toque retal ou em evacuação)

⇓

TOQUE RETAL

Exame de fundamental importância, revela, na grande maioria das vezes, a presença de sangue gelatinoso misturado com fezes (aspecto de "geléia de morango").

É achado tardio, não espere por ele para o diagnóstico.

Casos de dúvida solicitar **ultra-sonografia** ou **raios X**:

a) os **raios X simples** revelam quadro genérico de obstrução intestinal baixa;

b) **enema opaco** — parada de progressão do contraste em algum nível do intestino grosso e imagem em "casca de cebola" (Fig. XI.5) ou em "taça".

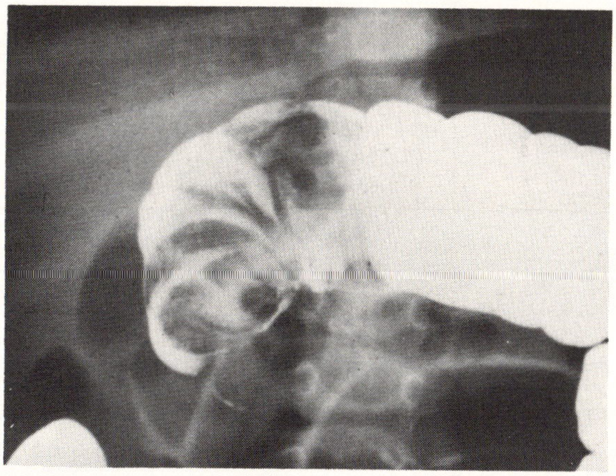

Fig. XI.5 — Enema opaco em invaginação intestinal. Sinal da "casca de cebola".

Quando se dispõe de **ultra-sonografista** experimentado: ele confirma o diagnóstico e orienta a conduta:

- Se a parede da alça não está muito edemaciada, pode-se fazer a redução hidrostática; se estiver muito edemaciada, está indicada a cirurgia.
- A última palavra em terapêutica é **redução hidrostática** com soro fisiológico acompanhada pela ultra-sonografia.

Confirmação da redução (manter observação por 24h):

a) eliminação de gases e fezes junto com o bário;

b) desaparecimento da tumoração;

c) desaparecimento dos sintomas (criança agitada adormece, criança letárgica desperta).

Em caso de **dúvida**: laparotomia.

- CIRURGIA

Obrigatória nos casos de diagnóstico tardio ou de fracasso da redução hidrostática e nos casos de dúvida.

Redução manual

Quadro de **obstrução intestinal** no pós-operatório de redução de invaginação ou de qualquer cirurgia intestinal, suspeitar de **invaginação jejunojejunal** ou **ileoileal**.

ENTEROCOLITE NECROSANTE (EN)

RECÉM-NASCIDOS

Prematuridade < 34 semanas
< 1.500g
Apgar < 6
leite artificial
RN de baixo peso
Asfixia perinatal
Hipoxia
Hipotermia
Cateterização da veia umbilical
Infecção intraparto
Exsangüineotransfusão
Leite artificial (não materno)
Após grandes cirurgias

LACTENTES

Gastroenterite grave
Droncopneumonia

subitamente:
Distensão abdominal
Parada da eliminação de fezes e gases
Vômitos:
1º) claros
2º) biliosos
3º) escuros

Hipoperfusão mesenterial → isquemia intestinal seletiva → lesão da mucosa → necrose segmentar intestinal (íleo distal, cólon proximal) → infecção bacteriana (acúmulo de gás na submucosa) → perfuração → sépsis

ENTEROCOLITE NECROSANTE

Sinais de alerta (suspeita)

Letargia, má aceitação alimentar
Distensão abdominal
Resíduo gástrico aumentado (> 3ml/kg)
Vômitos

⇓

Raios X de abdome (repetidos)
Leucograma
Plaquetas
Sangue oculto nas fezes
Substâncias redutoras nas fezes

⇓

Prescrever leite materno exclusivo

Diagnóstico presuntivo

- **Precoce**
  ↑ da distensão abdominal
  ↑ do resíduo gástrico
  vômitos biliosos
  sangue oculto nas fezes
- **Tardio**
  dor à palpação abdominal
  eritema abdominal
  diarréia sanguinolenta
  enterorragia (sangramento pelo reto)
  má perfusão periférica

⇓

Hemograma
Raios X de abdome 12/12h
(pesquisa de ar intramural)
Plaquetas 2 vezes ao dia
(alarme: plaquetopenia < 50.000)
Gasometria
(alerta: acidose)

⇓

Jejum até melhorar a distensão
NPP
Realimentação com leite humano

Diagnóstico comprovado

Raios X: ar intramural nas alças intestinais ou no sistema porta

⇓

Hemograma
Raios X de abdome 6/6h (na fase aguda)
Plaquetas 2 vezes/dia
TP e TTP, se plaquetopenia
Ionograma
Gasometria

Punção abdominal no quadrante inferior esquerdo com agulha de punção nº 8 ou 9 introduzida tangencialmente à parede abdominal: presença de líquido acastanhado sugere alça intestinal necrosada.

TRATAMENTO

EN suspeita
↓
Prescrever leite materno exclusivo

EN presuntiva
↓
Jejum até melhorar a distensão
NPP
Realimentação com leite materno

EN comprovada
↓
Incubadora
Oxigenação
Plasma ou sangue ou albumina EV
Jejum
Descompressão gástrica (sonda NG)
Hidratação EV
NPP
Antibioticoterapia

TRATAMENTO CLÍNICO

Objetivos: normalização da perfusão dos tecidos, melhoria das condições gerais, repouso para o tubo digestivo, combate à infecção.

1. Incubadora (conforto térmico).
2. Ventilação (oxigenação).
3. Jejum 1 semana (presumível) ou 2 (confirmado).
4. Sonda nasogástrica e aspiração contínua.
5. Expansão do extracelular com transfusão de plasma ou sangue ou albumina EV.
6. Hidratação EV e correção dos distúrbios acidobásicos.
7. Nutrição parenteral prolongada (10 a 14 dias).
8. Antibioticoterapia — parenteral EV.
   Opções: (1) ampicilina + gentamicina (ou amicacina); ou (2) cefoxitina (mefoxin) + amicacina.
   Nos casos comprovados (2) + clindamicina EV ou metronidazol oral.
   Nas complicações: ceftazidima (Fortaz) + clindamicina.
9. Associar antibioticoterapia oral — gentamicina 30mg/kg/dia (6/6h).
10. Se sangramento: exsangüineotransfusão + vitamina K e plaquetas.

Observação — continuar antibiótico oral e sonda gástrica até desaparecimento da distensão abdominal e líquido de retorno sem bile.

A seguir: realimentação com leite materno.

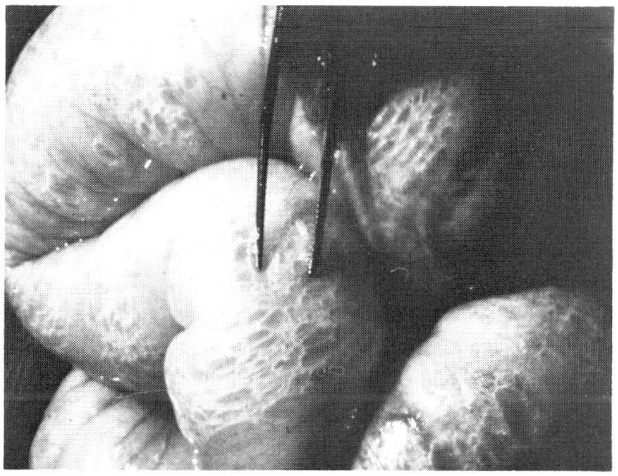

Fig. XI.6 — Enterite necrosante — pneumatose intestinal.

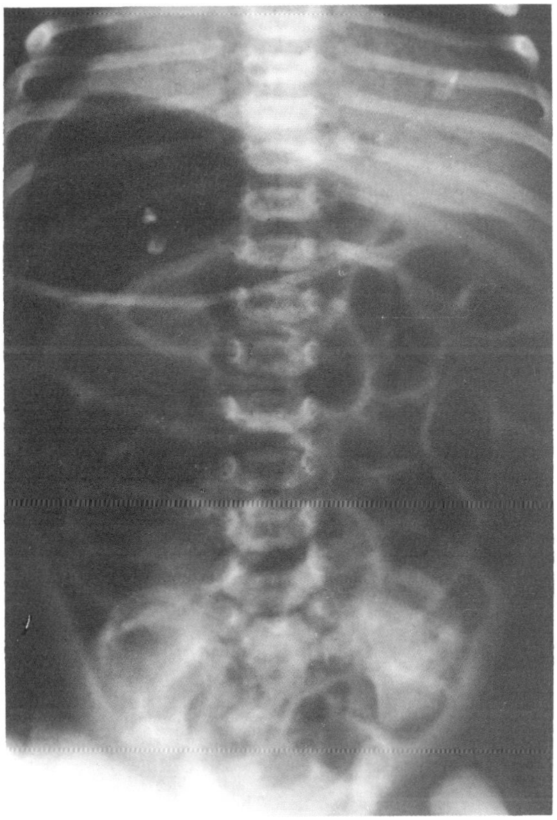

Fig. XI.7 — Enterite necrosante com ar no sistema portal.

Sinais de alerta de complicações

↓

INDICAÇÃO CIRÚRGICA

A) **Dados clínicos**

1. Evolução prolongada que não responde ao tratamento.
2. Prova das condições abdominais concomitante à prova das condições gerais: distensão abdominal acentuada e peritonite.
3. Hipotensão, choque séptico.
4. Acidose mista metabólica + respiratória.
5. Sangramento gastrintestinal importante.
6. Eritema da parede abdominal (necrose intestinal com perfuração e peritonite).
7. Tumoração abdominal palpável (perfuração com bloqueio).

B) A **indicação cirúrgica** pode ser feita pela **punção abdominal** (agulha de punção nº 8 ou 9, introduzida tangencialmente à parede abdominal na FIE, atravessando todos os planos até a obtenção de líquido intraperitoneal, por aspiração) — 0,5ml de líquido acastanhado sugere alça intestinal necrosada e indica cirurgia (citrino: tratamento clínico).

C) **Dados radiológicos**

1. Pneumoperitônio = perfuração.
2. Sinais de obstrução intestinal.
3. Uma única alça intestinal "fixa" e dilatada = alça necrótica.

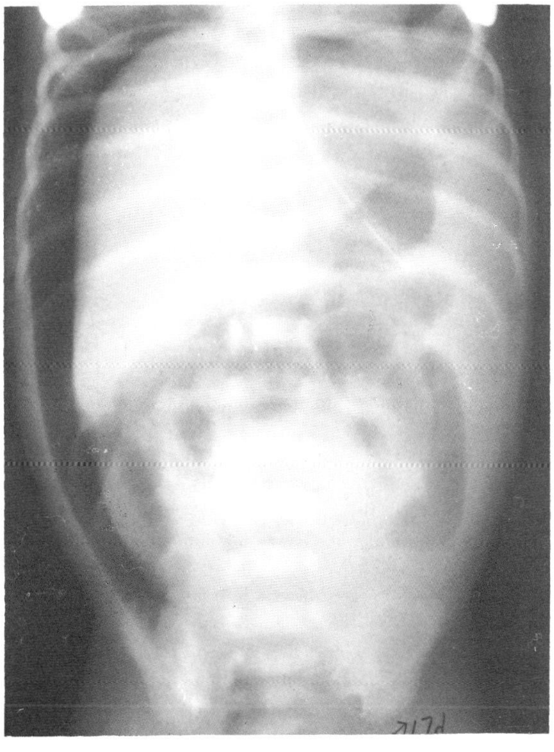

Fig. XI.8 — Enterite necrosante com pneumoperitônio.

FIE = fossa ilíaca esquerda.

HÉRNIA INGUINAL ESTRANGULADA

O que é: complicação séria da hérnia inguinal que consiste na **necrose** ou no sofrimento vascular das alças intestinais contidas no interior do saco herniário. Ocorre em conseqüência de um **encarceramento** herniário (hérnia inguinal encarcerada), quando há dificuldade de retorno venoso e edema das alças, o que progressivamente dificulta a redução das mesmas para a cavidade.

Freqüência: mais comum em lactentes de baixa idade, recém-nascidos e prematuros do que em crianças maiores.

Lembrete: em 30% dos casos, o **encarceramento** ou **estrangulamento** representa a **primeira manifestação da hérnia**.

Lactente masculino, 1º semestre de vida

Início súbito
Choro persistente sem causa aparente
Irritabilidade
Vômitos
Tumoração cística, dura, imóvel, irredutível
na região **inguinal** ou **inguinoescrotal**
A pele suprajacente pode se tornar vermelha e edemaciada.

Advertência

- O choro pode ser confundido com "dor de ouvido".
- Cisto do cordão e hidrocele são indolores.
- Torção do testículo é muito doloroso.

US escrotal pode diferenciar hérnia inguinal de hidrocele.

Com a progressão:

Vômitos biliosos
Distensão abdominal
Tardios: vômitos fecalóides

CONDUTA

Redução manual da hérnia encarcerada

Convém:

- Sedação.
- Supositório de analgésico.
- Trendelenburg (elevação dos membros inferiores).
- Se houver distensão abdominal ou vômitos biliosos: fazer descompressão digestiva com sonda nasogástrica.

Manobra — bimanual:

- com uma mão comprimir a região inguinal perpendicularmente;
- com a outra mão fazer compressão delicada do conteúdo herniário no sentido cranial.

Orientação

1. Na maioria dos casos, consegue-se a redução.
2. Marcar herniorrafia eletiva, de preferência para depois de 48 ou 72h.
3. Se não for conseguida a redução ou se coexistirem sinais de peritonite, indicar **herniorrafia de urgência**.

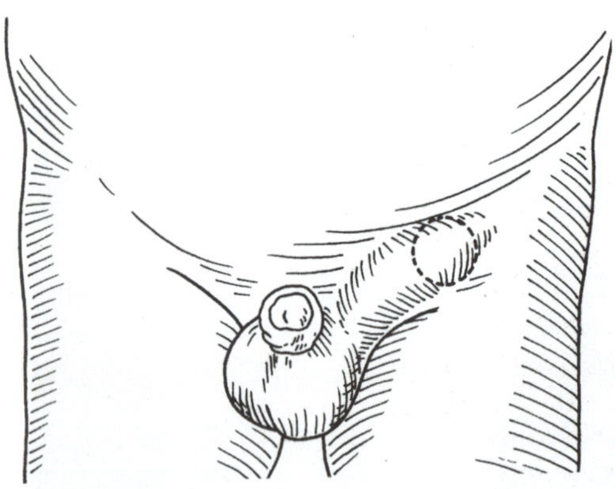

Fig. XI.9A — Hérnia encarcerada. O círculo marca a posição do anel externo.

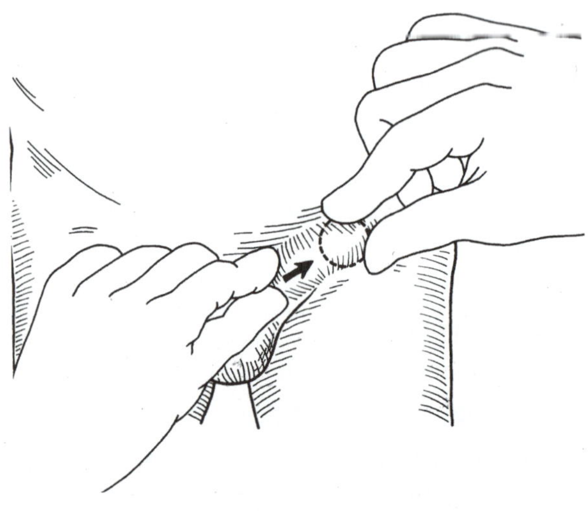

Fig. XI.9B — Redução manual. Pressão delicada empurra a hérnia no sentido cranial enquanto a mão oposta manipula delicadamente a alça intestinal através do anel externo.

COMPLICAÇÕES CIRÚRGICAS DO DIVERTÍCULO DE MECKEL

O que é: o divertículo de Meckel, presente em aproximadamente 2% da população, representa a persistência da porção enteral do ducto onfalomesentérico. A porção ocluída deste ducto pode não ser reabsorvida, resultando em uma corda fibrosa que liga o divertículo à região umbilical (Fig. XI.10).

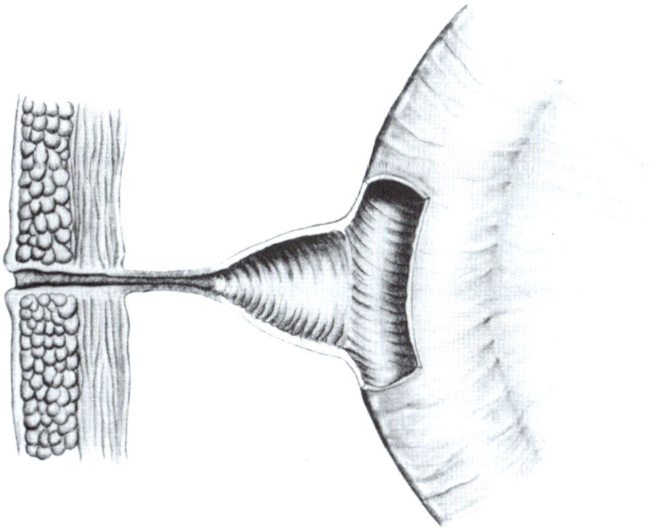

Fig. XI.10 — Desenho esquemático do divertículo de Meckel.

Pode ser sede de complicações, particularmente hemorragia e obstrução intestinal (60% desses casos ocorrem no **primeiro e segundo anos de vida**).

A) O divertículo pode ser revestido internamente por mucosa gástrica ectópica ou tecido pancreático, causando úlceras sangrantes na mucosa circunvizinha ao divertículo.

A **hemorragia** pode ter início súbito, é indolor e se manifesta por intensa **enterorragia** que ocorre entre os 6 meses e 2 anos de idade. Podem ser eliminados coágulos pelo ânus.

A hemorragia pode levar ao estado de choque.

Cintilografia pode ser útil para aclarar o diagnóstico.

B) A **obstrução intestinal** ocorre por dois mecanismos:

a) invaginação intestinal tendo o divertículo como ponto de origem;

b) volvo ou hérnias internas devidos à presença de brida congênita aderida ao divertículo.

A obstrução intestinal pode causar necrose ou perfuração de alças intestinais a montante, com peritonite grave.

Indicação cirúrgica: obstrução intestinal ou peritonite.

Diagnóstico etiológico quase sempre intra-operatório.

C) A **inflamação aguda** do divertículo de Meckel (diverticulite) e a perfuração em peritônio livre produzem quadros clínicos superponíveis à apendicite aguda. No lactente, o quadro se apresenta mais grave, podendo ocorrer peritonite generalizada, com ou sem obstrução intestinal associada, dependendo do bloqueio de alças intestinais ao nível do divertículo.

A **cirurgia** visa à ressecção do divertículo e do segmento intestinal comprometido, caso haja hérnia ou volvo intestinal com necrose.

APENDICITE AGUDA NO LACTENTE

a) Relativamente rara, mas existe e deve ser lembrada.

b) Diagnóstico difícil.

c) **Sintomatologia**:

1. febre elevada;
2. irritabilidade ou letargia;
3. vômitos biliosos;
4. dor abdominal generalizada (é tardia: peritonite);
5. distensão abdominal progressiva (tardia: peritonite);
6. tumoração no quadrante inferior D do abdome;
7. pode ocorrer diarréia em vez de íleo paralítico (confusão com gastroenterite);
8. leucocitose acentuada, desvio à E intenso;
9. toque retal: plastrão;
10. **raios X**: níveis hidroaéreos.

d) **Conduta na fase de dúvida diagnóstica**:

1. sonda gástrica e hidratação;
2. revisão a cada 2 horas;
3. evitar antibióticos e sintomáticos.

APENDICITE — ORIENTAÇÃO INICIAL (ver pág. 374)

Dor que migra do epigástrico FID --------- 1
Anorexia (rejeita comida) -------------------- 1
Náusea/vômito ---------------------------------- 1
Febre > 38ºC ------------------------------------ 1
Dolorimento abdominal agravado --------- 1
por tosse, percussão, pular
Dolorimento localizado na FID ------------ 1
Leucocitose > 10.000 ----------------------- 1
Neutrofila > 7.500 --------------------------- 1

Escore $\geq$ 6: **apendicite** $\rightarrow$ cirurgia

3 a 7: observação por 24-48 horas

considere US/tomografia abdominal

7. ABDOME AGUDO NO PRÉ-ESCOLAR E NO ESCOLAR

ABDOME AGUDO INFLAMATÓRIO

1º) Anorexia
2º) Dor (pouco intensa) epigástrica ou periumbilical
3º) Vômitos (não freqüentes) ou só náuseas
4º) Febre discreta (37,5-38ºC)
5º) Dor contínua na FID
6º) Diarréia pode ocorrer (15%)

- Fácies apreensivo ou de sofrimento
- Hipertonia (aumento do tônus muscular) localizada no ponto de Mc Burney
- Área de sensibilidade dolorosa de intensidade significativa, constante e localizada
- O local de máxima sensibilidade dolorosa é o ponto de Mc Burney

APENDICITE AGUDA

1º) Obstrução da luz do apêndice por fecalito ou tecido linfóide.
2º) Proliferação bacteriana.
3º) Processo inflamatório exsudativo: apendicite **catarral**.
4º) Dificuldade do retorno venoso — edema: apendicite **edematosa**.
5º) Invasão bacteriana — supuração: apendicite **flegmonosa**.
6º) Necrose e perfuração — apendicite **gangrenosa**.
7º) **Peritonite** localizada ou generalizada.

Diagnóstico é primordialmente clínico.
Diagnóstico difícil na criança pequena.

Hemograma — leucocitose moderada, neutrofilia, desvio à E, anaeosinofilia. Pode ser normal.

Urina — tipo I + bacterioscópico

Leucocitúria pode ocorrer em apendicite retrocecal ou pélvica; presença de bactérias gram-negativas na infecção urinária; glicosúria no diabetes

Raios X de abdome
a) escoliose antálgica
b) fecalito na região do apêndice
c) íleo paralítico regional
d) apagamento da imagem do músculo psoas e da linha pré-peritoneal D

Ultra-sonografia (apêndice > 6cm, coleções)

Ponto de Mc Burney — ponto de união do 1/3 externo com os 2/3 internos da linha que une a crista ilíaca anterior ao umbigo.

- Evolução prolongada
- Dor localizada na FID
- Rigidez muscular na FID
- Tumoração palpável na FID (plastrão)
- Ocorre em crianças maiores (escolares)

⇓

PERITONITE LOCALIZADA BLOQUEADA

Criança pequena com:

- Estado toxêmico acentuado
- Febre elevada
- Pulso acelerado (proporcionalmente mais do que a febre)
- Distensão abdominal
- Dor abdominal generalizada
- Vômitos biliosos — fecalóides

⇓

PERITONITE GENERALIZADA

FID — fossa ilíaca direita (quadrante inferior D do abdome).

- Evolução > 36 horas
- Mais freqüente: 1 a 4 anos
- Deterioração progressiva do estado geral/choque
- Aumento da febre (38-39ºC)/taquicardia acentuada
- Dor abdominal generalizada/rigidez de parede
- Vômitos freqüentes
- Constipação ou diarréia
- Leucocitose; leucopenia, com o choque

⇓

APENDICITE AGUDA PERFURADA

CONDUTA NA APENDICITE

Conceito clássico: "Na dúvida, opere".

Atual: **"Na dúvida, interne: observação com reavaliações frequentes"**. Acompanhamento por pediatra/cirurgião pediátrico.

O caso geralmente se define em 8 a 12 horas; eventualmente pode durar 24 e até 48 horas. Fazer ultra-sonografias repetidas.

Se não for possível definir nem afastar a suspeita, aí não espere mais e indique laparotomia.

Ultra-sonografia, desde que executada por profissionais experientes, pode ser útil: apêndice aumentado, edematoso, fecalito com distensão líquida distal; líquido livre na cavidade abdominal. Exclusão de outras doenças.

DADOS CLÍNICOS RELEVANTES NA APENDICITE

Dor abdominal

Referida inicialmente no epigástrio ou umbilical; passa a se localizar na FID e torna-se difusa.

Moderada (se a criança chora "de dor de barriga" não deve ser apendicite).

Piora com a trepidação do carro, com a tosse, com a movimentação do tronco e ao pular da mesa para o chão.

Tem dificuldade em permanecer de bruços.

Ao tossir voluntariamente ou ao encolher e estufar a barriga, a criança indica o ponto de Burney como o de maior intensidade dolorosa.

Nas apendicites **pélvicas** pode haver dor no hipogástrio.

Nas **retrocecais**: dor lombar (de menor intensidade).

Dor abdominal importante, constante, localizada.

Anorexia

É invariável; colocar em dúvida o diagnóstico se a criança refere que "está com fome".

Vômitos

Numa criança já com suspeita, se ela vomita essa suspeita se fortalece. Os vômitos não são muito freqüentes e começam após o início da dor.

Diarréia

Ocorre em apendicites **pélvicas** especialmente em crianças menores de 3 anos.

Diarréia, polaciúria e urgência miccional

Podem ocorrer nas apendicites **pélvicas**.

Ruídos hidroaéreos abdominais

Estão diminuídos e podem ter um timbre diferente, metálico; ausentes na peritonite.

Estado toxêmico que se manifesta por "maçãs do rosto" avermelhadas

Atitude **antálgica** em flexão parcial do membro inferior D ou impossibilidade de extensão completa da coxa: apendicite **retrocecal**.

Iniciar a palpação pelo local que dói menos e com pressão mínima (face palmar dos dedos centrais).

O aumento do tônus muscular na FID deve ser pesquisado com pressão suave e contínua (sentir a resistência comparando os 4 quadrantes).

Descompressão brusca positiva.

A compressão parietal retrógrada do colo descendente, de baixo para cima e da esquerda para a direita, exacerba a dor na FID (S. Rovsing).

Descompressão brusca da FID piora (S. Blumberg).

Não repeti-la freqüentemente pois causa grande desconforto.

Diferença axilo-retal maior do que 0,8°C (quando T axilar maior do que 37,5°C); falta nas retrocecais.

Toque retal (obrigatório).

a) Dor localizada no fundo de saco de Douglas.
b) Possível plastrão na FID.

Ataques anteriores auto-limitados (cura espontânea). Podem ser referidos em algumas crianças.

Não confunda APENDICITE com:

1. **Leucocitose** muito acentuada em casos de curta duração e sem sinais abdominais muito evidentes — procurar outras infecções (pneumonia, infecção urinária).
   Adenites mesentéricas (podem ser também virais).
2. **Amigdalite aguda estreptocócica** principalmente no 1º dia; após 24 horas ficam evidentes os sinais de amigdalite.
3. Início com febre, calafrios, cefaléia seguidos de dor no meio da barriga; neutropenia — sugere **infecção viral**.
4. **Pneumonia lobar** do lobo inferior direito é causa comum de confusão. Valorizar a respiração entrecortada ou gemente e dor relacionada aos movimentos respiratórios. Leucocitose acentuada. Semiologia pulmonar característica. Raios X de tórax.
   Lembrar que apendicite perfurada pode causar abscesso subfrênico com derrame pleural.
5. **Infecção urinária** — acompanha-se de sintomas urinários; solicitar exame de urina com bacterioscópico (piúria isolada pode ocorrer na apendicite).
6. **Cetoacidose diabética** — vômitos acentuados, desidratação e dor abdominal, respiração acidótica.
   É causa não rara de confusão; solicitar glicosúria.
7. **Gastroenterite aguda** — dor abdominal difusa em cólica e diarréia. Lembrar que apendicite pode ocorrer na evolução de uma gastroenterite, depois de vários dias do início.
8. **Diverticulite de Meckel** — costuma dar quadro de peritonite mais generalizada já desde o início.
   Conduta cirúrgica.
9. **Anemia falciforme** — negro; dores articulares; a dor abdominal é intensa, contínua; o doente está inquieto e geme o tempo todo.
10. **Púrpura anafilactóide** — dor acentuada, contínua; dor articular, púrpura nos membros inferiores e nádegas.
11. **Torção de cisto do ovário** — quadro súbito; toque retal com palpação bimanual do ovário; ultra-sonografia.
12. **Rotura do folículo de Graaf** — no meio do ciclo menstrual.
13. **Doença inflamatória pélvica** — peritonite com corrimento vaginal abundante.
14. **Doença de Crohn** — pode ir à mesa com diagnóstico de apendicite; comprovação por biopsia.
15. **Peritonite primária** — mais comum em nefróticos de menos de 6 anos; peritonite leve e generalizada; líquido turvo na cavidade peritoneal.

CONDUTA NA APENDICITE

A indicação **cirúrgica** se apóia, quase sempre, nos sinais **clínicos** sugestivos de **abdome agudo inflamatório**.

Conduta clássica nos casos duvidosos: "na dúvida, opere!"

Esta conduta leva a uma proporção elevada de operações desnecessárias.

Conduta atual nos casos duvidosos
Interne e mantenha observação atenta — revisão a pelo menos cada 2 horas.

Na maioria das vezes, uma resolução pode ser tomada em 4 ou 6 horas e, quase sempre, em 12 a 24 horas; o tempo máximo de espera é 48 horas — se o caso permanecer duvidoso, indica-se cirurgia.

Uso de antibióticos

Convém aplicar no **pré-operatório**: cefoxitina (Mefoxin) 40mg/kg/dose EV 6/6h no total de 3 doses.

Alternativa: amicacina.

Se o apêndice não está perfurado — suspender.

Se o apêndice está perfurado, continuar por mais 3 a 5 dias, associado com metronidazol (Flagyl) 15 a 50mg/kg/dia, fracionado de 6/6h.

Em casos de abscesso: amicacina + cefoxitina + metronidazol.

Complicações pós-operatórias

1. **Infecção da parede**.
2. **Abscessos intra-abdominal, pélvico ou subfrênico**.
   Mais freqüentes nas apendicites perfuradas. Quadro toxiinfeccioso e íleo adinâmico prolongado. Ultra-sonografia. Abscesso subfrênico requer drenagem cirúrgica; os demais podem ser tratados clinicamente: nutrição parenteral, antibioticoterapia e descompressão digestiva por sonda nasogástrica.
3. **Obstrução intestinal por bridas**.
   Se ocorrer nos primeiros 30 dias — descompressão digestiva (sonda nasogástrica).
   Se ocorrer após 30 dias — tentar a descompressão por 48 horas (se não houver evidências de abdome inflamatório) — se não resolver: laparotomia.

PERITONITE

PERITONITE PRIMÁRIA

Infecção bacteriana da cavidade peritoneal sem fonte intra-abdominal demonstrável.

Ocorre em crianças com menos de 6 anos, especialmente com ascite por nefrose ou menina com corrimento vaginal.

a) Início: rápido ou insidioso.
b) Febre, dor abdominal e vômitos; às vezes diarréia.
c) Distensão abdominal, dor difusa moderada, descompressão brusca dolorosa, rigidez de parede, diminuição dos ruídos hidroaéreos.
d) Leucocitose com neutrofilia acentuada.
e) Raios X: dilatação das alças intestinais cheias de gás, edema da parede das alças.
f) Punção abdominal (na peritonite do nefrótico): líquido peritoneal com proteína e neutrófilos, bacteriológico: Gram-positivos (pneumococos e estreptococos); raramente Gram-negativos.
g) Tratamento: antibioticoterapia — ampicilina ou gentamicina por 7 dias.
h) Laparotomia indicada em: a) dúvida diagnóstica, flora mista na punção; pneumoperitônio (aos raios X); b) fracasso terapêutico após 48 horas de antibiótico ou localização do processo inflamatório.

PERITONITE SECUNDÁRIA

Decorrente da entrada de enterobactérias na cavidade peritoneal através de uma lesão necrótica da parede intestinal ou conseqüente a uma obstrução. Ocorre como complicação de apendicite e outras afecções do tubo digestivo.

Quadro clínico: a) sinais da doença primária; b) sinais de peritonite como descritos acima; c) aumento da toxemia e choque.

Conduta: raios X abdominal; antibioticoterapia (ampicilina + gentamicina + clindamicina); laparotomia.

ADENITE MESENTÉRICA

Quadro de peritonismo que acompanha, a distância, processos infecciosos, principalmente situados nas vias aéreas superiores.

Suspeita diagnóstica: irritação peritoneal difusa e pouco intensa, associada à sintomatologia do foco infeccioso primário, evidente.

Nota: o diagnóstico é mais difícil de ser feito quando o foco infeccioso é intestinal e o quadro clínico lembra a peritonite purulenta.

Observação: a sintomatologia caprichosa faz com que, às vezes, os sintomas predominem na FID, levantando a suspeita de apendicite, levando erroneamente a uma indicação cirúrgica.

Tratamento: é do foco infeccioso primário; a adenite mesentérica regride com a involução do mesmo, sem seqüelas.

DIVERTICULITE DE MECKEL

Sobre o divertículo de Meckel (DM) já se disse que "é sempre lembrado, porém pouco encontrado", pois pode provocar o aparecimento de todos os tipos de abdome agudo:

1. A diverticulite de Meckel pode em tudo mimetizar o quadro da apendicite e seu diagnóstico é geralmente feito somente durante a laparotomia exploradora. A diverticulite pode evoluir até a perfuração.

2. As bridas congênitas da região do divertículo até a parede abdominal anterior, restos do ducto onfalomesentérico, podem ser responsáveis por episódios de **obstrução intestinal**.
3. A mucosa gástrica ectópica, que reveste o DM através da secreção ácida de suas glândulas, provoca uma ulceração péptica na mucosa ileal circunjacente que se complica com a **hemorragia** ou **perfuração**.

Nota: o único exame de valor para o diagnóstico pré-operatório do DM é o **mapeamento intestinal** com tecnécio-99, que é captado pela mucosa gástrica ectópica.

PSOÍTE

Processo inflamatório agudo abscedante que acomete o músculo psoas ilíaco. Quando localizado do lado direito, pode simular um quadro de apendicite aguda.

Sintomatologia: quadro de instalação e evolução lentas, com febre alta, supurativa, acompanhada tardiamente de massa palpável na FID, com pouco ou nenhum sinal de irritação peritoneal. Caracteristicamente se acompanha de contratura muscular, fletindo a coxa sobre o abdome.

O **diagnóstico** é clínico.

Aos **raios X**, o clássico sinal do desaparecimento da linha do músculo psoas é de difícil visualização em radiografias mal tiradas e é de valorização prática discutível.

Conduta: quando se tem certeza da formação do abscesso no interior do psoas, a conduta é cirúrgica: drenagem por via extraperitoneal (semelhante à de Mc Burney para a apendicite).

PANCREATITE AGUDA

É de incidência mais freqüente do que geralmente se pensa. Muitos casos leves permanecem não diagnosticados, confundidos com sintomas abdominais de gastroenterites e verminoses.

Quadro clínico

1. Os quadros mais graves caracterizam-se por dor abdominal forte, com irradiação em faixa no abdome superior, acompanhada de vômitos abundantes e febre.
2. **Exame físico**: forte dor à palpação na região epigástrica, com sinais de irritação peritoneal. A criança assume posição antálgica com quadris e joelhos fletidos, decúbito lateral.
3. **Diagnóstico**: dosagem de amilase pancreática, caracteristicamente elevada. Se estiver normal, dosar lipase.
4. Outros: leucocitose, hiperglicemia, glicosúria, hipocalcemia, hiperbilirrubinemia.
5. **Ultra-sonografia**: muito útil mas pode ser normal na fase inicial.

O **tratamento** da fase aguda da pancreatite é clínico; jejum, sonda gástrica, analgésicos potentes (meperidina), anticolinérgicos, manutenção hidroeletrolítica e, eventualmente, o uso de inibidores da tripsina (Trasylol).

Com o tratamento clínico, a evolução costuma ser para a cura, rapidamente. No entanto, 30% dos casos graves formam **pseudocistos** que necessitam de resolução cirúrgica.

No grupo pediátrico, são raros os casos de choque por pancreatite aguda.

ABDOME AGUDO OBSTRUTIVO

OBSTRUÇÃO INTESTINAL POR ÁSCARIS

Comum em nosso meio em crianças de baixo nível social, particularmente nos 2 primeiros anos (entram em contato com o solo contaminado) ou após os 6 anos (promiscuidade).

Sua incidência parece em declínio.

Patogenia — principais fatores:

a) capacidade do verme de formar bolos (novelos) que podem determinar a obstrução da luz intestinal;
b) ação tóxica;
c) tendência a penetrar em todos os orifícios naturais do tubo digestivo e na cavidade peritoneal;
d) inflamação do peritônio.

Inicialmente, o quadro é **semi-oclusivo**, o bolo de áscaris ainda permitindo algum trânsito intestinal. Posteriormente se instala a **oclusão** intestinal. Até aqui, ainda que haja sofrimento intestinal, ele é reversível. Abandonados, estes casos evoluem para complicações que são: a) necrose de alça intestinal (com ou sem volvo); b) perfuração; c) peritonite.

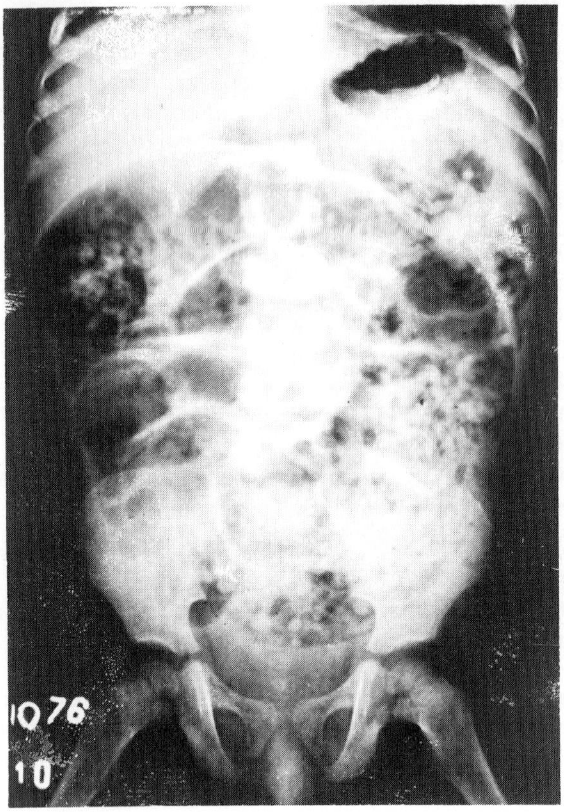

Fig. XI.11 — Obstrução intestinal por áscaris. Nota-se a imagem dos vermes em todo abdome.

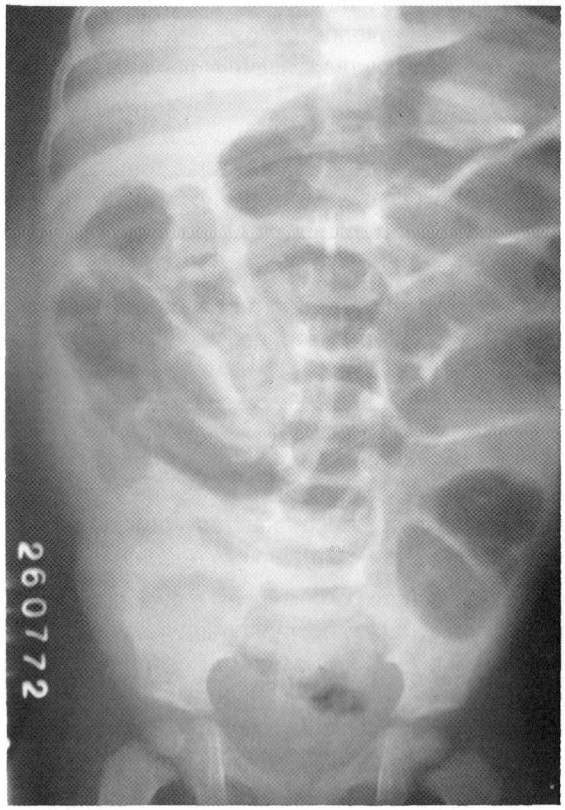

Fig. XI.12 — Obstrução intestinal por áscaris imagem em "miolo de pão".

CONDUTA DIAGNÓSTICA

1º) Instalação de SUBOCLUSÃO em criança de baixo nível sócio-econômico:

a) Dor abdominal em cólicas, vômitos alimentares; peristaltismo visível.

b) Às vezes: **tumor** palpável na região periumbilical ou no hemiabdome direito, móvel, cilíndrico com irregularidades.

c) Dado característico: eliminação de **áscaris** com os **vômitos**.

d) Ausculta: ruídos hidroaéreos em salva, timbre metálico.

e) Toque retal: palpação bimanual do novelo; eliminação de gases, fezes e vermes.

f) **Raios X simples de abdome**: distensão mínima das alças do intestino delgado, visualiza-se toda a moldura constituída pelos cólons, presença de gás na ampola retal; imagem do novelo de áscaris com aspecto de "miolo de pão".

2º) Evolução para OBSTRUÇÃO INTESTINAL:

a) Vômitos biliosos, distensão abdominal, cólicas intensas, parada da eliminação de gases e fezes.

b) Pode ocorrer diarréia.

c) Palpação abdominal só após passagem de sonda nasogástrica e conseqüente descompressão abdominal.

d) **Raios X de abdome**: distensão de alças de intestino delgado com pregueado mucoso espessado (aspecto em pilha de moeda), múltiplos níveis hidroaéreos, ausência de gás no reto e às vezes em toda moldura cólica, novelo de áscaris em "miolo de pão".

3º) **Fases avançadas de obstrução ou volvo intestinal**

Alívio temporário da dor, vômitos fecalóides, toxemia, silêncio abdominal, toque: ampola retal vazia.

Raios X do volvo: grande imagem de nível hidroaéreo que se estende de um lado a outro do abdome.

4º) Complicação: **perfuração**

Raios X de abdome — pneumoperitônio.

5º) Complicação: **peritonite**

a) Ausculta: silêncio abdominal.

b) **Raios X de abdome**: distensão difusa de alças delgadas e cólicas, velamento difuso do abdome (presença de líquido na cavidade peritoneal) e imagem do novelo de áscaris.

6º) **Ascaridíase hepatobiliar**

a) Abdome agudo inflamatório com localização no hipocôndrio D + icterícia obstrutiva, evidências de ascaridíase.

b) Abscessos hepáticos múltiplos: febre supurativa persistente, hepatomegalia sem icterícia.

A ultra-sonografia é útil.

7º) **Diagnósticos diferenciais principais**

a) Íleo paralítico infeccioso: avaliar bem o paciente, em particular a árvore respiratória.

b) Invaginação intestinal: predomina no lactente; evolui com enterorragia.

c) Apendicite: idade escolar; dor localizada na FID; o abdome é peritonítico mais precocemente.

d) Outros: tumores, tuberculose intestinal.

CONDUTA

SEMI-OCLUSÃO INTESTINAL POR ÁSCARIS

1º) Hospitalização obrigatória.

2º) Jejum e sonda nasogástrica (SNG).

Caso a criança não esteja vomitando, prescrever dieta líquida sob observação rigorosa.

3º) Hidratação endovenosa.

4º) Óleo mineral (Nujol): VO ou SNG — 20ml a cada 4 ou 6 horas (ação lubrificante facilita o deslizamento do novelo). Fechar a SNG por 30min após a introdução do óleo mineral.

5º) Antiespasmódico: sulfato de atropina 0,01mg/kg/dose a cada 6h, via SC.

6º) Piperazina 50mg/kg/dose ou levamisole (Ascaridil) ou mebendazol (Pantelmin).

7º) Quando o novelo chega ao cólon (palpação, raios X): clister de soro morno 20ml/kg + óleo mineral na proporção de 10:1, 2 a 3 vezes ao dia, até a eliminação do novelo.

8º) **Indicação da intervenção cirúrgica**

a) piora clínica ou fracasso do tratamento em 24 a 48 horas;

b) obstrução intestinal completa;

c) perfuração (pneumoperitônio);

d) peritonite: neste caso, associar antibioticoterapia que inclui enterobactérias.

INVAGINAÇÃO INTESTINAL

Na faixa etária do pré-escolar e do escolar, apresenta 2 peculiaridades:

a) freqüentemente está relacionada com causas anatômicas bem definidas como pólipos, placas linfáticas e linfossarcomas em fase inicial, que são responsáveis pela cabeça da invaginação;

b) a existência de invaginação crônica ou recidivante, que se manifesta por quadros suboclusivos e massa palpável, geralmente ocasionados por linfossarcomas da parede intestinal.

O **tratamento** é sempre cirúrgico.

OUTRAS

Neste grupo etário existem numerosas outras causas de obstrução, mas de pequeno significado, quanto à freqüência: bridas do divertículo de Meckel, rotação incompleta do intestino com volvo, as duplicações intestinais, os linfossarcomas de delgado, as descompensações agudas obstrutivas do megacólon congênito, os corpos estranhos, as bridas conseqüentes a cirurgias anteriores, etc.

ABDOME AGUDO PERFURATIVO

Os quadros abdominais perfurativos não traumáticos são relativamente raros neste grupo etário. Estão geralmente precedidos e associados a quadros inflamatórios de enterites, bolo de áscaris, apendicites, diverticulites de Meckel, etc.

De importância no **escolar**, deve-se mencionar a ÚLCERA PÉPTICA GASTRODUODENAL cuja primeira manifestação, não raro, é a complicação hemorrágica ou perfurativa.

O **quadro perfurativo** caracteriza-se por:

1. início súbito de dor abdominal forte, generalizada, acompanhada de sinais de irritação peritoneal, abdome em "tábua", descompressão brusca e dolorosa; e
2. o desaparecimento da macicez hepática à percussão (sinal de Jobert) sugere a existência de pneumoperitônio, facilmente identificável aos raios X do abdome, realizados de pé.

Conduta

Cirúrgica (geralmente antrectomia com vagotomia).

Nota: nesta faixa etária lembrar a possibilidade de síndrome de Zollinger-Ellison ou gastrinoma. Consiste na existência de tumores únicos ou múltiplos, pequenos, geralmente localizados junto ao pâncreas, que são secretores de gastrina. Nesses casos, após a gastrectomia, há recidiva da úlcera rapidamente e o diagnóstico é feito pelos testes de secreção gástrica e pela dosagem da gastrinemia por radioimunoensaio.

Tratamento: consiste na gastrectomia total ou na utilização de cimetidina, um antagonista da gastrina, pelo resto da vida.

8. A CRIANÇA COM SANGRAMENTO DIGESTIVO

Sangramento digestivo **alto** (acima do ângulo de Treitz) ou Sangue deglutido	⇒	**Vômitos** de sangue (sangue vivo ou em borra de café) = **HEMATÊMESE** e/ou **Fezes negras** como pixe, odor pútrido = **MELENA**

Sangramento digestivo **baixo**			
dos cólons	⇒	Sangue vermelho escuro misturado às fezes	**ENTERORRAGIA** (hematoquezia)
do reto e do ânus	⇒	Sangue vermelho vivo na superfície das fezes ou logo após a evacuação	
ou Sangramento digestivo alto maciço em crianças pequenas	⇒	Sangue vermelho	

Uréia sérica aumentada com creatina normal: grande volume de sangue no intestino delgado

Observação: a enterorragia é mais freqüente (predomina o sangramento dos cólons); geralmente o sangramento alto é mais grave.

Ingestão de gelatina vermelha ou beterraba	Pode simular enterorragia
Ingestão de chocolate, ameixa preta ou ferro	Pode simular melena
Sangramento baixo com eliminação mínima de sangue	**Fissura anal** (lactentes constipados, dor à evacuação) Pólipos (2 a 6 anos) Hiperplasia nodular linfóide (até 5 anos)
Sangramento baixo com hemorragia abundante	Divertículo de Meckel Pólipos auto-amputados Duplicação intestinal
Com sintomas associados a) Dor à evacuação b) Dor abdominal c) Diarréia, vômitos e febre	 Fissura, proctite Processo isquêmico Enterocolite infecciosa/alérgica

SANGRAMENTO DIGESTIVO

Nos casos difíceis passar sonda nasogástrica

Pesquisa de **sangue oculto no suco gástrico**

HEMATÊMESE ou MELENA

ou sangue oculto **positivo** no suco gástrico

⇓

Sangramento ALTO

1º) **Endoscopia digestiva alta** (EED): nas primeiras 12 a 24 horas (determina o diagnóstico em 90%)

2º) Raios X contrastados: trânsito intestinal

Arteriografia (se ainda necessário)

EED = esôfago-estômago-duodeno

ENTERORRAGIA

ou sangue oculto **negativo** no suco gástrico

⇓

Sangramento BAIXO

Inspeção anal e toque retal

Pesquisa de **leucócitos** nas fezes

Se **freqüentes**

1º) Coprocultura/ toxina do *Clostridium difficile*

2º) Retossigmoidoscopia

3º) Enema baritado

Se **ausentes**

Raios X simples de abdome (deitado e em pé)

Sinais **de obstrução**

1º) Enema baritado

2º) Laparotomia

Sem sinais de obstrução

1º) Inspeção anal e toque retal

2º) Ano-retossigmoidoscopia com biopsia (faz o diagnóstico em 80%)

3º) Colonoscopia

4º) Enema baritado de duplo contraste

5º) Cintilografia

6º) Arteriografia (em último caso)

SANGRAMENTOS DIGESTIVOS SEGUNDO A FAIXA ETÁRIA

CAUSAS DE SANGRAMENTO DIGESTIVO EM RELAÇÃO À FAIXA ETÁRIA

Recém-nascido	Lactentes de 1 mês a 2 anos	Pré-escolares até adolescentes
A) Aspecto saudável • Sangue materno deglutido • Coagulopatia: déficit de vitamina K plaquetopenia B) Abdome agudo • Enterocolite necrotizante • Má rotação com volvo • Enterocolite do megacólon C) Estado infeccioso • Coagulopatia da infecção • Úlcera de estresse	A) Aspecto saudável, sangramento mínimo • **Fissura anal** • Hiperplasia nodular linfóide • Esofagite de refluxo esofágico B) Com fezes mucossanguinolentas • Diarréia aguda infecciosa (disenteria) • Colite alérgica (leite de vaca, soja) C) Condições clínicas instáveis Aguda, com cólicas • Invaginação intestinal Hemorragia abundante, indolor • Divertículo de Meckel D) Com esplenomegalia • Varizes esofagianas	A) Aspecto saudável • **Pólipo** • Hiperplasia nodular linfóide B) Com disenteria • Diarréia aguda infecciosa C) Com dor abdominal persistente • Úlcera péptica*/esofagite D) Dor abdominal crônica e emagrecimento • Colopatia crônica (escolar, adolescente) E) Aparência doentia (subagudo) • Síndrome hemolítico-urêmica • Púrpura anafilactóide F) Com hepatoesplenomegalia • Varizes esofagianas*

* Hemorragias volumosas

ENTERORRAGIA

São as hemorragias digestivas mais freqüentes na infância.

A enterorragia é o dado ÚNICO ou PREDOMINANTE

Dor intensa para evacuar + constipação crônica em lactentes	**Fissura anal**	D: Exame local T: 1. corrigir a constipação 2. anestésico local
a) Sangramento indolor b) Gotejamento de sangue no fim da evacuação ou c) A criança pode eliminar uma "bolinha", desacompanhado das fezes	**Pólipo retal** (2 a 6 anos)	D: Toque retal Retossigmoidoscopia Colonoscopia Enema opaco T: Polipectomia endoscópica
Diarréia crônica + desnutrição	**Prolapso retal**	D: Exame local T: 1. levantamento do estado geral e tratamento da diarréia 2. contenção com esparadrapo 3. injeções esclerosantes na submucosa retal
Enterorragia muito intensa, sem hematêmese, com comprometimento hemodinâmico, sem outra sintomatologia	**Divertículo de Meckel sangrante** (6 meses a 2 anos)	D: 1. cintilografia 2. laparotomia T: Cirúrgico
História sugestiva + dor retal	**Corpo estranho**	D: Exame local, retossigmoidoscópico T: Retirada do CE

D = diagnóstico T = tratamento

NOTA: **não confunda enterorragia com as fezes da criança que comeu beterraba ou gelatina.**

A enterorragia faz parte de um QUADRO CLÍNICO MAIS COMPLEXO

(o sangramento não é preocupação de urgência, embora a doença causal geralmente o seja; exceção: volvo intestinal)

Lactente bem nutrido a) Cólicas com períodos de acalmia b) Sangue gelatinoso eliminado pelo ânus ou no toque retal c) Tumor abdominal alongado	**Invaginação intestinal**	D: 1. toque retal 2. enema baritado T: 1. enema (desinvaginação hidrostática) 2. cirúrgico
Prematuros Lactentes com diarréia Distensão abdominal Sangramento Mau estado geral	**Enterite necrotizante**	D: Raios X pneumatose intestinal T: Ver Abdome agudo do RN
Diarréia sanguinolenta	**Parasitoses** Ancilostomíase Tricocefalíase maciça	D: Exame de fezes T: Anti-helmíntico
Disenteria (diarréia sanguinolenta com quadro infeccioso)	**Colite infecciosa** 1º) *Shigella; Campylobacter* 2º) Amebíase 3º) Outras bactérias invasoras	D: Exame de fezes 1. protoparasitológico 2. cultura T: Específico
Diarréia sanguinolenta ou disenteria em lactente	**Alergia por leite** de vaca ou soja	D: Exame de fezes (para excluir outras causas) T: Teste terapêutico
Diarréia colônica crônica e emagrecimento	**Retocolite ulcerativa** (escolar/adolescente)	D: Endoscopia T: Corticóide + sulfasalazina
Abdome agudo + choque + enterorragia acentuada	**Volvo do intestino médio** (em lactente)	D: Laparotomia
Exteriorização da mucosa retal pelo ânus e diarréia sanguinolenta	**Prolapso retal** (tricocéfalos)	D: Inspeção anal T: Da desnutrição e verminose; esclerose perirretal
Anemia, dor abdominal, diarréia crônica	**Hiperplasia modular linfóide**	D: Enema opaco com duplo contraste; retossigmoidoscopia T: Correção da anemia, corticóides
Púrpura nas pernas e dor abdominal	**Púrpura anafilactóide**	D: Clínico T: Corticóide
Quadro obstrutivo, tumor palpável	**Duplicação intestinal**	D: Enema opaco Cintilografia Laparotomia
Diarréia sanguinolenta, anemia, oligúria	**S. hemolítico-urêmica**	D: Hemograma, uréia

D = diagnóstico T = tratamento

HEMATÊMESE e MELENA

Hematêmese e melena como DADO ÚNICO ou PREDOMINANTE

Advertência: não confunda melena com fezes escuras (chocolate, ameixa preta, Fe).

Dor abdominal persistente em criança > 5 anos (epigastralgia) Vômitos, no pré-escolar AF + para úlcera	**Úlcera péptica**	D: Endoscopia, raios X T: Ranitidina ou omeprazol
Anemia — esplenomegalia em crianças com menos de 3 anos Hepatoesplenomegalia em escolares	**Hipertensão portal** (por trombose portal) **Hipertensão portal** (por cirrose, especialmente esquistossomótica)	D: Pesquisa de **varizes esofagianas** 1. esofagoscopia 2. raios X contrastados do esôfago T: Esplenoportografia
Ingestão de AAS	**Gastrite**	D: Endoscopia T: Omeprazol Antiácidos

Hematêmese e melena como parte de um QUADRO CLÍNICO MAIS COMPLEXO

Epistaxe, sangramento gengival ou da orofaringe	**Sangue deglutido**	D: História + exame físico T: Lavagem gástrica
Ingestão de cáustico Ingestão de aspirina	**Esofagite e/ou gastrite hemorrágica**	D: Endoscopia T: Antiácidos, ranitidina ou omeprazol
Vômitos persistentes, disfagia, azia, anemia	**Hérnia hiatal, esofagite de refluxo**	D: Raios X; endoscopia T: Posição sentada, deitado de bruços, ranifidina ou omeprazol
Hemangiomas	**Hemangioma intestinal**	
Sangramento de pele e mucosas	**Discrasia sangüínea**	D: Coagulograma

SANGRAMENTO ATIVO

1º) Estabilização hemodinâmica: soro fisiológico/expansores do plasma.

2º) Reposição das perdas sanguíneas: plasma, sangue.

3º) Lavagem gástrica com soro fisiológico à temperatura ambiente.

4º) Inibidores da acidez gástrica:
- a) omeprazol 1-3mg/kg/dose (máximo 40mg) VO, 1 vez ao dia ou EV contínuo;
- b) associar antiácido: 0,5ml/kg de hora em hora, sonda nasogástrica;
- c) alternativas: ranitidina 5-10mg/kg/dia VO ou EV contínuo ou cimetidina.

5º) Se persistir sangramento ativo de **úlceras** alcoolização transendoscópica.

6º) Octeotrida (Sandostatin – 1ml = 0,05-0,1-0,5mg). Dose: 1mg/kg/hora EV contínuo, 5 dias.

7º) Tratamento endoscópico:
escleroterapia das varizes ou
ligadura elástica das varizes.

8º) Tratamento provisório ou complementar:
balão de Sangstaken — Blackmore.
Nota: alternativa para a octeotrida, mas com mais efeitos colaterais:
vasopressina (Litressin 1ml = 10U).
dose de ataque: 0,3U/kg em 100ml de s. glicosado 5%, EV em 20 min.
manutenção: 0,3U/kg/h EV contínuo.
Outra opção: somastatina (Stilamin) — 3,5mg/kg/h EV contínuo.

9. IMPACTAÇÃO DE FEZES = FECALOMA

Pré-escolar
Estado nutricional bom
Dieta com muito leite e poucas fibras vegetais

Constipação intestinal crônica
- fica vários dias sem evacuar
- fezes duras eliminadas com sofrimento
- "Soiling" = roupas de baixo freqüentemente sujas com fezes semilíquidas*

Dor abdominal recorrente
Criança "segura" a evacuação
Palpação — às vezes: fezes duras

Toque retal

FECALOMA

CONSTIPAÇÃO INTESTINAL:

IMPACTAÇÃO DE FEZES

* não confundir com diarréia crônica
("Soiling" = escape fecal = criança evacua "sem sentir" fezes moles na roupa de baixo)

Conduta no PS

1º) **Clister** alto com s. fisiológico 400ml + glicerina 100ml**:
- criança em decúbito lateral E;
- introduzir a sonda, o mais alto possível (se o fecaloma impedir a progressão da sonda, substitua-a por uma mais grossa, nº 14, para forçar o fecaloma, depois voltar a sonda mais fina, nº 10);
- segurar as duas nádegas;
- após passagem do líquido, juntar as nádegas apertadas até que a criança sinta vontade de evacuar.

2º) Se ainda for necessário, 1 hora depois aplicar Minilax (miniclister).

Convém fazer raios X simples em decúbito dorsal antes e **depois** do clister (observar a "limpeza" do intestino).

Conduta domiciliar (de urgência)

1º) Na noite anterior: instilação retal (clister de retenção) de óleo mineral (Nujol) — 50ml.
2º) Enema salino (Fleet enema) — 2 sucessivos.
3º) 1 hora depois — Minilax (miniclister).

** O soro fisiológico pode ser substituído por 500ml de água com 1 colher das de chá de sal; o Nujol, por óleo comum.

Orientação para casa

1. Reduzir a quantidade de leite (250ml, máximo 500ml por dia).
2. Estimular o consumo de fibras vegetais incluindo: cereais integrais (arroz, aveia, milho cozido ou pipoca), leguminosas (feijão, lentilha, ervilha, grão-de-bico, amendoim), legumes e verduras, azeitonas, ameixa preta, uva passa, mamão, laranja, coco.
3. Farelo de trigo — 1 colher de sobremesa 2 vezes ao dia.
4. Produtos: Al-Bran, Fibrapur (1 colher de sobremesa 2 vezes ao dia), Metamucil (idem), Fibrax com chocolate, chocolate com coco.

   Nota: das listas 3 e 4 usar o que a criança aceitar melhor ou que for disponível.
5. Óleo mineral (Nujol) — 1 colher de sobremesa 2 vezes ao dia.
6. Ingerir bastante líquidos.
7. Estimular a evacuação diariamente, no mesmo horário (de manhã ou 1/2 hora após almoço ou jantar).
8. Na 1ª semana, se não conseguir evacuar após 20 minutos, aplicar (diariamente) 1 miniclister (Minilax).

10. INSUFICIÊNCIA HEPÁTICA AGUDA (COMA HEPÁTICO)

O que é?

Insuficiência hepática aguda ou **fulminante** é uma complexa síndrome em que o grave comprometimento da função hepática está geralmente associado com alterações mentais progressivas (distúrbios neuropsiquiátricos) e com distúrbios metabólicos e da coagulação.

Causas

As mais freqüentes são as hepatites virais (principalmente hepatite A), intoxicações (drogas hepatotóxicas), doenças metabólicas do fígado e síndrome de Reye.

Fatores patogenéticos

1. A encefalopatia hepática é atribuída à retenção exagerada de metabólitos nitrogenados e toxinas conseqüentes ao prejuízo da função hepática.
2. As substâncias responsáveis pelo coma provêm do intestino.
3. Amônia é o fator mais importante na patogênese do coma.
4. Ácidos graxos de cadeia curta agiriam sinergicamente com a amônia.
5. Outros fatores: hipoglicemia, alterações séricas de H, Na, K, Mg, Ca e fosfato; alcalose.

❶

1. **Icterícia acentuada e progressiva**
2. Anorexia, vômitos, febre
3. **Distúrbios da consciência** (confusão mental, sonolência, coma)
4. Tremor ("flapping")*
5. "Fetor" hepático

Antecedente: hepatite A, drogas

Duração: horas até 8 semanas

* "Flapping": antebraço fixado + movimentos rápidos de flexão e extensão do punho e juntas metacarpofalangeanas

❷

1º) IVAS ou outra infecção viral
2º) Convalescença
3º) Vômitos persistentes, profusos
4º) Distúrbios da consciência com deterioração progressiva: confusão mental → letargia, convulsões (30%)

Atenção — **anictérica**

Hepatomegalia no início (50%)

SÍNDROME DE REYE

Considerar: acetominofeno
vírus
neurolépticos
ácido valpróico

❸

Hepatopatia **crônica** + fator precipitante:
a) infecção
b) sangramento gastrintestinal
c) desequilíbrio hidroeletrolítico
d) sedativos e anestésicos

1. Bilirrubinas (direta e total) muito aumentadas (exceção: síndrome de Reye)
2. Transaminases: muito elevadas (1.000 a 10.000)*
3. Hipoglicemia (não obrigatória)
4. Amônia sangüínea: elevada (não obrigatória)
5. Tempo de protrombina: aumentado e sem resposta à vitamina K
6. EEG: ondas lentas, tipo delta, bilaterais síncronas, de início nas áreas frontais, depois se generalizam
7. Liquor: para excluir infecções do SNC

* Queda súbita da icterícia com aumento das bilirrubinas = mau prognóstico.

⇓

INSUFICIÊNCIA HEPÁTICA AGUDA

Comprometimento grave da função hepática
Alterações mentais
Distúrbios metabólicos e da coagulação

Classificação da intensidade

Grau 1: distúrbios discretos da consciência ou motores (letargia, confusão verbal, hiperatividade, insônia, desorientação, bocejos repetidos, movimentos de sucção).
Grau 2: apatia — sonolência, mas responde ao comando; confusão mental; "flapping".
Grau 3: estuporoso, mas responde a estímulos dolorosos.
Grau 4: coma, não responde a estímulos dolorosos.

TRATAMENTO

Objetivos

1. Aliviar efeitos sistêmicos da insuficiência hepática.
2. Prolongar a vida com a esperança de que ocorra regeneração hepática ou permita transplante.

Na prática — terapêutica de sustentação, redução dos resíduos nitrogenados (que precipitam ou agravam o coma), prevenção e tratamento das complicações.

Tratamento operacional

1. Hospitalização em UTI.
2. Colheita de material para exames laboratoriais: hematócrito, ionograma, uréia, creatinina, gasometria, glicemia, transaminase, amônia, tempo de protrombina, hemograma, lactato, urina.

   Nota: a glicemia deve ser controlada com freqüência (Dextrostix).
3. Controle dos sinais vitais: pulso, PA, T, peso e estado de consciência (escala de Glasgow).
4. Sonda nasogástrica.
5. Controle da PVC.
6. Hidratação parenteral de manutenção:

   Solução de 1 parte de s. fisiológico + 4 partes de soro glicosado a 10 ou 15%; adicionar 1 a 1,5ml de KCl a 19,1% para cada 100ml da solução; acrescentar complexo B, vitamina C, vitamina K, ácido fólico, gluconato de Ca e, eventualmente, sulfato de magnésio.

   Volume em cada 24 horas — lactentes: 100ml/kg; pré-escolares: 80ml/kg; escolares: 50ml/kg.

   Se houver administração de líquidos por sonda, reduzir o volume administrado por veia.
7. Oxigênio por cateter; se necessário, intubação endotraqueal. Ventilação mecânica. Para intubação: Atracurium 0,3-0,5mg/kg.
8. **Dieta**: 80-120cal/kg.

   De início, excluir proteína da dieta.

   Reintroduzi-la gradualmente.

   Nutrição parenteral:
   a) sem encefalopatia: solução padrão de aminoácidos 0,6-1,5g/kg/dia;
   b) com encefalopatia: sol. rica em aminoácidos de cadeia ramificada. Lípides até 1,5g/kg/dia.

      Aumentar vitaminas A, D, E, K.
9. Combate a intoxicação pela amônia (diminuir a degradação protéica pelas bactérias intestinais):
   a) Ministrar neomicina ou canamicina: 100mg/kg/dia, por VO e fracionadas a cada 6 horas. É dispensável se for usado lactulose.
   b) Enema com soro fisiológico: criança em decúbito lateral esquerdo, ministrar quantidades copiosas, fazer a criança rolar para decúbito lateral direito com a cabeça e ombros levemente elevados. Repetir, até que o líquido de retorno saia limpo. Continuar cada 6 horas.
   c) Lactulose: 10-50ml (1,5 a 5g/dose) 4 vezes ao dia, VO. Indicar precocemente (é catártico); no início, pode ser administrado de hora em hora*.
10. Assegurar exoneração intestinal diária.
11. Omeprazol 1-3mg/kg/dia EV.
12. Controle da diátese hemorrágica:
    a) Tempo de protrombina aumentado (e não corrigível pela vitamina K), mas sem sangramento atual: plasma fresco, congelado: 10ml/kg (correr em 90 minutos), seguido por 5ml/kg cada 4 ou 6 horas.
    b) Idem, mas com sangramento presente: sangue fresco — iniciar com 20ml/kg, seguido por 5ml/kg cada 4 ou 6 horas. Se não for eficaz, fazer transfusão de fatores de coagulação: crioprecipitado 1U/5kg: plaquetas 1U/5kg.

    Nota: deixar de prontidão sangue fresco (de 1 a 5 dias), heparinizado.
    c) Hemorragia gastrintestinal:
       - ranitidina EV 1,5mg/kg/dose 4 × por dia; ou
       - omeprazol 1mg/kg/dose 2 × por dia EV;
       - endoscopia.
13. Controle da hipoalbuminemia (< 2g%): administração EV de albumina.
14. Convulsões: diazepínico + hidantoína EV (ver capítulo correspondente).
15. Infecção secundária (respiratória, urinária, peritonite, septicemia): antibióticos — cefoxitina (Mefoxin) ou ceftriaxona (Rocefin).
16. Edema cerebral: manitol 0,25-0,5g/kg EV cada 2-4 horas; considerar hiperventilação por 24-48 horas.
17. Insuficiência renal (creatinina > 0,4; potássio > 6, retenção líquida acentuada): diálise peritoneal.
18. Correção dos desequilíbrios: **exsangüineotransfusão**.
    a) Indicada no coma da hepatite fulminante e possivelmente síndrome de Reye de má evolução. Não deve ser usada de rotina. Não indicada nos casos em que o dano hepático é irreversível.
    b) Usar sangue fresco heparinizado. Trocar o sangue em alíquotas de 20 a 120ml (conforme o tamanho da criança). Utiliza-se 1½ a 2 volemias em cada transfusão e o procedimento total dura de 2 a 3 horas. Adicionar 100mg de gluconato de cálcio para cada 150ml de sangue transfundido.

    Repetir a cada 12 ou 24 horas (em casos muito graves até a cada 8 horas no primeiro dia); pode-se efetuar até 8 exsangüineotransfusões.
19. Transplante de fígado pode ser salva-vidas.
20. O que **evitar**:
    a) Sedativos.
    b) Diuréticos e drenagem da ascite, salvo em caso de dificuldade respiratória e hemorragia por varizes esofagianas com grande ascite. Nesses casos utilizar: aldactone + clorotiazida + potássio, associado à albumina EV.

Controle do paciente em coma hepático (evolução)

1. Avaliação da capacidade motora, intelectual, estado neuropsiquiátrico (escala de Glasgow).
2. Tamanho do fígado.
3. Exame físico geral (pesquisar hemorragia, edema, ascite, evidências de infecções).
4. Exames laboratoriais seriados (cada 48 horas): hemograma, hematócrito, glicemia, gasometria ou CO_2, amônia sangüínea, densidade urinária.

* Lactulona.

11. SUPORTE NUTRICIONAL NAS DOENÇAS GRAVES

No **paciente gravemente enfermo**, além das medidas terapêuticas específicas é fundamental um suporte adequado que permita a manutenção ou recuperação de seu **estado nutricional**.

Quando iniciar a realimentação?

Quando presentes as seguintes condições:

a) trânsito intestinal presente;

b) ausência de distensão abdominal;

c) ausência de drenagem pela sonda nasogástrica;

d) ausência de distúrbios metabólicos graves;

e) estabilidade hemodinâmica.

Diarréia profusa não contra-indica a realimentação.

O quê? (dieta)

Depende da capacidade absortiva intestinal:

a) Leite humano.

b) fórmulas lácteas modificadas, dietas poliméricas inteiras ou hidrolisadas.

c) Nas diarréias prolongadas — fórmulas elementares (Alfaré, Pregestimil).

d) Nas diarréias "intratáveis" — fórmula de aminoácidos (Neocate).

e) Crianças maiores de 4 anos, sob restrição hídrica: dietas hipercalóricas (Sustacal, Nutrogast).

f) Insuficiência hepática — restringir oferta protéica, aumentar AA de cadeia ramificada e reduzir os de cadeia aromática. Acrescentar TCM e vitaminas lipossolúveis.

g) Insuficência renal — restringir proteínas, íons e oligoelementos, ministrar AA essenciais, ou associar diálise e liberar a dieta.

h) Insuficiência respiratória — aumentar a proporção de lípides; ministrar TCM.

* TCM = triglicérides de cadeia média (Teceeme).
AA = aminoácidos.

MÉTODOS

Sonda nasogástrica: preferível

Cuidados técnicos

Material: poliuretano ou borracha siliconizada.

1. Elevar a cabeceira da cama a 30-45º.
2. Usar sonda de pequeno calibre.
3. Verificar resíduo gástrico antes de cada administração, se presente, descontar esse volume daquele que vai ser ministrado; se resíduo superior à metade do que vai ser ministrado, suspender a dieta desse horário. Se o resíduo for persistente, passar para administração contínua gota a gota, lento.
4. Verificar periodicamente a localização da sonda.

Em caso de intolerância à alimentação enteral, passar para **dieta parenteral**, retornando à enteral logo que haja melhoria das condições gerais e intestinais.

Sondagem nasojejunal (transpilórica)

Se houver refluxo gastroesofágico importante ou retenção gástrica ou risco de aspiração.

Material: poliuretano ou borracha siliconizada.

1. Posição sentada, cabeceira a 45º, flexionar levemente o pescoço.
2. Lubrificar o fio-guia e introduzi-lo na sonda.
3. Medir a distância da base do nariz ao lobo da orelha + orelha ao apêndice xifóide + 20 a 30cm.
4. Untar a ponta da sonda com xilocaína.
5. Introduzir a ponta da sonda na narina, no sentido medial e superior.
6. Inserir delicadamente a sonda.
7. Confirmar a presença da sonda no estômago (pH ácido; injetar rapidamente 20ml de ar com seringa, auscultando).
8. Introduzir toda a extensão estimada da sonda.
9. Colocar em decúbito lateral.
10. Ministrar metoclopramida 0,2mg/kg.
11. Confirmar a posição da sonda (pH alcalino, radiografia).

Como?

Iniciar com 20 a 25% do volume total estimado. Aumentar gradualmente observando a tolerância: cólicas e distensão abdominal; fezes: pH, substâncias redutoras, gorduras; peso diário. Balanço hídrico.

Na sondagem **nasoduodenal**, a administração deve ser contínua gota a gota, a dieta deve ser isosmolar (na nasogástrica pode ser hiperosmolar).

Trocar de frasco a cada 3 horas.

Irrigar a sonda com água a cada 3-4 horas.

Conferir a posição da sonda após crise de tosse ou vômitos.

Monitorar: glicosúria, glicemia, uréia, eletrólitos, gasometria, albuminemia.

INTERCORRÊNCIAS

- Aspiração pulmonar: radiografia de tórax, antibióticos, broncoscopia se necessário.
- Náuseas e vômitos: reduzir velocidade de infusão.
- Diarréia: reduzir fluxo e concentração, avaliar causas sistêmicas (infecção, antibióticos), considerar outros tipos de fórmulas dietéticas.
- Distensão abdominal: reduzir fluxo, reavaliar tipo de dieta; pesquisar infecção, hipopotassemia.
- Hiperglicemia: reduzir fluxo e/ou concentração de açúcares; pesquisar infecção.
- Uremia: avaliar hidratação e/ou reduzir oferta protéica.
- Síndrome da nutrição por sonda: monitorar estado de hidratação, hematócrito, uréia e eletrólitos; reduzir teor protéico e/ou aumentar oferta hídrica.

12. NUTRIÇÃO PARENTERAL TOTAL (NPT)

É indicada em situações em que a via digestiva não é suficiente para atender as necessidades nutricionais:

1. **Fístulas digestivas** — é o método preferencial para o fechamento das fístulas digestivas porque condiciona acentuada diminuição das secreções do tubo gastrintestinal. Com a NPT houve apreciável redução da mortalidade por essa doença.
2. **Estomias de grande débito** (íleo e colostomias) — a criança tem uma fase de adaptação à derivação do trânsito intestinal, durante a qual apresenta perdas acentuadas. A NPT é indicada nesse período.
3. **Malformações que impedem o uso da via digestiva** (onfalocele, gastrosquise) — até que se restabeleça a normalidade de funcionamento do trato gastrintestinal.
4. **Preparo pré-operatório** (atresia do esôfago e do intestino, desnutrido grave) — é indubitável que a NPT é a maior responsável pelo decréscimo da mortalidade verificado em cirurgia neonatal nos últimos anos.
5. **"Síndrome do intestino curto"** — a ressecção de grandes porções do intestino (ex.: volvo do intestino médio) acarreta significativa diminuição da superfície de absorção, condição que até há pouco era uniformemente fatal. A NPT, por períodos prolongados, permite que a criança desenvolva mecanismos compensadores compatíveis com a sobrevida futura.
6. **Estados hipermetabólicos** — a NPT é indicada em queimaduras extensas, traumas, sepse.
7. **Neoplasias malignas** — a NPT é usada para corrigir prejuízos nutricionais intensos conseqüentes à própria doença e sua terapêutica (rádio e quimioterapia), permitindo o prosseguimento do tratamento sem interrupções, na maioria dos doentes.
8. **Situações que necessitam de repouso intestinal absoluto**:
   a) **Enterite necrosante**, colite pseudomembranosa.
   b) **Diarréia protraída do tipo "intratável"**.
   c) **Suporte pós-operatório e cirurgia do aparelho digestivo**.
   d) **Pancreatite**.
9. *Outras* — insuficiência renal aguda, insuficiência hepática aguda, fibrose cística, anorexia nervosa.

Necessidades basais para crescimento e desenvolvimento

1. Calorias (cal/kg/dia) — 0-1 ano: 90-120; 1-7: 75-90; 7-12: 60-75; 12-18: 30-60; RN pré-termo: 85-130.
2. Água — lactentes: 100ml/kg/dia; pré-escolares: 95-60; escolares: 1.500-1.800ml/m^2/dia.

   Nas crianças com perdas anormais é necessário balanço hídrico diário.

3. Proteínas (g/kg/dia) — RN e prematuros: 2-2,5; lactentes: 2,5-3; crianças: 1,5-2,5. Para se conseguir uma utilização protéica eficiente são necessárias 150-200cal não protéicas por grama de nitrogênio.

   Nota: 1g de proteína contém 0,16g de nitrogênio, ou seja, conteúdo de nitrogênio = proteína (g)/6,25.
4. Eletrólitos (mEq/kg/dia) — Na: 2-4; Cl: 2-3; K: 2-3; Mg: 0,25-0,5; P 1-2mmol/kg/dia; Ca 100-500mg/kg/dia.

MODALIDADES DE NPT

Modalidade	Via	Fonte energética
Central	Cateter na veia cava superior*	Glicose e gordura
Periférica	Veia periférica	
1. Com gordura		Glicose + gordura
2. Sem gordura		Glicose em grandes volumes de líquido

A via venosa periférica pode ser utilizada para NPT por período inferior a 2 semanas.

* *Observação:* a glicose hipertônica acarreta elevado risco de flebite quando empregada através de veia periférica, daí a necessidade de se veiculá-la através de vaso de alto fluxo.

Soluções empregadas na prática (via venosa)

Central	
Volume (ml/kg/dia)	130-140
Concentração de glicose (g%)	20-40
Proteínas (g/kg/dia)	1-4
Lípides (g/kg/dia)	1-2
Calorias (cal/kg/dia)	105-210
Eletrólitos	Variáveis
Relação calorias/N	105:1 a 350:1
Periférica	
Volume (ml/kg/dia)	140-200
Concentração de glicose (g%)	5-10
Proteínas (g/kg/dia)	1-4
Lípides (g/kg/dia)	Até 4 (diariamente)
Calorias (cal/kg/dia)	75-110
Eletrólitos	Variáveis
Relação calorias/N	120:1 a 220:1

Produtos

1. **Solução de aminoácidos**: Aminoplasmal, Aminoped a 10%, Soramin a 10%.
2. **Lípides**: Lipofundin-S, Intralipid (10 ou 20%).

   Dose em g/kg/dia (nota: 10ml da sol. 10% =1g):

   a) Pré-termo ou pequenos para a idade gestacional — inicial: 0,5; aumentos diários: 0,25; máximo: 3.

   b) RN de termo adequados para a idade gestacional — inicial: 1; aumentos diários: 0,5; máximo: 4.

   c) Crianças — inicial: 1; aumentos diários: 0,5; máximo: 2.

   Velocidade de infusão (mg/kg/hora) — crianças: 0,15; prematuros: 0,06.
3. **Vitaminas**: Vi-Syneral ou Protovit (ampola).
4. **Sais minerais**: Ad-element, Oliped-4; Neozinc (ou através de transfusão semanal de plasma).

Se a concentração de glicose for superior a 8% é necessário conferir a osmolaridade total da solução, pela fórmula:

$$Osm/L = (AA \times 8) + (G \times 7) + (Na \times 2) + (P \times 0,2) - 50$$

G = glicose g/L; AA = aminoácidos (mg/L), Na = Sódio (mEq/L); P = fósforo (mg/L).

Soluções hipertônicas devem ser veiculadas por cateter central.

VOLUME DE SOLUÇÃO A SER ADMINISTRADA

Dia	Central	Periférica
1	50	50*
2	70	90*
3	90	120
4	110	140
5	135	160 + lípides

* Complementar, por outra veia periférica, para 110ml/kg/dia, com soro glicofisiológico.

Pode-se começar os lípides já no 2º dia: 10ml/kg de solução a 10%, aumentando nos dias subseqüentes para 20, 30 e, a seguir, 40ml/kg/dia adicionado à solução básica.

Colocação do cateter central (cc)

1. Procedimento obrigatoriamente feito em Centro Cirúrgico (perigo de infecção).

   A passagem de cateter percutâneo pode ser feita na própria unidade.
2. Usar as veias na seguinte ordem de preferência:

   1º) axilares; 2º) jugulares externas; 3º) troncos das veias faciais; 4º) jugular interna (um lado só); 5º) só excepcionalmente outras veias podem ser utilizadas (ver seção Procedimentos).
3. É preciso experiência para a introdução do cateter por punção transcutânea, particularmente em crianças pequenas, em virtude dos acidentes que tal atitude freqüentemente ocasiona.
4. Proceder com os cuidados de antissepsia como qualquer ato cirúrgico: pró-pé, máscara, gorro, escovagem das mãos e avental esterilizado.
5. Em RN e lactentes jovens, pode-se usar anestesia local; nos demais é conveniente o emprego de anestesia geral.
6. Escolha do cateter: o material que menos irrita o endotélio e, conseqüentemente, provoca menos flebite é o silicone.
7. Técnica — ver seção Procedimentos.
8. **Jamais omita a radiografia de tórax pós-introdução do cateter e antes de suturar a incisão.**

   A **posição ideal** da ponta do cateter é na altura da desembocadura da veia cava superior no átrio D, local onde o fluxo sangüíneo é máximo, propiciando diluição da solução usada na nutrição parenteral, minimizando conseqüentemente a possibilidade de flebite.
9. Tunelizar o cateter de tal sorte que o local de entrada na pele não se sobreponha ao sítio de entrada na veia (objetivo: tentar reduzir o risco de infecção).

Lembrete: quando for exteriorizar o cateter na região retroauricular, faça tricotomia extensa na metade correspondente do couro cabeludo.

Normas de procedimento após a colocação do cateter

1. O paciente pode ser mantido na enfermaria geral, desde que haja bom controle dos líquidos infundidos e cuidados para evitar contaminação.
2. Preparo por farmacêutico em câmara de fluxo laminar.
3. As soluções podem ser guardadas em geladeira por período não superior a 48 horas.
4. Controle da velocidade de gotejamento: bureta com fita de esparadrapo graduada, verificada periodicamente pela enfermagem.

   Nota: enfermagem bem treinada dispensa o uso da bomba de infusão.
5. Troca diária do equipo.
6. Troca, a cada 2 dias, do curativo do cateter central.
7. A veia periférica requer os mesmos cuidados de assepsia.
8. O cateter é de uso **exclusivo** para infusão da solução parenteral.

MONITORIZAÇÃO (controle)

Tipo	Freqüência
A) **Gerais**	
1. Peso	diário → semanal
2. Temperatura	3 vezes/dia
3. Balanço hídrico	diário
4. Perímetro cefálico	semanal
B) **Urina**	
5. Diurese	diária
6. Glicosúria	a cada micção (depois 2 vezes/dia)
7. Densidade	conforme necessidade
C) **Sangue**	
8. Na, K, Cl	conforme a necessidade (depois 1 vez/semana)
9. Ca, Mg, P	semanal
10. Hemograma com plaquetas	conforme a necessidade
11. Fosfatase alcalina, γGT	conforme a necessidade
12. Transaminases	conforme a necessidade
13. Bilirrubinas	em caso de icterícia
14. Glicemia	se necessário
15. Hemocultura	semanal (cateter central)
16. Gasometria	se necessário (prematuros, lesões renais ou hepáticas)
17. Amoniemia	se necessário (lactentes, lesões hepáticas)
18. Uréia, creatinina	se necessário
19. Colesterol e triglicérides	conforme a necessidade
20. Proteínas totais e frações	conforme a necessidade

COMPLICAÇÕES

Metabólicas

Relacionadas à glicemia

a) A **hiperglicemia** é uma das complicações mais freqüentes. Ocorre em: (1) no início da nutrição parenteral, quando o pâncreas ainda não se adaptou à sobrecarga glicêmica; (2) mais tardiamente, associada a processos infecciosos, dos quais constitui um sinal de alerta; (3) infusão inadvertidamente rápida da solução.

b) Como conseqüência da hiperglicemia pode ocorrer diurese osmótica, que pode levar à **desidratação**.

c) A **hipoglicemia** pode ocorrer por falha técnica: interrupção no fluxo da solução.

Relacionadas aos eletrólitos — pode ocorrer excesso ou insuficiência, fatos que podem ser prevenidos pela monitorização adequada.

Relacionadas ao equilíbrio acidobásico — atualmente, com o uso de soluções de aminoácidos que contêm o íon acetato, a acidose metabólica que era freqüente se tornou extremamente rara.

Deficiência de ácidos graxos essenciais — expressa por descamação cutânea, plaquetopenia, fragilidade capilar, aumento da fragilidade dos eritrócitos, aumento da suscetibilidade a infecções e atraso do crescimento.

Correção: lípides EV.

Lesão hepática — caracterizada por colestase, hepatomegalia, disfunção hepática, infiltração gordurosa do fígado, alteração dos hepatócitos.

Outras complicações devidas ao excesso de líquidos infundidos em crianças de alto risco incluem: persistência do canal arterial, displasia broncopulmonar, enterocolite necrosante e possível aumento de hemorragia intraventricular em RN pré-termo.

Complicações técnicas

1. **Flebite e trombose** — a flebite é complicação freqüente da nutrição parenteral periférica em virtude da alta osmolaridade da solução empregada; sua incidência diminui quando se adiciona gordura à solução básica de NPT. A ocorrência de trombose na nutrição parenteral central implica a retirada do cateter. Ela é mais freqüente quando o cateter, ainda que na veia cava superior, não está próximo de sua desembocadura (importância dos raios X de tórax pós-colocação do cateter).
2. **Pneumotórax, hemotórax, hidrotórax**.
3. **Lesão da artéria subclávia ou carótida**.
4. **Fístula arteriovenosa**.
5. **Embolia gasosa**.
6. **Lesão de ducto torácico**.
7. **Embolismo do cateter**.
8. **Secção de plexo braquial**.
9. **Síndrome de Horner**.
10. **Paralisia de nervo frênico.**

Complicações infecciosas

São freqüentes; podem estar relacionadas à má técnica na dissecção da veia central ou no manuseio inadequado do cateter no pós-operatório.

Sinais precoces: febre de origem indeterminada e glicosúria.

Providenciar hemocultura e cobertura antibiótica adequada.

Caso não haja melhora, retirar o cateter.

NUTRIÇÃO PARENTERAL — PROCEDIMENTO simplificado

Prescrição inicial	Dias subseqüentes
1º) Determine o **volume total** (VT em ml) de líquidos para serem infundidos em 24h 1º dia: 110ml/kg em RN: 80ml/kg	Aumentar 10ml/kg a cada dia, até NPC: 135ml/kg/dia NPP: 160 até 200ml/kg/dia
2º) Escolha a **concentração de glicose desejada** (%Gd) NPP: Gd = 10% NPC: Gd = 15 ou 20%	Se não se dispuser de lipídeos, aumentar % Gd: NPP: Gd 12,5% e aumentar gradualmente o volume até o máximo indicado NPC: aumentar progressivamente a concentração: 25% e até 40% de glicose
3º) Calcule o total de **glicose em g** (Gg) $Gg = \frac{\%\ Gd \times VT}{100}$ NPP: Gg = VT/10 NPC: Gg = VT/5	NP 12,5%: Gg = VT/8 NP 25%: Gg = VT/4
4º) Calcule o volume em ml dos aminoácidos (AA) 0,5g/kg = 5ml da sol. a 10% por kg	Aumentar diariamente 0,5g/kg até 3g/kg (RN — até 2,5g/kg) Sol. AA: 10-15-20-25-30ml/kg/dia
5º) Calcule o volume em ml dos **lipídeos** (Lip) 0,5g/kg = 5ml da sol. a 10% por kg	Aumentar diariamente 0,5g/kg até 3g/kg
6º) Calcule o volume de **íons** (ver Hidratação) para cada **kg de peso** (ml/kg), acrescentar: 1ml da sol. NaCl 20%** 1ml da sol. KCl 19,1% ou 0,5ml sol. KCl 19,1% + 0,5ml sol. fosfato K 25% 1ml da sol. gluconato Ca 10% 1ml da sol. sulfato de Mg 10% Acrescentar polivitamínico ** RN < 1.500g: NaCl 20% + acetato de Na 10% (1:1) Se RN com peso < 2,5kg { Polivit A 4ml/kg; Polivit B 2ml/kg }	2ª semana — aplicar 1 vez por semana: Vitamina K: 1mg IM Ácido fólico: 1mg IM Vitamina B_{12}: 50mg IM Oliped: 1ml/kg/dia Polivit A: 10ml Polivit B: 5ml Neozinc: (máximo 5.000mcg zinco/dia)
7º) Determinar o volume disponível (VD) em ml para diluição glicose VD = VT – (AA + Lip + íons)	
8º) Se v. dispuser apenas de s. glicosado a 5% e glicose a 50%: a) Calcule o volume em ml de glicose a 50% $G\ 50\%\ (ml) = \frac{(20 \times Gg) - VD}{9}$ b) Calcule o volume de SG a 5% = VD – G a 50%	NP prolongada: acrescentar oligoelementos (cobre, zinco):

NPP = nutrição parenteral **periférica** NPC = nutrição parenteral **central**

Os lipídeos devem ser misturados ao restante da solução parenteral, como último ingrediente a ser colocado.

SEÇÃO XII

EMERGÊNCIAS

DO APARELHO UROGENITAL

Lendo esta seção e **tendo este livro à mão**, mesmo que você não tenha muita experiência, estará **apto** a:

Complete com a seção correspondente do livro PEDIATRIA: DIAGNÓSTICO + TRATAMENTO (Sarvier)

Atualize-se assinando PEDIATRA IN (edição do autor)

Posição para exame

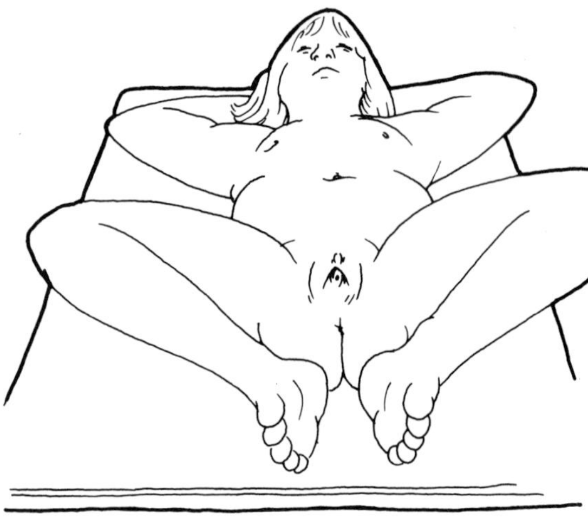

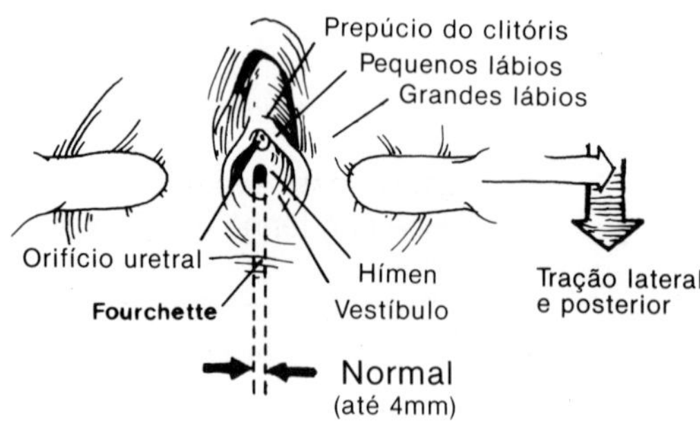

Posição genopeitoral

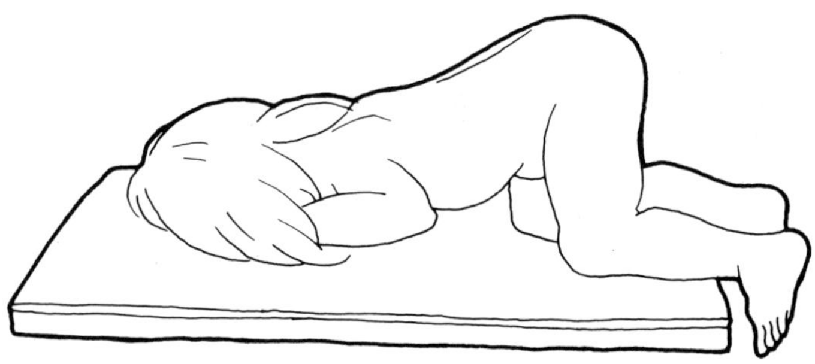

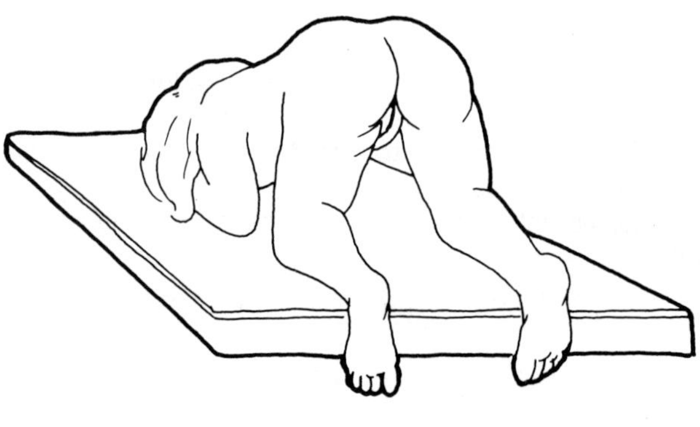

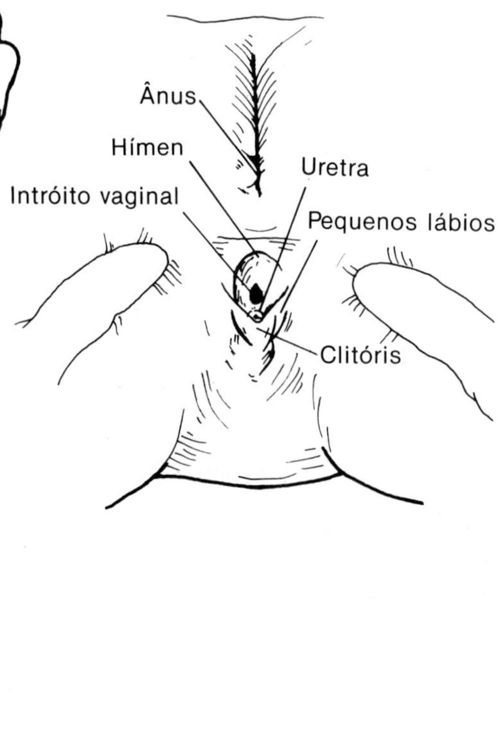

1. ESCROTO AGUDO

Quadro agudo de início súbito
Dor escrotal intensa (mais freqüente no E)
Bolsa escrotal muito dolorida à palpação
Hemibolsa vermelho-escuro, quente e edemaciada

em criança ou adolescente

ESCROTO AGUDO

TORÇÃO DO TESTÍCULO
(torção do cordão espermático)
⇓
CIRURGIA URGENTE

Não deixe em observação, nem trate com antiinflamatório e nem perca tempo com a solicitação de exames*.

- Operado nas primeiras 6 horas — 90% dos testículos são salvos.
- Operado após 10 horas — só 20% dos testículos são salvos.

* US escrotal com Doppler colorido pode ser útil.

Detalhes

a) freqüentemente antecedente de exercícios fortes ou pequenos traumas, pode acordar o jovem durante o sono;
b) mas pode ocorrer durante a noite e ser descoberto pela manhã;
c) a **dor** pode irradiar-se para a região inguinal do mesmo lado ou ser referida ao baixo-ventre;
d) palpação do testículo está dificultada pelo inchaço e pela dor;
e) **sinal de Prehn** — a elevação manual do testículo exacerba a dor (na orquite alivia);
f) presença de febre baixa e em alguns vômitos (25% dos casos) falam a favor de torção;
g) pode ocorrer em testículo criptorquídico (escroto vazio);
h) pode ocorrer no recém-nascido.

Outras possibilidades diagnósticas no escroto agudo

1 . ORQUITE — só faça esse diagnóstico em **adolescente** com **caxumba**.

2. EPIDIDIMITE — ocorre além dos 18 anos e antecedentes de atividade sexual ou infecção urinária.

3. HÉRNIA INGUINAL ENCARCERADA — em lactente com vômitos intensos. De qualquer maneira a indicação é cirúrgica (acesso inguinal).

4. TORÇÃO DOS APÊNDICES ESCROTAIS (apêndice testicular = hidátide de Morgagni e apêndice do epidídimo).

São estruturas ovóides de até 1cm de diâmetro com pedículo estreito.

Apresentação — Torção dos apêndices escrotais

a) Predomínio dos 7 aos 12 anos.
b) Dor localizada no pólo do testículo e de intensidade moderada, início gradual (não súbito).
c) Edema menos acentuado.
d) Ponto azul (apêndice necrosado) transparece através da pele ou pela transiluminação.
e) Progride para eritema, edema e dor à palpação.

Não se fixe nesse diagnóstico e indique a cirurgia imediata (não ponha o testículo da criança em risco!).

CASOS ILUSTRATIVOS

Caso 1 — Menino de 2 anos, ao tentar pular do berço bateu a bolsa escrotal contra a grade. Poucas horas depois começou a se queixar de dor no baixo-ventre e assim passou a noite, não tendo melhorado com supositório de Magnopyrol. Vomitou 2 vezes. Ao ser examinado, o pediatra notou que a bolsa escrotal estava edemaciada, avermelhada e dolorida, mais intensamente no lado E. Temp. = 38ºC. Feito o diagnóstico de **torção do testículo**, a criança foi operada 12 horas após o início da sintomatologia. O diagnóstico foi confirmado e o resultado, satisfatório.

Caso 2 — Menino de 7 anos, brincou bastante subindo e descendo muros. Numa dessas subidas notou discreta batida da bolsa escrotal contra o muro. Poucas horas depois, queixava-se de dor escrotal. Exame local: edema e vermelhidão da bolsa escrotal, com tendência à generalização; dor à palpação. Estado geral bom, afebril, sem repercussão sistêmica. Suspeita diagnóstica: **torção da hidátide de Morgagni**. Confirmação cirúrgica.

Caso 3 — Menino de 1 ano e 11 meses apareceu com queixa de dor na região escrotal. Exame local idêntico ao anterior. O pediatra encaminhou o caso à cirurgia, com a suspeita diagnóstica de **torção do testículo**. A criança foi hospitalizada, mas ficou apenas em observação, recebendo antiinflamatórios. Houve regressão lenta do processo inflamatório e cura aparente. Três meses depois, exame de controle mostrou atrofia total do testículo comprometido (bolsa escrotal vazia).

Observação importante: dada a raridade das orquites no grupo pediátrico e as conseqüências de um diagnóstico equivocado é recomendável indicar **cirurgia** em **todos** os casos de **processo inflamatório testicular agudo**.

2. PARAFIMOSE

Parafimose é o estrangulamento da glande pelo prepúcio retraído ou arregaçado.

Ocorre quando o prepúcio com fimose é retraído atrás do sulco coronal e esta retração não pode ser reduzida.

O anel estenótico fica preso no sulco coronal e isto causa estase distal, edema, dor severa e impossibilidade de redução.

Explicação: o prepúcio longo apresenta um orifício interno e outro externo (analogamente ao colo uterino); o primeiro é mais apertado e, portanto, provoca constrição mais pronunciada; todavia, o anel prepucial não diminui de calibre; a constrição aumenta, devido ao edema progressivo que se instala na porção do pênis distalmente situada, como resultado da compressão de veias e linfáticos. A princípio, o círculo compressor é um só; com o progredir do edema, acima desse **anel primário** forma-se outro, o **anel secundário**; em casos extremos, o edema pode conduzir à formação, proximalmente, de um **anel terciário**. Os tecidos apresentam colocação arroxeada e se a parafimose não for corrigida a tempo, provocará necrose e gangrena do prepúcio.

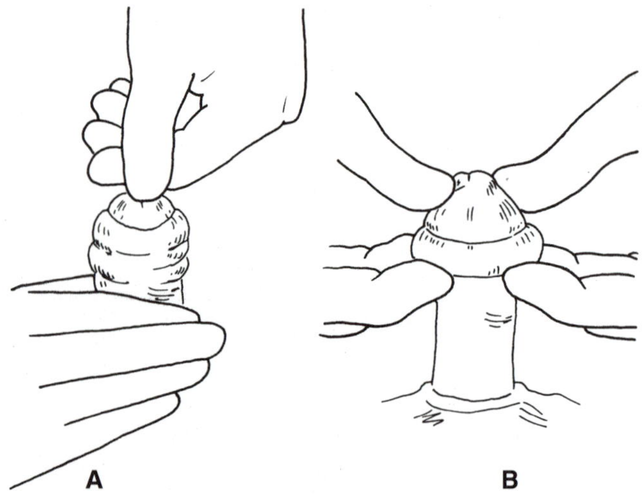

Fig. XII.1 — Métodos para redução não-cirúrgica da parafimose. **A**) Segure o pênis com uma mão e pressione com o polegar da outra mão. **B**) Segure e tracione o prepúcio com os dedos indicadores e médios, empurre a glande com os polegares.

Como diagnosticar

O diagnóstico se faz imediatamente, pela simples inspeção: **inchação e dor contínua e cruciante**.

A micção raramente é dificultada.

Da eliminação do prepúcio gangrenado pode resultar hemorragia mais ou menos grave.

CONDUTA

1. **Casos recentes — redução manual** (urgência):
   a) empurrar a glande para dentro do prepúcio apertado e edemaciado;
   b) segurar e tracionar o prepúcio com os dedos indicador e médio de ambas as mãos enquanto empurra a glande com os polegares.

   Pode ser necessária sedação — analgesia com meperidina ou anestesia geral.

   Antes das manobras, procurar reduzir o edema: colocar bolsa de gelo durante 3 ou 4 minutos e depois fazer compressão delicada, circunferencial, durante 5min.
2. Quando isso não se consegue, e principalmente quando a parafimose já existe há muitas horas, o **tratamento** é, obrigatoriamente, **cirúrgico** e consiste na **incisão dos anéis constritores**. Geralmente basta uma **única incisão dorsal**, que deve ser suficientemente profunda para aliviar a compressão com o devido cuidado de não atingir os corpos cavernosos. Para maior garantia, pode-se incisar sobre uma tentacânula introduzida por baixo da constrição.
3. A **circuncisão**, quase sempre necessária, deverá ser feita posteriormente, quando os tecidos voltarem ao estado normal.

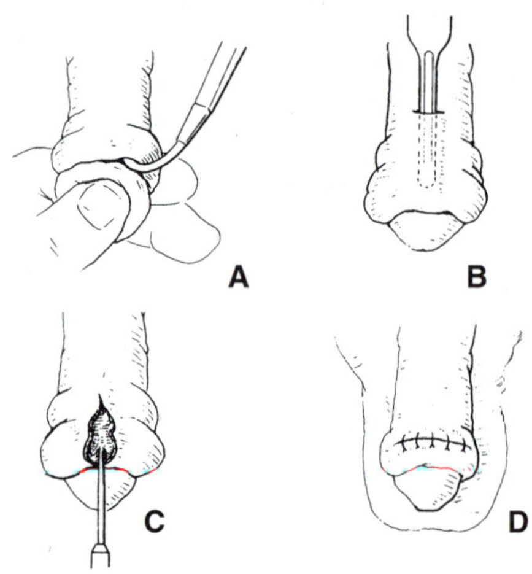

Fig. XII.2 — Parafimose. **A**) **Redução mediante incisão**. **B**) Foi introduzida uma tentacânula a fim de evitar a incisão dos corpos cavernosos; com cuidado a incisão pode ser feita sem a tentacânula. **C**) Para proporcionar maior circunferência prepucial. **D**) Sutura transversal da incisão longitudinal (Campbell).

OUTRAS EMERGÊNCIAS DO PÊNIS

BALANOPOSTITE AGUDA — eritema e edema do pênis, vê-se pus saindo quando se retrai o prepúcio.

Conduta: retrair o prepúcio, deixar escapar o pus, limpar, pomada antibiótica.

TRAUMA COM ZÍPER — separar delicadamente os dentes do zíper; se necessário sob anestesia geral. ■

3. TRAUMATISMOS GENITAIS NA MENINA

Trauma genital ou ginecológico = lesão do aparelho genital com ou sem solução de continuidade, produzida por agentes externos.

CLASSIFICAÇÃO (segundo Pedroza e cols.)

a) De acordo com o **agente agressor**:

1) perfurantes; 2) corto-perfurantes; 3) contundentes; 4) por compressão ou esmagamento; 5) por violência sexual ou masturbação.

Pela lesão produzida poderá haver edema, equimose, erosão, hematoma, lacerações ou roturas, as quais podem ser de 1º, 2º ou 3º grau ou periuretrais ou, ainda, himenais.

b) Quanto às **formações ou órgãos atingidos**:

1) perineais; 2) vulvares; 3) vaginais; 4) retais; 5) uretrais; 6) vesicais; 7) da cavidade pélvica ou mesmo peritoneais altas.

c) De acordo com a **etiologia**:

1) por quedas sobre objetos rombos, produzindo ferimentos contusos; 2) por objetos perfurantes que, penetrando com maior ou menor intensidade nos genitais, podem ocasionar lacerações mais ou menos extensas, de acordo com a intensidade; 3) lesões conseqüentes a atos de violência sexual (menos freqüentes). Nestas, se junta ao fator físico o trauma psíquico, que requer atenção especial; 4) lesões devidas a manobras de masturbação, quer digital quer com os mais variados objetos (mais raras).

O **exame cuidadoso** e detalhado instruirá o diagnóstico do grau de penetração, mudando, às vezes, totalmente a orientação terapêutica. As roturas vaginais se localizam, preferentemente, na parede posterior, poucas vezes, nas laterais e ocasionalmente na anterior; nem sempre há grande hemorragia e a dor pode ser pouco intensa.

QUADRO CLÍNICO

A sintomatologia depende, fundamentalmente, do tipo, da extensão e da causa que produziu a lesão, bem como das partes ou órgãos atingidos.

a) Os **hematomas** provêm geralmente de quedas ou pancadas com objetos rombos, advindo roturas de vasos submucosos ou subcutâneos, acompanhados de **dor** surda, variável de acordo com a quantidade de sangue coletada. Nos casos de hematomas dissecantes, a dor é intensa; tenesmo vesical ou retal está presente quando esses órgãos são comprimidos.

b) **Lacerações** podem ser simples roturas **superficiais**, por traumatismos leves, ou **profundas**, comprometendo vasos arteriais, uretra, bexiga, reto e mesmo vísceras pélvicas e abdominais. As lesões superficiais podem sangrar pouco. As periuretrais, as dos pequenos lábios e as dos corpos cavernosos costumam acompanhar-se de hemorragia profusa.

Por vezes as lesões são pouco evidenciáveis ao exame geral, principalmente se houver coágulos coibindo a hemorragia; daí a necessidade de exame ginecológico detalhado e sempre sob anestesia geral, o que permitirá avaliar a amplidão da laceração e o grau de comprometimento das formações ou órgãos atingidos. Isto se aplica principalmente às lesões penetrantes da vagina, nas quais o exame superficial é enganador.

Na **violência sexual** ou **estupro**, pode a criança ser violentada sexualmente ou sofrer manipulações intensas em seus genitais, tornando-se, às vezes, difícil diferenciar as lesões conseqüentes a cada uma dessas modalidades de agressão. Recorre-se, então, a determinadas verificações, sempre sob narcose, de pesquisa da presença de líquido seminal na vagina ou nos genitais externos.

CORPO ESTRANHO NA VAGINA DE CRIANÇA

Suspeitar se:

- sangramento vaginal
- corrimento vaginal manchado de sangue persistente ou recorrente

  em meninas de 3-9 anos

  pode ocorrer dor no baixo ventre ou disúria

  pele perivaginal pode estar irritada

Os CE mais freqüentes:

- crianças — chumaços de papel higiênico
- adolescentes — tampão vaginal esquecido

Outros objetos podem ser encontrados

4. ADOLESCENTE COM SANGRAMENTO MENSTRUAL EXCESSIVO

Adolescente com sangramento menstrual

- encharca 6 ou mais absorventes de tamanho médio e/ou elimina coágulos durante 5 dias ou mais
- ou ciclos curtos (2 a 3 semanas) repetidos

⇓

SANGRAMENTO MENSTRUAL EXCESSIVO

Se ocorre

- nos 2 primeiros anos pós-menarca
- não acompanhado de dor
- mocinha normal

⇓

HEMORRAGIA UTERINA DISFUNCIONAL

ocorre nos **ciclos anovulatórios**

Na urgência

Estrógeno conjugado (Premarin — fr. 20mg).

Aplicar 1 frasco EV de 4 em 4 horas até cessar o sangramento (até 48 horas).

Se caso não for grave: estrógeno oral (Premarin 2,5mg) 4 vezes ao dia, 2 dias.

A seguir

Premarin 2,5mg — 1 drágea 2 vezes ao dia associado à medroxiprogesterona (Provera, Cycrin 5mg) 1 por dia; 10 dias.

- Transfusão se necessário.
- Prescrever ferro.

ATENÇÃO!

❶ Hemorragia com **cólicas fortes** ⟹ Suspeita de ABORTO ou GRAVIDEZ ECTÓPICA

Solicite **exame ginecológico**

❷ História pregressa ou exame atual, com **petéquias, equimoses, hemorragia conjuntival** ⟹ Suspeita de PÚRPURA TROMBOCITOPÊNICA ou DOENÇA de VON WILLEBRAND

Solicite plaquetas e coagulograma

5. MENSTRUAÇÃO DOLOROSA

Adolescente com CÓLICAS relacionadas com o FLUXO MENSTRUAL

Início entre 6 e 18 meses da menarca.

- dor suprapúbica (baixo-ventre)
- pode ser irradiada para o dorso e coxas
- podem ocorrer: cefaléia, náuseas, diarréia

os primeiros ciclos não são dolorosos
a dor ocorre dentro dos primeiros 18 meses após a menarca

⇓

DISMENORRÉIA

(só ocorre nos ciclos ovulatórios)

Conduta

Usar **inibidores das prostaglandinas** — opções:

a) Ibuprofen (Motrin: 1 comprimido = 400mg): 1 comprimido 4 vezes ao dia.
b) Indometacina (Indocid: cápsulas de 50mg): 1 cápsula 3 vezes ao dia.
c) Ácido mefenâmico (Ponstam: comprimidos de 500mg): 1 comprimido inicialmente; a seguir: 1/2 comprimido cada 6 ou 8 horas.
d) Naproxen (Naprosyn: comprimidos de 250mg): iniciar com 1 comprimido; a seguir: 1/2 comprimido cada 6 horas.
e) Cetoprofeno (Profenid: cápsulas de 50mg, supositórios de 100mg, frasco-ampola de 50mg): 2 comprimidos ou 1 supositório ou uma injeção IM cada 12 horas.
f) Naproxeno (Flanax: 1 comprimido = 275mg): 2 comprimidos incialmente; a seguir: 1 cada 6 ou 8 horas.

Iniciar o tratamento, se possível, 24 horas antes da data prevista para a menstruação.

ENCAMINHAR AO GINECOLOGISTA, se:

❶ Dor muito intensa que começa com o primeiro ciclo menstrual

⇓

PROBLEMA OBSTRUTIVO do FLUXO MENSTRUAL

❷ Menstruações cada vez mais dolorosas; a dor começa alguns dias antes da menstruação e vai piorando

⇓

ENDOMETRIOSE

❸ Moça com vida sexual ativa;
numa menstruação a dor é forte em localização atípica

⇓

INFECÇÃO DOS GENITAIS INTERNOS
PRENHEZ ECTÓPICA
AMEAÇA DE ABORTO

6. CORRIMENTO NAS ADOLESCENTES

- Atividade sexual
  (não obrigatoriamente)
  quase sem queixas
  (às vezes, prurido, queimação)

⇒ **Corrimento**

em mingau de maisena
pouca quantidade
odor de peixe
(especialmente na menstruação)

⇒ Exame microscópico: "clue cells"
Misturando o corrimento com KOH 10%: liberta um cheiro de peixe

⇓

INESPECÍFICA ou BACTERIANA
Gardnerella vaginalis e anaeróbios

|

Metronidazol (Flagyl 400):
1 comprimido, 2 vezes ao dia, 5 dias

- Atividade sexual
- Toalhas em instituições

(às vezes: prurido, assadura, queimação)

⇒ **Corrimento**

espesso, amarelo-esverdeado, espumoso, abundante, mal cheiroso

⇒

TRICOMONAS
exame a fresco: flagelados

|

Metronidazol (Flagyl 400):
5 comprimidos de uma só vez

- Uso recente de antibióticos
- Uso de "pílula"
- Roupa de baixo de náilon
- Diabetes

(prurido, queimação, disúria, vulva vermelha, inchada com escoriações)

⇒ **Corrimento**

coágulos brancos, espessos ("queijo")
não tem cheiro
piora antes da menstruação e melhora com o fluxo menstrual

⇒ Esfregaço preparado com 1 gota de KOH 10%: filamentos

⇓

CANDIDÍASE (**Monilia**)

|

violeta de genciana 1% (2 × ao dia)
ou creme de nistatina (2 × ao dia)
ou miconazol (Gyno-Daktarin)
ou terconazol (Gyno-Fungix)
1 aplicador intravaginal ao deitar, 7-14 noites
ou ketoconazol (Nizoral) — 1 comprimido 2 × ao dia, 5 dias

HÍMEN IMPERFURADO

Suspeitar quando:

- menina púbere que nunca menstruou e tem uma tumoração abdominal;
- dor abdominal cíclica em adolescente púbere que nunca menstruou.

7. CORRIMENTO NAS MENINAS

- Higiene deficiente
- Oxiurus

Intróito vaginal:
vermelho, inchado, doloroso
(pode ser quase normal)

Corrimento

espesso, mucoso

⇓

VULVOVAGINITE INESPECÍFICA

— Melhorar a higiene
— Limpeza de frente para trás
— Banhos de assento: 2 a 4 × ao dia com água morna e sabão antisséptico ou hipoclorito (água de lavadeira, Dakin)
— Se necessário: creme de hidrocortisona 1% (Drenison)
— Se necessário: mebendazola

- Introdução de corpo estranho

Prurido
Cistite

Corrimento

mucopurulento ou sanguinolento
mau-cheiro

- Início da puberdade
- Alguns meses antes da menarca

Assintomático

Corrimento

muco claro
calcinha manchada de amarelo

⇓

LEUCORRÉIA FISIOLÓGICA

■

8. RETENÇÃO URINÁRIA AGUDA

Precaução: verificar previamente se não se trata de oligúria por desidratação ou insuficiência renal aguda.

1. Se a criança estiver muito agitada ou com dor: administrar sedativo-analgésico.
2. Bolsa de água quente sobre a bexiga (proteger a pele com uma toalha interposta) ou banho de assento com água morna, repetido a cada 3 ou 4 horas.
3. Em caso de constipação intestinal (fezes duras), fazer enema de glicerina ou salino hipertônico (Fleet).
4. Só em último caso fazer o cateterismo vesical, **evitando-se traumatizar a uretra da criança** (ver seção Procedimentos). No RN substituir o cateterismo por punção vesical suprapúbica. ■

9. INFECÇÃO DAS VIAS URINÁRIAS (IVU)

1

❶ Lactente

"RN que não vai bem"*
— Diarréia protraída
— **Febre**
  > 3 dias, > 39,4°C
  com bacteriemia, recidivante
  com icterícia
  com dor abdominal / com dor à micção
  com urina de cheiro pútrido
  com distúrbios urinários

❷ Pré-escolares

Sexo **feminino**
Disúria
Com ou sem febre

❸ Adolescentes

a) Síndrome disúria-freqüência urinária
b) Hematúria, febre, dor no flanco

2

❶ Saco coletor
Sondagem vesical (F)
Punção vesical suprapúbica (PVSP)

❷ ❸ Jato intermediário

3

Urgente: **exame bacterioscópico de urina**
1 gota de urina centrifugada e corada (Gram):
1 ou mais bactérias gram-negativas por campo GA e presença de leucócitos
= **infecção das vias urinárias**
Urocultura (+ antibiograma)
> 100.000 bactérias/ml = IVU

4

❶
a) **estado toxêmico**
  hidratação EV
  ceftriaxona EV ou IM
  associar aminoglicosídeo
b) **toxemia moderada**
  ceftriaxona IM

❷
a) ceftriaxona IM ou
  cefalosporina 1ª ou 2ª geração
  ou amoxicilina-clavulanato
b) **sem febre** (cistite)
  nitrofurantoína 3-5mg/kg/dia
  ou ácido nalidíxico ou sulfa-trimetoprima

❸
a) **com febre**
  ceftriaxona IM
  ou ciprofloxacina 500mg 12/12
b) **sem febre** (cistite)
  norfloxacina 400mg 12/12
  ou nitrofurantoína 100mg 6/6

5

Reavaliação após 48-72 horas: clínica e bacterioscópico

6

❶ Completar 10 dias de tratamento. De acordo com a resposta e o resultado do antibiograma rever a escolha do antibiótico: preferir VO; o aminoglicosídeo pode ser suspenso, se houve melhora clínica e negativação do bacterioscópico.
❷a) e **❸a)** Conduta como em **❶**.
Se não houve melhora, substituir pela outra opção.
❷b) e **❸b)** Completar 7 dias de tratamento. Se não houve melhora, substituir pela outra opção.

Casos **❶**, **❷a)** e **❸a)** considerar ultra-sonografia renal ou urografia excretora.
Programar acompanhamento.
Caso **❷b)** considerar ultra-sonografia renal.

* "**RN que não vai bem**" — colheita de urina preferivelmente por PVSP, iniciar com ceftriaxona IM.
Ácido nalidíxico = Wintomylon 5ml = 250mg; amoxicilina-clavulanato = Clavulin 5ml = 250mg; nitrofurantoina = Macrodantina 100mg.
Ciprofloxacina e norfloxacina — genéricos.

Atenção
1. Exame de urina tipo I (sumário de urina) não serve como substituto para o bacterioscópico.
2. **Cautela**: não faça precipitadamente o diagnóstico de IVU; antes repita o exame bacteriológico se:
   a) urina colhida no domicílio ou sem cuidados rigorosos de assepsia;
   b) se o caso for apenas suspeito, mas não muito sugestivo (febre com sinais de IVAS não é IVU);
   c) sexo masculino em criança > 2 meses.

10. INSUFICIÊNCIA RENAL AGUDA (IRA)

IRA PRÉ-RENAL

Queda do fluxo sangüíneo renal → redução da filtração glomerular com preservação da função tubular (reabsorção de água e de Na): a urina eliminada tem osmolaridade alta e concentração baixa de Na.

IRA RENAL

A função tubular prejudicada acarreta redução na capacidade de concentração urinária (osmolaridade urinária baixa) e da reabsorção de sódio (Na urinário alto).

IRA PÓS-RENAL

(Nefropatia obstrutiva) — resulta da obstrução à eliminação da urina já formada pelos rins.

IRA PRÉ-RENAL
ou **oligúria funcional**
por **perfusão diminuída dos rins**
(néfron intacto)

a) Hipovolemia/hipotensão
- **desidratação por gastroenterite**
- choque hemorrágico, anafilático, séptico, cardiogênico
- cetoacidose diabética
- queimadura
- hipoproteinemia
- hipotermia

b) Hipoxia: insuficiência respiratória

Sinais de desidratação
Hipotensão, choque
Dispnéia

Ultra-sonografia: normal
Densidade urinária > 1.020
Urina tipo I normal

IRA RENAL
ou **parenquimatosa**
por **lesão do néfron**

a) Glomerulopatias
- **GNDA**
- nefrite lúpica
- púrpura anafilactóide
- GN membranoproliferativa

b) "Necrose tubular aguda" (NTA)
- **septicemia**
- desidratação grave prolongada
- **síndrome hemolítico-urêmica**
- nefrotóxicos (metais pesados, contraste radiológico, aminoglicosídeos)

c) Nefrites intersticiais
- infecções
- penicilinas, sulfas, cefalosporinas, anticonvulsivantes, antiinflamatórios

Hipertensão e edema	Sedimento urinário anormal

Ultra-sonografia: pode haver ecogenicidade renal aumentada ou edema leve
Urina: cilindros densidade < 1.010

IRA PÓS-RENAL
ou **nefropatia obstrutiva**
por **obstrução do fluxo urinário**
(com néfrons inicialmente intactos)

a) Anomalias obstrutivas do trato urinário
b) Calculose

Anúria de instalação abrupta
Oligoanúria alternando poliúria
Dificuldade para micção
Massas renais ou bexiga palpável

Ultra-sonografia: bexiga ou rins aumentados

urina:
densidade < 1.010
tipo I normal

INSUFICIÊNCIA RENAL AGUDA (IRA)

Perda **súbita**, e em geral reversível, da função renal, até o ponto em que os rins não são mais capazes de manter a homeostase do organismo

GNDA = glomérulo-nefrite difusa aguda
SHU = síndrome hemolítico-urêmica

A IRA acompanha-se quase sempre de:

anúria = diurese < 50ml em 24 horas
ou
oligúria = diurese < 15ml/kg/24h (< 0,5ml/kg/h)
e
uréia e **creatinina aumentadas** no sangue

1. Pode haver IRA **sem oligúria**: substâncias nefrotóxicas, queimaduras, IRA neonatal.
2. O período de oligúria pode ser muito curto e passar despercebido.
3. Só valorizar **oligúria** acompanhada de aumento de **uréia** e **creatinina**.
4. Ressalva: a uréia pode estar normalizada se a criança não estiver recebendo proteína.
5. Diante de uma criança **que não está urinando**, verificar:
   a) se ela realmente não urinou;
   b) se há bexiga palpável;
   c) se há lesões que tornam a micção dolorosa (a criança "segura a urina"): úlcera do meato, trauma por sondagem ureteral;
   d) se a criança está **desidratada** (por diarréia e vômitos) — ver capítulo Desidratação.

Observação: na desidratação hipertônica (ocorre especialmente quando há predomínio de vômitos e febre) os sinais de desidratação não são muito evidentes — valorizar sede intensa numa criança agitada e com mucosas muito secas.

IRA — **dados de anamnese**

- Diarréia sanguinolenta (s. hemolítico-urêmica).
- Diarréia e vômitos (desidratação).
- Antecedente de amigdalite e piodermite (GNDA).
- Drogas ou contrastes radiológicos.
- Tóxicos.
- Características do jato urinário.

IRA — **dados de exame físico**

- Peso.
- PA.
- Estado geral (comprometido).
- Sinais de desidratação.
- Sinais de má perfusão periférica.
- Sinais de congestão circulatória.
- Respiração tipo "fome de ar" (acidótica).
- Edema.
- Palidez cutâneo-mucosa (anemia).
- Distúrbios da consciência e neurológicos.
- Evidências de infecção.

IRA — **exames laboratoriais**

1. Hemograma completo — na SHU ocorre anemia + hemácias fragmentadas + reticulocitose + plaquetopenia.
2. Uréia e creatinina aumentadas.
   A uréia está também aumentada na desidratação e sangramento gastrintestinal; já aumento acentuado de creatinina sugere insuficiência renal, mas no início da doença pode estar normal.
3. Sódio — aumentado (desidratação hipertônica), baixo (hiponatremia por excesso de líquidos).
4. Potássio — hipercalemia.
5. Gasometria arterial — acidose metabólica.
6. Urina — densidade: baixa (< 1.010) na IRA; normal na IRA pré-renal (desidratação) e pode estar alta na GNDA.
7. Urina — sedimento muito alterado sugere nefropatia
   — Para os casos de dúvida diagnóstica, solicitar sódio, uréia e creatinina na urina: na IRA a urina tem densidade baixa (< 1.010), Na alto (falência na reabsorção tubular do Na) e uréia e creatinina altas; na desidratação (oligúria pré-renal): densidade alta, Na baixo, uréia e creatinina altas.
   — Observação: em casos de anúria sondar a bexiga para excluir obstrução baixa e colher urina para exames; retirar a sonda em seguida.
8. Complemento C_3 — baixo: glomerulonefrite, LES.

IRA — **outros exames subsidiários**

1. Ultra-sonografia renal.
2. Cintilografia renal.
3. Raios X simples de abdome/Raios X de tórax.
4. Biópsia renal, se aumento rápido da creatina.

CONDUTA NA CRIANÇA DESIDRATADA E COM ANÚRIA

1º) Reposição de volume — soro fisiológico 20ml/kg; repetir se necessário até o desaparecimento dos sinais de desidratação; acompanhamento atento e reavaliar de hora em hora (a diurese deve ocorrer em 2 a 4 horas).

2º) Se a criança já está bem hidratada e ainda não urinou, verificar a presença de globo vesical (bexiga palpável); se necessário, sondar a bexiga.

3º) Se não há diurese:
Teste da furosemida: 2mg/kg, EV, em 15 minutos.
Cautela: só aplicar quando a criança está bem hidratada.

4º) Aguardar 30 a 60 minutos.

5º) Se não houver diurese, repetir furosemida.

6º) Se não "ocorrer" diurese:
Teste do manitol a 25% — 2ml/kg EV em 5min.
Observações:
a) O manitol pode ser ministrado junto com a 1ª dose de furosemida.
b) Não repetir o manitol.

c) Não ministrar manitol se já houver sinais de sobrecarga hídrica ou PVC aumentado.

d) Manter sondagem vesical durante os testes da furosemida e manitol (para controle preciso da diurese).

7º) Se ocorrer diurese mas ainda com **oligúria** e **uréia aumentadas**, fazer o diagnóstico diferencial entre **oligúria funcional** *vs* **insuficiência renal** (necrose tubular aguda).

Dados sugestivos de IRA RENAL

Osmolaridade urinária < 300mOsm/l

Na U > 60mEq/l*

Uréia U/uréia P < 4,8

Osmolaridade U/osmolaridade P < 1,3*

Creatinina U/creatinina P < 20

Fração de excreção de Na (FE Na) > 2%; RN > 3%**

Índice de insuficiência renal (IIR) > 3

Observações: U = urinário; P = plasmático; Cr = creatinina.
FE Na = (Na U/Na P) (Cr U/Cr P) × 100
IIR = (Na U/Cr U) × 100

* O uso de diuréticos eleva o Na urinário e reduz a relação uréia U/uréia P.

** Dosagens de uréia e creatinina não são confiáveis no RN antes de 72h.
FE Na parece ser o índice diagnóstico mais útil em RN.
FE Na pode estar normal na IRA por GNDA.
Na **IRA pré-renal**: mOsm U > 400; uréia U/uréia P > 5 em lactentes e > 10 em crianças; Na U < 30; FE Na < 2,5% e IIR < 3.

CONDUTA NA IRA

1. Monitorização de **diurese** (sonda vesical de demora, se necessário).
2. Controle rigoroso de **peso** (2 vezes ao dia), o qual deverá sofrer um ligeiro declínio (0,5-1%).
3. Cálculo de oferta de **líquidos** para 24 horas:
   a) necessidades mínimas: 400ml/m^2, ou seja, 1ml/kg/h em lactentes e 0,5ml/kg/h em crianças;
   b) acrescentar a diurese das 24 horas anteriores (se houver);
   c) acrescentar as perdas (drenos, vômitos, diarréia).
4. Solução a ser usada:
   a) não empregar soluções contendo Na, K e Cl (a não ser para perdas extra-renais bem caracterizadas);
   b) reposição de sódio nas IRA não oligúricas (a urina corresponde a uma solução com 75mEq/l de Na; as outras perdas são isotônicas — 150mEq/l).
5. Fornecimento **calórico**: 100cal/kg/dia para crianças pequenas e 60 a 80 para escolares.
   a) Sob forma de hidratos de carbono (açúcar, balas, geléia, mel) e gordura (óleo, manteiga, cremes) administrados por via oral, em forma fracionada, pois a intolerância digestiva é freqüente nesses casos. Ministrar por sonda gástrica, se necessário.
   b) Se imprescindível ministrar soro glicosado a 12-15% (veia periférica) ou 30-50% (veia central) e soluções de gordura (Intralípide, Lipofundin).
   c) Restrição de proteínas:
      1. não administrar proteínas nas primeiras 48-72h;
      2. depois do 4º dia (há redução do catabolismo protéico) fornecer 1g/kg/dia. Empregar de preferência proteínas de alto valor biológico e baixo teor de eletrólitos, como leite humano ou adaptado, ou leite de vaca a 1/3 + óleo + açúcar;
      3. a partir da 2ª semana, nas crianças em diálise, aumentar as proteínas para 1,5-2g/kg/dia.

      Exemplo de dieta para pré-escolar — desjejum e lanche: chá com açúcar, mel, marmelada; almoço e jantar: arroz, chuchu, pêra, limonada. Após o 4º dia acrescentar gema de ovo ou carne (50g). Não adicionar sal.
6. Controle de peso: na fase oligúrica o peso deve sofrer ligeiro decréscimo ou se manter inalterado.

Duração da IRA

1ª fase: a fase de **oligoanúria** dura em média 5 a 7 dias nos casos de IRA secundária à NTA e 4 a 5 dias nos casos secundários à GNDA.

2ª fase: após a fase de oligúria segue-se um aumento progressivo da diurese que caracteriza a **fase de poliúria**. A duração desta é em geral semelhante ao período de oligúria. Lembrar que as urinas iniciais desta fase são pobres em escórias e neste período podem ocorrer distúrbios hidroeletrolíticos graves.

Nesta etapa constata-se uma lenta e progressiva normalização na função reguladora homeostática exercida pelo rim.

TRATAMENTO DAS COMPLICAÇÕES

1. **Super-hidratação e expansão do espaço extracelular** (conseqüente ao excesso de água e Na ministrados na fase oligúrica). Pode determinar insuficiência cardíaca, edema agudo do pulmão, hipertensão e convulsões.

   Conduta

   a) Restrição rigorosa de líquidos.
   b) Diurético: furosemida 3mg/kg EV.
   c) Se não for suficiente: diálise peritoneal hipertônica.
2. **Acidose metabólica**
   a) Pode ser minimizada pela administração de glicose.

b) Somente para casos severos (bicarbonato < 8 mEq/l): prescrever: 0,3 × peso × 12 – bicarbonato atual = (ml de bicarbonato de Na 8,4%).

c) Casos graves: diálise peritoneal.

3. **Hiponatremia**

a) Restrição de líquidos.

b) Ministrar Na só se Na < 120mEq/l; elevá-lo para 125ml. Na Cl 3% = 0,6 × peso × (125 – Na atual).

4. **Hiperfosfatemia/hipocalcemia**

Baixar o fósforo: ministrar hidróxido de alumínio 0,5-1ml/kg 4 vezes ao dia.

5. **Hipertensão**

a) Formas leves:
furosemida; restrição de água e sal.

b) Formas graves:

1. diazóxido: 5mg/kg EV,
se necessário, repetir após 30 minutos;
2. crise hipertensiva: nitroprussiato de sódio (ver capítulo correspondente).

6. **Convulsão** — pode ser causada por hipertensão, hiponatremia (intoxicação hídrica), hipocalcemia, hipomagnesemia.

1. Corrigir o fator identificado. Ver pág. 215.
2. Diazepínico EV.
3. Diálise, nos casos resistentes.

7. **Hiperpotassemia**

O nível sérico de K deve ser controlado rigorosamente e complementado com ECG seriado.

a) Quando ultrapassa 5,5mEq/l: iniciar resina troca-cátion — 1g/kg/dose.

Kayaxalate (troca K por Na): suspensão em sorbitol 70% 2ml/kg VO.

ou em 10ml/kg de sorbitol 20% — via retal — enema de retenção.

ou Sorcal (troca K po Ca): mesmas doses

Repetir 4 vezes ao dia.

b) Quando ultrapassar 7mEq/l e onda T pontiaguda providenciar diálise peritoneal e adotar as seguintes medidas de emergência (cujo efeito dura poucas horas):

1º) Gluconato de Ca — 0,5ml/kg em 10min (controle de FC).

2º) Bicarbonato de sódio 8,4% — 1ml/kg EV em 15min.

3º) Glicose 50% — 1ml/kg + insulina + 0,1U/kg (misturados) em 1 hora.

8. **Infecções intercorrentes**

Constituem a maior causa de mortalidade da IRA. Vias de entrada dos microrganismos: cateter vesical, cateter venoso, cateter de diálise e punções venosas múltiplas. Por este motivo, deve-se manusear o mínimo possível o paciente, procedendo-se somente às sondagens e punções estritamente necessárias. Não ministrar antibióticos profilaticamente. Na vigência de infecção procurar usar o antibiótico mais adequado de acordo com os resultados bacteriológicos. Cloranfenicol e eritromicina são usados em doses habituais. Antibióticos de vida alongada na IRA: cefalotinas (24 horas), lincomicina (12 horas), gentamicina (2-3 dias), canamicina (3-4 dias).

9. **DIÁLISE PERITONEAL — critérios de indicação**

Observação: convém enviar para UTI ou centro de referência.

Antes do início da diálise convém solicitar **ultra-sonografia renal** (se não foi feita antes).

Os seguintes critérios clínicos e laboratoriais indicam instalação precoce de diálise peritoneal:

a) Comprometimento acentuado do estado geral, deterioração clínica.

b) Aumento progressivo do K sérico apesar do tratamento conservador (K > 6,5).

c) Presença de sinais neurológicos: coma, convulsões, letargia severa.

d) Insuficiência cardíaca congestiva.

e) Pericardite urêmica.

f) Uréia plasmática acima de 200mg%.

g) Acidose intensa (pH < 7,2; bicarbonato < 10).

h) Hemorragia digestiva alta.

Nota: a diálise peritoneal é método simples, exequível e eficaz, podendo em inúmeras circunstâncias salvar a vida da criança. Deve, pois, ser usada com certa liberalidade e nunca *in extremis*.

	PRÉ-RENAL	RENAL
Na urinário (mmol/L)	< 20	> 40
Osm urinária (mOsm/L)	> 500	< 350 a 450
Cr urinária ÷ Cr plasmática	> 40	< 20
FE Na = $\frac{\text{U Na} \div \text{UCr}}{\text{P Na} \div \text{PCr}} \times 100$	< 1%	> 3%

FE = fração excreção; U = urinário; P = plasmático.

SEÇÃO XIII

EMERGÊNCIAS CLÍNICAS

DE PELE E OSSOS

Lendo esta seção e **tendo este livro à mão**, mesmo que você não tenha muita experiência, estará **apto** a:

1. A CRIANÇA COM DOENÇA EXANTEMÁTICA AGUDA

EXANTEMA = erupção ("rash") cutânea freqüentemente acompanhada de febre. Geralmente é manifestação de doença sistêmica e não doença primária da pele.

ENANTEMA = erupção que ocorre na mucosa da boca.

DIAGNÓSTICO

1ª etapa **Classifique o tipo morfológico** do exantema

1. **Eritematoso** (escarlatiniforme): vermelhidão causada por pequenas pápulas vermelhas muito próximas umas das outras; branqueia à compressão; assemelha-se à queimadura de sol.
2. **Maculopapular** (morbiliforme, como no sarampo): áreas vermelhas achatadas (máculas) e áreas vermelhas levemente elevadas (pápulas); podem confluir.
3. **Petequial** e **purpúrico** (como na meningococcemia): **petéquias** = lesões circulares achatadas de até 1mm de diâmetro; no início são vermelho-vivo mas depois escurecem; **púrpuras**: parecem equimoses traumáticas.
4. **Vesicular** e **bolhoso** (como na catapora).
5. **Urticariano** (como na urticária): pápulas róseas, pruriginosas; e multiforme (máculas arredondadas e em alvo; pequenas pápulas, lesões urticariformes e, às vezes, bolhas).

2ª etapa Faça o **diagnóstico etiológico presuntivo** dentro de cada tipo

- **Exantema eritematoso** (escarlatiniforme).
  1. Causa principal: **Escarlatina**
     a) faringite estreptocócica ou rinite purulenta;
     b) exantema predomina no tronco e extremidades (sensação de lixa fina);
     c) às vezes pruriginoso;
     d) vermelhidão mais acentuada nas dobras (linhas de Pastia);
     e) face congesta com palidez peribucal;
     f) língua de framboeza (não obrigatório).
     Conduta: penicilina benzatina (dose única) ou penicilina oral (10 dias).
  2. **Síndrome da pele escaldada** (escarlatina estafilocócica)
     a) exantema escarlatiniforme **dolorido**;
     b) não há palidez perioral nem língua de framboeza.
  3. **Queimadura de sol** e **miliária** (pelo calor).
  4. **Reação a drogas** (atropina) e **reações alérgicas**.
  5. **Eritema infeccioso** (5ª moléstia)
     a) afebril;
     b) exantema nas bochechas (sinal de bofetada);
     c) a seguir: exantema maculopapular na face externa dos membros;
     d) evolui para um exantema reticulado nos membros e tronco.

- **Exantema maculopapular** (morbiliforme).
  1. Principal: **Sarampo**
     a) doença severa;
     b) febre durante 4 dias antes da saída do exantema;
     c) tosse, rinite (coriza, espirros), conjuntivite precedem o exantema;
     d) enantema (sinal de Koplik) na véspera do exantema;
     e) início retroauricular, estende-se pela face, pescoço, tronco.
  2. **Rubéola**
     a) doença leve, geralmente em escolar;
     b) febre muito discreta ou ausente;
     c) sintomas respiratórios mínimos;
     d) aumento dos gânglios retroauriculares e occipitais (não é patognomônico);
     Conduta: afastar de mulheres grávidas.
  3. **Exantema súbito** ou ***Roseola infantum***
     a) idade: 6 meses-2 anos;
     b) febre alta durante 3 dias (2 a 5);
     c) irritabilidade (choro quase contínuo);
     d) ausência de toxemia (criança não parece grave);
     e) edema palpebral na véspera do exantema;
     f) febre cai bruscamente e ao mesmo tempo aparece exantema no tronco (dura 2 dias);
     g) gânglios occipitais;
     h) a doença pode repetir (vírus diferentes).
     Importante: temos visto com grande freqüência o diagnóstico errôneo de rubéola. Lembrar que a rubéola é rara nesse grupo etário e quase não dá febre; gânglios occipitais não são patognomônicos.
     Outro erro freqüente é atribuir a doença à alergia pelo antibiótico ou antitérmico.
  4. **Exantemas virais de verão**
     a) febre no verão;
     b) exantema pode surgir na vigência da febre (2º dia de febre);
     c) exantema pode aparecer depois de ceder a febre.
  5. **Exantema da ampicilina**
     Aparece geralmente no 6º dia de tratamento.

- **Exantema petequial** ou **purpúrico**
  1. Causa mais importante: **Meningococcemia**
     a) valorize: febre e estado toxêmico;
     b) dados epidemiológicos;
     c) solicitar hemograma, hemocultura, liquor e iniciar imediatamente o tratamento com altas doses de penicilina EV.
  2. **Púrpura trombocitopênica**
     a) valorize o bom estado geral;
     b) leucograma normal e plaquetopenia.
  3. **Púrpura anafilactóide de Henoch-Schönlein**
     a) púrpura predominando nas nádegas e membros inferiores;
     b) dor abdominal;
     c) estado não toxêmico;
     d) hemograma e plaquetas normais.
  4. **Endocardite bacteriana**
     a) aparecimento de febre em cardiopatia congênita;
     b) petéquias e esplenomegalia.
  5. **Viroses agudas**
     a) febre sem toxemia (bom estado geral);
     b) petéquias na face.

- **Exantema vesicular** e **bolhoso**
  1. Principal: **Varicela** (catapora)
     a) evolução: pápula → vesícula → pústula → crosta;
     b) distribuição centrípeta (predomina no tronco e raiz dos membros) ocorre no couro cabeludo;
     c) evolução em ondas: polimorfismo regional (existem lesões em estágios diferentes).
  2. **Herpes**
     a) **simples** — grupos de vesículas, evoluem para crostas;
     b) **zoster** — segue o trajeto do nervo: tronco (unilateral) ou 5º par craniano.
  3. **Impetigo bolhoso estafílocócico**
  4. **Estrófulo** por picada de inseto
     a) pápula intensamente pruriginosa, circundada por eritema; evolui para crostas;
     b) pode ser confundida com varicela;
     c) é recidivante.
  5. **Molusco contagioso**
     Nódulos de 1 a 2mm que podem ser arrancados com as unhas, deixando úlcera rasa.

- **Exantema urticariano e multiforme**
  1. Urticária alérgica (alimentos, drogas: penicilina, outros).
  2. Urticária por *Mycoplasma pneumoniae*.
  3. Eritema multiforme: alérgico, estreptococos, sífilis, artrite reumatóide.
  4. Síndrome de Stevens-Johnson: eritema multiforme exsudativo e bolhoso (exantema, bolhas, sinal de Nikolski, ulceração das mucosas).

LESÕES CUTÂNEAS INFECCIOSAS

IMPETIGO	IMPETIGO BOLHOSO	ECTIMA
por estreptococos beta-hemolítico 2-5 anos começa com pequenas vesículas rompem — secreção purulenta secreção seca e fica crosta aderente, cor de mel em volta: vermelhidão não coça, não dói 1º) Amolecer as crostas com água/oléo morno 2º) Remover as crostas 3º) Passar mupirocina ou ácido fusídico 3 vezes ao dia até cura 4º) Casos graves/perinasal: cefalexina oral	por estafilococos áureo 2-5 anos começa com vesícula em pele intacta amplia para formar bolha arrendondada conteúdo claro evolui para pus não tem eritema em volta não forma escara 1º) Romper as bolhas/lavar 2º) Mupirocina/ácido fusídico 3º) Casos extensos: cefalexina oral	começa como impetigo estreptocócico evolui para úlcera profunda coberta por crosta verde-escura que se extende profundamente Cefalexina/cefadroxila oral Mupirocina tópico

2. A CRIANÇA COM ERUPÇÃO CUTÂNEA NO PS

O **motivo da urgência** é a **ERUPÇÃO CUTÂNEA**

EXANTEMA = **erupção** ("rash") **cutânea**	**ENANTEMA**
• Geralmente acompanhado de febre • Geralmente manifestação de doença sistêmica e não doença primária de pele	Erupção que ocorre na mucosa da boca

⇓

❶ ERUPÇÃO ERITEMATOSA (escarlatiniforme)

- **Vermelhidão** (parece queimadura de sol)
- Branqueia à compressão

Causado por pequenas pápulas vermelhas muito próximas umas das outras

- Após exposição ao sol: **queimadura** de sol
- Calor, excesso de roupa: **Miliária**
- Reação a **drogas** — **atropina**
- Reação **alérgica**
- "Face esbofetada" + erupção na face externa dos membros: **Eritema infeccioso**
- Com febre: **Escarlatina**
- Escarlatina dolorida: **Escarlatina estafilocócica**

❷ ERUPÇÃO MACULOPAPULAR (morbiliforme)

Áreas vermelhas (máculas) e áreas vermelhas levemente elevadas (pápulas), podem confluir

- Após 4 dias de febre e resfriado forte: **Sarampo**
- Sarampo fraco, afebril: **Rubéola**
- Após 3 dias de febre em lactente: **Exantema súbito**
- Após alguns dias de ampicilina: **Exantema da ampicilina**

❸ ERUPÇÃO PETEQUIAL e PURPÚRICA

Petéquias = manchas circulares pequenas (até 1mm de diâmetro); no início são vermelho-vivo, depois escurecem

Púrpura = parece equimose traumática

- Com febre e estado toxêmico: **Meningococcemia**
- Com febre, sem estado toxêmico, no rosto e pescoço: **Viral**
- Com febre, esplenomegalia em cardiopata: **Endocardite bacteriana**
- Sem febre, bom estado geral: **Púrpura trombocitopênica** (solicitar hemograma com plaquetas)
- Sem febre, púrpura predominando nas nádegas e membros inferiores, dor abdominal, hemograma e plaquetas normais: **Púrpura anafilactóide de Henoch-Schönlein**

❹ ERUPÇÃO VESICULAR e BOLHOSA

Vesícula = bolha pequena com líquido

Nódulo = "caroço" que levanta a pele

- "Uma gota de orvalho sobre uma pétala de rosa"
- Com febre e evolução: pápula → vesícula → pústula → crosta; pruriginosa: **Varicela** (catapora)
- Afebril, pápulas ou vesículas pruriginosas, crostas; recidivante: **Estrófulo**
- Grupos de vesículas, evoluem para crostas: **Herpes simples**
- Idem — segue o trajeto do nervo ("cobreiro"): **Herpes zoster**
- Bolhas com pus: **Impetigo bolhoso estafilocócico**
- Vesículas que rompem logo, formando crosta cor de mel: **Impetigo**
- Nódulos de 1 a 2mm que podem ser arrancados com a unha, deixando úlcera rasa: **Molusco contagioso**
- Nódulos vermelhos, dolorosos, em região com pêlo: **Furúnculo**

❺ ERUPÇÃO URTICARIANA e MULTIFORME

Urticária = pápulas róseas, pruriginosas

Multiforme = máculas arredondadas e em alvo; pequenas pápulas, lesões urticariformes, às vezes bolhas

- Placas de urticária recidivantes: **alergia** a alimentos, drogas, estreptococos, micoplasma
- Urticária, lesões circulares eritematosas, ou arroxeada, "em alvo": **Eritema multiforme**

O motivo da urgência é FEBRE/MANIFESTAÇÕES SISTÊMICAS

- Febre (raramente ausente)
- Amigdalite ou rinite purulenta ou impetigo
- **Eritema** (vermelhidão): sensação de lixa fina
  - — predomina no tronco e extremidades
  - — mais acentuado nas dobras
  - — às vezes pruriginoso
  - — face congesta com palidez peribucal
  - — língua de framboeza (não obrigatória)

⇓

ESCARLATINA

Penicilina benzatina IM (dose única) ou amoxicilina oral (10 dias)

- Idade: 6 meses a 2 anos
- Febre alta durante 3 dias
- Irritabilidade
- Ausência de toxemia
- Edema palpebral na véspera da erupção
- Febre cai bruscamente e aparece o exantema
- **Exantema maculopapular**: começa no tronco; dura 2 dias
- Gânglios occipitais

⇓

EXANTEMA SÚBITO

(Roseola infantum)
Não confunda com sarampo (dá tosse),
nem com rubéola (não dá nessa idade, não dá febre),
nem com alergia ao antibiótico

- Antes da saída do exantema: febre durante 4 dias
- Precedendo o exantema: "fácies choramingas"
  - — coriza, espirros, tosse, olhos vermelhos
  - — sinal de Koplick (mucosa das bochechas)
- **Exantema maculopapular**: início retroauricular estendendo-se pela face, pescoço, tronco
- Criança não vacinada ou escolar com 1 única dose no 1º ano de vida
- Surto epidêmico

⇓

SARAMPO

Época: verão
Exantema no 2º dia de febre ou após desaparecimento da febre

⇓

DOENÇA VIRAL EXANTEMÁTICA

(enterovírus)

Tratamento com amoxicilina
Exantema no 6º dia

⇓

EXANTEMA DA AMPICILINA

- Febre > 5 dias
- Leucocitose, neutrofilia, desvio à E
- Congestão dos olhos e boca
- Edema duro dos pés e mãos
- Aumento unilateral dos gânglios cervicais
- Exantema eritematoso polimorfo

⇓

Doença de KAWASAKI

Idade 18-24 meses; até 5 anos
VHS e proteína C reativa elevadas

- Febre
- Toxemia (abatimento) grave
- Petéquias disseminadas, equimoses

⇓

MENINGOCOCCEMIA

Solicitar hemocultura e liquor
1ª dose imediata:
ampicilina 75mg/kg
+ dexametasona 0,3mg/kg EV

- Febre
- Bom estado geral (sem toxemia)
- Petéquias só no rosto e pescoço

⇓

DOENÇA VIRAL

(adenovírus)

O motivo de urgência é o PRURIDO

- **Pápulas** intensamente pruriginosas, circundada por eritema; evolui para crosta, no tronco (pulga) ou nos membros (mosquito)
- Sem febre
- É recidivante

⇓

ESTRÓFILO

Alergia por picada de inseto

- Febre
- Pápula → vesícula → pústula → crosta, no tronco e raiz dos membros. As lesões estão em estágios diferentes.
- Casos semelhantes (contágio)

⇓

VARICELA

Elevação circunscrita, topo achatado, pápulas transitórias (efêmeras); pruriginoso

⇓

URTICÁRIA

Parece estrófulo com prurido noturno; outros casos idênticos nos familiares

⇓

SARNA

Piodermite pruriginosa na nuca

⇓

PIOLHO

Lesão linear, serpiginosa
Contato com areia

⇓

BICHO GEOGRÁFICO

3. SÍNDROME DA PELE ESCALDADA

Causa: toxina esfoliativa do *Staphylococcus aureus* (fago Grupo II).

Quando suspeitar: aspecto de pele queimada (escaldada); início agudo com eritema dolorido, formação de bolhas e esfoliação da epiderme.

Sinal característico nas zonas eritematosas: **sinal de Nikolski** = deslocamento da epiderme à simples pressão ou fricção dos dedos, deixando uma área descoberta cruenta.

Locais de predileção: dobras (axila, pescoço, inguinal).

FORMAS CLÍNICAS

(em seqüência de gravidade crescente)

1. **Impetigo bolhoso**
   a) Evolução: mácula → bolha (pústula) → rompimento → crosta. Não há eritema em torno da lesão.
   b) Predomina no tronco.
   c) Duração: aproximadamente 7 dias.
   d) Diagnóstico diferencial:
      Impetigo estafilocócico: lesões bolhosas evidentes e volumosas;
      Impetigo estreptocócico: lesões não bolhosas, crostosas (crostas cor de mel).
2. **Escarlatina estafilocócica**
   a) Foco estafilocócico: cutâneo, ORL, conjuntivite.
   b) Febre — bacteriemia — toxemia.
   c) Exantema escarlatiniforme (eritematoso) que se inicia em torno do foco de supuração; doloroso.
   d) Diferenciação com a escarlatina (estreptocócica): na estafilocócica não há palidez perioral nem língua de framboeza e o eritema é doloroso.
   e) Evolução: empalidecimento do exantema em 3-4 dias e descamação do 10º ao 30º dia.
3. **Necrólise tóxica epidérmica de Lyell**
4. **Síndrome de Stevens-Johnson**

É importante o DIAGNÓSTICO DIFERENCIAL com síndrome de Stevens-Johnson

	Pele escaldada estafilocócica	**Eritema multiforme exudativo**	**Necrólise epidérmica tóxica**
Sinonímia	**Doença de Ritter**	**Síndrome de Stevens-Johnson**	**Doença de Lyell**
Eritema	Escarlatiniforme, doloroso, edema facial com crostas periorais	Multiforme: eritematopapuloso, arroxeado, disseminado	Extenso e dolorido Sem crostas periorais
Bolhas	sim	sim	sim
Síndrome de Nikolski	+	—	+ só na área das bolhas
Aspecto de grande queimado	sim	—	sim
Comprometimento de mucosas	Faringite Conjuntivite Boca-erosão	Conjuntiva + 2 ou mais: **boca**, narinas, vagina, reto, uretra	Conjuntivite Boca
Comprometimento sistêmico	Grave (pode ser moderado)		Gravíssimo febre + prostração artrite, pneumonia
Biopsia da pele (bolha)	Clivagem na camada granulosa sem infiltrado inflamatório		Clivagem entre a epiderme e a derme Esfoliação de toda espessura da epiderme
Etiologia	Exotoxina estafilocócica Fago 2	Hipersensibilidade (toxialérgica)	Hipersensibilidade (toxialérgica)
Etiologia	Foco estafilocócico	Sulfa, barbitúrico, penicilina, hidantoína Vírus, micoplasma	
Tratamento geral	Antibiótico antiestafilocócico	Hidratação EV Casos graves: corticóide — início EV, depois VO por 1 semana	Hidratação EV Antibióticos nas infecções secundárias
Tratamento local	Compressas de soro fisiológico ou solução de Burow	Higiene local	Do queimado grave
Evolução	Descamação Cura em 10-14 dias	Mortalidade 10% na pneumonia Melhora da pele em 1-4 semanas Melhora das mucosas em meses	Mortalidade 25%

4. CELULITE

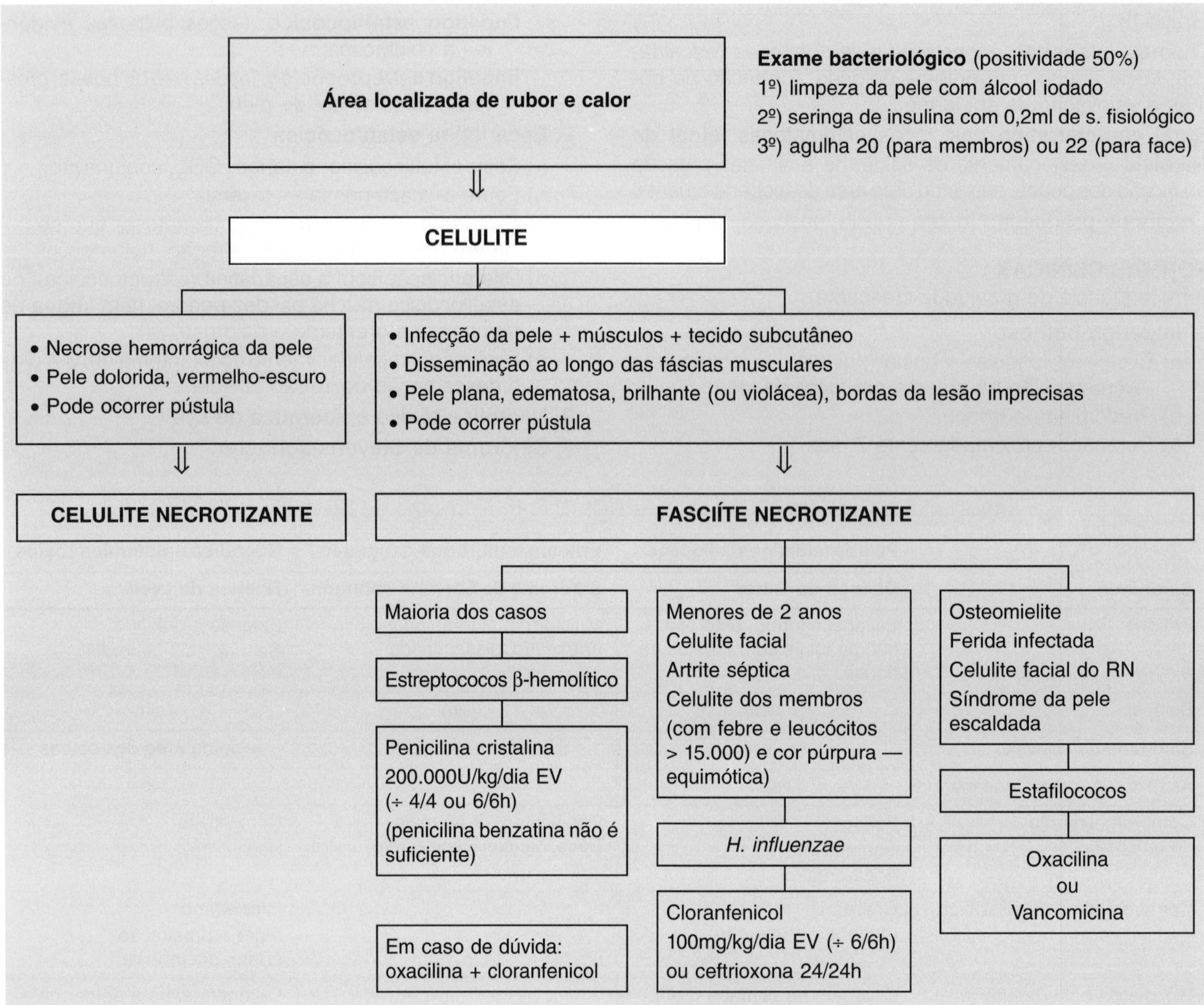

Localização da celulite	Considerar associação com
Periorbital	Sinusite etmoidal
Abdome	Peritonite
Membros	Osteomielite ou artrite séptica
Em torno de uma ferida	Ferida infectada
Sobre um gânglio aumentado	Adenite ou abscesso
Face (bochecha)	*H. influenzae* (lactente), estafilo (RN)
Generalizado (corpo todo)	Síndrome da pele escaldada estafilocócica
Linha de vermelhidão que parte de uma ferida	Linfangite ■

5. ARTRITE SÉPTICA E OSTEOMIELITE

ARTRITE SÉPTICA (PIOARTRITE)

Infecção da articulação por bactéria piogênica e que resulta de disseminação hematogênica ou inoculação direta.

Início súbito.

Prevalência: **RN** e **1º ano** (até **2º ano**).

ARTICULAÇÃO **Inflamação aguda**	SISTÊMICO **Estado infeccioso**	HEMATOLÓGICO
• Inchada (**edema**) • Muito dolorosa (**dor**) • Pele local vermelha (**eritema**) • Quente (**calor**) • Redução da mobilidade (**impotência funcional**) • Posição antálgica (geralmente em flexão) • Movimentação ativa ou passiva extremamente dolorosa	• Febre alta • Abatimento	• Leucocitose • Neutrofilia • Desvio à esquerda • Granulações tóxicas VHS > 30

Compromete 1 articulação **isolada**
1º) joelho
2º) tornozelo, cotovelo, ombro

RN e primeiros meses: coxofemoral (edema da raiz da coxa, pseudoparalisia)

RN e bacteriemia estafilocócica — mais de 1 articulação

Raios X — úteis especialmente no quadril (pode mostrar subluxação)

Punção aspirativa imediata

Aspecto	turvo, purulento
pH	baixo
Glicose	diminuída (< 50% da glicemia)
Proteína	aumentada (> 1g%)
Bacterioscópico	positivo
Leucócitos	> 100.000 (50.000-100.000: suspeita)

ARTRITE SÉPTICA

- RN e até 2 meses: estafilococos e enterobactérias
- Lactentes e pré-escolares: 1º) *H. influenzae;* 2º) estafilococo
- Escolares ou mais de 1 articulação: estafilococos

Maioria: articulação **isolada**: 1º joelho; 2º tornozelo, cotovelos.
RN e primeiros meses: coxofemoral.

Mais de uma articulação: RN; bacteriemia estafilocócica.

DIAGNÓSTICO DA PIOARTRITE

Lembretes

1. **Artrite no membro inferior** pode se manifestar como pseudoparalisia, marcha antálgica ou recusa a andar; claudicação (coxofemoral).
2. **Artrite gonocócica**: artrite múltipla, sinais sistêmicos menos acentuados.
3. **Artrite tuberculosa**: sinais sistêmicos ausentes.
4. **Bursite séptica do joelho**: secundária a lesões da pele do joelho; dor à movimentação menos acentuada.
5. **Osteomielite**: o edema inflamatório é mais extenso e a dor é na metáfise óssea.
6. **Febre reumática**: caráter migratório.
7. **Artrite transitória**: claudicação sem estado toxêmico.
8. **Artrite reumatóide monoarticular**: evolução crônica.
9. **Celulite sobre uma articulação**: fazer punção da articulação; se for negativa: penicilina EV (resposta rápida).
10. **Punção da femoral** (para exames) pode causar artrite do **quadril**.

CONDUTA NA PIOARTRITE

1º) **Antibioticoterapia** inicial EV.
   a) RN e lactentes até 2 meses: oxacilina + aminoglicosídeo;
   b) lactentes e pré-escolares até 4 anos: oxacilina + ceftriaxona;
   c) escolares: oxacilina; se resistente: clindamicina;
   d) intra-hospitalar: vancomicina.

2º) Imobilização: tração cutânea contínua, de preferência em extensão ou goteira gessada.

3º) Se diagnóstico precoce e pouco pus: punções repetidas com aspiração.

4º) Nas artrites do **quadril** ou se houver muito pus ou se não houver melhora com 48 horas do tratamento anterior: **drenagem** cirúrgica por artrotomia com irrigação-sucção.

5º) Controle da **evolução**:
   a) melhora acentuada — após 1 semana passar para antibiótico oral (cefalosporina, cloranfenicol): 100mg/kg/dia, fracionado de 6 em 6 horas. Completar 2 a 3 semanas (até normalização da VHS);
   b) se a febre persistir — sugere abscesso;
   c) se a dor espontânea não desaparece logo — sugere complicação;
   d) se a tumefação persiste = abscesso de partes moles.

OSTEOMIELITE

Infecção bacteriana piogênica do osso;
mais freqüente no pré-escolar e escolar, sexo masculino.

Local: osso longo, próximo da cortical (metáfise).
Antecedente de **trauma**

- Tumefação e sensibilidade à palpação
- Vermelhidão e calor
- Dor e impotência funcional

Fêmur
Tíbia
Úmero

Cintilografia óssea + ressonância magnética

Sistêmico

- Febre
- Toxemia

- Anemia
- Leucocitose
- Neutrofilia e desvio à esquerda
- Hemossedimentação elevada

Ressalva
- RN e lactentes de primeiros meses: febre discreta, toxemia quase ausente, pseudoparalisia
- Formas subagudas com pouca toxemia: valorizar as alterações locais

OSTEOMIELITE

DIAGNÓSTICO DA OSTEOMIELITE

1. Fundamental: **exame físico**.
2. Raios X: alterações são tardias (2 semanas); útil para excluir fraturas ou neoplasias.
3. Precoce (48h): cintilografia. Necessário associar com dados clínicos e laboratoriais. Em lactentes com menos de 1 ano: 25% de falso-positivos.
4. Uma hemocultura.
5. Aspiração óssea na área mais inflamada.
6. Casos subagudos e crônicos: tuberculose? Radiografia do tórax e PPD.

TRATAMENTO DA OSTEOMIELITE

1º) **Antibiótico**

Escolha:

a) RN — estafilococos e estreptococo B: oxacilina + amicacina EV;

b) lactentes — estafilococos; eventualmente estreptococos; *H. influenzae,* se houver artrite concomitante: oxacilina EV + ceftriaxona;

c) crianças — estafilococos: oxacilina EV.

2º) Imobilização por goteira gessada.

3º) Se houver **melhora** clínica evidente — manter o antibiótico EV (checar pelo antibiograma) por 7 dias (até estabilização das condições clínicas) e completar por via oral (cefalexina 100mg/kg/dia, 6/6h), ou clindamicina 40mg/kg/dia, 6/6h, ou vancomicina 40mg/kg/dia, 8/8h.

Completar 2 semanas para estreptococos e *H. influenzae;* 3 semanas para estafilococos.

Acompanhamento clínico e VHS.

4º) Se **não houver melhora clínica** evidente em **48 horas**:

Drenagem cirúrgica

Recomendação de Hungria Fº. Pavilhão Fernandinho do Dep. de Ortopedia da Santa Casa — SP: incisão ampla, perfurações com broca, trepanação, alargar a abertura com um saca-bocados (não deixar fundo cego), evitar descolamento periostal excessivo.

Curetagem, lavagem com soro fisiológico, água oxigenada, líquido de Dakin ou detergente (Povidine).

Se o abscesso for recente e a limpeza completa: fechar a ferida deixando uma irrigação-aspiração com soro fisiológico e detergente.

Se o abscesso for antigo, se a limpeza não for completa ou se não houver melhora clínica com o método anterior: abertura ampla do foco e tamponamento com gaze vaselinada.

O referido autor **não** usa antibiótico e imobiliza a região em aparelho gessado. Trata-se de experiência extensa e controlada (Infecções osteoarticulares — Ed. Sarvier, 1992).

OSTEOMIELITE DO CALCANHAR

Etiologia: Pseudomonas.

1º) Ferida puntiforme do pé, particularmente na área do metatarso.

2º) Melhora no primeiro dia.

3º) Aparecimento de inchação e dor local — febre e leucocitose discretas ou ausentes.

Conduta: drenagem cirúrgica + antibiótico (10 dias) EV

ceftazidima 150mg/kg/dia, 8/8h + amicacina 60mg/kg/dia 8/8h.

Não confunda osteomielite com:

Febre reumática: poliartrite migratória, leucocitose discreta.

Entorse do tornozelo: se a dor fica mais intensa com a imobilização e febre = **osteomielite**.

Tumor de Ewing: localização diafisária, infiltração precoce de partes moles.

Leucemia: dor óssea, anemia.

Crise vasoclusiva na anemia falciforme: dor multifocal, leucocitose e elevação de VHS discretas.

6. OUTRAS SITUAÇÕES DE URGÊNCIA

FERIDA

Ferida **não infectada** (pode haver um halo de vermelhidão de 2 a 3mm em torno da ferida) — compressas com 1 colher das de chá de sal em 1 litro de água, 3 vezes ao dia. Secar, em seguida.

Ferida **infectada** — caracterização: a ferida torna-se mais sensível, a vermelhidão começa a se espalhar, surge secreção purulenta.

Conduta

1. Antibiótico antiestafilocócico (cefalosporina = Keflex ou Cefamox).
2. Retirar as suturas se a infecção for grave e não controlada por antibiótico.

FURÚNCULO

Conduta

1. Lavar a pele da região do furúnculo com uma solução de 1 colher das de chá de Cândida em 1 litro de água.
2. Abrir o furúnculo maduro com uma agulha esterilizada.
3. Espremer suavemente.
4. Limpar com solução de Cândida (hipoclorito).
5. Banho de chuveiro diário com sabão antiestafilocócico (Soapex).
6. Não cobrir com Band-aid; não passar pomada.

LÁBIOS RACHADOS

Causa: exposição ao sol e vento ou lamber continuamente.

Conduta: passar vaselina ou manteiga de cacau ou Emulsão universal.

HERPES LABIAL

Aparecimento de vesículas dolorosas na região labial; duração de 1 a 2 semanas; reativação por exposição ao sol, febre, fricção.

Conduta

1. Abrir as bolhas com agulha esterilizada, no segundo dia do aparecimento.
2. Aplicar álcool (ou timol, que parece mais eficaz) 4 vezes ao dia, até que as vesículas comecem a secar. Não usar pomada.
3. Prevenção de recorrência: cremes protetores solares.

BOLHAS NOS PÉS

Bolhas aquosas causadas por fricção.

Conduta

1. Não abrir as bolhas.
2. Aplicar Band-aid sobre a bolha (recorte o Band-aid de modo a deixar um buraco redondo sobre o centro da bolha).

CORPOS ESTRANHOS NA PELE

Conduta

1. Lavar a pele circundante com água e sabão.
2. Com agulha esterilizada expor a ponta da farpa.
3. Puxar a farpa com pinça, mantendo o mesmo ângulo em que a farpa penetrou.

UNHA ENCRAVADA

Conduta

Banhe o pé 2 vezes ao dia em água quente e sal (1 colher das de sopa de sal por litro de água) por 20 minutos. Durante o banho, massageie para fora a parte de cutícula que está inchada. Se a área parece infectada use, nos primeiros dias, uma solução de 1 colher das de sopa de Cândida para 1 litro de água.

Se o canto da unha está roçando na área esfolada, corte-o um pouco. O propósito do tratamento é ajudar a unha a crescer sobre o leito ungueal em vez de encravar nele. Após o banho, erga a unha com um fio dental. Introduza um pouco de algodão entre o canto bom da unha e a pele subjacente. Em seguida, faça o mesmo com o canto encravado. Repita tudo 2 vezes ao dia, depois de banhar o dedo.

Sapatos: preferência para sandálias ou andar descalço. Se for necessário usar sapatos, proteja o dedo atingido com bastante algodão.

Prevenção

Calçados não apertados e cortar as unhas reto (e não curvo) deixando os cantos.

PARONÍQUIA

Infecção do leito da unha.

Roer unha; ferimento penetrante na base da unha.

Inchaço, dolorimento, flutuação na base da unha.

Tratamento: incisão e drenagem pós-bloqueio anestésico digital.

TENOSSINOVITE

Ferimento puntiforme da face pulmar do dedo.

Inchaço do dedo/dolorimento.

Dor à extensão passiva.

Dedo mantido em posição fletida.

Tratamento: oxacilina ou clindamicina; incisão/drenagem.

SEÇÃO XIV

EMERGÊNCIAS HEMATOLÓGICAS

Lendo esta seção e **tendo este livro à mão**, mesmo que você não tenha muita experiência, estará **apto** a:

Complete seus conhecimentos para aplicação prática, na seção Os Problemas Hematológicos do livro PEDIATRIA: DIAGNÓSTICO + TRATAMENTO (Sarvier)

Para reciclagem e atualização permanente, assine PEDIATRA IN (edição do autor)

1. INDICAÇÕES DA TRANSFUSÃO DE SANGUE E DE SEUS DERIVADOS

COMPONENTE = todo produto hemoterápico obtido do sangue total mediante processos físicos (centrifugação, congelamento ou ambos): concentrado de glóbulos, de plaquetas e leucócitos, plasma fresco congelado, plasma sobrenadante e crioprecipitado.

HEMODERIVADOS = produtos preparados a partir do sangue total ou plasma por processos físico-químicos: albumina, gamaglobulina e concentrados de fatores de coagulação.

a) Todo componente deverá ser transfundido mediante o uso de filtros.
b) O tempo de infusão de cada componente não deverá ser superior a 4 horas, a fim de se evitarem contaminações bacterianas.
c) Nenhuma droga ou fluido deve ser adicionado ao componente. Aceita-se apenas a adição de NaCl a 0,9% (solução salina fisiológica).
d) O aquecimento só deverá ocorrer em aparelhos especiais e não ultrapassar 37°C. Como rotina não se indica o aquecimento de componentes.

PRODUTOS QUE CONTÊM HEMÁCIAS

O prazo de validade do sangue depende da solução anticoagulante utilizada, sendo de 21 (ACD e CPD), 35 (CPD-A_1) ou 42 dias (SAG-M).

As coletas são realizadas em bolsas plásticas, o que pormito maior facilidade para centrifugação e preparo de componentes.

SANGUE TOTAL FRESCO — é o componente com até 6 horas da coleta mantendo todos os fatores de coagulação. Por não haver tempo hábil para a realização de testes sorológicos no doador (prevenção de doenças transmissíveis) e por não apresentar níveis de fatores de coagulaçao ou plaquetas ideais para se atingir efeito terapêutico, não tem sido mais utilizado.

SANGUE TOTAL — utilizado apenas nos casos de **grandes hemorragias,** nos casos de transfusões maciças (perda de pelo menos 1 volemia em até 24 horas).

Unidades com até 5 dias de coleta também podem ser usadas em transfusões de substituição (**exsangüineotransfusões**).

1 unidade (1U) de sangue total = 500ml.

CONCENTRADO DE HEMÁCIAS (papa de hemácias) — obtido pela centrifugação ou sedimentação do sangue total e retirado do plasma.

Recém-nascidos ou crianças com até 4 meses de idade

- Usar nos casos de hemorragia aguda com FC > 160bpm, pressão sistólica < 50mmHg ou freqüência respiratória > 60/min.
- Recém-nascidos com < 24 horas de vida com Hb < 13g/dl.
- Perdas crônicas (especialmente por coletas de exames laboratoriais) que excedem 10% da volemia em 7 dias, que causem níveis de Hb < 13g/dl.
- Cardiopatias congênitas cianóticas, insuficiência cardíaca congestiva ou pneumopatias que necessitem de ventilação assistida com Hb < 13g/dl.
- Pacientes estáveis (sem perda de sangue detectável) com sinais clínicos de anemia (taquicardia, taquipnéia, dispnéia, apnéia, baixo ganho de peso) em prematuros com Hb ≤ 7g/dl ou RN de termo com Hb ≤ 8g/dl.

Crianças com mais de 4 meses de idade

- Hemorragias agudas superiores a 10% da volemia não controlada com colóides e/ou cristalóides.
- Anemias pré-operatórias significativas (usualmente com Hb < 10g/dl).
- Hemorragias intra-operatórias com perda ≥ 15% de volemia.
- Níveis pós-operatórios de Hb < 8g/dl com sinais ou sintomas de anemia.
- Pacientes com severa disfunção pulmonar, necessitando ventilação assistida com Hb ≤ 13g/dl.
- Anemia com hemoglobina < 4g/dl, especialmente se esta for causa de insuficiência cardíaca.
- Crise anêmica ou acidente vascular cerebral em criança com anemia falciforme.

Dosagem

Cada 3ml de concentrado de hemácias eleva a Hb em 1g/dl. Aceita-se também a dosagem de 20ml/kg. O melhor é seguir a fórmula abaixo:

$$\text{Volume (ml)} = \frac{(\text{volemia} \times \text{peso}) \times (\text{Hb desejada} - \text{Hb observada})}{\text{Hb (g/dl) do produto}}$$

Hb (g/dl) do produto = 20-22g/dl

$$\text{Volume (ml)} = \frac{(\text{volemia} \times \text{peso}) \times (\text{Ht desejado} - \text{Ht observado})}{\text{Ht\% do produto}}$$

Ht do produto = 70 a 80%

Volemia = Prematuros = 100ml/kg
De termoi = 85ml/kg

CONCENTRADO DE HEMÁCIAS POBRES EM LEUCÓCITOS

Obtido a partir de lavagem com solução salina fisiológica ou por meio de filtros especiais.

Indicado na prevenção de reações febris não-hemolíticas. Ainda questionável, parece prevenir a transmissão de CMV e HIV.

Usado na mesma dosagem do anterior.

PRODUTOS QUE CONTÊM PLAQUETAS

CONCENTRADO DE PLAQUETAS — obtido através da centrifugação de 1 unidade de sangue total (doador randomizado) num volume total de 50ml (com $5,5 \times 10^{10}$ plaquetas por unidade) ou por afereses, num volume de 300ml (com $3,0 \times 10^{11}$ plaquetas).

Em prematuros
(idade gestacional inferior a 37 semanas)

- Contagem plaquetária < 50.000/mm^3 em prematuros estáveis.
- Contagem plaquetária < 100.000/mm^3 em prematuros portadores de doenças (a fim de se evitar hemorragias em sistema nervoso central).

Em lactentes e crianças

- Contagem plaquetária < 20.000/mm^3 na presença de aplasia ou hipoplasia medular.
- Contagem plaquetária < 50.000/mm^3 na presença de sangramento ativo ou programação cirúrgica nas próximas 12 horas.
- Contagem plaquetária < 100.000/mm^3 com hemorragia decorrente de coagulação intravascular disseminada ou outro déficit de coagulação associado.
- Hemorragias em pacientes portadores de defeitos plaquetários documentados por tempo de sangramento elevado (> 2 × normal) independente da contagem plaquetária.
- Cirurgia cardíaca com circulação extracorpórea na presença de hemorragia não explicada por outros fatores, independente da contagem plaquetária. Nesses casos, há a necessidade de documentação para se justificar o seu uso.

Não usar como profilaxia em casos de púrpura trombocitopênica auto-imune (PTI). Em todas as outras circunstâncias só usar plaquetas se alterações da hemostasia forem comprovadas laboratorialmente.

Dosagem

Cada unidade ($5,5 \times 10^{10}$ plaquetas) eleva a contagem plaquetária em 10.000/mm^3/m^2 de superfície corporal.

Na prática dar **1 unidade a cada 10 quilos de peso**

ou

Nº de unidades = SC × (50.000 – Pp)/10.000

SC = superfície corporal Pp = plaquetas do paciente/mm^3

CONCENTRADO DE PLAQUETAS POBRES EM LEUCÓCITOS

Obtidos por uso de filtros especiais.

Indicado na prevenção de refratariedade plaquetária em pacientes oncológicos ou na prevenção de reações febris não-hemolíticas. Talvez previna infecções por CMV e HIV.

Usado na mesma dosagem do anterior.

CONCENTRADO DE LEUCÓCITOS
(GRANULÓCITOS)

Obtido por afereses; devido ao pequeno tamanho das crianças, apresenta resultados mais favoráveis do que em adultos, embora as suas indicações sejam muito restritas, pois os efeitos colaterais são importantes.

- **Recém-nascidos com menos de 2 semanas de idade**: indicado se neutrófilos < 3.000/mm^3 na presença de infecções bacterianas documentadas e refratárias a antibióticos apropriados, com evidências de depleção do "pool" de armazenamento leucocitário medular.
- **Crianças com mais de 2 semanas de idade**: as mesmas indicações que as anteriores, mas com contagem periférica < 500/mm^3.
- Crianças com infecções documentadas refratárias a antibióticos adequados e portadoras de defeito qualitativo dos neutrófilos, independente do número de neutrófilos.

Quando indicado, fazer transfusões diárias pelo menos por 5 dias consecutivos até que o processo infeccioso seja debelado ou que a contagem periférica de neutrófilos atinja os valores antes citados, por 2 dias consecutivos.

PLASMA FRESCO CONGELADO — obtido do congelamento a –20°C do plasma até 6 horas após a coleta.

Apresenta todos os fatores lábeis e estáveis do sistema de coagulação, fibrinolítico e complemento.

Indicação

a) Coagulopatia por deficiência isolada dos fatores II, V, VII, IX, X, XI.
b) Reposição de fatores dependentes de vitamina K (II, VII, IX, X proteína C e S) em hepatopatas ou que estejam recebendo anticoagulantes orais na vigência de sangramento ou submetidos a cirurgias de urgência.
c) Como fonte de antitrombina III em pacientes deficientes submetidos a cirurgias ou como profilaxia ou terapêutica de tromboses.
d) Reposição de imunoglobulinas em crianças com imunodeficiências secundárias à enteropatia perdedora de proteínas, onde a nutrição parenteral não seja efetiva (fato raro).
e) Nos quadros graves de edema angioneurótico (como fonte de inibidores de C1-esterase).

É o líquido de reposição nas plasmafereses em casos de síndrome hemolítico-urêmica (SHU) e púrpura trombocitopênica trombótica (PTT).

Não usar como expansor plasmático ou como suporte nutricional.

Dose: 10 a 15ml/kg/dia.

PLASMA

Extraído pela centrifugação ou sedimentação do sangue total.

É o produto cujo armazenamento ocorreu após as 6 horas de coleta ou que teve o crioprecipitado removido (plasma sobrenadante) não contendo os fatores lábeis da coagulação (V e VIII) e o fibrinogênio.

Indicações

a) Fonte de reposição protéica em queimaduras.
b) Nas deficiências hemostáticas, com exceção dos fatores I, V, e VIII.
   Não usar como expansor volêmico.
   1U de plasma é obtida de 500ml de sangue total e tem volume aproximado de 250ml.

CRIOPRECIPITADO

Material insolúvel obtido a partir do descongelamento até 4°C do plasma fresco congelado, sendo rico em fibrinogênio (F-I), F-VIII, F-XIII, multímeros de alto peso molecular do fator von Willebrand e fibronectina.

Indicações

a) Hipo e disfibrinogenemias (cada bolsa contém 250mg de fibrinogênio).
b) Doença de von Willebrand, deficiência de fator XIII, CIVD.
c) Hemofilia A (pois contém de 80 a 100U F-VIII por bolsa).

Para a correção de F-VIII em hemofilia A obedecer a fórmula:

$$\text{Dose infundida (U)} = \frac{\text{VP} \times (\text{F-VIII desejado} - \text{F-VIII inicial})}{100}$$

VP = volemia plasmática
= volemia × (1 – Ht) ou aproximadamente **40ml/kg**

Nível de fator VIII desejado:

hemorragias espontâneas	= 30%
pequenas cirurgias	= 50%
cirurgias de médio porte	= 75%
cirurgias de grande porte	= 100%

Seu uso como fonte de fibronectina em casos de sépsis é controverso.

1 bolsa de crioprecipitado = 20ml = 100U fator VIII + 250mg de fibrinogênio.

PRODUTOS ESPECIAIS

Produtos irradiados: utilizados para a prevenção da doença enxerto *versus* hospedeiro, que acomete pacientes imunoincompetentes como em transfusões intra-uterinas e recém-nascidos transfundidos com sangue materno, imunodeficiências congênitas (imunodeficiência grave combinada, síndrome de Wiskott-Aldrich, defeitos de células T), imunossuprimidos por drogas ou irradiações (linfomas, leucemias, transplantes alogênicos de medula óssea), crianças infectadas pelo HIV-1, ou receptoras de unidades específicas provenientes de doadores aparentados em primeiro grau.

Dose: 15 a 20Gy (1.500 a 2.000rads).

UNIDADES CMV NEGATIVAS

Infecções pós-transfusionais por citomegalovírus (CMV) podem ser graves em recém-nascidos prematuros, filhos de mães soronegativas com peso < 1.250g. Nesses casos, usar apenas unidades testadas e negativas para CMV.

Pacientes soronegativos submetidos a transplantes de órgãos (rim, fígado, medula óssea, coração e pulmão) quando o doador também for soronegativo.

ALBUMINA

Obtida de um "pool" de plasma e tratada termicamente para inativação de vírus da hepatite.

Indicada para expansão volêmica, queimaduras graves, promoção da diurese nos casos de edema cerebral, edema acentuado devido a hipoproteinemia (síndrome nefrótica ou enteropatia de proteínas) ou como fluido de reposição em transfusões de substituições (exsangüineotransfusão).

Não usar como suporte nutricional, para melhora de cicatrização no período pós-operatório ou correção de hipoalbuminemia associada a hepatopatias ou enteropatia perdedora de proteínas. Nesse caso, a alimentação enteral ou parenteral é mais eficiente e de menor custo.

Dose: 1g/kg = 4ml da solução a 25%, EV lento (em 2-3h).

Disponível em frascos de 50ml a 25% em meio pobre de sal.

FATORES DE COAGULAÇÃO

Preparados industriais concentrados de fatores VIII e IX, PPSB (F-II, VII, IX e X) e antitrombina III são utilizados para o tratamento da deficiência isolada desses fatores.

Preparados comerciais com 200 a 1.000UI de fatores VIII ou IX.

GAMAGLOBULINA

Usada para a profilaxia de doenças virais, podendo ser também específica para tétano, hepatite B, herpes zoster ou citomegalovírus (gamaglobulinas hiperimunes).

Também usada endovenosamente em altas doses (400mg/kg por 4 dias) no controle de PTI ou anemias hemolíticas auto-imunes; 1g/kg, dose única, na doença de Kawasaki.

EXPANSORES SINTÉTICOS DO PLASMA

Soluções de alto peso molecular produzidas sinteticamente para a manutenção da pressão coloidosmótica do plasma: Dextran 40, Dextran 70, Hidroxietilamido e gelatinas modificadas.

Em doses superiores a 1g/kg podem causar alterações plaquetárias.

2. REAÇÕES TRANSFUSIONAIS AGUDAS — CONDUTA IMEDIATA

Durante a transfusão a criança deve ser **vigiada** quanto ao aparecimento de possíveis **complicações**

REAÇÕES AGUDAS NÃO-IMUNOLÓGICAS

SOBRECARGA CIRCULATÓRIA

Ocasionada pelo aumento súbito de volemia, em crianças cardiopatas ou em transfusões de substituição (exsangüineotransfusões).

Prevenção: em pacientes **propensos** — taxa de infusão de 1ml/kg/hora. O uso de diuréticos (furosemida) também é aconselhável.

Se o quadro já estiver **instalado:** digitalização associada a diuréticos (furosemida 1mg/kg EV).

Quadro clínico: agitação, tosse, taquicardia, dispnéia, cianose, edema pulmonar.

HEMÓLISE POR TRAUMAS FÍSICOS

A conservação de concentrados de hemácias por um período superior ao prazo de estocagem pode ocasionar hemólise das hemácias transfundidas.

As unidades também poderão ser hemolisados se submetidas ao aquecimento não controlado (acima de 37°C), quando infundidas sob alta pressão (por meio de bombas infusoras), especialmente quando agulhas de fino calibre são utilizadas ou então em cirurgias com circulação extracorpórea com roletes de infusão mal ajustados ou quando hemácias com mais de 5 dias são empregadas. Nesses casos, embora não haja aproveitamento da transfusão e a hemólise possa ser de grande vulto, ela se restringe apenas à unidade transfundida, não acarretando grandes danos ao receptor.

Ver diferenciação com reações hemolíticas imunológicas no quadro da pág. 425.

Conduta: hidratar e promover a diurese até que a hemoglobinúria tenha desaparecido.

METABÓLICAS

Embora o potássio esteja elevado nas unidades estocadas, não são observadas freqüentemente alterações desse íon em pacientes transfundidos.

Nos casos de transfusões maciças, a infusão de citrato em altas doses pode ocasionar hipocalcemias transitórias com o aparecimento de parestesias periorais, tremores musculares e nos casos mais graves com náuseas, vômitos e alterações cardíacas como arritmias, prolongamento do segmento ST e diminuição da onda T.

Orientação: por causa da rápida metabolização do citrato em bicarbonato, o cálcio endovenoso só deverá ser empregado nos casos muito graves (1 a 2ml de gluconato de cálcio a 10% EV lento, para cada 500ml de plasma infundido), pois o processo costuma ser autolimitado e a infusão adicional poderá provocar hipercalcemia, de controle mais difícil.

CONTAMINAÇÃO BACTERIANA

Processo muito grave, pois implica a infusão direta ao sistema circulatório de bactérias ou toxinas.

Pode ocorrer por:

a) Contaminação prévia do sistema de coleta, seja por bactérias seja por produtos pirogênicos derivados da membrana bacteriana (lipopolissacárides). Com o advento de rigorosas técnicas de esterilização das bolsas de coleta, já não ocorre com freqüência.

b) Contaminação do sistema por assepsia inadequada durante a coleta ou por manipulação excessiva dos produtos hemoterápicos após a coleta, especialmente quando bolsas múltiplas não são utilizadas.

c) Durante a coleta, o doador tem uma bacteriemia assintomática, geralmente por bacilos gram-negativos, resistentes a 4°C (agentes psicrofílicos) com capacidade de multiplicação durante o período de estocagem.

Na maioria dos casos nenhuma causa de contaminação pode ser comprovada. A contaminação de concentrados plaquetários (mantidos a 22°C) ocorre predominantemente por agentes gram-positivos. Os produtos mantidos sob refrigeração (hemácias, plasma, crioprecipitado) favorecem o crescimento de agentes gram-negativos.

A infusão de um produto macicamente contaminado produz quadro clínico grave e muitas vezes fatal, especialmente se o receptor for um imunodeprimido.

Quadro clínico: elevação súbita de temperatura (> 1°C), vasodilatação periférica, vômitos, diarréia abrupta, dor abdominal e de extremidades, hemoglobinúria e coagulação intravascular disseminada.

PRINCIPAIS MANIFESTAÇÕES DAS REAÇÕES AGUDAS TRANSFUSIONAIS

	Febre	Tremor Calafrios	Hipotensão	Hipertensão	IRA	Prurido Máculas Pápulas	Hemoglobinúria	Teste de Coombs direto	Alteração pulmonar	Dor lombar ou torácica	CIVD
Não-imunológicas											
S. circulatória	–	–	–	↑	–	–	–	Negativo	+	+/–	–
Hemolítica (calor, trauma)	+/–	–	+/–	+/–	–	–	↑↑ (icterícia)	Negativo	–	–	–
Metabólica	–	+/–	–	–	–	–	–	Negativo	–	–	–
Contaminação bacteriana	↑↑	↑↑	+	+/–	+	–	↑	Negativo	+	–	+/–
Imunológicas											
RFNH	↑	↑↑	+/–	+/–	–	–	–	Negativo	+/–	–	–
Alergia/anafilaxia	+/–	–	↑ (anafilática)	+/–	–	↑↑ (alerg)	–	Negativo	↑ (anafilaxia)	–	–
Hemolítica	↑↑	↑↑	↑↑	+/–	+/–	–	↑↑ (icterícia)	Positivo	↑	↑	+/–
Edema pulmonar não-cardiogênico	+/–	–	+/–	+/–	–	–	–	Negativo	↑↑↑*	–	–

Legendas: + = presente – = ausente ↑↑ = exacerbação de manifestações
RFNH = reação febril não-hemolítica IRA = insuficiência renal aguda
* = sem aparecimento de insuficiência cardíaca.

Conduta na contaminação bacteriana
(instituir rapidamente)

— Interrupção da transfusão e encaminhamento do produto suspeito (incluindo outros fluidos endovenosos infundidos conjuntamente) a exames microbiológicos.

— Infusão imediata de líquidos EV para controle de hipotensão (ver Choque endotóxico) e concomitantemente de antibióticos de largo espectro que cubram tanto agentes gram-negativos como gram-positivos.

— Encaminhamento à unidade de terapia intensiva para controle adequado de pressão com drogas vasoativas ou assistência respiratória se necessário. Medidas para prevenção de insuficiência renal aguda e coagulação intravascular disseminada.

— O uso de corticóides em altas doses ou de heparina profilaticamente é bastante questionável e não tem sido empregado atualmente.

Apesar de todas as medidas tomadas, as transfusões maciçamente contaminadas apresentam uma alta mortalidade (geralmente superior a 50%) durante as primeiras 48 horas.

Medidas empregadas anteriormente como a bacterioscopia de fase da unidade antes das transfusões se mostram ineficazes. Não existe até o momento nenhum teste seguro para a sua prevenção. Apenas com uma boa assepsia durante a coleta e manuseio de unidades hemoterápicas, utilizando-se sistemas plásticos múltiplos e fechados para a coleta, consegue-se uma redução substancial dessa complicação.

REAÇÕES AGUDAS IMUNOLÓGICAS

REAÇÕES ALÉRGICAS

Ocorrem em 1 a 2% dos pacientes.

Quadro clínico: dermatite urticariforme, com máculas, pápulas, eritema generalizado, prurido, e mais raramente náuseas, tontura ou hipotensão. Aparece logo após o início da transfusão ou até 2-3 horas do seu término. Crianças atópicas são mais propensas a esse tipo de reação.

Conduta:

1. Anti-histamínicos VO (difenilhidramina).
2. Nos casos mais graves:
   - Anti-histamínicos IM ou EV.
   - Corticóides EV (hidrocortisona 100mg ou dexametasona 4mg).
3. Profilaxia — difenilhidramina: 30 minutos antes da transfusão.

REAÇÕES ANAFILÁTICAS

Quadro mais grave que ocorre a cada 1:20.000 a 1:50.000 transfusões.

Ocorre em pacientes com deficiência de IgA sérica, com produção de IgG ou IgE anti-IgA.

Quadro clínico: início abrupto, ocorrendo logo após a infusão de poucos ml, com broncoespasmo e edema de glote.

Conduta

1. Adrenalina SC.
2. Anti-histamínicos EV.
3. Corticóides EV.
4. Medidas gerais: controle de pressão e condições cardiovasculares. Desobstrução de vias aéreas superiores.
5. Profilaxia: pacientes que já desenvolveram esse quadro deverão receber transfusões de concentrados de hemácias lavadas.

   Não administrar produtos plasmáticos.

   Não administrar gamaglobulinas em crianças com hipogamaglobulinemia (IgA).

REAÇÕES FEBRIS NÃO-HEMOLÍTICAS (RFNH)

É a elevação em pelo menos 1°C na temperatura de paciente submetido a transfusões onde nenhuma causa justifique a hipertermia.

Ocorre pela presença de anticorpos anti-HLA contra os leucócitos do doador, manifestando-se em pacientes politransfundidos (talassêmicos, oncológicos, renais crônicos, etc.).

Incide em 0,5 a 1% das transfusões.

O diagnóstico diferencial deve ser feito com reações hemolíticas imunológicas e bacterianas (ver quadro na pág. 425). Costuma ser um processo autolimitado.

Quadro clínico: ocorre logo, durante ou até 4 horas após o término da transfusão.

Acompanha-se de tremores, calafrios e, nos casos mais graves, hipertensão, náuseas, cefaléia, alterações pulmonares (taquipnéia e/ou dispnéia) e taquicardia.

Conduta

— Suspensão da transfusão com repetição das provas de compatibilidade e encaminhamento para testes microbiológicos.

— Administração de antitérmicos VO ou EV (dipirona, acetaminofen, AAS).

— Cuidados gerais.

Profilaxia:

— Administrar produtos pobres em leucócitos (por lavagem ou filtração) apenas quando houver antecedente de pelo menos 2 episódios.

— Difenilhidramina VO 30 minutos antes da transfusão.

EDEMA PULMONAR NÃO-CARDIOGÊNICO

Quadro muito raro, decorrente da presença de anticorpos anti-HLA no plasma do doador contra os leucócitos do receptor, com seqüestro leucocitário na vasculatura pulmonar e liberação de enzimas lisossômicas.

Quadro clínico: manifesta-se como um edema agudo de pulmão, porém sem alterações cardíacas.

Quadro autolimitado, durando cerca de 48 horas.

Conduta

— Cuidados gerais.

— Uso de ventilação assistida.

— Não há medidas profiláticas efetivas.

REAÇÕES HEMOLÍTICAS AGUDAS

Uma das complicações transfusionais mais graves, ocorrendo durante ou logo após a transfusão (inferior a 24 horas). De acordo com o tipo de anticorpo, a hemólise pode ser intravascular, por anticorpos fixadores de complemento (ABO, Kell, Duffy, Kidd) ou extravascular (Rh, Kell, Duffy).

Ocorrem entre 1:20.000 e 1:60.000 transfusões.

A incompatibilidade pelo sistema ABO responde por cerca de 70% dos casos, sendo infelizmente a mais grave, com 40 a 50% de mortalidade.

Os **sinais clínicos** dependem do nível de consciência do paciente:

— **Pacientes conscientes**: febre (elevação > 1°C), dor no trajeto venoso, dispnéia, opressão torácica, rubor facial, náuseas, hipotensão, dor lombar e hemoglobinúria.
Nas crianças que ainda não são capazes de informar, observa-se agitação, com alterações pulmonares, pressóricas e hemoglobinúria.
A coagulação intravascular disseminada pode se instalar após algumas horas. **Icterícia** surge 6 a 8 horas após a transfusão.

— **Pacientes inconscientes** submetidos a cirurgias ou em coma apresentam apenas hipotensão inexplicada e hemoglobinúria.
Sangramento difuso no campo operatório também pode ser observado.
Observa-se icterícia 6 a 8 horas após a transfusão.

Conduta clínica (imediata)

— Suspensão imediata de transfusão, mantendo-se a veia pérvia para rápida infusão de soluções colóides e cristalóides, para evitar hipotensão e garantir boa perfusão renal.

— Administração de diuréticos EV (furosemida 1mg/kg).

— Controle de diurese que deverá ser de 1 a 2ml/kg/hora nas primeiras 24 horas.

— Se necessário, vasopressores (dopamina 5μg/kg/min) em doses baixas para promoção de vasodilatação renal.

— Controle de função renal.

— **Uso de heparina**: bastante controverso para a prevenção de CIVD, porém pode ser usada nos casos de incompatibilidade ABO onde grandes volumes eritrocitários tenham sido infundidos (dose = 100U/kg).

— **Transfusão de substituição**: reservada apenas nos casos onde ainda se observam hemácias incompatíveis circulantes.

Conduta laboratorial:

— Repetir provas de compatibilidade e tipagens do doador e receptor.

— Teste de Coombs direto e indireto.

— Se Coombs direto positivo — eluato para identificação do anticorpo.

— Dosagem de haptoglobina e hemoglobina livre no soro e bilirrubinas.

— Urina (hemoglobinúria).

Diagnóstico diferencial: transfusões contaminadas por bactérias (ver quadro na pág. 425).

A **transfusão de sangue** é um recurso salva-vidas. Mas é passível de complicações. Não a prescreva levianamente. Considere as indicações e prescreva o hemoderivado ou componente sangüíneo mais indicado para o caso.

Toda criança submetida a **transfusão** deve ser vigiada pela possibilidade de aparecer **complicação.**

SINAIS DE ALERTA: **febre, urticária, edema angioneurótico, dor torácica, abdominal** ou **lombar, agitação, ruborização, náuseas, vômitos, diarréia, dispnéia, cianose, hemorragia, broncoespasmo, choque.**

3. FEBRE ACENTUADA COM CALAFRIOS NA VIGÊNCIA DA TRANSFUSÃO

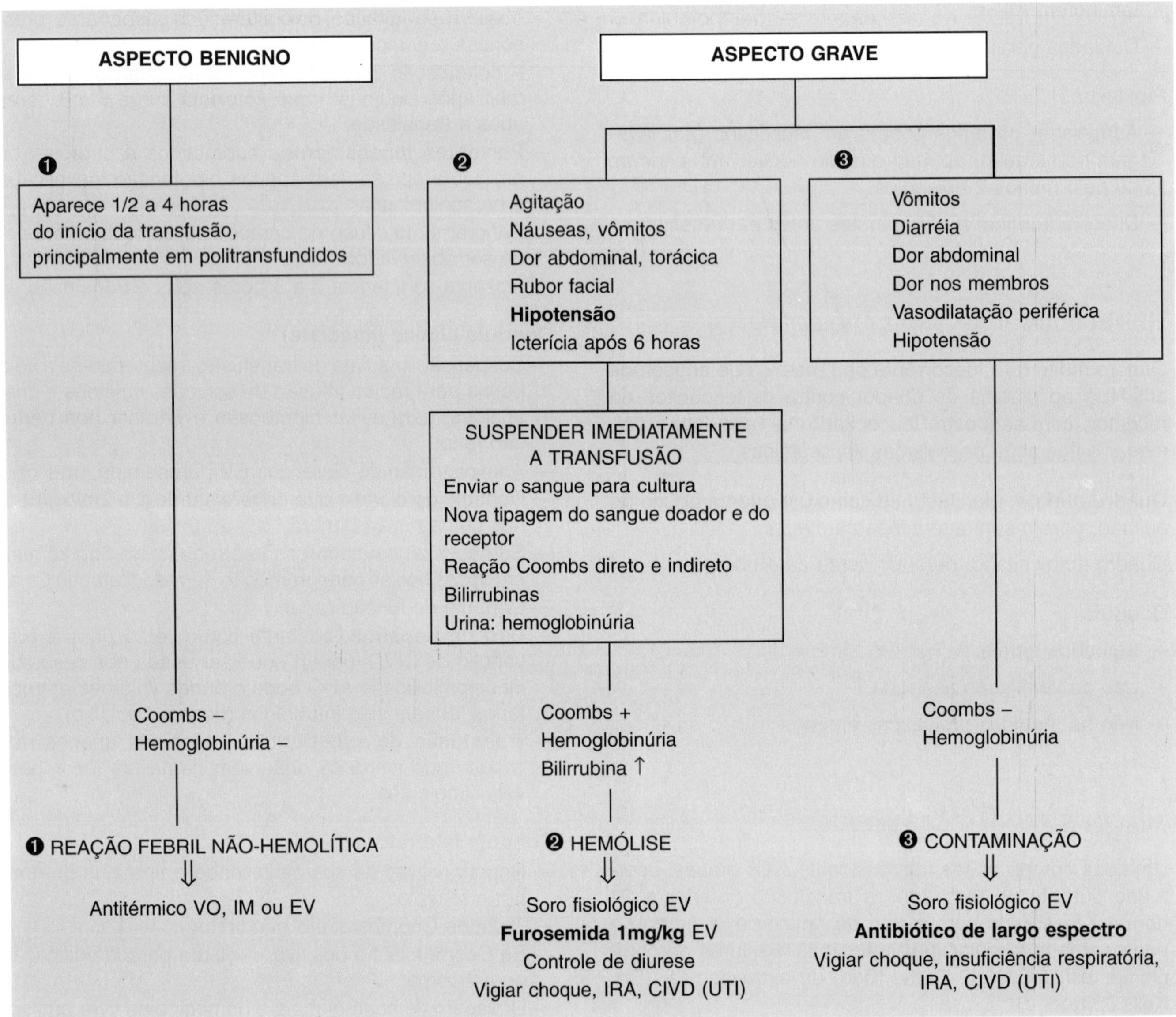

HIPOTENSÃO CHOQUE

- ⇒ Com dermatite urticariforme broncoespasmo ⇒ ANAFILAXIA —
  - 1º) Adrenalina SC
  - 2º) Anti-histamínico IM ou EV
  - 3º) Aminofilina EV
  - 4º) Corticóide EV
  - 5º) Oxigênio/ventilação
- ⇒ Com evidências de HEMÓLISE ⇒ Ver ❷
- ⇒ Com evidências de CONTAMINAÇÃO ⇒ Ver ❸

TRANSFUSÃO DE SANGUE é um recurso salva-vidas desde que respeitadas suas **indicações precisas.** ■

4. CRISES NA ANEMIA FALCIFORME

Anemia hemolítica crônica hereditária (hemoglobina S) compensada assintomática (na fase estável) entremeada por **crises** sintomáticas.

Na fase **estável** — hemoglobina entre 7 e 9g/dl; hematócrito entre 20 e 30%; bilirrubinas até 5mg%.

CRISES DOLOROSAS = VASOOCLUSIVAS

a) é a manifestação característica da doença
b) são as crises mais freqüentes
c) oclusão dos pequenos vasos por hemácias falcizadas → isquemia dos tecidos → infarto: dor
d) pode ser espontânea ou desencadeada por infecção

sugere **Infecção**: febre alta e persistente (mais de 5 dias), estado infeccioso/toxêmico, leucocitose, desvio à E, VHS > 20 em criança menor de 5 anos

- pode ser precedida ou acompanhada de febre
- duração média: 5-6 dias
- os níveis de hemoglobina, hematócrito, reticulócito e bilirrubinas permanecem como na fase estável (Hb 6 a 10g/dl)

somente dor
dor + sinais locais de inflamação
dor + manifestações sistêmicas incluindo febre/leucocitose

SÍNDROME MUSCULOESQUELÉTICA

SÍNDROME DOLOROSA MÃO-PÉ = DACTILITE

Lactente e pré-escolares (5 meses a 5 anos)

- criança pálida, chorosa, irritadiça
- inchação quente, muito dolorosa, simétrica de dorso das mãos, pés, pequenas articulações dos dedos

Escolares: **artrite** ou **artralgia** das grandes articulações, poliartralgias intensas, duração maior de 8h
(considerar e excluir pioartrite, osteomielite, reumatismo)

SÍNDROME TORÁCICA

Escolares, adolescentes

- dor torácica (tipo pleural), febre, leucocitose, dispnéia
- raios X: infiltrado pulmonar
  se normal, repetir em 24-72 horas
- pode ter: taquipnéia, tiragem, roncos, estertores

Hospitalizar

SÍNDROME ABDOMINAL

Crises recorrentes de dor abdominal intensa
Não há febre, nem leucocitose, nem peritonite
(considerar a possibilidade de abdome agudo)

SÍNDROME CEREBRAL

"Ataque" (acidente vascular cerebral) em escolares

- cefaléia abrupta, intensa e persistente
- vômitos, rigidez de nuca, hemiplegia, coma, convulsão
- liquor xantocrômico
- pode ser recorrente: deterioração neurológica
- solicitar tomografia (ressonância magnética)

PRIAPISMO

Escolares

- ereção peniana persistente (24h) e dolorosa

⇓

para todos os casos
(ver págs. 12, 14, 176 e 253)

Manejo da DOR (considerar *urgência*)

Procurar, junto com a criança, classificar a intensidade da dor.

Dor leve a moderada

Dipirona EV — 0,05ml/kg EV a cada 4-6h
e/ou acetominofeno + codeína (Tylex) cada 4 ou 6h
e/ou antiinflamatórios não hormonais.

Dor moderada a grave

Morfina — 0,1 a 0,15mg/kg EV.
Observar o efeito em 20 minutos.
Pode ser necessário repetir as doses a cada 20 minutos.
Após melhora: repetir a cada 3-6 horas.
Se houver dificuldade de acesso venoso: via SC.
Após melhora: via oral.

Observação: reavaliar sempre o efeito do analgésico oral após 1 hora e do EV após 30 minutos. Reavaliar as novas doses.

Complementação:
Hidratação oral ou EV; transfusão de papa de hemácias.
Terapia comportamental/psicológica.

CRISE DE SEQÜESTRAÇÃO ESPLÊNICA

Seqüestração súbita de grande quantidade de sangue no baço, causando anemia severa, hipovolemia e choque.

- ocorre em lactentes e pré-escolares (5 meses a 2 até 5 anos)
- dor abdominal súbita no hipocôndrio E
- aumento do volume do baço com dor intensa à palpação
- palidez abrupta e icterícia secundária
- evolução para choque periférico
- hemoglobina e hematócrito extremamente reduzidos; bilirrubina e reticulócitos mantidos como na fase estável
- adolescentes com esplenomegalia podem ter esta crise

atenção: **risco de morte**!

⇒ **Síndrome torácica**
Oxigênio, antibióticos, fisioterapia
Transfusão de concentrado de hemácias (precoce)
Exsanguineotransfusão parcial (se $PaO_2 < 70$)

CRISE APLÁSICA

Interrupção transitória (1-2 semanas) da produção de hemácias pela medula óssea acarretando exacerbação da anemia.

a) associado a quadro febril — infecção por parvovírus
b) toxemia, palidez e discreta icterícia
c) redução acentuada da hemoglobina e hematócrito, reticulocitopenia intensa
d) diferenciar da deficiência de folatos: medula com megaloblastos

⇒ transfusão de concentrado de hemácias

CRISE DE HIPER-HEMÓLISE

Aumento da destruição de hemácias intravascularmente; é rara e de existência questionável.

a) palidez e aumento acentuado da icterícia
b) redução da hemoglobina e hematócrito; reticulocitose intensa e aumento da bilirrubina indireta
c) verificar deficiência de G6PD associada

⇒ hidratação EV
concentrado de hemácias
10-15ml/kg EV

FEBRE/INFECÇÃO — URGÊNCIA

Febre na criança < 5 anos com anemia falciforme é **infecção** até prova em contrário
Solicitar: hemograma, VHS, hemocultura. Radiografia de tórax
Se febre muito alta: liquor
Aplicar de imediato ceftriaxona 75mg/kg EV ou IM
Observar 2 horas. Reavaliar após 24 horas

Hospitalizar, se:
T 40ºC; estado toxêmico
Desidratação, hipotensão, choque
Dificuldade respiratória/RX tórax anormal
Manifestações neurológicas
Hb < 5, leucócitos < 5.000 ou > 30.000; plaquetas < 100.000
Reticulócitos < 40.000 com Hb < 9

Acidente vascular cerebral

Oxigênio; exsanguineotransfusão.

Priapismo

Hidratação; analgésicos potentes, transfusão de hemácias.

Urologista — bloqueio anestésico, aspiração de corpos cavernosos.

5. URGÊNCIAS NA CRIANÇA COM DOENÇA HEMORRÁGICA

CRIANÇA COM SANGRAMENTO ou MANIFESTAÇÃO HEMORRÁGICA

Petéquias + equimoses pequenas
Corte superficial:
sangramento prolongado
Epistaxe
Sangramento gastrintestinal

Tempo de sangria (TS) aumentado
Técnica de Ducke — incisão do lobo da orelha (normal até 3 minutos)
⇓
PÚRPURA

Sangramento pós-traumático de duração > 24 horas
Equimose isolada, grande, profunda
Coleção sangüínea (hematoma) em articulação e vísceras

Tempo de coagulação (TC) aumentado
TC em tubo — normal até 8 minutos
⇓
COAGULOPATIA
(ver pág. 432)

- Sem comprometimento do estado geral
- Exame clínico normal

⇓
PRIMÁRIA
Exame de urgência — contagem de **plaquetas**

- Estado geral comprometido
- Anemia com adenopatia, hepatoesplenomegalia
- Febre

⇓
SECUNDÁRIA
Leucemia, aplasia
Linfomas, retículo-endotelioses
Obrigatório: **mielograma**
biopsia de gânglio

Plaquetopenia ($\leq$ 20.000/mm^3)
⇓
PÚRPURA TROMBOCITOPÊNICA
Solicitar mielograma, se:
a) Alterações morfológicas nos leucócitos
b) Dados clínicos sugestivos de púrpura secundária

Transfusão de plaquetas

Somente em plaquetopenias com hemorragias ameaçadoras para a vida
Na urgência
Dose: 1 U/10kg EV de 12/12h
(ver pág. 422)

Tratamento de emergência
- Plaquetas > 20.000 sem hemorragias
  observar – rever semanalmente
- Plaquetas < 20.000 e/ou sangramentos
  imunoglobulina anti-D, IV
  50-75mcg/kg, precedida de corticóide
  ou imunoglobulina IV (IVIG)
  1g/kg por 10min, 2 dias
  ou metilprednisola 30mg/kg IV por 3 dias

Nº de plaquetas normais (❶ ou ❷)

❶
Antecedentes hemorrágicos
Retração do coágulo anormal
⇓
TROMBOCITOPATIA
Disfunção plaquetária

❷
Sem antecedentes hemorrágicos
Bom estado geral
Equimoses predominando nas nádegas e membros inferiores
Dores abdominais/articulares
⇓
PÚRPURA VASCULAR
Púrpura anafilactóide
de **Henoch-Schönlein**

Evidências de **coagulopatia**
Hematomas, sangramentos profundos prolongados
Exame clínico normal
Meninos com AF (do lado materno) para hemorragia

TC aumentado

TTPR (tempo de tromboplastina parcial ativado) aumentado

⇓

Sugere **HEMOFILIA**

80% são do tipo A = deficiência do fator VIII

- Se sangramentos freqüentes, sem preferência de sexo e TS prolongado: suspeitar de PÚRPURA de VON WILLEBRAND

CONDUTA (ver págs. 421-423)

Em caso de **emergência** e na falta de crioprecipitados, ministrar plasma fresco EV.

O plasma pode ser também indicado em casos leves.

Crioprecipitados — bolsa de 30ml com 80U de fator VIII.

Concentrado de fator VIII (ou IX).

Cálculo da dose — número de unidades a ser ministrado.

U de fator VIII = (peso em kg × nível percentual desejado) ÷ 2.

U de fator IX = peso em kg × nível de percentual desejado.

Nas repetições do fator VIII — aplicar metade da dose de 12/12h.

Nas repetições do fator IX — aplicar a mesma dose inicial de 24/24h.

Prescrição inicial do fator VIII:
casos moderados 15-20U/kg; casos graves: 50U/kg.

1. **Hemorragias articulares** (hemartroses) ou **hemorragias musculares.**
   Tratamento o mais precoce possível.
   a) **Pequenos sangramentos tratados precocemente.**
      Nível de fator VIII desejado: 20% (= 20UI/dl).
      Dose a ser prescrita: 10U/kg.
      Repetir após 24h, se necessário.
   b) **Moderadas** (articulação pouco aumentada de volume, dor, movimentação quase normal).
      Compressão, bolsa de gelo.
      Repouso — imobilização com goteira gessada acolchoada.
      Nível de fator VIII desejado: 40%.
      1ª dose a ser prescrita: 20U/kg.
      Outras aplicações de 10U/kg a cada 12h.
   c) **Graves** (articulações muito aumentadas e doloridas, incapacidade de movimentação).
      Hospitalização; imobilização com goteira gessada.
      Nível de VIII desejado: 60%.
      1ª dose a ser prescrita: 30U/kg.
      Novas doses de 15U/kg a cada 12h, por 2 dias.
      A seguir: 30U/kg a cada 24h até amolecimento do hematoma.

   Nos casos (b) e (c) iniciar precocemente fisioterapia, inicialmente sob proteção de 10U/kg/dia do fator VIII.
2. **Extração dentária** e **hemorragia da boca.**
   a) Nível de fator VIII desejado: 20 a 50%.
      Dose a ser prescrita: 10 a 25U/kg.
      Aplicar imediatamente antes da operação.
      Repetir após 24-48h, se necessário.
   b) Completar com ácido épsilon aminocapróico (Ipsilon — comprimido 500mg; frasco-ampola 20ml = 1 ou 4g (EACA).
      100 a 200mg/kg VO 6/6h ou 25mg/kg EV 6/6h.
      Casos leves — tentar inicialmente só EACA por via oral e em gase embebida e introduzida na narina.
3. **Epistaxe.**
   a) Nível de fator VIII desejado: 20%.
      Dose a ser prescrita: 10U/kg.
   b) Compressão do nariz logo abaixo da cartilagem nasal por 10min.
   c) EACA — 200mg/kg/dia, fracionado 6/6h, 5 a 7 dias.
      Complementar com ácido tranexâmico 25-50mg/kg VO ou EV 6/6h.
      Só se for ineficaz, prescrever fator VIII.
4. **Grandes cirurgias.**
   Nível de fator VIII desejado: 100%.
   Aplicar 50U/kg 30 a 60min antes da cirurgia.
   Aplicar metade da dose a cada 8h nos primeiros 2 dias.
   Continuar com a mesma dose 12/12h até cicatrização.
5. **Hematúria.**
   Aumentar a ingestão de líquidos.
   Se não for eficiente em 72h: fator VIII — 20U/kg.
6. **Traumatismo craniano.**
   Leve — 25U/kg fator VIII 24/24h, 3 dias.
   Hemorragia cerebral — 50U/kg; a seguir, metade da dose 12/12h.
   Se houver manifestações neurológicas — 100U/kg a cada 12 ou 24 horas.
7. **Cirurgia de pequeno porte.**
   Pré: 25U/kg; pós: 15U/kg cada 12 ou 24h, 2-3 dias.
8. **Alternativa para casos leves e pequenas cirurgias.**
   DDAVP (desmopressina) — 0,3mcg/kg, diluído em 30-60ml de s. fisiológico em 15-30 minutos; pode ser repetido até 3 vezes, a cada 12-24 horas.

Apêndice — ácido tranexâmico (Transamin — comp. 250mg; ampola 5ml = 500mg) 10mg/kg EV ou 25mg/kg VO.

COAGULAÇÃO INTRAVASCULAR DISSEMINADA (CIVD)

Trombose intravascular (causa isquemia e necrose) + estado hemorrágico generalizado + anemia hemolítica

Doença sistêmica grave
Septicemia* com choque séptico
RN que não vai bem:
- transfusão de sangue incompatível
- lesões extensas de tecidos
- câncer
- hemangioma gigante

* **Septicemia**:
Febre, hipotermia
Anorexia
Distensão abdominal
Vômitos
Diarréia
Letargia
Cianose
Apnéia

Choque:
- hipoxia
- acidose
- necrose tissular
- lesão endotelial

DIÁTESE HEMORRÁGICA

Petéquias
Equimoses
Sangramento nos locais de punção venosa
Epistaxe
Hemoptise
Hemorragia gastrintestinal
Hemorragia urinária

Leucopenia
Plaquetopenia (< 150.000)
TP aumentado (> 14s)
TT aumentado (> 9s)
Fibrinogênio diminuído (< 190)
PDF+

\+

ANEMIA HEMOLÍTICA

Anemia
Hemácias fragmentadas

CONDUTA na CIVD (em UTI)

1. Tratamento do choque, hipoxia, acidose.
2. Antibioticoterapia de largo espectro (gram-negativos).
3. Plasma fresco.
4. Transfusão de reposição dos componentes sangüíneos mais afetados.
5. Casos rebeldes: exsangüineotransfusão — série de 2 a 4, com intervalos de 8 a 24h.

DIAGNÓSTICO DIFERENCIAL LABORATORIAL (CIVD *vs* OUTROS)

	CIVD	Hepatopatia grave	Doença hemorrágica do RN (deficiência de vitamina K)	Dilucional	Sépsis sem choque
Plaquetas	R (muito R)	N-R	N	R	N-R
TP	P	P	P	P	P
TTP	P	P	P	P	P
Fibrinogênio	R	R	N	R	E
PDF	+	±	0	0	0
Fator II	R	R	R	R	R
Fator V	R	R	N	R	E
Fator VIII	R	N-E	N	R	E
"Fibrina solúvel"	+	0	0	0	0

N = normal R = reduzido E = elevado + = positivo P = prolongado ± = presente ou ausente 0 = ausente

SEÇÃO XV

EMERGÊNCIAS

DE TIPO ALÉRGICO

Lendo esta seção e **tendo este livro à mão**, mesmo que você não tenha muita experiência, estará **apto** a:

1. ANAFILAXIA

Ver também pág. 347

Reação sistêmica aguda e grave (envolve sistema respiratório, gastrintestinal, cardiovascular, pele) a um antígeno.

Entenda o conceito de anafilaxia

a) Indivíduo se expõe a um antígeno ao qual ele está previamente imunizado.
b) Reação quase imediata (poucos minutos) de mecanismo imunológico (mediado por anticorpos **IgE**).
c) Reação sistêmica aguda e grave (risco de morte).
d) Envolvimento sistêmico, particularmente sistemas cardiovascular, respiratório, gastrintestinal e pele.
e) Os sintomas são decorrentes da liberação de histamina e outros mediadores químicos que induzem à contração dos músculos lisos, aumento da permeabilidade dos capilares e aumento da secreção das glândulas mucosas.
f) Reação **anafilactóide** é semelhante, mas não é mediada por IgE.

Freqüência

A reação anafilática não é muito freqüente na prática pediátrica.

O que pode provocar anafilaxia na criança

Os agentes mais freqüentes são: picada de inseto (abelha); drogas: penicilina, salicilato, anestésico local (lidocaína, procaína), extratos alergênicos usados em tratamento hipossensibilizante; contrastes iodados para radiologia: soros heterólogos (soro antidiftérico, antitetânico); alimentos: leite de vaca, ovo, peixe.

SINTOMATOLOGIA

Começa dentro de poucos minutos, incluindo alguns dos seguintes sintomas: prurido ou queimação local, congestão, sudorese, palidez, ansiedade, tosse irritativa moderada, náuseas, vômitos, hipotensão. Geralmente há rápida progressão dos sintomas, envolvendo pele (edema angioneurótico), aparelho digestivo (dor abdominal e diarréia), trato respiratório (dor ou compressão torácica, dispnéia, sibilos) e sistema cardiovascular (pulso rápido e fino, inconsciência, colapso, arritmia, parada cardíaca, coma, morte dentro de 10 minutos).

Dificuldade diagnóstica

Às vezes é difícil distinguir anafilaxia de choque neurogênico e síncope vasovagal. Valorizar a presença de urticária, angioedema e obstrução laríngea. Geralmente a criança está enrubescida nos estágios precoces da anafilaxia e pálida nas demais síndromes.

Importante: quanto menor o intervalo entre a exposição ao antígeno e o aparecimento dos sintomas mais grave é a reação anafilática. Assim, mesmo sintomas discretos devem ser valorizados.

ANAFILAXIA
Tenha à mão, em uma Unidade de Emergência, para uso imediato: 1. torniquete 2. seringas de 1 e 5ml 3. oxigênio (máscara) 4. adrenalina 1°/oo — ampolas 5. anti-histamínicos injetáveis — prometazina (Fenergan) 6. oxímetro de pulso
Equipamento e medicamentos que devem estar disponíveis em poucos minutos: 1. equipo para venóclise 2. laringoscópio 3. agulha nº 12 4. tubo endotraqueal 5. ressuscitador 6. aspirador 7. material de pequena cirurgia 8. material de traqueostomia 9. aminofilina — ampolas de 10ml 10. hidrocortisona, metilprednisolona EV ou dexametasona 11. s. glicosado a 5% 12. s. fisiológico ou ampola de cloreto de sódio a 20% 13. noradrenalina, dopamina ou metaraminol (Aramine)
Conduta detalhada: ver o texto a seguir

TRATAMENTO

Importante: anafilaxia é uma verdadeira **emergência** médica; o sucesso do tratamento depende de um reconhecimento precoce e da rapidez com que é instituída a terapêutica.

TRATAMENTO DE URGÊNCIA

Casos leves ou moderados

(sem obstrução respiratória, nem choque)

1. Solução milesimal de adrenalina aquosa — 0,1ml (lactentes), 0,2ml (pré-escolares), 0,3ml (escolares), via subcutânea. Repetir, se necessário, a cada 15-20min.
2. Anti-histamínicos (Benadryl, Fenergan, Polaramine) — 1 medida ou 1 comprimido cada 8 horas, total de 3 doses.

3. Prednisona 5-10mg; via oral (ou outro corticóide, em doses correspondentes) cada 8 ou 12 horas, total de 4 doses.

   Nota: em reações bem leves, o corticóide pode ser dispensado.
4. Manter em observação por 3 ou 4 horas.

CASOS GRAVES
(com obstrução respiratória e/ou choque)

Em caso de choque, veja o item 7.

1. Inicie o tratamento **imediatamente** mesmo que os sintomas sejam moderados. Evite, no entanto, o pânico e não permita que o mesmo contamine a enfermagem ou o paciente.
2. **Adrenalina** aquosa, solução milesimal: 0,3 ou 0,5ml, por via intramuscular; massageie o local da injeção, para facilitar a absorção. Ministrar, de preferência, não no mesmo membro em que foi aplicado o antígeno, ou 0,1ml/kg endotraqueal.
3. Injeção intramuscular de **anti-histamínico** (Fenergan 2ml = 50mg) 1-2mg/kg IM.
4. Aplique um **torniquete** próximo ao local da aplicação do antígeno e injete adrenalina 0,2ml, localmente, no mesmo ponto da injeção, para retardar sua absorção.
5. Mantenha o paciente estendido, com os pés elevados, e aqueça-o com um cobertor. Se ocorrer dificuldade respiratória, elevar um pouco a cabeça e o tórax do paciente.
6. Administre **oxigênio** por máscara ou cateter nasal. Se surgir obstrução das vias respiratórias, por edema de laringe ou de glote, intubação traqueal ou traqueostomia podem ser recursos salva-vidas.
7. **Instale venóclise** (em caso de choque pode ser necessário via intra-óssea): s. fisiológico 20ml/kg rápido; repetir; nos casos de choque, continuar com plasma. Aplicar prometazina 1 a 2mg/kg EV e hidrocortisona (Flebocortid) 5mg/kg ou metilprednisolona 1 a 2mg/kg ou dexametasona 0,2-0,3mg/kg EV.

Monitorar

- oximetria de pulso
- gasometria
- pressão arterial

Atenção

O corticóide é muito útil, mas tem ação lenta e, por isso, não é medicação de urgência. **Não perca tempo para achar uma veia para administrar corticosteróide, sem antes aplicar adrenalina. A adrenalina é a verdadeira medicação de urgência**: a omissão deste medicamento pode custar a vida do paciente!

8. Verificar a **pressão arterial**: se a PA for normal (máxima acima de 60) e a dificuldade respiratória persiste, aplique Aminofilina 4mg/kg (= 1ml/6kg) EV, bem lentamente (em 10 minutos).

Atenção

Não faça injeção muito rápida: pode agravar o choque!

1. Se persistir clínica de choque:
   Veja capítulo Choque e página 13.
   Noradrenalina (Levophed) ou adrenalina:
   Iniciar com 0,1mg/kg/min e aumentar, se necessário, até 1mg/kg/min.
   Diluir 0,6ml da ampola em 100ml de s. fisiológico.
   Ministrar 1 microgota/kg/min e aumentar graduamente
   ou dopamina (Revivan):
   Diluir 3ml em 100ml de s. fisiológico.
   Ministrar 1 microgota/kg/min e aumentar gradualmente.
2. Em caso de hipotensão refratária:
   Glucagon (Glucagen 1ml = 1mg = 1V).
   Ministrar 0,1mg/kg (até máximo 1mg).
   Repetir a cada 15 ou 20 minutos.
   Controle de glicemia.

2. ALERGIA POR PICADAS DE INSETOS

TIPOS DE REAÇÕES

Resposta normal

Reação local leve, constituída de dor, eritema e edema, alguns centímetros ao redor do local da picada. O edema diminui após algumas horas.

Reação moderada a grave

Área edematosa maior que a normal, passível de persistir durante alguns dias. O edema pode ser extenso; por exemplo: picada na mão pode resultar em tumefação até o cotovelo.

Reações sistêmicas

São classificamente anafiláticas; em geral ocorrem minutos após a picada e podem ser fatais. Os sintomas podem compreender angioedema, urticária, edema da laringe, broncoespasmo, diarréia, cólicas abdominais ou uterinas e choque.

Reações tóxicas

Induzidas por picadas múltiplas, são de caráter geral, e se julga que sejam devidas a agentes farmacológicos presentes no veneno.

Reações incomuns

Freqüentemente envolvendo o **sistema vascular** ou o **neurológico**; podem originar-se de picada de insetos (por exemplo: glomerulonefrite, doença do soro, síndrome de Guillain-Barré).

Observação: na picada por mosquito (pontos esparsos nas partes descobertas) e por pulgas (várias, em linha) — imediato: placa de urticária no local; 24h depois: pápula firme; reação à distância: urticária, eritema.

Seqüência clínica e imunoterápica		Tratamento
Reação nula	Fase de sensibilização	Repelente
Estrófulo pápula firme puriginosa (ver pág. 412)	Hipersensibilidade retardada (anticorpo-célula)	Corticóide e anti-inflamatório tópicos, corticóide e/ou anti-histamínico oral
Urticária **Edema de Quincke** **Anafilaxia**	Hipersensibilidade imediata (IgE)	Ver capítulo Anafilaxia
Hebra	Hipersensibilidade por complexos (antígeno-anticorpos — IgG)	Corticóide oral Antibiótico (infecção) Repelentes, controle ambiental

CONDUTA

Nos casos de hipersensibilidade anafilática à picada ou ferroada de insetos

Inicie sem perda de tempo:

1. Aplicação de um **torniquete**, caso o local da picada ou ferroada o permita, objetivando retardar a disseminação do antígeno inoculado pelo inseto. Com o mesmo objetivo pode ser útil a aplicação de gelo diretamente sobre a pele. O torniquete deverá ser afrouxado ligeiramente, após ter-se cumprido com as demais medidas terapêuticas. Caso a picada tenha sido no pescoço, na face ou no corpo, inicie imediatamente a utilização dos produtos injetáveis.
2. Injeção de **adrenalina** em solução milesimal, por via intramuscular, na dose de 0,2 a 0,3ml, segundo a idade. A injeção deverá ser feita por cima do local da picada e do torniquete. Injetar também adrenalina, na mesma dose, por via subcutânea profunda em outro lugar qualquer do corpo, para que haja prolongamento de seus efeitos terapêuticos. Injete-se, também, sobre o local ou locais das picadas.
3. Imediatamente após a injeção de adrenalina intramuscular, injetar de preferência por via endovenosa um **anti-histamínico**. O anti-histamínico pode ser injetado também por via intramuscular (ver pág. 438).
4. Utilização pronta do spray de beta-adrenérgico, caso haja dispnéia ou sibilos.
5. Administração de **anti-histamínicos**, apenas para dar continuidade à terapêutica: sua ação por via oral é **lenta**.
6. Como tratamento de emergência os corticosteróides são pouco úteis, dado sua ação lenta e que de modo algum podem fazer abortar reações anafiláticas imediatas. Os **corticosteróides** devem, no entanto, ser empregados para se evitar reações tardias, podendo ser injetados **logo após o anti-histamínico**.
7. Não esquecer de **retirar o ferrão**, com a pinça ou com o alfinete, cuidadosamente, para não pressionar a bolsa de veneno.

Nos casos de reação local

1. Pomada de corticóide.
2. Se necessário, completar com pomada anestésica.
3. Anti-histamínico oral é ineficaz; pode ser útil os de 1ª geração que tem ação sedativa, à noite.
4. Corticóide oral, por poucos dias, nas reações locais graves.
5. Repelentes à base de DEET e permetrina.

SEÇÃO XVI

ACIDENTES

Lendo esta seção e **tendo este livro à mão**, mesmo que não tenha muita experiência, você estará **apto a reconhecer** e **orientar a conduta** nos vários tipos de **acidentes** da infância:

LEITURA RECOMENDADA
Plantas Venenosas e Animais Peçonhentos
(S. Schvartsman, ed. Sarvier)

1. LESÕES TRAUMÁTICAS

Contusão — Ferimentos ou feridas — Entorse — Luxação — Pronação dolorosa

CONTUSÃO

Agente traumático rombo

Trauma direto sobre partes moles (pancada de corpo duro)

Gravidade: depende da velocidade do agente contundente

Compressão sem rompimento da pele

Atrição e destruição de tecidos profundos seguidas de rotura de vasos:

a) Superficiais (pele): **equimoses**.

b) Profundos (subcutâneos ou subaponeuróticos): **hematomas** (difusos ou encistados).

- Nas contusões tangenciais da face externa da coxa, região dorsal e glútea: deslocamento da pele em relação à aponeurose superficial (deslocamento subcutâneo).

⇓

CONTUSÃO

(a mais freqüente das lesões traumáticas)

Dor imediata
Equimoses (aparecimento imediato)
Hematomas (aparecimento mais tardio)

CONDUTA

Conduta IMEDIATA

1. A equimose banal não requer tratamento.
2. **Nunca fazer massagem nem esfregar uma região que sofreu contusão**.
3. Aplicação imediata de **gelo**, por 20 minutos.

O que fazer nas PRIMEIRAS 48 HORAS

1. Repouso da região afetada.
2. Se necessário e possível: imobilização por enfaixamento, tipóia ou tala gessada.
3. Aplicação de bolsa de gelo ou compressas geladas, em sessões repetidas de 20 minutos.
4. Analgésicos/antiinflamatórios.

Conduta POSTERIOR, se necessário

1. Antiinflamatórios.
2. Antibiótico — só se houver infecção secundária.
3. Se **hematoma** volumoso ou incapacitante — drenagem em condições assépticas.
4. **Descolamento subcutâneo** — drenagem e curativo compressivo, elástico e firme.
5. **Abscesso** — drenar sempre.

SÍNDROME COMPARTIMENTAL

Nos traumas de grande energia, vigiar o aparecimento da **SÍNDROME COMPARTIMENTAL** = aumento da pressão dentro de um compartimento localizado entre músculos, fáscia e tecido ósseo, causado por sangramento venoso ou arterial.

Hematoma profundo.

Piora gradativa da dor e da perda dos movimentos ativos de flexão e extensão dos dedos.

Com pulso arterial distal presente.

TRAUMAS DOS DEDOS

CONTUSÃO (conseqüente a um golpe direto):

1. Banhar o dedo em água gelada por 1 hora, retirando-o a cada 20 minutos para evitar congelamento.
2. Analgésico.
3. Observar a movimentação do dedo por 1 semana.

COMPRESSÃO DO DEDO

A ponta de um dedo ou polegar estendido recebe um golpe ou bolada. A junta dos dedos torna-se inchada e a movimentação, dolorida.

1. Banhar o dedo em água gelada por 1 hora, retirando-o a cada 20 minutos.
2. Analgésico.
3. Proteger o dedo contra traumas por 1 semana.

DEDO ESMAGADO NA PORTA

1. Analgésico oral.
2. Banhar a mão em água gelada por 1 hora, retirando-a a cada 20 minutos.
3. Ao mesmo tempo lavar o dedo machucado com sabão.
4. Cortar os pedaços de pele rasgada com tesoura esterilizada.
5. Recobrir a ferida com Band-aid por 24 horas e depois retirar.
6. Proteger a região traumatizada, por 1 semana, contra traumas.

HEMATOMA SUBUNGUEAL (sangue pisado sob a unha, conseqüente a uma martelada no dedo)

Objetivo: aliviar a forte dor causada pelo sangue sob pressão.
Conduta: com um clipe ou arame aquecido ao rubro fazer um orifício sobre a unha para drenar o hematoma.
Nota: esta unha será progressivamente renovada e substituída por outra em 2 a 3 meses.

ANEL EM DEDO INCHADO

Para remover o anel é preciso reduzir o edema do dedo, o que requer paciência.

1. Banhar a mão em água gelada, por 5 minutos.
2. Manter a mão elevada com os dedos estendidos, por 5 minutos.

Alternar (1) e (2) a cada 5 minutos.

Aos 30 minutos (após a mão ter sido elevada pela 3ª vez) aplicar ao dedo óleo mineral ou de cozinha. Enquanto a mão permanece elevada, fazer pressão para saída do anel.

FERIMENTOS ou FERIDAS

Solução de continuidade da pele ou da mucosa determinada por agente traumático

1. **ESCORIAÇÃO** — ferimento superficial, produzido pelo atrito de superfícies ásperas.
2. **INCISO** — causado por instrumento cortante, como fio muito aguçado. Geralmente sangrante, com nítidas bordas regulares, fundo liso, planos subjacentes não esmagados.
3. **CONTUSO** — produzido por instrumento rombo, que esmaga os planos moles da pele, ou por choque do corpo de encontro a uma estrutura rígida. Bordas irregulares e maceradas, sem sangramento vivo, com vários recessos na cavidade do ferimento, fundo irregular.
4. **CORTOCONTUSO** — causado por instrumento não muito afiado que, ao penetrar na pele, macera as bordas do ferimento. Fundo irregular, mas não apresenta a forma estrelada do ferimento contuso. É a forma mais comum de ferimento.
5. **PERFURANTE** — ferimento de profundidade; a superfície é circular. Na maior parte das vezes, perfura alguma estrutura. Suas bordas podem ser lisas e regulares ou irregulares.

   Transfixante é qualquer tipo de ferimento (mas, principalmente, o perfurante) que atravessa um segmento de membro.

   Penetrante é quando entra numa cavidade.
6. **PUNCTÓRIO** — ferimento perfurante, muito pequeno.
7. **PERFUROCONTUSO** — o mais comum dos ferimentos perfurantes. Costuma ser causado por projétil de arma de fogo e apresenta uma característica: a orla de escoriação (uma orla escura de queimadura ao redor do ferimento). O orifício de saída (quando for um ferimento transfixante) não apresenta orla de escoriação e não é regularmente redondo como o de entrada.
8. **LACEROCONTUSO** — complicação de um ferimento contuso que, pela sua extensão, conseguiu formar retalhos, ou seja, fragmentos da pele que continuam ligados ao resto da pele, mas que perdem o contato com as camadas inferiores.

   Escalpamento é o arrancamento do couro cabeludo.

TRATAMENTO DOS FERIMENTOS

1º) **Toalete** — limpeza da região atingida com água, sabão e escova; depilação. Pomadas ou outros tipos de medicamentos **não** devem ser usados nos ferimentos. Também não devem ser usados produtos como mercuriocromo, mertiolato, etc., pois são substâncias altamente irritantes para os tecidos. Tais produtos podem ser usados na antissepsia da pele íntegra, ao redor do ferimento.

2º) **Antissepsia** — limpeza do ferimento com soro fisiológico (água pura provoca ardência).

3º) **Anestesia** — geralmente local ou regional, infiltrativa (mais usada) ou troncular, com xilocaína. Usar agulha delgada e longa, dirigindo-a de fora para dentro da ferida. Procurar fazer o menor número possível de picadas, aproveitando-se as zonas já anestesiadas, quando forem necessárias outras punções.

4º) **Ressecção das bordas contusas** — retirando-se, com o bisturi, o tecido necrosado.

5º) **Hemostasia** — compressão direta, firme e constante com gaze por 15min. Ligadura dos vasos grandes.

6º) **Exploração** — minuciosa e metódica dos ferimentos, do plano superficial ao profundo, e **limpeza cirúrgica** da ferida.

7º) **Sutura** — por planos, reconstituindo-se os planos anatômicos, procurando manter as bordas da ferida aproximadas, para permitir a cicatrização, mas sem tracionar os tecidos. O fio a ser usado deve ser compatível com a resistência do tecido, escolhendo-se o fio mais delgado possível.

Importante — quando NÃO SUTURAR

A ferida deve ser deixada aberta, amplamente drenada com gaze vaselinada, sendo contra-indicada a sutura nas seguintes circunstâncias:

1. Quando se opera depois de decorridas as primeiras 6 horas após o acidente.
2. Quando a ferida é muito irregular.
3. Quando a ferida está muito contaminada.
4. Quando a lesão ocorre em zona desfavorável, sobretudo do ponto de vista de vascularização.
5. Quando não se pode dispensar ao doente vigilância escrupulosa no pós-operatório.
6. Quando não se dispõe de recursos terapêuticos ideais para sustentação do estado geral.
7. Quando a idade ou o estado geral do paciente não autorizam sutura primária.
8. Quando não se tem a segurança da perfeição do ato cirúrgico executado.

Nestes casos pode-se proceder à sutura secundária precoce (feita 4 a 7 dias após a lesão) nos casos de evolução favorável.

Nos **ferimentos perfurocontusos**, freqüentemente causados por projétil de arma de fogo, há ocasiões em que esse projétil atinge estruturas internas, causando homorragias, exsudações, etc. Nessas ocasiões, é preferível não se fazer nada com o ferimento. Coloca-se gaze seca sobre os 2 orifícios e faz-se a bandagem do segmento de membro, para proteção. Estudar a necessidade e a viabilidade da retirada de eventual corpo estranho.

8º) **Imobilização** da região afetada.

9º) **Antibioticoterapia** — nas feridas infectadas.

10º) **Prevenção do tétano**.

ENTORSE

Movimento de **torção** (rotação) brusco e exagerado
Articulações: tornozelos e joelhos

Dor sobre a articulação / Edema frio / Impotência funcional

⇓

ENTORSE

Avaliação clínica detalhada. Não apalpe de imediato o local da lesão. Ganhe a confiança da criança para possibilitar um bom exame físico.

Radiografia: quando houver dúvida sobre possível fratura associada.

CONDUTA

Frio
Compressão
Elevação
NÃO — calor
massagem
fricção

1. Imobilização suave (7 a 21 dias). Enfaixamento, talas gessadas.
2. Analgésicos/antiinflamatórios.
3. Bolsa de gelo ou mergulhar a articulação em água gelada (proteger previamente a pele com óleo ou vaselina).
4. **Nunca** fazer massagens nem fricções com pomadas/gel. **Não** aplicar calor local.

TRAUMA DO TORNOZELO

1. **Suspeita de fratura**: imobilizar com tala, aplicar gelo e transportar ao hospital.
2. **Ausência de fratura**: **gelo-compressão-elevação**.

Tratamento

1º) Colocar um feltro ortopédico recortado em U (ferradura) molhado em água em torno do maléolo.

2º) Bandagem elástica em torno do tornozelo para fixar a ferradura e exercer uma compressão moderada.

3º) Após algumas voltas da bandagem elástica, uma bolsa de gelo é aplicada sobre o local do trauma. O gelo é aplicado por 15 minutos, com 15 minutos de descanso, repetidamente.

4º) Colocar a criança sentada com a perna elevada.

5º) Durante as primeiras 18-36 horas depois do trauma, recomendar que se mantenha a perna elevada com o gelo e a bandagem, o máximo que for possível.

6º) Analgésicos de acordo com a necessidade.

7º) Evitar forçar o local (usar muletas).

8º) Fisioterapia é dispensável na maioria dos casos.

9º) Fazer exercícios ativos sem o peso do corpo sobre a parte afetada.

10º) Eventualmente: ondas curtas, ultra-som, hidromassagem pelo turbilhão.

Importante: **nunca aplicar calor logo após o trauma — aumenta o edema!**

LUXAÇÃO

Direto — movimento de rotação exagerado.

Indireto — cabeça óssea expulsa de sua cavidade articular impelida por força que não atua diretamente sobre essa articulação (ex.: trauma sobre o joelho levando à luxação do quadril).

Perda parcial ou **total da congruência articular** de **grandes articulações**

⇓

LUXAÇÃO

Perigo! risco de necrose óssea e cartilaginosa

• Dor intensa insuportável • Deformidade articular • Incapacidade funcional total do membro afetado	raios X	• Perda da congruência articular • Espaço articular aumentado ou alterado • Fratura associada

CONDUTA

1. **Redução**, de preferência sob narcose, com segurança e suavidade.
   Cuidado! risco de lesão iatrogênica por manobras intempestivas.
   Considerar a necessidade de redução cirúrgica.
2. Testar a estabilidade articular e radiológica logo após a redução.
3. Imobilização por 7-21 dias.
4. Calor superficial: turbilhão, infravermelho, banho de parafina.
   Evitar calor profundo como ondas curtas e ultra-som (lesam a placa de crescimento).
5. Estimular exercícios ativos.

Importante

- Lembre-se: luxação isolada é lesão rara na criança.
- Mais comuns são as fraturas articulares e fraturas ocultas.
- Por isso, desconfie de um diagnóstico de luxação traumática.
- Lembrar que o tecido intra-articular é predominantemente cartilaginoso e não aparece em radiografias comuns.
- Na dúvida, não manipule a lesão — encaminhe a um serviço especializado.

PRONAÇÃO DOLOROSA

CRIANÇA de 1 a 3 ANOS

Ao andar na rua Ao subir na calçada Ao vestir a manga de uma blusa É puxado pelo braço estendido	• braço inerte, estendido ao longo do corpo • chora e se recusa a movimentar o braço (o qual fica em pronação = dorso da mão virada para a frente)

PRONAÇÃO DOLOROSA

1º) Com uma das mãos, segure o antebraço acima do punho.

2º) Com a outra mão, mantenha o cotovelo firme (com seu polegar fixe a cabeça do úmero)

3º) Tracione o antebraço.

4º) Faça manobra rápida e firme de supinação do antebraço, (gire o antebraço de modo que a palma da mão fique para cima), flexionar o cotovelo em direção ao ombro.

O alívio é imediato (dê algum objeto atraente para a criança segurar).

Aconselhável uma tipóia.

HISTÓRIA TÍPICA — Subluxação da cabeça do rádio

Criança caminhando ao lado da mãe ou responsável

ou

Criança sendo segurada pelas mãos ao subir a escada, meio-fio ou nas travessias de rua

ou

Criança suspensa pelas mãos para ser retirada do berço.

Braço muito esticado para tirar uma blusa.

- Subitamente a criança dá um passo em falso ameaçando ir ao solo.

  Bruscamente, por instinto de proteção, tenta-se impedir a queda e, ao levantá-la pela mão, com tração violenta, enquanto o corpo da criança roda levado por seu peso, o antebraço puxado pelo adulto adota a posição de **pronação forçada** (nota: lembrar que supinar = pedir, portanto supinação = posição com a palma para a frente; decúbito supino = ventral; pronação = região dorsal para a frente). Nesse exato momento, o membro não retorna à posição normal, fica inerte, pronado (região dorsal da mão para a frente) e estendido ao longo do corpo. A criança cai em prantos e se recusa a solicitações para movimentá-lo.
- O ponto mais doloroso encontra-se abaixo do côndilo. Observa-se impotência funcional com impossibilidade de movimentos ativos, sendo possíveis os passivos, de flexão e extensão, embora dolorosos; a supinação, no entanto, está bloqueada.

Exame físico local: ausência de deformidades.

Conduta: 1º) fixação; 2º) tração; 3º) supinação; 4º) flexão.

Se falhar — técnica de **hiperpronação** — flexão

1º) tração delicada do antebraço;

2º) fazer hiperpronação através de um leve movimento anti-horário;

3º) flexionar o cotovelo.

Não confundir pronação dolorosa com FRATURA

Fratura "em galho verde" da clavícula

(ou eventualmente ossos do antebraço):

a) falta o antecedente de tração brusca;

b) membro em posição pendente, mas os movimentos de prono-supinação podem ser realizados e a dor se localiza na clavícula.

Nas **fraturas completas** (raras):

a) crepitação;

b) abaulamento da fossa supraclavicular (comparação com a homóloga);

c) comprovação radiológica.

2. TRAUMATISMO DOS MEMBROS

Veja as características dos vários tipos de fraturas no CD complementar.

TRAUMATISMO = conjunto das lesões causadas pela ação violenta das forças externas em qualquer segmento corpóreo.

- A intensidade da lesão é proporcional à energia do traumatismo.
- Varia desde simples contusão até amputação traumática ou risco iminente de morte.

Objetivo deste capítulo:

Fornecer ao pediatra as noções essenciais que lhe permitam orientar cada caso.

Não esqueça:

- A avaliação da criança deve ser global.
- Manter vias aéreas superiores permeáveis.
- Manter boa volemia (hidratação).
- Avaliação precisa das lesões traumáticas em tecidos, órgãos, músculos, articulações e membros, bem como sua inervação e vascularização.

Principais sinais e sintomas

1. **Dor espontânea e provocada**.
2. **Extravasamento sangüíneo**.
3. **Aumento do volume local — edema**.
4. **Incapacidade funcional**.

Sinais acessórios:

5. Mobilidade anormal.
6. Crepitação óssea.
7. Deformidade local.

Radiologia

Deve ser feita em duas incidências — frente e perfil.

- Não esquecer da possibilidade de fraturas ocultas na criança.
- A superfície cartilaginosa na criança é muito grande e não aparece nas radiografias.
- No caso de haver fratura exposta — ferida com comunicação com foco de fratura — lembrar do risco de infecção.
- Sempre que, numa ferida, houver presença de gotículas de gordura no sangramento, significa que há lesão do tecido ósseo, isto é, fratura associada.

Conduta

1. Imobilização de urgência.
2. Encaminhamento ao ortopedista.

SINAIS E SINTOMAS

DOR

Referida em quase todos os tipos de trauma.

a) **Espontânea** — geralmente o paciente indica a região acometida. Decorre do comprometimento ou irritação direta das terminações nervosas da região.

b) **Provocada** — determinada pela pesquisa exata do local da dor através de palpação suave ou movimentação criteriosa do membro. Delicadeza e bom senso evitam maiores sofrimentos à criança.

c) **Dor aguda** e **localizada** — caracteriza agressão maior em região ricamente inervada: periósteo, sinovial, cápsula e ligamentos. Muito comum nas fraturas e traumas articulares, principalmente nas fraturas incompletas ou impactadas.

d) **Dor aguda** e **de caráter progressivo** — sugere um processo compressivo, o qual pode ser:

1. **Externo**: o edema local de região imobilizada por aparelho gessado.
2. **Interno**: síndromes compartimentais.

e) **Dor de caráter difuso** e **de localização profunda** — lesão característica dos músculos e tendões em sua origem, inserção ou em toda extensão muscular.

EXTRAVASAMENTO SANGÜÍNEO

a) **Hematomas** — ocorrem em traumas fechados onde o sangue é coletado nos tecidos circunvizinhos; pode ser subcutâneo, muscular ou fraturário.

A quantidade é proporcional à intensidade da lesão. Normalmente são reabsorvidos. A sua drenagem só é necessária quando, pela compressão, põe em risco estruturas vizinhas, como grandes vasos ou nervos ou o próprio membro.

b) **Hemartrose** — sangue extravasado intra-articular. Característica das lesões capsoligamentares ou fraturas intra-articulares. Provoca limitação importante dos movimentos da articulação.

Devem ser drenados para diminuir a dor causada pela distensão capsular.

c) **Manchas cutâneas** — infiltração do sangue nos tecidos circunvizinhos, atingindo o tecido subcutâneo. Apresentam tonalidades diferentes relacionadas com o grau de decomposição da hemoglobina. Podem ocorrer a distância, principalmente em membros inferiores, devido à ação da gravidade. Por exemplo: fratura na perna ou tornozelo pode ocasionar mancha cutânea na borda externa do pé.

AUMENTO DO VOLUME LOCAL (edema)

a) Ocorre em quase todos traumatismos de membros.
b) Deve ser observado rigorosamente.
c) Os pais devem ser orientados quanto à gravidade do **edema**:

NORMAL: regride progressivamente em 24-48 horas.

ANORMAL: aumenta progressivamente com piora da dor, principalmente à extensão dos dedos, podendo ocorrer dormência e até cianose das extremidades.

Neste caso procurar com **urgência** o serviço médico.

AVALIAR:

Compressão EXTERNA pelo aparelho gessado.

Conduta: fendê-lo totalmente até a pele e em toda a sua extensão. Na dúvida retire o gesso para proceder um exame minucioso do membro.

Compressão INTERNA: urgência vascular (síndrome compartimental).

Conduta: arteriografia e fasciotomia.

INCAPACIDADE FUNCIONAL

Varia desde ligeira limitação de movimentos (atitude antálgica) até a incapacidade funcional total.

Observação atenta desta limitação contribui para um diagnóstico mais completo.

Cuidado com as simulações

A **incapacidade funcional** pode ser:

a) **Leve** — ocorre em contusões simples. É temporária, desaparece nas primeiras horas.
b) **Moderada** — principalmente nas lesões torcionais, entorses. Algumas fraturas discretas, subperiostais ou impactadas passam despercebidas pela mãe ou escondidas pela criança durante alguns dias, por apresentarem como único sintoma este grau de incapacidade funcional. Dura entre 15-21 dias.
c) **Grave** — ocorre em traumatismo de alta energia com lesões osteoligamentares extensas.

Sinais acessórios:
Geralmente indicam a presença de **FRATURA**:

MOBILIDADE ANORMAL

Pode ser notada na diáfise de ossos longos. Já no caso de fraturas justarticulares, torna-se mais difícil a avaliação; o mesmo acontece com as fraturas do carpo, do tarso e da coluna.

As fraturas incompletas ou impactadas não apresentam mobilidade anormal.

NÃO ESQUEÇA:

As manobras deverão ser suaves e apropriadas.

Contra-indicadas nas fraturas instáveis de coluna (risco de agravamento iatrogênico das lesões).

CREPITAÇÃO ÓSSEA

É a sensação de **papel amassado** no foco de fratura, causado pelo atrito dos fragmentos ósseos.

Deve ser feito diagnóstico diferencial com enfisema subcutâneo.

DEFORMIDADE LOCAL

a) Patognomônico das fraturas completas.
b) Perda completa do contato ósseo, que sofrendo ação da musculatura predominante local ocasiona desvios de: lateralidade, ântero-posterior, encurtamento e rotação sobre o próprio eixo.

FRATURAS INCOMPLETAS (Figs. XVI.1 e XVI.2)

São as mais comuns nas crianças devido à elasticidade do tecido ósseo que permite que haja curvatura óssea com rotura da cortical sem rompimento do tecido periostal. É a fratura **"em galho verde"**.

Pode ocasionar até deformidade plástica, principalmente nos ossos do antebraço e perna.

É uma afecção benigna que regride com a remodelação e o crescimento ósseo.

FRATURAS IMPACTADAS

Originam-se por **compressão** do tecido ósseo. Ocorrem principalmente nas regiões mais ricas em trabeculado ósseo, ou seja, nas regiões metafisárias (justarticulares).

DESCOLAMENTO EPIFISÁRIO

São fraturas justafisárias/justarticulares (no limite entre a cartilagem de conjugação e a diáfise), portanto envolvem a físis ou a placa de crescimento ósseo.

São lesões importantes por que podem levar a alterações irreversíveis na placa de crescimento como encurtamento ou desvios em lateralidade e/ou ântero-posterior.

FRATURA EM BAMBU (rodete)

Fratura por compressão com engrossamento anular do osso, na união da metáfise com a diáfise (extremidade inferior do rádio e do fêmur, e superior do úmero).

LEMBRETES:

Toda lesão traumática importante deve ser investigada radiologicamente, no mínimo em duas incidências.

Na presença de dores articulares, desconfie do diagnóstico de luxação traumática (rara em crianças). Mais provavelmente se trata de fratura ou descolamento epifisário.

Lembrar das fraturas ocultas. O tecido cartilaginoso é exuberante na criança e radiotransparente.

Na dúvida, imobilize o membro afetado e avalie com 7, 14 e 21 dias.

Cuidado com o diagnóstico de "manha" — REAVALIE SEMPRE.

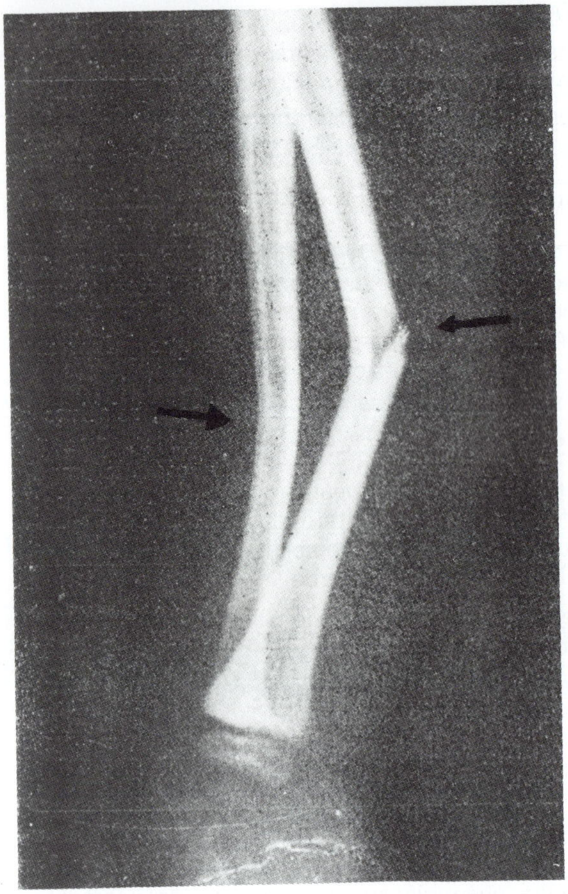

Fig. XVI.1 — Encurvação traumática do cúbito e fratura em **"galho verde"** do rádio, em criança de 6 anos. A elasticidade dos ossos da criança permite que o osso longo sofra uma acentuação de sua curvatura, sem que se demarque um traço de fratura. **Encurvação traumática**; ou ainda a rotura de uma cortical da diáfise, com um traço de fratura, enquanto a outra apresenta apenas um pregueamento, por compressão, fratura em **"galho verde"**.

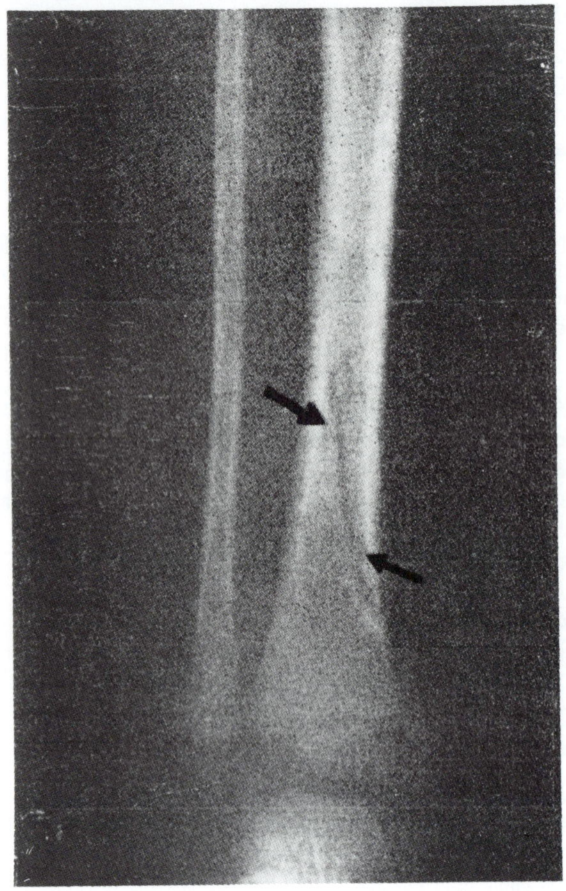

Fig. XVI.2 — **Fissura** ou **trinca** no 1/3 distal da tíbia. Na fissura observa-se um traço de fratura, mais ou menos extenso, mas sem delimitação completa nem deslocamento dos fragmentos ósseos.

CONSIDERAÇÕES GERAIS SOBRE AS PRINCIPAIS FRATURAS NAS CRIANÇAS

MEMBRO SUPERIOR

IMPORTANTE:

Não esqueça de fazer uma boa avaliação sensitiva, vascular e motora, principalmente quanto à mobilidade ativa dos dedos.

Cuidado com as fraturas justarticulares. Aos raios X, certas cartilagens de crescimento podem ser erroneamente confundidas com fraturas.

Uma fratura pode esconder uma luxação da articulação acima ou abaixo do foco.

• FRATURA DA CLAVÍCULA

São as mais freqüentes na infância.

Resultado de queda acidental com a criança apoiando a mão espalmada ou diretamente no ombro.

90% ocorrem no 1/3 médio; 7% no 1/3 distal e 3% no 1/3 proximal.

Sintomatologia

a) A criança mantém o membro superior de encontro ao tórax e impede qualquer movimentação da região cervical e do membro superior.
b) Dor local à palpação; edema local.
c) Choro inexplicado na criança menor.

Conduta na fratura da clavícula

1. Tranqüilizar os pais quanto ao bom prognóstico.
2. O objetivo do tratamento é o alívio da dor, o que se consegue com a **imobilização**:

   No **recém-nascido**: fixar a manga ao corpo da roupinha, com alfinete, por 7 dias.

   Lactentes: **enfaixamento toracobraquial** (tipo **Velpeau**), mantendo-se o braço imobilizado junto ao tórax com o cotovelo em 90º de flexão. Manter por 10-15 dias.

   Crianças maiores de 3 anos: imobilizar pelo **enfaixamento** "em 8", por 3 semanas.

Observação: nas fraturas sem desvio, pode ser suficiente o uso de **tipóia**, desde o início ou logo após a melhora.

• TRAUMATISMO DO OMBRO

A luxação é rara. Quando ocorre, lembra uma frouxidão ligamentar, síndrome de Marfan ou Ehlers-Danlos.

Pode ocorrer na criança esportista.

Queda — adução do braço com rotação interna.

O mais comum é a fratura ao nível do colo do úmero.

Pesquise também fratura da omoplata e possível lesão do nervo circunflexo (paralisia do músculo deltóide).

• FRATURAS DA DIÁFISE UMERAL

São benignas e de rápida consolidação. Causa: queda.

Pode ocorrer paralisia do nervo radial, que em 95% dos casos é benigna (**paralisia radial** = incapacidade de estender a mão e os dedos).

Pronto-atendimento — colocação do membro atingido em uma goteira gessada axilopalmar com o cotovelo fletido em 90º.

Tratamento — enfaixamento toracobraquial por 4 a 6 semanas.

Adolescentes: aparelho gessado toracobraquial.

• FRATURAS DO COTOVELO

São as mais graves.

Freqüentemente passam despercebidas ou são subestimadas.

Alta incidência de seqüelas.

Tenha cautela diante de um traumatismo de cotovelo na criança.

Suspeita — cotovelo inchado e doloroso após uma queda. Solicitar raios X.

Primeiros socorros — imobilizar com o cotovelo em extensão.

Seqüelas — três: rigidez, desvio axial e paralisia.

• FRATURAS SUPRACONDILEANA

Resultam de queda com o cotovelo em extensão e mão espalmada em crianças de 3 a 15 anos.

Ocorrem na metáfise distal do úmero; podem ser completas (com ou sem desvio) ou incompletas.

Cotovelo muito inchado e dolorido, não movimenta a articulação.

Raios X em PA e perfil.

São as maiores causadoras de **síndrome de Volkman** — retração fibrosa (de origem isquêmica) dos flexores dos dedos, freqüentemente associada com dano nervoso da mão (em garra).

Ficar atento aos sinais de **lesão vascular** (a artéria braquial pode ser lesada no momento da fratura ou da redução).

Seqüelas neurovasculares devido à proximidade de vasos e nervos (cubital, mediano e radial) com os fragmentos ósseos.

VERIFICAR SEMPRE:

1. Pulso radial e cubital.
2. Flexo-extensão ativa dos dedos.
3. Enchimento do leito capilar ungucal.

Conduta

Manipulação:

1. Melhor se feita por ortopedista experiente.
2. Redução sob narcose.
3. Fraturas instáveis — fixar percutaneamente com fios metálicos.

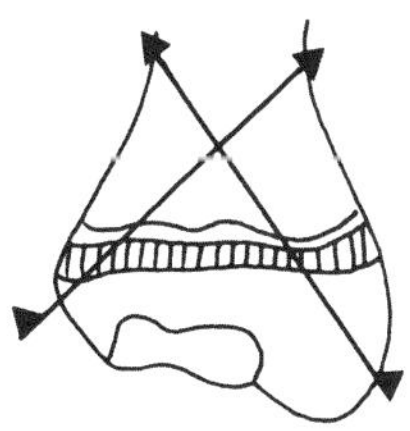

Fig. XVI.3 — Fratura supracondileana.

SINAIS DE ALARME:

1. Ausência de pulso radial.
2. Demora do retorno venoso.
3. Palidez ou esfriamento das extremidades.
4. Dor forte e continuada principalmente à extensão passiva dos dedos.

IMPORTANTE:

Encaminhar com urgência para centro especializado.

Não tente reduzir a fratura.

Imobilize apenas para remoção, de preferência em semi-extensão.

• FRATURAS DE DOIS OSSOS DO ANTEBRAÇO

Suspeita — queda com a mão apoiada e deformidade local. Confirmação pelos raios X. São mais comuns na região do punho.

— O tratamento depende do grau de desvio e da idade da criança.

— A redução ortopédica é necessária visando restabelecer o comprimento dos ossos.

— Cuidado com a rotação dos fragmentos: quando consolidados nunca se corrigem.

— Na falha do tratamento ortopédico, está indicado o tratamento cirúrgico, com a colocação de duas placas semitubulares de fixação.

— De um modo geral, as fraturas consolidam-se em 2 meses em menores de 10 anos e em 3 meses após os 10 anos de idade.

• FRATURAS ISOLADAS (um osso) DO ANTEBRAÇO

Queda sobre o braço com dor à palpação:

— Fratura da ulna + luxação da cabeça do rádio.

— Fratura do rádio + luxação radioulnar distal.

Solicitar: radiografia do punho.

• FRATURA DE MONTEGGIA

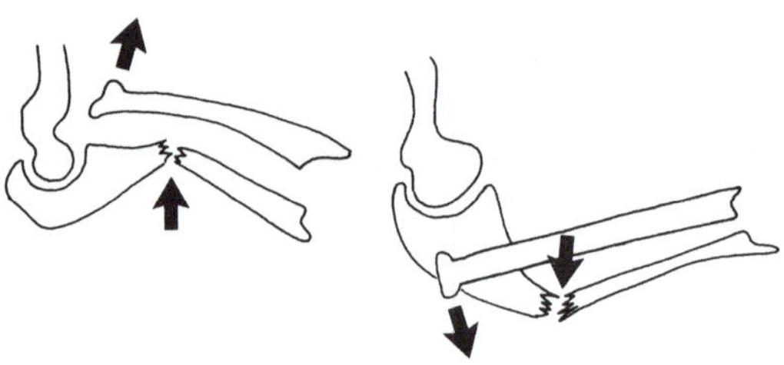

Fig. XVI.4 — Fratura de Monteggia.

• FRATURA DE GALEAZZI

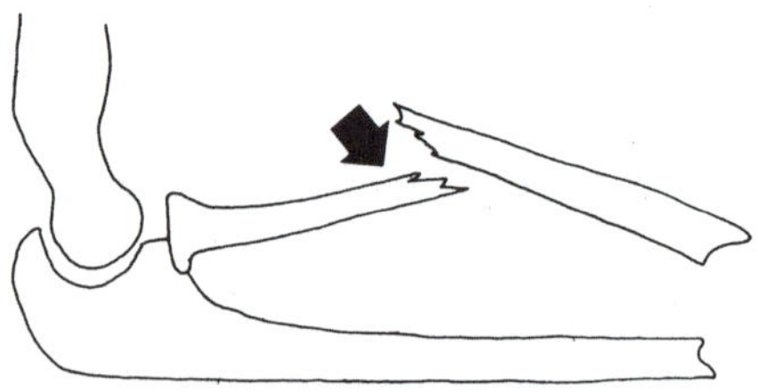

Fig. XVI.5 — Fratura de Galeazzi.

MONTEGGIA	GALEAZZI
Fratura da ulna e luxação da cabeça do rádio	Fratura do rádio e luxação radioulnar distal
Mais comum	Mais rara
Redução sob narcose	Redução sob narcose
Gesso axilopalmar por 45 dias	Gesso axilopalmar por 45 dias

• FRATURAS DAS MÃOS E DEDOS

Queda sobre a mão esticada; esmagamento do dedo na porta. Solicitar raios X se inchaço ou dor na tração axial do dedo.

Pronto-atendimento — imobilização provisória dos dedos em extensão, usando-se palitos de sorvete, abaixadores de língua ou enfaixamento do dedo com rolo de gaze.

Tratamento — imobilização com as articulações interfalangeanas em flexão de 15º a 20º, por até 3 semanas.

MEMBRO INFERIOR

• TRAUMATISMO DA BACIA

Ocorre em crianças politraumatizadas.

Uma pequena fratura do anel pélvico pode esconder um grande traumatismo visceral.

Lembre-se de que o osso da criança é muito elástico.

As lesões urológicas são as mais freqüentes.

Procure hematúria. Na dúvida sonde a criança.

O tratamento em geral é conservador — repouso.

NÃO ESQUEÇA:

Fratura de bacia = Politraumatismo

1. Manter vias aéreas desobstruídas.
2. Repor volemia.
3. Investigar traumatismo craniano.
4. Investigar lesões viscerais.
5. Realizar avaliação urológica.

• LUXAÇÃO TRAUMÁTICA DO QUADRIL

É muito rara na criança.

Pode ocorrer em acidentes automobilísticos ou em quedas durante brincadeiras.

Suspeita: coxa em flexão, adução e rotação interna. Confirmação radiológica. Grande risco de necrose da cabeça femoral.

Tratamento

— Redução sob narcose.

— Nos casos irredutíveis justifica-se intervenção cirúrgica. Pode haver interposição ou fratura associada do cótilo acetabular.

— Mantenha a criança em repouso e em extensão por 21 dias.

— Vigie o quadril por 1 ano.

• FRATURAS DO COLO DO FÊMUR

São raras na criança. São sempre graves.

Há o risco de necrose da cabeça femoral.

O tratamento, na maioria dos casos, é cirúrgico para garantir uma boa redução e fixação dos fragmentos.

• FRATURAS DA DIÁFISE FEMORAL

São mais comuns do que as do colo.

Conseqüentes a quedas ou acidentes automobilísticos.

São sempre benignas.

Há grande possibilidade de remodelação óssea.

Quadro clínico

a) Mobilidade anormal na coxa.
b) Edema volumoso e equimose na coxa.
c) Rotação externa e encurtamento do membro afetado.

Tratamento

Conservador. Tração do membro — cutânea ou tração esquelética, por 14 a 21 dias e gesso pelve-podálico por período idêntico ou maior.

Evolução

A evolução das fraturas depende da idade da criança:

RN .... 20 dias
até 1 ano .... 1 mês
após 10 anos .... 3 meses

NO RN:

Ocorre na vigência de um parto distócico.

Consolidam-se rapidamente.

Imobilizar a criança na cama em uma simples goteira.

Evite consolidar em rotação externa.

ATENÇÃO:

A fratura diafisária do fêmur estimula a cartilagem de crescimento, sendo responsável por uma desigualdade do comprimento.

O potencial de remodelação óssea é tanto maior quanto mais nova for a criança.

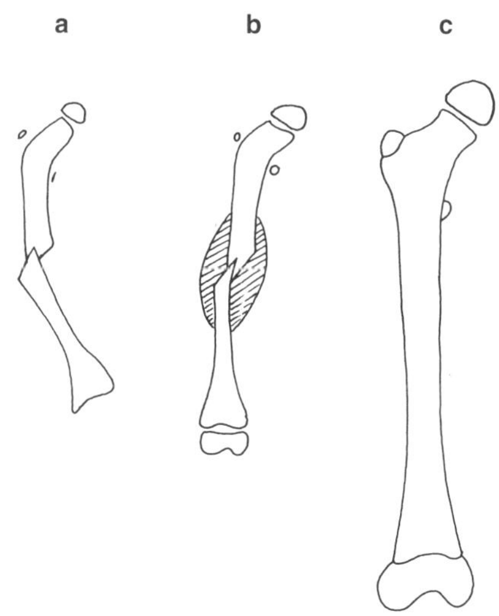

a) fratura; **b**) calo ósseo ao final do tratamento; **c**) remodelação óssea — 2 a 3 anos após a fratura

• FRATURA DA DIÁFISE TIBIAL

São as fraturas mais freqüentes nos membros inferiores, das crianças.

São sempre benignas.

Resultam em boa remodelação óssea.

O tratamento é conservador.

A redução deve ser perfeita.

Imobilização por 21-90 dias, dependendo da idade da criança.

• FRATURAS DO PÉ

Por queda de um objeto pesado sobre o pé, passagem das rodas de um veículo sobre o pé, queda de altura com o pé batendo no solo.

Pronto-atendimento — imobilização pelos enfaixamentos compressivos com algodão e atadura de crepe ou goteiras gessadas (para reduzir o edema).

Tratamento — botas gessadas.

Fraturas dos dedos do pé — contenção dos dedos por imobilização com esparadrapo.

Todo traumatismo dos membros que se **acompanha** de **importante complexo secundário**:

dor,
aumento de volume,
impotência funcional,
deformidade local,

deve ser **investigado radiologicamente** (ântero-posterior e perfil).

"Criança não tem luxação".

Dor justarticular:

tornozelo,
joelho,
punho,

com **sinais sugestivos** = **provável fratura** ou **deslocamento epifisário, mesmo com raios X normais**: imobilizar por 2-3 semanas.

Nunca atribuir o choro ou queixas após imobilização gessada à manha da criança ou excessiva preocupação da mãe: **reavaliar** atentamente o paciente.

NORMAS E TÉCNICAS DE IMOBILIZAÇÃO

IMOBILIZAÇÃO PROVISÓRIA

A imobilização de **urgência** tem por finalidade o **alívio da dor** e a **proteção do foco** da lesão traumática, como medida de espera, até que seja possível o tratamento definitivo, em ocasião e local apropriados.

Deve ser adequada às circunstâncias do acidente e aos recursos disponíveis.

Normas

1. **Posição funcional** — sempre que possível, a imobilização deve ser feita em posição que assegure equilíbrio entre os músculos antagonistas e que dê maior comodidade ao paciente.
   a) **Membro superior**: ombro em abdução de 60° a 80° e ligeira anteflexão; cotovelo em flexão de 90°; punho em extensão de 30°; mão em posição intermediária entre a pronação e a supinação; dedos em semiflexão.
   b) **Membro inferior**: extensão do quadril e do joelho, este último em ligeira flexão e o pé formando ângulo de 90° com o eixo do membro.
2. **Rigor** e **extensão da imobilização** — a imobilização deve ser **tanto mais rigorosa quanto maior for a gravidade da lesão**. Pode variar desde um simples decúbito, ou restrição dos movimentos do braço a tiracolo, até a imobilização rigorosa em aparelho completo.

   Em princípio, o **repouso do foco da lesão traumática exige a imobilização das duas articulações: proximal e distal, que lhe ficam adjacentes**. O material resistente empregado abrangerá a circunferência do membro, em maior ou menor extensão, de acordo com o rigor da imobilização desejada.
3. **Prevenir os distúrbios circulatórios por compressão** — levar em consideração o aumento de volume regional progressivo, sobretudo nas 24 ou 48 horas subseqüentes ao traumatismo; impedidos de se expandirem livremente pela contenção da imobilização provisória, o edema e o hematoma vão determinar uma compressão dos tecidos, sobretudo dos nervos e vasos, provocando distúrbios paralíticos e circulatórios dos membros.

Medidas de prevenção

1. No local do traumatismo e das regiões de passagem dos grandes vasos e nervos, faz-se uso do **acolchoamento** com material compressível e elástico (algodão e feltro).
2. Também na prevenção dos acidentes vasculares, é de importância a **técnica** da confecção do aparelho, cuidando-se para não fazer tensão nas bordas da atadura simples ou de gesso, o que daria origem ao "garroteamento" do membro. As pregas do gesso e os pelotões de algodão podem determinar feridas cutâneas e distúrbios circulatórios.
3. Na prática, o controle da circulação do membro é feito pelo **exame das extremidades dos dedos e dos artelhos** que, para isso, devem ficar **descobertos**.

   Quando ocorre apenas discreto edema e ligeira diferença de coloração das pontas dos dedos do membro lesado, em comparação com as do outro lado, é suficiente elevar a extremidade do membro e indicar movimentos ativos das partes não imobilizadas.

   Quando **as pontas dos dedos se apresentarem cianóticas, isquêmicas ou excessivamente edemaciadas, a imobilização deverá ser relaxada o quanto antes**, folgando-se, ou mesmo retirando-se o aparelho, até que se normalize a circulação e se esclareça a causa do distúrbio.
4. Instruir a família e marcar exames de controle em horas ou dias subseqüentes. Se a criança continua se queixando: reavaliação minuciosa. Em caso de dúvida: abrir o aparelho gessado ou o curativo. **Não atribuir as queixas à manha da criança ou a preocupação excessiva da mãe**.

MÉTODOS E TÉCNICAS DE IMOBILIZAÇÃO

Visam proteger externamente o foco da lesão traumática e impedir a repercussão, sobre ele, dos movimentos articulares e das contrações musculares.

TALAS E GOTEIRAS

Procurando adaptar-se à forma aproximadamente cilíndrica dos membros, alguns desses aparelhos, pré-fabricados ou confeccionados na ocasião, receberam o nome genérico de **goteiras** ou **calhas**.

Outros foram idealizados com a finalidade de assegurar, apenas, melhor posição ao membro lesado; são conhecidos como **"aparelhos de posição"** ou de **"postura"**. Embora tais aparelhos tenham sido largamente usados, nem sempre, na prática, seu emprego tem sido de molde a assegurar eficiente imobilização do membro fraturado. Construídos de forma e tamanho estereotipados, não impedem o jogo do membro lesado quando no seu interior persiste uma folga. Somente permitem uma imobilização eficiente quando for feita uma readaptação, com acolchoamento e enfaixamento, dentro das normas da imobilização.

1. **Aparelhos pré-fabricados**.
   a) **Goteira de Thomas** — na imobilização de urgência das fraturas do fêmur; permite fazer a tração de modo simples e eficaz.
   b) **Aparelho de abdução** conhecido como "aparelho em aeroplano" — em muitas lesões traumáticas do membro superior.
   c) **Goteiras de metal**, preferivelmente maleável — na imobilização da mão e dos dedos.
2. Os aparelhos mais usados, na prática, para a imobilização de urgência, são os **confeccionados na ocasião**.

   Pode ser usada, como suporte externo, uma tala de madeira, acolchoada com algodão e mais ou menos adaptada à região lesada. De acordo com as circunstâncias e a disponibilidade de material, têm sido utilizados suportes de couro, de metal e até caderno de jornal dobrado, em **goteira**.

   O material que melhor se presta para a imobilização de urgência é o **gesso** sob a forma de **goteiras gessadas**, com largo emprego na imobilização provisória dos membros, desde sua raiz até as extremidades (Figs. XVI.6 a 9).

A confecção de goteiras gessadas, bem ajustadas, acolchoadas, leves e eficientes, é relativamente simples.

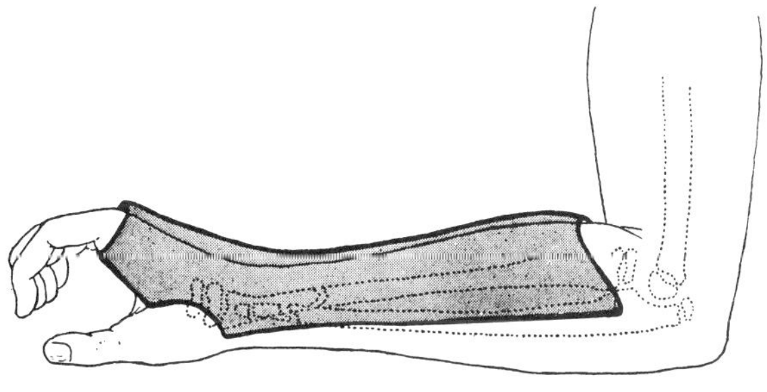

Fig. XVI.6 — Goteira de gesso do antebraço: é empregada nos casos de fratura e lesões traumáticas do punho e do 1/3 distal do antebraço. Não impede os movimentos de prono-supinação. As articulações interfalangeanas e as metacarpofalangeanas devem ficar livres. Acolchoamento ao nível do punho.

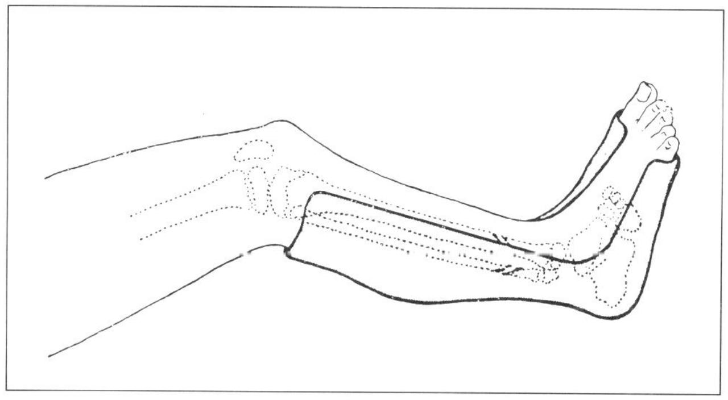

Fig. XVI.8 — Goteira de gesso até o joelho: é de uso corrente para a imobilização provisória das lesões traumáticas do pé, tornozelo e do 1/3 distal da perna. Acolchoamento ao nível do tornozelo (calcanhar e maléolos) e do colo do perônio.

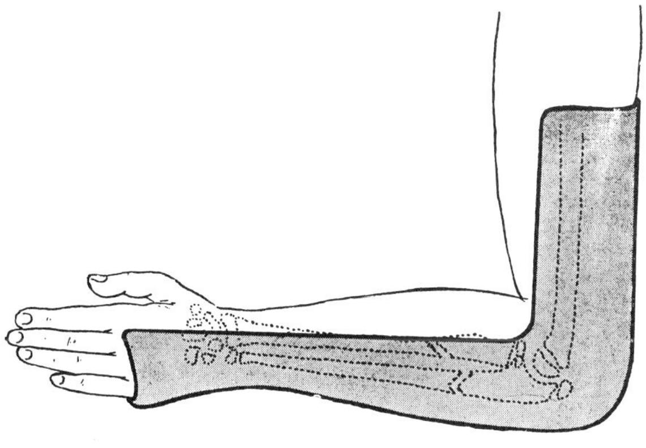

Fig. XVI.7 — Goteira de gesso incluindo o cotovelo: utiliza-se nas fraturas do antebraço, nas fraturas e lesões do cotovelo e do 1/3 distal do braço, e em todas as circunstâncias em que é necessário impedir os movimentos de prono-supinação. Mesmo em fraturas mais altas do úmero, é às vezes empregada uma goteira até a axila, como "gesso pendente". Acolchoamento ao nível do punho e do cotovelo.

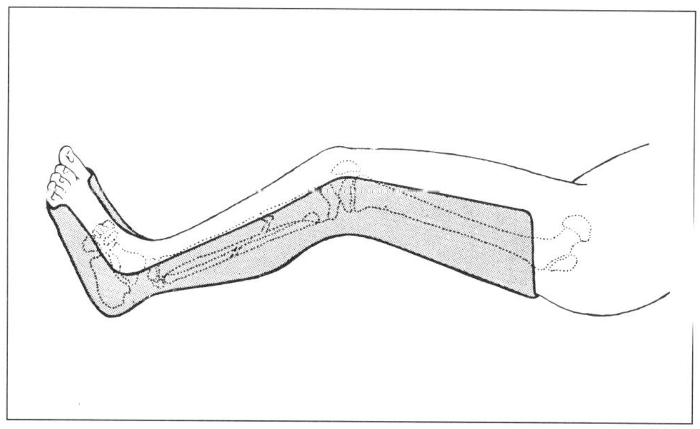

Fig. XVI.9 — Goteira de gesso incluindo o joelho: utilizada para a imobilização provisória de fratura do 1/3 médio e superior da perna, de lesões traumáticas do joelho e do 1/3 distal da coxa. Acolchoamento ao nível do tornozelo e do joelho (região poplítea e colo do perônio).

ENFAIXAMENTO

O enfaixamento, por meio de atadura de crepe ou tecido de algodão, pode ser usado quando se visa manter uma pressão elástica sobre uma região, ou quando se quer restringir, parcialmente, determinados movimentos (Fig. XVI.10).

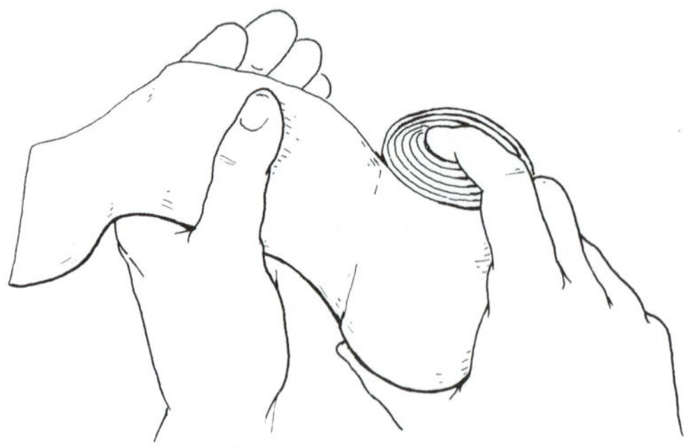

Como enrolar a atadura

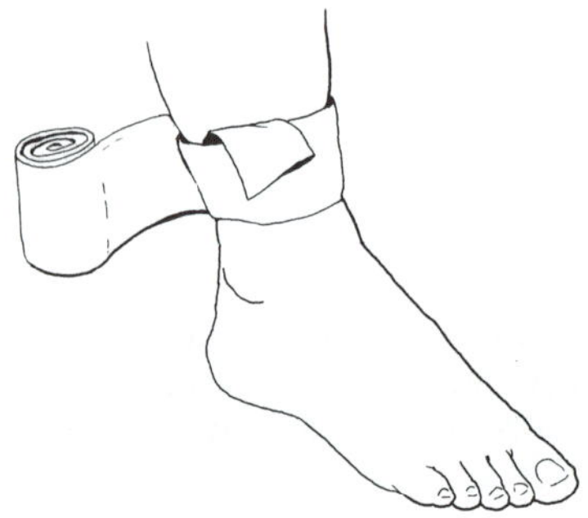

Início do enfaixamento

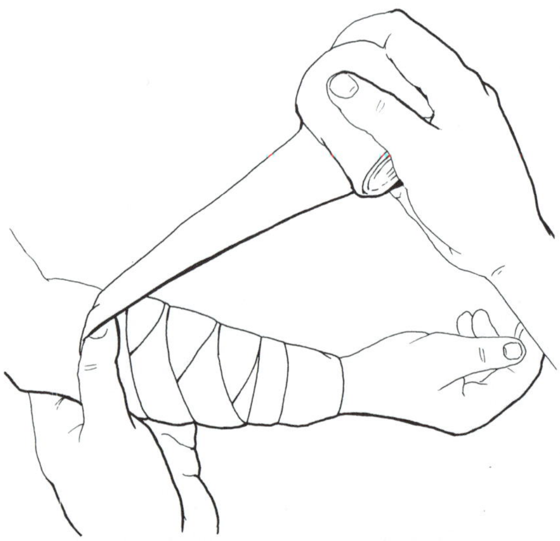

Inverso

Fig. XVI.10

1. **Enfaixamento torácico** (Fig. XVI.11) — permite uma imobilização razoável e satisfatória do foco de fratura de uma costela, restringindo os movimentos da caixa torácica, sem prejudicar a respiração.

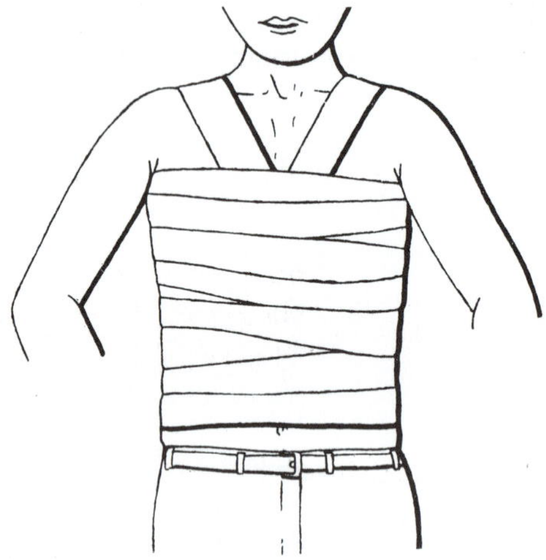

Fig. XVI.11 — **Enfaixamento torácico**: o método de enfaixamento por meio de ataduras elásticas de crepe é empregado na imobilização de urgência, e mesmo definitiva, de muitas fraturas de costela. A tensão da faixa deve ser ajustada de modo a restringir a mobilização do foco de fratura, sem prejudicar os movimentos respiratórios.

2. **Enfaixamento mento-occipital** — para as fraturas da mandíbula.

   Colar cervical — para várias lesões traumáticas, leves ou moderadas, ao nível do pescoço (Fig. XVI.12).

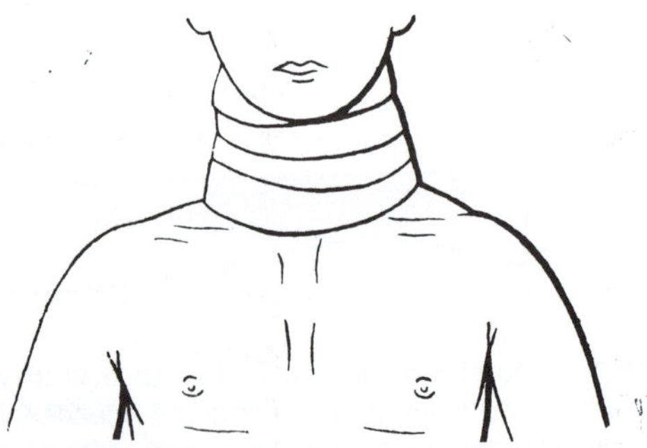

Fig. XVI.12 — **Colar cervical**: representa um método simples, que permite um certo repouso e imobilização em várias lesões traumáticas, leves ou moderadas, ao nível do pescoço (colar de Shands).

3. Nas **entorses articulares,** quando não se faz necessária uma imobilização rigorosa, mas apenas a restrição de movimentos, como muitas vezes ocorre no joelho, tornozelo e outras articulações (ver Figs. XVI.10 a XVI.12 e XVI.16 XVI.17).

4. Em outras circunstâncias, procura-se manter o membro lesado apoiado a outro segmento corpóreo — é o caso do **enfaixamento toracobraquial** (Fig. XVI.13), empregado na imobilização provisória de muitas fraturas e lesões traumáticas da cintura escapular e do 1/3 superior do braço.

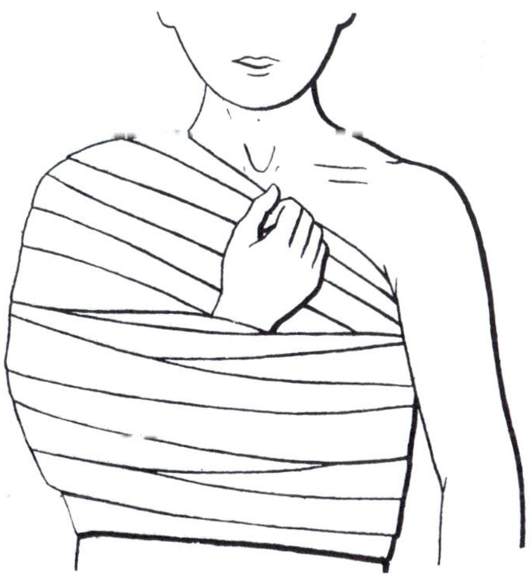

Fig. XVI.13 — **Enfaixamento toracobraquial**: neste processo de imobilização provisória de muitas lesões traumáticas do ombro, de fraturas do úmero e dos ossos da cintura escapular, o membro é apoiado ao tronco. A mão deve ficar livre, para controle da circulação, e cuidados devem ser tomados para que esta não seja prejudicada por compressão, principalmente ao nível da axila e do cotovelo.

5. Nas fraturas da clavícula também se utiliza o **enfaixamento "em 8"**, que exige particular cuidado, para evitar a compressão dos vasos na axila (Fig. XVI.14).
   1º) Paciente de costas para o socorrista e com as mãos na cintura.
   2º) Acolchoar as axilas com algodão laminado.
   3º) Passar ataduras de crepon ou elásticas pelas axilas e por trás do pescoço, formando um "8".

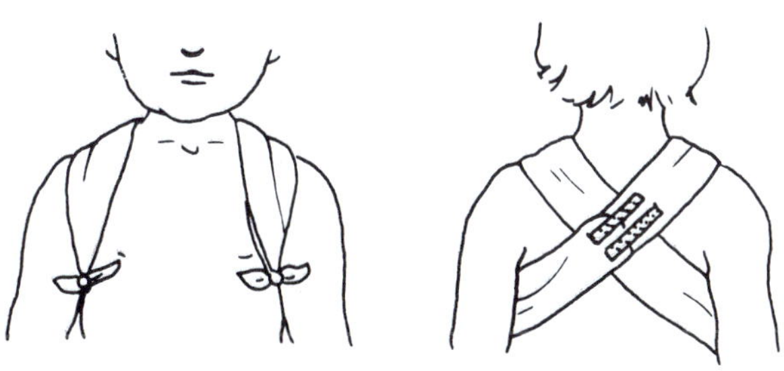

Fig. XVI.14 — Enfaixamento "em 8" (ver texto).

TRAÇÃO COM ESPARADRAPO

Quando uma tração se torna necessária a fim de manter o alinhamento do membro, ou vencer a ação muscular, o emprego do **esparadrapo** é o recurso mais simples.

Nas fraturas do fêmur de lactentes e crianças pequenas, emprega-se o método de Bryant de tração com esparadrapo nas duas pernas, na direção vertical, com os quadris em flexão de 90°.

IMOBILIZAÇÃO DAS DIFERENTES REGIÕES

• MEMBRO SUPERIOR

Imobilização de urgência da **mão** e da **parte distal do antebraço:** goteira gessada até o cotovelo (ver Fig. XVI.8) ou enfaixamento + tipóia.

Nas fraturas do antebraço, com exclusão das distais, deve-se incluir o cotovelo na goteira gessada (ver Fig. XVI.7); ou enfaixamento + tipóia.

Nas fraturas do 1/3 distal e do 1/3 médio do **úmero**, as goteiras de gesso se estendem do punho até a axila (**gesso pendente**). Alternativa: enfaixamento toracobraquial. Pesquisar a integridade dos nervos (pela flexo-extensão do punho) e da artéria (pulso radial presente). Na fratura do 1/3 proximal (geralmente epifisiólise): fazer **enfaixamento toracobraquial (tipo Velpeau)**.

Nas fraturas dos ossos da **cintura escapular**, o método de urgência mais empregado é o **enfaixamento toracobraquial** (ver Fig. XVI.13) ou o **enfaixamento "em 8"**, nos casos de fratura da **clavícula** (ver Fig. XVI.14).

Dedos: contenção com esparadrapo (Fig. XVI.15) ou enfaixamento (Figs. XVI.16 e XVI.17).

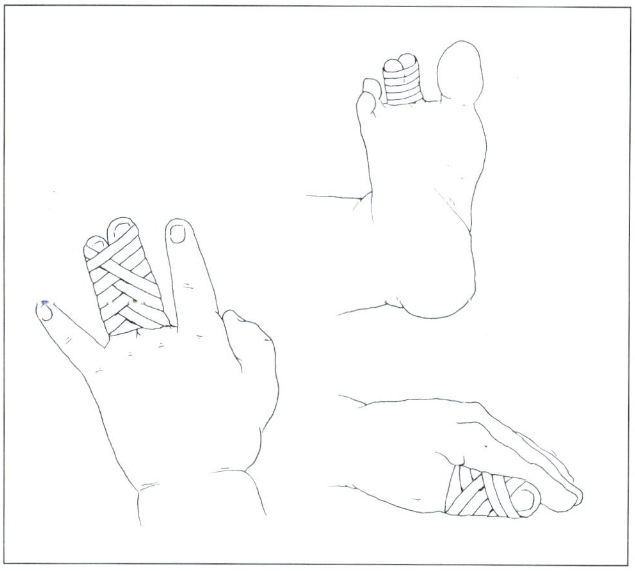

Fig. XVI.15 — Contenção com esparadrapo para os dedos.

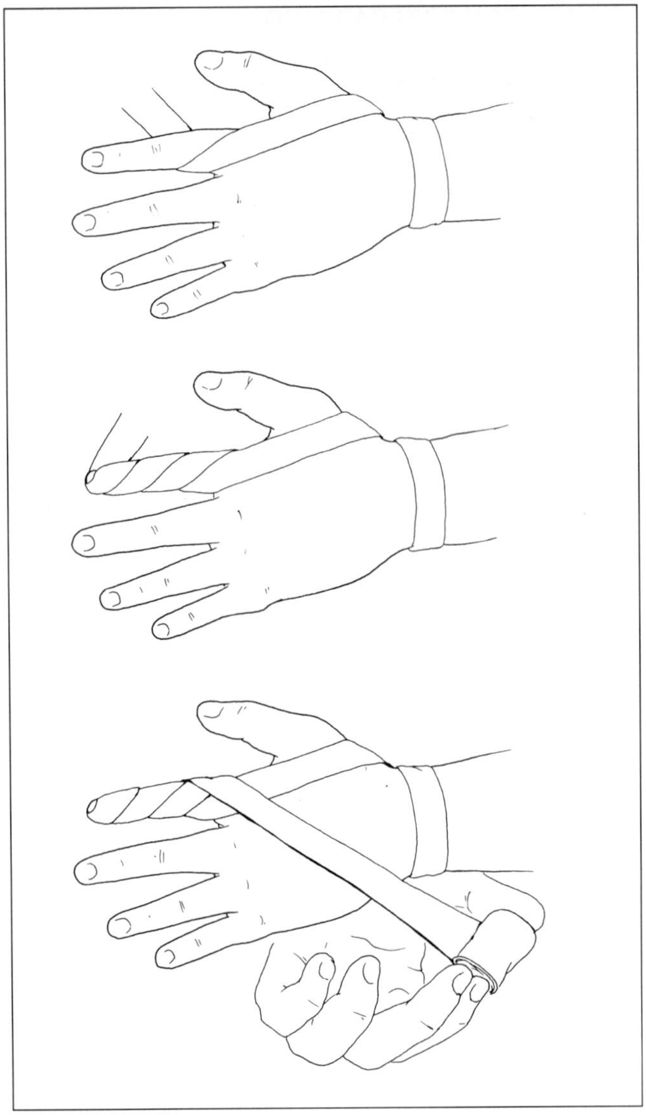

Fig. XVI.16 — Enfaixamento espiral de um dedo.

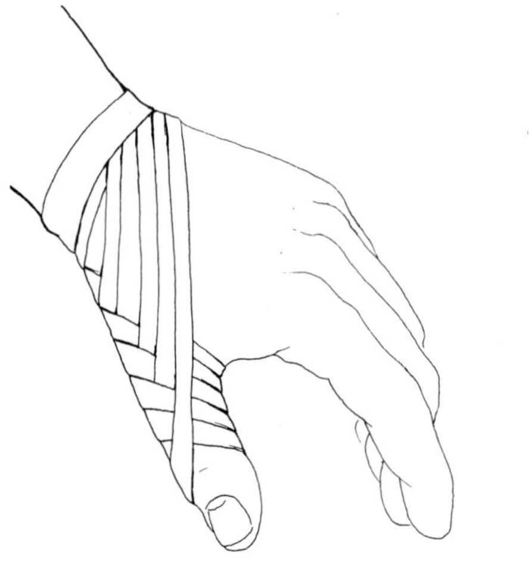

Fig. XVI.17 — Enfaixamento do polegar.

Contenção com esparadrapo para os dedos do pé e mão

1. O dedo traumatizado será imobilizado com o dedo imediatamente lateral, o qual servirá de tala.
2. Colocar algodão ortopédico ou gaze no espaço interdigital.
3. Passar esparadrapo obliquamente, fixando ambos os dedos.
4. Detalhes:
   a) na mão, as articulações interfalangeanas devem ficar em flexão de 30°-40°;
   b) o polegar deve ser imobilizado isoladamente.

Tipóia: indicada para todos os traumatismos do membro superior. Feita com atadura ou lenço: dobrá-lo em forma triangular e atar as duas pontas sobre o pescoço; a ponta que fica no cotovelo será dobrada e fixada com um alfinete de segurança ou esparadrapo (Fig. XVI.18).

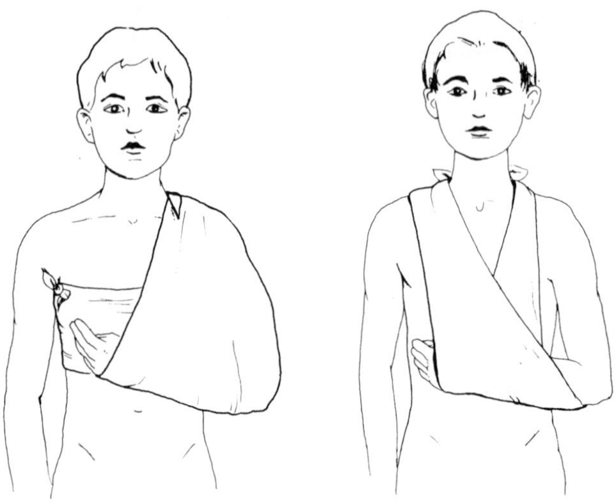

Fig. XVI.18 — Tipóias.

• MEMBRO INFERIOR

Para os **artelhos**, é suficiente, geralmente, a imobilização com esparadrapo (ver Fig. XVI.15).

Para imobilização do **pé**, do **tornozelo** e do **1/3 distal da perna**, é suficiente a imobilização em goteira gessada até o joelho (ver Fig. XVI.8). Em crianças, torna-se muitas vezes conveniente estender a imobilização até acima do joelho.

Nas fraturas do **1/3 médio** e do **proximal dos ossos da perna** e nas lesões do **joelho**, a imobilização provisória se faz, freqüentemente, com goteira gessada estendendo-se até acima do joelho ou mesmo até a raiz da coxa (ver Fig. XVI.9).

Nas fraturas do **fêmur**, a goteira de Thomas é o método mais indicado (Fig. XVI.19). Também se pode empregar a tração com esparadrapo, usada regularmente nas fraturas de fêmur de lactentes e crianças menores (método de Bryant).

Quando as fraturas do fêmur se situam logo acima dos côndilos, pode-se tolerar a imobilização em goteira gessada.

Fig. XVI.19 — **Goteira de Thomas**: método de grande utilidade nas fraturas do fêmur que exigem tração para anular a potente musculatura da coxa. A contração é exercida na virilha pelo apoio do anel da goteira na bacia, sobretudo no ísquio.

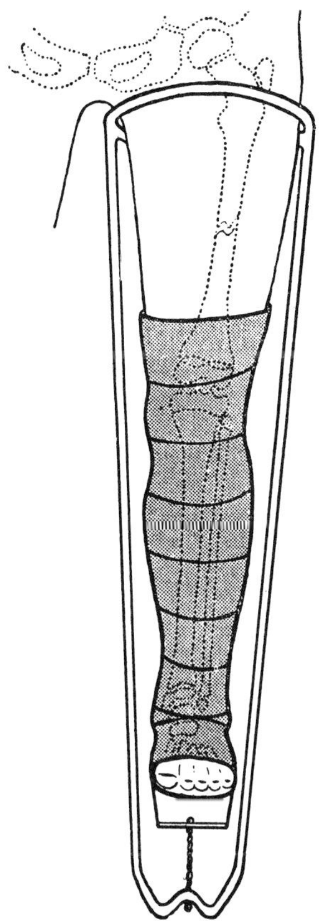

Nota: nas **entorses dos membros superiores e inferiores** usar o **enfaixamento** (ver Figs. XVI.10, XVI.16, XVI.17, XVI.20).

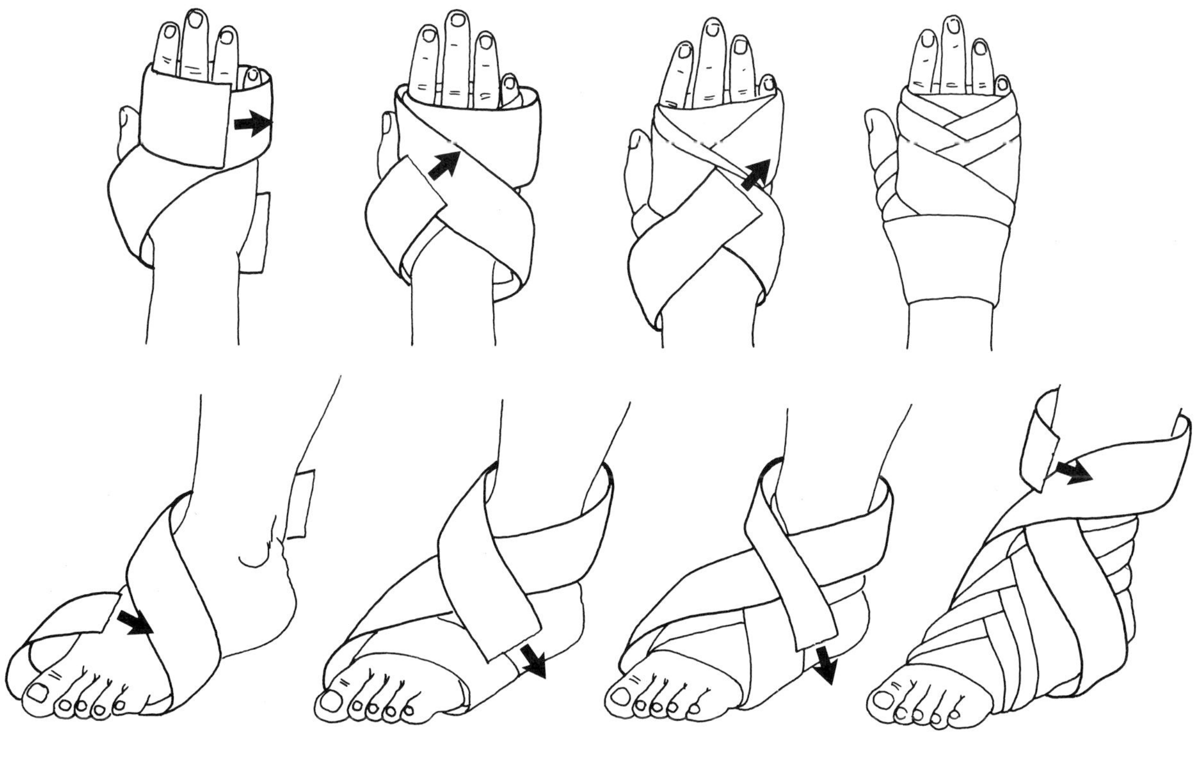

Fig. XVI. 20 — Enfaixamento.

Para **imobilização provisória** para **transporte** ver figs. XVI.21 e XVI.22.

Imobilização provisória para os membros inferiores com tala

Indicação: **fraturas da tíbia e fêmur**.

Colocar o membro afetado entre 2 pedaços de madeira, de preferência acolchoados e fixá-los com lenços ou ataduras; se houver fratura do fêmur, a madeira colocada externamente deverá estender-se até a axila.

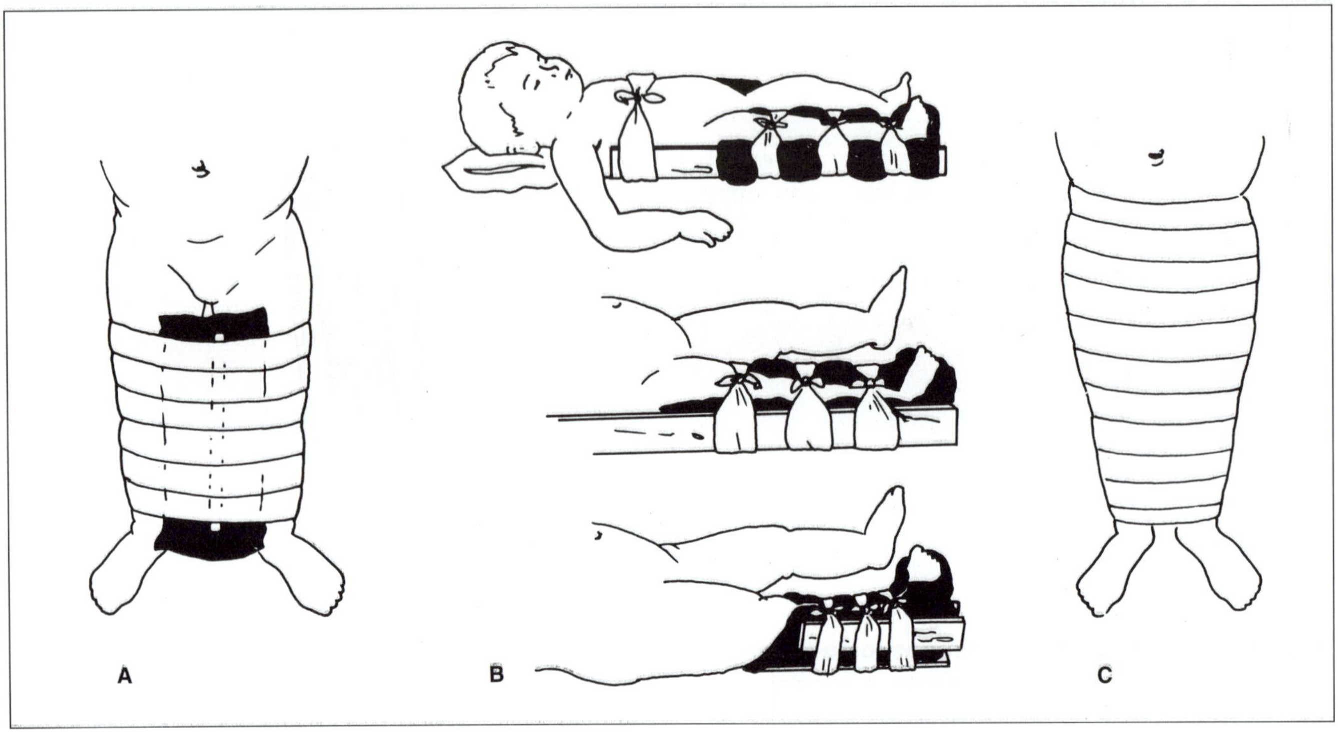

Fig. XVI.21 — **A**) Imobilização dos membros inferiores com almofada. **B**) Imobilização dos membros inferiores com tala. **C**) Imobilização do membro inferior usando o membro são como tala.

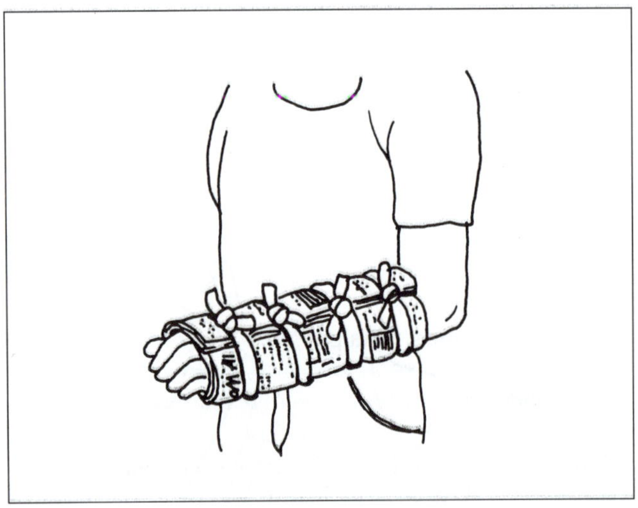

Fig. XVI.22 — Imobilização provisória do membro superior.

FRATURAS DE COSTELA

Nestas fraturas, o método mais simples é o do **enfaixamento torácico** (ver Fig. XVI.11).

FRATURAS DE FACE

Nas fraturas de **mandíbula** emprega-se o **enfaixamento mento-occipital** como imobilização de urgência.

FRATURAS DE COLUNA

Como orientação geral nos casos em que existe suspeita de fratura de **vértebra**, o paciente deve ser colocado num leito rígido, apoiando-se e protegendo-se a zona traumatizada. **O transporte do paciente nunca deve ser feito em arco, isto é, suportando-o pelos braços e pernas.**

Nas lesões **cervicais**: colar de Shands (ver Fig. XVI.12) ou tração cervical, pela coleira de Glisson ou similar.

3. TRAUMATISMO CRANIOENCEFÁLICO

TCE = qualquer agressão que acarreta lesão anatômica ou comprometimento funcional do couro cabeludo, crânio, meninges ou encéfalo.

Algumas noções básicas

O crânio infantil tem um grau de elasticidade maior do que o do adulto. Em conseqüência, um TCE pode provocar um dano cerebral grande, sem nenhuma fratura detectável.

Um impacto craniano em qualquer local pode provocar lesões cerebrais no encéfalo subjacente, assim como em locais mais distantes, pelo contragolpe das estruturas cerebrais moles sobre as arestas duras do crânio e da dura-máter (foice do cérebro, tenda do cerebelo).

Os TCE podem ser classificados em **fechados** e **abertos**, sendo que nos últimos existe lesão da dura-máter, permitindo solução de continuidade entre o meio externo e o encéfalo; freqüentemente são associados a fraturas cominutivas do crânio, abrindo caminho para infecção do conteúdo craniano.

Implicações práticas

1. Freqüentemente o TCE faz parte de um politraumatismo.
2. No TCE o importante é o encéfalo e não o crânio.
3. O encéfalo sofre ação polimorfa.
4. A expressão clínica é, conseqüentemente, polimorfa.
5. Determine o escore de Glascow (ver pág. 442).

1ª etapa **HISTÓRIA** — queda, acidente automobilístico, colisão com bicicleta, maus tratos.

Anamnese cuidadosa grupo etário, agente físico responsável, modo da queda (de pé ou sentado) se a cabeça foi lançada livre ou apoiada contra o objeto, outros ferimentos.

Se a queda foi de mais de 60cm em lactente, chorou logo ou desmaiou, tem um "galo", teve uma batida na cabeça recente?

2ª etapa **EXAME FÍSICO**

1. Sinais vitais — PA, temperatura, respiração.

   Interpretação: perturbações vegetativas intensas significam acentuada gravidade do caso. Em caso de **choque periférico**, procurar evidências de hemorragias no tórax e/ou abdome, rotura do baço.
2. Toda criança que sofreu um TCE, principalmente a criança **inconsciente**, deve ser examinada cuidadosamente como um **todo** a fim de não passarem despercebidas eventuais lesões dos membros, do tronco e da coluna vertebral.
3. Exame **NEUROLÓGICO**, o mais completo possível:
   a) **grau de consciência**: serve para avaliar a **gravidade** do trauma. Traumatizado **em coma** ou com evidente perturbação da consciência sugere sofrimento do sistema nervoso e requer hospitalização; traumatizado **consciente** sugere que os fatores traumatizantes não foram violentos, mas não exclui a possibilidade de roturas vasculares e, por isso, deve ser mantida a observação;
   b) **midríase unilateral**: sugere compressão por **hematoma**. Este sinal tem mais valor quando observado algum tempo após o traumatismo e quando acompanhado de torpor;
   c) **rigidez de nuca**: sugere irritação meníngea por **hemorragia subaracnóidea**, mas se o liquor não for hemorrágico suspeitar de **hematoma**;
   d) **hemiplegia progressiva**: sugere **hematoma** intracraniano;
   e) outros dados a serem pesquisados: visão, movimentação do globo ocular, simetria facial, reflexos profundos e cutâneo-palmares;
   f) **rigidez descerebrada**: indica gravidade acentuada.
4. Sinais de **fratura da base do crânio** — rinorréia ou otorréia, sangue atrás da membrana timpânica, equimose na pálpebra superior ou atrás da orelha. Testar audição.
5. **Macrocefalia** — sugere **hematoma subdural**. Indica punção das fontanelas (no lactente).

Observações

1. Em **adolescentes**, uma perda de consciência de curta duração pode ser seguida por um período de confusão, eventualmente acompanhado por hiperatividade física ou verbal. Indicação: sedativo brando.
2. No paciente consciente pode ocorrer **cegueira** imediatamente após o trauma. Examinar cuidadosamente a órbita, resposta pupilar, movimentos oculares e fundo de olho. Se tudo for normal e o paciente está orientado mas irritável, trata-se provavelmente de um fenômeno transitório, com recuperação espontânea dentro de algumas horas.

Considere como URGÊNCIA médica no TCE

Alerta

Escala de coma de Glascow > 15

Quando houver uma das seguintes **lesões** do **crânio** conseqüente ao TCE:

1. Ferimento aberto do couro cabeludo (sutura).
2. Ferimento aberto com participação dural e encefálica (neurocirurgia).
3. Fratura com afundamento (neurocirurgia de urgência).
4. Fratura cruzando o trajeto de artéria meníngea ou dos grandes seios venosos (observação).
5. Macrocefalia no lactente (punção da fontanela).

Fatores de risco

idade < 2 anos

(queda de altura > 60cm)

queda de bicicleta

Quando houver um dos seguintes **sinais neurológicos** (síndrome encefálica):

1. Paciente inconsciente.
2. Vômitos persistentes/tonturas, vertigem.
3. Pacientes que têm perda inicial da consciência ou que não chegam a perder a consciência, mas apresentam inicialmente sonolência, irritabilidade e vômitos, e que após um período assintomático voltam a apresentar cefaléia, vômitos e confusão mental.
4. Presença de algum sinal neurológico ou sensorial irritativo ou deficitário (de imediato ou após período assintomático) focal.

EXTREMA URGÊNCIA

HIPERTENSÃO INTRACRANIANA

Aparecimento de estrabismo + respiração lenta, bradicardia ou taquicardia e hipertensão arterial. Cefaléias e vômitos persistentes.

Hospitalizar o paciente pelo menos por 48 horas, observando pelo menos de hora em hora: alteração dos sinais vitais, midríase unilateral, hemiplegia, amplitude dos movimentos oculares, presença de movimentos concêntricos dos olhos e, especialmente, alteração da consciência.

O critério **clínico** nos casos de emergência em que se suspeita de **HEMATOMA** é soberano e a criança deve ser submetida a trepanação exploradora, se não houver condições locais de exames subsidiários imediatos ou mesmo se o quadro clínico do paciente está piorando rapidamente.

TCE — PROTOCOLO DE ATENDIMENTO

Nome: ....

Sexo: .... Idade: .... Data: ....

Endereço: ....

Horário do acidente: .... Horário do atendimento: ....

Acidente: queda ❑: de pé ❑ sentado ❑ pancada, golpe ❑ motor a veículo ❑ trampolim ❑
outro: ....
cabeça foi lançada livre ❑ lançada contra obstáculo ❑

Manifestações: ❑ perda de consciência (imediata ou logo depois): .... min
amnésia ❑ desorientação ❑ tontura ❑ vômitos ❑
cefaléia ❑ distúrbios da sensibilidade ❑ convulsões ❑

Exame geral: P = PA = T = FR =

Pupilas: .... Deformidade do crânio ❑ Escala de coma de Glascow ....

Nível de consciência: ❑ alerta = acordado, responde
❑ letargia = dormindo mas é coerente quando acordado
❑ estupor = dormindo mas é incoerente quando acordado
❑ semicoma = dormindo mas responde a estímulos dolorosos
❑ coma = não responde a estímulos dolorosos

Ferimento no **couro cabeludo**: ....

Ferimento na **face**: ....

Lesão da **coluna cervical**: ....

Lesão do **tórax**: ....

Raios X de crânio — **Só indicado se fratura aberta** ❑ **afundamento** ❑ **ferimento penetrante** ❑

Tomografia — idade < 2 anos ❑ queda de bicicleta ❑
tontura persistente ❑ déficit sensorial ❑ alteração do estado mental ❑
sinais neurológicos focais ❑ defeito craniano ao exame ❑ Glascow < 15 ❑
fratura de base (otorréia/rinorréia liquórica, equimoses periorbitária/atrás da orelha hemotímpano) ❑

Hospitalização — indicação: ❑ perda de consciência > 5 min
❑ permanece ou volta a ficar sonolento/confusão mental/amnésia
❑ vômitos persistentes ❑ cefaléia intensa e persistente
❑ déficits neurológicos focais/amaurose
❑ raios X: fratura cruza artéria meníngea ou seios venosos/tomografia alterada
❑ impossibilidade de boa observação em casa

CONCLUSÃO — O paciente é de **risco** porque:
❑ fratura craniana ❑ distúrbio grave da consciência ❑ TCE muito intenso
Solicitar gasometria e hematócrito

TCE — PROTOCOLO DE CONDUTA

LEVE

❑ ALERTA, ORIENTADO ❑ SEM PERDA DE CONSCIÊNCIA ❑ SEM AMNÉSIA ❑ ASSINTOMÁTICA ou ❑ CEFALÉIA LEVE	⇒	Raios X de CRÂNIO/Tomografia **NÃO** NECESSÁRIOS ⇓ ORIENTAÇÃO OBSERVAÇÃO DOMICILIAR (12 a 24 horas)

Lacerações, hematoma do couro cabeludo
Idade < 2 anos: alerta, mesmo com sintomatologia discreta

MODERADA

❑ PERDA DE CONSCIÊNCIA > 5 min ❑ DESORIENTAÇÃO ❑ AMNÉSIA ❑ CEFALÉIA INTENSA ❑ VÔMITOS PERSISTENTES ❑ APATIA, LETARGIA	⇒	Raios X de CRÂNIO/TOMOGRAFIA Se **ANORMAL**: HOSPITALIZAR/NEUROCIRURGIÃO Se **NORMAL**: OBSERVAR ALGUMAS HORAS/REAVALIAR:

Idade < 2 anos: alerta! Tomografia

Se

- alerta
- vômitos — não severos
  — não progressivos
- cefaléia — diminui
- exame neurológico normal

ORIENTAÇÃO/OBSERVAÇÃO DOMICILIAR
(24-48 horas)

GRAVE

❑ LESÃO PENETRANTE DO CRÂNIO ❑ FRATURA COM AFUNDAMENTO ❑ INCONSCIENTE (ou estado mental alterado > 48h) ❑ SINAIS NEUROLÓGICOS FOCAIS ❑ HIPERTENSÃO INTRACRANIANA* ❑ PIORA DURANTE O PERÍODO DE OBSERVAÇÃO (cefaléia, vômitos, confusão mental, convulsões)	⇒	HOSPITALIZAR TOMOGRAFIA NEUROCIRURGIÃO **Casos graves** — internar na UTI** É preferível transportar o paciente para um hospital equipado com UTI do que chamar o neurocirurgião num local de recurso limitado

Se nível de consciência Glasgow < 8: intubação + hiperventilação
Acrescentar manitol se anisocoria ou déficit motor localizado; neurocirurgia

* Aparecimento de estrabismo + respiração lenta + bradi ou taquicardia + hipertensão arterial.
** Tratamento urgente. Inicialmente estabilizar os parâmetros vitais (condições hemodinâmicas e respiratórias).

TRAUMATISMO CRANIOENCEFÁLICO — ORIENTAÇÃO AOS PAIS

A criança ....

sofreu um TRAUMATISMO CRANIOENCEFÁLICO no dia .... às .... horas

Ao exame inicial, feito dia .... às .... horas, a criança apresenta-se bem, exame neurológico normal. Após observação de 2 horas, continua bem.
Entretanto, deverá ficar sob **observação** rigorosa durante as próximas **48 horas**.

Voltar imediatamente ao PS, se aparecer algum dos seguintes sinais:

1. **Sonolência exagerada** ou qualquer alteração do estado mental.

   Observação: a criança pode dormir normalmente, mas observe-a a cada 2 horas se o sono parece exageradamente profundo, procure acordá-la e observe o seu comportamento.
2. **Vômitos persistentes** por mais de 2 horas ou que reaparecem após ter cessado.
3. **Dor de cabeça forte** que aumenta progressivamente e não melhora com analgésicos.
4. Se houver dificuldade na movimentação de um dos braços ou pernas ou se a **marcha** torna-se insegura (cambaleante).
5. Se a **fala** torna-se titubeante ou a criança não consegue falar.
6. Mudança no comportamento: irritabilidade, confusão.
7. Se uma **pupila parece maior do que a outra**.
8. Se a criança vê imagem dupla, tem visão borrada ou estrabismo.
9. Convulsão.
10. Água ou sangue saindo do nariz ou ouvidos.

Se tudo correr bem nestas 48 horas, observe-a nas **2 próximas semanas**.

Se ocorrer **mudança evidente de comportamento** ou **febre**, consulte o médico.

Quando voltar às atividades físicas

se perda de consciência menor do que 5min e perda de memória menor do que 30min:
1 semana depois de estar completamente normal.

se as perdas forem maiores — consulte um médico: após, voltar aos poucos lenta e gradualmente.

ORIENTAÇÃO: **Radiografia de crânio não é exame de rotina**

Tomografia é indicada se:

a) perda de consciência mais de 5min;
b) tontura persistente; vômitos persistentes;
c) sonolência excessiva, desorientação, perda de memória;
d) agitação excessiva, recusa em cooperar ou responder, atitude violenta;
e) ferimento penetrante na cabeça, afundamento do osso, hematoma;
f) saída de líquido ou sangue pelo nariz ou pelos ouvidos;
g) paralisia na face ou nos membros;
h) criança menor de 2 anos, "queda de altura maior que 60cm";
i) batida na cabeça por queda de bicicleta.

Lembrete: tomografia expõe à forte irradiação e pode precisar de sedação, por isso só efetuar quando indicada.

TCE — LESÕES DO COURO CABELUDO

FERIMENTOS ABERTOS

a) Freqüentemente sangram muito (podem causar choque hemorrágico).
b) Porta aberta à infecção local e subjacente

⇒
- Limpeza local com soro fisiológico, desbridamento.
- Sutura em plano único com fio inabsorvível.
- Lesões com perda de substância: cirurgia plástica.
- Na dúvida de lesão óssea ou dural: compressão local/enviar à neurocirurgia.

TRAUMATISMOS FECHADOS

⇒ CONTUSÕES e HEMATOMAS SUBCUTÂNEOS

- Tumefação limitada pelas suturas ⇒ HEMATOMA SUBPERIOSTAL
- Tumefação que ultrapassa a linha das suturas (pode adquirir grandes proporções e apresentar flutuação) ⇒ HEMATOMA SUBGALEAL (entre o periósteo e a calota fibrosa que recobre a convexidade cerebral)

↓

Transiluminação ou **ultra-sonografia**

↓

Curativo compressivo

Punção: só em dor intensa por distensão do couro cabeludo

Tumefação do couro cabeludo

Transiluminação	difusa	focal
aumentada	bossa serossangüínea	cisto poroencefálico ou leptomeníngeo
diminuída	hematoma subgaleal*	cefalematoma (subperiostal)

* tumefação presente horas ou dias após o trauma

FRATURAS CRANIANAS

Podem se localizar na calota e na base.
Podem ser irradiadas; podem ser cominutivas.

Fratura diastática = de bordas muito afastadas.
Disjunção de suturas — equivalente de fratura.

"Galo" grande ou depressão palpável occipital/temporal ⇒ FRATURA COM AFUNDAMENTO

↓

Raios X tangenciais / Tomografia

Se houver sintomas encefálicos — tomografia

Conduta — **cirurgia**: limpeza, reconstrução dos planos, osteossíntese, recolocação dos fragmentos afundados.

Afundamentos sobre seios venosos — Cautela! Apenas limpeza local e sutura do couro cabeludo.

Deformação óssea sem solução de continuidade, em lactentes ⇒ AFUNDAMENTO EM BOLA de PINGUE-PONGUE

Conduta expectante, às vezes cirúrgica

- **Liquor otorréia** ou **liquor rinorréia**
- Equimose periorbitária
- Grandes hemorragias oronasais
- Equimoses atrás da orelha
- Hemotímpano

⇒ FRATURA DA BASE DO CRÂNIO/FÍSTULA LIQUÓRICA

Lesão concomitante das meninges e da mucosa que reveste as cavidades do nariz e/ou ouvido

Pode haver comprometimento dos nervos cranianos

Conduta — diminuir a liquorréia. Neurocirurgião.

(1) Manter a cabeça em posição que diminua a liquorréia. (2) Medicamentos que inibem a secreção liquórica: soluções hipertônicas, diurético, Manitol, Diamox. (3) Se não ocorrer fechamento espontâneo das fístulas após 1 semana: intervenção cirúrgica para fechar o ferimento dural.

TCE — LESÕES ENCEFÁLICAS IMEDIATAS

- Sintomatologia **imediata**
- **Alterações leves da consciência** (sonolência, confusão)
- Outros sintomas moderados: vômitos, tontura, alterações visuais, cefaléia
- **Curta duração** (minutos a 1 ou 2 dias)
- **Exame neurológico normal**

⟹ **COMOÇÃO CEREBRAL/CONCUSSÃO**
disfunção neuronal transitória sem lesão anatômica
(EEG: lentificação do traçado)

| **evolução**

Cura sem seqüelas
Cefaléia pode persistir alguns dias
Amnésia pós-traumática

Tratamento: sintomático, se necessário analgésicos/antieméticos.

- Instalação **imediata**
- **Consciência muito alterada** (coma)
- **Exame neurológico alterado**:
  hemiparesia/hemiplegia
  reflexos profundos assimétricos/ausentes
  Babinski uni ou bilateral
  alterações dos nervos cranianos
  (nervos oculomotores e pupilas)

⟹ **CONTUSÃO**
lesão traumática (necro-hemorrágica) do SNC
sem interrupção da continuidade da estrutura

Lesão local pelo golpe | Lesão a distância pelo contra-golpe

Raios X
Tomografia
Hospitalização em UTI
Monitorização dos sinais neurológicos

Pode haver agravamento após 24 a 72h:

- Piora da consciência
- Náuseas e vômitos
- Hipertensão, bradicardia
- Lentificação ou alteração do ritmo respiratório

⟹ **HIPERTENSÃO INTRACRANIANA**

Cuidados gerais de sustentação
Combate ao edema cerebral

- Penetração de corpos estranhos na massa cerebral (fragmentos ósseos, projéteis)
- Alterações evidentes do exame neurológico (pode não ocorrer se a lesão cerebral for em zona cerebral muda)

⟹ **LACERAÇÃO**
interrupção da continuidade da estrutura cerebral

Raios X de crânio
Valorizar fraturas têmporo-occipitais

Tratamento clínico (da hipertensão intracraniana)
Intervenção cirúrgica na maioria dos casos

Letargia inicial
Déficit motor progressivo, inicialmente braquial
Afasia (nas lesões do lado E)
Deterioração a partir do 3º dia

⟹ **"EXPLOSÃO DO LOBO TEMPORAL"**
(lesão contuso-dilacerante)

COMA PRECOCE sem evidências clínicas de contusão ⟹ EDEMA ("swelling") CEREBRAL DIFUSO

COMA APÓS INTERVALO LÚCIDO ⟹ HIPEREMIA CEREBRAL — hiperventilação por 24-48h

TCE — COMPLICAÇÕES PRECOCES (1ª semana)

- Quadro de **irritação meníngea**:
  irritabilidade, cefaléia, vômitos, sonolência, febre baixa
  rigidez de nuca, Kernig e Brudzinski
- Aparece 24 horas após o TCE
- Exame neurológico — sem sinais de localização

⟹ **HEMORRAGIA MENÍNGEA**

Liquor

Tratamento sintomático

Evolução benigna
pode acarretar uma complicação tardia:
a **hidrocefalia**

Fratura da região temporal
mas não obrigatoriamente associada com fraturas

1º) TCE leve — sintomatologia de comoção cerebral

2º) Intervalo lúcido (nem sempre)

3º) Aparecimento em horas (às vezes em dias) de:
sinais de localização: cefaléia e vômitos; torpor
posteriormente: hemiparesia
e sinais de libertação piramidal
midríase unilateral
deterioração das funções do SNC

Em crianças é menos freqüente que o hematoma subdural

⟹ **HEMATOMA EXTRADURAL**

Sangue coletado entre a tábua óssea interna do crânio e a dura-máter. Provoca compressão cerebral. Resulta da lesão de artéria meníngea média ou seio venoso ou sangramento epiplóico

Tomografia — imagem de lente biconvexa
Na impossibilidade, é útil a angiografia
em extrema urgência: trepanação exploradora

1º) TCE relativamente intenso (contusão)
Alteração da consciência

2º) Raramente — intervalo lúcido

3º) Cefaléia (nas crianças maiores)

4º) Deterioração da consciência (coma)

5º) Convulsões focais ou generalizadas
Alterações pupilares, paresias, Babinski
Fontanela tensa

Característica principal:
evolução para piora do quadro neurológico

Possível hipertensão intracraniana

⟹ **HEMATOMA SUBDURAL SUBAGUDO**

Sangue coletado entre a dura-máter e o encéfalo
provocando compressão cerebral

por trauma | por sacudidas

Raios X do crânio (fratura em 50%)
Tomografia — imagem em crescente
Fundo de olho: hemorragia retiniana

Urgente: intervenção neurocirúrgica
Prognóstico: grave

TCE com contusão
Quadro clínico de hematoma subdural pode ser isolado ou associado ao hematoma subdural

⟹ **HEMATOMA INTRACEREBRAL**

Sangramento de vaso intracerebral
com destruição de tecidos e compressão de estruturas

Tomografia
Se não for disponível: angiografia cerebral

Compressão cerebral por coleta de **liquor** no espaço subdural ⟹ HIGROMA

Otoliquorréia, nasoliquorréia ⟹ FÍSTULAS LIQUÓRICAS

Coma após intervalo lúcido ⟹ HIPEREMIA CEREBRAL/HEMORRAGIA EPIDURAL

Conduta: hiperventilação por 24-48h

TCE — COMPLICAÇÕES A MÉDIO PRAZO

1º) Fase de comoção ou contusão de evolução favorável
2º) **7 a 30 dias depois do TCE**:
sonolência; em crianças maiores: cefaléia e tontura
sinais de hipertensão intracraniana
sinais de localização neurológica de **evolução progressiva**

⇒ **HEMATOMA SUBDURAL SUBAGUDO**

|

Tomografia
Se não for disponível: angiografia cerebral

|

Evacuação **cirúrgica**

HIDROCEFALIA

INFECÇÕES: meningencefalites, abscessos

TCE — COMPLICAÇÕES TARDIAS

- Pode ser devido a TCE leve ou não referido
- Pode ser conseqüência a trauma de parto
- Mais freqüente nos **2 primeiros anos de vida**
- Sintomas surgem **após mais de 1 mês** do TCE
- Queixas variadas:
  macrocefalia no lactente
  irritabilidade, vômitos, distúrbios do equilíbrio
  crises convulsivas
  retardo psicomotor
  manifestações focais
- Aumento desarmônico do tamanho do cérebro
- Fontanela abaulada no lactente

⇒ **HEMATOMA SUBDURAL CRÔNICO**
(**coleção subdural**)

|

Tomografia
Eventualmente punção do espaço subdural

|

Drenagem por trepanação
Derivação peritoneal ou punções repetidas

"**Fraturas que crescem**"
Ocorrem nos 3 primeiros anos de vida
Desenvolvem-se de 2 a 6 meses após o TCE
Mais freqüentes na região parietal

⇒ **CISTO LEPTOMENÍNGEO**
Proliferação de tecido leptomeníngeo através das bordas de uma fratura

|

Transiluminação

HIDROCEFALIA PÓS-TRAUMÁTICA

Sangue no espaço aracnóideo → inflamação → cicatrização → aderências → obstrução do trânsito liquórico

Conduta: derivação

4. ATENDIMENTO À CRIANÇA POLITRAUMATIZADA

Ver **Escore Pediátrico de Trauma**, pág. 576

PRIMEIROS SOCORROS NO LOCAL

Muitas vezes, o sucesso ou fracasso terapêutico, assim como a ocorrência de graves seqüelas estão na dependência dos socorros prestados no próprio local e da maneira pela qual se transportou a criança do local do acidente ao hospital.

De imediato, estar atento a:

Perdas hemorrágicas.
Permeabilidade das vias aéreas.
Fraturas.

1. **Perdas hemorrágicas**: pode-se, no próprio local, realizar o tamponamento oclusivo, com panos limpos. Evitar o garroteamento.
2. Se a criança apresentar **dificuldades respiratórias**, procede-se, de imediato, à limpeza, com o que se dispuser à mão, das secreções e detritos da boca e orofaringe. Ao mesmo tempo, promover a extensão da cabeça, tração da língua. Persistindo desconforto respiratório grave, realizar, no próprio local, uma traqueostomia ou mesmo uma laringostomia por uma perfuração entre as cartilagens tireóide e cricóide na linha mediana.
3. Imobilizar as **fraturas** com qualquer objeto que se dispuser no local. Esta simples medida, além de aliviar a dor que, por si só, pode levar ao choque, atuará ainda prevenindo lesões vasculares e nervosas.

TRANSPORTE

***Atenção!* Evitar o impulso natural de tomar a criança nos braços**. A conseqüência pode ser a flexão forçada da coluna vertebral, condição propícia para o deslocamento das vértebras fraturadas e compressão medular.

A mobilização deverá ser realizada, de preferência, com o paciente em **decúbito ventral e com extensão da cabeça**. O doente poderá ser ainda mantido em decúbito dorsal horizontal, em uma superfície dura ou em decúbito lateral, sem a flexão da coluna.

Velocidade de transporte — embora a presteza seja desejável, é preferível a perda de mais alguns minutos do que submeter o paciente a solavancos que poderão deslocar alguns coágulos que estejam tamponando uma lesão visceral. Desejável ambulância.

Toda criança politraumatizada, **transferida para outro hospital**, deverá ter assegurada boa ventilação, controle da volemia, sondagem gástrica (pelo risco de vômito com aspiração brônquica), imobilização de fraturas. É desejável que seja **acompanhada por um médico**.

ATENDIMENTO NO HOSPITAL

Ver ABC do Trauma, pág. 16

AVALIAÇÃO NEUROLÓGICA

Nível da consciência; pupilas (tamanho, simetria, resposta à luz); movimentação dos membros, marcha; sensibilidade; reflexos periféricos; nervos cranianos.

A (airway) — VIAS AÉREAS (ver pág. 24)

Aspirar orofaringe com sonda rígida; fórceps de Magill para extraçâo de detritos. Leve extensão da cabeça e pescoço com tração da mandíbula para frente mas se há suspeita de acometimento da coluna cervical: imobilizar o pescoço com colar cervical semi-rígido ou a cabeça com uma faixa em X.

Se vias aéreas não permeáveis: intubação orotraqueal precedida por oxigenação com máscara. Se a criança está inconsciente aplicar a manobra de Seilich (pressão para baixo na cartilagem cricóide) durante a intubação. Manter a via aérea permeável utilizando sonda de aspiração adequada ou a cânula de Guedel, se necessário.

Se não for possível a intubação: punção da membrana cricotireóide com agulha grossa (14G).

Se dilatação epigástrica — sonda nasogástrica para descompressão do estômago.

B (breathing) — RESPIRAÇÃO

Monitorar a frequência respiratória (de acordo com a faixa etária).

Se necessário: oxigénio a 100%
com máscara sem reinalação.

Se houver distúrbio da consciência: oxigénio 100% utilizando bolsa auto-inflável com válvula.

Observar se ambos os lados do tórax estão ventilados (tensão torácica, pneumotórax).

C (circulation) — CHOQUE

Diagnóstico presuntivo: alteração do estado de consciência, pulso fino e rápido, má perfusão periférica, palidez, enchimento venoso demorado, oligúria (não é obrigatória a presença de todos esses sinais).

Providência imediata: acesso vascular para garantir adequada reposição volumétrica e pressão venosa central.

Recomendável: canulação de duas veias, sendo pelo menos uma central. Alternativa (em menores de 6 anos): punção intra-óssea com agulha grossa (16-18G) com mandril na tuberosidade anterior da tíbia ou região distal do fêmur.

Complementação: raios X de tórax e abdome, sondagem da bexiga, punção abdominal.

Conduta

a) Com hemorragia: sangue ou soluções colóides (hemoderivados) 15 a 20ml/kg rápido (na impossibilidade, usar soro fisiológico).
b) Sem hemorragia: soro fisiológico 20ml/kg EV em bolos rápidos; repetir 2 a 3 vezes, se necessário.

Se não houver estabilização clínica: prescrever colóide 10 a 20ml/kg.

Controle pela pressão venosa central, débito urinário, pressão arterial, pulso.

D (disability) — **AVALIAÇÃO NEUROLÓGICA**
Ver: **Escala de Coma de Glasgow** (pág. 442).

E (exposure) — **RETIRADA DA ROUPA**
Para permitir exame completo e tratamento.
Cuidado na manutenção da temperatura corporal.

F (fractures) — **FRATURAS**
Imobilização. Controle radiológico.

G (gastric tube) — **SONDAGEM GÁSTRICA**
Para descompressão do estômago.

H (history) — **HISTÓRIA DO ACIDENTE**
Tipo do acidente, tempo decorrido desde o mesmo, evolução do estado de consciência, sintomas, lesões referidas pelo acidentado e acompanhante, alergia a medicamentos.

Suspeitar de **maus tratos** em: história não compatível com as lesões, histórias conflitantes, demora para procurar socorro, lesões múltiplas, assimétricas, de "idades diferentes" não explicáveis por um único trauma, acidente não compatível com o desenvolvimento motor da criança.

Estimativa de Gravidade — Escore de trauma pediátrico (pág. 442).

EXAME DA CABEÇA

Procurar a existência de desníveis ou crepitação óssea, sinais externos de trauma, otorragia, lesões oculares. Exame das pupilas. Epistaxes. Verificar lesões da boca, com limpeza das secreções e retirada de fragmentos dentários. Enfisema subcutâneo (se isolado da face ou em continuidade com pescoço e tórax).

EXAME DO PESCOÇO

Enfisema subcutâneo, hemorragia, fístula aérea ou salivar, dor à deglutição, estase jugular.

EXAME DO TÓRAX

Contusão, ferimento penetrante, crepitação (fratura), enfisema subcutâneo (pneumotórax), murmúrio vesicular ausente com timpanismo (pneumotórax) ou com macicez (hemotórax), desconforto respiratório; oximetria de pulso — considerar ventilação mecânica.

EXAME DO ABDOME

Dados de história*. Dor abdominal espontânea ou referida à movimentação; vômitos. À inspeção, sinais externos de trauma nos locais relacionados às vísceras maciças (hipocôndrios D e E e regiões lombares). Imobilização do abdome à respiração. Distensão abdominal.

Exame palpatório: sinais de irritação peritoneal tais como: imobilidade à respiração, dor referida à tosse ou movimentação passiva, dor à percussão ou descompressão brusca, silêncio à ausculta. Baço aumentado de volume à palpação ou percussão no hipocôndrio E. Sinais de fratura dos últimos arcos costais.

EXAME DE URINA

Proceder sempre à sondagem vesical, sob rigorosa assepsia, a menos que ocorra diurese espontânea, com aspecto e débito normais.

Punção abdominal: realizada como método propedêutico obrigatório naqueles pacientes em choques não esclarecidos e naqueles em que há suspeita de abdome agudo, pêlos dados clínicos já referidos. Realizada com assepsia rigorosa, com agulha de raquianestesia de grosso calibre. Estando o paciente consciente, realizar anestesia local. O local de escolha é o ponto situado cerca de 2cm superior e medialmente à espinha ilíaca ântero-superior E, podendo, porém, a punção ser realizada nos quatro quadrantes, em casos de dúvida.

EXAME DO PERÍNEO, RETO E GENITAIS

Presença de hematoma perineal (lesões de uretra), hipotonia do esfíncter anal (lesão medular), integridade do reto e genitais externos.

EXAME DE COLUNA, BACIA E MEMBROS

Inspeção e palpação, visando à constatação de fraturas pela existência de dor, impotência funcional, desvios, crepitação óssea.

Análise dos pulsos distais, gradiente térmico entre os membros. Análise sumária da motricidade e sensibilidade.

Radiografias, para constatação de fraturas.

CONDUTA NOS DIFERENTES TRAUMAS

1 GERAL

Colheita de sangue, para realização da tipagem, níveis de hematócrito e hemoglobina.

- Em presença de sinais de hipovolemia, realizar flebotomia para controle da PVC por dissecção da veia basílica na prega do cotovelo ou da veia jugular externa no pescoço. Outras opções são as veias safena interna ao nível de sua croça, e, nas crianças maiores, a veia cefálica no sulco deltóideo-peitoral.
- Intubação traqueal se o desconforto respiratório for intenso. Traqueostomia, ou mesmo laringostomia, se necessário. Sempre que possível intubar antes de se realizar a traqueostomia.
- Tratamento dos ferimentos externos:
  1. antissepsia, de preferência com álcool iodado a 2% apenas nas bordas dos ferimentos e não nas áreas cruentas. Nestas, deve-se proceder à limpeza com s. fisiológico e água oxigenada;
  2. desbridamento, com retirada de tecidos macerados e desvitalizados. Hemostasia cuidadosa. Sutura, de preferência com fios inabsorvíveis e monofilamentares;

---
* Colisão de veículos, cinto de segurança, guidão de bicicleta.

3. medicação profilática para o tétano: antibiótico, dose de reforço da vacina antitetânica, soro antitetânico, gamaglobulina hiperimune específica para o tétano.

❷ ESPECIAL

TRAUMA CRANIANO

1. Manter boa ventilação pulmonar.
2. Sonda nasogástrica, pelo perigo de aspiração de vômito.
3. Sondagem vesical.
4. Iniciar medicação antiedema cerebral, enquanto se aguarda o neurologista ou neurocirurgião, ou se transporta o paciente para um serviço especializado.
5. As convulsões poderão ser combatidas com diazepínico e hidantal EV.

TRAUMA MEDULAR

Caracterizado por dor espontânea e referida à movimentação da coluna, dor à palpação de corpo vertebral, presença de fratura de vértebra à radiografia (pode estar ausente), paresia ou paralisia isolada ou não, retenção ou incontinência urinária, incontinência de fezes, hipotonia do esfíncter anal ao toque, etc.

Assegurar boa ventilação pulmonar. Manter o paciente imobilizado enquanto se aguarda o especialista. Verificar presença de superdistensão vesical, procedendo-se à sondagem, sob rigorosas condições de assepsia.

TRAUMA OCULAR

Lavar o ferimento com s. fisiológico e fazer tamponamento bilateral para se inibir a movimentação reflexa.

Na contusão: colírio de atropina 0,5%, 8/8h; na laceração ocluir o olho com concha rígida apoiada sobre as partes ósseas.

TRAUMATISMO NASAL COM EPISTAXE IMPORTANTE

Realizar o tamponamento anterior com gaze. Se não se conseguir coibir a hemorragia, persistindo sangramento pela nasofaringe, realizar o tamponamento posterior.

TRAUMATISMO DO PESCOÇO

1. **Hemorragia** — se a mesma for importante e, principalmente, não sendo superficial, não explorar sem o auxílio de um cirurgião e com material e condições adequados. Tamponar com gaze, sem comprimir as vias aéreas, enquanto a criança é transportada ao centro cirúrgico.
2. **Laringe e traquéia** — caracterizado por disfonia, dor à deglutição, com eliminação constante de saliva. Enfisema subcutâneo. Fístula aérea.

   Conduta: traqueostomia.
3. **Esôfago cervical** — disfagia, eliminação constante de saliva, hematêmese, fístula salivar. Diagnóstico, observando-se a saída de azul-de-metileno deglutido ou esofagograma com ipaque ou bário bem diluído.

   Tratamento: sutura, drenagem, sonda nasogástrica ou gastrostomia.
4. **Coluna cervical** — imobilizar o paciente o mais adequadamente possível.

   Havendo condições, utilizar o colar de Chanz. Poderá haver indicação de cirurgia descompressiva. Na vigência de insuficiência respiratória, intubação com ventilação mecânica.

TRAUMATISMOS DE TÓRAX

Suspeitar de sua presença, em toda criança politraumatizada. Proceder, mesmo nos casos em que há apenas suspeita leve, à radiografia de tórax (frente e perfil). Pesquisar: pneumotórax, hemotórax, lesões do mediastino.

1. **Pneumotórax** — poderá ser aberto ou fechado.

   Fechado: de pequeno volume, criança sem sinais clínicos de insuficiência respiratória. Conduta expectante, com rigoroso controle clínico e radiológico. Se aumentar, drenar por incisão no 2º espaço intercostal, na linha hemiclavicular, com dreno de Pezzer ou Malecot. Se o pneumotórax for de médio ou grande volume, drenar imediatamente.

   Se o desconforto respiratório for muito acentuado, puncionar imediatamente o tórax, com uma agulha de grosso calibre, na qual se pode adaptar um equipo de soro, sendo a outra extremidade mantida sob água (1 frasco de soro, por exemplo). Posteriormente, realiza-se drenagem mais adequada, conforme referido acima.

   Aberto: o ar entra e sai através da área lesada da parede, durante os movimentos respiratórios (traumatopnéia).

   Conduta: transformá-lo em pneumotórax fechado (desbridamento e sutura da parede, plano por plano). A seguir: tratar da mesma forma como foi referido para pneumotórax fechado.

   Drenagem pleural: será fechada, sob água. Se não houver melhora nítida, deve-se utilizar sistema de aspiração contínua com frasco de três vias. Raramente será necessária a toracotomia, geralmente em caso de lesão de brônquios de grosso calibre.
2. **Hemotórax** — na maioria das vezes associado ao pneumotórax. Procede-se à drenagem fechada com aspiração contínua, por sistema de frasco de três vias. A incisão é feita na altura do 7º ou 8º espaço intercostal, na linha axilar média. Simultaneamente, transfusões de sangue, cujo volume será determinado pela quantidade drenada, avaliação clínica da volemia, coloração das mucosas, pulso, pressão arterial, pressão venosa central, diurese, níveis de hematócrito e hemoglobina, controle radiológico. Se não houver tendência à diminuição do sangramento e normalização da volemia, será indicada a toracotomia (eventualidade rara).
3. **Ferimentos toracoabdominais** — drenagem pleural, seguida de laparotomia. Nesta, a medida inicial é a sutura da lesão do diafragma.
4. **Trauma do mediastino** — principalmente nos acidentes automobilísticos. Sempre que o tórax sofre traumatismo de certa violência, a glote se fecha. Há aumento súbito de pressão nas vias aéreas e pode ocorrer rotura, habitualmente ao nível dos alvéolos,

escapando o ar pela bainha dos vasos, com conseqüente enfisema do mediastino. Este costuma progredir para a região cervical, aparecendo, então, enfisema subcutâneo. Se não ocorrer a evolução para pneumotórax, a conduta será expectante, mantendo-se o paciente internado, sob rigoroso controle clínico e radiológico. Raramente o enfisema mediastínico, por si só, poderá causar quadro de tamponamento pela compressão vascular.

Neste caso, fazer a drenagem por uma incisão transversal, cerca de 2cm acima da fúrcula esternal, abrindo-se, com uma pinça romba, a faseia pré-traqueal.

5. **Lesão do coração e grandes vasos** — sinais de hipovolemia acentuada (choque); hipotensão que persiste após reposição volêmica sugere tamponamento cardíaco. Indicada periocardiocentese ou pericardiotomia.

TRAUMATISMO ABDOMINAL

Avaliação **laboratorial**: hemoglobina, hematócrito; coagulograma, amilase, glicemia, transaminases, sedimento urinário.

Lesão **intestinal** — irritação peritoneal (abdome em tábua), paracentese positiva para fezes.

Lesão do **fígado** — dor no hipocôndrio D e ombro D, transaminases aumentadas.

Lesão do **baço** — dor no ombro e hemitórax E com desconforto respiratório, náuseas e vômitos.

Lesão **pancreática** — dor abdominal difusa com náuseas e vômitos.

Síndrome do tanque — queda sobre o abdome, de tanque de lavar roupa não fixado ao chão, num movimento de alavanca produzida quando a criança se pendura em sua borda. Atenção para lesões do arco duodenal.

Conduta (ver sinais de alerta pág. 471).

Nos pacientes não descompensados — avaliação seriada das condições clínicas (hospitalização).

Distensão gástrica deve ser aliviada pela passagem de sonda.

Radiografia simples em pé e deitado. Considerar punção abdominal. Tomografia, se persistir a dúvida.

Aspiração de sangue vivo pela sonda nasogástrica sugere lesão interna.

Drenagem, de sangue através da sonda vesical sugere lesão renal.

Nos ferimentos penetrantes a conduta é sempre cirúrgica.

Lesão hepática ou esplênica sem instabilidade circulatória — conduta conservadora.

Presença de sangue intraperitoneal com condições hemodinâmicas estáveis — monitoramento em UTI, reposição volumétrica.

Em criança hemodinamicamente instável pode ser indicada lavagem peritoneal.

TRAUMATISMO UROGENITAL

1. **Renal** — a criança é mais suscetível ao trauma renal, em virtude da relativa escassez de gordura perirrenal, o que ainda facilita a rotura do peritônio parietal, com conseqüente hemiperitônio. Devido à delicadeza das demais estruturas, é comumente associado à lesão hepática, esplénica e de supra-renal. Uma das causas comuns é a queda, a qual, por contragolpe, pode levar a trauma do parênquima e mesmo a desgarro vascular. Mais frequente é o trauma direto nas regiões lombares.

   Sintomas e sinais: choque devido à hipovolemia e à participação dos nervos renais e plexos. Sinal de trauma na região lombar. Abaulamento da mesma. Fratura dos últimos arcos costais. Tumoração da região renal, a qual pode ser móvel com a respiração. Atitude em flexão do membro do mesmo lado. Hematúria, oligúria ou anúria.

   Radiografia simples: escoliose lombar, apagamento da imagem do psoas.

   Urografia excretora.

   Uronefrotomografia com dose máxima de contraste.

   Tratamento: controle dos dados vitais o homodinâmicos. Não havendo piora dos dados hemodinâmicos, manter tratamento clínico com hidratação adequada, repouso, antibioticoterapia precoce, analgésicos. Manter controle urográfico durante 1 ano, devido à possibilidade de complicações tardias (hidronefrose. atrofia, hipertensão renovascular, calculose). Se as condições hemodinâmicas não permanecerem estáveis e sempre que houver associado abdome agudo hemorrágico, indicar a laparotomia.

2. **Ureter** — extremamente raro no politraumatizado. Praticamente, é sempre devido a ferimentos penetrantes do abdome.

3. **Bexiga** — relativamente frequente em crianças, em virtude da delicadeza de todas as suas estruturas e à sua situação mais alta no abdome. Poderá ser intra ou extraperitoneal.

   Intraperitoneal: hematúria, oligúria ou anúria, sinais de irritação peritoneal (podem faltar). Dados indiretos: fraturas da bacia, sinal ou referência a trauma importante no hipogástrio.

   Extraperitoneal: pode haver hematúria e/ou oligúria, além dos dados indiretos. Posteriormente poderá evoluir para celulite nas regiões suprapúbica e perineal. Na suspeita, realizar cistografia, podendo-se observar extravasamento do contraste ou aspecto periforme característico, conforme se trate de rotura intra ou extraperitoneal, respectivamente.

4. **Uretra** — uretrorragia, hematoma perineal, presença de "bexigoma".

   Tentar sempre a sondagem vesical; não se conseguindo, realizar a punção suprapúbica com agulha de ráqui grossa, através da qual se pode passar um cateter de polietileno, sendo então o caso encaminhado ao especialista.

TRAUMATISMO DOS MEMBROS (ver págs. 443-448)

Manter o membro imobilizado, procedendo-se, se necessário, a um simples alinhamento nas fraturas com desvio importante, além de tração adequada. Antissepsia das lesões expostas. Isso, enquanto se aguarda o especialista ou se procede à remoção para serviço especializado. Tamponamento oclusivo compressivo nas lesões vasculares.

5. SUTURA SEM PONTOS

O fechamento das lesões cutâneas com esparadrapo cirúrgico microporoso não é um processo inteiramente fácil ou banal. Exige uma seqüência correta não só na preparação como também na aplicação. Tem as vantagens de reduzir a necessidade de anestesia local, é aceitável mesmo em condições de contaminação, evita execução e retirada de pontos. Todavia, exige extensa preparação da pele adjacente ao corte, requer imobilização do segmento ainda maior do que a correspondente à sutura convencional e não pode ser aplicada em qualquer área do corpo. As etapas são as seguintes (Fig. XVI.23):

1. Tricotomia até uma extensão de 5cm ao redor do corte.
2. Ensaboar a ferida e as áreas vizinhas. Assepsia da área sã em volta com álcool iodado.
3. Lavar com quantidades generosas de água estéril.
4. Secar com gaze e inspecionar a presença de resíduos.
5. Aplicar campos estéreis.
6. Manter a hemostasia. Ocasionalmente são necessários chumaços de algodão estéril, embebidos em adrenalina a 1:1.000. A pele não deverá ser fechada, se houver sangramento persistente.
7. As bordas da ferida devem ser facilmente aproximadas, sem tensão. Se a ferida for profunda, pode-se fazer necessária a sutura subcutânea, evitando espaço morto no subcutâneo.
8. A pele adjacente não deve conter umidade ou restos de sabão. As luvas do operador devem estar secas, antes de trabalhar com o esparadrapo.
9. Uma metade de tira é aplicada sobre a parte média de uma das bordas e comprimida firmemente no local.
10. A outra porção é utilizada para tracionar a tira. As bordas devem confrontar-se perfeitamente, quando aproximadas com os dedos do operador, após o que se comprime a porção restante da tira de esparadrapo.
11. Tiras adicionais são colocadas de modo semelhante. A pele deve ser mantida seca e isenta de suor, sangue ou exsudato.
12. Completar a sutura com faixas adicionais. Deixar um espaço de 3-5mm entre as tiras, para drenagem. Se a porção sob as primeiras tiras ficar distorcida, elas devem ser removidas e substituídas.
13. Após a colocação das tiras, aplicam-se compressas de gaze seca sobre as lesões.
14. Não se recomenda a retirada das tiras antes de 12 a 14 dias, período em que não provocam qualquer efeito indesejável na pele. A retirada do esparadrapo não requer cuidados especiais, bastando levantar uma das bordas e afastá-lo da pele.

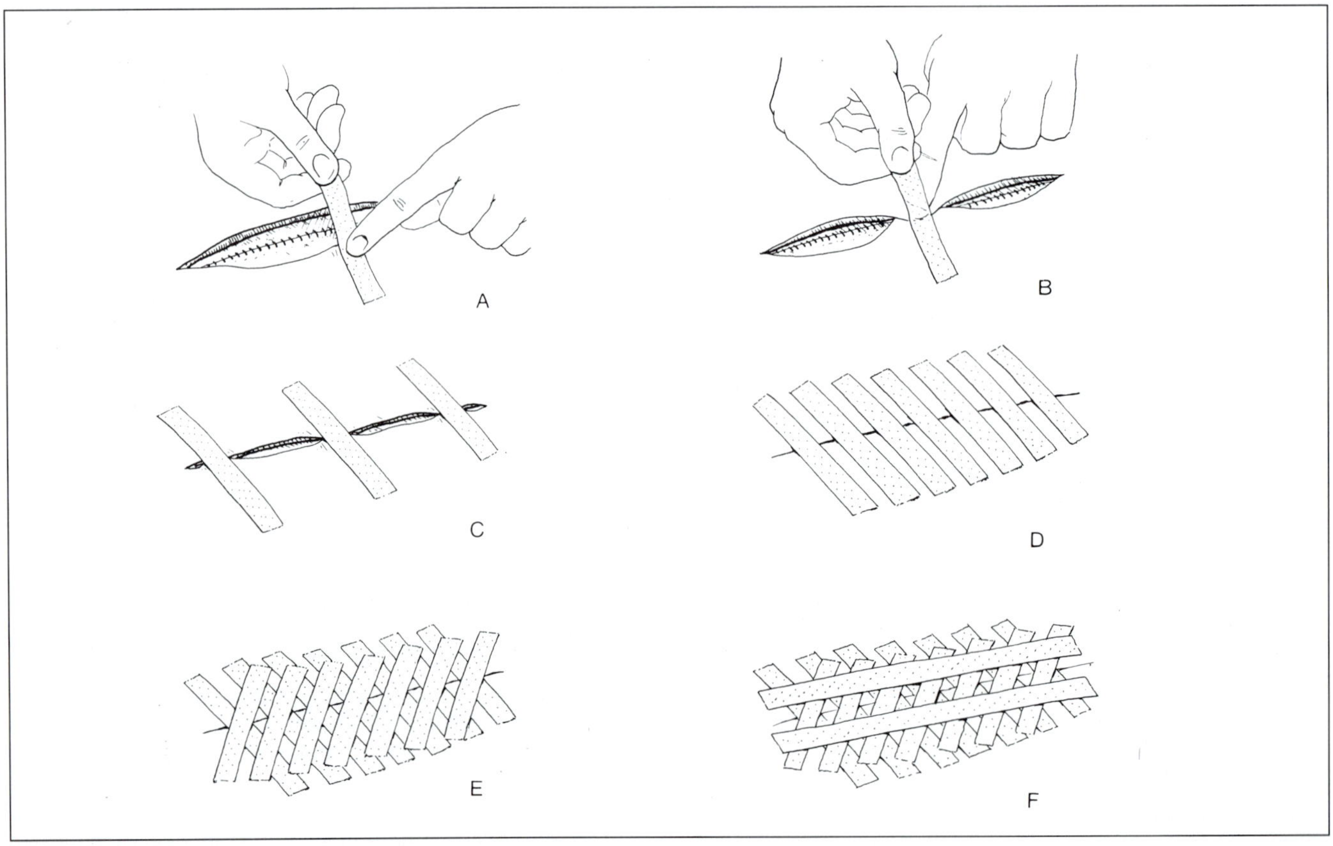

Fig. XVI.23 — Sutura sem pontos.

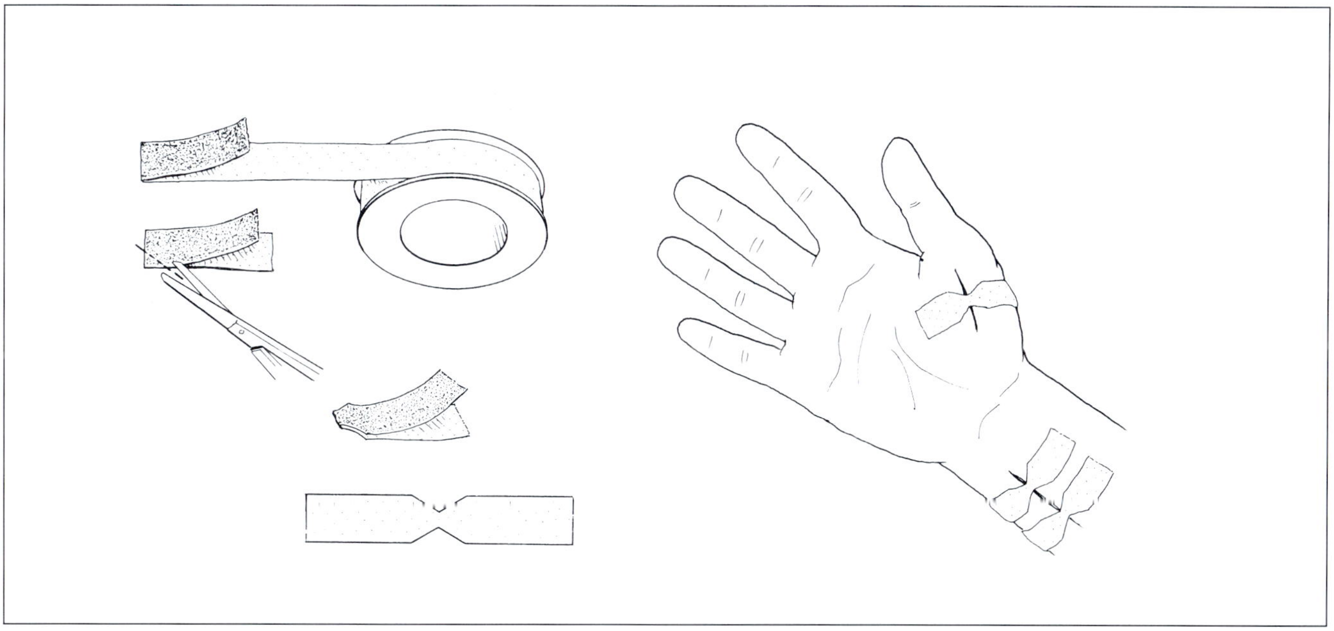

Fig. XVI.24 — Ataduras de fita adesiva, em "forma de borboleta".

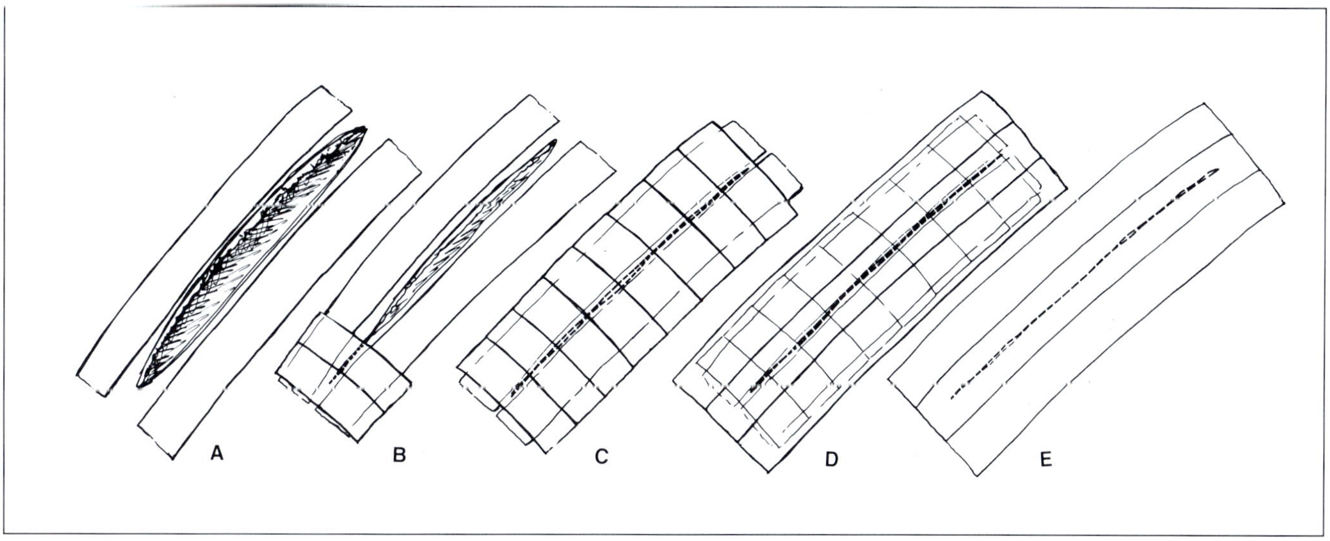

Fig. XVI.25 — Representação esquemática de aproximação **sem pontos** de ferida cortante limpa.

A) Aplicação de 2 fitas adesivas cirúrgicas (Micropore) em situação paralela ao ferimento. **B**) Aplicação de várias fitas em situação transversal à ferida, aproximando as bordas. **C**) Aspecto após a aplicação de fitas transversais. **D**) Aplicação de mais 3 fitas longitudinais. **E**) Aspecto final do "curativo".

RETIRADA DE SUTURA (época)

Área	Nº de dias	Área	Nº de dias
Face	3-4	Braços	7
Couro cabeludo	10	Pernas	10
Pescoço	5	Dorso	12
Tórax ou abdome	7	Palmas (mãos) e solas (pés)	14

6. LESÕES TRAUMÁTICAS DA COLUNA CERVICAL E TRAUMATISMOS RAQUIMEDULARES

LESÕES TRAUMÁTICAS DA COLUNA CERVICAL

Predominam na coluna cervical alta, atingindo atlas e áxis.

Após traumatismo indireto, dor no pescoço e dificuldade para sustentar a cabeça, torcicolo.

Diagnóstico: raios X de coluna cervical (frente, transoral e perfil).

Imobilização provisória com colar cervical.

Ortopedista.

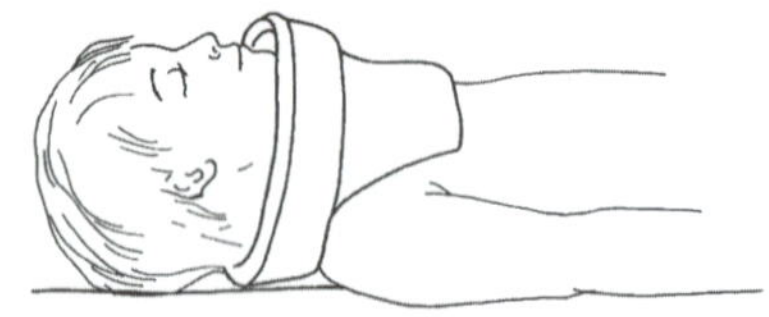

Fig. XVI. 26A — Proteção com colarinho cervical.

TRAUMATISMOS RAQUIMEDULARES

Quando suspeitar

1. Presença de uma **condição traumática** — queda de escada ou de muro, mergulho de trampolim, acidente automobilístico, motocicleta, arma de fogo ou branca.
2. Sintomatologia de traumatismo raquimedular (TRM) por lesão das raízes nervosas:
   a) dor localizada na coluna;
   b) dor que irradia na distribuição de uma raiz nervosa;
   c) diminuição da força muscular;
   d) paresia ou paralisia flácida dos membros abaixo do nível da lesão;
   e) distúrbio sensitivo com nível medular;
   f) retenção urinária com distensão da bexiga.
3. Quais os **mecanismos** implicados?
   a) fraturas;
   b) deslocamentos;
   c) fratura-deslocamento: é o mais freqüente.

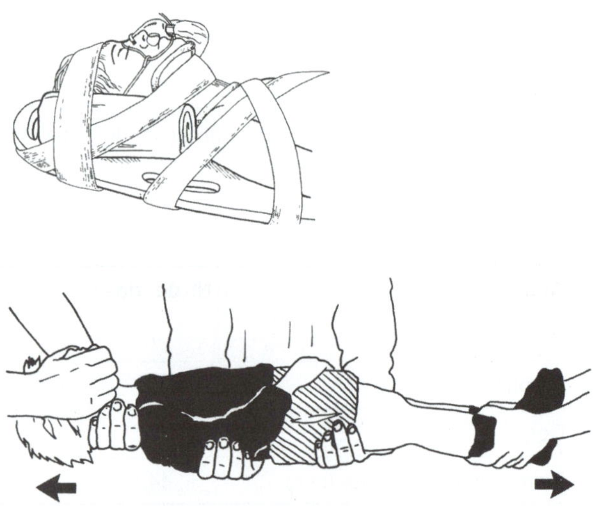

Fig. XVI. 26B — Mobilização de vítima suspeita de lesão da coluna.

Conduta

1. Transporte (urgente, para centro especializado):
   a) apanhar o paciente "como um bloco", com manutenção do eixo axial cabeça-pescoço-tronco, evitando os deslocamentos segmentares da coluna. **Nunca pegar o doente pelos membros inferiores e axila com a finalidade de colocá-lo sobre a maca**;
   b) transportar sobre plano duro (maca, folha de porta);
   c) TRM cervical: decúbito dorsal, com o pescoço em leve extensão, com um rolete sobre a nuca e a cabeça escorada por pequenos sacos de areia colocados lateralmente ou fixar coluna cervical com colar;
   d) TRM dorsolombar: decúbito ventral (se as condições respiratórias o permitirem), com imobilização da coluna.
2. Raios X da coluna vertebral: PA, perfil, oblíqua; em casos de dúvida: tomografia computadorizada.
3. Sondagem vesical, nos casos de retenção urinária.
4. Cuidados com as vias aéreas; verificar outros traumas concomitantes, principalmente cranioencefálicos.
5. Acompanhamento neuro-ortopédico.

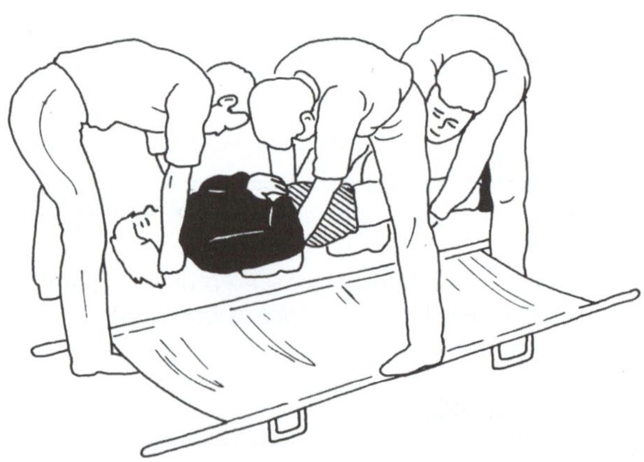

Fig. XVI.27 — Cuidados para manutenção do eixo axial.

7. QUEIMADURAS NA INFÂNCIA

PROVIDÊNCIAS IMEDIATAS NO LOCAL DO ACIDENTE

Quando houver **INCÊNDIO NAS VESTES**

procure extingui-lo imediatamente, usando o meio mais à mão:

1. água ou outros líquidos não inflamáveis;
2. abafar as chamas com um cobertor, toalha ou qualquer tecido suficientemente grande para cobrir a criança da cabeça aos pés;
3. **não deixar a criança correr**, pois assim o fogo é ativado. Fazer a criança **deitar** e **rolar no chão** (mandar a criança cruzar os braços em torno do tórax, de modo que a mão D toque o ombro E e vice-versa; deitar no solo ou grama e rolar lentamente de um lado para o outro).

Queimaduras por **ÁGUA FERVENTE**

- **Extremidades**: imersão em água fria (adicionar gelo) ou manter sob água corrente fria.
- **Tronco**: derramar água fria na área envolvida; compressas frias.

Continuar o procedimento até que a parte queimada possa ser colocada fora da água sem recorrência da dor.

Não romper as bolhas. Desbridar as bolhas rotas.

Queimaduras **QUÍMICAS** com **ácidos** ou **bases**

1. Lavar profundamente a área atingida em água corrente.
2. A neutralização do agente químico, embora seja teoricamente uma medida correta, **é formalmente contra-indicada**, porque as reações químicas de neutralização são exotérmicas e o calor liberado poderá aumentar as lesões tissulares.

Queimaduras **ELÉTRICAS**

1. Interromper o contato entre a vítima e a corrente elétrica (desligar a chave geral ou retirar o fio da tomada), desligando a corrente, provocando curto-circuito ou afastando a vítima.

   Importante: para remover o fio em contato com a vítima, utilizar um pedaço de madeira, pano seco, jornal enrolado ou colocando um saco de papel em volta das mãos; não puxar a criança com as mãos desprotegidas.
2. Como a descarga elétrica produz com freqüência parada cardíaca e respiratória, deve-se proceder, sem perda de tempo, à respiração boca a boca e massagem cardíaca externa.

Queimaduras **DE SOL** (1º grau)

Passar cremes e emulsões hidratantes (Universal Merck). Analgésicos.

Noções gerais importantes

1. Deixar a vítima estendida.
2. Retirar roupas ou objetos que possam provocar constrição (ex. braceletes) antes que surja o edema.
3. Compressas úmidas frias. O **resfriamento** (água fria ou compressas) **das áreas queimadas deve ser iniciado imediatamente após o acidente** e continuado até que outras providências possam ser tomadas.
4. Evitar a hipotermia sistêmica — agasalhar as áreas afetadas e administrar líquidos quentes pela boca, se a vítima estiver consciente.
5. Em qualquer dessas circunstâncias, assim que as condições do paciente permitirem, ele deverá ser encaminhado ao hospital.

CONDUTA SEQÜENCIAL NO HOSPITAL

Indicar **hospitalização**: a) queimaduras de mais de 10% ou mais de 2% de 3º grau; b) queimaduras de mãos, pés, face e períneo; c) comprometimento acentuado do estado geral; d) lesões do trato respiratório e outras lesões graves associadas.

Indicar **hospitalização** em queimados: a) área maior de 10% ou mais de 2% de 3º grau; b) mãos, pés, face e períneo; c) elétricas ou por chama; d) lactentes; e) más condições sócio-econômicas.

Conduta seqüencial no hospital
(esquemática e resumida)

1. Verificar a permeabilidade das vias áreas e administrar oxigênio; providenciar intubação endotraqueal, se necessária. Evitar traqueotomia.
2. Analgesia imediata e continuada — usar morfina 0,1mg/kg/dose EV e 15min; repetir se necessário. Se necessário, sedação com diazepínico (Valium). Usar via EV, não SC nem IM. A ansiedade da criança pode ser aliviada com boa assistência, explicação e demonstração de confiança.
3. Remover as roupas e pesar o paciente.
4. Instalar venóclise que permita administração de grandes volumes de líquido (cateterização de veias) da região cervical e subclávia. Evitar dissecção de veia. Se necessário, acesso intra-ósseo.
5. Avaliar a extensão e profundidade da queimadura (ver gráfico-esquema de Lund e Browder ou regra dos 9, Figs. XVI.28 e XVI.29).
6. Considerar a necessidade de escarotomia (retirada de crostas) e/ou fasciotomia nas queimaduras circulares das extremidades e tórax.

QUEIMADURAS — AVALIAÇÃO DA EXTENSÃO DA ÁREA

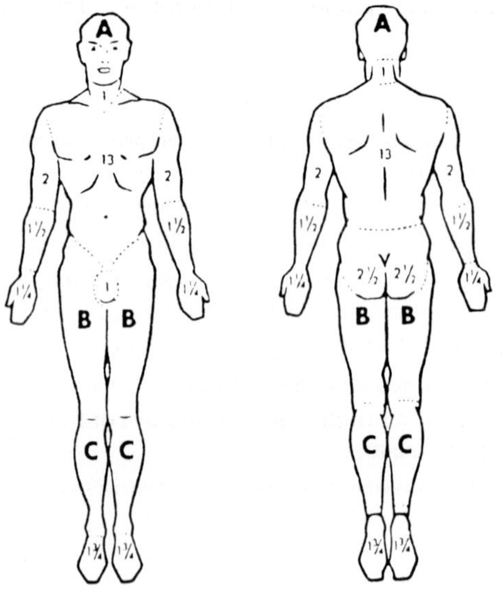

Áreas				Extensão queimada	
Idade	A	B	C	Cabeça	
0	9,5	2,75	2,5	Pescoço	
1	8,5	3,25	2,5	Tronco	
5	6,5	4,0	2,75	Braço	
10	5,5	4,5	3,00	Antebraço	
15	4,5	4,5	3,25	Mão	
Adulto	3,5	4,75	3,5	Nádegas	
				Genitais	
ÁREA TOTAL				Coxa	
				Perna	
PESO CORPÓREO				Pé	

Fig. XVI.28 — Esquema de Lund e Browder — cálculo da extensão da queimadura.

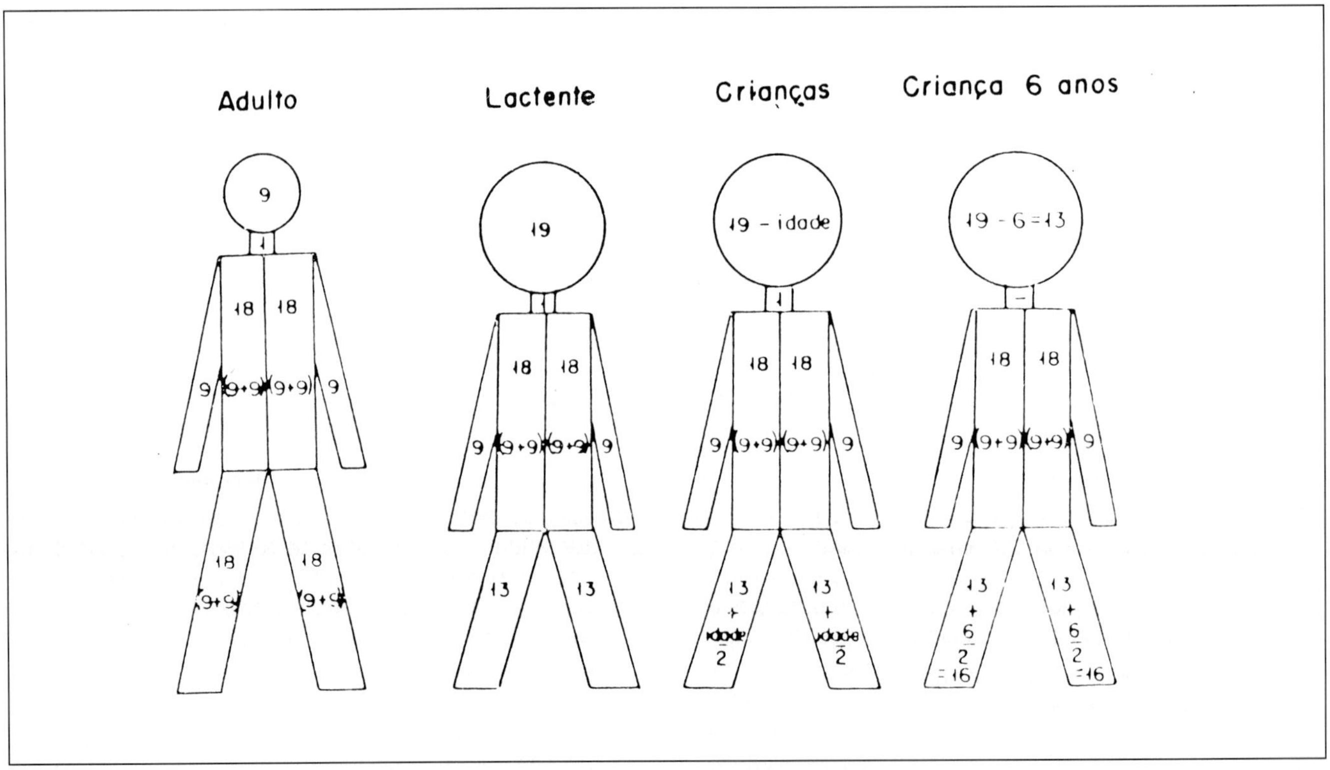

Fig. XVI.29 — "Regra dos 9" na classificação das queimaduras quanto à extensão.

7. **Escolha do método de tratamento local**

Método oclusivo — Creme de neomicina (em lesões pequenas)

↓

a) Tratamento no ambulatório
b) O doente deve ser removido
c) A distribuição das lesões não permite a exposição

Método de exposição (é o de escolha) — Dermazine ou Dermacerium (Sulfadiazina-prata creme 1%) deixar exposto ou com curativo fino

↓

a) Hospitalização
b) Lesões da face, pescoço, períneo
c) A distribuição das lesões permite perfeita exposição

8. Colocar talas nas áreas de contraturas em potencial (manter as articulações em extensão e mão em posição funcional).
9. Colher sangue para os exames laboratoriais básicos.
10. Calcular as necessidades de líquidos e estabelecer fluidoterapia.

    A hidratação EV é indicada em queimaduras elétricas, nas com lesões por inalação e quando a área queimada é maior de 15% nos lactentes e 20% nas crianças. Não incluir no cálculo as áreas de queimaduras de 1º grau.
11. Sondagem gástrica e vesical.

- **Nas primeiras 24 horas**
  a) Soro fisiológico (ou Ringer-lactato): 4ml/kg/% de área queimada.
  Infundir metade do volume calculado para as 24 horas nas primeiras 8 horas pós-queimadura e a outra metade nas 16 horas restantes.
  b) Colóides (plasma ou albumina): 0,5ml/kg/% de área queimada; aplicar após 8 horas, nos casos extensos.
- **Nas segundas 24 horas**
  a) Soro fisiológico (ou Ringer-lactato): 1-2ml/kg/% de área queimada, monitorando o débito urinário.
  b) Colóides: 0,25ml/kg/% de área queimada.
- *Nota:* a porcentagem de área queimada, para efeito de cálculo da reposição, deve ser limitada a 50%.
  Para queimaduras > 30%: acesso venoso central.
  Para queimaduras > 60%: transferir para centro especializado em queimaduras.

11. Introduzir um cateter de Fowley e obter amostra de urina para exames.
12. Controle de diurese — deve ser acima de 1ml/kg/dia.
13. Instituir um gráfico de evolução — ingesta, excreta, sinais vitais, valores bioquímicos do sangue e urina.
14. Imunização contra o tétano.
15. Vigiar infecção (febre alta, calafrios, torpor) — *Pseudomonas.*
16. Prevenção da hemorragia digestiva — antiácidos (15ml de 2 em 2 horas) + cimetidina (25mg/kg/vez de 6 em 6 horas) ou omeprazol EV.
17. Manutenção nutricional — dieta oral + enteral.
18. Apoio psicológico-emocional.

Observação: em caso suspeito de intoxicação por monóxido de carbono (incêndio de edifício): administrar oxigênio úmido a 100%.

QUEIMADURAS NA CRIANÇA

COMO SE QUEIMAM AS CRIANÇAS

Lactentes

Mais freqüente — **escaldamento** (líquidos aquecidos): ocorre especialmente na cozinha ou cômodo usado para tal fim. A criança pode também encostar a mão numa chapa do fogão aquecido.

Queimadura elétrica — colocar na boca um fio elétrico descascado.

Pré-escolares

As queimaduras por líquidos aquecidos caem de freqüência e aumentam as causadas por líquidos inflamáveis. Embora predomine ainda o caráter doméstico destas queimaduras, sua freqüência na cozinha é menor, aumentando no quintal e na rua.

As meninas, devido às brincadeiras de "fazer comidinha", são mais sujeitas às queimaduras por incêndio nas vestes.

Escolares

A etiologia das queimaduras, nestas crianças, se assemelha à da dos adultos — eletricidade, substâncias químicas, álcool, gasolina, querosene, acidentes com espiriteiras, etc.

INTENSIDADE DA QUEIMADURA

A queimadura pode ser **profunda** (lesão de espessura total da epiderme e derme) ou **superficial** (lesão de espessura parcial da pele) de acordo com a intensidade e duração da fonte calórica.

Classificação da profundidade

1º **grau** — apenas a epiderme é atingida. Localmente intensa hiperemia, dor e calor local, edema leve. Ex.: queimaduras de sol.
Conduta: cremes hidratantes (creme ou emulsão Universal Merck); hidratação oral.

2º **grau superficial** — além da epiderme, parte da derme é atingida. O edema é mais acentuado e freqüentemente ocasiona o descolamento da epiderme determinando a formação de bolhas (**flictenas**) com base avermelhada e úmida; dolorosa. Cura em 15-20 dias, praticamente sem seqüelas.

2º **grau profunda** — destruição total da epiderme e grande parte da derma, com conservação parcial de folículos pilosos, glândulas sudoríparas e sebáceas. A cura é lenta e demorada, precária, com formação de cicatrizes imperfeitas, às vezes exuberantes. Aspecto branco céreo, bordas das bolhas ligeiramente endurecidas. Sensibilidade diminuída.
Conduta: antissepsia. Bolha íntegra: não romper.
Bolha rota: debridar a pele desvitalizada + curativo.
As queimaduras de 2º grau provocam muita dor.

3º **grau** — são atingidas todas as camadas da pele e, eventualmente, os tecidos mais profundos. Ao exame: necrose e/ou carbonização (**escara**). Aspecto: branco aperolado ou negro; não dolorosas. Quando a lesão é grande, somente se consegue a cura através de aplicações de enxertos de pele.

Apesar de graves, estas queimaduras podem não provocar dor (destruição das terminações nervosas).

Nas queimaduras constritivas (circunferenciais) dos membros e tronco — **escarotomia**.

MORTALIDADE

A mortalidade nas queimaduras é função direta da **extensão** queimada e, principalmente, da **profundidade** das lesões.

As **lesões associadas** com a queimadura aumentam a mortalidade, independentemente da extensão queimada, como é o caso das queimaduras elétricas. Assim também ocorre com **outros traumas** (abdominais, torácicos, cranianos e fraturas múltiplas) encontrados com freqüência nas vítimas de acidentes automobilísticos.

O **agente** da queimadura interfere na mortalidade, em função da capacidade de produzir lesões de maior ou menor gravidade. As substâncias **inflamáveis** são mais letais do que os líquidos aquecidos, porque constituem fontes térmicas de maior intensidade.

Queimaduras da **face** são potencialmente mais letais, por levarem a complicações respiratórias com maior freqüência.

TRATAMENTO

FASE INICIAL: AGRESSÃO OU QUEIMADURA

CUIDADOS INICIAIS

1. Colocar em ambiente limpo/asséptico
   - analgésico;
   - irrigar queimaduras com soro fisiológico;
   - debridar bolhas localizadas nas juntas.
2. Retirar roupas — cobrir com lençóis esterilizados
   - pomada (bacitracina) nas áreas acima das clavículas;
   - queimadura de 2º grau, com alta hospitalar, cobrir áreas sob clavícula com sulfadiazina prata e panos estéreis.
3. Avaliar a **gravidade** do caso:
   - averiguar a causa da queimadura: líquido fervendo, fogo, explosão;
   - se houve traumatismos associados: acidentes automobilísticos, queda de postes (fios de alta tensão);
   - se a queimadura ocorreu em ambiente fechado, se houve inalação de fumaça ou gases, se há queimadura da face, tosse ou rouquidão, tudo isso sugerindo a possibilidade de lesões da árvore traqueobrônquica por inalação de fumaça ou gases aquecidos.

   Nota: os sinais desta lesão podem surgir mesmo após decorridas 24 horas. Na presença de sinais suspeitos ou condições predisponentes, solicitar raios X de tórax diariamente até o 5º dia.
4. Anotar com a maior precisão possível o tempo decorrido desde a queimadura: idade, antecedentes pessoais, com especial atenção para diabetes, afecções renais, pulmonares, alergias, etc.

> A **gravidade de uma queimadura** é determinada pela tríade **extensão-profundidade-localização**, mais as **lesões associadas**.

Assim, uma queimadura extensa de 1º grau (ex.: queimadura de sol) não é tão grave quanto uma queimadura profunda, menos extensa, porém com lesões profundas nas mãos, face ou períneo.

Devem ser **internadas** para tratamento hospitalar as crianças com **queimaduras acima de 10%** de extensão, qualquer que seja a profundidade, e aquelas que apresentem queimaduras de **face**, **mãos** ou **períneo**. A gravidade da queimadura depende também da idade, estado clínico do paciente e lesões associadas, em particular lesões do trato respiratório.

5. **Avaliação da extensão** — utilizamos o **esquema** de Lund e Browder (ver Fig. XVI.26), por ser mais preciso e por atender a variações das áreas dos vários segmentos do corpo em função da idade do paciente. Pode-se utilizar também o método da **mão espalmada do paciente**, que vale 1% (Fig. XVI.30). Conferir com a **regra dos 9**, adaptada para crianças (ver Fig. XVI.29).

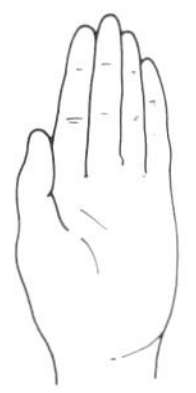

Fig. XVI.30 — Método da mão espalmada: a mão espalmada do paciente com os dedos ajuntados = 1%.

6. **Estudo laboratorial** — colheita de sangue para grupo sanguíneo, hemograma, uréia, glicemia, dosagens de Na, K, Cl, reserva alcalina. Exame da urina presente na bexiga.

HIDRATAÇÃO NO QUEIMADO

HIDRATAÇÃO ENDOVENOSA

- Área queimada > 15% em lactentes
- Área queimada > 20% em crianças
- Queimaduras elétricas
- Com lesão por inalação

Usar veia periférica calibrosa

Em caso de **choque** iniciar com soro fisiológico: 10ml/kg EV bem rápido

Queimaduras < 20%: TRO (soro oral)

PRIMEIRAS 24 HORAS

1º) **Calcule o volume total**

Cristalóide: 4ml × peso (kg) × % da área queimada

Colóide: 0,5ml × peso (kg) × % da área queimada

Manutenção — para lactentes até 2 anos:
acrescentar solução glicossalina 3:1; 80ml/kg/dia EV

2º) **Escolha das soluções**

Cristalóide, pode ser:

1. Soro fisiológico.
2. Solução de Ringer-lactato (contém K).
3. Soro fisiológico + bicarbonato de sódio a 1,4% (3:1).

Infundir metade do volume calculado nas primeiras 8h.

Importante: a contagem do tempo começa na hora em que a queimadura ocorreu e não na hora do início do tratamento.

Colóide: plasma fresco congelado; pode ser albumina ou sangue. Não prescrever no início da hidratação; deixar para as últimas 8 horas.

Modo de aplicar: metade do volume calculado nas primeiras 8 horas; o restante nas próximas 16 horas.

SEGUNDAS 24 HORAS

Cristalóides: 2ml × peso (kg) × % de área queimada

Colóides: 0,25ml × peso (kg) × % de área queimada

Manutenção: soro oral + líquidos

Monitorização do débito urinário

Exemplo

Criança de 2kg, 1 ano e 11 meses

Queimadura da face anterior do tórax, braço e antebraço (= 20%)

Acidente ocorrido às 6 horas da manhã

Atendimento às 8 horas

PRIMEIRAS 24 HORAS

Cálculo

- Soro fisiológico: 4 × 12 × 20 = 960ml
  Correr 480ml nas primeiras 8 horas.
- Plasma: 0,5ml × 12 × 20 = 120ml
  Prescrever nas últimas 8 horas, só em queimaduras muito extensas.
- **Manutenção** em crianças menores de 2 anos:
  Solução glicossalina 3:1 — 80ml/kg/ 2-4 horas.
  Neste caso: 80 × 12 = 960ml, ou seja:
  720ml S. Glicosado 10% + 240ml S. Fisiológico.
  Correr em 24 hs (= 40ml/h) junto com a reposição.

Prescrição

PRIMEIRAS 8 HORAS — deveria começar teoricamente às 6 horas; termina portanto às 14 horas (vai correr em 6 horas).

Reposição: soro fisiológico = 480ml

Manutenção para 6 horas (total 40ml × 6 = 240ml)

Soro glicosado a 10% = 180ml

Soro fisiológico = 60ml

Na prescrição, somar as 2 parcelas de soro fisiológico.

Velocidade = volume (240 + 240 + 60) ÷ (3 × 6) = 30 gotas/min

2º PERÍODO DE 8 HORAS (das 14 às 22 horas)

Reposição: soro fisiológico = 240ml

Manutenção/8 horas (40ml × 8 = 320ml)

Soro fisiológico = 80ml

Soro glicosado = 240ml

Na prescrição, somar as 2 parcelas de soro fisiológico.

Velocidade: (520) ÷ (3 × 8) = 20 gotas/min

3º PERÍODO DE 8 HORAS (das 22 às 6 horas)

Plasma: 0,5 × 16 × 20 = 160ml EV

Soro fisiológico: (120 + 80) = 200ml

Soro glicosado a 10% = 240ml

Cloreto de potássio a 19,1% = 4ml

EV 20 gotas/min

Controle da VELOCIDADE pela **diurese**

Deve ser no mínimo 1ml/kg/hora.

2º DIA DE TRATAMENTO

Soro fisiológico: (2 × 12 × 20) = 480ml em 24 horas

Plasma: (0,25 × 16 × 20) = 80ml

Manutenção por via EV, se ainda necessário.

Preferível soro oral + líquidos.

Alimentação oral + enteral.

MEDIDAS GERAIS

SEDAÇÃO E ANALGESIA

A **dor**, freqüentemente acompanhada de ansiedade e medo, deve ser tratada imediatamente.

Lembrar que:

1. Quanto mais profunda a queimadura tanto menos dolorosa.
2. Cautela no tratamento de lactentes (perigo de depressão respiratória provocada pelo narcótico).
3. Uso da via EV (absorção inadequada pelas vias SC ou IM na fase aguda da queimadura).

Analgésico: morfina — 0,1mg/kg endovenoso em 10-15 minutos; repetir quando necessário para suprimir a dor.

Alternativa: fentanil — 2 a 6mg/kg/hora.

Midazolam 0,05mg/kg/hora.

Sedativo: diazepínico (Valium, Diempax) 0,1mg/kg EV; repetir quando necessário (cada 2, 4 ou 6 horas).

Importante: a agitação pode ser manifestação de hipoxia: corrigi-la antes de administrar sedativos.

Nota: atitude amistosa, compreensiva, firme e segura da equipe médica é o melhor calmante para o paciente.

COMBATE À ANOXIA

1. Administração de oxigênio.
2. Em caso de obstrução respiratória — intubação endotraqueal. A traqueotomia é medida de exceção.
3. Drenar e aspirar secreções.

CATETERIZAÇÃO

Cateterizar uma veia: de preferência, utilizar o Intracath, introduzindo na veia jugular interna; na impossibilidade de aproveitar essa veia, dissecar uma veia profunda do braço, introduzindo um cateter de ponta arredondada até uma veia central, para que seja possível o controle da PVC. Evitar a cateterização da veia safena interna ao nível do maléolo interno, pois nessa localização o cateter é permeável por no máximo 3-4 dias e além disso se inutiliza uma veia que pode vir a ser necessária no decorrer do tratamento.

RESTABELECIMENTO DA VOLEMIA

A alteração fisiopatológica mais importante da fase inicial é o estado de **choque**, que depende fundamentalmente de:

1. Grande perda local (vascular e intersticial) de plasma.
2. Perda de água por evaporação através das áreas lesadas.
3. Destruição de glóbulos vermelhos.

Conduta: restabelecimento do volume circulante, à custa da administração de plasma, sangue e soluções cristalóides com os seguintes objetivos:

1. Reposição das perdas anormais de líquidos colóides e cristalóides que ocorrem nos pacientes queimados. O volume a ser ministrado é proporcional à área queimada e ao peso do paciente.
2. Atender às necessidades básicas de líquido da criança (que independem da mesma estar ou não queimada).

ROTEIRO PRÁTICO PARA HIDRATAÇÃO DO QUEIMADO (fórmula de Parkland)

NAS PRIMEIRAS 24 HORAS

1. **Volume de soluções cristalóides** (ml) =
   3 a 4 × peso (kg) × % de área queimada. Via EV.

   Usar soro fisiológico ou solução salino-bicarbonatada, em que 20 a 30% do soro fisiológico é substituído por solução isotônica de bicarbonato de sódio (solução a 1,3%) ou solução Ringer-lactato.

2. **Volume em ml de soluções colóides** =
   0,5 × peso (kg) × % de área queimada. Via EV.

   Nota:

   a) preferir **sangue total**, porque, ao lado da grande perda de líquidos (plasma), ocorre também perda de glóbulos vermelhos. Na falta de sangue, ou nas queimaduras superficiais, usar plasma ou albumina 5%;

   b) os colóides devem ser deixados para o fim do período (**últimas 8 horas**). Se os colóides forem administrados no início, quando ainda está bastante alterada a permeabilidade capilar, eles atravessarão facilmente o endotélio capilar, aumentando o edema.

3. Volume de manutenção das necessidades básicas =
   75 a 100ml/kg sob forma de soro glicosado a 5 ou 10%

NAS SEGUNDAS 24 HORAS

1. Soluções **colóides** (ml) =
   0,25 × peso (kg) × % de área queimada. Via EV.

2. Soluções **cristalóides** (ml) =
   2 × peso (kg) × % de área queimada. Via EV.

3. Líquidos por via **oral** = 75 a 100ml/kg.

   Usar água, refrigerantes, soro glicosado, soluções reidratantes, sucos de frutas, etc., por via oral. Se houver acentuada intolerância gástrica, substituir por soro glicosado a 5% (ou solução glicofisiológica 3:1) EV.

4. Repor também possíveis perdas anormais (vômitos, diarréia).

Observações importantes

A **contagem de tempo de queimadura** é sempre feita **em relação à hora em que a mesma ocorreu** e não em relação ao horário de início do tratamento (portanto o 1º dia do queimado vence no mesmo horário em que ocorreu a queimadura).

Ressalva — quando a extensão da queimadura for superior a 50%, nas fórmulas, anteriormente apresentadas, a variável "% de área queimada" deve permanecer constante em 50. Isto porque, em tais casos, é atingida a capacidade máxima de expansão do espaço intersticial. A tendência atual, no entanto, é aplicar, na fórmula, o valor total da área queimada, sem limites.

Nenhuma fórmula traduz a realidade volêmica do queimado grave, sendo digna de confiança em queimaduras de até 30% de extensão, além do que ela deixa de ser confiável, devendo-se, nos casos mais graves, utilizar os parâmetros clínicos e laboratoriais para ser melhor avaliada a reposição volêmica.

A fórmula de Parkland, atualmente mais aceita, dá apenas idéia aproximada das necessidades do queimado. A fórmula de Brooke subestima as necessidades de líquidos para as crianças e superestima-as para os adultos.

Aliás, "a adesão cega às fórmulas específicas para administração de volumes rigidamente calculados, apesar das variações nas respostas do paciente, leva a um mau resultado e a uma alta taxa de mortalidade".

Na prática, o paciente deve ser monitorizado cuidadosamente, de modo que a reposição hídrica possa ser alterada na velocidade, qualidade e tipo de líquido infundido, de acordo com a resposta do paciente à terapêutica.

Parâmetros na reposição volêmica

- **Diurese**: é o **parâmetro mais digno de confiança** para se avaliar a volemia. Uma sonda vesical de demora deve ser colocada assim que o queimado for admitido na sala de urgência. A medida da diurese deve ser **horária** e uma resposta adequada à terapia de ressuscitação fornece um volume urinário de **1ml/kg/hora**. Medir a densidade e a osmolaridade urinárias.
  - Um bom fluxo urinário reflete um débito cardíaco suficiente e conseqüentemente uma adequada reposição volêmica.

  Conduta: controlar a velocidade de gotejamento, aumentando ou diminuindo, de acordo com o volume urinário.

  Nota: se ocorrer diminuição da diurese, a causa mais provável é a deficiência de líquidos; se não houver uma resposta, com aumento da diurese, após um teste de sobrecarga hídrica, suspeitar da instalação de uma IRA, que deve ser manejada adequadamente. A presença de uma urina escura, avermelhada ou cor de Coca-Cola, particularmente naquelas crianças com queimaduras muito profundas ou elétricas, evidencia a presença de grande quantidade de pigmentos (hemocromogênios), hemoglobina e mioglobina, liberados pela destruição muscular. Nessa situação, a instalação de uma insuficiência renal aguda pode ser iminente, a menos que se tome providências imediatas: aumentar a velocidade e o volume de infusão hídrica e usar um diurético osmótico, tipo manitol, para manter o débito urinário, apressando a eliminação dos pigmentos.

- **Pressão venosa central** é um bom critério para se controlar a volemia, desde que manipulada adequadamente. **Cuidado**: conferir radiologicamente a posição do cateter, para se ter certeza de que está colocado numa veia central.

  Nota: pacientes intubados com assistência ventilatória, devido ao aumento da pressão intratorácica, têm a sua PVC artificialmente elevada.

- **Hematócrito** deve ser mantido acima de 35 até 40%.

  Desvantagens do método: necessidade de punção venosa repetida do queimado; exige laboratório à disposição.

- **Gasometria arterial** é útil, especialmente quando existe comprometimento pulmonar, porém um pH baixo, juntamente com outros dados fornecidos pela gasometria, pode indicar acidose metabólica, muito freqüente em crianças com menos de 2 anos de idade.

- **Sinais clínicos**: (1) sensório claro indica boa perfusão cerebral; (2) verificar perfusão periférica: em crianças abaixo de 6 anos, essa observação pode ser dificultada, porque essas crianças são particularmente sujeitas a desenvolver vasoconstrição periférica; (3) pulso cheio, apesar de taquicárdico, e outros sinais vitais próximos aos níveis normais constituem indícios de boas condições circulatórias.

Advertências: bastante cautela na reposição hídrica em crianças pequenas, já que elas toleram mal a administração de grandes volumes. Atenção redobrada com os cateteres intravenosos, uma vez que, se houver falta de controle por parte da enfermagem, podem ser introduzidos grandes volumes de líquidos devido ao mau funcionamento das presilhas que controlam a velocidade de infusão. Por isso, devem ser utilizados microconta-gotas. **Um aumento brusco da volemia conduz facilmente uma criança pequena ao edema agudo de pulmão**.

HIDRATAÇÃO APÓS AS PRIMEIRAS 48 HORAS

Abolir ou reduzir consideravelmente a hidratação endovenosa, desde que PVC, hematócrito e diurese se tenham normalizado e o paciente tolere **hidratação oral**. É comum ocorrer poliúria nesta fase (3º ao 5º dia pós-queimadura) devido à predominância da drenagem linfática e venosa sobre a passagem de líquidos para o espaço intersticial e conseqüente absorção dos edemas e sobrecarga circulatória.

SUPORTE NUTRICIONAL

A lesão térmica importante se caracteriza por uma resposta hipermetabólica proporcional à extensão queimada. Em pacientes com mais de 30% de área queimada, o gasto metabólico pode situar-se acima de 100% do normal. A incapacidade de fornecer a ingestão calórica necessária resulta num rápido consumo das reservas de combustível endógeno e nas gravíssimas conseqüências associadas à desnutrição aguda: a) consumo muscular insidioso, resultando em perda de peso; b) a diminuição da musculatura respiratória está freqüentemente associada a um trabalho ventilatório inadequado, com infecção pulmonar secundária; c) dificuldade na cicatrização das feridas; d) baixa resposta imunitária. Geralmente ocorre o óbito quando a perda de peso ultrapassa 30% dos níveis pré-queimadura.

Embora seja óbvia a necessidade do fornecimento adequado de calorias, deve-se também procurar diminuir a demanda energética, uma vez que dor, ansiedade, medo e frio estimulam a liberação de catecolaminas. Tudo deve ser feito para minimizar esses fatores: a) uso apropriado de analgésicos e tranqüilizantes; b) fornecimento de calor externo, no sentido de proporcionar um máximo de conforto aos pacientes. Nesse sentido, têm sido utilizadas fontes de calor irradiante acima do leito do queimado grave, proporcionando um ambiente adequadamente aquecido; c) o gasto metabólico pode também ser diminuído tratando-se vigorosamente a infecção; d) fechamento precoce da ferida com enxertos de pele.

As necessidades diárias calórico-protéicas das crianças queimadas são:

Calorias: 60cal/kg (30 a 100) + 40cal/% de área queimada
Proteínas: 3g/kg + 1g/% de área queimada

Dar preferência à via **enteral** na complementação dietética do queimado grave. O aporte energético-protéico deve ser administrado por sonda nasogástrica de "sylastic", que é uma sonda maleável, mole, flexível e não traumática. É interessante que essa sonda ultrapasse o duodeno e se localize nas primeiras alças **jejunais**. Através dela são introduzidas dietas balanceadas líquidas, com volumes e intervalos regulares ou gota a gota, para diminuir a incidência de diarréia por hiperosmolaridade. A **nutrição parenteral** deve ser evitada sempre que possível e reservada a casos muito especiais (por ex.: íleo prolongado), devido às graves complicações decorrentes de seu uso.

Após o 3º dia tentar a alimentação por **via oral** (usar de paciência e persuasão), complementada pela sonda gástrica.

PREVENÇÃO DO TÉTANO

Ver capítulo correspondente.

TRATAMENTO LOCAL

Somente com o paciente bem ventilado, com uma veia cateterizada, com o choque controlado e com perfeita analgesia e tranqüilo é que se procede aos cuidados com a área queimada. Este momento é de grande importância para a vida do grande queimado, pois constitui o primeiro e mais importante elo da cadeia de prevenção da infecção. O queimado deve ser atendido em ambiente asséptico, o pessoal médico deve estar paramentado como se fosse proceder a uma intervenção cirúrgica e o material deve ser esterilizado.

O tratamento local imediato visa basicamente ao combate às quatro manifestações que surgem no local queimado: dor, perda local de líquidos, destruição de tecidos e infecção.

Atualmente são utilizados dois métodos no tratamento local imediato das queimaduras:

1. **Método da oclusão, compressão** e **repouso** — as lesões são fechadas por curativos.
2. **Método da exposição** — as lesões são expostas ao ambiente: o dessecamento do plasma, que transuda dessas lesões, forma uma crosta que oclui biologicamente a queimadura.

ESCOLHA DO MÉTODO

1. **Método da oclusão** — indicações:
   a) casos em que a distribuição das lesões não permita a exposição (queimaduras circulares, nas articulações)
   b) quando o doente deve ser removido;
   c) queimados tratados em ambulatório.
2. **Método da exposição** — é o de escolha, como rotina, sempre que o doente possa ser tratado em regime de internação e o mesmo seja tecnicamente possível: lesões situadas na face, pescoço, períneo e queimaduras cuja distribuição possibilite sua perfeita exposição (lesões situadas em apenas uma das faces do corpo).

Observação: em queimadura por ácidos ou álcalis, lavar demoradamente as lesões com água esterilizada corrente e depois adotar um dos métodos citados.

SISTEMATIZAÇÃO TÉCNICA

A) MÉTODO DA OCLUSÃO (ver figs. XVI.31 e XVI.32)

1. Em sala cirúrgica, com todos os cuidados de assepsia (gorro, máscara, luvas e avental esterilizado), ou, pelo menos, em ambiente limpo e material esterilizado, efetuar limpeza sumária das lesões, retirando-se delicadamente, com pinça e gaze, os detritos e corpos estranhos (fragmentos de vestes, resíduos de tratamentos caseiros, etc.). As **vesículas não devem ser abertas**, nem ressecada a epiderme solta, salvo em queimaduras mais antigas, quando houver sinais evidentes de infecção; a região não deve ser lavada de rotina.
2. Antissepsia da pele sã em torno da queimadura.
3. Cobertura da área lesada e de uns 10cm da pele sã em torno da mesma, com gaze de malhas finas (rayon ou morim), impregnada com vaselina.
4. Cobertura das gazes vaselinadas com várias camadas de gaze cirúrgica comum.
5. Cobertura das gazes secas com espessa camada de algodão hidrófilo ou estopa.
6. Enfaixamento compressivo com atadura de gaze elástica (crepe).
7. Reforço do curativo com faixa de esparadrapo, de modo a garantir sua integridade por, no mínimo, 5 a 7 dias, apesar da movimentação do paciente no leito.

Nota: a primeira camada de curativo de malhas finas, vaselinadas, tem por finalidade permitir a drenagem das secreções e impedir a aderência das gazes à ferida. A 2ª camada (gazes comuns) destina-se a absorver as secreções drenadas através da 1ª camada. A camada de algodão ou estopa, além de absorver o excesso de secreções da camada anterior, permite a distribuição uniforme da pressão exercida pela camada externa (crepe elástico).

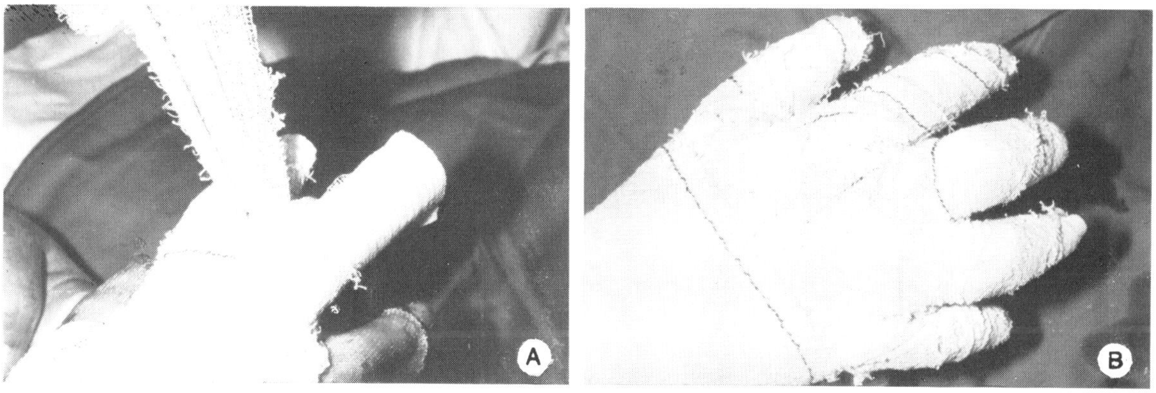

Fig. XVI.31 — Curativo da mão queimada. Tratamento dos dedos isoladamente em todas as camadas do curativo.

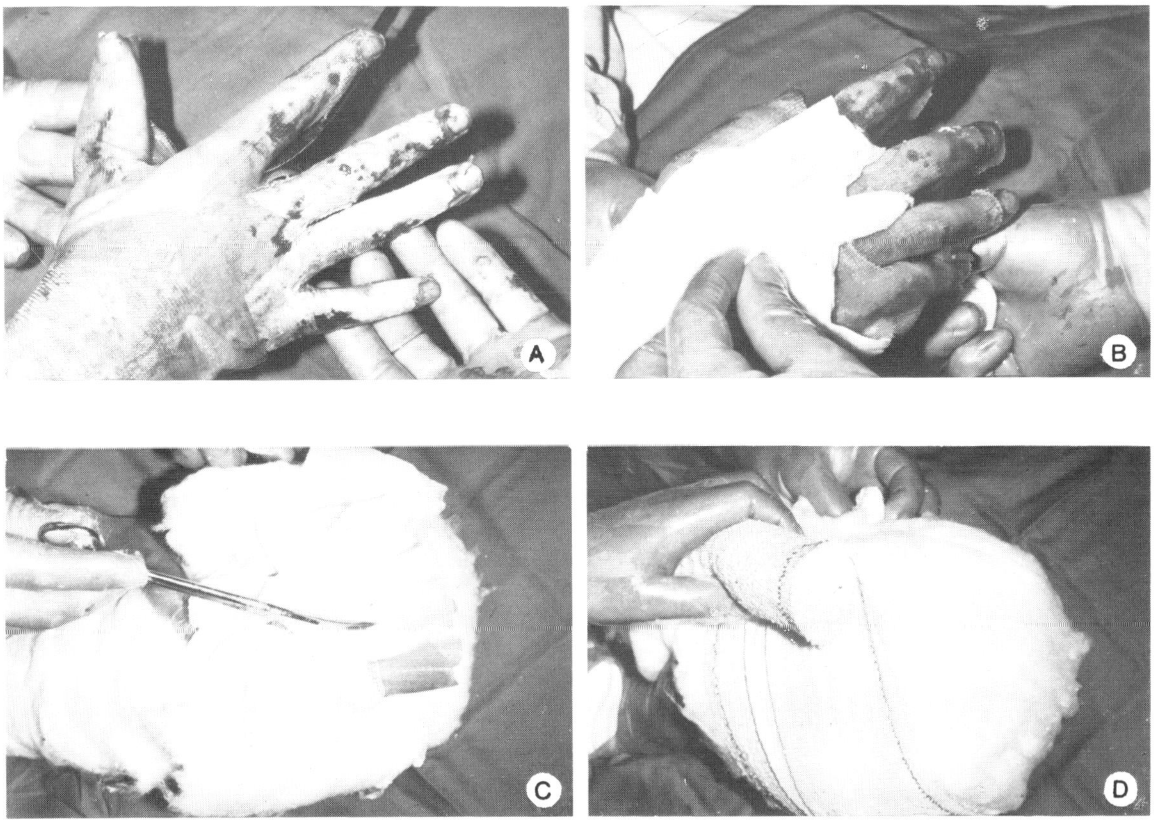

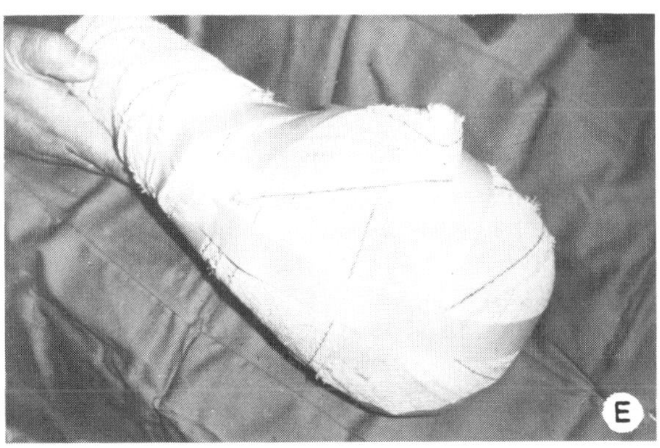

Fig. XVI.32 — Seriação do curativo inicial da mão queimada. **A** e **B**) Tratamento de cada dedo isoladamente nas duas primeiras camadas do curativo. **C**) Acolchoamento com algodão. **D** e **E**) Enfaixamento compressivo e imobilização da mão em posição da função.

Cuidados especiais que devem ser tomados na feitura desse curativo:

1. As mãos devem ser imobilizadas em posição funcional: punho em dorsoflexão, flexão em 90º das articulações metacarpofalangeanas e polegar em oposição. Os dedos devem ser enfaixados separadamente, pelo menos com as duas primeiras camadas; se possível, deixar as pontas dos dedos para fora do curativo para permitir a observação da circulação.
2. O enfaixamento dos membros deve ser compressivo, da extremidade para a raiz.
3. O tórax, sempre que possível, deve ser deixado exposto, para não dificultar sua expansibilidade.
4. Evitar enfaixamentos circulares do tórax e membros (perigo de formar laços compressivos), mas fazer o enfaixamento em vaivém.
5. Não devem ser cobertos a face, o pescoço e o períneo, deixar ficar expostos e examinar diariamente.

A troca do curativo inicial só deve ser feita após 7 a 10 dias, exceto nas seguintes eventualidades:

1. Alterações circulatórias (edema intenso, cianose ou palidez e esfriamento) de segmentos de membros, conseqüentes a compressões irregulares pelo curativo.
2. Dificuldades respiratórias conseqüentes a enfaixamentos circulares ou demasiadamente compressivos do tórax ou pescoço.
3. Curativo parcial ou totalmente desfeito por falhas técnicas na sua confecção.
4. Sinais de infecção intensa (febre, mau cheiro, intensificação da dor).

A partir da substituição do primeiro curativo, 7 dias após a queimadura, utiliza-se com muito mais freqüência a **exposição**, em queimaduras de crianças, desde que elas possam ser hospitalizadas. Nestes casos, o método mostra-se bastante eficiente, permitindo o controle da infecção, a cicatrização mais rápida das queimaduras superficiais e mais rápida e perfeita delimitação do tecido desvitalizado, nas profundas.

B) MÉTODO DA EXPOSIÇÃO

1. Retirada das vestes.
2. Em sala cirúrgica: limpeza rigorosa da área queimada, com remoção dos detritos e corpos estranhos, abertura das vesículas, ressecção da epiderme solta.

   Nota: lavagem da área lesada e da pele sã em torno, com água e sabão, só deve ser feita quando as lesões se apresentarem muito sujas.
3. Acamar o doente com as lesões expostas e sem contato com as vestes ou roupas de cama (proteger com arcos).
4. Manter o queimado em ambiente limpo, de preferência asséptico, pelo menos até que as crostas se formem (48-72 horas).

   Após 48-72 horas, o dessecamento do plasma que transuda através das lesões forma uma crosta fina e lisa. Essa crosta alivia a dor, reduz a perda de líquidos, por diminuir a evaporação através da área queimada, permite a epitelização que se processa por baixo dela e dificulta a proliferação de germes.
5. Manter imobilidade relativa (movimentos limitados) para evitar rachaduras das crostas, pois a solução de continuidade favorece a infecção, especialmente nas lesões localizadas nas superfícies articulares; deve-se restringir a movimentação dos segmentos interessados.
6. As vesículas que venham a se formar devem ser drenadas e as crostas infectadas devem ser removidas.

Nota: nas queimaduras superficiais, as crostas começam a se soltar ao redor do 12º ou 15º dias, quando já ocorreu a epitelização das lesões. Nas queimaduras profundas, as crostas demoram mais tempo para se soltar por serem, nesses casos, constituídas, além de plasma, por tecidos desvitalizados dessecados.

Essas crostas se apresentam mais resistentes, escuras e escavadas.

A eliminação da crosta se inicia em torno do 14º dia, pelo amolecimento de suas bordas, graças principalmente à ação de enzimas proteolíticas, leucocitárias ou bacterianas.

Este método só deve ser utilizado quando houver recursos especializados de material e enfermagem.

Escarotomia descompressiva: é utilizada nos membros e no tórax, para diminuir a compressão criada pelo edema contido por escara circular constritiva.

ANTIMICROBIANOS TÓPICOS

Justificativa

1. Queimadura grave o suficiente para justificar hospitalização deve ser tratada sempre com antimicrobianos tópicos desde sua admissão, uma vez que a infecção da queimadura aumenta consideravelmente a morbidade e a mortalidade.
2. A fonte contaminante pode ser a própria pele normal do paciente, trato respiratório superior, flora fecal ou a flora exógena do meio ambiente.
3. Caso não seja usado antimicrobiano tópico, ocorre contaminação da ferida dentro de 48 horas. Por isso ele deve ser instituído precocemente.
4. Os agentes microbianos administrados por via parenteral não chegam em concentrações suficientes à área queimada, que é uma lesão isquêmica.

Os antimicrobianos tópicos mais usados e disponíveis em nosso meio são:

1. Sulfamylon = creme de Mafenide.
2. Dermazine = creme de Sulfadiazina-prata a 1%.
3. Creme de Neomicina.

1. **Sulfamylon** ou **Mafenide** = acetato de paraminometilbenzenossulfonamida:

a) preparado a 10%, veiculado em um creme alcalino hidromiscível; muito difusível, penetra na escara;
b) amplo espectro de atividade *in vitro* contra germes patogênicos gram-negativos mais comuns da queimadura, incluindo *Pseudomonas* e alguns gram-positivos, incluindo clostrídios, além de discreta atividade antifúngica;
c) potente inibidor da anidrase carbônica, podendo levar facilmente à acidose metabólica;
d) deve ser reaplicado a cada 12 horas;
e) aplicação extremamente dolorosa, quando aplicado em lesões de espessura parcial (superficiais).

2. **Sulfadiazina-prata** — obtida pela reação do nitrato de prata com a sulfadiazina tópica (creme a 1%):
   a) Dermazine (Silvestre), Dermacerium (Silvestre); preparada em farmácias dermatológicas;
   b) bastante eficaz no controle da colonização bacteriana da queimadura, uma vez que seu espectro é amplo, incluindo estafilococos aureos, enterobacteriáceas, *E. coli* e *Candida;*
   c) deve ser aplicado generosamente sobre toda a lesão e substituído diariamente, após limpeza adequada; deixar exposto ou com curativo fino.
3. **Creme de Neomicina**:
   a) utilizado como curativo oclusivo que deve ser trocado diariamente;
   b) convém evitar o seu uso em queimaduras muito extensas, porque a neomicina é absorvida através do tecido de granulação e, como todo aminoglicosídeo, é extremamente nefrotóxica.

Nota: não se aconselha o uso de antibióticos sistêmicos em aplicação tópica (por ex.: gentamicina).

EVOLUÇÃO DAS QUEIMADURAS

1. As **queimaduras superficiais**, se tratadas adequadamente, evoluem para a cura num prazo variável de 15 a 20 dias, não deixando seqüelas funcionais. A pele resultante é muito semelhante à pele normal, em textura, mobilidade e elasticidade.
2. Nas **queimaduras profundas** (2º grau profundo e 3º grau), a escara resultante, se deixada evoluir naturalmente, vai sofrendo um processo de lise, ao redor do 20º-25º dias pós-queimadura, determinado por enzimas proteolíticas liberadas pelos neutrófilos e bactérias, e se desprende totalmente, resultando numa ferida que é preenchida por um tecido de granulação, que se vai transformando lentamente em tecido fibroso e finalmente é revestida por um epitélio fino, diferente da epiderme. Resulta uma cicatriz que, quando localizada numa área de flexão, determina o aparecimento de seqüelas funcionais, às vezes extremamente graves.

   Por isso, o tratamento das queimaduras de 3º grau requer a aplicação precoce de enxertos de pele.

Nas queimaduras de 3º grau que comprometem toda a circunferência de um membro, do tórax ou do abdome, o edema crescente sob uma escara inflexível provoca compressão e prejuízo da perfusão, dentro de 2-4 horas. Convém acompanhar com ultrassom com Doppler e realizar oportunamente incisões de descompressão (longitudinais nos membros e horizontais no tórax e abdome) — escarotomia.

COMPLICAÇÕES NA FASE AGUDA

1. **Respiratórias** — mais freqüentes em queimaduras da face e ocorridas em ambientes confinados — aspiração de fumaça ou gases tóxicos.
   a) Administrar oxigênio por cateter ou tenda.
   b) Obstrução traqueobrônquica por secreções, saliva ou aspiração de vômito: aspiração, umidificação do ar e nebulização de drogas mucolíticas e broncodidilatadores; drenagem postural.
   c) Edema de glote: intubação traqueal utilizando sondas com "cuf" para manter oxigenação com pressão positiva contínua (CPAC).
   d) Intoxicação por monóxido de carbono: ver capítulo Intoxicações.
   e) Edema agudo de pulmão: reduzir ou suspender administração EV de líquidos, decúbito elevado, oxigênio, diurético, cardiotônicos EV.
2. **Gastrintestinais**
   a) Diarréia e vômitos: reposição das perdas (TRO ou EV); dieta adequada.
   b) Ulcerações e/ou hemorragias: dieta apropriada, transfusão de sangue, cimetidina EV e antiácidos.
   c) Íleo paralítico: pausa alimentar, sonda gástrica e aspiração, correção dos distúrbios hidroeletrolíticos.
3. **Septicemia** — **febre** pode ocorrer sem infecção, mas febre acima de 40º, com calafrios e abatimento, sugere infecção. Considerar pseudomonas.
4. **Insuficiência renal** (anúria) — ver capítulo correspondente.
5. **Insuficiência aguda das supra-renais** — terapia hormonal.

Outros cuidados urgentes — descompressão do tubo digestivo com sonda gástrica tipo Levine, como prevenção da dilatação aguda do estômago, dos vômitos e da broncoaspiração. Tratamento urgente das queimaduras oculares.

FASE TARDIA OU DE RECUPERAÇÃO

Na **fase tardia ou de recuperação**, os problemas fundamentais relacionam-se com o controle da infecção e a reposição da pele destruída.

Controle da infecção:

a) Prevenção — manusear a área queimada como uma verdadeira intervenção cirúrgica asséptica.
b) Eliminar as condições locais que fornecem a proliferação dos germes:
   1. apressando a eliminação do tecido desvitalizado (resecção cirúrgica: imediata, nas queimaduras pouco extensas; depois da 2ª semana, nas queimaduras extensas);
   2. evitando o acúmulo de secreção sobre as lesões: troca mais freqüente de curativos, emprego de pomadas hidromiscíveis. Nesta fase, a balneoterapia (troca das camadas internas do curativo depois do doente ter permanecido no banho por 10 minutos) é de grande utilidade por permitir a retirada dos pensos e também a remoção das secreções e crostas, com menos traumatismo;
   3. reduzindo o calor e a umidade: exposição das lesões (*nota:* remover as crostas).
c) Combate aos germes — estabelecida a infecção, empregar antibióticos, orientados por antibiogramas seriados e administrados por via sistêmica, principalmente na fase inicial ou na vigência de infecção local invasiva ou septicêmica. Na 1ª semana da queimadura há predominância do estreptococo beta-hemolítico; depois considerar a *Pseudomonas aeruginosa* além dos estafilococos.
d) Aumentar as defesas imunológicas do organismo, com correção dos desvios metabólicos: dieta hiperprotéica, hipercalórica, rica em vitaminas e sais minerais, transfusões de sangue.

Reposição da pele destruída nas queimaduras profundas — **enxertia** precoce da pele. ■

8. ACIDENTES CAUSADOS PELA CORRENTE ELÉTRICA

URGENTE — ISOLAR O ACIDENTADO

1º) desligar a chave geral
ou retirar o fio da tomada

2º) livrar a vítima
observar rigorosamente as regras de segurança
(usar material não condutor e bem seco: borracha, madeira, plástico, luva isolante)

CHOQUE ELÉTRICO

Casos **LEVES**

LIPOTIMIA/VERTIGENS

1. Afrouxar as roupas.
2. Ambiente calmo e arejado.
3. Compressas frias nas frontes.

Casos **GRAVES**

Observar: movimentos respiratórios, batimentos cardíacos, estado de consciência, ferimento, queimaduras.

CORRENTE DE USO DOMÉSTICO

Baixa-tensão

- inconsciência
- parada cardíaca
- parada respiratória

Fibrilação ventricular

Primeiros socorros:

1º) desobstrução das vias respiratórias altas;

2º) oxigênio;

3º) **massagem cardíaca externa + respiração boca a boca** (precoce e por tempo prolongado: 3-5 horas);

4º) desfibrilador elétrico;

5º) sonda nasogástrica, em caso de distensão abdominal;

6º) correção da volemia — soro fisiológico EV rápido;

7º) combate às convulsões — diazepínico EV;

Transportar para UTI

CORRENTE DE ALTA-TENSÃO

Síncope respiratória

- inconsciência
- apnéia
- pele fria e cianótica
- pulso fino
- hipotensão

Primeiros socorros:

1º) respiração artificial;

2º) oxigênio;

3º) ressuscitação cardiorrespiratória.

Solubilização de mioglobulina — alcalinização

- água bicarbonatada VO, se possível
- bicarbonato de sódio a 3% EV
- cálcio EV

UTI: ministrar soro EV + diuréticos osmóticos.

Queimaduras profundas

Tratamento com especialista.

Vigiar e **tratar** insuficiência renal aguda.

O emprego doméstico e industrial cada vez maior da eletricidade exige, da parte do médico, atenção especial para os acidentes provocados pela corrente elétrica, tais como os provocados por cabos elétricos descobertos, ferro de engomar, cafeteiras elétricas, lâmpadas portáteis mal isoladas, toque de comutadores ou outros equipamentos elétricos defeituosos.

Sob o efeito do choque elétrico, a vítima é, freqüentemente, lançada a distância; outras vezes, no entanto, pode ficar com a mão crispada sobre o condutor, sem conseguir largá-lo; geralmente, ocorrem ligeiros transtornos da consciência, como delírio, estado de agitação, etc., e, em casos mais sérios, convulsões e perda total dos sentidos, momentânea ou prolongada; ao voltar a si, o enfermo se queixa de dores musculares, fadiga, cefaléia e irritabilidade.

PATOLOGIA DOS ACIDENTES POR ELETRICIDADE

Efeitos sobre a pele e os músculos

A **pele** é o tecido que mais precoce e intensamente sofre a ação da corrente elétrica, por isso, as manifestações mais freqüentes dos acidentes por eletricidade são as **queimaduras**.

Devido à grande resistência da pele, a eletricidade, ao atravessá-la, produz acentuadas alterações estruturais (necrose de coagulação) conhecidas como "marca da corrente". Estas têm forma arredondada, oblonga, rosetada ou linear, e seu diâmetro varia de alguns milímetros a vários centímetros. São ligeiramente elevadas, com uma depressão no centro em forma de cratera. Geralmente, constituem verdadeiro negativo da superfície do eletrodo que as produziu.

A **evolução** destas lesões é diferente daquela observada habitualmente nas lesões térmicas comuns: elas são dolorosas, mais secas e tendem a aumentar em extensão e profundidade, mesmo algum tempo depois de cessada a atuação do agente (**ação residual da corrente elétrica**). As "marcas de corrente" são observadas raramente como lesões isoladas, pois, sendo os contatos acidentais com os eletrodos quase sempre imperfeitos, é freqüente a formação de centelhas entre eles e o corpo, ocasionando combustão das vestes, o que aumenta a extensão e, portanto, a gravidade das queimaduras.

Quando atingidos pela corrente elétrica, os **músculos** podem contrair-se violentamente de forma a produzir roturas de suas fibras ou, então, luxações de articulações ou mesmo fratura de ossos. O tecido muscular é mais resistente à ação da corrente elétrica do que os tecidos perimusculares intersticiais; assim, é freqüente nas queimaduras elétricas, após a eliminação dos tecidos desvitalizados, observar-se as massas musculares íntegras, em relevo, como se tivessem sido dissecadas anatomicamente.

Outras conseqüências

1. Hemorragias.
2. Tromboses vasculares (conseqüência: grangrena).
3. Fraturas (conseqüentes às quedas).
4. Fibrilação ventricular.
5. Midríase e diminuição da acuidade visual.
6. Insuficiência renal aguda (pós-hemólise intravascular, evidenciada por hemoglobinúria).

A **gravidade** do acidente depende da intensidade e do tipo da corrente (a corrente alternada é a mais perigosa), do tempo de contato, do isolamento da vítima em relação à terra, da resistência que oferece a pele à passagem da corrente (a pele úmida tem resistência menor) e, especialmente, da tensão da corrente (a corrente de baixa-tensão pode ser mais perigosa que a de alta-tensão).

CONDUTA

A **primeira medida de urgência**, em qualquer acidente por eletricidade, é **isolar o acidentado**, desligando a corrente ou procurando isolá-lo da mesma, tomando o cuidado de usar material não condutor e bem seco: corda, borracha, madeira, plástico ou luvas isolantes.

Avaliação inicial — movimentos respiratórios; batimento cardíaco e pulso; estado de consciência; local de entrada e saída dos ferimentos; extensão dos ferimentos.

Se o acidente é apenas **ligeiro**, caracterizado por vertigens, lipotimia, palidez ou sudorese, basta, geralmente, afrouxar as vestes do acidentado, transportá-lo, com cuidado, para ambiente arejado e calmo e aplicar compressas frias sobre a fronte.

Nos **casos mais graves**, as conseqüências do acidente e o respectivo tratamento dependem, fundamentalmente, da tensão da corrente.

A) **Correntes elétricas de BAIXA-TENSÃO** (até 1.000V)

Estes acidentes são produzidos, na maioria dos casos, pela **corrente de uso doméstico**.

A corrente de baixa-tensão quando atravessa o eixo cardíaco ou quando a resistência cutânea está diminuída (boa condutibilidade de assoalhos úmidos ou de água) é muito perigosa e pode levar à morte mais rapidamente do que o acidente por corrente de alta-tensão. A corrente de baixa-tensão provoca distúrbio cardíaco de caráter puramente funcional, que se manifesta pela **fibrilação ventricular**, com conseqüente deficiência de irrigação sangüínea e hipoxia dos centros vitais. O quadro é de inconsciência, pulso impalpável, bulhas cardíacas inaudíveis; a respiração, presente por alguns minutos, pode cessar logo depois.

Tratamento — visa, fundamentalmente, a normalização do ritmo cardíaco.

1. Fazer massagem cardíaca externa, associada à respiração artificial boca a boca.
2. Sempre que possível, utilizar o desfibrilador elétrico.
3. Correção da hipovolemia/choque — soro fisiológico EV rápido.
4. Transporte para UTI.

B) **Corrente de ALTA-TENSÃO**

Com freqüência se instala, nestes casos, a **síncope respiratória**: o acidentado encontra-se inconsciente e em apnéia; o pulso é perceptível, mas a pressão sangüínea está diminuída; a pele é fria e cianótica.

O **tratamento**, que pode salvar a vida do paciente, consiste na **respiração artificial**, iniciada o mais precocemente possível e mantida por tempo prolongado (3 a 5 horas) até a recuperação. O paciente deve ser mantido na posição horizontal até que não haja mais evidências de colapso vascular.

Ressucitação cardiopulmonar: ventilação com oxigênio em alto fluxo e intubação traqueal; correção (generosa) da hipovolemia. Iniciar com S. Fisiológico 20ml/kg EV rápido; repetir se necessário; dopamina em doses baixas; cateter urinário.

Na maioria dos casos, estes acidentes provocam **profundas lesões teciduais**, que, posteriormente, podem causar a morte, inclusive, por um processo de auto-intoxicação. Sendo os músculos melhores condutores do que o revestimento cutâneo, a corrente de alta-tensão circunda o corpo dentro de sua camada muscular, o que torna difícil avaliar, logo de início, a extensão da lesão orgânica, porque a pele, exteriormente, é, com freqüência, muito menos afetada do que a musculatura subdérmica. Na musculatura, a corrente elétrica é transformada, em virtude da grande resistência deste tecido, em calor "joule", o que provoca extensas destruições musculares, já que são atingidas temperaturas de 2.000 a 3.000°C. Conseqüentemente, o músculo perde o seu pigmento (mioglobina), assumindo a coloração de pêssego. A mioglobina libertada é uma forte nefrotoxina; em meio ácido é eliminada pelos rins em flocos e grumos, podendo ocasionar obstrução dos túbulos renais. São os fatores tóxico-químicos dos músculos esqueléticos destruídos os responsáveis pela necrose do parênquima renal, com conseqüente insuficiência renal.

Tratamento

1. Sabe-se que, num organismo alcalinizado, a mioglobina é excretada mais rapidamente, e especialmente sob forma solúvel; experiências em animais demonstraram que injeções endovenosas de mioglobina produzem insuficiência renal somente em meio ácido; portanto, deve-se iniciar o tratamento de qualquer acidentado por corrente de alta-tensão pela administração precoce de substâncias alcalinas. Até a hospitalização do paciente, administrar 100ml de água bicarbonatada (1 colher das de chá de bicarbonato para 300ml de água), cada meia hora; uma vez alcalinizada a urina, continuar com a administração de bicarbonato, enquanto houver excreção de mioglobulina. Podem ser empregadas soluções isotônicas de bicarbonato de sódio (a 1,3%) ou de lactato de sódio (M/6), via endovenosa, gota a gota. A única contra-indicação da administração de grandes doses de substâncias alcalinas é a concomitância de nefrite crônica. Enquanto houver boa diurese, não se deve descuidar da administração de líquidos em quantidade adequada, para evitar o aumento da concentração de produtos tóxicos nos rins.
2. Em virtude da lesão vascular, há considerável perda de plasma e eletrólitos do sangue circulante, levando a um aumento da hemoconcentração; por esse motivo é **contra-indicada a transfusão de sangue total nas primeiras 48 horas após o acidente**, podendo-se administrar plasma ou soluções eletrolíticas.
3. Como conseqüência da lesão muscular generalizada, aumenta a permeabilidade dos músculos para o potássio, com aumento de potassemia. Para evitar repercussão sobre o coração, já sobrecarregado, é útil a administração de **cálcio**.
4. Quando se instala uremia por **insuficiência renal**, o manejo (ver Tratamento da insuficiência renal aguda) pode incluir recursos especiais como a diálise peritoneal e hemodiálise.

Além disso, são indicadas as mesmas medidas cirúrgicas que nas **queimaduras**, isto é, remoção biológica ou cirúrgica do tecido necrótico e cobertura precoce das falhas de pele com enxertos cutâneos.

Em nosso meio, Russo e Mariani verificaram: a) a permanência hospitalar média nos acidentes por eletricidade foi maior do que a observada nas queimaduras em geral; b) a elevada freqüência das mutilações nos acidentes por eletricidade. Essas mutilações dependem não só do caráter destrutivo das lesões, como também da freqüência com que elas se localizam nas extremidades dos membros, principalmente mãos e pés; c) a mortalidade entre os queimados por eletricidade foi maior do que aquela ocorrida entre os queimados em geral, portadores de lesões da mesma extensão.

C) **Acidentes pela ELETRICIDADE ATMOSFÉRICA** (fulguração)

O **raio** provoca, na vítima, severas **queimaduras**. Em alguns casos, a vítima tem **morte instantânea** e fica rígida, na posição em que foi atingida. Os indivíduos que não estiverem diretamente no trajeto do raio sofrem efeitos mais ou menos graves, como violenta comoção, paralisia e perda dos sentidos. A uma distância de 30cm os acidentes não são mortais.

A **terapêutica** é a mesma que a dos acidentados pela eletricidade industrial. Controle ECG.

QUEIMADURAS ELÉTRICAS NOS LÁBIOS

a) Grupo etário: 6 meses a 3 anos (nessa idade a criança tende a levar tudo à boca).
b) Fonte: fios descobertos, tomadas mal protegidas, aparelhos elétricos.
c) Conseqüência: necrose de coagulação relativamente profunda dos tecidos.
d) Evolução: 1ª) "marca da corrente" em forma de cratera (ligeiramente elevada com uma depressão central, seca, esbranquiçada e cercada por uma zona de hiperemia, indolor); 2ª) reação inflamatória secundária e ação residual que provoca, sob a pele escurecida, destruições extensas do tecido conjuntivo e muscular; 3ª) desprendimento da escara, após 10-20 dias.
e) Seqüelas: casos mais graves podem acarretar seqüelas como incontinência de saliva, sinéquias comissurais, alterações do crescimento dentário e maxilar.

Conduta

1. Não deixar a criança pôr as mãos na área queimada, para evitar hemorragia. Se necessário, imobilizar-lhe os braços.
2. Alimentação semipastosa administrada com cuidado. Evitar líquidos administrados por canudinho, pois isto força a contração dos lábios e favorece as hemorragias.
3. Limpeza da ferida com solução antisséptica, 4 a 5 vezes ao dia. Secar com cuidado. ■

9. INSOLAÇÃO E INTERMAÇÃO

INSOLAÇÃO

Conseqüência da exposição prolongada aos raios solares, representando uma falha do mecanismo da sudorese.

É relativamente freqüente nas **praias** durante o **verão**.

Profilaxia: 1. evitar exposição prolongada ao sol, principalmente depois das 14 horas; 2. iniciar a temporada de verão com curtas exposições ao sol e aumentar progressivamente; 3. na praia, banhar-se periodicamente; 4. ingerir líquidos.

INTERMAÇÃO

Em nosso meio ocorre principalmente em lactentes mantidos em quartos mal ventilados e superaquecidos pelo sol. Nessas condições, o organismo não consegue perder calor para o ambiente.

Formas clínicas

1. **Fulminante** — início brusco. A criança perde a consciência, empalidece, a respiração torna-se acelerada e profunda. Às vezes, sinais de irritação meníngea. Pode seguir-se elevação térmica a 41 ou 42°C, com colapso e morte em poucas horas.
2. **Subaguda** — hipertermia, agitação, pele seca, respiração acelerada, taquisfigmia, cefaléia, vertigens, às vezes convulsões e meningismo. A morte pode ocorrer em 2 ou 3 dias e, em caso de cura, o restabelecimento é lento.
3. **Digestiva** — com vômitos e diarréia que, associados à febre elevada, podem acarretar desidratação. Excluir infecção intestinal e intoxicação alimentar.

Sintomatologia

Formas **benignas** — cefaléia, vertigens, anorexia, insônia, estado subfebril.

Com o **agravamento** podem ocorrer congestão ou palidez da face, naúseas, vômitos, transtornos nervosos, monoplegias, hemiplegias, hemiplegias transitórias, disartria.

Formas **graves** — cefaléias violentas, vômitos, vertigens, rigidez de nuca, delírio, febre elevadíssima, contratura do masseter, da nuca e do abdome, convulsões e morte. Em certas condições, como no deserto, têm-se notado quadros psíquicos, dramáticos, pela intensidade e aparecimento brusco: confusão, delírio alucinatório, visões terroríficas, impulsões, tendência ao suicídio.

A **seqüela** mais freqüente é a amnésia com transtornos da memória retrógrada e anterógrada.

TRATAMENTO DA INSOLAÇÃO E DA INTERMAÇÃO

1. Combate à hipertermia:
   a) remoção da criança para lugar fresco e arejado;
   b) **meios físicos** e antitérmicos (ver capítulo: Febre elevada).
2. **Hidratação**:
   a) líquidos por via oral (água, chá, refrigerantes, sucos);
   b) em casos graves ou pacientes inconscientes: hidratação EV. Plasma, em casos de choque.
3. Oxigenioterapia — máscara, cateter ou respiração artificial, conforme o caso.

10. HIPOTERMIA

Queda da temperatura corporal central.

Resulta de exposição prolongada ao frio, de condições que contribuem para uma hipotermia secundária ou doenças que interferem com a termorregulação.

Recém-nascidos são particularmente predispostos.

Classifique a **gravidade** da hipotermia em:

1. **Leve** — temperatura retal entre 36 e 37°C.
2. **Moderada** — entre 35 e 36°C.
3. **Grave** — abaixo de 35°C.

Achados clínicos

1. Inicialmente taquicardia.
   Progride para bradicardia, queda da freqüência respiratória e pressão arterial.
2. Ataxia leve, fala embotada e hiperestesia — pode evoluir para coma.
3. Palidez, cianose. Pode evoluir para rigidez muscular.
4. Distúrbio da função miocárdica e da renal.
5. **Lactentes** — pele fria, moteada; letargia. Pode ocorrer bradicardia e distensão abdominal, acidose metabólica, hipoglicemia e hiperpotassemia.

Procure a **causa**

1. Exposição prolongada ao frio intenso.
2. Infecção — meningite bacteriana, encefalite, septicemia por gram-negativo.
3. Trauma — traumas cranioencefálico e raquimedular, quase-afogamento.
4. Intoxicação — álcool, monóxido de carbono, antidepressivos tricíclicos.
5. Choque (acompanha-se de sinais de má perfusão periférica).
6. Ingestão de antitérmicos/antiinflamatórios em dose excessiva (especialmente dipirona), às vezes associados.
7. Administração de gotas nasais à base de nafazolina.
8. Medicamentos "antigripais"/descongestionantes, anti-histamínicos.
9. Barbitúricos, clorpromazina, codeína.
10. **Hipoglicemia**.
11. Fase final de processos infecciosos (queda da febre em crise).
12. Emocional.

CONDUTA

Casos leves

1. Agasalhar e aquecer com bolsas de água quente e/ou lâmpadas.
2. Aquecer o ambiente, evitando corrente de ar.
3. Bebidas quentes (chás, café, chocolate) com açúcar.
4. Suspender as drogas que causam hipotermia.
5. Eventualmente, banhos em água morna (40-42°C).

Casos graves

Hospitalizar em UTI.

1. Aquecimento.
2. Oxigenação — O_2 umidificado e aquecido.
3. Hidratação EV e correção do choque — soro fisiológico (sem potássio); plasma. Usar líquidos aquecidos.
4. Eventualmente, banhos de água morna — manter a água sempre 2°C acima da temperatura retal do paciente.
5. Casos graves — diálise peritoneal com líquidos aquecidos e sem potássio.
6. Disritmias cardíacas — lidocaína EV. ■

11. AFOGAMENTO/ACIDENTE POR SUBMERSÃO

FISIOPATOLOGIA DO ACIDENTE POR SUBMERSÃO

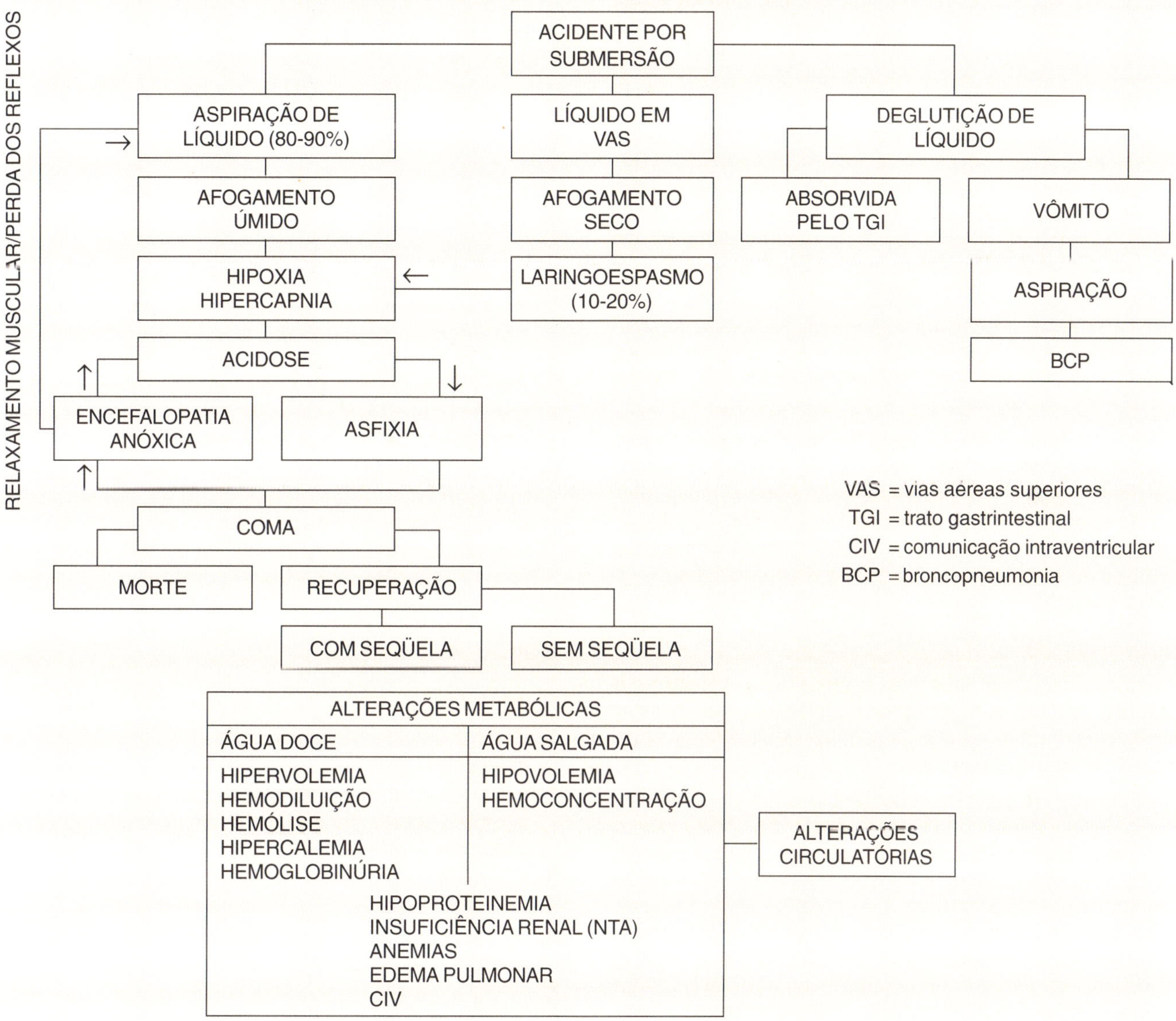

ESCALA DE CONN

Classificação neurológica pós-submersão (**avaliação dentro da 1ª hora após o salvamento**)

Estado	Descrição	Escore na escala de Glasgow
A (**Desperto**)	Paciente consciente e alerta	15
B (**Obnubilado**)	Torporoso mas responsivo; **resposta à dor**; respiração normal	10-13
C (**Comatoso**)	Não responsivo; resposta anormal à dor; respiração anormal	—
1. (**Descorticado**)	Resposta em flexão à dor; respiração de Cheyne-Stokes	5
2. (**Descerebrado**)	Resposta em extensão à dor; hiperventilação central?	4
3. (**Flácido**)	Sem resposta à dor; respiração apnéica	3
4. (**Falecido, morto?**)	Flácido, apnéia	3

Ocorrem mais freqüentemente no sexo masculino e entre 1 e 4 anos (pois nesta faixa etária o medo pela água ainda não foi desenvolvido e pode haver perda da vigilância por parte dos pais) e adolescentes (rios, mar).

Conheça os termos técnicos

AFOGAMENTO = acidente por submersão resultando em asfixia e morte enquanto submerso ou dentro do primeiro dia do episódio.

QUASE AFOGADO = vítima que sobrevive ao primeiro dia do episódio.

AFOGAMENTO SECUNDÁRIO = desenvolvimento da síndrome de angústia respiratória após a submersão, resultando em atelectasia, edema pulmonar com desequilíbrio da relação ventilação/perfusão e diminuição da complacência pulmonar com conseqüente desenvolvimento de hipoxia, hipercapnia, acidose respiratória e metabólica. A morte ocorre após 24h do acidente.

SÍNDROME DE IMERSÃO = morte súbita devido à parada cardíaca após contato com água fria (provavelmente vagal).

Independentemente da submersão ter ocorrido em água doce ou salgada, a **lesão hipóxica** final do **sistema nervoso central** é a mesma, com edema cerebral, hipertensão intracraniana, pressão de perfusão cerebral baixa (menor de 50mmHg), falha no mecanismo de auto-regulação vascular, isquemia cerebral (distúrbios na extração tecidual cerebral de oxigênio), diminuição na oferta de substrato e morte cerebral.

Quadro clínico

Habitualmente, os órgãos mais lesados são o **cérebro** e o **pulmão**, embora outros órgãos e sistemas possam estar envolvidos durante a evolução, configurando a falência de múltiplos órgãos e sistemas.

a) **Alteração no nível de consciência**, em graus variáveis, desde totalmente alerta até coma profundo associado com **sinais de hipertensão intracraniana**: alteração no ritmo respiratório (apnéia ou hiperventilação), postura de decorticação, decerebração ou flacidez, alterações nos reflexos de tronco cerebral (pupilar, reflexo de tosse, corneopalpebral, oculovestibular, oculocefálico).
Utilizam-se **escalas (vide tabelas na pág. 442)** para a avaliação e acompanhamento deste quadro.

b) Comprometimento **pulmonar** variável, desde leve com taquidispnéia discreta, roncos, estertores grossos e chiado, padrão gasométrico dentro dos limites de normalidade e aspecto radiológico normal até quadros mais graves com acentuadas alterações radiológicas e necessidade de ventilação mecânica.

c) Os achados **radiológicos** de vítimas de **quase-afogamento** são semelhantes ao do edema pulmonar de outras etiologias. A persistência deste infiltrado por 1 semana a 10 dias ou ainda o aumento da área em poucos dias sugere comprometimento bacteriano secundário. Aliás, desde o início do quadro pode haver um acometimento infeccioso pulmonar inespecífico dependendo do tipo de água aspirada. Hemograma, VHS e culturas podem ser necessários para elucidação.

d) **Gases e pH sangüíneos** — alterações importantes nos casos de hipoxemia grave e nos estados de falência cardiocirculatória que requerem reanimação cardiopulmonar imediata. Inicialmente se apresenta com acidose mista e após o restabelecimento de uma ventilação pulmonar adequada pode ressaltar a acidose metabólica (por acúmulo de ácido láctico) parcialmente compensada.

e) **Eletrólitos, hemoglobina** e **hematócrito** — alterações pouco significativas mas eventualmente necessidade de avaliação eletrolítica e da função renal.

f) Se houver evidência de **diátese hemorrágica** (sangramento em locais de punção, hemorragia gastrintestinal e equimose) — avaliar a hemostasia: tempo de tromboplasma parcial, tempo de protrombina, fibrinogênio, produtos de degradação da fibrina e plaquetas.

g) As alterações no **volume intravascular** que ocorrem em **quase afogados** de água doce ou salgada são diretamente proporcionais ao volume do líquido aspirado. Nas aspirações de **água doce** o aumento de pressão venosa central é clinicamente insignificante com retorno ao normal aproximadamente 1 hora após. Nos casos de **água salgada**, a hipervolemia pode persistir por um tempo mais prolongado (mais ou menos 2 dias) e necessita de rigorosa manipulação hídrica.

h) Concomitantemente, as vítimas podem apresentar **febre** (que pode ter efeito prejudicial ao cérebro acarretando aumento do metabolismo neuronal), convulsões, movimentos atetósicos, grunhidos e irritabilidade, todos como conseqüência da **lesão cerebral**.

CONDUTA

PRIMEIROS SOCORROS NO LOCAL DO ACIDENTE

1. Colocar o acidentado fora da água o mais rapidamente possível.
2. Iniciar imediatamente a **ressuscitação boca a boca**. A manobra poderá ser iniciada ainda dentro da água se o socorrista for treinado.
3. Suspeitar de um trauma craniano ou cervical se houver referência de queda ou acidente ao mergulhar.
4. Avaliar a respiração e o pulso, uma vez que o paciente já esteja fora da água.
5. Iniciar a ressuscitação cardiopulmonar nos acidentados sem pulso mas desde que o tempo de submersão seja menor que 6 minutos.

As manobras de reanimação não estão indicadas se houver evidências de um tempo de submersão superior a uma hora ou sinais de putrefação.

6. Se o acidentado estiver com pulso e ventilação adequados:
   a) ministrar oxigênio a 100%, através de uma máscara sem reinalação;
   b) estabilizar a cabeça e o pescoço em posição mais segura se há suspeita de um trauma craniano ou de pescoço;
   c) monitorizar os sinais vitais deixando o material para ventilação preparado para o caso de necessidade durante o transporte.

7. Se a avaliação neurológica detecta algum sinal de depressão do sistema nervoso central, procurar encaminhar o acidentado para um hospital que tenha unidade de cuidado intensivo com condições técnicas de realizar a ressuscitação cerebral.

   Antes de realizar o transporte tentar determinar:

   a) a duração de submersão;

   b) as circunstâncias do acidente;

   c) o grau de limpeza de água (rio, piscina, tanque séptico).

   Entretanto, não se deve retardar o transporte por esse motivo. **Providenciar a remoção rápida e eficaz do acidentado**.

TRATAMENTO HOSPITALAR (ver também pág. 576)

1. Proceder à avaliação clínica global do acidentado, no pronto-socorro, em relação ao nível de consciência, estado hemodinâmico, sistema respiratório e outros traumatismos associados. Escala de Glascow.
2. Nem todos os pacientes necessitam ser encaminhados a UTI; no entanto, todas as vítimas de acidentes por submersão devem permanecer em observação no hospital por um período mínimo de 48 horas mesmo que não apresentem sinais clínicos de desconforto respiratório.
3. Em caso de alteração no nível de consciência, introduzir imediatamente uma sonda nasogástrica para prevenir possível aspiração pulmonar.
4. Enquanto se aguardam os resultados da avaliação gasométrica e dos raios X de tórax, fornecer oxigênio através de qualquer modalidade disponível (máscara, cateter nasal, oxitenda). Oximetria de pulso.
5. Instalar sondagem vesical de demora através da sonda de Foley para controle da diurese-minuto (dependendo do grau de lesão anóxica pode ocorrer retenção urinária por bexiga neurogênica).
6. Se houver indicação clínica (apnéia, "gasping", cianose na vigência de oxigênio, coma com hiperventilação) — intubação traqueal e iniciar a ventilação mecânica com a aplicação de pressão expiratória final positiva (PEEP). Muitos pacientes necessitam somente o uso de pressão positiva contínua em via aérea (CPAP), pois apresentam respiração espontânea, não havendo a necessidade de respiração mandatória fornecida pelo respirador.

   Iniciar com uma pressão de 5cm H_2O, aumentando de 2-3cm até que se obtenha um $Qs/Qt < 20\%$ ou uma retenção $PaO_2/FiO_2 \geq 300$. Após atingir um nível adequado de oxigenação, manter as condições ventilatórias do paciente inalteradas durante 48 horas para permitir a regeneraçao do surfactante. Nos casos em que é instalada a ventilação mecânica, procurar manter $PaCO_2$ entre 28 e 30mmHg, PaO_2 em torno de 100 a 120mmHg e saturação de oxigênio arterial menor que 95%.
7. Em caso de hipovolemia — ressucitação volumétrica: S. Fisiológico ou colóide — 20ml/kg EV rápido; repetir se necessário. Não perder tempo, acesso intra-ósseo, se necessário. Controle pela pressão venosa central é muito útil.

   Se bradicardia ou assistolia — compressões torácicas repetidas.

   Se fibrilação ventricular (ocorre em água gelada) — aquecimento e desfibrilador (ver pág. 13); se não se obtiver sucesso, repetir em dose dupla após injeção de adrenalina 0,01mg/kg.
8. Antibioticoterapia profilática não deve ser instituída (risco de selecionar microrganismos mais resistentes). Tratamento precoce nos casos de suspeita clínica.
9. Fazer a colheita de secreção traqueal, a cada 2 dias, para exame bacteriológico (Gram, cultura e testes de sensibilidade). Ao primeiro sinal de infecção dirigir a antibioticoterapia de acordo com os dados do exame bacteriológico.
10. Todos os pacientes com avaliação neurológica na classe C de Conn ou ainda pontuação menor ou igual a 6-7 na escala de Glasgow devem ser encaminhados à unidade de terapia intensiva para ressuscitação neurológica. Cabeceira elevada a 30°, hiperventilação leve, sedaçao; correção do desequilíbrio ácido-básico e eletrolítico, da glicemia e da hipotermia (aquecimento). Controle das convulsões. Edema cerebral significativo que deverá ser tratado com hiperventilação ($PaCO_2$ entre 28 e 30mmHg), com manitol 0,25g/kg/dose ou com a retirada de pequena quantidade de líquor.

    Em alguns casos, a indução de hipotermia moderada (entre 30 e 31°C) e/ou de coma barbitúrico com tionembutal pode controlar o edema cerebral e a hipertensão intracraniana quando as outras medidas forem ineficazes.

    Monitoração — FC, FR, PA, T, saturação de O2, resposta pupilar à luz, consciência, ECG. Gasometria e glicemia. Dosagem inicial de Na, Cl, K, Ca. Outros: hemograma, coagulograma, transaminases, uréia, creatinina. Radiografia de tórax.

    Convém dosar etanol e exame toxicológico.

COMPLICAÇÕES

Complicações **primárias** — têm como fator comum a **anoxia**.

a) Encefalopatia anóxica com desenvolvimento de edema cerebral e hipertensão intracraniana.
b) Necrose tubular aguda.
c) Lesão pulmonar incluindo edema pulmonar, atelectasias e desenvolvimento da síndrome de angústia respiratória.
d) Alterações cardiocirculatórias: choque, arritmias, hiper ou hipovolemia.
e) Alterações de coagulação: coagulação intravascular disseminada.
f) Alterações metabólicas agudas.

Complicações **secundárias** — resultantes da manipulação terapêutica (ventilação mecânica, procedimentos invasivos) ou por infecção:

a) barotraumas;
b) pneumonias ou broncopneumonias;
c) processos infecciosos disseminados;
d) desnutrição protéico-calórica;
e) síndrome de secreção inapropriada de hormônio antidiurético;
f) diminuição das capacidades pulmonares.

12. ASPIRAÇÃO DE CORPO ESTRANHO (CE)

CE vegetais (mais comuns)	Obstrução valvular — enfisema Obstrução total — atelectasia Irritação — laringite, bronquite
CE inorgânicos	Obstrução total ou parcial

1º) CRISE DE SUFOCAÇÃO		2º) PERÍODO ASSINTOMÁTICO		3º) PERÍODO PÓS-CRISE
• engasgo • sufocação • tosse	⇒	• curto nos CE vegetais • maior nos CE inorgânicos	⇒	• afonia, disfonia • rouquidão • tosse de cachorro • sibilos em criança não asmática • dispnéia • náuseas
pode passar despercebido				

CE na LARINGE	CE na TRAQUÉIA	CE nos BRÔNQUIOS
Geralmente alojado na subglote Pode causar obstrução completa • disfonia/rouquidão • "laringite" persistente (pode haver melhora transitória com antiinflamatórios)	• pancada audível • "flutter" (tremulação de bandeira) • quando se aloja na subglote: fica quietinha, respira devagar, geme	• período assintomático • tosse espasmódica • "asma" persistente em criança não atópica • expectoração mucopurulenta, sanguinolenta

CORPO ESTRANHO NAS VIAS AÉREAS

Acomete predominantemente crianças de 4 a 6 anos; os corpos estranhos de natureza vegetal (amendoim e feijão) são os mais freqüentes.

O que acontece quando a criança aspira um CE

A proteção das vias aéreas inferiores é assegurada por dois reflexos da laringe: reflexo que causa sua abertura e fechamento e reflexo tussígeno. O reflexo de fechamento protege as vias aéreas inferiores durante o ato de deglutição e também quando um corpo estranho toca na mucosa laríngea. Este contato desencadeia também o reflexo tussígeno.

A mudança no comprimento e diâmetro dos brônquios na inspiração e expiração associada às características físicas e químicas do corpo estranho é que explicam sua localização, sua progressão para segmentos distais das vias aéreas e sua fixação na posição alcançada na última inspiração e o grau de obstrução brônquica: parcial, valvular (enfisema) e completa (atelectasia).

O brônquio **direito** é o mais invadido, porque as crianças quando aspiram o corpo estranho estão geralmente sentadas ou em pé. Nos **lactentes**, é freqüente o alojamento nos brônquios do pulmão **esquerdo**, porque, estando deitados no berço, usualmente colocam o objeto na boca com a mão direita, tendendo a se virar, neste momento, sobre o lado esquerdo.

Os corpos estranhos de origem **vegetal** produzem reações inflamatórias mais graves do que os do reino animal ou os inorgânicos. Os vegetais, de acordo com o seu comportamento nas vias aéreas inferiores, podem ser classificados em três grupos:

1. Vegetais que se caracterizam pelo aumento de volume por **embebição** através da secreção brônquica com modificações distais à obstrução: feijão, milho. O feijão, uma vez em contato com as secreções traqueobrônquicas, aumenta grandemente de volume por ter cutícula pouco espessa. O aumento de volume do **feijão** e o edema da mucosa acabam por acarretar obstrução total do brônquio. O **milho**, por apresentar cutícula mais espessa, aumenta menos de volume e provoca geralmente **obstrução valvular**.

2. Vegetais que liberam **óleo** provocando reação inflamatória difusa (**bronquite** vegetal ou resinosa), cuja intensidade é inversamente proporcional à idade da criança: amendoim, nozes. A bronquite determinada pelo amendoim é conhecida pelo nome de araquídica (*Arachis hipogaea*). Logo após a penetração, há aumento da quantidade de secreções que inicialmente são serosas, 24 horas depois se tornam mais espessas e mucóides e aproximadamente 48 horas após são francamente purulentas. A mucosa torna-se hiperemiada, logo seguida de congestão e edema que obliteram todos os espaços intercartilaginosos da traquéia.
3. Vegetais de **cutícula espessa**, pouco irritantes, que determinam **obstrução parcial** e reação circunscrita: sementes de melancia, de azeitona, de abóbora, de fruta-do-conde. A semente de cafeeiro torrada produz reações menos intensas que a madura e o fator tempo de permanência não se faz notar tanto como em casos de feijão e amendoim.

Os corpos estranhos **inorgânicos**, a não ser que sejam obstrutivos, causam reações localizadas e de pequena intensidade.

Quando um corpo estranho penetra na via aérea e fica solto na traquéia, durante os acessos de tosse, choca-se com a região subglótica. Na criança, com menos de 2 anos, essa região é rica em tecido celular submucoso frouxo e, por esse motivo, se edemacia com facilidade. Esse edema pode causar obstrução ou trazer sérios problemas para a remoção do corpo estranho, além de dificultar a expulsão espontânea do mesmo pela tosse, o que ocorre em 2% dos casos.

Conduta médica: acalmar a criança e tranqüilizar os familiares. É preciso separar as emergências verdadeiras das falsas, pois estas últimas podem levar à tentativa de remoção apressada, sem estudo radiológico adequado e com o paciente mal preparado.

Remoção endoscópica do CE deve ser feita sob condições que assegurem o máximo de possibilidades de êxito e o mínimo de traumatismo para a criança: equipe bem preparada, instrumental adequado e perfeito entendimento entre endoscopista e anestesista.

ASPIRAÇÃO DE CE

Objetos mais freqüentemente aspirados

Por ordem de freqüência (variações regionais e época do ano):

1. **Corpos estranhos orgânicos**
   - **de origem vegetal**: feijão, amendoim, milho, café, sementes de melancia, sementes de frutas cítricas, pipoca, noz, castanha;
   - **de origem animal**: espinha de peixe, fragmento de osso.
2. **Corpos estranhos inorgânicos**
   - **metálicos**: alfinetes, moeda, prego, brinquedo; **plásticos**: tampas, brinquedos, botões; **talco**; **vidro**: bolas de gude, contas; **borracha**: bolas.

Circunstâncias que favorecem a aspiração

1. Tendência que a criança tem em colocar na boca todo objeto que consegue apanhar, como grãos de cereal, brinquedos desmontáveis, alfinetes de segurança, talco.
2. Pouco cuidado no preparo e seleção de alimentos (fator responsável pela aspiração de vértebras de peixes), ou oferecer à criança alimentos impróprios para a idade.
3. Jogos infantis como o de assoprar pequenos objetos através de canudos, jogar para cima pipoca ou amendoim para depois pegá-los com a boca; ou de conservar feijão, milho, etc. na boca para depois cuspi-los ou lançá-los como projéteis. Criança brincando com lata de talco.
4. Execução simultânea de outro ato fisiológico, falar, gritar, chorar, rir, tossir, estando com algum alimento na boca.
5. Abolição do mecanismo de defesa, o que ocorre durante **crise convulsiva** ou inconsciência.

EPISÓDIO AGUDO

Crise de sufocação

Tríade: **tosse, sufocação** e **engasgamento**

História nítida de criança sadia ter colocado um objeto na boca, apresentando bruscamente acesso violento de tosse, sufocação e engasgamento.

Apesar desses primeiros sintomas serem alarmantes e muito importantes, **sua ausência não exclui a possibilidade de corpo estranho**.

A tosse, que geralmente é intensa e explosiva, pode faltar nos casos de inconsciência.

Quando a criança é ainda muito jovem para relatar o acidente, será importante o testemunho de pessoas que o presenciaram. Entretanto, estas podem propositalmente omitir o fato por medo de repreensão, por complexo de culpa ou mesmo por medo de castigo (pajens, irmãos mais velhos).

Além disso, a crise de tosse, a sufocação e o engasgamento podem passar despercebidos ou ser esquecidos, porque são de intensidade e duração muito variáveis.

PERÍODO ASSINTOMÁTICO

Após a aspiração do CE, segue-se um período assintomático que traduz uma adaptação fisiológica ao CE. Representa período traiçoeiro porque pode determinar atraso no diagnóstico.

A duração deste período é muito variável e depende principalmente da natureza do CE: é pequeno na maioria dos CE vegetais e maior nos CE inorgânicos.

Além disso, é tanto menor quanto mais nova for a criança.

PERÍODO PÓS-CRISE

Alguns sintomas e sinais levantam a suspeita de aspiração de CE no caso de a crise de sufocação não ter sido percebida ou ser duvidosa: afonia, disfonia, ânsia de vômito, dispnéia, persistência de tosse semelhante a crupe, sibilos refratários a inalações em criança não asmática.

Achados físicos de desvio da traquéia ou do impulso cardíaco, pneumonia persistente ou recorrente (particularmente se situada sempre no mesmo segmento), enfisema ou atelectasia localizada e abscesso pulmonar devem, também, levar à procura de algum CE nas vias aéreas.

A verdadeira **emergência** existe quando o corpo estranho está obstruindo a via respiratória ou está no esôfago mas o seu volume é tal que comprime a traquéia.

Em caso de **risco de vida** por **obstrução**, permeabilizar a via aérea através de **traqueotomia** ou **intubação**.

ASFIXIA POR ENGASGAMENTO

PRIMEIROS SOCORROS NOS LACTENTES

1. **Desobstrução das vias aéreas**.
   Manobra de Heimlich (Fig. XVI.33):

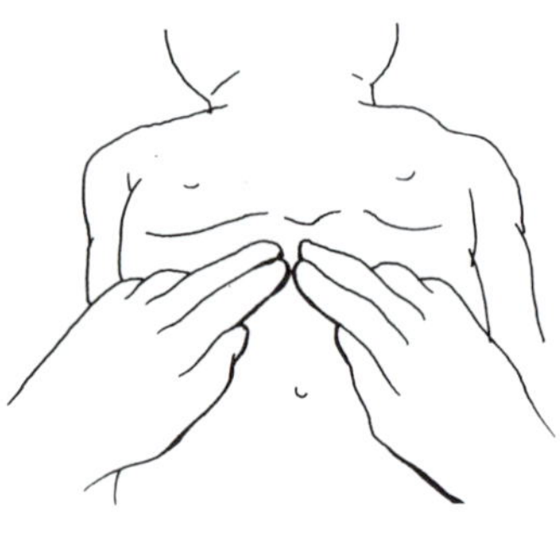

Fig. XVI.33 — Manobra de Heimlich em lactentes.

1º) Criança no colo ou deitada de costas.
2º) Colocar o 2º e 3º dedos de ambas as mãos sob o apêndice xifóide.
3º) Empurrar o abdome contra o diafragma, compressão súbita e vigorosa.

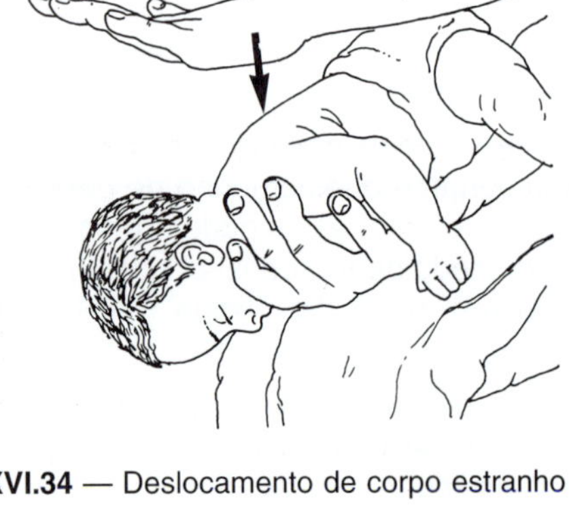

Fig. XVI.34 — Deslocamento de corpo estranho na glote.

Coloque-o a cavaleiro, estendido longitudinalmente sobre o antebraço do socorrista com a cabeça mais baixa que o tronco. A cabeça deve ser sustentada com a mão em torno do queixo e tórax (Fig. XVI.34). É conveniente que o socorrista descanse seu antebraço sobre sua própria coxa.

1º) Desferir rapidamente, com a outra mão, 4 golpes nas costas, entre as omoplatas do lactente.
2º) Imediatamente a seguir, o socorrista coloca sua mão livre nas costas da criança, de modo que a mesma fique ensanduíchada entre as duas mãos (uma sustenta o tórax, pescoço e queixo e a outra sustenta o dorso).
3º) Virar a criança em bloco e colocá-la sobre a coxa do socorrista com a cabeça mais baixa que o tronco e fazer 4 compressões no tórax (esterno) em rápida sucessão.

2. Se a vítima está ainda inconsciente, imediatamente após as compressas torácicas, a língua e o queixo são puxados para a frente e a boca é aberta; o polegar pressiona a língua, enquanto os outros dedos envolvem a mandíbula. Se o CE for visualizado, pode ser removido com um dedo.
3. Se após esta manobra a vítima **não tiver reiniciado** a **respiração**:
   1º) Sustentar a nuca da criança com uma mão e colocar a outra na fronte da criança.
   2º) Levantar um pouquinho a nuca e ao mesmo tempo fazer uma pequena pressão (para trás) sobre a fronte.
   3º) Fazer respiração boca a boca-nariz: 4 respirações moderadas, em rápida sucessão, sem esperar o esvaziamento total dos pulmões.
4. Se o **tórax não se movimenta**, isso significa que a obstrução persiste: **repetir** a manobra de desobstrução (item **1**).

PRIMEIROS SOCORROS EM CRIANÇAS

Desobstrução das vias aéreas

Manobra de Heimlich (Figs. XVI.35 a XVI.38): abraço de urso — usa o ar dos pulmões para forçar expulsão do CE.

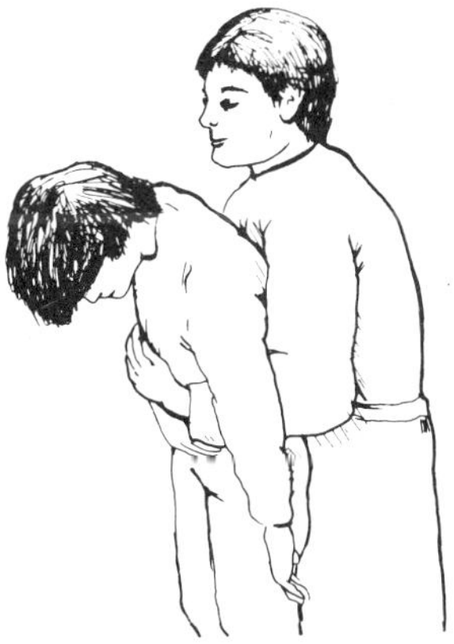

Fig. XVI.35 — Permaneça atrás da criança e coloque os braços em torno de sua cintura. Deixe sua cabeça, braços e parte superior do tronco pender para diante.

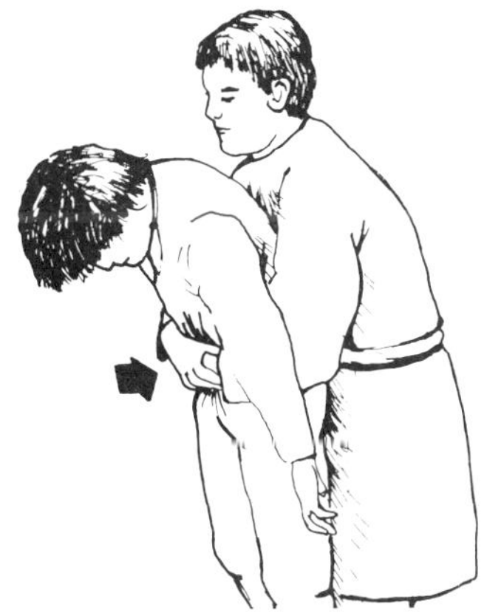

Fig. XVI.37 — Aperte rapidamente o punho contra o estômago, como se fosse um golpe, e repita 4 vezes ou até que o corpo estranho seja expelido. Complete com 4 compressões torácicas (esternais)

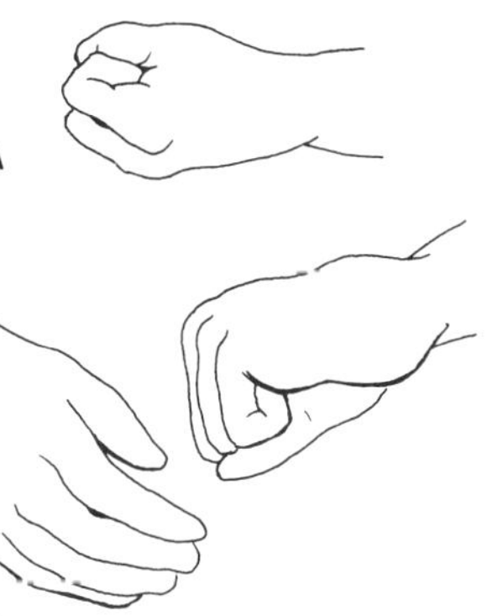

A

B

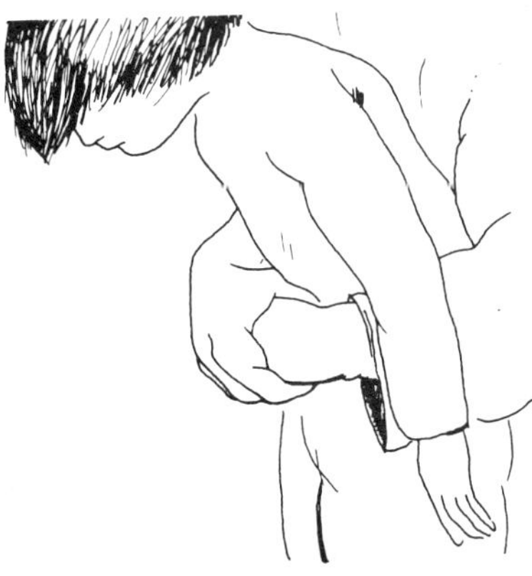

Fig. XVI.36 — Aperte o punho de uma mão com a outra e coloque sobre o estômago da criança logo acima do umbigo, na linha da cintura (sob o gradeado costal).

A e **B**) Detalhes da posição das mãos na manobra de Heimlich.

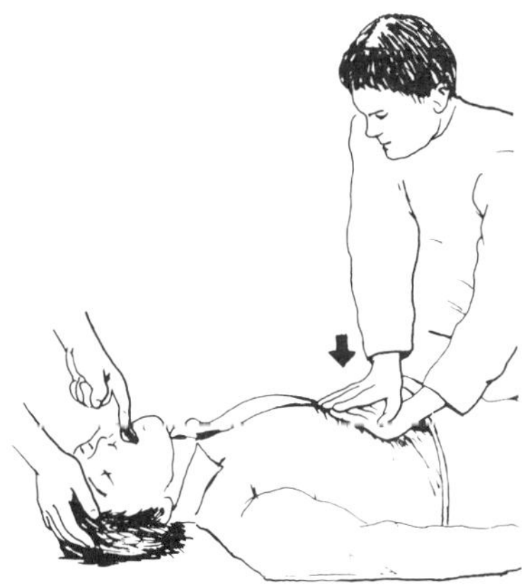

Fig. XVI.38 — Se a criança for muito grande para fazer esta manobra, deite-a de costas, ajoelhe-se sobre ela e pressione bruscamente com as mãos cruzadas, logo acima da linha da cintura. Outra pessoa deverá estar atenta para pegar e remover o CE da boca. Se vomitar: girar o corpo todo para o lado.

ALTERNATIVA

O socorrista senta no chão e coloca a vítima atravessada sobre suas coxas, mantendo a cabeça mais baixa que o tronco.

1º) 4 golpes nas costas.

2º) Rolar a criança no chão e fazer 4 compressões esternais.

Se a vítima permanece **inconsciente**, siga os passos de **primeiros socorros nos lactentes**, itens **2**, **3** e **4**.

CE NA TRAQUÉIA

O CE solto na traquéia não é mortal.

O perigo reside no choque contra a subglote durante os acessos de tosse e fixação do CE a este nível. Se o CE não se fixa, seu deslocamento por ação dos movimentos respiratórios ou pela tosse provoca ruído peculiar ao bater na subglote — **pancada audível** — que é mais facilmente observada quando a criança fica com a boca aberta e tosse. Este ruído é igual ao que se provoca batendo com o indicador sobre a laringe ou traquéia. Se o dedo é colocado sobre a traquéia, percebe-se choque do corpo estranho na subglote, quando a criança tosse. O "flutter" é o ruído provocado pelo corpo estranho ao se deslocar, semelhante ao de pano agitado pelo vento, ao tremular de bandeira ou de roupa no varal.

O simples fato de a criança ser trazida ao hospital, o medo dos exames e principalmente o afastamento das pessoas da família podem fazer com que ela chore, debata-se e tudo isso concorre para o deslocamento do corpo estranho.

Como toda vez que se movimenta a criança tem crises de tosse e mesmo asfixia, se ele se **fixa na subglote**, o paciente adota atitude de defesa: fica quietinho no colo da mãe, respira devagar e apenas geme.

CE NOS BRÔNQUIOS

Se o corpo estranho penetra no brônquio e o obstrui parcial ou totalmente, durante algum tempo a criança vive praticamente **sem sintomas**. Depois aparecem crises de **tosse espasmódica**, com período de acalmia, a princípio não produtiva, mas logo há **expectoração** mucopurulenta que depois se torna sanguinolenta e pútrida. A respiração é do tipo asmatiforme e pode apresentar sibilos uni ou bilateralmente.

EXAME FÍSICO NOS CASOS DE CORPOS ESTRANHOS NOS BRÔNQUIOS NO LADO COMPROMETIDO

Obstrução parcial (1)	**Expansão diminuída Estertores**	**Eventualmente sibilos localizados**
Obstrução valvular (enfisema) (2)	Expansão torácica limitada Frêmito toracovocal normal ou diminuído	Hipersonoridade à percussão Diminuição ou ausência do murmúrio vesicular
Obstrução completa (atelectasia) (3)	Retração inspiratória dos espaços intercostais Hipoexpansibilidade	Diminuição do frêmito toracovocal Diminuição ou ausência do murmúrio vesicular Macicez à percussão

(1) CE muito menor que a via aérea
(2) CE um pouco menor que a via aérea
(3) CE da mesma largura que a da via aérea

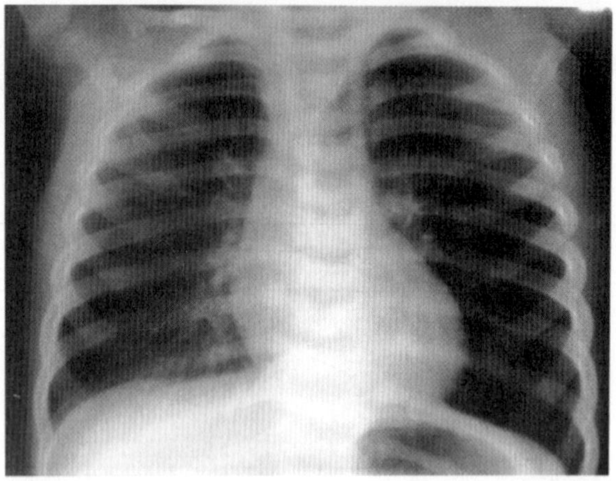

A

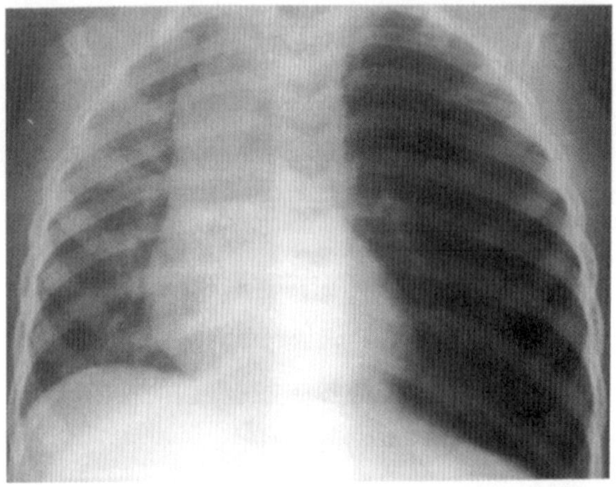

B

Fig. XVI.39 — Enfisema do pulmão E por mecanismo valvular. CE (amendoim) no brônquio-fonte: **A**) na inspiração; **B**) na expiração.

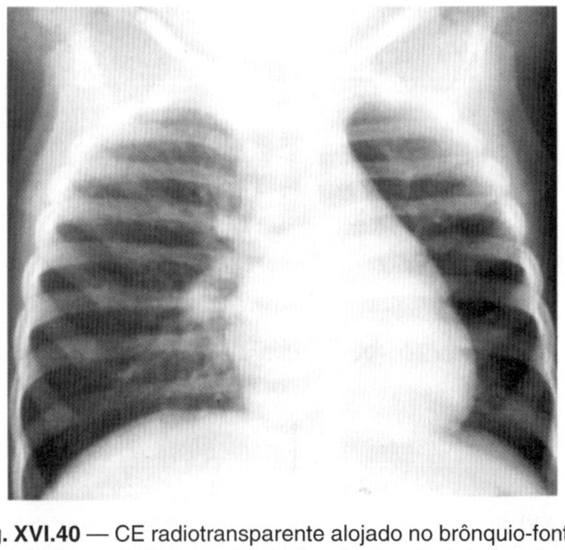

Fig. XVI.40 — CE radiotransparente alojado no brônquio-fonte E fazendo com que se perca a visualização do próprio brônquio, atelectasia do lobo inferior E (atrás do coração) e hiperinsuflação do lobo superior.

<table>
<tr><th colspan="3">RADIOSCOPIA
Para estudar uma possível movimentação do CE e o balanço do mediastino que traduz o grau de obstrução.</th></tr>
<tr><th>Corpo estranho radiopaco</th><th colspan="2">Corpo estranho radiotransparente</th></tr>
<tr><td rowspan="5">— É suficiente para localizá-lo</td><td colspan="2">— É visto indiretamente através das alterações funcionais que ele determina na árvore traqueobrônquica.</td></tr>
<tr><td>Obstrução completa
(atelectasia)</td><td>— Imagem de hipotransparência pulmonar.
— Na inspiração, o mediastino se desloca para o lado obstruído.
— Elevação da hemicúpula diafragmática do lado obstruído.</td></tr>
<tr><td>Obstrução valvular
(enfisema)</td><td>— Hipertransparência pulmonar unilateral na expiração.
— Deslocamento do mediastino para o lado sadio na expiração.
— Diminuição da mobilidade inspiratória e expiratória da hemicúpula diafragmática no lado afetado.</td></tr>
<tr><td>Obstrução parcial</td><td>— Movimento pendicular do mediastino:
na inspiração, o mediastino se desloca para o lado afetado e
na expiração para o lado sadio.</td></tr>
</table>

<table>
<tr><th colspan="5">RADIOGRAFIA</th></tr>
<tr><th>Corpo estranho radiopaco</th><th colspan="4">Corpo estranho radiotransparente</th></tr>
<tr><td rowspan="4">Laringe/Traquéia
— Raios X simples do pescoço — perfil

Brônquio
— Raios X póstero-anterior e perfil do tórax</td><td colspan="4">No brônquio — duas radiografias do tórax na posição póstero-anterior: uma em inspiração e outra em expiração.</td></tr>
<tr><th colspan="2">Obstrução valvular</th><th colspan="2">Obstrução completa</th></tr>
<tr><th>Inspiração</th><th>Expiração</th><th>Inspiração</th><th>Expiração</th></tr>
<tr><td>Campos pulmonares igualmente claros
Mediastino em posição normal</td><td>Hipertransparência do pulmão obstruído
Mediastino deslocado para o lado sadio
Hemicúpula diafragmática abaixada e retificada no lado comprometido
Alargamento dos espaços intercostais no lado afetado</td><td>Hipotransparência do lado afetado
Redução dos espaços intercostais
Mediastino desviado para o lado afetado
Hemicúpula diafragmática elevada no lado comprometido</td><td>Mediastino em posição normal</td></tr>
</table>

1. Espinha de peixe geralmente não é visualizada nos raios X; ossos de galinha são melhor visualizados.
2. Mesmo quando eliminados ou posteriormente ingeridos, as espinhas de peixe e os ossos de galinha podem deixar uma sensação de arranhadura e a falsa impressão que o CE está locado; entretanto se persistir a sintomatologia convém repetir radiografia e/ou endoscopia.
3. CE pontudo ou cortante deve ser removido para prevenir perfuração.
4. Baterias tipo disco devem ser removidas quando localizadas, na hipofaringe ou cavidade oral; se for localizada já no estômago manter em observação; convém raios X seriados.

13. CORPO ESTRANHO NAS VIAS DIGESTIVAS

Ingestão acidental de objetos por crianças geralmente de menos de 5 anos.

CORPO ESTRANHO NA BOCA E FARINGE

Muitos corpos estranhos ficam na boca e na faringe. A maior parte deles é constituída de espinha de peixe, ossos de galinha ou de carne de vaca.

Quando pequenos, produzem geralmente uma dor aguda no momento em que se encravam na mucosa e depois uma sensação de desconforto que, geralmente, é agravada com os movimentos de deglutição, mas não impedem que os alimentos sejam ingeridos. Às vezes, os pacientes permanecem longo tempo comendo pão, farinha, etc., para tentar desalojá-los.

Conduta

Se o **corpo estranho for visível baixando-se a língua**, o próprio médico clínico deve tentar retirá-lo, desde que disponha de uma pinça. Isto se justifica ainda que o corpo estranho possa ferir a mucosa da faringe ou da boca, ao ser retirado; o ferimento que resulta é sempre de muito menor gravidade do que o deslocamento do corpo estranho para o esôfago ou vias aéreas, principalmente em se tratando de objetos tais como alfinetes e agulhas, que podem ocasionar complicações graves.

CORPO ESTRANHO NO ESÔFAGO

A criança pequena, com corpo estranho no esôfago, apresenta, como sintomas principais, a **regurgitação e o desassossego**.

Em geral, a **radiografia** mostra o corpo estranho, mas se este não for revelado pelos raios X, diante de sinais evidentes de regurgitações, impõe-se o **exame endoscópico** do esôfago.

a) Nos **lactentes**, os mais diversos objetos têm sido retirados do esôfago. Em nossos dias, com o uso cada vez maior das substâncias plásticas, o número de corpos estranhos transparentes tem crescido muito.
Quando a criança passa da alimentação láctea para os primeiros alimentos sólidos e sobrevém disfagia, o médico deve estar alerta para malformação congênita do esôfago.

b) **Nas crianças acima de 2 ou 3 anos**, os corpos estranhos, em geral, não vêm da comida, mas de pequenos objetos introduzidos na boca para brincar.
O exemplo mais típico é o da **moeda**, o corpo estranho mais comum do esôfago e que se apresenta com sua **forma de disco na radiografia frontal** e como uma **linha mais ou menos espessa na de perfil**. Olhando a radiografia frontal, o clínico pode ter a impressão de que a moeda mal penetrou no esôfago, pois aparece, geralmente, na altura da fúrcula esternal, ou mesmo um pouco acima, mas o endoscopista verifica que a moeda está, pelo menos, a uns 3 ou 4cm abaixo da boca do esôfago. De um modo geral, os corpos estranhos do esôfago param mais ou menos nessa altura, pois que, depois de compelidos fortemente para dentro do esôfago pela musculatura da faringe e da base da língua, durante o primeiro tempo da deglutição, ficam no interior deste órgão, sujeitos apenas aos movimentos peristálticos.

c) Nas **crianças maiores**, que já brincam sozinhas, aparece a **soda cáustica** em nosso meio como a principal causadora de estenoses. Ingerida inadvertidamente pelas crianças, em quantidade tão pequena que não apresenta conseqüências imediatas, poderá ser a causa de estenose que se desenvolve insidiosamente. É necessário fazer compreender aos pais que a retirada do corpo estranho constitui apenas uma primeira etapa do tratamento, sendo necessário fazer dilatações progressivas a longo prazo.

Sintomatologia

CE alojado no 1/3 superior do esôfago

Início: dor de aparecimento súbito, principalmente quando acontece durante uma refeição.

Subseqüentemente:

1. Dor constante e intensa (corpos estranhos que traumatizam a mucosa faríngea ou esofágica), disfagia ou odinofagia (= dor à deglutição).
   No lactente, a manifestação principal pode ser o desassossego persistente.
   Observação: essas disfagias podem apresentar melhora aparente durante certo tempo, porque os pacientes, instintivamente, passam a evitar os alimentos sólidos, preferindo os líquidos, que podem ser ingeridos com maior facilidade.
2. Sialorréia: quase sempre presente; quando é intensa, pode provocar aspiração de saliva.
3. Regurgitação: quando o CE é volumoso, determinando obstrução total do esôfago.
4. Dispnéia: ocorre quando um CE volumoso (bolinha de gude, pedaço volumoso de carne) comprime a parede membranácea da traquéia.
5. Hemorragia: aparece quando o CE traumatiza a mucosa esofágica ou perfura a parede de um grande vaso (aorta, tireóide inferior).

Sintomas tardios — complicações:

1. Enfisema cervical.
2. Hematêmese, melena.
3. Dor, febre com calafrios, toxemia: formação de abscesso, principalmente retroesofágico e retrofaríngeo.

Todo CE de esôfago deve ser retirado endoscopicamente.

Caso ilustrativo

Menino com 4 anos, com grande abscesso retrofaríngeo com evolução de 10 dias. A história era típica: **dor repentina durante uma refeição** seguida de **disfagia** relativamente branda. A hipótese de corpo estranho não era admitida pela mãe da criança, que dizia ter ela mesma preparado os alimentos para o filho e que não poderia haver corpo estranho. Talvez por este motivo tenha sido feito diagnóstico, primeiramente, de torcicolo e a seguir de parotidite, quando apareceu um **aumento de volume do lado esquerdo do pescoço**.

Conduta

Quando vimos a criança e soubemos que tudo começara repentinamente, durante uma refeição, ficamos convencidos de que deveria tratar-se de corpo estranho. Para este caso preferimos a drenagem externa, por mediatinotomia cervical; depois de esvaziar o abscesso demonstrado pela radiografia de perfil, conseguimos, com dificuldade, palpar o corpo estranho situado por trás e para baixo da artéria subclávia. Retirado, constatamos que se tratava de fragmento de vidro de 0,50 × 1,5cm, com as extremidades pontiagudas. Mostrado o corpo estranho à mãe, esta reconheceu imediatamente um fragmento do vidro de pimenta que se quebrara acidentalmente, enquanto preparava o almoço.

Fica, assim, bem demonstrado, o valor diagnóstico importante de qualquer **disfagia que se inicia repentinamente**.

CORPO ESTRANHO NO ESTÔMAGO

a) A grande maioria é de natureza **metálica** (alfinetes de cabeça, moedas, pregos, parafusos).

b) Quando os pais da criança **suspeitam** que esta engoliu um corpo estranho, e **não há sinais de disfagia**, deve-se, primeiramente, verificar, pelo **exame de raios X**, se o corpo estranho realmente existe e onde está situado. Assim, um pequeno alfinete de cabeça que tenha desaparecido na boca de uma criança poderá apenas ter provocado reflexo de tosse e vômito, sem ter chegado às vias aéreas ou digestivas superiores. Poderá estar no estômago, ou já ter passado para os intestinos, não representando, na grande maioria dos casos, perigo de se encravar.

   Com **alimentação normal**, **sem necessidade de remédio algum**, esse corpo estranho será eliminado pela via natural.

   A grande importância do **exame radiológico** é a de mostrar se o corpo estranho está ou não presente: quando presente, saber-se, com certeza, se está nas vias digestivas, se penetrou na árvore brônquica.

c) De maneira geral, os corpos estranhos que passam pelo esôfago conseguem, com muito mais facilidade, **passar pelo piloro e ser eliminados pela via natural**. Verificada a presença de corpo estranho nas vias digestivas, deve-se recomendar aos pais **cuidadosa pesquisa nas fezes**. Mesmo com esta recomendação, não é raro receber-se informação que o corpo estranho não foi eliminado depois de vários dias: novo exame radiológico poderá revelar que este já não existe, tendo passado despercebida a sua eliminação.

d) Advertir aos pais da criança que, algumas vezes depois de o corpo estranho passar com dificuldade por todo o aparelho digestivo, poderá encravar-se no momento de sua eliminação, nas proximidades do ânus, constituindo problema relativamente fácil sua extração.

Conduta

1. Conduta expectante, até 7 dias após ingestão do CE.
2. Neste período: alimentação normal; não administrar laxativos.
3. Tentativa de remoção endoscópica, ao nível do estômago e duodeno, pelo gastroduodenoscópio, se não houver progresso ao fim de 7 dias.
4. Cirurgia, só nos casos de fracasso da manobra endoscópica.

Ingestão de moeda em crianças de 6 meses a 3 anos

"Meu filho ingeriu uma moeda, mas está bem, sem nenhum sintoma."

Conduta:

Se a criança está bem:

Manter em observação.

Aguardar 3-4 dias para sua eliminação.

Não há nada a fazer para apressar o processo.

Comunique-se, se surgir algum sintoma.

Pedir radiografia, se surgir algum sintoma ou se houver demora exagerada na eliminação.

Se a moeda está no estômago, ocorrerá eliminação sem problemas em 99% dos casos.

Das moedas impactadas, 46% têm sintomas gastrintestinais, 33% têm sintomas respiratórios; 20% são assintomáticos.

Das moedas ingeridas, 10-20% necessitam retirada endoscópica.

14. INGESTÃO DE CORROSIVOS

São freqüentes nas crianças, em nosso meio, em especial pela **soda cáustica**, tanto na forma de cristais (confusão com açúcar cristalizado) quanto na de soluções guardadas em garrafas de refrigerante.

CONDUTA DIAGNÓSTICA

1. Certeza: história de ingestão de corrosivo.
2. Dados de exame físico significativos: coloração acinzentada da pele e das mucosas; edema, ulceração e sangramento das áreas queimadas.
3. Esofagoscopia — pode ser feita dentro de 48h, nos casos de dúvida diagnóstica, não avançando o esofagoscópio além do ponto lesado e desde que não haja queimadura da faringe com edema. Nos outros casos, convém aguardar a melhora (3º-4º dia após o acidente).

   Objetivo: verificar se existem lesões na mucosa do esôfago. Utilizar um tubo fino e anestesia geral: a) encontrada a primeira lesão, suspende-se o exame e encaminha-se o doente para dilatações; b) se a mucosa do estômago estiver íntegra, inspeciona-se todo o órgão, até a cavidade gástrica — se nada for encontrado, dar alta.

   Nos casos **graves**, com febre persistente, mau estado geral, alterações hematológicas, esses dados são suficientes para prever que a agressão foi de tal monta que o paciente caminhará fatalmente para a fase crônica das estenoses.
4. Raios X de esôfago — a partir do 30º dia do acidente (antes não são informativos).
5. **Quadro clínico**

   Varia segundo a gravidade da queimadura:

   Casos graves

   Sensação de "queimadura" extremamente dolorosa, dores epigástricas que a criança demonstra colocando a mão ao nível do apêndice xifóide. Lábios e orofaringe muito edemaciados, congestos, ulcerados e sangrantes. Grandes áreas de necrose na orofaringe. Vômitos escuros de sangue digerido, acompanhando-se às vezes de eliminação de fragmentos de mucosa descamada. Sudorese, pulso fino, calafrios (pré-choque). Superada esta fase, o paciente evolui da forma mais variada: com hipertermia duradoura, em níveis elevados, dispnéia, tiragem e cornagem (comprometimento da laringe por aspiração do corrosivo); broncopneumonia aspirativa, fístulas para os órgãos vizinhos (traquéia e brônquios, principalmente o esquerdo, mediastino, pleura, etc.); perfurações para um grande vaso, acompanhadas de hemorragias cataclísmicas e fatais. As fístulas, por sua vez, originam mediastinites, empiemas, broncopneumonias, bonquiectasias, responsáveis pelo agravamento do estado geral do paciente, já bastante comprometido pela agressão do corrosivo.

   Casos moderados

   Sintomas menos intensos do que os dos casos graves. Os vômitos são de material mais claro, o edema das mucosas mais discreto. As lesões de lábios e as áreas de necrose menos extensas e mais superficiais.

   O estado geral é melhor; sialorréia, odinofagia e disfagia menos intensas. Não sobrevindo complicações mais graves, o paciente poderá evoluir para a fase crônica das estenoses.

   Casos leves

   O edema e a lesão dos lábios e mucosas são discretos. Dores mais suaves. Vômitos de líquido claro, às vezes com laivos de sangue. Estado subfebril, cedendo entre o 3º e o 4º dias. A sialorréia pode estar presente, mas é pouco duradoura. A disfagia e a odinofagia nem sempre são referidas.
6. **Fase crônica das estenoses** — entre as 3ª e 4ª semanas reaparece a disfagia, inicialmente para sólidos e progressivamente para pastosos e líquidos. Há queda do estado geral, podendo o paciente chegar à caquexia se não for tratado com presteza.

CONDUTA TERAPÊUTICA

FASE AGUDA

1. Procurar diminuir a gravidade das lesões, diluindo, neutralizando e removendo o cáustico o mais depressa possível.
   a) Diluição e neutralização: forçar a ingestão de líquidos: leite ou água. Solução de ácido fraco: vinagre comum, de mesa, misturado em partes iguais com água, ou ácido acético a 3%, ou suco de frutas cítricas.
   b) Lavagem gástrica: indicada até 1 hora após o acidente. Passar sonda nasogástrica de polivinil, nºs 10 a 12, fazendo manobras delicadas. Introduzir 200ml de água de cada vez, aspirando logo depois, com uma seringa.

   Manter a sonda até que possa ser iniciado o tratamento: ela servirá para alimentação precoce do paciente, para prevenir a distensão abdominal, ou aspiração contínua, na presença de complicações.
2. Tratamento do choque — na fase aguda o choque pode apresentar-se por fatores neurogênicos ou hipovolemia; mais tarde, por toxemia.

   É preciso sedar o paciente e corrigir a hipovolemia. Usar cloridrato de meperidina (Dolantina, Demerol, Dolosal), nos casos mais graves, ou analgésicos comuns, nos moderados e leves.

   A volemia será restaurada administrando-se soluções eletrolíticas adequadas; plasma ou sangue, quando necessários.

   Tratamento antibiótico precoce (a infecção bacteriana se instala rapidamente, já nas primeiras horas).

3. Corticosteróides — apesar de controvérsias podem ser indicados pelo efeito antiinflamatório e para diminuir a fibroplasia, reduzindo a intensidade da fibrose. Devem ser ministrados nas primeiras 48 horas inicialmente por via EV depois por via oral, promovendo-se sua redução progressiva até a supressão por volta do 15º dia.
4. Lesões **oculares** e as da **pele** devem ser lavadas com água durante 15 a 30 minutos.
   Nas **mucosas**, o óleo de oliva tem ação benéfica, suavizante e emoliente. Administrar uma colher das de café cada 6 horas nos primeiros 5 dias. Pode ser também usado o hidróxido de alumínio coloidal, uma colher das de chá, cada 6 horas. Embrocações de violeta de genciana, solução aquosa, a 2%. Higiene oral cuidadosa.
5. A **laringe** pode ser atingida por aspiração direta do corrosivo, no momento da ingestão, ou pelo refluxo do material regurgitado.
   Nos casos mais graves, há necessidade de traqueostomia de urgência.
6. **Alimentação**
   Nos primeiros dias, por via parenteral.
   Desde que haja peristaltismo intestinal normal, não havendo evidência de comprometimento gástrico, poder-se-á iniciar a dieta por sonda nasogástrica, fracionada. Se houver boa tolerância, o volume poderá ser gradativamente aumentado.
   Quando houver suspeita de estenose de piloro ou de perfuração gástrica, suspende-se, imediatamente, a alimentação por sonda.
   Passar para a via oral logo que possível.
7. **Complicações** — atenção para a possibilidade de complicações, principalmente perfurações do esôfago ou do estômago, broncopneumonia aspirativa e hemorragias.

FASE CRÔNICA

A **estenose do esôfago** é a complicação mais grave dos acidentes por ingestão de soda cáustica.

Nem todos os pacientes que ingerem soda apresentam queimaduras do esôfago.

a) Nos casos **leves**, em geral só é atingida a **mucosa**.
   Eles, em geral, evoluem bem e não necessitam qualquer tratamento.
b) Os casos **moderados**, em que, ultrapassada a mucosa, o cáustico se infiltra até a **submucosa** e **muscularis mucosae**, a cicatrização se processa formando algumas bridas circulares ou em meia luz que não trazem complicações maiores.
c) Nos casos **graves**, a **camada muscular** é atingida e evolui para as estenoses simples ou múltiplas.

Conduta

a) Nos casos **leves** e **moderados**, desde que se verifique ter havido necrose da mucosa, o paciente é encaminhado para dilatações, as quais são iniciadas em torno do 8º dia.
   O tratamento é iniciado com sessões diárias. Com a melhora, elas serão espaçadas, até que o paciente não se queixe de disfagia mesmo quando submetido a uma única sessão semanal. A cada 2 meses será feita uma avaliação que consta de exame radiológico e endoscópico.
   A biopsia do esôfago tem-se mostrado muito útil, não só para avaliar a evolução como e, principalmente, para as condições de alta.
   Se após 3 meses de repouso absoluto, sem dilatações, constatada dimensão do lume esofagiano adequada para a idade e o paciente não apresentar disfagia ou qualquer outro sintoma, será dada alta.
b) Para os **casos graves**, manter sonda nasogástrica até cerca de 30 dias quando, dependendo do caso, será feita uma gastrostomia.
   Quinze dias após esta operação, é passado o fio fixo. A passagem deste fio torna-se mais fácil quando mantida a sonda nasogástrica mesmo após a feitura da gastrostomia. Em caso contrário poderá ser deglutido ou então passado por via retrógrada, através da gastrostomia.
   As dilatações serão feitas inicialmente utilizando-se aquele fio como guia.
   Se as estenoses forem muito acentuadas e a luz esofagiana não permitir a passagem do balão, nas fases iniciais, utilizar as sondas de Tucker, por via retrógrada, até que se consiga luz suficiente, permeável aos balões.
   Daqui em diante, a conduta será idêntica à dos casos leves e moderados.

CONTRA-INDICAÇÕES PARA AS DILATAÇÕES

Hemorragias, surtos febris, dores fortes irradiadas para o dorso, que se seguem e se repetem a cada dilatação: fístulas esofagotraqueais, esofagobrônquicas, esofagomediastínicas ou esofagopleurais.

INDICAÇÃO PARA O TRATAMENTO CIRÚRGICO

1. Estenose completa do esôfago, não permeabilizada após esgotadas todas as tentativas.
2. Ulceração persistente, cujas dilatações ofereçam risco de periesofagite ou mediastinite.
3. Falta de cooperação do paciente (débil mental).
4. Recidiva de estenoses, não se conseguindo manter luz funcional do esôfago, até após 2 anos de tratamento.
5. Condições sócio-econômicas que impeçam a permanência do paciente e seus familiares no local de tratamento, por tempo prolongado.
6. Atresias extensas de faringe e esofagocervical.
7. Fístulas esofagopleurocutâneas ou esofagotraqueais persistentes, mesmo após ter permanecido o esôfago em repouso.

O tratamento cirúrgico só deve ser instituído após decorridos, no mínimo, 6 meses do acidente. Consiste na substituição do esôfago por segmento de colo (esofagocoloplastia).

15. MORDEDURAS DE ANIMAIS E HUMANA

Ataques não provocados de cães e gatos.
Morcegos, esquilos, hamsters, cobaias, ratos, camundongos, coelhos e lebres: quase nunca são raivosos.

Fatores de risco para infecção: mordidas no rosto e nas mãos; feridas puntiformes, ferida sobre um tendão ou osso; mais de 24 horas sem tratamento.

Conduta

1. Lavagem e irrigação imediata do sítio da mordida.
2. Tecidos desvitalizados devem ser desbridados e removidos.
3. Participação de um cirurgião especializado nas lesões mais graves das mãos.
4. Considerando que essas feridas são geralmente contaminadas com flora patógena aeróbia-anaeróbia, existem evidências de que o tratamento profilático é útil, especialmente quando estão presentes os **fatores de risco**: feridas pontiagudas, profundas, na face, sobre tendão ou osso.
   - Em ambulatório: amoxicilina ou amoxicilina-clavulinato (Amoxil; Clavulin), penicilina oral (3 a 5 dias).
   - Casos hospitalizados: penicilina cristalina EV + cefalosporina EV.
   - Adolescentes: tetraciclina.
5. Vacinação anti-rábica e reforço da vacinação antitetânica, conforme indicado em cada caso.

MORDEDURA — PROFILAXIA DA RAIVA

TRATAMENTO PREVENTIVO DA RAIVA HUMANA (cães e gatos)

	Condição do animal agressor	
Natureza do contato	**Clinicamente sadio**	**Clinicamente raivoso** **Animal selvagem** **Animal que não pode ser submetido à observação**
Contato indireto (sem lesão)	Não tratar	Não tratar
Arranhões Lambedura de pele lesada Mordedura superficial nos braços, tronco e pernas **Acidente leve**	**Observar o animal**: se o mesmo estiver sadio no 10º dia após a agressão, encerrar o caso. Se o animal se tornar raivoso, morrer ou desaparecer durante o período de observação (10 dias), aplicar o tratamento: 1 dose de vacina, diária, até completar 7 (sete), mais 2 doses de reforço, ao 10º e 20º dias após a última dose da série.	1 dose diária de vacina até completar 7 (sete). 2 outras doses de reforço: ao 10º e 20º dias após a última dose da série.
Mordeduras na cabeça, pescoço e polpa digital Mordeduras profundas, múltiplas e dilacerantes, em qualquer parte do corpo Lambedura de mucosas **Acidente grave**	1 dose de vacina nos dias 0, 2 e 4. Se o animal estiver sadio no 5º dia, interromper o tratamento e **continuar a observação até o 10º dia**. Se no 10º dia após a agressão o animal estiver sadio, encerrar o caso. Se o animal se tornar raivoso, morrer ou desaparecer durante a observação, aplicar SORO, completar a vacinação para 10 doses e aplicar 3 doses de reforço: ao 10º, 20º e 30º dias após a última dose da série.	Soro mais 1 dose diária de vacina até completar 10 (dez). 3 doses de reforço, no 10º, 20º e 30º dias após a última dose da série.

O esquema vacinal aqui descrito se refere à vacina Fuenzalida e Palácios modificada.
É preciso sempre considerar os hábitos e cuidados recebidos pelo cão ou gato e se o animal é precedente de área de raiva controlada.
Nas mordeduras por morcego iniciar a soro — vacinação de imediato.
Agressão por cavalo, boi, cabrito orientar para vacinação (casos leves) ou soro-vacinação (casos graves).
Mordedura por camundongo, coelho, hamster — geralmente tratamento não é necessário.

TRATAMENTO

1. **Limpeza** da área lesada feita o mais rapidamente possível com **água corrente e sabão**, completada com a aplicação de um antisséptico como **álcool, iodo, álcool iodado**.
2. **Vacina** — 1ml, IM, a dosagem das crianças é a mesma dos adultos.
3. **Soro** — dose única de 40UI/kg, aplicada simultaneamente com a vacina em locais diferentes. A metade da dose, se possível, deve ser infiltrada ao redor e abaixo do ferimento. O restante será aplicado por via IM. Teste de sensibilidade prévio.
4. O tratamento não tem contra-indicação por doença intercorrente, gravidez ou outro tratamento. Sempre que possível, suspender corticóides e imunossupressores.
5. No caso de nova exposição, ocorrida 90 dias após o início do tratamento anterior, aplicar 3 doses de vacina em dias alternados, independente do número de anos transcorridos. Não aplicar soro.
6. No caso de interrupção do tratamento, ao reiniciá-lo, devem ser completadas as doses prescritas (7 ou 10) e não reiniciar a série.
7. A vacina mais usada no momento é a de tipo Fuenzalida e Palácios, preparada pelo Instituto Butantã, com amostra Pasteur, com cérebro de camundongos recém-nascidos. Apresentada em ampolas de 1ml; deve ser estocada em geladeira; período de validade de 6 meses.
8. A recente vacina de células diplóides humanas é eficaz, segura e usada em pequenas doses.
9. O **soro anti-rábico** (pela hiperimunização de eqüinos e muares) ampolas de 2,5 e 10ml, com 200UI por ml; deve ser estocada em geladeira.

   Indicação: a) mordeduras graves (múltiplas, dilacerantes ou atingindo pescoço e cabeça, além de mucosas); b) tratamentos iniciados tardiamente; c) nos casos de tratamentos interrompidos, completando-se, a seguir, o esquema vacinal; d) acidentes por animais silvestres.
10. O soro tende a ser substituído pela globulina humana hiperimune.

RAIVA

RAIVA é uma encefalomielite infecciosa, produzida por um vírus neurotrópico do grupo Rhabdovirus, comum aos animais mamíferos e eventualmente transmitida ao homem pelo seu principal vetor: o cão.

A **transmissão** da raiva se faz, essencialmente, pela inoculação da saliva de um animal excretor de vírus, quase sempre através de mordeduras ou arranhaduras e menos freqüentemente pela lambedura em lesão recente.

Embora a pele íntegra resista à penetração do vírus rábico, o mesmo não acontece com a mucosa, por onde o vírus penetra, independentemente de lesão.

TRANSMISSOR — Observar o animal que mordeu, dia a dia, durante 10 dias.
Transmite pela saliva por mordedura ou pela arranhadura.

CÃO 96-98% dos casos	**Formas clínicas**: 1. agressiva ou furiosa 2. muda ou paralítica (início pelo maxilar) 3. mistas 4. anômalas ou atípicas 5. convulsivas ou epileptiformes **Dados clínicos**: Período de incubação: 15-90 dias (menor nos cães jovens) Início: inapetente e agitado, agressivo, intranqüilo, agitação em crises, alteração da voz (bitonal) Baba (mas não obrigatoriamente) Perversão do olfato Perversão do apetite ("come tudo que encontra") Bebe água e não se agita (a hidrofobia é excepcional) Foge de casa e volta **Evolução** para a morte em 4-5 dias
GATO	Predomina a forma furiosa ou agitada Formas mistas podem ocorrer Período de incubação menor que no cão

RAIVA HUMANA

PERÍODO DE INCUBAÇÃO (PI)

20-60 dias, variação de 10 dias a 18 meses mais curto quando a mordedura é mais próxima do SNC

PERÍODO PRODRÔMICO (PP)

Duração: 1-3 dias

a) clinicamente inexpressivo: febre, mal-estar, ansiedade

b) eventualmente, no local da mordedura ou membro correspondente: dores, parestesias ou prurido

PERÍODO DE FOBIAS

Agitação psicomotora, inquietação, insônia, sialorréia, espasmos faríngeos e laríngeos, dificuldade de deglutição

Agressividade pode ocorrer, mas é excepcional

Hidrofobia e aerofobia

Consciência e lucidez conservadas; pode ocorrer confusão mental; às vezes: estado alucinatório ou delirante

PERÍODO PARALÍTICO ou FINAL

EVOLUÇÃO e PROGNÓSTICO

Evolução rápida — não há relação entre a gravidade da doença e o PI

Sempre fatal — feito o diagnóstico admite-se sobrevida de 48 horas

Hidrofobia

A **hidrofobia**, que se observa sempre, consiste em provocar uma crise de agitação ao se oferecer água ao paciente. Casos há que, ao se falar em água ou no simples oferecimento desse líquido ao doente, já se determina tal estado de agitação, com espasmos dolorosos ou tremores generalizados, que causa pena a todos que o presenciam. É o suplício de Tântalo, pois o doente quer beber, mas não consegue. Tem sede, porque a doença é rapidamente desidratante, com seus suores profusos, sialorréia, vômitos, mas não pode beber; há período de acalmia, mas são rápidos e fugazes. O doente apresenta "fácies de terror", amedrontado e desconfiado de tudo.

A **aerofobia** é o sinal que consiste em se determinar agitação por uma corrente de ar. Pode ser também sintoma e o próprio doente o manifesta, pedindo para fechar uma janela por onde chega uma corrente de ar ou se protegendo com sua própria roupa.

Hidrofobia + aerofobia = patognomônico de raiva

Destaques

a) ingestão de leite de animal raivoso não tem perigo.
b) comer restos de alimento ou tomar água em vasilhas utilizadas por cães raivosos não tem perigo.
c) não tem havido casos relacionados com **roedores**.
d) **raposa** é vetor importante no NE brasileiro.
e) **morcego** é importante na disseminação da raiva bovina.
f) contágio inter-humano é possível mas raro.
g) cão que morde pessoa logo após brigar com outros cães: perigoso.

Não confunda raiva com:

1. **Tétano** — ocorrem espasmos faríngeos dolorosos (hidrofobia tetânica); trismo do maxilar, hipertonias musculares que não ocorrem na raiva. Não há aerofobia. O período de incubação é menor que na raiva.
2. **Estados neuróticos ou psicóticos** — quando há delírio na raiva (o que é raro), pode trazer dificuldades ao diagnóstico, mas a anamnese e os dados epidemiológicos permitem a diferenciação. Mais difícil é o problema quando se trata de neurose histérica ou nos indivíduos de cultura intelectual mais elevada ou que têm raivofobia; diagnóstico pela observação e evolução.
3. Nas formas puramente **paralíticas** considerar a **poliomielite**. Valorizar anamnese, dados clínicos, punção lombar e evolução.
4. As **intoxicações por beladona** ou **Datura arborea** (saia branca) ou pela **estricnina** são distinguíveis pelos dados clínicos ou anamnese; aqui não há hidrofobia ou aerofobia; é só agitação psicomotora.
5. Os **acidentes vacinais** podem trazer dificuldades. Diagnóstico pela evolução.

O tempo de incubação nos acidentes é mais curto que na raiva e o aparecimento deles, em regra, no decurso do tratamento profilático, favorece o esclarecimento do caso. Neste não há hidrofobia nem aerofobia e nem agitação psicomotora.

Diagnóstico de laboratório

Em vida, nenhum exame de laboratório pode dar a confirmação do diagnóstico, que é, portanto, eminentemente clínico.

No homem e nos animais, a presença de corpúsculos de Negri no corno de Ammon (zona de eleição) é patognomônica da raiva. Podem aparecer em outros órgãos do encéfalo (cérebro, cerebelo ou bulbo). A pesquisa de corpúsculos de Negri é, por vezes, negativa (30 a 40% mais ou menos) e, quando isso ocorre, inocula-se o material suspeito em camundongos, cobaias, "hamsters" ou coelhos, sendo usado, de preferência, o camundongo.

O diagnóstico, pela microscopia fluorescente, é excelente meio na pesquisa desses corpúsculos (a freqüência da positividade é mais elevada, 76 a 90%).

Tratamento — não há tratamento específico ou que possa influenciar, de qualquer forma, a evolução da doença.

Sedar o doente, diminuir-lhe a agitação psicomotora, hidratá-lo e atender a qualquer ocorrência imposta pelo quadro clínico são as medidas terapêuticas de que se pode lançar mão.

Prognóstico — sempre fatal. Feito o diagnóstico, admite-se uma sobrevida de 48 horas, via de regra. Não há qualquer relação entre o tempo de incubação e a gravidade da doença, que, com qualquer tempo de incubação, mata em 100% dos casos.

Conclusão — não havendo tratamento curativo, só há um meio de evitar-se a doença; é o chamado **tratamento profilático**.

TRATAMENTO PROFILÁTICO

Mordeduras de animais são fatos comuns e freqüentemente estabelecem pânico nas pessoas mordidas e entre os familiares. A avaliação do risco de contágio cabe ao médico que pode e deve fazê-lo, indicando com segurança o tratamento vacinal.

Noções básicas

1. O elemento contagiante é a saliva ou baba do animal raivoso, quando penetra na solução de continuidade da pele produzida pela mordedura ou preexistente e recento. Portanto, contato da saliva ou baba sobre a pele sã não exige tratamento, mas se esse contato da saliva foi em ferimento recente é como se fosse uma mordedura, com risco. Contatos de saliva com mucosa só quando prolongados é que oferecem perigo de contágio. São fatos difíceis de ocorrer na prática.
2. Não há contágio por via digestiva ou oral. Não oferece nenhum perigo: a) ingestão de leite de **ovelhas, cabras** ou **vacas raivosas**; b) o fato de crianças comerem restos de alimentos ou beberem água em vasilhas utilizadas por cães raivosos.
3. Sangue e líquor de animais raivosos não são contaminantes ou contagiantes.
4. A **indicação terapêutica** depende de três fatores interpretados simultaneamente e no seu conjunto:
   a) natureza do contágio (mordedura, arranhadura, lambedura);
   b) sede da mordedura e condições dela (número, profundidade maior ou menor e diretas ou sobre tecidos);
   c) estado de saúde do animal.
5. Muito importante é a **observação do animal**: é óbvio que um animal sadio não pode transmitir a doença. No entanto, o animal, antes de manifestar os sintomas da raiva, já está eliminando vírus pela saliva (admite-se 48 a 72 horas). Daí a necessidade de observá-lo dia a dia, porque a doença pode vir a se manifestar dentro de alguns dias; o prazo útil para a observação e para dar margem de segurança às pessoas mordidas é de 10 dias. O fim da observação é surpreender qualquer alteração que se produza no estado de saúde do animal e que implicará o início imediato do tratamento. Ainda é hábito arraigado entre o povo, e mesmo entre alguns profissionais, matar ou aconselhar que se mate o cão imediatamente. Nada mais errado. Só se aceita esta conduta quando o animal apresente perigo iminente, ou seja, impossível prendê-lo para a observação. A morte do animal, ou o seu desaparecimento, exige o tratamento, mesmo que, no caso de sua morte, a pesquisa dos corpúsculos de Negri resulte negativa.

Tratamento profilático específico, compreende **soroterapia** e a **vacinoterapia**.

Vacina Fuenzalida e Palácios modificada.
Via intramuscular — dose 1ml.

a) Crianças até 2 anos — vasto lateral da coxa.
b) Crianças maiores — deltóide.

Região glútea não indicada.

Vacinas produzidas em cultivo celular ou em embrião de pato são indicadas nos casos de reação neurológica à vacina anterior (parestesia, deficiência motora).

O esquema vacinal fica assim modificado:

a) Acidente leve em que o animal desaparece durante o período de observação: 5 doses — dias 0,3,7,14 e 28.
b) Acidente leve com animal raivoso: 5 doses — dias 0,3,7,14 e 18.
c) Acidente grave com cão ou gato sadio: iniciar com 2 doses — dias 0 e 3; se o animal desaparecer ou se tornar raivoso no período de observação — ministrar soro e continuar a vacinação — mais 3 doses, nos dias 7,14 e 28.
d) Acidente grave com animal raivoso: iniciar com soro; aplicar 5 doses de vacina — dias 0,3,7,14 e 28.

Via de aplicação — intramuscular.

No vasto lateral da coxa (crianças até 2 anos); no deltóide (crianças maiores). Região glútea não indicada.

Dose — 0,5 a 1ml (depende do fabricante).

Disponível nos centros de referência para imunobiológicos especiais (CRIE).

Soro anti-rábico: 40UI/kg (origem equina).

O maior volume possível deve ser infiltrado na região do ferimento (pode ser diluído em soro fisiológico); o restante via IM, no glúteo.

O clássico teste cutâneo é desprovido de valor.

Aplicar em local com infra-estrutura para atendimento de choque anafilático e manter a criança em observação por 2 horas.

Nos casos suspeitos de hipersensibilidade está indicada a imunoglobulina humana anti-rábica 20UI/kg (disponível no CRIE).

Consulte o Manual Técnico do Instituto Pasteur:

Profilaxia da **Raiva Humana — 2ª ed., 2000** (Secretaria de Estado da Saúde de São Paulo).

Regras gerais:

a) o tratamento deve ser feito por médico, ou por ele atentamente acompanhado, porque a vacina é capaz de provocar reações que só podem ser interpretadas pelo profissional; só este é capaz de surpreender, no início, alterações que possam exigir providências (ver Complicações);

b) durante o tratamento deve ser evitado o excesso físico, podendo, porém, o indivíduo continuar a sua vida habitual;

c) doenças intercorrentes não devem determinar a interrupção do tratamento;

d) não está provado que o uso de bebidas alcoólicas prejudique substancialmente o processo imunitário; entretanto, convém limitar ao mínimo o seu uso;

e) devem ser evitados, tanto quanto possível, os traumatismos, resfriamentos ou "stress" em geral, pois sabe-se que estes fatores podem provocar a eclosão da raiva.

Reações — na vacinação anti-rábica, vários tipos de reação podem ocorrer: locais, gerais, alérgicas, e acidentes neurológicos (neuropatias desmielinizantes).

Reações locais

1. Dor nos pontos de aplicação (que é questão personalíssima) ocorre freqüentemente.
2. Eritemas podem aparecer no local das injeções e dependem de maior ou menor quantidade de tecido gorduroso.
3. Comprimidos analgésicos ou compressas quentes aliviam e resolvem, em geral, todos os casos.
4. Abscessos podem ser evitados com esterilização adequada.

Reações gerais

1. Febre, dores articulares e adenites, quer na região inguinal, quer na axilar não oferecem qualquer gravidade. Não justificam a interrupção do tratamento e cedem sempre após uma semana.
2. Reações de tipo doloroso geral, desconforto, mal-estar geral, quando muito acentuados, podem exigir a interrupção do tratamento por 1 a 2 dias, sempre que o indivíduo já tenha tomado mais de 5 a 6 injeções.
3. Cefalalgias ou outras dores indicam o uso de analgésicos, que não prejudicam o tratamento.
4. Podem surgir, também, no decurso do tratamento, crises reumáticas e já vimos um caso de púrpura trombocitopênica, cuja etiologia foi atribuída à vacina.
5. Fato interessante é que indivíduos que já tiveram malária em seu passado podem apresentar crises febris do tipo malárico, que cedem ao tratamento adequado e não exigem a interrupção do tratamento vacinal.

Reações alérgicas — podem ocorrer em qualquer tipo de vacina, sobretudo na anti-rábica, a qual contém albumina estranha e fenol, substância química também alergênica e cuja tolerância é muito pessoal.

1. Urticária ou outras manifestações alérgicas de tipo imediato cedem, em geral, aos anti-histamínicos e não oferecem maiores dificuldades ao prosseguimento das injeções.
2. Reações de tipo tardio: observam-se do 8º ao 10º dia de tratamento e desaparecem, sem ser necessário interrompê-lo.

Reações ou acidentes neurológicos — são as complicações ou os acidentes mais graves da vacinação anti-rábica. Ocorrem, em geral, no sistema nervoso central, assumindo o quadro clínico um caráter proteiforme. Felizmente essas reações são pouco freqüentes, verificando-se uma proporção de 1:4.000 ou mais, quando são usadas vacinas bem controladas e cuja aplicação seja feita de acordo com a técnica aconselhada. Por outro lado, são, também, em geral, reversíveis. Exigem tratamento adequado, hospitalização e enfermagem cuidadosa nos casos mais graves. Podem ocorrer desde simples paralisias faciais, monoplegias ou diplegias, até meningites, encefalites, meningencefalites, meningomielites e síndrome de Guillain-Barré ou de Landry. O tipo clínico de maior gravidade é o que assume as características das meningencefalites ou da paralisia ascendentes de Landry. Do ponto de vista anátomo-patológico, todas as complicações do sistema nervoso são neuropatias desmielinizantes. O tratamento depende do tipo da complicação e de sua gravidade. Aconselha-se o uso de corticosteróides adequadamente. O tratamento auxiliar deve ser orientado pelas condições gerais e clínico-sintomáticas do paciente.

Na presença de qualquer manifestação neurológica (parestesia, distúrbio motor) a vacinação deve ser completada por uma vacina de cultivo celular.

Fazer a notificação dos efeitos adversos à Secretaria da Saúde.

Profilaxia da raiva

Compreende um conjunto de medidas:

1. Captura e erradicação do cão abandonado e errante.
2. Registro da população canina.
3. Vacinação dos cães. ■

16. ACIDENTES POR ANIMAIS PEÇONHENTOS

Os animais peçonhentos possuem glândulas secretoras e aparelho inoculador de veneno.

Quadro geral — DIAGNÓSTICO E TRATAMENTO DOS ACIDENTES POR COBRAS, ARANHAS E ESCORPIÕES

Sintomas e sinais	Ações dos venenos	Tipo do acidente	Complicações	Tratamento
Reação local evidente Dor Hemorragias	Cobra Proteolítica + Coagulante	**Botrópico** (jararaca, urutu, jararacuçu, caiçaca, cotiara, jararaca rabo branco, etc.)	Necrose local Insuficiência renal aguda	Soro antibotrópico 100-300mg, EV ou SC
Ptose, diplopia dificuldade de acomodação visual Mialgia Urina escura (mioglobina) Alterações locais discretas ou ausentes	Cobra Neurotóxico + Miotóxico + Coagulante	**Crotálico** (cascavel)	Insuficiência renal aguda	Soro anticrotálico 150-300mg, EV ou SC
Ptose, diplopia dificuldade de acomodação visual Mialgia Dispnéia	Cobra Neurotóxico	**Elapídico** (coral verdadeira)	Apnéia	Soro antielapídico 150mg, EV ou SC
Dor local Taquicardia Sialorréia	Escorpião Neurotóxico	**Escorpiônico**	Insuficiência respiratória aguda	Bloqueio anestésico com lidocaína a 2% sem adrenalina, 4ml repetidos até 3 vezes, com intervalo de 1 hora entre as doses Soro antiescorpiônico ou Soro antiaracnídico 5 ampolas
Dor local irradiada Sudorese local Sialorréia, priapismo	Aranha Neurotóxico (periférico)	**Phoneutria** (armadeira, aranha da banana, etc.)	Choque neurogênico	Bloqueio com lidocaína a 2% sem adrenalina, 4ml repetidos até 3 vezes, com intervalo de 1 hora Soro antiaracnídico 5 ampolas, EV ou SC
Nenhum ou discreta dor local	Aranha Proteolítico	**Lycosa** (aranha de jardim, tarântula, etc.)	Nenhuma	Nenhum
Lesão de pele com evolução para necrose seca Fenômenos hemolíticos menos freqüentes	Aranha Proteolítico + Hemolítico	**Loxosceles** (aranha marrom, aranha de violino, etc.)	Insuficiência renal aguda	Soro antiaracnídico ou Soro antiloxoscélico 10 ampolas

Exames laboratoriais de acordo com o tipo de acidente

a) Cobra não conhecida; TC (se aumentado: veneno coagulante). Solicitar TC seriado, coagulograma, hemograma.
b) Botrópico: TC e coagulograma seriado; na evolução — urina I (proteína), creatinina.
c) Crotálico: TP, coagulograma, CK (aumento em 2h), hemograma; urina I (proteína), creatinina, mioglobinúria.
d) Elapídico: gasometria (na dispnéia).
e) Laquético (semelhante ao botrópico + bradicardia, hipotensão, diarréia): TC, hemograma, urina (hematúria), creatinina.

Os mais importantes, pela freqüência e conseqüência dos acidentes, são as **serpentes, escorpiões** e **aranhas**.

Devem ser considerados também os celenterados (caravela), peixes (arraias, bagres, baiacus), insetos (marimbondos, abelhas, lagartas urticantes, mosquitos) e carrapatos.

OFIDISMO

É o acidente provocado por picada de **serpentes peçonhentas.**

COMO IDENTIFICAR UMA SERPENTE PEÇONHENTA NO BRASIL (quadro simplificado)

❶ **Fosseta loreal presente**

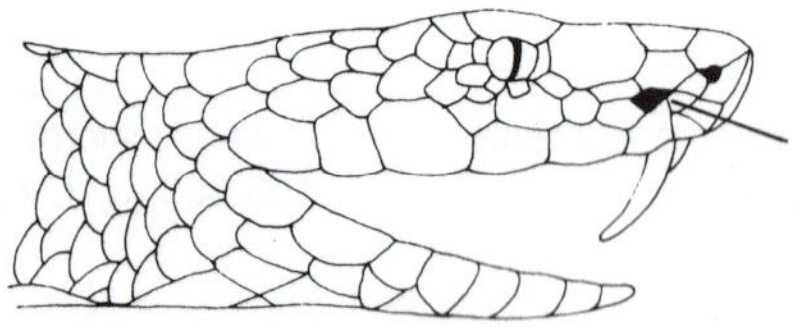

Fosseta loreal (buraco entre a narina e o olho)

Todas as serpentes peçonhentas das Américas que não forem corais têm uma fosseta entre a narina e o olho

a) Com **chocalho** na ponta da cauda:
Crotalus = Cascavel

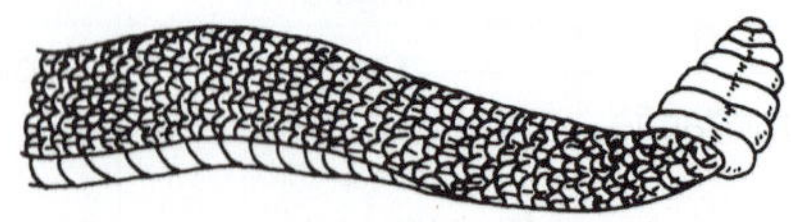

b) **Escamas normais** na ponta da cauda:
Bothrops = Jararaca

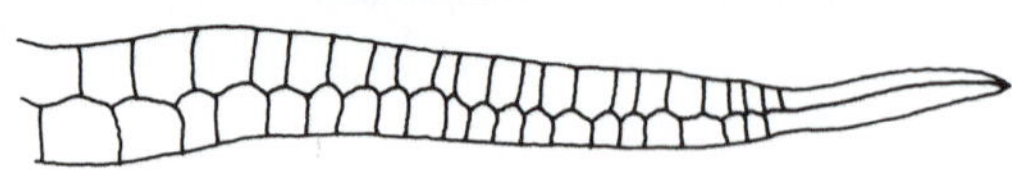

c) **Escamas eriçadas** na ponta da cauda:
Lachesis = Surucucu

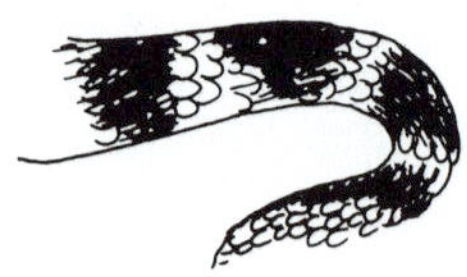

❷ Ausência de **fosseta loreal**:
Micrurus = Coral verdadeira

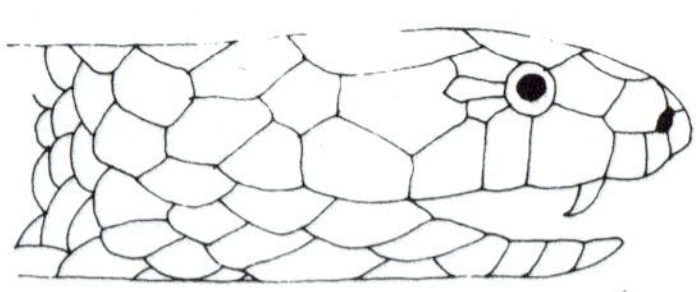

Presa anterior

Nota: reconhecimento difícil e perigoso
Deve-se **duvidar** sempre

❸ **Sem fosseta e sem presa anterior**:
não peçonhenta

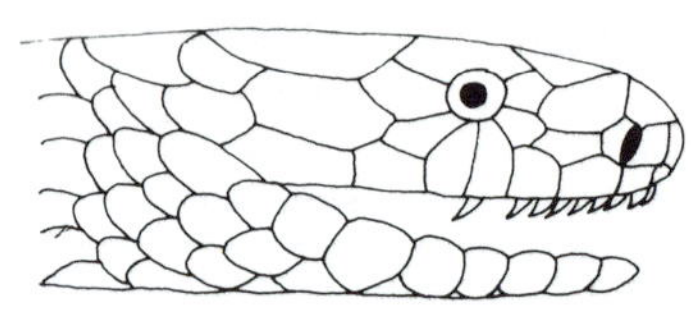

Observação: trata-se de **serpente não peçonhenta** (não necessita de tratamento), se:

a) Local da picada: múltiplos sinais de picada, com trajeto em arco.

b) Ausência de edema local, de alteração do tempo de coagulação e de fácies miastênica.

c) A serpente tem pupilas circulares, não tem fosseta loreal, a cauda afina lentamente, seus movimentos são rápidos, hábitos diurnos, foge quando ameaçada.

PICADA DE SERPENTE PEÇONHENTA

PRIMEIROS SOCORROS

1. Sucção do local da picada com a boca (só é válido na primeira 1/2 hora após o acidente).
2. **Não usar torniquete nem garrote**.
3. Não cortar, não furar, não queimar.
4. Manter o paciente em repouso (não andar).
5. Membro afetado posicionado para cima.
6. Analgésicos (evitar drogas depressoras do SNC) VO*.
7. Limpar cuidadosamente o local da picada.
8. Controlar sinais vitais e volume urinário.
9. Procurar com **urgência**: **SOROTERAPIA** (único tratamento eficaz): aplicar até 6 horas depois (vale aplicar até 24h depois). Transportar para centro de tratamento.

* Evitar injeção IM. Anti-histamínico, só se necessário, e do tipo não sedativo (ex. Claritin, Allegra, Desalex).

TÉCNICA DO TEMPO DE COAGULAÇÃO (TC)

Normal: até 10min
Prolongado: 10 a 30min
Incoagulável: > 30min

1. Retirar sangue da veia com seringa seca.
2. Transferir 1ml (sem espuma) para tubo de vidro comum (130 × 100mm); amostra em duplicata (2 tubos).
3. Colocar os tubos em banho-maria (BM) a 37°C e marcar o tempo.
4. Aos 5 minutos fazer a 1ª leitura: com movimentos suaves, inclinando um dos tubos até a posição horizontal. Se o sangue começa a correr pela parede de vidro, recolocar o tubo em BM.
5. Repetir de minuto em minuto até que o sangue não escorra pela parede do tubo.
6. Confirmar o resultado pelo 2º tubo (que permaneceu em repouso).

TC normal até 9min; prolongado 10-30min; incoagulável > 60min.

CONDUTA INICIAL NOS ACIDENTES OFÍDICOS

❶ **Trouxe ou conhece** a cobra que picou
↓
Identificar
(ver o quadro ao lado, pág. 512)
↓
Se peçonhenta
↓
Tratamento imediato

❷ **Não sabe qual a cobra que picou**
↓
1. Determinar **tempo de coagulação** (TC)
se aumentado: veneno coagulante
2. **Observação clínica**

a) Local da picada	Reação intensa: edema, hemorragia	Veneno proteolítico
b) Expressão (fácies)	"Cara de bêbado", com dificuldade de abrir os olhos e visão dupla	Veneno neurotóxico
c) Respiração	Falta de ar precoce	Hemolítico

Providenciar o tempo de coagulação (TC).

Solicitar, se disponível: hemograma completo, uréia, creatinina, tempo de tromboplastina parcial ativada (TTPA), urina, enzimas (CPK, LDH, aldolase), eletrólitos.

Iniciar soroterapia EV.

Entenda a ação dos venenos

1. **Ação proteolítica** — intensa reação local: dor, rubor, edema, bolhas; podem ocorrer em seguida: necrose de pele, músculos e tendões.
2. **Ação coagulante** — consome o fibrinogênio plasmático (desfibrinação) acarretando incoagulabilidade sangüínea; pode haver também consumo de fatores V e VIII e de plaquetas, levando à CIVD.
3. **Ação hemolítica** — demonstrada "in vitro"; seria responsável pela urina escurecida (por hemoglobinúria ou metemoglobinúria).
4. **Ação hemorrágica** — lesão dos capilares causando hemorragia local e sistêmica (pulmões, cérebro, rins) agravada pelas alterações do sistema de coagulação.
5. **Ação "neurotóxica"** (**mioneural**) — bloqueios da junção mioneural. Manifestação — a) fácies miastênica ou "neurotóxica": ptose palpebral, diplopia, anisocoria; b) nas **micrurus**: também há dificuldade de deglutição, insuficiência respiratória aguda; c) nas **lachesis**: síndrome de excitação vagal (bradicardia, diarréia, hipotensão, choque).
6. **Ação miotóxica** — provoca necrose das fibras musculares: a mioglobina liberada para a circulação é filtrada pelos rins e aparece na urina (cor marrom).

CORRELAÇÃO ENTRE VENENO E ETIOLOGIA DO ACIDENTE

AVALIAÇÃO DA GRAVIDADE DOS ENVENENAMENTOS OFÍDICOS

	Sintomas depois de 1 hora		
Veneno	**Benignos**	**Intensos**	**Graves**
Proteolítico **Coagulante**	Pequena reação local Edema só no local da picada Sangue coagulável	Reação local acentuada Edema em metade do membro picado Sangue incoagulável	Reação local intensa Edema no membro inteiro Sangue incoagulável Hemorragia Vômitos/Prostração Dores generalizadas
Hemolítico	Ausência de fácies neurotóxico Urina normal	Fácies neurotóxico Metemoglobinúria	Fácies neurotóxico Metemoglobinúria Anúria Dores generalizadas Agitação Prostração
Neutotóxico	Ausência de fácies neurotóxico Parestesia local	Fácies neurotóxico Parestesia por todo o membro	Fácies neurotóxico Salivação espessa Dificuldade de deglutição e fonação Prostração Inconsciência
Soroterapia	50 a 100U (3 a 5 ampolas)	150 a 200U (5 a 10 ampolas)	300U (10 a 15 ampolas)

DIAGNÓSTICO DOS ACIDENTES POR SERPENTES PEÇONHENTAS BRASILEIRAS

<table>
<tr><th>Gênero da serpente</th><th colspan="2">Ações do veneno</th><th>Sintomas e sinais precoces (até 6 horas após o acidente)</th><th>Sintomas e sinais tardios (6-12 horas após o acidente)</th></tr>
<tr><td>Bothrops
(jararaca)</td><td>Proteolítica
Coagulante
Hemorrágica</td><td rowspan="2">Alterações locais evidentes</td><td>Dor, edema, calor e rubor no local da picada (imediatos)
Aumento do TC
Hemorragias
Choque nos casos graves (*)</td><td>Bolha, equimose, necrose, oligúria e anúria (insuficiência renal aguda)</td></tr>
<tr><td>Lachesis
(sururucucu)</td><td>Proteolítica
Coagulante
Hemorrágica
“Neurotóxica”</td><td colspan="2">Poucos casos estudados: manifestações clínicas semelhantes ao acidente por Bothrops, acrescidas de sinais de excitação vagal (bradicardia, hipotensão arterial e diarréia)</td></tr>
<tr><td rowspan="4">Crotalus
(cascavel)</td><td>“Neurotóxica”</td><td rowspan="5">Alterações locais discretas ou ausentes</td><td colspan="2">Ptose palpebral (fácies miastênico = “neurotóxico”), diplopia, oftalmoplegia e visão turva por dificuldade de acomodação visual
Insuficiência respiratória aguda em casos graves</td></tr>
<tr><td>Miotóxica</td><td>Dor muscular generalizada
Urina avermelhada ou marrom
Edema discreto no local da picada</td><td rowspan="2">Urina avermelhada ou marrom-escura (hemoglobinúria e mioglobinúria)
Oligúria e anúria (insuficiência renal aguda)</td></tr>
<tr><td>Hemolítica</td><td>Urina avermelhada</td></tr>
<tr><td>Coagulante</td><td colspan="2">Aumento do tempo de coagulação
Raramente hemorragias</td></tr>
<tr><td>Micrurus
(coral)</td><td>Neurotóxica</td><td colspan="2">Ptose palpebral (fácies miastênico = “neurotóxico”), diplopia, oftalmoplegia, sialorréia, dificuldade de deglutinação e insuficiência respiratória aguda de instalação precoce</td></tr>
</table>

(*) Nos acidentes por filhotes de **Bothrops**: edema e dor no local da picada podem estar ausentes, predominando a ação coagulante do veneno (Fonte: Ministério da Saúde).

DESCRIÇÃO DOS PRINCIPAIS ACIDENTES OFÍDICOS

• ACIDENTE BOTRÓPICO

Envenenamento por todas serpentes do gênero **BOTHROPS: jararaca** (da Bahia para o Sul); cotiara ou boicotiara (Paraná e Santa Catarina); coatarinha (São Paulo e Paraná); surucucu, juricana, patioba (da Bahia ao Norte); tirapela (Nordeste); jararacuçu ou urutu (regiões alagadiças desde o litoral sul e leste até região centro-oeste); caicassa, boca de sapo.

Responsável por **90%** dos acidentes ofídicos.

Habitam ambientes úmidos (matas e áreas cultivadas), locais de proliferação de roedores (paiol, celeiros, depósitos de lenha); abrigam-se em ocos de árvores e paus nas zonas rurais e periferia das cidades. Hábito noturno. Atacam em silêncio.

Manifestações locais evidentes:

1. **Dor** imediata, intensidade variável (pode ser o único sintoma).
2. Dentro das 6 primeiras horas: edema endurado, calor e rubor; equimose; sangramento no local da picada.
3. Nas 12 horas subseqüentes: bolhas, necrose, abscesso; edema de todo membro picado.

Manifestações **sistêmicas precoces**:

1. Aumento do tempo de coagulação (pode ser normal).
2. Hemorragias (mais freqüentes: gengivas).
3. Casos graves: choque, hemorragias graves, mialgia generalizada; urina avermelhada.

Manifestações **sistêmicas tardias**.

Casos **graves**: oligoanúria (insuficiência renal aguda).

Seqüelas: após 3 dias pode aparecer necrose no local da picada: abscesso, necrose, síndrome compartimental*.

Nas picadas por **filhotes** a reação local pode estar ausente, manifestando-se apenas a ação coagulante.

• ACIDENTE CROTÁLICO

Envenenamento por cascavel *(Crotalus durissimus terrificus).* Outros nomes: boiquira, boicininga, maracá.

Responsável por 10% dos acidentes ofídicos.

Encontrada em lugares secos: campos abertos, áreas arenosas. Não tem por hábito atacar. Quando excitada, denuncia sua presença pelo guizo característico.

Manifestação local ausente ou muito discreta: edema discreto; formigamento.

Manifestações **sistêmicas precoces** (1 a 3 horas):

1. Fácies miastênico ("neurotóxico") = ptose, palpebral bilateral, oftalmoplegia (perda parcial dos movimentos oculares); diplopia, anisocoria, dificuldade de acomodação (turvação visual).
2. Mialgia (dores musculares generalizadas).
3. Urina avermelhada (ou marrom) por miólise.
4. Casos **graves**: insuficiência respiratória aguda (por paralisia dos músculos respiratórios), paralisia velopalatina (dificuldade de deglutição) e dos membros.
5. Tempo de coagulação aumentado. Sangramento: muito raro.

Manifestações **sistêmicas tardias**:

1. Urina acastanhada.
2. Casos graves: oligoanúria (insuficiência renal aguda).

* Síndrome compartimental: aumento da pressão dentro de um compartimento fechado (dor intensa, paralisia com anestesia). Indicado fasciotomia.

ACIDENTE ELAPÍDICO

Envenenamento pelas **corais** venenosas (micrurus): coral (ou ibioca, boipinina, boicará, boipiranga).

Responsável por menos de 0,5% dos acidentes, geralmente ao manipular a serpente; é útil a informação de que a cobra era colorida e de pequeno porte.

Sintomatologia de instalação rápida (em minutos): fácies miastênico ("neurotóxico") com ptose palpebral bilateral; oftalmoplegia; paralisia velopalatina (dificuldade de deglutição, sialorréia); paralisia flácida dos membros; paralisia respiratória pode ocorrer em algumas horas.

Local da picada normal (só o sinal da picada).

ACIDENTE LAQUÉSICO

Envenenamento pela **Lachesis muta** (surucucu ou surucutinga, surucucu-pico-de-jaca).

Encontrada na Amazônia e de Pernambuco ao Espírito Santo, nas matas tropicais. É muito grande (pode atingir 3,60m). É um acidente raro.

Sintomas iguais ao do botrópico acrescido de diarréia, bradicardia, hipotensão e choque.

AVALIAÇÃO DA GRAVIDADE/SOROTERAPIA

SAB = Soro antibotrópico; SRBC = soro antibotrópico-crotálico.
SABL = soro antibotrópico-laquético; ampola 10ml.

ACIDENTE BOTRÓPICO (jararaca)

Benigno: edema local discreto; TC normal (ou até 15 min).
Dose de soro SAB: 2 a 4 ampolas EV.
Moderado: edema de ½ membro, bom estado geral;
TC alargado (até 30 min).
Dose de soro SAB: 4 a 8 ampolas.
Grave: edema extenso; TC alargado ou incoagulável; hemorragia grave e/ou hipotensão/choque, insuficiência renal.
Dose de soro SAB: 12 ampolas EV.
Observar hemorragias, TC de controle 12 e 24h depois do SAB.

ACIDENTE CROTÁLICO (cascavel)

Leve: assintomático.
Dose de soro SAC: 5 ampolas EV.
Moderado: fácies miastêmico e mialgia discretas.
Dose de soro SAC: 10 ampolas EV.
Grave: facies miastêmico, visão turva, mialgia, urina vermelha/marrom.
Dose de soro SAC: 20 ampolas.
Internar para controle da insuficiência renal aguda.
Promover hidratação com urina alcalina, considerar diuréticos. Tranquilizar quanto à recuperação da visão.

ACIDENTE ELAPÍDICO (micrurus = coral)

Soro antielapídico: 10 ampolas diluídas em soro fisiológico (1:2 a 1:5) EV lento (8-12ml/min).
Observação rigorosa nas primeiras 24 horas: instalação da paralisia.

ACIDENTE LAQUÉTICO (surucucu)

Gravidade avaliada pelos sinais locais e intensidade das manifestações vagais (bradicardia, hipotensão, diarréia).
Dose do soro antilaquético (SAL) ou antibotrópico-laquético (SABL): 10-20 ampolas EV.
Considerar: atropina (na bradicardia), hidratação e drogas vasoativas (na hipotensão).

ENVENENAMENTO OFÍDICOS: CORRELAÇÃO FISIOPATOLÓGICA/CLÍNICA

Serpente	Acidente	Veneno	Reação local	Fácies miastênico	Incoagulabilidade (TC ↑)	Hemorragia	Urina vermelha marrom	Outros
Jararaca (bothrops)	Botrópico	Proteolítico Coagulante Hemorrágico	++	–	++	+		Oligoanúria (choque)
Surucucu (lachesis)	Laquésico	Proteolítico Coagulante Hemorrágico Neurotóxico	++	–	++	+		Diarréia Bradicardia Hipotensão
Cascavel (crotalus)	Crotálico	Neurotóxico Miotóxico Hemolítico Coagulante	–	+	+	rara	+	Dispnéia Oligoanúria Dores musculares
Coral (micrurus)	Elapídico	Neurotóxico	–	++	–	–		Dificuldade de deglutição Dispnéia

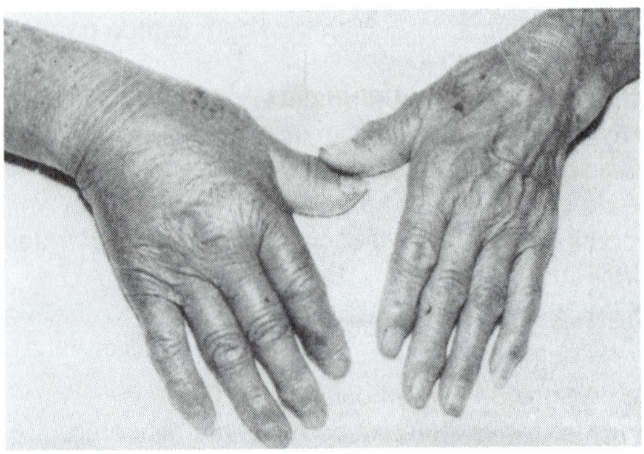

Fig. XVI.41 — Veneno ofídico, proteolítico, coagulante *(Bothrops).*

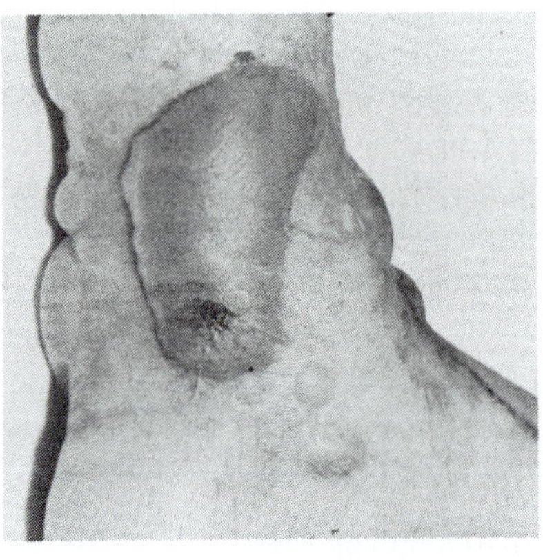

Fig. XVI.42 — Veneno ofídico, proteolítico, coagulante *(Bothrops).* Reação local intensa, após 24 horas.

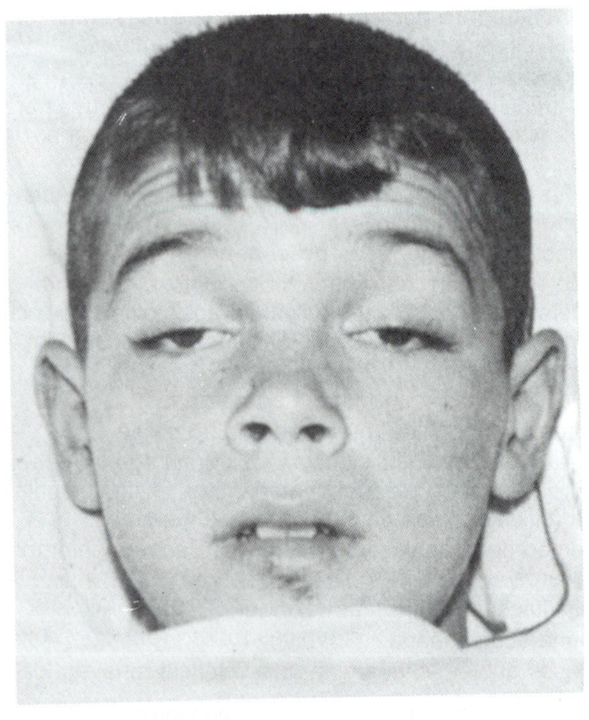

Fig. XVI.43 — Fácies neurotóxico. Veneno ofídico, hemolítico, neurotóxico *(Crotalus)* ("Cara de bêbado").

CONDUTA TERAPÊUTICA

1º) SOROTERAPIA

Os antivenenos são soros heterólogos obtidos a partir de soros de cavalos; são apresentados em forma líquida, conservados em geladeira (não congelados); se o soro estiver com seu prazo de validade vencido, dobrar a dose.

a) Usar soro **específico** — antibotrópico, anticrotálico; antibotrópico-crotálico; antibotrópico ("polivalente"), antilaquético, antibotrópico-laquético, antielapídico.

b) **Presteza** — iniciar o tratamento o mais rápido possível, por via EV.

c) **Dose** — guiar-se pelo item **Avaliação da gravidade**. Aplicar a dose total de uma só vez. Se após 12 horas do início do tratamento o TC mostrar sangue incoagulável, acrescentar 100mg de soro. As doses das crianças são as mesmas das dos adultos.

d) Em casos suspeitos de hipersensibilidade (raros) proceder a infusão EV mais lenta, em 4 a 6 horas. Ter à mão já na seringa 1 ampola de adrenalina. Aplicar 0,3 a 0,5ml: SC se aparecerem sinais de anafilaxia ou EV em caso de choque (ver capítulo Anafilaxia).

2º) Analgésicos e/ou sedativos.

3º) Tratamento local com antissépticos e desbridamento dos tecidos mortificados.

4º) Transfusão de sangue e plasma fresco: nas anemias e hemorragias graves mas só depois da neutralização do veneno pelo soro específico.

5º) Assistência respiratória (ventilação mecânica), se necessário.

6º) Hidratação EV e manitol nos acidentes crotálicos em que a urina apresentar cor de lavado de carne. Em caso de anúria: tratamento conservador; a diálise peritoneal só está indicada a partir do 5º dia, pois é nessa ocasião que costuma reaparecer a diurese.

7º) Profilaxia do tétano.

8º) Antibioticoterapia — não fazer profilática; indicada se houver infecção secundária local ou sistêmica (amoxicilina-clavulanato, cloranfenicol).

9º) No caso de **paralisia respiratória** nos acidentes **elapídicos**.

1. Teste de eficácia: se disponível — Tensilon (1 ampola = 10mg) 0,25mg/kg EV;
   alternativa: Prostigmine (1ml = 0,5mg) 50mcg/kg EV.
2. Se resposta satisfatória — Prostigmine 50-100mcg/kg/hora EV 4/4 horas, ou infusão EV contínua 25mcg/kg/hora ajustando posteriormente a dose.
3. Ministrar previamente atropina: 50mcg/kg EV (até 0,6mg).

IMPORTANTE — picada por serpente **comprovadamente peçonhenta** mas ainda sem sintomas: **iniciar o tratamento** de imediato como se fosse um caso de **gravidade média**.

EXAMES LABORATORIAIS DE ACORDO COM OS SINTOMAS (TIPOS DE VENENO)

a) Cobra não conhecida: TC — se aumentado: veneno coagulante: acidente botrópico, crotálico ou laquético. TC seriado, coagulograma, hemograma.

b) Alteração da cor da urina, oligúria: urina tipo I, mioglobinúria, creatinina.

c) Dores musculares generalizadas: CK, AST (aumento precoce), DHL (marcador tardio: 4º-5º dia); urina (proteinúria).

d) Dificuldade respiratória: gasometria.

COMPLICAÇÕES

CLÍNICAS (conhecer, prevenir, tratar precocemente)

1. Insuficiência renal aguda precoce ou tardia — nos envenenamentos crotálicos ou botrópicos.
2. Insuficiência respiratória aguda — nos envenenamentos elapídicos e crotálicos.
3. Choque — nos envenenamentos botrópicos e eventualmente nos crotálicos.
4. Retrações musculares — nos envenenamentos botrópicos: indicar fisioterapia após desaparecimento dos sinais flogísticos.
5. Infecções locais não cirúrgicas (acidentes botrópicos) — antibioticoterapia para anaeróbios da flora bucal: cloranfenicol ou amoxicilina-clavulanato.

CIRÚRGICAS (envenenamentos botrópicos)

1. Síndrome compartimental — indicar fasciotomia se houver sinais de isquemia do membro; quando a indicação for precoce e com o paciente em incoagulabilidade, deve-se estar preparado para transfusões maciças.
2. Gangrena — avaliar a indicação cirúrgica em casos definidos.
3. Drenagem de abscessos.
4. Desbridamento — indicar nos casos de ulcerações com necrose.
5. Enxertos — indicar quando houver perda tecidual.
6. Retrações musculares — indicar medidas cirúrgicas quando a fisioterapia não for eficiente.

ARANEÍSMO = ACIDENTES ARACNÍDICOS

Picadas por aranhas

Aranha — corpo dividido em 2 partes: cefalotórax e abdome; 4 pares de patas e um par de palpos mais curtos; ferrão (que inocula o veneno) articulando no cefalotórax.

CONDUTA

❶ A aranha causadora do acidente é conhecida

Acidentes muito freqüentes (75%) Robusta, peluda Até 5cm de corpo Até 15cm de envergadura das pernas 8 olhos em 3 filas (2:4:2) Não faz teia Abriga-se em bananeiras Encontrada em residências (abriga-se dentro de calçados) Hábito noturno Agressiva "arma" o bote, pula e pica	Acidentes freqüentes (19%) Robusta, peluda, cor chocolate Até 3cm de corpo Até 5cm de pernas 8 olhos em 3 filas (4:2:2) Errante, não faz teia Abriga-se em gramados, jardins, barrancos Hábito diurno Pouco agressiva	Acidentes pouco freqüentes Pequena: 1cm de corpo — **cor marrom** Abdome "em azeitona" Pêlos curtos Uniforme 6 olhos em 3 filas (2:2:2), teia irregular em "flocos de algodão" Pilhas de tijolos, telhas Residências: atrás de móveis, porões, atrás de quadros, dentro de roupas Hábito noturno Pouco agressiva: pica quando apertada contra o corpo
PHONEUTRIA/CTENUS **Armadeira** **Aranha das bananas**	LYCOSA **Tarântula** **Aranha de grama**	LOXOSCELES **Aranha marrom**
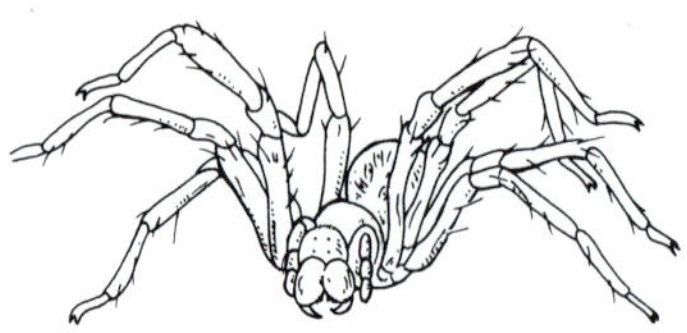	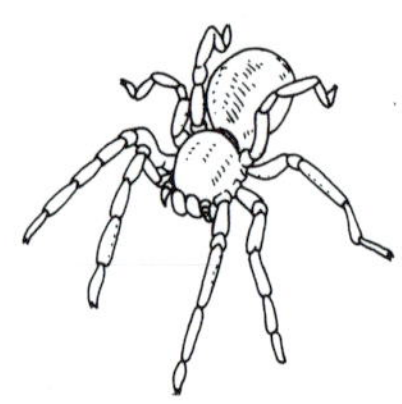	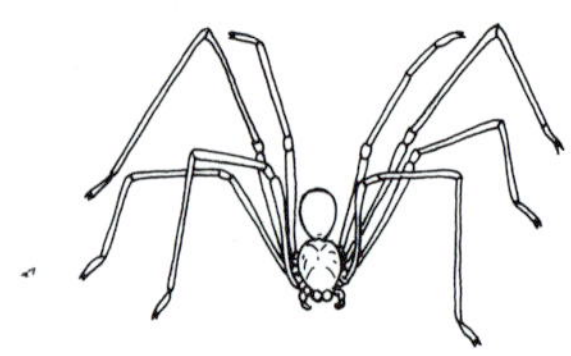
Veneno • **Neurotóxico periférico** dor local intensa, imediata sudorese local possibilidade de choque neurogênico • **Proteolítico** edema local tardio (pode evoluir para necrose)	**Veneno** • **Proteolítico** edema local tardio	**Veneno** • **Proteolítico** edema local tardio • **Hemolítico** tardio: hemólise/anúria

CARANGUEJEIRA

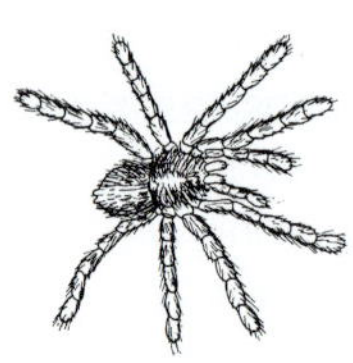

Observação: as **aranhas caranguejeiras** são grandes, com presas grandes mas não venenosas; provocam apenas dor ligeira no local da picada.

❷ A aranha causadora do acidente não é conhecida

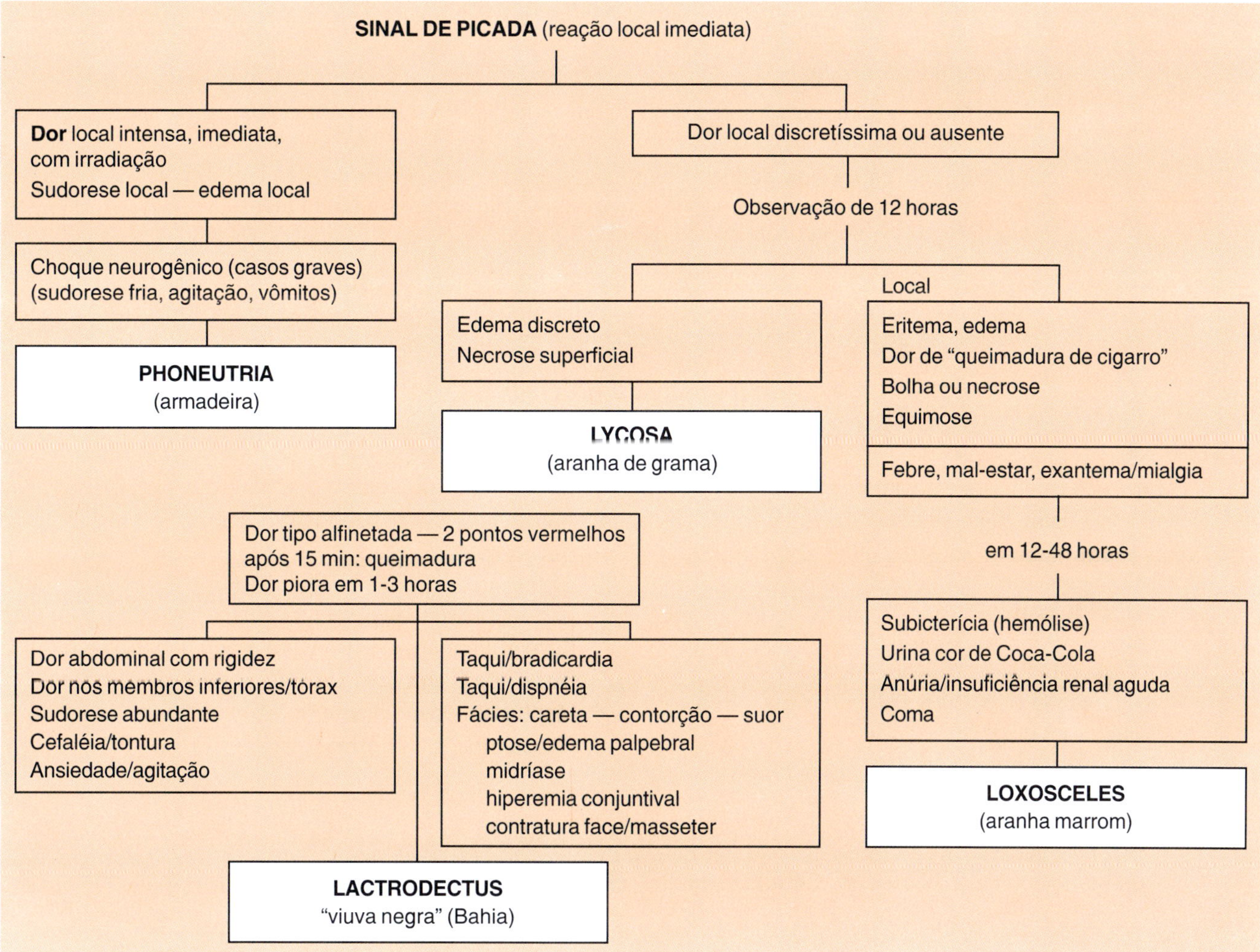

PHONEUTRIA
(armadeira)

Tratamento sintomático

1. Infiltração local com xilocaína a 2% ou lidocaína a 2% sem adrenalina. Aplicar 4ml ao redor da picada. Repetir mais 2 vezes com intervalos de 30 minutos, se necessário.
2. Analgésicos, sedativo.
3. Compressas quentes ou imersão em água quente.

Soroterapia

Indicação: crianças menores de 7 anos, choque neurogênico, dor persistente após a 3ª aplicação do anestésico local.

Soro antiaracnídico polivalente

Casos moderados: 2-4 ampolas EV.
Casos graves: 5-10 ampolas EV.

LYCOSA
(aranha de grama)

Tratamento sintomático

Pomada de corticóide; analgésico.

LACTRODECTUS
(viúva negra)

Fêmea até 2cm.

Abdome globoso negro/manchas vermelhas, cinza/marrom, ampulheta vermelha.

Gramados, sob pedras, em residências/frestas.

Bahia/casos moderados-graves.

Meses quentes e chuvosos.

Tratamento

Soro antilactrodectus.

1-2 ampolas IM.

Analgésicos/sedativos.

LOXOSCELES
(aranha marrom)

Geralmente o paciente procura atendimento quando a necrose já está se delimitando.

Soro antiaracnídico polivalente ou **antiloxoscélico**

Forma cutânea: 5 ampolas EV.

Cutâneo-visceral: 10 ampolas EV.

Tratamento tópico/ remoção da crosta.

Hidratação/transfusão.

ESCORPIONISMO = ACIDENTE ESCORPIÔNICO

Picada de escorpião

Escorpião — apresenta o corpo dividido em cabeça, tronco e cauda; após o último segmento da cauda estão o ferrão e as duas glândulas de veneno.

Escorpiões perigosos gênero Tityus: preto *(bahiensis)*, amarelo *(serrulatus)*; os grandes escorpiões do NE são inócuos. Acidentes pouco freqüentes. São pouco agressivos; hábito noturno.

Encontram-se em pilhas de madeira, cercas, sob pedras; adaptam-se bem ao ambiente doméstico.

Veneno de ação neurotóxica periférica.

SINTOMAS

1. Sinal único de picada (eventualmente mais de um).
2. **Dor** local imediata, muito intensa, irradiada.
3. Formas **moderadas** — após minutos até 2 horas: **vômitos**, sialorréia, tontura, dor abdominal, sudorese, **taquicardia**.
4. Forma **grave** — vômitos profusos, repetidos, sudorese abundante, hipotermia, agitação/sonolência, taqui/bradicardia, hipotensão, choque, edema agudo do pulmão.

TRATAMENTO

1. **Local** — infiltração com anestésico tipo xilocaína.
2. Analgésico/anestésico local.
3. **Soroterapia**:
   Indicação: crianças de menos de 7 anos; dor local persistente, casos graves.
   Soro antiescorpiônico ou antiaracnídico polivalente.
   Dose: 4 a 8 ampolas, via EV.
4. Manter em observação por algumas horas.
5. Casos graves — hospitalizar em UTI.

EXAMES LABORATORIAIS NOS CASOS COM MANIFESTAÇÕES SISTÊMICAS

Hemograma, bioquímica: glicose, K; CK e LDL; urina I; eletrocardiograma, ecocardiograma, Raios X de tórax.

CHAVE GERAL PARA O DIAGNÓSTICO CLÍNICO DOS ACIDENTES POR ARANHAS E ESCORPIÕES

Agente	Ação	Sintomas e sinais precoces (imediatamente após o acidente)	Sintomas e sinais tardios (após 12-24 horas)
Phoneutria	Neurotóxico (periférico)	**Sinal de picada** Dor local intensa com irradiação — Sudorese local — Edema local (Choque neurogênico nos casos graves, principalmente crianças)	
Lycosa*	Proteolítico*	**Sinal de picada*** Reação local discreta ou nenhuma	Necrose superficial de epitélio* ou nenhuma reação local
Loxosceles	Proteolítico*	Passa despercebido	Eritema — Edema — Dor local — Equimose local — Vesiculação local — Bolha local (Após 2-5 dias, formação de lesão necrótica local que dá lugar a úlcera de difícil cicatrização)
	Hemolítico		Urina escura (cor de Coca-Cola) — Oligúria — Anúria — Insuficiência renal aguda — Subicterícia — Icterícia
Escorpiões	Neurotóxico (periférico)	**Sinal de picada** Dor local intensa e imediata — Dor irradiada — Sudorese local — Edema local	Após minutos ou horas: Sialorréia, Taquicardia, Agitação — Insuficiência Respiratória, Hipotensão

* Acidente benigno, sem importância médico-sanitária (Fonte: Instituto Butantã).

ACIDENTES POR MARIMBONDOS E ABELHAS

O ferrão da **abelha** tem rebarbas que impedem sua saída após a introdução; ele se destaca do corpo da abelha que morre a seguir.

O ferrão da **vespa** e do **marimbondo** é liso e móvel, permitindo mais de uma ferroada por animal.

As picadas são bastante **dolorosas**, provocando reação histamínica, acompanhada de edema e eritema locais.

Muitos indivíduos ficam hipersensíveis e, ao serem picados novamente, passam a ter reações muito intensas, com hipotensão, edema do rosto e da glote que podem provocar rapidamente a morte; esse risco só ocorre quando a **sintomatologia é muito intensa**. Quando houver numerosas picadas, pode o acidente ser grave, mesmo sem hipersensibilização anterior. Os sintomas, nestes casos, além do edema intenso, são: choque ou coma, com urina fortemente hemoglobinúrica. Para que haja esse envenenamento, são necessárias mais de quatro centenas de picadas.

O veneno da abelha **africana** pode causar hemólise.

Nas picadas por **vespas** e **marimbondos**: dor intensa, eritema e edema.

Conduta

Urgência — anafilaxia

1º) Analgésico.
2º) Anti-histamínico.
3º) Retirar o ferrão, de baixo para cima, usando uma agulha ou raspando a pele com lâmina ou espátula.
4º) Abelha africana — observação: anemia hemolítica.

ACIDENTES POR MEDUSAS

As **"águas-vivas"** podem ter veneno muito ativo, localizado nos tentáculos. O contato com estes pode provocar envenenamento, pois as toxinas penetram na pele íntegra.

O sintoma é **dor** violenta, com sensação de **queimadura** acompanhada de rubor.

Certas espécies, principalmente a vulgarmente chamada "caravela", comum em nosso litoral, podem provocar acidentes gravíssimos e mesmo mortais. As recém-depositadas nas praias só oferecem algum risco se forem apanhadas pelos tentáculos.

ACIDENTES POR TATURANAS

ACIDENTES POR LAGARTAS URTICANTES

As lagartas de lepidópteros (larvas de mariposas), quando lisas, são desprovidas de veneno.

Algumas espécies, das chamadas "cabeludas" (**taturanas peludas**), possuem, entremeados aos pêlos, acúleos finíssimos, que terminam em glândulas secretoras de veneno. Ao serem apanhados com força, os acúleos penetram na pele, inoculando o veneno; este provoca **dor** intensa, como de **queimadura**, provocando reação histamínica acentuada, na região atingida.

A quantidade de veneno é pequena e, por isso, o acidente não é de maior gravidade; porém, como a toxina é muito ativa, podem ocorrer acidentes graves, no caso de ser grande o número de lagartas sobre as quais o indivíduo se apoiou. Só há risco de vida nesse caso e, então, a reação local é de grande intensidade e extensão. O fato de a lagarta passar sobre a pele nada significa, pois os acúleos, quando existem, estão localizados em sua parte superior.

ACIDENTES POR PEIXES

ACIDENTES POR ARRAIAS, BAGRES E BAIACUS

1. As fisgadas pelo esporão de **arraias**, tanto marinhas quanto de água doce, são extremamente dolorosas. A substância viscosa que recobre o esporão contém toxinas, que são introduzidas no ferimento. A toxina, por si só, não provoca grande dor e sim uma **reação inflamatória local** e **taquicardia** acentuada. A **sintomatologia** é exacerbada pelo trauma da picada. Praticamente, não há casos mortais.
2. O ferimento com as barbas dos **bagres** é também **doloroso** e demorada sua cicatrizaçao.
3. Os **baiacus** têm, muitas vezes, pontas duras, epidérmicas, e, na pele, glândulas secretoras de veneno, este pode penetrar se ocorrer ferimento por trauma com essas pontas.

Tratamento

Não há tratamento específico para nenhum desses envenenamentos, que aliás não são mortais nem têm outras conseqüências além dos sintomas descritos.

A carne desses peixes é venenosa mas sua ingestão não tem, porém, inconvenientes, desde que sejam preparados sem a pele.

ACIDENTES POR SAPOS

As rãs não possuem veneno. Os sapos possuem glândulas secretoras de veneno; algumas espécies têm somente as paratóides, localizadas acima dos olhos; outras têm, além dessas glândulas, outras, localizadas na parte anterior de cada coxa. São facilmente reconhecíveis por se apresentarem como tumefações, com poros visíveis. O veneno é branco leitoso, muito viscoso, não havendo expulsão espontânea, saindo por forte expressão das glândulas; é projetado, então, pelos poros, como gotículas ou pequenos jatos. Este veneno, rico em esteróides cardiotóxicos, é muito ativo, podendo provocar a morte; age pelo simples contato com as mucosas ou ferimentos, porém não penetra na pele intacta. O simples manuseio dos sapos não contamina as mãos com veneno e se, porventura, ocorrer a deposição do veneno, basta lavar as mãos para eliminá-lo. Não há tratamento específico para este envenenamento que, apesar de possível, não tem ocorrido.

PREVENÇÃO E COMBATE A ARANHAS E ESCORPIÕES

1. Examinar chinelos, sapatos e botas antes de usá-los, pois as aranhas e os escorpiões costumam refugiar-se em calçados.
2. Manter limpos jardins, quintais e arredores, evitando grama alta e material empilhado.
3. Limpar periodicamente os terrenos baldios próximos.
4. Vedar frestas em portas, janelas e muros, impedindo a entrada desses animais, que ocorre principalmente ao anoitecer.

Observação: necessitando erradicar aranhas ou escorpiões lembramos que os inseticidas, de modo geral, só agem em contato direto com o animal. Ou seja, não adianta nada encher a casa de inseticida ou dedetizar. Os inseticidas residuais não servem (inclusive BHC).

ENVENENAMENTO POR ARANHAS, ESCORPIÕES E ANIMAIS DIVERSOS

	Dor		Reação local						Sintomas gerais		
Venenos	**Imediata**	**Intensidade**	**Edema**	**Eritema**	**Prurido**	**Equimose**	**Flictenas**	**Necrose**	**Hemoglobinúria**	**Subictericia**	**Febre**
Licósico (aranha: Lycosa)	±	−	+	+		−	±	+	−	−	−
Loxoscélico (aranha castanha de pequenas dimensões)	±	+	+	+		++	++	++	++	+	+
Ctênico (aranha "viúva-negra", "armadeira") Escorpiônico	++	++	±		−	−	−	−	−	−	−
Lagartas	++	++	++	+	−	−	+		±	±	−
Vespas	++	++	++	+	−	−	−	−	−	−	−
Abelhas	++	++	++	+	−	−	−	−	+	+	+
Lacraias	+	+	+	+	−	−	−	±	−	−	−
Mosquitos	+	−	+	−	++	−	−	−	−	−	−
Carrapatos	−	−	±	−	++	−	−	−	−	−	−
Formigas	+	+	+	−	+	−	−	−	−	−	−

− ausência ± presente ou ausente + sintomas evidentes ++ sintomas muito evidentes

Para aprofundar os conhecimentos no tema: **Animais Peçonhentos no Brasil**. Cardoso et al. Butantan, Sarvier/Fapesp, 2003.

17. ACIDENTES RELACIONADOS À INJEÇÃO INTRAMUSCULAR

Síndrome de Nicolau: oclusão de um vaso arterioso de região glútea, em seguida à **injeção IM de medicamentos**.

1. Dor violenta no local da injeção durante ou logo depois da introdução de fármaco e possível difusão deste aos membros inferiores.
2. Isquemia cutânea na sede da injeção e, a seguir, de toda a região glútea com sucessiva coloração lívido-marmórea do local e eventualmente formação de edema.
3. Demarcação e sucessiva mumificação da região.
4. Amputação parcial dos membros inferiores e de algumas falanges.
5. Leve hipotensão arterial.
6. Leucocitose.
7. Freqüente mioglobinúria.

O quadro clínico pode ser frusto e incompleto.

Causa mais freqüente: injeção de penicilina benzatina.

Conduta

Fibrinolítico e antiinflamatório.

18. ACIDENTES NUCLEARES

Apesar de raros, os acidentes nucleares na infância também podem ocorrer em tempo de paz.

As radiações atuam por ionização dos tecidos, determinando alterações físicas, químicas e biológicas. Podem desnaturar proteínas, inibir sistemas enzimáticos, formar radicais oxidantes ou redutores de efêmera duração. As células mais sensíveis à radiação são as que possuem maior atividade funcional, ou que se reproduzem mais rapidamente, a saber: as germinativas, as dos órgãos hematopoiéticos, as do cristalino, as dos tecidos linfáticos e as do epitélio das glândulas digestivas.

Nas irradiações totais intensas, 600 roentgens, verifica-se logo nas primeiras horas estado de choque que se acompanha, ou é imediatamente seguido de náuseas, vômitos, sede e diarréia. Surge febre e taquicardia. A precocidade do quadro, que pode durar um ou dois dias, indica morte rápida. Em alguns casos, pode advir um período latente de dois ou três dias, com reaparecimento dos sintomas, sobrevindo a morte ao término da segunda semana. Linfopenia ou granulopenia.

A segunda semana caracteriza-se por um quadro infeccioso, com hemorragias internas. O paciente entra em estado de choque e falece em delírio, cerca de 14 dias após ter sido exposto à radiação.

Nas irradiações totais do organismo, da ordem de 400 roentgens, tem-se o mesmo quadro no começo, apenas de início um pouco mais tardio. O período latente que se segue varia de alguns dias a duas semanas. Surgem petéquias, hemorragias locais, laringeanas, digestivas, geniturinárias, ulcerações, infecções secundárias, febre, emagrecimento em conseqüência da anorexia, alopecia. A morte advém entre a metade do primeiro mês e o fim do terceiro, determinada por pneumonia, enterite ou outro processo infeccioso qualquer. Apenas 50% dos atingidos sobreviverão.

Nas irradiações totais que variam de 100 a 300 roentgens, nada se observa durante as duas primeiras semanas. Surgem anorexia, mal-estar generalizado, alopecia, diarréia, hemorragias pequenas e emagrecimento. O restabelecimento físico é a regra, sendo, às vezes, retardado pela intolerância do tubo digestivo e a persistência do quadro diarréico. Entre os acidentes tardios, a catarata e a leucemia são os mais freqüentes. Das leucemias, predomina a aguda.

Quanto aos danos genéticos, deve-se ter em conta que toda dose de radiação, por pequena que seja, pode determinar mutações, sendo estas proporcionais ao número de roentgens recebidos.

Medidas terapêuticas — combater a infecção, as hemorragias e a desnutrição.

O tratamento geral baseia-se no repouso físico e psíquico, conservação do calor corpóreo por cobertores, medicação com calmantes e tratamento de hipotensão. O emprego do acetato de desoxicorticosterona melhora o estado geral dos irradiados. Manter a diurese, ministrando-se chá açucarado, caso o paciente suporte, e tratando o desequilíbrio com solução de glicose e soro fisiológico por via venosa.

A leucopenia e a diminuição de anticorpos no sangue favorecem a infecção. Tratamento precoce e enérgico com antibióticos adequados. Administrar sangue, no terceiro dia, caso a dose recebida for acima de duas centenas de roentgens. As transfusões precisam ser feitas somente quando as hemácias caem a 3 milhões. Regime líquido ou semilíquido, rico em proteínas, para combater a desnutrição.

Tratamento dos eritemas e flictenas pelas medidas comuns; utilizar calmantes para dor. ■

19. SÍNDROME DA MORTE SÚBITA DO LACTENTE

Nomes usados na literatura médica: morte no berço, "crib death", "cot death".

O que é: morte súbita e inesperada de um lactente aparentemente normal e que é encontrado morto no berço. A morte ocorre durante o sono, geralmente após a administração de uma mamadeira e incide em lactentes de 1 a 10 meses de idade, mais freqüentemente em torno dos **2 a 3 meses**.

Incidência: varia, na literatura, 1:2.000 nascidos vivos.

Fatores epidemiológicos implicados:

1. Condições sociais desfavoráveis.
2. Mães muito jovens.
3. Intervalos curtos entre as gestações.
4. Pré-natal negligenciado.
5. Sexo masculino.
6. RN que tiveram que ser tratados em UTI.
7. Alimentação artificial (raro no leite de peito).
8. Internações hospitalares prévias.
9. Gestante fumante.
10. Fumantes dentro de casa.
11. Dormir de bruços, especialmente se o colchão for fofo, afunda.
12. Cobertas leves ou travesseiros que podem tapar a face do bebê.
13. Dormir na mesma cama dos pais.

Fatores patogenéticos suspeitos:

1. Disfunção do SNC, especialmente do tronco cerebral, e que pode se manifestar por anormalidades do tono muscular, da cor da pele e do choro (sons mais fracos, duração mais curta, ofegante, estridente).
2. Obstrução transitória das vias aéreas superiores, ao nível da orofaringe (que é um sítio anatomicamente vulnerável) e que pode ser desencadeada por diferentes situações como: a) ato do aleitamento com mamadeira; b) sono; c) infecção viral.
3. Sensibilidade especial da criança a déficits moderados de oxigênio.

Hipótese patogenética: disfunção do SNC (tronco cerebral) + **obstrução transitória das vias aéreas superiores** ao nível da orofaringe (desencadeada por: ato do aleitamento artificial, sono, infecção viral, refluxo gastroesofágico ou obstrução nasal) produzem **apnéia prolongada** (causa mista: central + periférica) em lactente muito sensível a déficits moderados de oxigénio → **parada cardíaca.**

O papel do plantonista do pronto-socorro:

1. Falar com os pais de uma maneira empática e compreensiva.
2. Enfatizar que as causas não são conhecidas — retirar o sentimento de culpa.
3. Obter permissão para autopsia (que eventualmente pode ajudar a elucidar o caso).
4. Sugerir aos pais um apoio psicoterápico.

O papel do pediatra:

1. Reconhecer a crise grave pela qual passam os pais (que podem apresentar sentimento de culpa e outros distúrbios psicológicos) e que dura pelo menos um ano.
2. Apoiar os pais e indicar ajuda psicoterápica, se for o caso.
3. Não aconselhar outro filho de imediato, mas só após a evidente melhora psicológica dos pais e do ambiente familiar (geralmente no mínimo um ano depois do evento). ■

SEÇÃO XVII

INTOXICAÇÕES

Lendo esta seção e **tendo este livro à mão**, mesmo que você não tenha muita experiência, estará **apto** a:

Recomendado
Intoxicações Agudas (Ed. Sarvier) — Samuel Schvartsman

Em caso de dúvida, consulte:

CENTRO DE INTOXICAÇÕES
São Paulo — (011) 275-5311/578-3111
Porto Alegre — (0512) 23-6110

CEATOX-81 São Paulo
telefone/fax (011) 280-9431

INTOXICAÇÕES

1. Avaliação clínica inicial

Condições respiratórias, circulatórias, neurológicas.

2. Correção dos distúrbios que ameaçam a vida

- Suporte básico:

  Permeabilização das vias aéreas.

  Ventilação pulmonar.

  Massagem cardíaca externa.

- Suporte avançado:

  Tratar alterações da PA, disritmia cardíaca, insuficiência cardiorrespiratória.

3. Valorizar os sinais de alerta

- Quadro neurológico súbito em criança saudável.
- Alterações bizarras.
- Distúrbios digestivos seguidos de manifestações sistêmicas importantes.
- Cianose sem comprometimento cardiorrespiratório.
- Miose ou midríase bilateral de aparecimento súbito.
- Sintomatologia estranha em várias pessoas que convivem.

4. Reconhecimento das síndromes

Anticolinérgica

Vermelhidão na face	**atropina** (análogos e derivados), antiespasmódico
Mucosas secas	anti-histamínico
Midríase/visão borrada	antidepressivos tricíclicos
Retenção urinária	midriáticos
Febre	plantas
Agitação, alucinações visuais, delírio	
Taquicardia	

Anticolinesterásica (parassimpática)

Sudorese, salivação	inseticida organofosforados e carbamatos
Lacrimejamento	fisiostigmina
Vômitos	
Secreção brônquica	
Miose	
Bradicardia	
Incontinência fecal e urinária	
Fraqueza muscular e tremores	

Síndrome depressiva

Sonolência, torpor, coma	etanol
Depressão respiratória	barbitúrico
Hipotensão	benzodiazepínico
Hiporreflexia	

Síndrome extrapiramidal

Espasmo dos músculos do pescoço/torcicolo	metoclopramida
Mímica facial pobre	fenotiazinicol
Trismo	lítio
Movimentação anormal dos olhos (crises oculógiras)	butirofenonas
Opistótomo/catatonia	lítio
Sinal da roda denteada	

Síndrome metemoglobinêmica

Cianose acizentada perioral e extremidades	azul de metileno
Confusão mental, letargia	dapsona
Convulsões	doxorrubicina
Sangue cor de chocolate	nitrofurantoína
	nitritos/nitratos
	sulfametoxazol

Síndrome narcótica

Depressão respiratória	opiáceos/elixir paregórico
Letargia, hiporreflexia	difenoxilato
Miose	loperamida
Bradicardia	
Hipotensão	

Síndrome simpatomimética

Midríase	descongestionantes nasais (nafazolina)
Taquicardia	teofilina
Hipertensão	anfetamínicos
Hipertermia/sudorese	cocaína
Hiperreflexia	

1. REGRAS BÁSICAS NO ATENDIMENTO DE PACIENTE INTOXICADO

1. Verifique se a vítima está em perigo iminente de morte e tome as providências necessárias com rapidez e energia.
2. Faça o paciente ficar em condições adequadas: ventile o ambiente, afaste os curiosos, retire ou desaperte suas vestes, etc.
3. Faça um primeiro interrogatório sobre o tipo e as circunstâncias da intoxicação: tentativa de suicídio? (geralmente as doses são maiores); primeira vez? (da segunda tentativa em diante as doses costumam ser maiores); acidente? o que tomou? a que horas?
4. Procure no local os indícios que possam confirmar o diagnóstico: embalagens abertas, restos de remédios, resíduos em copos. Examine e guarde para posterior exame.
5. Conhecidas as circunstâncias da intoxicação, realize as medidas adequadas para impedir a absorção do tóxico.
6. Mande guardar o material orgânico excretado (urina, fezes, conteúdo gástrico) em recipiente limpo e bem fechado, para posterior exame.
7. Medique o paciente de acordo com as necessidades: analgésicos, anticonvulsivantes, etc., e anote cuidadosamente a hora e a dose aplicada.
8. Faça um exame físico mais detalhado, procurando os sinais mais característicos dos vários tipos de intoxicação.
9. Feito o diagnóstico e tendo o antídoto específico, aplique a primeira dose. Anote cuidadosamente a hora e a quantidade administrada.
10. Entre em contato com o hospital mais próximo, explicando a natureza do problema. Acompanhe a vítima, não esquecendo de levar todo o material necessário para confirmação do diagnóstico: conteúdo gástrico, medicamentos existentes no local, restos de substâncias suspeitas, etc.

PRIMEIROS SOCORROS

TÓXICO INGERIDO (até 1-2 horas)

1. **Provocar o vômito**

   1º) Ministrar bastante água (de preferência morna com sal).

   2º) Xarope de ipeca — de 6 meses a 1 ano: 5-10ml; lactentes e pré-escolares: 15ml; escolares, adolescentes: 30ml.

   - Se não for disponível — estimular a parede posterior da faringe com o dedo ou colher.
   - **Não** provocar o vômito em: criança inconsciente; com convulsões; ingestão de cáusticos, corrosivos, derivados do petróleo.
   - Se não ocorrer vômitos após 20 ou 30min — repetir a ipeca.

   Importante: **O xarope de ipeca** (que já foi clássico) **não é mais preconizado no tratamento inicial da intoxicação aguda.**

2. No lugar do item 1. 2º) ou complementando-o:

   Lavagem gástrica (eficácia duvidosa):
   - Com soro fisiológico ou água e sal ou água.
   - Sonda de grosso calibre: 16-28F (crianças); 30F (adolescentes).
   - Introduzir o líquido, de preferência através de funil.
   - Alíquotas de 50-100ml (crianças); 150-200ml (adolescentes).
   - Deixar no estômago 1 minuto e retirar por safonagem.
   - Usar pelo menos 2 litros até a saída de líquido claro.
   - Criança em decúbito látero-esquerdo e Trendelenburg leve.

3. **Carvão ativado** (de preparo recente)
   - 1g/kg, via oral ou por gavagem. Eventualmente repetir após 2-4 horas.
   - Na prática, 10-20g misturados em 100-200ml de água açucarada; ministrar 10ml/kg.
   - Eficaz se ministrado na 1ª hora após a ingestão do tóxico.
     É considerado o tratamento de 1ª escolha.

TÓXICO INALADO

1. Remover o paciente do local contaminado (o socorrista pode se proteger enfiando um saco plástico grande sobre a cabeça).
2. Lavagem corporal com água corrente; enquanto as vestes são removidas.
3. Suporte respiratório.

TÓXICO EM CONTATO COM A PELE

Lavagem corporal completa, demorada, em água corrente, enquanto as vestes são removidas; sabão neutro.

TÓXICO EM CONTATO COM OS OLHOS

Irrigação copiosa e prolongada (15min) com soro fisiológico ou água.

SINTOMATOLOGIA NAS INTOXICAÇÕES MEDICAMENTOSAS

SISTEMA NERVOSO

Agitação psicomotora — delírio — alucinações

Anfetamina, atropina, anti-histamínicos, cocaína, maconha, rauwolfia, quinacrina, ergotamina, LSD-25, salicilatos, IMAO, imipramina, fenilbutazona, piramido, digital, efedrina.

Sonolência, torpor, coma

Barbitúricos, ganglioplégicos, anti-histamínicos, opiáceos, paraldeídos, salicilatos, fenotiazínicos, diazepínicos, anticonvulsivantes, cloroquina, glutetimida, lítio, nafazolina, antidepressivos tricíclicos.

Manifestações extrapiramidais

Butirofenona, metaqualona, fenotiazínicos.

Ataxia

Piperazina, reserpina, anti-histamínicos, diazepínico.

Convulsões

Estricnina, isoniazida, aminofilina, imipramina, anfetamina, cocaína, metrazol, antidepressivos tricíclicos, anti-histamínicos, ergotamina.

Cefaléia

Nitritos, hidralazina, monóxido de carbono, chumbo.

GLOBO OCULAR

Ambliopia

Atropina, fisostigmina, cocaína, quinino.

Dicromatopsia

Santonina, digital, quinacrina, maconha, diuréticos, LSD-25.

Miose (pupilas contraídas)

Opiáceos, fisostigmina, fenotiazínicos, organofosforados.

Midríase (pupilas dilatadas)

Atropina, cocaína, efedrina, anfetamina, barbitúricos, maconha, antidepressivos, anti-histamínicos.

APARELHO RESPIRATÓRIO

Dispnéia

Salicilatos, estricnina, fisostigmina, epinefrina, anfetamina.

Depressão respiratória

Barbitúricos, opiáceos, magnésio, anestésicos, bário, cloroquina.

Cianose

Acetanilida, fenacetina, nitritos, nitratos, subnitratos, sulfonas, cloratos, opiáceos, barbitúricos.

APARELHO DIGESTIVO

Vômitos e/ou diarréias

Quinidina, digital, salicilatos, ferro, bromatos, fenolftaleína, antibióticos, anticonvulsivantes, bário, catárticos.

Sialorréia

Chumbo, mercúrio, organofosforados, arsênico; cáusticos.

APARELHO CARDIOVASCULAR

Hipotensão arterial

Nitritos, nitratos, nitroglicerina, acônito, ferro, quinino, quenopódio, fenotiazínicos, barbitúricos, acetanilida, bário, digitálicos, procaína, clortiazida, reserpina, beta-bloqueadores, narcóticos.

Hipertensão arterial

Epinefrina, anfetaminas, corticóides, ergotamina, bário, clortiazida, ácido etacrínico, cocaína, abstnência de narcóticos.

Distúrbios de ritmo cardíaco

Bário, digital, fisostigmina, pilocarpina, quinino, quinidina, anfetamina, atropina, nafazolina, cocaína, efedrina, imipramina, fenilefrina, ácido etacrínico, lítio, IMAO, potássio, beta-bloqueadores, clonidina, antagonistas do Ca.

PELE E MUCOSAS

Hipertermia

Atropina, cocaína, aspirina, ácido bórico, antiadrenérgicos, procaína.

Hipotermia

Acônito, anestésicos, fenotiazínicos, pirazolona, opiáceos, barbitúricos, nitritos, reserpina, nafazolina.

Sudorese

Analgésicos, eméticos, opiáceos, pilocarpina, tiroxina, antiadrenérgicos, iodetos, nafazolina, organofosforados.

Mucosas secas

Atropina, escopolamina, efedrina.

Pele vermelha: monóxido de carbono; azul: meteglobinemia.

APARELHO URINÁRIO

Urina escura

Fenol, naftaleno, quinino, resorcina, timol, anilina, ferro, metronidazol, nitrofurantoína.

Urina rósea

Fenitoína, fenotiazina.

Urina amarela

Fenindiona, metronidazol, nitrofurantoína, cáscara.

Urina alaranjada

Santonina, sulfasalazina.

Urina esverdeada

Antraquinona, azul-de-metileno, ácido fênico, resorcinol, timol, indometacina.

Urina vermelha

Antraquinona, fenolftaleína, pirazolona, santonina, dorbana, fenidiona, mefenezina, fenolftaleína, metildopa, rifampicina, sena.

NO HOSPITAL

1. Verifique e trate condições que representam risco de vida: parada cardíaca, apnéia, choque, estado convulsivo, coma.
2. Administre antídotos, se for o caso (ver texto).
3. Se a criança já apresenta sintomatologia de intoxicação, procure aumentar a excreção do tóxico (ver texto), hidratação, diuréticos, diálise, exsangüineotransfusão.
4. Tratamento de sustentação. ■

2. CONDUTA NAS INTOXICAÇÕES ACIDENTAIS AGUDAS

O acidente tóxico na criança traz consigo intensa carga emocional, pois quase sempre decorre da imprudência ou negligência de alguém, além de ter geralmente uma certa tonalidade de mistério e, portanto, de desconhecido, com conseqüente sensação de insegurança. Compete ao pediatra enfrentar esta situação; agindo com ponderação mas com firmeza e energia, transmitirá a todos, vítima e parentes, a confiança de que tanto necessitam.

1º) Verificar se o paciente apresenta distúrbios que representam risco iminente de vida e corrigi-los: vias aéreas, respiração, circulação.

2º) Estabelecimento do diagnóstico.

3º) Conduta na suspeita de intoxicação aguda.

4º) Conduta na intoxicação aguda confirmada.

1ª ETAPA — Verificar a presença de distúrbios que representem risco iminente de vida e procurar corrigi-los

As seguintes condições devem merecer especial atenção *trate primeiro o paciente, não o veneno*:

Condições respiratórias

1. Manter permeáveis as vias aéreas (aspiração, limpeza).
2. Manter um ambiente bem ventilado.
3. Realizar respiração artificial quando necessário (boca a boca é mais fácil e eficaz).

Condições cardiocirculatórias

- Sintomatologia sugestiva de hipotensão ou choque:
  1. Decúbito adequado.
  2. Aquecimento. Oxigênio.
  3. Em caso de choque — soro fisiológico: 20ml/kg EV rápido (acesso intravenoso ou intra-ósseo).
- Parada cardíaca.
  Massagem cardíaca externa.

Condições neurológicas

- Paciente em convulsão:
  1. Manter a permeabilidade das vias aéreas.
  2. Proteger o paciente contra lesões.
  3. Administrar, se necessário e possível, diazepínico por via endovenosa.
- Paciente em coma:
  1. Manter a permeabilidade das vias aéreas.
  2. Decúbito conveniente.
  3. Aquecimento.

2ª ETAPA — Estabelecimento do diagnóstico

Quadros que sugerem intoxicação:

I - **Manifestações neurológicas e/ou psíquicas de instalação súbita em criança até então sadia** (torpor, sonolência, coma, tremores musculares, convulsões, ataxia).

1. **Sonolência, torpor, coma**
   a) intoxicação por barbitúrico, álcool;
   b) acompanhada de palidez, sudorese, hipertermia, bradicardia: gotas nasais com nafazolina; descongestionantes.
2. **Agitação psicomotora e distúrbios psíquicos** (euforia, excitação, inquietude) podem se associar com distúrbios neurológicos, cardiovasculares e respiratórios.
   a) Pré-escolares: doses excessivas de antiespasmódicos; vegetais beladonados.
   b) Adolescentes: anfetamina, cocaína, LSD, maconha, cogumelos alucinógenos.
3. **Convulsões generalizadas clônico-tônicas**
   Inseticidas organoclorados, estricnina, hidrazida.
4. **Manifestações extrapiramidais** (desvio conjugado do olhar, distorção facial, torcicolo, rigidez, postura bizarra) Inseticidas organoclorados, estricnina, hidrazida.
5. **Quadro neurológico bizarro** ("encefalite")
   Multiintoxicações em crianças que misturam várias drogas.

6. **Manifestações neurolépticas graves:**

   Hipertermia superior a 40°C, alteração da consciência, rigidez muscular, distúrbios autonômicos como taquicardia, palidez, sudorese.

   Drogas neurolépticas: haloperidol, clorpromazina, flufenazina.

   Pode ocorrer em doses terapêuticas em crianças susceptíveis.

II - **História de distúrbios gastrintestinais que melhoram rapidamente** (24-48h) e a seguir **manifestações sistêmicas importantes**.

Intoxicação por metais. Destaque para o **tálio** (lesões cutâneas, queda de cabelos, neuropatia).

III - **Acidose metabólica e distúrbios gastrintestinais**

Intoxicação pelo metanol e por AAS.

IV - **Alterações pupilares intensas bilaterais**

a) **Midriase** (pupila aumentada) e estado geral não muito acentuado: vegetais beladonados, anticolinérgicos.
b) **Miíase** (tipo "cabeça de alfinete") pode estar associada a depressão respiratória e neurológica: codeína, morfina, meperidina, loperamida; compostos organofosforados.

V - **Cianose** (perioral e das extremidades; cinza-arroxeada) **sem distúrbios cardiorrespiratórios — metemoglobinemia**

RN com fraldas carimbadas, nitritos e nitratos orgânicos ou inorgânicos, sulfonas, piridium, anilina.

Evitar a confusão diagnóstica com cardiopatia congênita cianótica.

VI - **Disfunção hepática renal** associada a manifestações gastrintestinais ou neurológicas.

Começa com náuseas, vômitos e cólicas; após intervalo assintomático de 24h; hepatomegalia, icterícia, sangramento digestivo, confusão mental, oligúria, hematúria, proteinúria.

Intoxicação pelo acetaminofeno (paracetamol).

VII - **Alterações bizarras:**

a) hálito aliáceo (fósforo);
b) urina enegrecida (fenol);
c) pele cor-de-rosa (monóxido de carbono).

VIII - **Sintomatologia semelhante e simultânea à apresentada por outros membros da família**

Diagnóstico diferencial entre infecção epidêmica e intoxicação coletiva, inclusive por água contaminada com tóxicos.

3ª ETAPA Conduta na suspeita de intoxicação aguda

Procurar **confirmar** o diagnóstico:

a) Anamnese e exame físico detalhados, dando importância a pequenos pormenores tais como: existência de pajem nova, informações dos amigos ou irmãozinhos, família de "tomadores de remédios", particularmente sedativos ou tranqüilizantes, ou parente obeso que toma "remédio para emagrecer", situações que favorecem a presença de substâncias tóxicas, tais como casa infestada de mosquitos sugerindo uso de inseticidas, etc.

   Jamais aceitar como definitivas informações da família do tipo "os medicamentos estão sempre no armário e meu filho não consegue alcançá-los" ou então "meu filho é muito disciplinado e não iria mexer na lata de inseticida sozinho".

   Tampouco limitar o interrogatório sobre produtos tóxicos às clássicas perguntas: há algum inseticida ou substância venenosa em casa? O número de produtos de uso doméstico tóxicos ou potencialmente tóxicos é muito grande e tende a aumentar cada vez mais. Por isso, o pediatra deve perguntar muito e precisar suas perguntas.

b) Solicitar exames laboratoriais especializados, quer do material orgânico (urina, sangue, conteúdo gástrico, fezes, etc.), quer de substâncias suspeitas e não identificadas. Um diagnóstico de intoxicação exógena sem precisar o agente não só é incompleto, como também pode induzir a graves erros de conduta. Existem, agora, em várias regiões, serviços especializados em condições de informar a composição de produtos comerciais, suas possíveis propriedades tóxicas e de realizar exames de laboratório que permitem um diagnóstico toxicológico precoce.

   Ao se fazer diagnóstico de intoxicação medicamentosa não é suficiente determinar qual o produto responsável. É preciso saber qual a provável quantidade ingerida, o que se consegue com um pouco de paciência e boa vontade dos familiares e do médico.

   Também não é suficiente fazer diagnóstico de intoxicação por produto de uso domiciliar apenas determinando seu nome comercial, sem conhecer exatamente quais seus componentes, concentração e efeitos tóxicos relativos.

   Não basta fazer um diagnóstico de intoxicação por planta sem identificar a espécie, seus princípios ativos e as circunstâncias do acidente. Sabe-se, por exemplo, que a ingestão de poucas sementes de mamona pode determinar um quadro muito grave se forem bem mastigadas, rompendo seu revestimento celulósico. Se deglutidas inteiras ou mal mastigadas podem ser praticamente inócuas.

4ª ETAPA Conduta na intoxicação aguda confirmada

O pediatra deve avaliar o caso, preocupando-se primeiro com os distúrbios que podem representar **risco de vida** e que devem ser imediatamente tratados.

A seguir é desenvolvido o **tratamento toxicológico**, que esquematicamente compreende **quatro passos**:

1º) Diminuir a exposição do organismo ao tóxico (descontaminação).

2º) Aumentar a excreção do tóxico já absorvido (eliminação).

3º) Utilizar antídotos e antagonistas.

4º) Realizar tratamento sintomático e de manutenção.

1º passo Diminuir exposição do organismo ao tóxico

A) **TÓXICO INGERIDO**

Este procedimento tem significativa influência na evolução do paciente: muitas vezes a retirada de uns poucos miligramas do veneno é suficiente para modificar radicalmente o prognóstico, possibilitando a sobrevida.

1. **Tóxico ingerido está identificado e é potente** — impõem-se as medidas de **esvaziamento gástrico** desde que realizadas em tempo útil e respeitadas as **contra-indicações**: ingestão de cáusticos, de derivados de petróleo, criança torporosa, em coma ou apresentando crises convulsivas. Estas contra-indicações são relativas, dependendo das circunstâncias do atendimento e do tipo de intoxicação.

   Com pessoal experiente, a lavagem gástrica poderia ser feita até em criança em coma, convenientemente intubada. Se um inseticida altamente tóxico é veiculado em derivado de petróleo, apesar da contra-indicação que este representa, é justificável correr o risco da medida esvaziadora.

2. **Tóxico ingerido está identificado e não é potente** — avaliar a situação, respeitando com maior rigor as contra-indicações e o tempo útil que, para a maioria dos tóxicos, varia entre as **2 e 4 primeiras horas após a ingestão**. Convém levar em consideração também os traumas físicos e o sofrimento da criança submetida a essas medidas.

3. **Substância ingerida é potencialmente tóxica, mas não está identificada** — exemplificando: a criança ingeriu um inseticida, mas a família não sabe o nome, ou então ingeriu um polidor cuja composição é desconhecida. É uma situação infelizmente muito freqüente.

   Havendo possibilidade de comunicação rápida, convém entrar em contato com o serviço especializado mais próximo para melhores informações e, se for possível, realizar esvaziamento gástrico, respeitando as contra-indicações. Na dúvida, é sempre melhor intervir precocemente do que aguardar o aparecimento de manifestações tóxicas sistêmicas que geralmente são de tratamento difícil e de resultados pouco satisfatórios.

4. **Substância ingerida está identificada, mas não se sabe se é tóxica** — entrar em contato com um serviço especializado ou com o fabricante do produto e somente a seguir tomar as providências necessárias.

5. **Criança atendida no local e logo após o acidente** — situação ideal para um esvaziamento gástrico eficaz, desde que o tóxico não seja cáustico ou derivado de petróleo e a criança esteja consciente.

   Administra-se inicialmente grande quantidade de líquido, água de preferência. Se houver possibilidade de amorná-la rapidamente ou colocar um pouco de sal, melhor. Mas não se deve perder tempo com isso e muito menos com a procura de leite ou dos chamados antídotos universais. Ressalte-se que a eficácia do leite é supervalorizada e que, muitas vezes, contribui para maior absorção de tóxicos, como no caso dos inseticidas, por exemplo.

   A seguir, provocar **vômito** estimulando o reflexo nauseoso com introdução do dedo, de uma espátula ou do cabo de colher, na garganta. Se o pediatra traz em sua maleta de emergência um frasco de **xarope de ipeca**, o medicamento pode ser administrado em lugar das medidas mecânicas. A dose usual é de 1 colher de chá a 1 ou 2 colheres de sopa por via oral; repetir, se necessário, após 20 ou 30 minutos. Se o emético não for eficaz, é conveniente uma lavagem gástrica posterior.

   O material vomitado é extremamente útil para os exames toxicológicos para confirmação de diagnóstico. Portanto, é importante conservá-lo.

6. **Criança atendida no hospital** — verificar se o tempo decorrido desde a ingestão permite um esvaziamento gástrico eficiente. Em caso positivo optar pela provocação de vômitos, pela lavagem gástrica ou por ambos, na dependência do tipo de intoxicação. No caso, por exemplo, de ingestão de planta tóxica em que os possíveis fragmentos a serem retirados são relativamente grandes exigindo tubo de grosso calibre para lavagem, os vômitos podem ser eficazes.

Lavagem gástrica — desde que seja feita em tempo útil (1-2 horas após ingestão), respeitadas as contraindicações (ingestão de derivados de petróleo, cáusticos, paciente em coma ou apresentando convulsões), com quantidade suficiente de líquido e técnica adequada, é medida eficaz.

Embora existam **soluções específicas** recomendadas para certos tóxicos, não há necessidade de se perder tempo na sua procura. Se facilmente disponíveis, pode-se usar solução de ácido tânico a 3-5% (alcalóides, metais e alguns glicosídeos); solução de bicarbonato de sódio a 5% (sulfato ferroso); solução de permanganato de potássio 1:10.000 (quinino, nicotina, estricnina); gluconato de cálcio a 3% (flúor, oxalatos); solução de óxido de magnésio a 2,5% (aspirina, substâncias ácidas); solução de maisena a 8% (iodo).

O tratamento de escolha é ministrar **carvão ativado**. Faz-se uma solução a 10% de carvão ativado de preparo recente em água destilada e introduz-se cerca de 10ml/kg da solução em 2 vezes, retirando com o líquido de lavagem. Em adolescente: 50g.

Não introduzir grande quantidade de líquido de cada vez, pois o conteúdo gástrico pode ser forçado através do piloro, e quando se usa apenas água comum adicionar cloreto de sódio (1%) para evitar possível intoxicação aquosa. Eventualmente repetir a cada 2-6 horas.

B) TÓXICO INALADO

Retirar o paciente do ambiente contaminado. O socorrista deve se cuidar ao entrar no local perigoso para não ser também intoxicado. Um saco plástico grande, estufado por movimentação, colocado sobre a cabeça é suficiente para os poucos segundos necessários para a retirada da vítima.

C) TÓXICO SOBRE A PELE

Lavar o paciente com grande quantidade de água (jorrada de mangueira ou em baldes), enquanto suas vestes são retiradas.

2º passo Aumentar a excreção do tóxico já absorvido

a) **Diurese forçada** para produção de poliúria.

3. **Diurese medicamentosa** e **furosemida**.
Dose: 2-3mg/kg via IM ou EV.
Pode também ser usado manitol: 10ml/kg EV.

2. **Alcalinização** — usada em intoxicações por salicilatos e barbitúricos. Usar bicarbonato de sódio: 2mEq/kg diluído em soro, EV em 3 horas.

b) **Diálise** (peritoneal, hemodiálise, hemoperfusão).
Indicações clínicas:
- deterioração clínica;
- coma prolongado;
- distúrbios hidroeletrolíticos graves;
- acidose metabólica grave;
- insuficiência renal com complicações;
- o tóxico circulante é metabolizado em derivado mais perigoso.

A diálise pode ser indicada em intoxicação por ácido bórico, anfetaminas, aspirina, antibióticos, cálcio, estricnina, barbitúricos, fluoretos, hidrato de cloral, iodetos, isoniazida, potássio, tiocianatos, teofilina, lítio.

c) **Exsangüineotransfusão** — troca de 1,5 a 2 volemias.
Principais indicações:
- metemoglobinemia tóxica;
- hemólises acentuadas;

Outros:
- barbitúricos;
- ferro;
- salicilato;
- isoniazida.

3º passo Utilizar ANTÍDOTOS e ANTAGONISTAS

Na realidade, as drogas realmente eficazes são muito poucas.

Não perder tempo na sua procura.

a) São **eficazes** e por isso devem ser ministradas em caráter de grande urgência, antes ou concomitantemente com as demais medidas de urgência:

1. Intoxicação por **inseticidas organofosforados**:
atropina + Contrathion.
2. Antídotos do **cianeto**:
1º) inalação de nitrito de amila; 2º) nitrito de sódio a 3% EV lenta; 3º) hipossulfito de sódio a 25% EV.
3. Antagonistas dos **opiáceos**:
naloxona (pode ser usado na dúvida diagnóstica);
nalorfina (só em casos comprovados).
4. Excesso de **heparina**: protamina.

b) Outros antídotos úteis, ministrar com brevidade; nas intoxicações por:

Arsênico, ouro — BAL(*).
Chumbo — EDTA cálcico(*).
Cobre, mercúrio — penicilamina(*).
Ferro — deferoxamina(*).
Acetominofeno (Tylenol, Dorico) — acetilcisteína.
Metanol — etanol.
Cumarínicos — vitamina K_1.
Meteglobinemias tóxicas — azul-de-metileno.
Anticolinérgicos (sintomas neuropsíquicos) — fisostigmina.
Benzodiazepínico — Flumazenil.

(*) são quelantes.

Veja o quadro a seguir, com mais detalhes sobre o uso.

4º passo Tratamento sintomático e de manutenção

É um dos procedimentos mais importantes no atendimento do intoxicado. Inclui as várias medidas que são utilizadas em qualquer emergência clínica. A procura de possíveis antídotos ou antagonistas não deve servir de motivo para atraso na sua execução.

PRINCIPAIS ANTÍDOTOS E ANTAGONISTAS

Antídoto ou antagonista	Doses	Intoxicação por	Observações
Acetilcisteína (fluimucil)	VO 140mg/kg (diluída a 5%); a seguir: 70mg/kg de 4/4h por 3 dias	Acetominofeno (Tylenol, Dorico)	EV 15mg/kg em 200ml de s. glicosado em 15min; a seguir: 50mg/kg em 4h; a seguir: 100mg/kg em 16h
Ácido fólico	3-6mg/24h IM	Antifólicos	
Akineton® (biperideno) (1ml = 5mg)	0,04mg/kg IM ou EV repetir, se necessário	Manifestações extrapiramidais por neurolépticos e fenotiazina	
Álcool etílico (etanol)	Solução a 5% em soro glicosado a 5% EV 120ml/h VO 0,75mg/kg; 0,5mg/kg 4/4h	Metanol	
Atropina	0,05mg/kg EV ou IM repetir a cada 15-30min até melhora ou atropinização	Inseticidas organofosforados Carbamatos	Atropinização: taquicardia midríase
Azul-de-metileno	0,1-0,2ml/kg em solução 1% EV repetir após 1h, se necessário	Metemoglobinemia (anilina, nitritos, cloratos)	Infiltração perivenosa produz necrose
Azul-da-prússia	3-5mg/kg VO diluir em 50ml de manitol a 15%	Tálio	Eficaz somente quando existir tálio no tubo digestivo
Contrathion® (pralidoxima)	25-50mg/kg EV em 30min repetir após 1h; depois a cada 6-12h	Inseticidas organofosforados	EV contínuo 10-20ml/kg/h
Deferoxamina (desferal)	80mg/kg/24h, IM a cada 8h EV: 15mg/kg/hora	Ferro	Uso endovenoso perigoso Diarréia Hipotensão
Dimercaprol (BAL)	3mg/kg cada 4-8-12h IM profundo	Metais pesados (arsênico, ouro) Encefalopatia do chumbo	Mialgia Febre Hipotensão Edema pulmonar Nefrotóxico
Difenidramina Benadryl (substituir por Polaramine ou Dramin)	0,5-2mg/kg EV lento ou IM a cada 6h, 2 dias	Manifestações extrapiramidais por fenotiazínicos e metoclopramida	Sonolência
EDTA cálcico	15-30mg/kg/dia por 3-5 dias solução a 3% EV 12/12h solução a 20% IM + BAL	Metais pesados (chumbo)	Nefrotóxico
EDTA sódico	75mg/kg/24h EV lento em 3h	Hipercalcemia tóxica	Nefrotóxico
Fisostigmina	0,03mg/kg EV lento em 2-5min repetir a cada 30min	Anticolinérgicos casos graves	Monitoração cardíaca
Flumazenil (lanexat)	0,02mg/kg EV em 15s repetir a cada min até total 1mg	Efeitos sedativos dos benzodiazepínicos	
Hipossulfito de sódio	1,5ml/kg solução a 25% EV	Cianetos	Hipotensão Ministrar logo após o nitrito
Leucovorin (ácido folínico)	1-2mg/12h IM	Aminopterina/Ametopterina	
Levalorfan	0,02mg/kg EV, SC, IM	Opiáceos	Potencializa outros depressores

DMSA = Succiomer — quelante, boa alternativa para BAL e EDTA
30mg/kg/dia, 5 dias; a seguir: 20mg/kg/dia, 14 dias — VO

(continua, ver pág. seguinte)

PRINCIPAIS ANTÍDOTOS E ANTAGONISTAS *(continuação)*

Antídoto ou antagonista	Doses	Intoxicação por	Observações
Nalorfina (Naline)	0,1mg/kg EV, SC, IM repetir após 15min S/N	Opiáceos	Potencializa outros depressores
Naloxona (Narcan)	0,1mg/kg EV, SC, IM repetir após 3min ou 1h	Opiáceos	Não potencializa outros depressores
Nitrito de amila	Aspirar a ampola, 15s a cada minuto enquanto prepara o nitrito Na	Cianetos	Hipotensão Metemoglobinemia Em seguida: hipossulfito
Nitrito de sódio a 3%	0,2-0,3ml/kg EV lento	Cianetos	Hipotensão Metemoglobinemia
Penicilamina	30mg/kg VO em jejum	Cobre, mercúrio	Febre Leucopenia Nefrose Neurite óptica
Protamina	Solução a 1% EV em 5min (até 50mg)	Heparina	Neutraliza mg por mg
Vitamina B_6 (piridoxina)	50-300mg/24h IM, EV, VO	Isoniazida	Adermina Casos agudos: EV lento em 2h (até 5mg)
Vitamina C	1-3g/24h EV, IM, VO	Metemoglobinemia	Somente auxiliar
Vitamina K_1	5-10mg/24h IM, SC EV lento: 1,5-10mg repetir após 5min	Cumarínicos raticidas	

Carvão ativado é tratamento inicial de escolha.
Não são absorvidos por ele: pesticidas, hidrocarbonetos, ferro, lítio, ácidos, álcalis, álcoois e solventes.

3. INTOXICAÇÕES ACIDENTAIS POR PRODUTOS DE USO DOMÉSTICO

ENVENENAMENTO

As intoxicações acidentais agudas por produtos de uso doméstico apresentam-se em pediatria com características especiais muito distintas das observadas em clínica de adultos. Enquanto nestes as intoxicações são mais de natureza profissional, ou então conseqüentes a tentativas de suicídio ou homicídio, havendo nestes casos um certo número de tóxicos rotineiramente usados, já nas crianças, sempre acidentais, são extremamente polimorfas, exigindo do médico atendente uma série de conhecimentos técnicos sobre produtos os mais variados.

Em nosso meio, existe preponderância de produtos de limpeza: soda cáustica, soluções de hipoclorito, álcool, derivados do petróleo e detergentes.

Neste capítulo, os tóxicos, para facilidade de leitura, são colocados em ordem alfabética, e não em ordem de freqüência ou importância.

ÁGUA DE LAVADEIRA

Largamente utilizada para os mais variados fins domiciliares, é, em geral, solução de **hipoclorito** em concentrações inferiores a 5%. As mais populares, Cândida e Q-Boa, são soluções de hipoclorito de sódio a 3,5%. Este tipo de solução é encontrado também na constituição de vários líquidos desinfetantes, como o líquido de Dakin, água de Labarraque e água de Javel.

Os hipocloritos, em contato com os tecidos orgânicos, libertam **cloro**, responsável pelas manifestações tóxicas conseqüentes à ingestão, por suas características cáusticas e alcalinas.

Quadro clínico — irritação das mucosas da boca, faringe, esôfago e estômago, com dor em queimação, edema, hipersecreção, cólicas abdominais e vômitos. Irritação ocular.

Em casos graves: hipotensão e distúrbios da consciência.

Tratamento — sintomático, utilizando-se protetores de mucosa (leite, óleo vegetal).

Antiespasmódicos e correção dos distúrbios hidroeletrolíticos.

ÁLCOOL ETÍLICO

A intoxicação de crianças pelo álcool etílico é bem mais freqüente do que se imagina, sendo ocasionada, na maioria dos casos, pela ingestão de bebidas alcoólicas, infelizmente, não por acidente, mas por sugestão ou solicitação de adultos ou de seus responsáveis.

Quadro clínico da intoxicação alcoólica apresenta grandes variações individuais.

As primeiras manifestações são vômitos e alterações neurológicas: euforia, agitação psicomotora, confusão mental, agressividade, disartria, ataxia.

Hipoglicemia é comum. Acidose respiratória + metabólica.

Alcoolemias superiores a 200mg% — grave comprometimento do estado geral, com distúrbios do equilíbrio e da marcha, náuseas e vômitos, alterações respiratórias e depressão neurológica com sonolência, torpor e coma. Alcoolemias em torno de 400mg% — anestesia profunda, coma, hipotermia, depressão respiratória, midríase.

Tratamento

a) **Intoxicação moderada** — esvaziamento gástrico na 1ª hora, tratamento de sustentação, não ministrar sedativos; observação.

b) **Coma alcoólico** — suporte ventilatório, correção do choque, da acidose metabólica, da hipoglicemia: glicose 25% — 2 a 4ml/kg EV.
Hemodiálise nos casos muito graves.

CÁUSTICOS

A **soda cáustica** é a principal responsável por estes acidentes, pelo desconhecimento ou descaso dos pais, dos mais comezinhos princípios de segurança. O produto é guardado, geralmente, em recipientes e lugares inadequados (lata de leite vazia, sem tampa, embaixo da pia).

Incluem-se no grupo dos cáusticos tanto as substâncias de efeito **alcalino** (hidróxido de sódio, hidróxido de potássio, carbonato de sódio, carbonato de potássio, amônia, etc.), como as de efeito **ácido** (ácidos acético, bórico, clorídrico, fosfórico, fluorídrico, nítrico, sulfúrico, etc.).

Determinam, quando ingeridos, **manifestações clínicas** de intensa irritação gastrintestinal: dores violentas, vômitos e disfagia, com grave distúrbio hidroeletrolítico e choque. Quando a evolução não é mortal, é possível e freqüente o aparecimento de seqüelas, principalmente estenoses cicatriciais esofágicas.

Tratamento

1. Medidas terapêuticas iniciais: neutralizar o tóxico com substâncias ácidas — vinagre, suco de frutas cítricas, solução de ácido acético — ou alcalinas — leite de magnésia, água de cal, etc. — na ingestão de produtos alcalinos ou ácidos, respectivamente. Eméticos e lavagem gástrica são contra-indicados.
2. Combate ao estado de choque, correção dos distúrbios hidroeletrolíticos, assistência respiratória/intubação.
3. Esofagoscopia precoce (dentro de 24h).

CIANETOS

Os cianetos e o ácido cianídrico, tóxicos muito poderosos, são empregados em vários processos industriais e na constituição de certos inseticidas e limpadores de metais.

O número de crianças intoxicadas por ingestão ou contato com estes produtos é pequeno, mas a intoxicação por **mandioca brava**, que, em última análise, é uma intoxicação cianídrica, é muito freqüente, constituindo-se, mesmo, grave problema de saúde pública.

As **manifestações clínicas** são conseqüentes à ação dos cianetos sobre o sistema da citocromoxidase, determinando uma hipoxia tipo histotóxica.

As formas superagudas, fulminantes, devidas à absorção de doses elevadas de ácido cianídrico ou derivados, praticamente não são encontradas em crianças, nas quais são mais freqüentes as **formas agudas**, caracterizadas por: náuseas, vômitos, cólicas abdominais, irritação das vias respiratórias, angústia, respiração ruidosa, dispnéia, vertigens, convulsões tônicas características, coma (cada vez mais profundo), com as convulsões a princípio sucedendo-se a intervalos sempre menores e, posteriormente, menos acentuadas, com apnéia cada vez mais prolongada e finalmente o óbito.

O melhor esquema de **tratamento** destas intoxicações é ainda o de Chen e Rose (antídoto de cianeto — kit da Lilly):

1º) Emprego de nitritos pela sua propriedade em produzir metemoglobina que, reagindo com o ácido cianídrico, forma cianometemoglobina, praticamente atóxica.

Utiliza-se de início o nitrito de amilo, que é aspirado de minuto em minuto, e, em seguida, o nitrito de sódio, 0,3ml/kg da solução a 3%. Os nitritos não são inócuos, pois, além de hipotensores, podem determinar um excesso de metemoglobina.

2º) Hipossulfito de sódio que reage com o cianeto ainda em liberdade, formando tiocianatos, sem efeitos tóxicos. Dose: 1,6ml/kg de solução a 25% por via EV.

3º) Vitamina B_{12} — 50 a 100mg/kg EV.

4º) Ênfase aos cuidados gerais e, particularmente, à assistência cardiorrespiratória.

FÓSFORO

O fósforo branco era, até um certo tempo atrás, responsável por um número relativamente grande de gravíssimas intoxicações na criança, quase sempre mortais, por entrar na constituição de certos fogos juninos de largo uso (traques e estalos). A proibição de seu emprego fez diminuir sensivelmente a freqüência destes casos, observados agora, raramente, na ingestão de **raticidas fosforados**, dos quais o mais comum é a Pasta Hélio.

O **fósforo branco** é um tóxico protoplasmático, admitindo-se uma ação sobre os processos de oxidação intracelular. Sua absorção é muito lenta, tanto que os efeitos sistêmicos podem-se iniciar alguns dias após o acidente, o que, como é óbvio, dificulta muito o diagnóstico.

Quadro clínico — logo após a ingestão aparecem sintomas de irritação do trato gastrintestinal: dor em todo o trajeto digestivo, vômitos de odor aliáceo, às vezes com fosforescência característica e diarréia intensa, sanguinolenta e fosforescente. Após um intervalo de tempo assintomático de 1 a 3 dias, juntamente com a piora do quadro gastrintestinal, observam-se profundas lesões hepáticas, degeneração gordurosa e necrose maciça manifestando-se por hepatomegalia, icterícia, hemorragias, distúrbios metabólicos acentuados e até coma hepático, além de lesões miocárdicas e renais, podendo estas levar à insuficiência renal, quase sempre fatal. Em alguns casos, o quadro dominante é o neurológico, com convulsões e coma.

Não existe **tratamento** específico.

As medidas visando impedir a absorção do tóxico são importantes, mas, infelizmente, quase nunca podem ser empregadas em tempo útil, pois na maioria das vezes o diagnóstico só é feito após o aparecimento das manifestações sistêmicas. Impõem-se, principalmente, o controle dos distúrbios hepáticos com manutenção do equilíbrio hidroeletrolítico, metabólico e calórico, e o controle dos distúrbios renais, utilizando-se medidas dialisadoras, se indicadas.

INSETICIDAS

INSETICIDAS ORGANOFOSFORADOS

Inseticidas de alto valor agrícola, mas muito tóxicos.

Alguns nomes: DDVP ou Diclorvos, Diazinon ou Azinon, Etion, Kilval ou Vamidotion, metil-Parathion, Parathion, Dipterex, Trition.

Ação: inibem a colinesterase provocando acúmulo de acetilcolina.

Conseqüências clínicas:

a) efeitos muscarínicos: bradicardia, hipotensão, cólicas abdominais, vômitos, diarréia, sudorese, sialorréia, lacrimejamento, miose, hipersecreção brônquica;
b) efeitos nicotínicos: tremores da língua, lábios e pálpebras, espasmos e flacidez muscular, hipertensão;
c) efeitos sobre o SNC: inicialmente cefaléia, insônia, vertigem, depois: tremores, confusão mental, convulsões, delírio, coma;
d) alguns organofosforados (fenthion, monocrotophos, dimethoate, methamidophas) causam sintomatologia neuromuscular que aparece 24 a 96 horas depois da ingestão: paralisia dos músculos dos membros, dos flexores da nuca, dos nervos cranianos e dos músculos respiratórios. Dura até 15 dias.

Tratamento

1. Esvaziamento gástrico — por vômito e lavagem gástrica com bicarbonato de sódio a 5% e carvão ativado.
2. Associação atropina + Contrathion.
   Atropina — 0,03 a 0,05mg/kg EV ou IM; repetir a cada 15min até melhora ou sinais de atropinização. Ministrar novas doses se reaparecerem os sinais de intoxicação.

Na fase de estabilização, usar doses menores e mais espaçadas por 72 horas.

Logo após as primeiras doses de atropina, aplicar Contrathion 20-40mg/kg EV; repetir várias vezes.

3. Medidas sintomáticas e de sustentação, inclusive em UTI.

PIRETROS, PIRETRINAS, PIRETRÓIDES

Nomes comerciais: Aletrina, Cipermetrina, Deltametrina, Cismetrina, Tetrametrina, Resmetrina. Geralmente apresentados em aerossóis.

Clínica — sintomas alérgicos: dermatite de contato, rinite alérgica, broncoespasmo.

Manifestações neurológicas — cefaléia, tontura, incoordenação, convulsões.

Tratamento — descontaminação: lavagem corporal, irrigação ocular.

Antialérgicos.

ROTENÓIDES (Rotenona)

Clínica — ingestão causa náuseas e vômitos. Casos graves: convulsões, distúrbios respiratórios.

Tratamento — eméticos e lavagem gástrica. Sintomático e de sustentação.

TIOCIANATOS (Lethane, Thanite)

Clínica — torpor, coma; convulsões; distúrbios respiratórios.

Tratamento — eméticos e lavagem gástrica. Assistência ventilatória.

RATICIDAS CUMARÍNICOS

Os **anticoagulantes** são os mais usados, em forma de isca. Exigem ingestão de doses altas ou continuadas.

Clínica — distúrbios digestivos; hemorragia.

Tratamento — vitamina K_1 em doses altas.

METAIS E SEMIMETAIS

A intoxicação por metais, embora não tenha em pediatria a mesma importância que em clínica de adultos, deve ser conhecida ao menos nos seus principais aspectos, pois, além de apresentar uma certa gravidade, são de diagnóstico difícil e de evolução muitas vezes insidiosa, necessitando um seguimento cuidadoso.

O **tratamento** destas intoxicações, particularmente por metais pesados, baseia-se, fundamentalmente, no emprego de **agentes queladores**. Quelantes ou queladores são moléculas orgânicas, capazes de formar complexos com íons metálicos, polivalentes, tornando-os incapazes para suas ações habituais. Sua eficácia depende da concentração e distribuição tecidual do metal, da natureza do meio em que se faz a reação e da estabilidade do complexo metal-quelador.

O BAL ou dimercaprol é um dos principais agentes queladores encontrados entre nós. É um ditiol, cujos grupos sulfidrila competem com os grupos sulfidrila das enzimas e proteínas teciduais na combinação com certos metais pesados. Medicamento de escolha nas intoxicações por **arsênio** e **mercúrio**, inferior ao EDTA nas intoxicações por chumbo, ineficaz nas intoxicações por selênio e contra-indicado nas intoxicações por ferro, pois o complexo BAL-ferro é mais tóxico que o metal (BAL — ampola 3ml, 300mg).

As doses médias iniciais recomendadas são de 2,5 a 5mg/kg cada 4-6 horas, por via IM; espaçam-se os intervalos e diminuem-se as doses em vários dias, de acordo com a evolução. É possível o aparecimento de efeitos colaterais, principalmente com o uso de doses altas, em torno de 5mg/kg, observando-se, nestes casos: náuseas, vômitos, cefaléia, sensação de queimação na língua, boca e garganta, lacrimejamento, sialorréia, dores abdominais, formigamento das extremidades e febre, geralmente após a 2ª ou 3ª injeção.

O EDTA, edatamil calcium-sodium, é outro agente quelador, bastante usado, principalmente nas intoxicações por chumbo e ferro. A posologia média é de 30 a 50mg/kg/dia, em 2 vezes, em solução a 0,3 a 0,5% por via EV. Não é recomendável o uso de concentrações superiores a 0,5% pela possibilidade de produzirem tromboflebites, bem como o uso de outros sais sem ser o cálcio, pelo perigo de provocarem graves hipocalcemias.

Penicilamina — útil no tratamento das intoxicações por Ca, Fe, Pb e Hg, via oral, dividido em 12/12 horas por 12-20 semanas. Iniciar com 10mg/kg/dia, 2 semanas; aumentar para 25-40mg/kg/dia.

DMSA (caps. 100mg) — quelante oral: 10mg/kg/vez; nos primeiros 5 dias: 3 vezes ao dia; a seguir: 2 vezes ao dia, 14 dias.

ARSÊNICO

Largamente utilizado na indústria, particularmente de inseticidas e tintas, sob a forma de derivados tóxicos, na sua grande maioria, destacando-se entre eles: trióxido de arsênico, pó branco, muito tóxico, formador do ácido arsenioso, do qual derivam os arsenitos, também de grande poder tóxico, e o pentóxido de arsênico, que forma o ácido arsênico, de onde provêm os arseniatos, de poder tóxico menos intenso, é um dos principais responsáveis pelos casos de intoxicação por metais ou semimetais.

As **manifestações clínicas** iniciam-se algumas horas após a ingestão, usualmente com **manifestações gastrintestinais**: cólicas abdominais intensas e violentas, vômitos incoercíveis, às vezes sanguinolentos, diarréia profusa com fezes de aspecto característico de água de arroz e sanguinolentas. Estes distúrbios levam rapidamente a graves alterações hidroeletrolíticas que se podem somar à ação do tóxico sobre os capilares, favorecendo a hipotensão e o choque.

As **alterações neurológicas** são relativamente freqüentes, com distúrbios visuais, períodos de depressão profunda entremeados com agitação intensa e alucinações, tremores, vertigens e convulsões tônico-clônicas. Podem ocorrer na ausência de distúrbios gastrintestinais.

Ingestão de doses pequenas: quadro menos grave, prolongado. Os distúrbios gastrintestinais são leves, mas as manifestações neurológicas são evidentes.

CHUMBO

É empregado na fabricação de baterias, inseticidas, vidros, cabos elétricos, tubulações, plásticos, material de impressão, tintas, vernizes, lacas e pigmentos; ingestão de compostos insolúveis inorgânicos.

Quadro clínico — polimorfo, inclui uma ou mais destas manifestações:

a) Gastrintestinais: vômitos, cólicas abdominais, gosto metálico na boca.
b) Neurológicas: cefaléia, insônia, irritabilidade, ataxia; posteriormente: confusão mental, delírio, convulsões, letargia, coma.
   Distúrbios visuais e de desenvolvimento.

Nos casos suspeitos, solicitar **exame hematológico**: anemia normocítica e hipocrômica, pontilhado basófilo nos eritrócitos, eritroblastose. Determinação dos níveis de chumbo no sangue.

Tratamento

BAC-EDTA-Ca por 5 dias; a seguir: D-penicilamina por 2 a 6 meses, se necessário.

COBRE

O cobre metálico não é tóxico, mas alguns dos seus sais tóxicos são usados em pigmentos corantes e inseticidas.

Quadro clínico

Sais como o sulfato de cobre podem causar intoxicações graves, vômitos de coloração verde-azulada, hematêmese, diarréia, melena, cólicas, icterícia. Desidratação, hipotensão, coma.

Tratamento

Lavagem gástrica com solução de carbonato de cálcio; demulcente — clara de ovo ou leite.

a) Casos leves: penicilamina, BAL ou DMSA.
b) Casos graves: EDTA + BAL por 5 dias; a seguir: penicilamina.

MERCÚRIO

1. Ingestão de **mercúrio metálico** contido nos bulbos dos **termômetros** — o metal não é absorvido e não causa quadro tóxico.
2. Inalação de **vapores de mercúrio** (aquecimento de tintas contendo mercúrio) — sintomatologia respiratória — dispnéia, bronquite, pneumonite.
3. Sais inorgânicos solúveis, particularmente **cloreto de mercúrio** (desinfetante de sementes): vômitos repetidos, cólicas, diarréia profusa mucossanguinolenta. Após algumas horas: estomatite, poliúria seguida de oligúria. Desidratação e acidose.
4. Compostos orgânicos não alquilados (herbicidas, desinfetantes de sementes): semelhante ao anterior.

Conduta (arsênico/mercúrio) ver pág. 537

Lavagem gástrica endoscópica. Ministrar leite e clara de ovo.

Hidratação com bicarbonato, transfusão, oxigênio, intubação, manitol.

METEMOGLOBINEMIAS E ANEMIAS TÓXICAS COM CORPÚSCULOS DE HEINZ

Efeito tóxico das aminas aromáticas e dos compostos nitro. Naftalina, tinta, cera, solvente, polidor, removedor.

Mais freqüentes em pessoas deficientes em G6PD.

Substâncias que podem ter efeitos hemolisantes ou metemoglobinizantes

Acetanilida	Hexanitrato de manitol
Ácido paraminobenzóico	Hidroxilacetanilida
Ácido paraminossalicílico	Metilacetanilida
Adiponitrila	Mianesina
Alfa-naftilamina	Naftalina
Aloxana	Nitrato de amônia
Aminofenol	Nitrato de sódio
Anilina	Nitrato de amila
Arsina	Nitrato de etila
Atofan	Nitrito de sódio
Azul-de-metileno	Nitrobenzeno
Benzocaína	Nitroglicerina
Clorato de sódio	Paraminopropriofenona
Cloreto de metila	Paranitroanilina
Colchicina	Plasmoquina
Contebem	Pirogalol
Dimetilamina	Subnitrato de bismuto
Dinitrobenzeno	Sulfamídicos
Dinitrotolueno	Sulfonas
Dinitroxilol	Tetranitrato de eritrol
Fenacetina	Tiosemicarbazona
Fenilenodiamina	Tiouracil
Fenilidrazina	Toluidina
Fenilidroxilamina	Toluilenodiamina
Fenilsemicarbazina	Trinitrofenil
Furazolidona	Trinitrotolueno
Guaiacol	Xilidina

Metemoglobina = pigmento escuro, formado pela oxidação do ferro do heme da hemoglobina, que passa do estado ferroso para férrico; nestas condições é incapaz de combinar reversivelmente com oxigênio.

Metemoglobinemia = presença, nas hemácias, de taxas elevadas de pigmento hemoglobínico contendo ferro trivalente (oxidado) — metemoglobina.

Corpúsculos de Heinz = formações encontradas nas hemácias, constituídas de proteína desnaturada, observáveis em preparações supravitais.

Quadro clínico da anemia hemolítica tóxica com corpúsculos de Heinz, palidez, fraqueza, icterícia, urina escura.

A **metemoglobinemia** é caracterizada, principalmente, pela **cianose acinzentada**, de localização típica, perioral e nas extremidades, resistente ao O_2. Acidose metabólica, PO_2 normal, oximetria de pulso 80-90%. Manifestações neurológicas são freqüentes, com distúrbios de comportamento, distúrbios de equilíbrio, hiperexcitabilidade, tremores, nistagmo, convulsões e coma.

Tratamento

Tóxico ingerido: esvaziamento gástrico.

Exposição cutânea: lavagem corporal com água e sabão.

Casos leves: tratamento sintomático + vitamina C, 1 a 3g, EV.

Casos moderados: adicionar azul-de-metileno 1-2mg/kg EV lento; repetir 1 vez, se necessário.

Casos graves: hidratação, papa de hemácias.

MONÓXIDO DE CARBONO

Responsável por freqüentes e graves intoxicações em adultos, tem um significado bem menor em pediatria. As principais fontes produtoras são a combustão incompleta do carvão, observada comumente em ambientes de baixo nível econômico (braseiro, fogareiros, etc.), tubos de escapamento de motores de explosão e gás de iluminação.

As propriedades tóxicas decorrem de sua grande afinidade pela hemoglobina, formando carboxilemoglobina, composto muito estável, incapaz para fixação e transporte de oxigênio, determinando uma hipoxia tipo anêmica. Admite-se, além disso, uma ação tóxica específica sobre vários setores do organismo, como o cérebro, fígado e miocárdio, e também outros efeitos metabólicos.

A absorção do monóxido de carbono e a **sintomatologia** conseqüente dependem da sua concentração no ambiente, tempo de exposição e estado geral do indivíduo.

Casos leves — cefaléia pouco intensa e discretas alterações respiratórias.

Casos mais graves — cefaléia mais intensa, torpor progressivo, distúrbios visuais e auditivos, astenia e impotência funcional, que se inicia nos membros inferiores e atinge o corpo todo, e finalmente tremores, convulsões tônicas e coma com profundas alterações respiratórias, distúrbios de ritmo cardíaco, hipotensão, choque e óbito.

Tratamento

1. Medida fundamental: remoção da criança do ambiente contaminado.
2. Oxigênio a 100% por máscara ou sonda traqueal.
3. Assistência respiratória e cardiocirculatória.
4. Oxigênio hiperbárico. Edema de laringe: intubação.

O **gás engarrafado**, hidrocarboneto saturado, geralmente butano, bem menos tóxico, determina manifestações clínicas pouco intensas, conseqüentes à hipoxia anóxica. O **tratamento** consiste na remoção do ambiente contaminado e oxigenioterapia.

QUEROSENE

A intoxicação pelos derivados de petróleo e, em particular, pelo querosene ainda ocupa lugar importante nas estatísticas.

A intoxicação ocorre na maioria dos casos por ingestão acidental e, em raros, por administração propositada por curandeiros, como tratamento de certas afecções, como a bronquite e a coqueluche. Acresce, ainda, que o querosene entra na constituição de um número enorme de produtos, principalmente inseticidas e agentes de limpeza, determinando manifestações tóxicas que mascaram ou se superajuntam às do preparado.

Quadro clínico característico: logo após a ingestão, em geral de quantidade muito pequena, a criança começa a tossir, como que sufocada e cianosada, e apresenta vômitos. Após intervalo variável, aparecem manifestações pulmonares, com febre, dispnéia, tosse intensa e acentuada, batimento de asas do nariz e sinais de pneumonite (predomina na base direita).

As alterações radiológicas são precoces, podendo ser observadas já nos primeiros 30 minutos após a ingestão, iniciando-se com condensações no ângulo cardiofrênico direito, que rapidamente se estendem por todo o pulmão direito e, posteriormente, pelo esquerdo. Sinais de enfisema e áreas de atelectasia. Podem demorar 4-6 horas.

As manifestações respiratórias evoluem em 4 a 7 dias, geralmente para a cura. Muito raramente se observam casos muito graves, com rotura brônquica, enfisema, mediastinite, etc.

Manifestações neurológicas também são encontradas com certa freqüência: distúrbios de comportamento, depressão do sistema nervoso central, com sonolência, torpor e coma. Manifestações intensas e precoces indicam prognóstico mais reservado.

Tratamento da intoxicação por querosene

1. Não existe antídoto específico para o tratamento da intoxicação.
2. Medidas provocadoras de vômitos e lavagem gástrica são contra-indicadas, pois favorecem a inalação do tóxico com todas as suas graves conseqüências.
3. Hidratação adequada, assistência respiratória.
4. Antibióticos e corticóides não devem ser usados de rotina.

TINTAS

Tintas para pintores são, de uma maneira geral, constituídas por pigmentos, resinas e preservativos veiculados em solventes.

As intoxicações por ingestão não são muito freqüentes; a introdução de dedo sujo de tinta na boca, fato muito comum entre crianças, não é por si só suficiente, na maioria dos casos, para determinar manifestações tóxicas.

Os efeitos tóxicos após ingestão podem decorrer: 1. dos solventes, quase sempre derivados de petróleo, com o seu quadro clínico peculiar: pulmonar e neurológico; 2. dos pigmentos, à base de anilinas ou metais: a) anilinas — distúrbios hematológicos, metemoglobinemia ou anemia hemolítica; b) intoxicação por metais.

Tintas de escrever são misturas de corantes, pigmentos, preservativos e solventes em proporções variadas, conforme a cor e a marca. Os efeitos tóxicos ocorrem geralmente por conta dos pigmentos e corantes, entre os quais se destacam os sais de ferro, nitrato de prata, tanino e derivados da anilina. Os sais de ferro e o nitrato de prata têm efeitos irritantes sobre o trato gastrintestinal, determinando vômitos, cólicas abdominais e diarréia com fezes caracteristicamente escuras. O tanino, embora irritante, tem efeitos menos intensos.

PRINCIPAIS CONSTITUINTES DOS PRODUTOS DE USO DOMÉSTICO

1. Agentes de limpeza — boratos, carbonatos, compostos quaternários de amônia, hidróxido de sódio, hipocloritos, álcoois, ácidos, terebentina, tetracloreto de carbono, derivados do petróleo.
2. Água de lavadeira — hipocloritos.
3. Antiferruginosos — sulfureto de amônia, ácido fluorídrico, ácido fosfórico, ácido oxálico.
4. Corantes de cílios — fenilenodiaminas, compostos aminoaromáticos.
5. Depiladores — bário, hidróxido de cálcio, tálio.
6. Detergentes — detergentes aniônicos, polifosfatos, terebentina, compostos quaternários de amônia.
7. Detergente para louça — hidróxido de sódio, fosfato tetrassódico, derivados de petróleo.
8. Formicidas — arsênico, cianeto, sulfureto de carbono, brometo de metila, inseticidas clorados, inseticidas organofosforados.
9. Fumigantes — cianeto, cloropicrina, dissulfureto de carbono, tetracloreto de carbono, brometo de metila, pardiclorobenzeno, dibrometo de etileno.
10. Fungicidas — clorofenol, ditiocarbamato, captan, arsênico, sulfato de cobre.
11. Herbicida — 2,4-D; 2,4,5-T; arsênico, antu.
12. Graxa para sapato — nitrobenzeno, shelac, dióxido de titânio, terebentina.
13. Inseticidas domésticos — DDT, BHC, piretro, rotenona, letane, clordane, aldrin, dieldrin, DDVP, querosene.
14. Limpadores de máquinas de escrever — celosolve, metanol.
15. Limpadores de pincel — acetona, álcalis, cresol, metanol, naftaleno, cromato de sódio, terebentina.
16. Limpadores de tapetes — tricloroetileno, tetracloreto de carbono.
17. Lustra-móveis — terebentina, derivados de petróleo, óleos.
18. Perfumes — essências, óleo de flores, álcool etílico, álcool isopropílico.
19. Polidores de metais — amônia, soda, ácido clorídrico, ácido fosfórico, ácido sulfúrico, ácido oxálico, clorato de potássio, cianeto, tiouréia.
20. Produtos para limpeza a seco — acetona, acetato de amila, benzeno, tetracloreto de carbono, dicloreto de etileno, querosene, álcool metílico, solvente Stoddard, tolueno, tricloroetileno.
21. Removedores de cutícula — álcalis.
22. Removedores de tinta — acetato de amila, álcoois, benzeno, acetato de butila, tetracloreto de carbono, acetato de etila, álcalis, tricloreto de etileno, querosene, tolueno.
23. Repelentes — naftaleno.
24. Rodenticidas — fósforo, estricnina, brometo de metila, tálio, bário, cianeto, fluoroacetato de sódio, warfarin, antu, chumbo.
25. Sabonetes — óleos minerais, corantes, perfumes, detergentes aniônicos.
26. Soluções para permanentes — bromato de potássio, tioglicolatos, hidróxido de amônia, boratos, carbonatos.
27. Tintas — derivados de petróleo, arsênico, cromo, ferro, chumbo, titânio, zinco, derivados da anilina.
28. Tintas para cabelo — prata, chumbo, bismuto, mercúrio, índigo, cádmio, cobalto, ferro, parafenilenodiamina.
29. Tintas de escrever — anilina, prata, ferro, tanino.
30. Vernizes e lacas — álcool metílico, acetato de etila, acetato de amila.
31. Verniz para unha — nitrocelulose, resinas.

4. INTOXICAÇÕES ACIDENTAIS POR PLANTAS

Ocorrem geralmente em **crianças grandes**, **acima de 3 anos**, por ser necessária uma certa liberdade de movimentos e certa altura e desenvoltura para alcançar o fruto ou a folha de um arbusto ou árvore.

Das intoxicações mais freqüentes na cidade de São Paulo devem-se destacar as conseqüentes à ingestão de **mandioca**, por sua gravidade, e as por **vegetais beladonados**, pela sua grande freqüência.

VEGETAIS BELADONADOS — *Solanaceae*

Largamente difundida no Brasil. Espécies mais comuns *Datura stramonium, fastuosa, arborea* e *suaveolens.*

Conhecidas popularmente por saia-branca, trombeta, trombeteira, zabumba, etc.

Substância tóxica — um alcalóide (**daturina**) — uma mistura de atropina, hioscina e hiosciamina. Encontrado em todas as partes da planta, principalmente nas sementes, em proporções variadas conforme a época do ano, cultivo, idade da planta, exposição ao sol, etc.

Quadro clínico — é característico e idêntico ao da intoxicação **atropínica**: midríase, distúrbios de comportamento, alucinações visuais e auditivas, delírios, hiperexcitabilidade, hipertermia, pele seca, quente e avermelhada, mucosas secas, taquicardia, retenção urinária.

Tratamento: sintomático; fisostigmina só em casos graves.

Combater a hipertermia com meios físicos (compressas frias, esponjas, banhos, etc.). Sedativos em doses cautelosas. Correção dos distúrbios hidroeletrolíticos. Colírio.

PINHÃO-PARAGUAI — *Jatropha curcas*

Euforbiácea conhecida popularmente por pinhão-de-purga, pinhão-bravo, purga-de-cavalo, mandubiguaçu, etc., apresenta frutos atraentes, de sabor agradável, com aspecto semelhante a uma ameixa verde, o que provoca ou facilita a sua ingestão por crianças.

Princípio ativo — **curcina** — encontrado principalmente nas sementes, é uma toxoalbumina que determina aglutinação, hemólise e lesões gastrintestinais acentuadas.

As **manifestações clínicas** são preponderantemente *gastrintestinais*, com náuseas, vômitos, cólicas abdominais e diarréia intensa. Os distúrbios hidroeletrolíticos são acentuados e freqüentes. Insuficiência renal aguda, tendo em conta suas propriedades hemolisantes, é uma eventualidade possível.

Não existindo antídoto específico, o **tratamento** é apenas sintomático.

Antiespasmódicos, sedativos, adstringentes intestinais e correção dos distúrbios hidroeletrolíticos.

Seguimento no sentido de surpreender possível insuficiência renal aguda.

MAMONA — *Ricinus communis*

Família das euforbiáceas, tribo das crotôneas, popularmente conhecida por mamoneiro, carrapateiro, *Palma christi*, etc., determina, com relativa freqüência, intoxicações em crianças, conseqüentes à ingestão de suas *sementes.*

Larga distribuição no Brasil.

Folhas palmadas, grandes e esverdeadas, fruto revestido de espículas, semente elíptica, superfície lisa e brilhante com manchas escuras (Fig. XVII.1).

Princípio tóxico — **ricina** — é uma toxalbumina encontrada principalmente no embrião, carúncula e no tegumento da amêndoa. A expressão da semente produz óleo de rícino, obtendo-se uma torta também tóxica, particularmente para os animais.

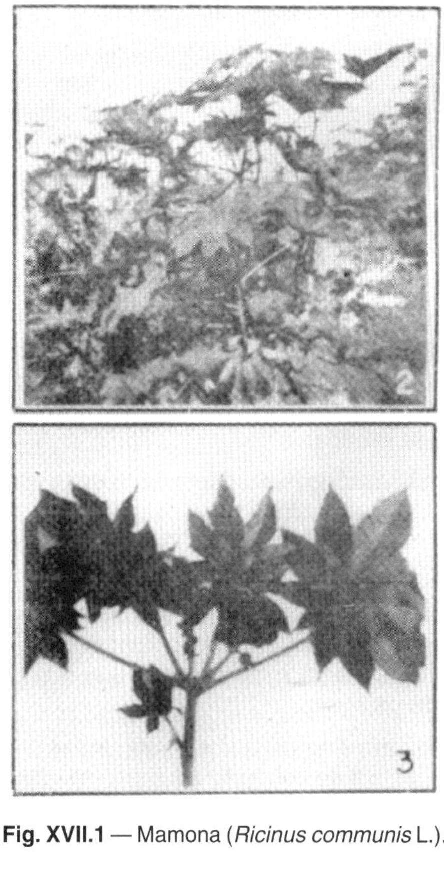

Fig. XVII.1 — Mamona (*Ricinus communis* L.).

Quadro clínico — com manifestações *gastrintestinais* muito intensas: náuseas, cólicas abdominais, vômitos e diarréia mucossanguinolenta, que levam rapidamente a graves distúrbios hidroeletrolíticos.

Lesões dos rins, com insuficiência renal, são possíveis e, geralmente, responsáveis pela morte do paciente.

A ricina tem efeitos hematológicos, determinando aglutinação e hemólise das hemácias.

Tratamento — sintomático.

Controle das manifestações gastrintestinais com antiespasmódicos e adstringentes. Correção dos distúrbios hidroeletrolíticos.

Observação cuidadosa no sentido de surpreender insuficiência renal.

O **óleo de rícino**, empregado em doses corretas, não é tóxico, mas tem efeitos laxativos intensos, conseqüentes ao ácido ricinoléico.

MANDIOCA

Euforbiácea do gênero *Manihot,* do qual existem várias espécies, como a *Manihot utilissima* e a *dulcis,* com numerosas variedades cultivadas largamente no Brasil. Tais variedades são reunidas, no conceito popular, em mandiocas-bravas, amargas ou tóxicas, e mansas, doces ou atóxicas, indistinguíveis morfologicamente, apesar de se admitir uma diferenciação baseada no aspecto da raiz ou da folha. A **mandioca-brava** teria folhas maiores, de cor verde mais escura, além de raízes mais rugosas, mais vermelhas e de casca mais grossa.

As propriedades tóxicas dependem de uma série de circunstâncias: época do ano, natureza do solo, continuidade do cultivo, clima, etc., tanto que uma variedade tóxica pode ser absolutamente inócua.

É conhecida por várias denominações regionais: mandioca amarga, mandioca mulatinha, mandioca preta, manipeba, manduba, etc.

O grande cultivo do vegetal, o largo uso como alimento, particularmente em ambiente de baixo nível econômico, onde as crianças são, geralmente, menos vigiadas, a extrema gravidade da intoxicação, muitas vezes mortal, transformaram a intoxicação por mandioca em um verdadeiro problema de saúde pública.

As propriedades tóxicas decorrem da presença de um princípio ativo, um heteroside — *faseolunato sideo* — que, por decomposição hidrolítica, liberta ácido cianídrico, glicose e aldeído.

As manifestações tóxicas são conseqüentes à ação do íon **cianeto** inibindo certas enzimas celulares oxidantes celulares, particularmente e citocromoxidase, o que acarreta uma anoxia citotóxica.

O princípio ativo é termolábil e volátil. A desidratação da raiz de mandioca ao sol ou sob ação do calor, fogo direto ou cozimento por fervura elimina praticamente toda a toxidez. Como conseqüência, qualquer mandioca pode ser usada na fabricação de farinha, uma vez que o processo industrial submeta o vegetal, ralado e prensado, à ação de temperaturas elevadas. É interessante assinalar que as variedades bravas são as que dão maior rendimento médio por área de cultivo.

Quadro clínico — em geral, bastante grave, iniciando-se com manifestações *gastrintestinais* intensas: vômitos, cólicas abdominais e diarréia, que levam rapidamente a graves distúrbios hidroeletrolíticos e a um certo grau de depressão neurológica, para em seguida se observar a característica *crise convulsiva:* convulsões tônicas asfíxicas, opistótono, contratura dos maxilares, sucedendo-se a intervalos cada vez menores, e, finalmente, a fase de asfixia, com diminuição da freqüência respiratória, irregularidade de pulso, cianose e óbito.

Tratamento — mandioca-brava: idêntico ao da cianídrica.

COMIGO-NINGUÉM-PODE — *Dieffenbachia picta*

Arácea ornamental herbácea, de regiões tropicais e subtropicais, de caule carnoso, com nós semelhantes às gramíneas. As folhas são amplas, simples, com pecíolos longos e bainhas semi-invaginantes. Possui seiva leitosa de odor forte (Fig. XVII.2). Partes tóxicas: látex.

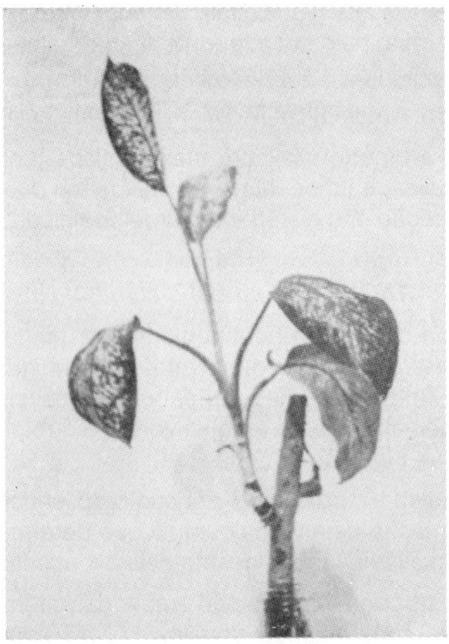

Fig. XVII.2 — Comigo-ninguém-pode (*Dieffenbachia picta*).

Os efeitos tóxicos do vegetal, quando ingerido, decorrem principalmente da grande quantidade de **oxalato de cálcio** que apresenta, cujos cristais aciculares provocam irritação e corrosão das mucosas da boca e faringe, com conseqüente edema, hipersecreção e dor. Esofagites e estenoses cicatriciais do esôfago são muito raras. Admitem-se reações alérgicas, com edemas angioneuróticos e mesmo edema de glote.

Tratamento — provocação de vômitos e lavagem gástrica.

Protetores de mucosa e antialérgicos (anti-histamínicos, epinefrina, corticóides, etc.).

OFICIAL-DE-SALA — *Asclepsias curassavica*

Cega-olho, paina-de-sapo. Muito tóxica, embora não muito difundida entre nós. É planta herbácea perene, fruto fusiforme com as características de legume, às vezes revestido de pêlos. Possui um látex irritante para os olhos.

Toxicidade — decorre da presença de um glicosídeo, a **asclepiadina**.

Quadro clínico e manifestações gastrintestinais: cólicas abdominais, vômitos e diarréia e, às vezes, depressão neurológica.

Tratamento — sintomático.

COGUMELOS

A intoxicação por cogumelos, muito freqüente em outros países, particularmente europeus, é de incidência relativamente baixa entre nós, mas a tendência é aumentar.

Intoxicação — existem duas formas:

1. **Intoxicações com incubação demorada**

Com intervalo prolongado entre a ingestão e o aparecimento dos sintomas. São geralmente *graves,* citotóxicas, muitas vezes mortais. Descrevem-se três tipos ou síndromes:

- **Síndrome hepática** — mais freqüente na intoxicação por cogumelos do gênero *Amanita.* Inicia-se 12 a 40 horas após a ingestão, com vômitos, cólicas abdominais e diarréia e, posteriormente, hepatomegalia, dor à palpação do fígado, icterícia, hemorragias, torpor e graves alterações eletrolíticas e metabólicas.

  Tratamento — compreende medidas de proteção hepática (repouso, regime, etc.), correção dos distúrbios hidroeletrolíticos e metabólicos. A diálise artificial pode ser tentada no sentido de favorecer a eliminação da toxina, como para corrigir os distúrbios metabólicos.

- **Síndrome renal** — nas intoxicações por *Cortinarius.* Começa com abatimento e gastrite; após alguns dias surge glomerulonefrite de evolução subaguda com insuficiência renal e óbito após algumas semanas.

- **Síndrome hemolítica** — nas intoxicações por *Gyromitra.* Começa com uma gastrenterite prolongada e pode evoluir para anemia hemolítica de evolução demorada.

  Tratamento — consiste essencialmente em transfusões de sangue. A exsangüineotransfusão não tem indicação formal por não se tratar de manifestação aguda.

2. **Intoxicações com incubação rápida**

Traduzem-se clinicamente por manifestações viscerais de aparecimento rápido, geralmente benignas. Neste grupo podem-se distinguir várias síndromes:

- **Síndrome muscarínica** — nas intoxicações por *Clytocitos* e *Inocybe.* Sintomatologia semelhante à encontrada no acúmulo de acetilcolina nas intoxicações por organofosforados: hipersecreção brônquica, digestiva e cutânea, insuficiência respiratória, manifestações cardiovasculares, manifestações motoras, miose. Início rápido.

  Tratamento — inclui uso de atropina, além de medidas sintomáticas e manutenção do equilíbrio hidroeletrolítico e calórico.

- **Síndrome atropínica** — nas intoxicações por *Amanita* e *Pantherina.* Manifestações clínicas semelhantes às encontradas nas intoxicações atropínicas: midríase, hiperexcitabilidade, alucinações visuais, hipertermia, rubor de pele, etc.

  Tratamento — sintomático.

- **Síndrome dismetabólica** — observada nas intoxicações por *Coprins.* Quadro clínico semelhante ao encontrado após ingestão de álcool por indivíduos que tomam medicamentos tipo antabuse: distúrbios cardiovasculares, digestivos, etc.

  Tratamento — sintomático.

- **Síndrome digestiva** — na intoxicação por vários tipos como *Russulus, Boletos, Tricholoma,* etc.

  Quadro clínico — náuseas, vômitos, cólicas abdominais e diarréia. Esta síndrome parece ser a mais freqüente entre nós.

  Tratamento — antiespasmódicos, adstringentes intestinais e correção dos distúrbios hidroeletrolíticos.

- **Síndrome psicodélica** — nos cogumelos alucinógenos (*Psilocybe mexicana*), poucas horas após a ingestão: alucinações visuais e distúrbios neurovegetativos (taquicardia, hipotensão, midríase); agitação.

  Tratamento — sintomático e de suporte.

5. INTOXICAÇÕES MEDICAMENTOSAS

Estão entre as causas mais freqüentes de intoxicação:

• Haloperidol	• Fenotiazínicos	• Anticolinérgicos antitérmicos
• Barbitúricos	• Anti-histamínicos	• Antiepilépticos
• Metoclopramida	• Tópicos nasais	• Descongestionantes sistêmicos

ACETOMINOFENO — paracetamol

Antitérmico-analgésico, atualmente muito usado.

Tylenol
Dorico
Sonridor

Ingestão de grandes doses:

1º) Imediato: náuseas, vômitos e anorexia de intensidade variável por 24-48 horas.

2º) Melhora aparente (por 24 horas).

3º) Após 2 a 4 dias: comprometimento hepático — hepatomegalia, icterícia, aumento da transaminase e do tempo de protrombina.

O **quadro clínico** pode variar de leve e transitório, até insuficiência hepática fulminante.

Tratamento

1º) Nas primeiras 6 horas: provocar vômito; lavagem gástrica; **carvão ativado** — 1 a 2g/kg até 50g.

2º) Para prevenir a lesão hepática, administrar, dentro de 12 horas:

N-acetilcisteína por via oral

Dose inicial: 140mg/kg

Seguida de 70mg/kg a cada 4 horas

Total de 18 doses (com refrigerante ou suco de laranja)

Preparados: Fluimicil oral: 1 envelope = 200mg
Fluimicil ampolas a 10 e 20%
Acetilcisteína (sol. em ampolas)

Casos graves — UTI.

ANTICONCEPCIONAIS

Náuseas

Vômitos

Dor abdominal

Discreto sangramento vaginal em meninas e ginecomastia transitória em meninos.

ANTIDEPRESSORES TRICÍCLICOS

Imipramina	Tofranil
Amitriptilina	Tryptanol
Nortriptilina	Pamelor
Clomipramina	Anafranil
Maprotilina	Ludonil

a) Manifestações neurológicas centrais — letargia, delírio, alucinações, convulsões, coma.

b) Manifestações neurológicas periféricas — efeitos anticolinérgicos: taquicardia, rubor, calor, mucosas secas, midríase, retenção urinária.

c) Manifestações cardiocirculatórias graves. Solicitar ECG: QRS aumentado (> 100mseg). Acidose metabólica.

Tratamento

Esvaziamento gástrico. Carvão ativado.

Correção da hipovolemia.

Correção da acidose — bicarbonato de Na 1-2mEq/kg IV.

Continuar ou s. glicosado 5% com 2-3 ampolas/litro.

ANTI-HISTAMÍNICOS — antialérgicos e cetotifeno

Produzem depressão do SNC: sonolência, confusão mental, ataxia. Distúrbios anticolinérgicos.

Pode ocorrer efeito paradoxal com hiperexcitabilidade.

ANTIINFLAMATÓRIOS NÃO HORMONAIS

Diclofenaco (Cataflan, Voltaren)
Indometacina (Indocid)
Ibuprofeno (Artril, Motrin)
Naproxeno (Flanax)
Cetoprofeno (Profenid)
Benzidamina (Benflogin, Flogoral)

Efeitos colaterais — irritação gástrica com dor abdominal, vômitos, inclusive hemorrágicos.

Benzidamina pode provocar distúrbios neurológicos.

Conduta — esvaziamento gástrico; sintomático.

Dipirona (metilmelubrina), Novalgina — doses excessivas: hipotermia, hipotensão.

ASPIRINA (AAS)

Gravidade — moderada: 150-300mg/kg; séria: 300-500mg/kg; grave: > 500mg/kg.

Apesar de não atingir as proporções observadas em outros países, as intoxicações agudas são descritas em nosso meio com certa freqüência.

As manifestações tóxicas são fundamentalmente **metabólicas**. Inicialmente a hiperpnéia devida à estimulação bulbar ocasiona uma alcalose respiratória, acompanhada muitas vezes por hipopotassemia. A seguir, por alterações do metabolismo glicídico, com acúmulo de ácido pirúvico, láctico e oxalacético, ou então pelos mecanismos de compensação renal da alcalose, ou ainda pelo próprio íon salicilato, desenvolve-se uma **acidose metabólica**. A alteração do metabolismo glicídio pode traduzir-se laboratorialmente por hipoglicemia, glicosúria e cetonúria. O coma salicílico é caracteristicamente acompanhado ou intercalado por crises de agitação psicomotora, delírios e alucinações.

Tratamento — correção da desidratação e da acidose: bicarbonato de Na — 1mEq/kg EV rápido (diluir 1ml sol. 8,4% em 1ml s. glicosado); a seguir, hidratação EV da manutenção, com soro e bicarbonato. Na internação hospitalar ocorre acidose metabólica, além do que se sabe que o salicilato, em virtude do seu pH, é excretado mais rapidamente em meio alcalino.

Administrar diurético (furosemida) alternando com as soluções hidratantes e alcalinizantes.

Correção da hipoglicemia e hipocalcemia.

Casos muito graves — exsangüineotransfusão ou hemodiálise.

Assistência ventilatória é essencial.

ATROPINA E SIMILARES

Adifenina
Difemanil
Metantelina
Propantelina, etc.

O quadro tóxico, bem característico, compreende alterações de pele e mucosas (rubor, pele quente, mucosas secas), taquicardia, distúrbios neuropsíquicos (delírios, alucinações, agitação psicomotora), midríase e visão embaçada, febre, dificuldade para urinar.

Apesar de a fisostigmina ser recomendada como antídoto, a maioria das intoxicações aguda evolui bem apenas com medicação sintomática e de manutenção.

Dose: 0,5mg EV; repetir, se necessário.

BARBITÚRICOS E OUTROS ANTIEPILÉPTICOS

A incidência de intoxicações, embora esteja decrescendo, ainda é bastante alta, com porcentagem relativamente grande de casos graves. A quase totalidade das intoxicações acidentais em nosso meio é devida à ingestão de doses excessivas de fenobarbital (Gardenal).

A principal manifestação tóxica é o **coma**, que pode atingir vários graus de profundidade:

a) intoxicação leve: sonolência, choro fraco, confusão mental;
b) intoxicação moderada: coma leve (não responde aos comandos verbais);
c) intoxicação grave: coma profundo (não responde aos estímulos dolorosos);
d) intoxicação gravíssima: coma profundo, midríase bilateral.

Em alguns casos, pode-se chegar ao traçado eletrocardiográfico evidenciando silêncio total elétrico, mas ainda com possível recuperação do paciente. Distúrbios respiratórios são constantes, incluindo a hipoventilação devida à ação depressora do tóxico sobre centros respiratórios e à perda do reflexo da tosse e da mobilidade traqueobrônquica. Hipotensão arterial acentuada pode aparecer, coincidindo geralmente com graves depressões neurológicas e respiratórias, e são responsáveis pelas insuficiências renais conseqüentes à baixa perfusão. Midríase bilateral nos casos graves.

Uma das **condutas terapêuticas atuais**, de resultados satisfatórios, baseia-se em dois itens fundamentais:

1. controle cuidadoso do coma com medidas sintomáticas e de **manutenção**;
2. **diurese forçada com alcalinização**: administração sucessiva de soro glicosado, manitol ou furosemida e solução de bicarbonato de sódio.

Diálise peritoneal pode ser indicada nos casos em que as taxas plasmáticas dos barbitúricos de ação lenta ultrapassem 12mg%, ou quando a diurese é prejudicada pela insuficiência renal.

Ácido valpróico (Depakene, Valprin) — provoca distúrbios neurológicos.

Carbamazepina (Tegretol) — depressão do SNC.

DESCONGESTIONANTES SISTÊMICOS

Antigripais

Causam sonolência, tontura, alucinações, confusão mental.

FENOTIAZÍNICOS

Clorpromazina, tioridiazina
Amplictil, Melleril, Neozine

Nas intoxicações agudas, as manifestações são predominantemente **neurológicas**, incluindo depressão do sistema nervoso central, com sonolência, torpor e coma (mais freqüente nas intoxicações por fenotiazínicos de menor potência), e distúrbios extrapiramidais com as características distonias, hipertonias e discenesias (mais freqüentes nas intoxicações por fenotiazínicos de maior potência).

Ver pág. 526.

O quadro tóxico pode se desenvolver lentamente.

Tratamento

1. Lavagem gástrica e medidas provocadoras do vômito.

Lembrete: tendo em conta as propriedades antieméticas dos fenotiazínicos, não é conveniente o atraso do tratamento na tentativa de provocar vômitos.

2. Carvão ativado: 0,5g/kg de 3 em 3 horas.
3. Terapêutica de sustentação: hidratação, assistência respiratória.

   Difenidramina, 1mg/kg (Dramin) eficaz no tratamento dos sinais extrapiramidais. Via EV, diluído e lento.

   Alternativa: biperideno (Akineton) — 1 a 3mg EV ou diazepam EV.

OPIÁCEOS

Em Pediatria, as intoxicações agudas são quase sempre decorrentes do uso abusivo de xaropes ou gotas para a tosse à base de codeína.

Nestes casos, o quadro tóxico caracteriza-se fundamentalmente pela **tríade** sintomática: depressão neurológica, depressão respiratória e miose, destacando-se a depressão respiratória que constitui o risco maior.

Hipotermia.

A hipoxia por ela determinada acarreta perturbações cardiocirculatórias importantes, contribui para o agravamento do quadro neurológico e é a principal responsável pelo óbito.

Tratamento: reanimação respiratória e emprego de antídotos específicos.

Levalorfan ou nalorfina, administrado por via endovenosa, subcutânea ou intramuscular, antagoniza eficazmente a depressão respiratória, mas seu emprego jamais deve excluir uma assistência respiratória adequada e deve restringir-se aos casos de diagnóstico bem confirmado, pois pode potencializar a ação de outros depressores não opiáceos.

Dose — 0,1mg/kg preferível EV; repetir várias vezes, se necessário.

Em casos de dúvida diagnóstica, preferir Naloxona — 0,01mg/kg preferível EV; repetir várias vezes em intervalos de minutos. Manutenção com 0,03mg/kg/h EV contínuo.

FERRO E SAIS FERROSOS

Dose tóxica > 60mg de Fe; solicitar raios X de abdome.

Fase inicial — vômitos escuros, hematêmese, dor abdominal, diarréia escura. A seguir, desidratação, acidose metabólica e choque. Após 6 horas.

2ª fase — melhora transitória: horas até 2 dias.

3ª fase — grave: palidez, toxemia, febre alta, convulsões generalizadas e contínuas. Choque, acidose metabólica, coma.

Tratamento

1. Lavagem gástrica com bicarbonato de sódio; a seguir: leite. Pode-se usar deferoxamina na lavagem.
2. Lavagem intestinal com bicarbonato de sódio.
3. Hidratação e assistência respiratória.
4. Deferoxamina 80mg/kg IM; a seguir 50mg/kg/dia. Por via EV: 15mg/kg/h
   (indicado nos casos graves; Fe sérico > 350).

SULFONAS

Metemoglobinemia e hemólise são os principais efeitos tóxicos, conseqüentes à depressão da atividade da glicose-6-fosfato-deidrogenase eritrocitária. A hipoxia resultante, juntamente com a ação direta da sulfona sobre a célula nervosa são os responsáveis pelos freqüentes distúrbios neurológicos.

Sintomatologia

Cianose (por metemoglobinemia) de aparecimento rápido e persistente; vômitos, às vezes persistentes. Distúrbios neurológicos; "fácies sulfônico": expressão angustiada, face lívida com áreas azuladas circunscritas.

Tratamento

Transfusão de sangue associada com azul-de-metileno e ácido ascórbico.

Nos casos graves, a melhor conduta terapêutica parece ser a **exsangüineotransfusão associada com diurese forçada** (manitol, furosemida).

TEOFILINA E AMINOFILINA

Manifestações clínicas — vômitos inclusive sanguinolentos, agitação, alucinações, tremores, ataxia; taquicardia, hipotensão, convulsões.

Conduta — esvaziamento gástrico, ranitidina, hidratação, diazepínico para convulsões, correção da hipocalcemia. Hemoperfusão em carvão ativado, nos casos graves.

TÓPICOS NASAIS

Nafazolina
Tetraidrozolina
Xilometasina
e similares

Preparados comerciais da nafazolina: Privina, Hydrocin, Rimidol, Pertiran, Neo-Rinosan, Noselit.

A dose letal média (DLM) para crianças até 2 anos de idade é para a tetraidrozolina em 5mg (o frasco cheio do produto comercial contém 15mg), e para a nafazolina em 10mg (os frascos dos produtos comerciais para uso infantil e por adultos contêm, respectivamente, 7,5mg e 15mg).

A **sintomatologia** nos casos graves compreende: perturbações neurológicas e importantes distúrbios cardiocirculatórios e respiratórios: sonolência, torpor, coma; bradicardia, arritmias, colapso periférico; depressão respiratória; palidez, sudorese e hipotermia, midríase.

Tratamento — de preferência em unidade de terapia intensiva, onde condições cardíacas e respiratórias possam ser cuidadosamente controladas.

INTOXICAÇÕES POR MEDICAMENTOS

Circunstâncias favorecedoras	Quadro clínico leve ou inicial	Quadro clínico grave	Dados de exame físico
1. Lactente com tosse, tomando béquico (**codeínico**) ou com cólicas, tomando elixir paregórico	Abatimento, choro fraco, dificuldade em se alimentar	Respiração lenta e superficial e períodos de apnéia	Palidez intensa, cianose, hipotermia, distúrbios respiratórios, **miose punctiforme bilateral**
2. Lactente com cólicas e/ou vômitos tomando **atropínicos**	Secura e queimação na boca, fotofobia e ausência de lágrima, disfagia, **midríase bilateral**	Agitação psicomotora, alterações do comportamento, delírio, alucinações visuais	Pele quente e seca, rubor na face, hipertermia elevada, taquicardia, retenção urinária, constipação
3. Lactente com febre tomando antitérmico: **pirazolona**	Náuseas, vômitos, tonturas, fraqueza, palidez, hipotermia	Hipotensão, convulsões, coma	Palidez, hipotermia, colapso periférico
4. Lactente resfriado, usando gotas nasais (principalmente **nafazolina**)	Transpiração excessiva, palidez, sonolência, hipotermia	Distúrbios respiratórios, arritmia cardíaca, coma	Palidez com cianose perioral, bradicardia, midríase
5. Uso de antisséptico (**ácido bórico**) em solução, chupeta, bico, ambos ou talco boricado	Vômitos, diarréia, irritação cutânea	Desidratação, convulsões tônico-clônicas repetidas	Exantema eritematoso com descamação laminar
6. ACIDENTE — criança brincando com **lata de talco**	Período de latência de 12h, agitação e secreção brônquica	Insuficiência respiratória	Sofrimento respiratório

TRATAMENTO

Intoxicação	Tratamento geral	Antídoto
1. **Intoxicação codeínica**	Assistência ventilatória	Nalorfina: 0,01mg/kg EV, IM ou SC (não usar em intoxicação por outros sedativos não codeínicos)
2. **Intoxicação atropínica**	Manutenção. Sintomáticos: banhos e compressas para febre; doses cautelosas de diazepínicos	Neostigmina é pouco eficaz (sem utilidade prática) Pilocarpina colírio (útil)
3. **Intoxicação por pirazolona**	Aquecimento. Correção dos distúrbios hidroeletrolíticos	
4. **Intoxicação por nafazolina**	Assistência respiratória. Casos graves: diurético, diálise	
5. **Intoxicação por ácido bórico**	Hidratação. Casos graves: diurese osmótica, diálise, exsangüineotransfusão	
6. ASPIRAÇÃO AGUDA DE TALCO (perigo de vida iminente)	Assistência respiratória	

INTOXICAÇÃO POR DROGAS QUE AGEM SOBRE O SNC

MANIFESTAÇÕES CLÍNICAS	Antidepressores tricíclicos	Butirofenonas	Ác. cianídrico	Metemoglobinemia	Chumbo
	Imipramina, amitriptilina, etc. Usados como antidepressivos; na enurese noturna	Neurolépticos: haloperidol	Mandioca-brava. Resíduos industriais	Tratamento da hanseníase com sulfonas	Utensílios de cozinha, cosméticos, pós
RESPIRATÓRIAS			Hiperpéia, dispneia, insuficiência respiratória	Pouco intensa	
CARDIO-VASCULARES	Distúrbios de condução de início tardio (24-48 horas). Hipotensão		Hipotensão	Taquicardia, palidez	Hipotensão
NEUROLÓGICAS	Coma não profundo, precoce (1/2-6h), melhora rápida: (24-48h), crises tônico-clônicas, convulsões (precoces) A seguir: agitação psicomotora, incoordenação, manifestações extrapiramidais	Distúrbios extrapiramidais (precoces), agitação psicomotora. Coma não profundo, contínuo ou intermitente	Convulsões tóxicas, com opistótono (precedem a morte)	Hiperexcitabilidade, agitação, confusão mental, incoordenação	Cefaléia, irritabilidade, insónia, ataxia, confusão mental, paralisia dos nervos cranianos, convulsões
OCULARES			Midríase	Midríase, nistagmo, movimentos oculógiros	Edema de papila
OUTRAS	Efeitos anticolinérgicos (precoces)		**Cianose** precoce e persistente. "Fácies sulfônico": face lívida e angustiada, áreas circunscritas de cianose		Anemia microcítica hipocrômica, ponteado basófilo nas hemácias

Intoxicação por metanol ou etilenoglicol
(> 20mg/dl de sangue)

Fomepizol (Antizol)
- dose de ataque: 15mg/kg EV em 30 minutos
- seguida de 4 doses de 10mg/kg a cada 12 horas
- a seguir: 15mg/kg a cada 12 horas

Considerar diálise peritoneal

Intoxicação por antidiabéticos (sulfoniluréias)
hipoglicemia, convulsões, choque

1º) glicose 1g/kg e ingestão de carboidratos
2º) se não melhorar:
octreotida (Sandostatin, usar ampola de 0,05mg/ml)
50mcg/kg SC a cada 8 ou 12 horas

SEÇÃO XVIII

ANESTESIA E CIRURGIA PEDIÁTRICA

Lendo esta seção e **tendo este livro à mão**, mesmo que você não tenha muita experiência, estará **apto** a:

1. ANESTESIA NA CRIANÇA

Medidas iniciais

1º) Anamnese, antecedentes.

2º) Exame físico.

3º) Dosagem de hemoglobina.
Se for menor que 10g (ou menos de 9g em crianças de 2 meses a 2 anos): transfusão de sangue total (10ml/kg) ou papa de hemácias (5ml/kg).

4º) Corrigir desidratação e acidose. Mesmo em caso de urgência, executar a fase rápida (reparação).

5º) Normalizar a temperatura (combater a febre).

6º) Quando indicado, solicitar gasometria, Na, K, Ca, glicemia.

7º) Jejum prolongado é desnecessário e prejudicial no lactente: não ministrar alimentos sólidos no dia da operação; permitido mamadeira 6 horas antes da operação, leite de peito 4 horas antes e água ou chá até 2 horas antes. Crianças maiores de 3 anos: nem leite nem sólidos 8 horas antes da cirurgia; líquidos até 2 horas antes.

8º) O anestesista deve visitar a criança junto com os pais dela.

PRÉ-ANESTÉSICOS

Midazolan

a) Produto: Dormonid — ampola 15mg.
b) Dose: 0,3mg/kg; VO.
c) Prática: 1 gota/kg, com bastante açúcar, 30 minutos antes da cirurgia.
d) Pode ser dada por via sublingual.

- Alternativa: mistura por via oral:

  Atropina 0,02mg/kg + meperidina 1,5 a 3mg/kg + diazepam 0,15mg/kg.

  Sulfato de atropina 1ml = 25mg; Demerol 2ml = 100mg; Diazepam 2ml = 10mg ou 1 comprimido = 5mg.

  Misturar em xarope com sabor.

- Outra alternativa:

  Quetamina VO (ver adiante).

AGENTES ANESTÉSICOS

1. **Halotano**
   a) Agente anestésico básico para uso pediátrico.
   b) Produtos: Halothane, Fluothane ou Halotano.
   c) Via inalatória.
   d) Pode ser associado ao óxido nitroso a 50 ou 60% junto com O_2.
   e) Contra-indicações do N_2O: obstrução intestinal; pneumotórax, distensão gástrica, hipertensão pulmonar.
2. **Quetamina** (Ketamina, Cetamina)
   a) Preparado: Ketalar (PD) — fr. 10ml = 500mg; Ketamin.
   b) Via:
      (3) IM 5mg/kg
      ou
      (2) EV em solução a 1% — 1 a 2mg/kg: repetir após 5 a 10 minutos
      (3) Pode ser usado VO — 10mg/kg.
   c) Início de ação: muito rápido.
   d) Indicação: a comodidade da via IM torna-a valiosa nos curativos e cirurgia de queimados e indução anestésica em crianças agitadas.
   e) No ambulatório — desvantagens: recuperação prolongada e alucinações especialmente em escolares e adolescentes.
   f) Em lactentes: imprevisível; necessidade de doses altas; freqüentemente laringospasmo, apnéia e opistótono.
   g) Contra-indicada nos hipertensos.
   h) Efeitos adversos: taquicardia, obstrução respiratória, vômitos, aspiração. Necessidade de pessoal experimentado.
   i) Recentemente indicada por via oral (ver adiante).

Relaxantes musculares

Provocam paralisia mas deixam a criança acordada (não têm efeito sedativo).

1. **Succinilcolina** (Quelicin, fr. 100 e 500mg)
   a) Relaxante despolarizante. Início imediato; dura 3-5min.
   b) Dose: (a) lactentes — 1mg/kg; (b) crianças — 0,5mg/kg; (c) RN — 1,5mg/kg.
   c) Via: preferência para EV.
   d) Via IM 2 a 4mg/kg.
   e) Efeitos colaterais: arritmias cardíacas transitórias.
   f) Contra-indicada em: hiperpotassemia; ferimento perfurante do olho.
   g) Associar com atropina: ampolas de 0,25mg. Dose: 0,01mg/kg SC.

2. **Pancurônio**
   a) Relaxante não despolarizante. Início 3min, dura 40min.
   b) Produto: Pavulon — ampola 2ml = 4mg.
   c) Dose: 0,1mg/kg. Se necessário: 0,1mg/kg/h EV contínuo.
   d) Causa taquicardia e aumento da pressão arterial.

3. **Atracurio**
   a) Relaxante não despolarizante. Início 3min, dura 30min.
   b) Produto: Tracrium — ampolas de 25 e 50mg (10mg/ml).
   c) Dose: 0,6mg/kg EV, na intubação.
   d) Pode ser utilizada na insuficiência renal e hepática.

4. Vecurônio (Norcuron amp. 2mg, fr. 10mg) 0,2mg/kg EV. 0,1-0,2mg/kg EV — dura 20min; contínuo: 0,1-0,2mg/kg/h.

Observação sobre os relaxantes musculares

1. Raramente são usados isoladamente sem anestésico ou sedação.
2. No final da operação em que foram usados relaxantes musculares, a depressão neuromuscular deve ser revertida com atropina e neostigmina. Se a função respiratória parecer discretamente deficiente, é preferível deixar o lactente com um tubo endotraqueal e ventilá-lo no pós-operatório.
3. Evitar a perda de calor; manter o aquecimento, especialmente no início da operação.
4. Umidificação do ar inspirado.
5. **Neostigmina** = Prostigmina — ampola 1ml = 0,25mg, dose: 0,06 a 0,07mg/kg EV; associado à **atropina** — 0,02mg/kg EV.

Observação: durante a cirurgia, fazer a reposição de perdas sangüíneas importantes. Para a infusão rápida de sangue, este deve ser aquecido previamente a 37°C.

Anestesia local (não injetável) para procedimentos dolorosos

Creme de lidocaína + prilocaína = EMLA.

Aplicação tópica de 2,5g do creme sobre uma superfície de $25cm^2$ e curativo oclusivo por 60 a 90 minutos.

Apêndice — Cetamina (ver pág. 254)

Para aliviar o desconforto diante dos procedimentos invasivos — Quetamina oral

1. Usar a solução EV 50mg/ml (Ketalar).
2. Dose = 10mg/kg dissolvido em suco/refrigerante bem doce.
3. Após meia hora, testar o nível de sedação (observar a reação ao toque e à voz); se a sedação não for suficiente, esperar mais 15 ou 30 minutos.
4. Pode ser usado como pré-anestésico.

Jejum para anestesia

a) Não ingerir água desde 2 horas antes da anestesia
b) Não ingerir leite nem sólidos
   Lactentes de 0-5 meses: desde 4 horas antes
   6-36 meses: desde 6 horas antes
   mais de 3 anos: desde 8 horas antes

Resfriado comum não obriga ao adiamento de cirurgia eletiva

2. BLOQUEIO CAUDAL OU SACRO

As crianças pequenas que precisam ser submetidas a uma intervenção cirúrgica de rotina podem ser anestesiadas eficientemente, durante 60 minutos, pelo **bloqueio caudal**.

1º) Anestesia sob máscara (agentes inalatórios).

2º) Puncionar uma veia.

3º) Posicionar para execução do **bloqueio**.

Produtos

a) Solução de lidocaína a 1% = xilocaína — 7mg/kg.

b) Solução de bupivacaína a 0,33% = marcaína 3mg/kg (diluir com s. fisiológico não com água destilada).

Efeito

Bloqueio motor, evidenciado pela perda de tonicidade do esfíncter anal, ausência de resposta às picadas de agulha, aparência de pele lisa nas extremidades inferiores e pernas esticadas e flácidas.

Posição da criança

Para o bloqueio caudal, a criança deve ficar em posição de bruços, com as pernas fletidas ao nível dos joelhos e encolhidas sob o abdome. O triângulo formado pelas duas espinhas ilíacas póstero-superiores e o hiato do sacro é, então, um ponto de referência facilmente identificável para a injeção caudal.

Indicação

a) Crianças pequenas que sofrem de doenças respiratórias.

b) Intervenções cirúrgicas em pacientes de ambulatório.

c) Operações de breve duração, no ânus ou no reto.

Recuperação completa, uma hora após a cirurgia.

Contra-indicação: coagulopatias, infecção no local da punção.

Observação: se não for possível a anestesia, a alternativa é usar o pré-anestésico indicado no capítulo anterior.

3. PRESCRIÇÃO PÓS-OPERATÓRIA

1. Posição: decúbito lateral; mudança de posição a cada 30 minutos.
2. Controle de pulso, FR e PA — primeira hora: cada 15 minutos; segunda hora: cada 30 minutos; de hora em hora por 4 horas e, a seguir, cada 4 horas.
3. Controle de temperatura: de hora em hora por 4 horas; a seguir: cada 4 horas.
4. Nada por boca se a criança estiver sob aspiração gástrica; em caso contrário, oferecer líquidos; passar progressivamente para alimentos pastosos e sólidos se houver boa tolerância.
5. Hidratação: solução glicossalina 1/4 (1 parte de s. fisiológico: 3 partes de s. glicosado a 5%).

   Volume = dose de manutenção para 12 horas (prescrever de cada vez apenas 1/4 do volume total calculado).
6. Sedação e analgésico.
7. Oxigênio, umidificação.
8. Antibióticos (em caso de infecção).
9. Antitérmicos, se necessário.
10. Em caso de intubação prolongada ou broncoscopia: dexametasona 0,5mg/kg (máximo: 8mg) EV ou IM; repetir, se necessário, após 4-6 horas.

4. UMA COMPLICAÇÃO DA ANESTESIA: HIPERPIREXIA MALIGNA

ATENÇÃO

Taquicardia
Rigidez muscular
Acidose respiratória e metabólica
Arritmia cardíaca
Hipertermia
Instabilidade da pressão arterial
Cianose

HIPERTERMIA MALIGNA

Complicação rara mas gravíssima (70% de mortalidade)

Sinais precoces

1. Rigidez ativa do masseter e outros músculos após o uso de succinilcolina.

   Conduta: **interromper** a anestesia **imediatamente**.

2. Taquicardia persistente associada com taquipnéia e presença de sangue escuro no campo operatório.

   Conduta:

   a) Pesquisar outras causas de taquicardia.

   b) Gasometria arterial: acidose metabólica e respiratória grave associada à hipoxemia e hiperpotassemia. (Ausência de acidose exclui o diagnóstico.)

3. Febre — elevação de 0,5°C em menos de meia hora. Febre de 41°C durante ou até algumas horas depois da anestesia.

   Conduta: gasometria arterial para verificar acidose.

TRATAMENTO SUGERIDO PARA "HIPERTERMIA MALIGNA" (HM)

(Protocolo da SA de SP)

1. Interromper todos os atos anestésicos inalatórios e iniciar hiperventilação com oxigênio puro.
2. Trocar todo circuito anestésico, inclusive cal sodada.
3. Administrar Dantriun EV (dantrolene sódico) 2,5mg/kg por via intravenosa (que deve ser diluído em 60ml de água destilada).
4. Administrar bicarbonato de sódio conforme resultado da gasometria (em geral são necessários 1 a 2mEq/kg).
5. Iniciar resfriamento por todas as vias, superfície, lavagem por sonda gástrica, sonda vesical, soluções intravenosas geladas, através de incisões cirúrgicas e por via retal.
6. Arritmias cardíacas usualmente cedem após o tratamento de acidose e hiperpotassemia.
7. Administrar doses adicionais de dantrolene (2,5mg/kg a cada 5 minutos, até uma dose total de 10mg/kg) se necessário, baseando-se na freqüência cardíaca, rigidez muscular e temperatura. O dantrolene não produz depressão miocárdica significativa nestas doses.
8. Determinar e acompanhar o débito urinário, potássio e cálcio sérico, gases arteriais e coagulação sangüínea. A hiperpotassemia é comum na fase aguda da HM e deve ser tratada com glicose e insulina.
9. Observe o paciente na UTI por pelo menos 48 horas, pois o recrudescimento da HM pode ocorrer, particularmente em casos de difícil tratamento.
10. Acompanhar as dosagens de CPK, cálcio e potássio até que elas voltem ao normal.
11. Obter ECG e acompanhar o traçado durante o tratamento.
12. Monitorizar a temperatura corpórea, pois o tratamento rigoroso pode levar à hipotermia. Instabilidade térmica pode persistir por alguns dias após um episódio agudo. Temperatura corpórea entre 41°C e 42°C são compatíveis com sobrevida e função cerebral normal quando tratada prontamente. Certifique-se de que o débito urinário é maior do que 1ml/kg/h. Considere monitorização invasiva da pressão arterial, porque alterações volêmicas extensas podem ocorrer. Quando as condições do paciente se estabilizarem, iniciar manutenção do dantrolene 1mg/kg 6/6h via EV, durante 48 a 72 horas.

Atenção: este protocolo pode não ser aplicável a todos os pacientes e deve ser alterado de acordo com as necessidades específicas de cada um. ■

5. PRÉ, TRANS E PÓS-OPERATÓRIO EM CIRURGIA PEDIÁTRICA

O sucesso atual da cirurgia pediátrica se deve não somente ao conhecimento acumulado da patologia própria do recém-nascido e da criança, das técnicas e táticas empregadas, mas principalmente aos cuidados durante o pré, trans e pós-operatórios. Estes, por sua vez, estão na dependência do conhecimento da fisiologia do recém-nascido, com suas peculiaridades metabólicas próprias, suas necessidades hidroeletrolíticas, protéicas e calóricas, do seu equilíbrio acidobásico, da sua fisiologia respiratória e renal e da composição das principais secreções digestivas (gástrica, biliar, pancreática, entérica). O prognóstico melhorou muito em grande parte graças ao domínio das técnicas da nutrição parenteral e da assistência ventilatória.

DIAGNÓSTICO PRECOCE

É o principal fator relacionado a um bom resultado com o tratamento cirúrgico. Existem **sinais de alerta** que devem ser valorizados:

1. **Durante a gestação**
   a) História familiar de produto de gestação portador de malformação congênita.
   b) Gestantes portadoras de poliidrâmnio; nestas, a ultra-sonografia (método não invasivo e destituído de efeitos colaterais) possibilita o diagnóstico antenatal, de malformação do aparelho digestivo.
   c) Outras anomalias podem ser suspeitadas através do ultra-som.
2. **No momento do parto**
   a) Orifícios naturais ausentes.
   b) Observação da livre passagem até o estômago de uma sonda nasogástrica nº 8 (a mesma utilizada durante a aspiração), testando-se assim a possibilidade de atresia do esôfago.
   c) Medida do conteúdo gástrico aspirado. Valores acima de 30ml deverão levantar suspeita sobre a possibilidade de uma malformação do aparelho digestivo, principalmente se o conteúdo for biliar.
   d) Abdome distendido já no momento do nascimento (atresias intestinais baixas, peritonite neonatal), ou o contrário: abdome anormalmente escavado, que, em associação com desconforto respiratório, já no nascimento, praticamente sela o diagnóstico de hérnia diafragmática congênita.
   e) Distensão abdominal assimétrica (obstruções altas, tumores, hidronefrose congênita).
   f) Ausência de uma das artérias umbilicais, o que em cerca de 30% dos casos está associado a anomalias do aparelho digestivo.
3. **Nas primeiras 24 horas**

   Sinais de alerta para a possibilidade de uma afecção cirúrgica:

   1. Vômitos de qualquer natureza, principalmente se forem biliosos e/ou distensão abdominal.
   2. Salivação excessiva principalmente acompanhada de crises de asfixia e cianose.
   3. Não eliminação de mecônio ou urina.
   4. Tumoração palpável.

Observação: se ficar caracterizada uma afecção cirúrgica do recém-nascido e não se dispuser de um serviço de cirurgia pediátrica no local, é preferível removê-lo para um centro em que o mesmo possa receber tratamento adequado.

Requisitos mínimos para o **transporte** do RN:

1. Sondagem nasogástrica, com sonda a mais calibrosa possível (nº 8 ou 10 para o recém-nascido) e dotada de vários furos, para aspiração a curtos intervalos (10 em 10 minutos).
2. Aspiração das secreções da orofaringe.
3. Oxigenação.
4. Elevação do decúbito.
5. Aquecimento adequado.
6. Flebóclise para administração de líquidos e calorias (SG a 5%).
7. Realizar o transporte, de preferência, em incubadora.

PRÉ-OPERATÓRIO

Cuidados gerais em relação ao recém-nascido

O RN examinado imediatamente após o nascimento e avaliado segundo a tabela de Apgar poderá apresentar uma série de sinais ou sintomas que são de **alarme** para uma condição cirúrgica: respiração acelerada (+ de 40pm) desconforto respiratório (retrações, etc.), cianose, salivação excessiva, distensão abdominal, vômitos biliosos, ausência de eliminação de mecônio e urina, massa palpável.

Cuidados gerais

1. **Sonda gástrica** — a aspiração de vômito constitui uma das principais, senão a principal causa de mortalidade no RN portador de patologia cirúrgica. Assim, à simples suspeita de afecção cirúrgica, passar uma sonda gástrica calibrosa (nºs 8-10) com vários furos.
2. **Incubadora** com temperatura, umidade e oxigenação controladas. A temperatura da incubadora será mantida entre 30° e 32°C, com controle da temperatura retal em torno de 37°C. Umidade de 100% e oxigenação não superior a 30%, a não ser em casos excepcionais (perigo de fibroplastia retrolenticular).
3. A administração de **vitamina K**, na dose de 1mg IM, é rotina na cirurgia do RN. Havendo tendência à hemorragia, administrar 2,5mg antes do ato cirúrgico.
4. Instalar s. glicosado a 5% para manutenção hídrica e para evitar a hipoglicemia. Instalar a **venóclise**, de preferência no couro cabeludo, com todo rigor de assepsia. Excepcionalmente, realizar flebotomia.
5. Manter a criança em **decúbito elevado**, com mudança de lado a cada 1 ou 2 horas. Provocar o choro por meio de estímulos dolorosos na região plantar cada 2 horas. Aspiração das secreções da orofaringe. Eventualmente, intubação nasotraqueal e ventilação mecânica.

O RN apresenta um grande volume extracelular, de modo que, mesmo ocorrendo edema traumático, restará volume de líquido extracelular funcionalmente ativo, sem que haja necessidade de recorrer a fenômenos de retenção hidrossalina. Comporta-se, pois, de maneira semelhante a um adulto, cujo volume extracelular tivesse sido previamente expandido.

Já naqueles casos em que as perdas são importantes, quer para o meio exterior (vômitos, sonda gástrica por tempo prolongado), quer internamente (obstrução intestinal ou peritonite com retenção de líquido no interior das alças, constituindo o 3º espaço), haverá retração do espaço extracelular com todas as suas conseqüências e que se agravará com o ato cirúrgico, passando então a agir como ativador primário na retenção de água e eletrólitos. Isto deve ser evitado através de uma **hidratação adequada no pré-operatório, levando ao restabelecimento de uma função renal, em prazo relativamente curto (4 a 6 horas)**.

Avaliação hidroeletrolítica e do equilíbrio acidobásico

No RN, mais freqüente é a **síndrome obstrutiva**, em cuja sintomatologia predominam os vômitos e a distensão das alças intestinais, o que pode acarretar até o sofrimento vascular, com conseqüente alteração da volemia, tonicidade e pH, dependendo a intensidade destas alterações do tempo de duração do processo.

Assim, as espoliações rápidas determinam hipovolemia, enquanto as que se processam lentamente condicionam, na maioria das vezes, alterações da tonicidade. Se a obstrução for ao nível do piloro, as perdas serão predominantemente de radicais ácidos e levarão a uma alcalose; se for mais baixa, predominarão perdas de radicais alcalinos, levando a uma acidose.

1. A avaliação da **volemia** é baseada, primordialmente, em critérios clínicos, como o estado de hidratação, das mucosas, pele, turgor, fontanela, globo ocular, débito urinário, peso, circulação capilar. Uma perda de 5% do peso corpóreo já determina o aparecimento de sinais clínicos de desidratação.
2. A avaliação da **tonicidade** é feita através da dosagem da uréia, eletrólitos, osmolaridade plasmática e urinária, hematócrito. A dosagem da uréia constitui bom índice para se avaliar o estado de hidratação.
3. A avaliação do **equilíbrio acidobásico** é feita através da determinação do pH, PCO_2, PO_2, diferença de bases (base "excess" = BE). Ressalte-se que o RN apresenta amplas variações do BE de −12 até +4.

   Em função desses achados, dos quais a avaliação clínica é o de maior importância, procurar atingir condições pré-operatórias ideais, sem a preocupação de normalizar totalmente os dados laboratoriais. Isto requer 4 a 6 horas, aproximadamente. Mas existem exceções, em que o caráter de urgência dispensa o tratamento pré-operatório, como por ex.: choque hemorrágico por rotura de fígado, supra-renal ou baço, hérnia diafragmática com grave insuficiência respiratória, vólvulo com provável necrose de alça.
4. A **hidratação** parenteral segue os mesmos princípios expostos no capítulo **Desidratação** com uma fase rápida (correção da volemia e restabelecimento da função renal) e uma fase de manutenção.

Pré-operatório em RN desidratado

Fase de reparação (fase rápida)

a) **Solução**: s. fisiológico e s. glicosado a 5%, meio a meio (1:1) ou ao terço (1:2).

   Em caso de hiponatremia severa: solução a 3/4 (3 partes de s. fisiológico: 1 parte de s. glicosado ou s. fisiológico puro).

b) **Volume**: desidratação de 2º grau — 50ml/kg, em 1 hora (velocidade: ± 15 gotas/kg/minuto); desidratação de 3º grau — 100ml/kg em 1 hora (velocidade: ± 30 gotas/kg/minuto).

Se houver melhora, sem correção total: prosseguir com a mesma solução na velocidade de 10ml/kg/hora (± 3 gotas/kg/minuto) até o desaparecimento dos sinais clínicos de desidratação e duas micções claras.

Nota: nos casos severos, após correr 1/3 do volume calculado para a reparação, administrar PLASMA 10-15ml/kg, para correr em 1 hora.

Observação: em caso de anúria persistente, após correção do estado de hidratação, fazer teste com administração EV de manitol a 20% — furosemida (ver capítulo Insuficiência Renal Aguda).

Importante: a criança deve ir para a mesa operatória bem hidratada (salvo nos casos de extrema urgência, já citados).

Não operar uma criança desidratada.

5. **Distúrbios do equilíbrio acidobásico**

Alcalose metabólica

Causas: perda de suco gástrico pelos vômitos (estenose hipertrófica do piloro), aspiração prolongada, reposição inadequada, transfusão de grandes quantidades de sangue citratado.

Conduta: administração de cloro, através de s. fisiológico. Adicionar KCl (1 a 2mEq/kg) e substituir o gluconato de cálcio por cloreto de cálcio (2ml/kg/dia).

Acidose metabólica

Causas: perdas gastrintestinais, hipovolemia, hipotermia, qualquer condição que determine má perfusão tecidual.

Conduta: fundamentalmente, corrigir a causa desencadeante. Se a intensidade da acidose representar perigo de vida, administrar bicarbonato de sódio: mEq de bicarbonato = peso × 0,3 (ou 0,4) × BE.

Nota: 1ml de bicarbonato de sódio a 8,4% = 1mEq; 1ml a 10% = 1,2mEq. Se o BE for desconhecido, administrar 1 a 2ml/kg de bicarbonato de sódio a 10%.

Alcalose respiratória

Na prática, observa-se somente na fase do pós-operatório imediato, devida à hiperventilação durante a anestesia e, mais raramente, em casos de insuficiência hepática (cirrose biliar) ou em hipertermia acentuada e prolongada.

Acidose respiratória

Deve-se, basicamente, a uma hipoventilação pulmonar, como, por exemplo, na hérnia diafragmática com grande quantidade de vísceras no tórax e nas grandes distensões abdominais. Deve-se tratar a causa desencadeante, precedida imediatamente pela intubação endotraqueal, com ventilação mecânica.

Cuidados especiais

1. **Síndrome hemorrágica** — habitualmente, o abdome agudo hemorrágico no RN é devido à rotura de fígado ou supra-renal e, mais raramente, do baço.

   Conduta: rápida administração de sangue numa veia dissecada, de preferência a veia jugular externa, levando-se o cateter até a veia cava superior, o que possibilitará o controle da pressão venosa central.

   Só excepcionalmente nos utilizamos da veia umbilical, dados os riscos de infecção e trombose da veia porta com evolução para hipertensão portal, além do que a via de acesso por nós mais utilizada é a transversal supra-umbilical. Após transfusões maciças, fazer a compensação do citrato, administrando-se 50mg de gluconato de cálcio para cada 100ml de sangue.

2. **Atresia do esôfago** — suas principais complicações são as pulmonares (broncopneumonia aspirativa, atelectasias principalmente do lobo superior direito).
   a) Introdução de **sonda nasogástrica** (possibilita a aspiração das secreções da orofaringe que se acumulam no fundo cego esofágico).
   b) **Intubação endotraqueal** (impede a passagem de material da orofaringe para a árvore brônquica; impede o refluxo de suco gástrico via fístula esofagotraqueal para a árvore traqueobrônquica; possibilita o estabelecimento da respiração assistida). Com os devidos cuidados (lavagem do tubo com s. fisiológico, sua substituição a cada 48 horas), pode-se aguardar o tempo necessário, até vários dias, para se operar o RN em boas condições pulmonares, o que melhora, sobremaneira, o prognóstico.
   c) **Posição** da criança — nos casos em que há fístula esofagotraqueal do coto distal, a maioria dos autores mantém a criança em posição de Fowler, para evitar o refluxo gastresofagobrônquico, mas outros preferem a posição horizontal. Se não houver fístula, manter em posição de Trendelenburg, o que naturalmente facilita o escoamento das secreções acumuladas.

3. **Hérnia diafragmática com grave insuficiência respiratória** — o quadro é mais dramático. Além da sonda nasogástrica que possibilita a descompressão e certo alívio respiratório, providenciar, de imediato, intubação endotraqueal e ventilação mecânica. Cuidado para não insuflar demais e provocar um pneumotórax (a pressão não deve exceder 15 a 20cm de H_2O, já que é freqüente a concomitância de hipoplasia pulmonar uni ou bilateral).

   Colheita de sangue para o diagnóstico das alterações hidroeletrolíticas do equilíbrio acidobásico e dos gases arteriais para orientação terapêutica e prognóstica.

   Na impossibilidade do auxílio laboratorial, oxigenar por intubação (nunca por máscara) e administrar 1 a 2ml/kg de bicarbonato de sódio a 10%.

4. **Síndrome perfurativa** — na síndrome perfurativa com grande distensão abdominal está indicada a punção abdominal para aliviar a distensão, o que acarreta uma melhor ventilação pulmonar.

TRANSOPERATÓRIO

1. O paciente deve ser levado ao centro cirúrgico, sem qualquer interrupção na ministração dos cuidados pré-operatórios, dentro da incubadora, estando a sala já aquecida. O RN é colocado sobre um colchão, sendo a temperatura controlada por um termômetro elétrico retal (37°C). Deve-se evitar perda de calor, que predispõe à acidose, ao maior consumo de oxigênio, além de tornar mais difícil a recuperação anestésica.
2. Durante a cirurgia, além da solução de manutenção, ministra-se, para cada hora de operação, 5 a 10ml/kg de uma solução balanceada (Ringer-lactato), plasma ou s. fisiológico, necessários para a substituição das perdas adicionais. Avaliação exata do volume de perdas líquidas e sangue, pela pesagem dos gases, repondo-se volume a volume.
3. Terminado o ato cirúrgico, o RN deverá permanecer na sala até que todos os seus reflexos estejam presentes e que esteja respirando espontaneamente, sendo então recolocado na incubadora previamente preparada (Fig. XVIII.1).

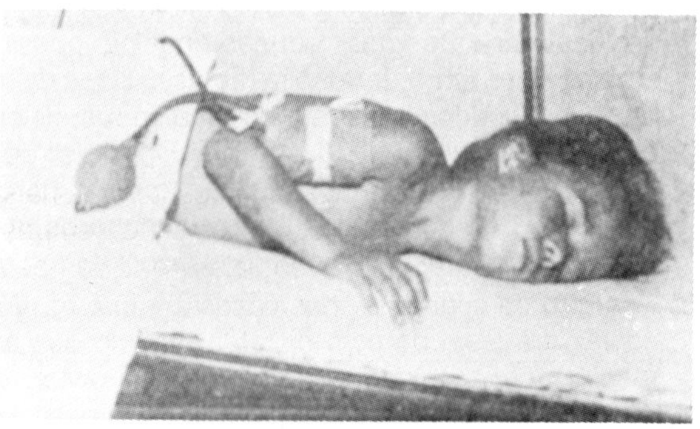

Fig. XVIII.1 — Posição preferível para crianças que chegam à sala de recuperação com os reflexos de defesa ainda deprimidos: decúbito lateral, tendendo a ventral, em discreto declive e com a cabeça em extensão. Sangue e material regurgitados ou vomitados tendem a drenar para o exterior.

PÓS-OPERATÓRIO

Depende de cada caso em particular, respeitadas as características fisiológicas da criança e resposta metabólica ao trauma cirúrgico.

O RN responde ao trauma liberando hormônio antidiurético (níveis maiores em RN de parto vaginal do que nos de cesárea) e há edema traumático, mas a antidiurese não ocorre normalmente no pós-operatório, porque há um excesso de líquido, ou seja, de volume de água corpórea total, principalmente no líquido extraceular.

O peristaltismo se restabelece mais precocemente, o que permite a realimentação oral num curto intervalo (4 a 6 horas) com raras exceções (onfalocele, gastroschisis, atresias duodenal, jejuno-ileal e grandes ressecções intestinais).

Hidratação no pós-operatório

1. **Fase de manutenção**
(RN operado em bom estado de hidratação):

Idade	até 3 dias	de 4 a 7 dias	+ de 7 dias
Água (ml/kg/dia)	50 (prematuros: 75)	70 (prematuros: 90)	100
Na (mEq/l)	—	30	30
K (mEq/l)	—	12,5	25

Na prática: solução salino-glicosada 1/5 (1 parte de s. fisiológico: 4 partes de s. glicosado a 10%). Acrescentar KCl a 19,1%: 0,5ml para cada 100ml de solução salino-glicosada (4º ao 7º dias de vida) ou 1ml/100ml da solução (7º dia em diante).

Plasma — 10 a 20ml/kg, de preferência diluído ao meio, em s. glicosado a 5%.

Nota: em RN em que se faz a manutenção por via endovenosa por impossibilidade de usar a via oral, mas que **não** estão desidratados no pré-operatório, a necessidade de Na na 1ª semana de vida é apenas 15mEq/l, e, por isso, administrar soluções salino-glicosadas a 1/10 (1 parte de s. fisiológico: 9 partes de s. glicosado a 10%).

Observação: criança em tenda com **vaporização contínua** — reduzir o volume de manutenção; o volume calculado pelos dados acima sofre uma redução de 30 a 70% (ex.: 70ml/kg → 50ml/kg; 100ml/kg → 60ml/kg).

Em caso de **febre** acrescentar 12% do volume calculado, para cada °C acima de 37°C.

2. **Reposição das perdas anormais**: medir, cuidadosamente, as perdas extra-renais e fazer a reposição volume a volume, e acrescentar ao volume de manutenção (item a). O ideal é a dosagem dos eletrólitos dos líquidos perdidos. Na prática, o líquido de drenagem habitual pela sonda gástrica representa a seguinte composição média e respectiva reposição (nota: veja também composição de outros sucos digestivos — Capítulo 1).

COMPOSIÇÃO DO LÍQUIDO DRENADO PELA SONDA NASOGÁSTRICA (casos moderados)

Idade	Na	Cl	K	Reposição
< 6 meses	50	80	10	1 parte de s. fisiológico: 2 partes de s. glicosado 5% Acrescentar KCl 19,1%: 0,5ml para cada 100ml da solução
> 6 meses	80	100	14	s. fisiológico e s. glicosado 5% 1/2 a 1/2 Acrescentar KCl 19,1%: 0,5ml para cada 100ml da solução

Controle da hidratação

(1) Gotejamento — usar equipo de microgotas (1 gota = 3 microgotas).

(2) Clínico — reavaliar a cada 4 ou 6 horas.

(3) Laboratorial — idealmente: medição da osmolaridade plasmática e urinária, indicada especialmente nos casos de aumento acentuado do 3º espaço (íleo prolongado, por deiscências iminentes, trauma cirúrgico acentuado, peritonite, excesso de oferta de soluções cristalóides).

3. **Outros eletrólitos**

(1) Normalmente, não há necessidade de se dar **cálcio** ao RN durante o 1º dia de pós-operatório, mas será administrado naqueles casos em que se recorreu à transfusão de sangue durante a operação, sendo que para cada 100ml de sangue se deve fornecer 50mg de gluconato de cálcio.

(2) Em casos de aspiração gástrica contínua, por vários dias e em presença de diarréia, devida à infecção ou ressecção maciça de intestino, é necessário o controle da calcemia, corrigindo-se os eventuais desvios.

(3) As necessidades de **magnésio** só serão consideradas nos casos de ressecção do jejuno proximal, local onde é absorvido, ou ainda nas perdas exageradas por fístulas digestivas de grande débito.

A característica clínica fundamental da **hipomagnesemia** se relaciona com a hipersensibilidade neuromuscular, com o surgimento de fasciculações musculares, tremores, movimentos coreiformes, sinais de Chvosteck e Trousseau, convulsões. Tal quadro é raro, mas se ocorrer deve-se ministrar 4mEq de cloreto de magnésio por via EV.

Aparelho respiratório

Com relação às vias respiratórias, os cuidados do pré se estenderão de maneira ininterrupta ao pós, sendo aqui, então, redobrados.

a) Aspirações freqüentes; umidificação para fluidificar as secreções, possibilitando ainda uma diminuição de até 50% nas perdas pela perspiração; elevação do decúbito, evitando peso sobre o diafragma; aspiração da faringe para provocar a tosse; estímulos dolorosos a curtos intervalos, pois o choro acarreta expansão dos pulmões.

b) Vigilância permanente, por equipe treinada. Recomenda-se ter ao lado da incubadora, material de intubação completa e adequado, para ser utilizado em qualquer eventualidade (iais cuidados estão relacionados principalmente à atresia do esôfago e à hérnia diafragmática). Manter a intubação endotraqueal pelo tempo necessário; respiração assistida, se indicada. Extubação cautelosa.

Antibioticoterapia

Em presença de infecção no RN e no prematuro, utilizamos, de rotina, no pré e pós-operatório, penicilina cristalina 100.000 a 200.000U/kg/dia ou ampicilina associadas à gentamicina. Havendo contaminação intestinal, associar cloranfenicol 25mg/kg/dia, EV. Acrescentar plasma ou sangue fresco.

Nutrição parenteral prolongada

Inegável avanço, responsável pela sobrevida de crianças que iriam fatalmente ao óbito devido à impossibilidade de se utilizar o trato digestivo, como na obstrução intestinal crônica, peritonites, onfalocele, gastroschisis complicada, fístulas intestinais, ressecções maciças do intestino delgado, preparação para cirurgia de pacientes com desnutrição grave, doenças que se beneficiam com o repouso do aparelho digestivo como a retocolite ulcerativa ou outras formas de diarréias graves. Indicada, ainda, em prematuros com menos de 1kg e que constantemente apresentam regurgitação, mesmo com gavagem ou gastrostomia.

Indicada toda vez que houver previsão de jejum por mais de 48 horas.

Utilizar veia periférica (até 10 dias). Recorrer à veia central quando forem necessárias soluções mais concentradas e por tempo maior.

Cuidados gerais em relação às cirurgias eletivas

1. O **pré-operatório** se inicia no próprio momento em que se faz o diagnóstico e se indica a intervenção. Consta de cuidadoso exame clínico e exames laboratoriais de rotina (fezes, urina, hematológico completo, tempos de sangria e coagulação); as eventuais alterações devem ser corrigidas antes da intervenção.
2. **Preparo psicológico** das crianças maiores: explicar em termos simples o objetivo e importância do tratamento, procurando minimizar o trauma e captar a amizade e confiança do paciente.
3. O **jejum pré-operatório** não deverá prolongar-se por períodos acima de 6 a 8 horas para as crianças maiores e 4 horas para o lactente, devido aos riscos da hipoglicemia.
4. O **enema evacuador** será utilizado apenas na cirurgia do cólon e reto ou naqueles casos em que o cólon deve estar vazio pelo risco de lesão ou para facilidade de exposição de demais estruturas (intervenções sobre os pedículos hepático e esplênico). O enema será realizado na véspera da intervenção, com s. fisiológico morno, acrescido de glicerina na proporção de 10:1.
5. A **sondagem vesical** está indicada naqueles casos em que se fará necessário o controle transoperatório do débito urinário e nas cirurgias do abdome inferior, pela facilidade de exposição e pelo próprio risco de lesão, mas sempre sob rigorosas condições de assepsia.
6. Dado fundamental é o de sempre se levar um paciente à sala de operações já se dispondo de uma via segura para a administração de líquidos, realizando-se a **flebóclise** ou flebotomia, na dependência da magnitude da intervenção e das condições gerais do paciente.

SEÇÃO XIX

EMERGÊNCIAS

PSIQUIÁTRICAS E PSICOSSOCIAIS

Lendo esta seção e **tendo este livro à mão**, mesmo que você não tenha muita experiência, estará **apto** a:

Esta seção se completa com a seção homóloga do livro PEDIATRIA: DIAGNÓSTICO + TRATAMENTO (Sarvier)

Atualização permanente no PEDIATRA IN (edição do autor)

■ **URGÊNCIA** em psiquiatria infantil visa ao atendimento imediato da sintomatologia manifestada pela criança. A terapêutica é dirigida diretamente para o quadro clínico manifestado de forma aguda. A urgência é, geralmente, atendida pelo **pediatra geral**. Exemplos: distúrbios neuróticos agudos, intoxicação por abuso de drogas, distúrbios psicossomáticos agudos.

■ **EMERGÊNCIA** em psiquiatria infantil visa ao atendimento de um conjunto de situações abrangendo diretamente o paciente e o ambiente em que ele vive (família, escola, companheiros). A atuação de emergência cabe ao especialista (**psiquiatra infantil**) que visa à proteção do paciente e do meio em que ele vive.

■ **CONVERGÊNCIA** em psiquiatria infantil é a exteriorização de um conflito intrapsíquico de forma aguda ou crônica, que gera ansiedade na família e/ou sociedade, exigindo um pronto atendimento do indivíduo.

Observação

O foco da **entrevista** (anamnese) deve estar na extensão do risco para a criança. Em determinadas situações (automutilação, abuso físico ou sexual por exemplo), níveis exagerados de defesa, ansiedade, culpa e negação poderão estar presentes. É importante evitar respostas evasivas ao mesmo tempo em que é fundamental construir um bom vínculo (lembrar que os pais são as duas figuras mais importantes da vida da criança). Mostrar interesse pela informação fornecida pelos pais, mas não deixar de colher também informações da própria criança.

1. REAÇÃO DE ANSIEDADE

ANSIEDADE = dificuldade emocional associada com a antecipação irrealista de um perigo (o **medo** é uma resposta emocional a um perigo objetivo).

Na ansiedade de **separação**, a criança fica "grudada" nos pais e os segue pela casa, "como uma sombra", medo de dormir sozinha.

Ansiedade de **evitação** — retraimento, timidez excessiva.

Fatores precipitantes — Provas escolares / Traumas / Situações estressantes

Nervosismo, estado de pânico
Choro intenso, gritos
Palidez, sudorese
Tremores
Diarréia, vômitos
Cefaléia
Palpitação
Respiração suspirosa, "falta de ar"
Micções muito freqüentes
Insônia
Pesadelos
Tonturas
Pensamentos obsessivos
Hiperatividade
Sensação de perda de controle ou "de que está morrendo" ou "de que vai ficar paralítica"

⇓

REAÇÃO DE ANSIEDADE

⇑

Exacerba

Conflito entre os pais

CONDUTA

1. Colher a história de maneira firme e tranqüilizadora.
   Verificar: a) episódios semelhantes anteriores;
   b) reação habitual a situações estressantes.
2. Recomendações para aliviar o estresse; ambiente descontraído, oportunidade para a criança desabafar seus sentimentos.
3. Se necessário — benzodiazepínico.
4. Na crise — clonazepan 0,01-0,03mg/kg.

2. REAÇÃO DE DEPRESSÃO

Perda real ou sentida (de pessoa, animal, objeto)

a) Discreta e limitada resposta racional à perda (**normal**)
b) Exagerada e prolongada

⇓

REAÇÃO DE DEPRESSÃO

"Fossa"

Choro, sentimento de tristeza e de vazio, pessimismo
Falta de sorriso, não gargalha
Dorme demais ou não consegue dormir
Distúrbios do sono e do apetite
"Fraqueza", fadiga
Irritabilidade, agressividade
Diminuição da capacidade de concentração
Perda de interesse na vida escolar e social
Rejeição de amigos/aborrecimento e solidão
Ganho exagerado de peso
Afirmações de natureza autodepreciativa
Somatização: cefaléia, dor de estômago
Adolescentes: associação com álcool e drogas; pensamentos suicidas

CONDUTA

1. Encorajar a falar sobre a perda, tentar entendê-la, colocar em perspectiva.
2. Encorajar a reiniciar atividades habituais e escolares.
3. Psicoterapia cognitiva-comportamental.
4. Pesquisar eventual causa orgânica.
5. Pesquisar transtorno de humor (bipolar) na família.
6. Medicamento em episódio agudo de depressão.
7. Antidepressivo (fluoxetina, sertralina, citolopran, doses baixas, aumentar progressivamente; 2ª escolha: tricíclicos imipramina (Tofranyl).
8. Encaminhar ao psiquiatra infantil.

3. REAÇÃO PSICÓTICA AGUDA

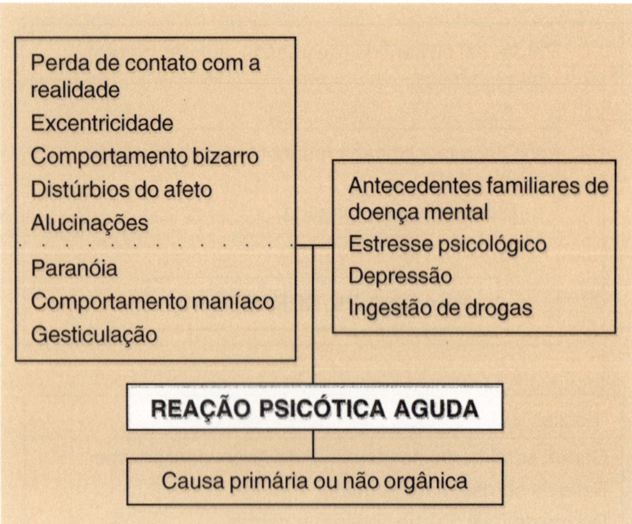

1. Assegure a segurança do pessoal médico e da criança.
2. Não deixe o paciente sozinho.
3. Providencie lugar calmo sem objetos perigosos.
4. Não discuta com a criança; dê ordens firmes e repita-as, se necessário.
5. Comunique-se com os familiares.
6. Determine o risco de ferir os outros ou a ele mesmo. Fazer restrição, se necessário.
   São necessários 4 ajudantes — um para cada membro.
   Documente a necessidade, tipo, duração.
7. Investigue trauma/medicamentos/doenças.

Sugere processo secundário à causa orgânica

1. História de trauma.
2. Distúrbio na orientação de tempo e espaço.
3. Distúrbio de memória presente ou passada.
4. Distúrbio de linguagem.
5. Dificuldade para cálculos.
6. Exame físico sugestivo de hipertensão intracraniana ou dados neurológicos de localização.

CONDUTA (causa não orgânica)

1. Para controle do comportamento agressivo ou destrutivo, antipsicótico: haloperidol 2-20mg/dia.
2. Suporte familiar.
3. Encaminhamento psiquiátrico obrigatório. ■

4. RECUSA EM IR À ESCOLA

(fobia escolar)

Importante: não confundir **fobia escolar** com "**cabular aula**" ("fazer gazeta").

a) **Fobia escolar**: a criança vai à escola, mas, devido à intensa ansiedade, não consegue entrar e volta. Trata-se geralmente de bom aluno. Problema emocional.

b) "**Cabular aula**": a criança vai até a escola, não entra, sai e vai passear e passa bem; freqüentemente mente para os pais. Comportamento anti-social.

Fatores envolvidos na gênese da fobia escolar

a) Freqüentemente existe uma distorção na relação mãe-filho.
   Superproteção materna → dependência da criança → hostilidade da criança contra a mãe → contra-hostilidade materna com explosões de raiva → sentimento de culpa materno → superproteção → dependência. A própria mãe pode ter ansiedade de separação.

b) Mudança no ambiente familiar (nascimento de irmão).

c) Doença dos pais.

d) Distúrbios psiquiátricos na família (agorafobia).

Transtornos relacionados: ansiedade de separação, ansiedade excessiva, distúrbio fóbico, déficit de atenção, dislexia.

O **drama emocional** se manifesta por medo e queixas somáticas: anorexia, cefaléia, dor abdominal, diarréia, urgência urinária.

CONDUTA

1. O pediatra deve frisar para os pais e para a criança a necessidade de que a criança retorne à escola o mais precocemente possível.
2. A mãe ou o menos ansioso do casal deve acompanhar a criança até a escola.
3. Se necessário, a mãe deve permanecer no recinto da classe (solicitar colaboração do diretor e professor). Com a diminuição da ansiedade, a mãe vai retirando-se gradualmente. **Nunca mentir ou enganar a criança nem permitir que o façam**.
4. Suporte psicológico e reforço positivo: a criança assinala num calendário seus "sucessos" e recebe os devidos e calorosos elogios da família e do pediatra (comunicação telefônica inclusive) e um prêmio pelos progressos.
5. Nos casos que não melhoram e demonstram elevada ansiedade ou grave distúrbio familiar:
   a) Psicoterapia da criança, tipo cognitivo-comportamental.
   b) Psicoterapia da mãe e/ou família.
   c) Ansiolítico (diazepínico) na fase inicial do tratamento. Imipramina. ■

5. SÍNDROME DA CRIANÇA DESPOJADA OU ENLUTADA

Perda abrupta e/ou inesperada de um dos pais

a) Mais grave: perda da mãe
b) 2º lugar em importância: perda do pai
c) Situação de estresse (perigo!): perda de ambos os progenitores

I — "Dor pela morte"

1º) dor pela perda
2º) superação do sofrimento
3º) adaptação (atividades habituais)

II — DESPOJAMENTO

Quadro agudo e grave: crises de ansiedade → depressão
1º) crise intensa de ansiedade no momento da perda
2º) adaptação aparente
3º) quadro de despojo ("choro de ausência")
- a) crises sucessivas de ansiedade durante o dia
- b) despertar freqüentemente à noite, pesadelos
- c) somatização: cefaléia, dor abdominal, vômitos, alterações do apetite
- d) fantasia de reencontro (perigo de suicídio)

CONDUTA em casos de morte na família

1. Informar à criança: dizer a verdade (conceitos religiosos vigentes na família podem ser úteis).
   Evitar mentiras tipo "mamãe está dormindo".
   A comparação morte-sono pode aumentar a ansiedade na hora de dormir.
2. "A dor da perda deve ser sentida, a dor deve ser sofrida" (para evitar complexo de culpa posterior).
3. Colocar a criança na casa dos avós ou tios do lado do progenitor que está vivo (estes podem manter certa distância emocional da perda).
4. Terapia de apoio individual e familiar.
5. Presença do psiquiatra — indicado quando houver depressão ou idéias de suicídio.
6. Nesses casos graves — antidepressivos: imipramina (dose máxima 5mg/kg/dia).

6. AGITAÇÃO PSICOMOTORA, CONFUSÃO MENTAL E DELÍRIO

DELIRIUM = disfunção transitória e geralmente reversível no metabolismo cerebral que tem início agudo ou subagudo e que se manifesta clinicamente através de uma série de anormalidades neuropsiquiátricas.

Critérios diagnósticos para *delirium*

a) Capacidade reduzida para manter a atenção a estímulos externos (as perguntas precisam ser repetidas diversas vezes devido à atenção dispersa) e para mudar adequadamente a atenção para novos estímulos externos (resposta perseverante a uma pergunta prévia).
b) Pensamento desorganizado, indicado através de um discurso incoerente, irrelevante, divagante.
c) Pelo menos 2 dos seguintes itens:
   1. Redução do nível de consciência; por exemplo: dificuldade em se manter alerta durante o exame.
   2. Distúrbios perceptivos: falsas interpretações, ilusões, alucinações.
   3. Perturbação do ciclo sono-vigília, com insônia ou sonolência durante o dia.
   4. Aumento ou diminuição da atividade psicomotora.
   5. Desorientação no tempo, espaço e quanto a si próprio.
   6. Comprometimento da memória; por exemplo: incapacidade de fixar coisas novas tais como nomes de diversos objetos sem relação um com o outro, após 5min; ou se lembrar de eventos passados, como por exemplo: a história do atual episódio de doença.
d) Características clínicas se desenvolvem num curto período de tempo (usualmente horas ou dias) e tendem a flutuar ao longo do dia.

AGITAÇÃO PSICOMOTORA = aceleração dos processos motores e psíquicos do indivíduo que, em condições normais, lhe permitem entrar em contato com o meio ambiente. A aceleração dos processos motores e psíquicos dá ao doente um aspecto peculiar, extremamente variável, dependendo de estar acelerada apenas a motricidade (desde a simples **inquietação**, até a **agitação motora**), ou um só dos processos psíquicos (por exemplo a linguagem, isto é, verborragia), ou diversos processos psíquicos (**excitação**), ou todos os processos psíquicos (**agitação**), apresentando sempre aspecto de não finalidade, de prolixidade e de desgaste.

CONFUSÃO MENTAL = quadro caracterizado por torpor intelectual e incoerência de idéias, com impossibilidade de coordenação e de bem perceber as sensações recebidas. Na prática, é a **desorientação** parcial ou total, no tempo e no meio, e o **desconhecimento** de pessoas.

A confusão mental implica comprometimento agudo do encéfalo por doença orgânica.

a) Quando a confusão é acompanhada de **agitação motora**, é uma confusão mental **agitada**. O paciente quer sair do leito, atira os braços, as pernas e a cabeça para os lados, quer agredir os circunstantes, esconde-se de "situações perigosas", defende-se de "agressões", cobre-se e descobre-se a todo o instante, etc. Em geral, é necessário conter o paciente no leito.
b) Quando a confusão mental é **sem agitação motora**, é uma confusão **astênica**.
c) A confusão mental pode ser **delirante** ou **não**, isto é, pode ou não ser acompanhada de idéias delirantes. Entende-se por **idéia DELIRANTE** o desenvolvimento progressivo de atividade mórbida do pensamento, em virtude da qual o doente se afasta cada vez mais da realidade, sem que seja possível convencê-lo do seu erro fundamental. Em geral, os delírios nas confusões mentais são ricos em distúrbios alucinatórios, principalmente visuais.

De acordo com a etiologia, a **AGITAÇÃO PSICOMOTORA** pode ser classificada nos seguintes grupos: tóxica, traumática, epiléptica, psicótica, psicogênica e nas oligofrenias.

❶ Nos grupos **infeccioso**, **tóxico** e **traumático** a agitação psicomotora é sempre tipo **confusão mental**, a qual pode ser **agitada** ou **astênica**.

INFECÇÕES — as alterações psíquicas observadas no curso de processo infeccioso dependem da virulência das toxinas que atuam sobre o encéfalo (diretamente ou através do sistema hormonal e neurovegetativo) e do grau de resistência do sistema nervoso ao agente nocivo. Isto explica a enorme variação das reações individuais: há crianças que, com febre baixa, decorrente de resfriado comum, apresentam distúrbios psíquicos e outras que, com infecção tífica grave, não perdem a clareza da consciência.

Todas as doenças infecciosas podem ser causa de agitação psicomotora; algumas agindo pela simples elevação febril e outras por seu tropismo específico para o sistema nervoso, como as encefalites virais, herpes zoster, raiva, tétano, encefalomielites pós-vacinais, encefalomielites parainfecciosas (sarampo, varicela, escarlatina, varíola, tifo, colibacilose, gripes, parotidite epidêmica, etc.).

Na **convalescença** de doenças infecciosas grandemente carenciais, como a malária, o tifo, a pneumonia, podem surgir quadros confusionais. Via de regra, são do tipo astênico e desaparecem logo que a criança seja suficientemente alimentada ou hidratada.

Na **adolescência**, uma doença infecciosa aguda, febril, com quadro confusional, pode despertar uma psicose endógena (esquizofrenia, quase sempre), e, então, cessada a febre, começam a aparecer os sintomas da psicose. No raciocínio diagnóstico valorizar antecedentes hereditários e a personalidade pré-psicótica.

TÓXICOS — os tóxicos podem atingir o sistema nervoso provocando os mais variados sintomas, desde um simples estado de ansiedade e inquietação até uma grande agitação psicomotora, que pode ser acompanhada de sintomas neurológicos: convulsões, mielite, paralisia respiratória, paralisia periférica ou de pares cranianos, etc.

a) **Auto-intoxicações**

1. Uremia — o quadro de agitação psicomotora é confusional e, por vezes, alucinatório.
2. Diabetes — precedendo ou antecedendo o coma, pode sobrevir um período de agitação psicomotora confusional.
3. Na atrofia amarela aguda do fígado, o quadro é confusional, geralmente astênico.

b) **Heterointoxicações**

1. **Barbitúricos** — geralmente os doentes evoluem para o coma e a agitação que se sucede é do tipo confusional.
2. **Alcoolismo** — agitação psicomotora delirante alucinatória, caracterizada pelas alucinações zoopsíquicas. Raro na criança, acontece, às vezes, como acidente e o quadro é, via de regra, comatoso.
3. **Arsênico inorgânico** — arsênico branco, verde mineral, verde industrial, verde-paris, etc. Somente nas grandes ingestões é que o início se dá por agitação psicomotora, seguido de convulsões e coma. Distúrbios gastrintestinais precedem o quadro psíquico.
4. **Fósforo** (raticidas e fogos de artifício, chamados "traques") — apenas no período final da intoxicação, após o estabelecimento da atrofia amarela aguda do fígado, é que sobrevém o quadro de agitação psicomotora e convulsões, seguida de coma.
5. **Bissulfureto de carbono** — formicida de cheiro característico, nauseabundo, que o distingue dos formicidas que contêm cianetos de ação mortal, quase fulminante.
   Após a ingestão, o primeiro sintoma é a excitação do sistema nervoso, semelhante à da embriaguez alcoólica, logo sobrevindo vômitos e ardor gástrico. O vômito tem cheiro característico. Em menos de 10 minutos aparece estado vertiginoso e quadro confusional delirante. A morte sobrevém em 30 minutos, com inconsciência, midríase e convulsões por paralisia respiratória.
6. **Atropina** (saia-branca) — os sintomas, que aparecem logo após a sua ingestão, consistem em boca seca e ardente, midríase, sede pronunciada, visão confusa, pele quente e ruborizada, hipertermia. O quadro é dominado por intensa agitação psicomotora. As crianças gritam, atiram-se ao chão, apresentam alucinações visuais e se movimentam incessantemente. Se a intoxicação é muito intensa, sobrevém estado comatoso. A evolução quase sempre é boa, dependendo, fundamentalmente, da eliminação renal.
7. **Fenóis e cresóis** (lisol, ácido fênico, creolina, etc.) — a excitação psicomotora é precoce e seguida, logo depois, de fase depressiva, torporosa e, a seguir, comatosa. Diagnóstico facilitado pela queimadura das mucosas que ficam necrosadas (leitosas).

TRAUMATISMOS — os traumatismos cranioencefálicos podem ocasionar, imediatamente, um quadro de inquietação confusional que pode ceder ou evoluir para torpor e coma. Podem acarretar seqüelas neuropsíquicas, como hemiparesias, convulsões, desvios de conduta, etc.

EPILEPSIAS —

a) Na **síndrome epiléptica**, vencida a convulsão (seu principal sintoma), isto é, vencida a aura, as fases tônica, clônica e do sono, sobrevém a **fase crepuscular**, que pode durar minutos, horas ou dias. Ao acordar, a criança não recupera imediatamente a consciência, mas o faz lentamente. É nesta fase que o paciente pode apresentar comportamento extravagante, como fugir de casa, falar línguas diferentes, correr, cair em mutismo ou apresentar quadro de agitação psicomotora dominado por inquietação sem finalidade, sem orientação e com pouca contatação ambiental. Quando a criança volta a si, tem amnésia mais ou menos total do ocorrido.

b) Nas **epilepsias psicomotoras** há exagero da atividade comum das crianças; não param de se movimentar, correm de um lado para outro; no berço estão agitadas; à noite, acordam aos gritos; revelam tendência à perversidade; há alteração no ritmo do sono, etc. O EEG acusa sempre lesão no lóbulo temporal esquerdo. Este estado de agitação psicomotora não é acompanhado de perda de consciência, e as convulsões são raras.

c) Nas crianças que têm **convulsões repetidas**, pode sobrevir estado confusional por edema cerebral, em geral confusão astênica, seguida de estado torporoso e mesmo coma.

❷ As agitações psicomotoras decorrentes de **psicoses**, **transtornos psicológicos** e **oligofrenias** são do tipo **não** confusional. Estas, via de regra, são descontínuas e sofrem influência do meio ambiente.

PSICOSES — na primeira e na segunda infância, os quadros psicóticos são bastante raros; na adolescência são mais comuns e se assemelham bastante às formas psicóticas do adulto.

a) Embora raramente, a **esquizofrenia** pode ter aparecimento agudo, com quadro delirante alucinatório e agitação psicomotora, entre os 9 e 11 anos. Nos casos de início agudo, a anamnese cuidadosa estabelece que 60 dias, ou mais, antes do surto de agitação, a criança parecia "mudada", desmazelada, com rebaixamento acentuado do aproveitamento escolar, com grande alteração da letra, ódio às pessoas que antes queria bem e apegamento exagerado a um animal (cão ou gato), etc.
   Freqüentemente o estado psicótico agudo é desencadeado por trauma psíquico e representa a rotura de estado pré-psicótico.

b) Na **adolescência** a sintomatologia psicótica é muito semelhante à do adulto. O início é quase sempre insidioso, passando despercebido, geralmente por ignorância dos familiares que apenas tomam conhecimento da gravidade da situação diante da agitação psicomotora delirante alucinatória.

TRANSTORNOS PSICOLÓGICOS — crianças neuropatas, assim como as que vivem em ambiente de grande tensão emocional, podem apresentar, em conseqüência de trauma psíquico recente, quadro de agitação psicomotora, sob uma das seguintes formas: crises de riso ou de choro incontroláveis, paroxismos de cólera e perversidade, grande excitabilidade com reações violentas às menores contrariedades, temor noturno ou sonambulismo, estado estuporoso e transtornos pseudodelirantes e pseudoalucinatórios. Estes últimos, habitualmente de aparecimento súbito, são induzidos por adultos e relacionados à idéia de morte, céu, inferno, enterro, fantasma, visões de santos, etc. Os quadros alucinatórios e delirantes, de origem induzida, desaparecem quando removida a criança do foco, mas podem ser fixados quando estimulados pelos circunstantes que passam então a explorá-los (crianças "milagrosas" que vêem ou conversam com santos). Quando o afastamento do ambiente não faz ceder a sintomatologia, deve-se suspeitar de esquizofrenia.

OLIGOFRENIAS — os estados de desenvolvimento mental incompleto ou inadequado, que impedem a adaptação social, constituem as oligofrenias. Nas crianças oligofrênicas, a deficiência mental se apresenta em todas as gamas, desde as ligeiramente débeis (educáveis) até as idiotas. As causas são muito variadas, mas, quaisquer que sejam elas, o oligofrênico é presa fácil de crises de agitação psicomotora e idéias delirantes. São mais poupados os que estão nos extremos da escala de deficiência mental, isto é, os ligeiramente débeis e os idiotas. Os mais sujeitos são os débeis médios e os imbecis, isto porque são eles exatamente os que não suportam os conflitos decorrentes da falta de equilíbrio do binômio indivíduo-meio.

A agitação psicomotora nunca é do tipo confusional. Geralmente, é apenas motora. É fuga, é agressividade contra as pessoas mais íntimas (pais, irmãos), é destruição de objetos, é tentativa pueril de suicídio, etc.

A consciência e a memória estão sempre presentes e, via de regra, a agitação psicomotora é ligada ao conflito ambiental (criança contrariada).

A agitação pode ser do tipo delirante, alucinatório e, comumente, o quadro se superpõe àquele descrito nas psicoses induzidas (transtornos psicológicos), quase sempre desencadeado por traumatismo (morte de pai, mãe, etc.). Aqui, também, o afastamento do ambiente faz desaparecer o quadro psicótico.

Freqüentemente a oligofrenia acompanha os estados convulsivos, o que favorece o aparecimento de crises distímicas, com agressividade exagerada.

CONDUTA NA AGITAÇÃO PSICOMOTORA

1. **CONFUSIONAL**

   Desorientação no tempo e no espaço, desconhecimento das pessoas.

   a) **Febril** — infecciosa
      1. Controle da febre (antitérmico, balneoterapia).
      2. Tratamento da infecção.
      3. Medidas gerais de suporte.
      4. Se as medidas anteriores não forem suficientes — tratamento farmacológico — ver adiante.

   b) **Não febril** — **tóxica** e **traumática**
      1. Tratamento causal.
      2. Não usar sedativos nas intoxicações graves. Portanto não prescrever sedativos antes de estabelecido o diagnóstico definitivo. Nunca usar psicotrópicos nas intoxicações pelos opiáceos, barbitúricos e álcool.
      3. Contenção física, se necessário.

   c) **Pós-convulsiva**
      1. Benzodiazepínico.
      2. Não usar barbitúrico — pode ter efeito paradoxal, piorando a agitação.

2. **NÃO CONFUSIONAL**

   a) **Crises motoras epilépticas** — antiepilépticos: primidona, carbamazepina (Tegretol) ou hidantoína EV ou oral.

   b) **Transtornos psicológicos**, **psicoses**, **oligofrenia** (delirantes ou não)
      1. Afastar cuidadosamente a possibilidade de causa tóxica.
      2. Tentar tranqüilização verbal por uma pessoa que permaneça constantemente ao lado do doente.
      3. Se não for suficiente — contenção física.
      4. Ansiedade, angústia — ansiolítico diazepínico.
      5. Excitação, agressividade, psicose delirante, tiques — neuroléptico.

TRATAMENTO FARMACOLÓGICO

1. **ANSIEDADE, ANGÚSTIA** — ansiolítico

   a) **Casos moderados** (opções)
   Benzodiazepínicos
      1. diazepam — Valium 2mg/5ml
      dose: 5 a 10ml por vez; repetir a cada 4 ou 6 horas.
      2. bromazepam — Lexotan 3mg/5ml
      dose: 0,2-1mg/kg/dia; dividir em 2 vezes.
      3. lorazepam — Lorax comprimidos de 1mg
      dose: 0,5-2mg/dia; dividir em 2 vezes.
      4. clonazepam — 0,01-0,03mg/kg/dia.

   b) **Casos severos**
   Benzodiazepínico — Valium (1 ampola = 10mg)
   Aplicar 5 a 10mg EV ou IM.

2. **EXCITAÇÃO, AGRESSIVIDADE, PSICOSE DELIRANTE, TIQUES**

   Neuroléptico — butirofenona (haloperidol)
   Agitação leve — 0,5mg; adolescentes: 2mg
   Agitação moderada — 1mg; adolescentes: 5mg
   Agitação grave — 2mg; adolescentes: 10mg
   Repetir se necessário. Manutenção: a cada 6 horas
   Produtos: Haldol e Haloperidol — comprimidos de 1 e 5mg; solução 20 gotas = 2mg; ampolas 1ml = 5mg
   Casos graves — via IM; outros: oral
   Em casos que não respondem a altas doses de haloperidol, associar pequenas doses de lorazepam (0,01 a 0,05mg/kg) 6/6h, EV, IM ou VO.
   Alternativa útil: droperidol (Droperdal, ampola 1ml = 2,5mg) — 0,25-0,5mg IM.

Em todos os casos — Ambiente tranqüilizador. Prevenir auto-agressão. Observação rigorosa.
Monitorar sinais vitais e estado mental. ■

7. A CRIANÇA MALTRATADA

Equimoses múltiplas e de cores diferentes:
"Lábio roxo", orelha de boxeador, lábio-gengivais, pescoço, tórax, braços, nádegas.

Fraturas múltiplas e em diferentes estágios de consolidação (nos casos suspeitos: raios X de ossos longos):
- Lesões e cicatrizes estranhas, "esquisitas".
- Marcas de mordidas e queimaduras.
- Traumas "acidentais" ocorridos entre meia noite e 6 horas.
- Queimadura por queda numa banheira de água fervendo mas sem lesões nos pés e nas mãos.
- Fratura do crânio (múltipla, bilateral, cruza linha da sutura) e hematoma subdural.
- Fratura de costelas (múltipla, bilateral, posterior).
- Trauma abdominal e rotura de vísceras.

Lesões "esquisitas", de difícil explicação, repetitivas.
Versões discrepantes ou inverossímeis sobre a origem das lesões
Relatos "simplistas" para multiplicidade, extensão e gravidade das lesões ("caiu do colo", "cai à toa", "brigou com o irmãozinho", "tropeçou").
Demora em procurar assistência médica.
Procura de serviços médicos diferentes a cada trauma.
Confissão parcial posteriormente negada.

⇓

❶ ABUSO FÍSICO

Junta médica
Médico legista
Documentação do caso

Comunicar à autoridade policial competente (delegado, juizado de menores), **internar** a criança para tratamento e para protegê-la do agressor.
(Atenção: a próxima agressão pode ser fatal).

❷ ABUSO EMOCIONAL

a) Criança abandonada e/ou
b) Encerrada por longo tempo em quarto, na ausência dos pais
c) Reprimendas, intimidações e acusações contínuas; mostra de indiferença

Hipodesenvolvimento
Retardo mental
Apatia intensa
Baixo rendimento escolar
"Quadro semelhante à esquizofrenia catatônica"

❸ NEGLIGÊNCIA

a) Na alimentação — desnutrição
b) Nas necessidades emocionais
c) No tratamento médico
d) Facilitar, à criança, acesso a tóxicos

Síndrome da "CRIANÇA SACUDIDA"

Mais freqüente: < 1 ano; maioria < 6 meses
Sempre antes dos 2 anos
Letargia/ irritabilidade
Apnéia/ bradicardia
Convulsões
Vômitos
Sem ferimentos externos
Fontanela abaulada
- fraturas de costelas: bilateral, múltipla, posterior
- fraturas de metáfises de ossos longos

FAMÍLIA

Famílias de nível sócio-econômico
- Alto ou médio
  - Pais com transtornos psicológicos
  - Pais alcoólatras
  - Pais drogados
- Baixo
  - Alcoolismo

CRIANÇA

Hipodesenvolvimento e/ou desnutrição grave
Retardo mental Apatia intensa Baixo rendimento escolar Desconfiança, diminuição da auto-estima pós-estresse: medo, raiva, ansiedade, depressão

CONDUTA

1. Afastar o adulto que abusa
   ou
2. Mudar a criança para outro ambiente
   a) Casa de avós ou outros parentes
   b) Colégio interno
   ou
3. Inclusão de um novo membro na família (amigo, parente) como moderador.
4. Psicoterapia da criança.
5. Terapia da família.

8. ABUSO SEXUAL

Contato genital, oral ou manual (da masturbação ao coito) não consentido, seja a vítima criança ou adolescente.

Estupro ou **violação** — relação sexual com contato genital, não consentida, conseguida através do uso de força física, medo ou sedução.

O estupro é uma **violência** e não simplesmente um ato sexual.

A) **Anamnese** deve ser completa e detalhada: circunstâncias em que ocorreu a agressão, agente agressor, tempo decorrido entre o acidente e a chegada ao serviço médico.

1. A criança e os pais podem ser entrevistados juntos, mas deve-se dar uma oportunidade para o paciente ter uma entrevista separada.
2. Avaliar o estado emocional da criança antes do acontecimento.
3. Informar-se a respeito do relacionamento da criança com outras crianças e com os familiares.
4. Observar se a criança se mostra preocupada ou não.
5. Observar indícios que sugiram provocação ou sedução (o fato pode ter sido instigado parcialmente pela criança).
6. Observar, com cuidado, indícios de que o fato alegado possa não ter ocorrido na realidade: às vezes, a alegação de abuso sexual serve para cobrir preocupações com masturbação; brincadeiras sexuais ou doença venérea.
   Sugerem acusação **falsa**: a) a queixa é feita após longo tempo do fato alegado; b) personalidade neurótica ou fantasiosa da criança; c) ausência de sinais de violência.
7. Crianças psicóticas ou retardadas podem inventar ou interpretar erroneamente algumas atitudes. Por outro lado, lembrar que essas crianças são mais vulneráveis ao abuso sexual e que suas acusações devem ser levadas a sério.

Observação: a anamnese deve ser detalhada e precisa.

O médico não deve tomar uma atitude acusatória, mesmo que um dos pais esteja envolvido no ataque, deliberadamente ou não.

B) **Exame físico**

1. Respeitar a privacidade e os sentimentos da criança.
2. A natureza do exame deve ser explicada à criança com termos que permitam sua compreensão e a tranqüilizem.
3. Presença obrigatória de uma enfermeira no exame de meninas.
4. Presença da mãe ou do pai: depende do desejo da criança e do estado emocional dos pais.
5. Exame cuidadoso das roupas da vítima.
   a) **Exame físico geral**: estado geral, aspecto físico geral com verificação de evidência de traumas.
   b) **Exame ginecológico**: quase sempre sob narcose (para possibilitar exame mais preciso, correções cirúrgicas e ainda por efeito psicológico).
      1. Exame cuidadoso e completo dos genitais externos: vulva, períneo, hímen e eventual vaginoscopia (pode-se usar espéculo nasal ou laringoscópio pediátrico) quando há integridade vaginal.
      2. Sondagem vesical e eventual cistoscopia.
      3. Toque retal: avaliar esfíncter anal e verificar eventual lesão do reto; pesquisar coleção pélvica que denuncia lesão das vísceras abdominopélvicas, fato que poderá exigir laparotomia.
      4. Colher material para o teste da fosfatase ácida (que denuncia presença de líquido seminal) e para exame bacteriológico.

C) **Exames laboratoriais**

1. Esfregaço de secreção vaginal corado pelo Gram.
2. Esfregaço vaginal e cultura para *Neisseria gonorrhoeae.*
3. Teste sorológico para sífilis.

TRATAMENTO

1. Suturas e homostasias adequadas. Freqüentemente se pratica colporrafia anterior e colpoperineorrafia com eventual drenagem de hematoma.
2. Proteção contra doença venérea: penicilina procaína 2,4 milhões de U (criança menor de 25kg) ou 4,8 milhões (criança com mais de 30kg).
3. Prevenção contra gestação — em casos em que haja forte possibilidade de gestação, pode-se usar etinilestradiol (dietilestilbestrol) 5mg por dia, durante 5 dias. É útil adicionar um antiemético, 1 hora antes. Preparado: Lynoral conc., comprimidos de 1mg.
   Alternativa: estrógenos conjugados, 20mg/dia, IM, 5 dias. Preparado: Premarin fr. amp. 20mg.
4. Atenção especial à parte psicológica da criança e da família. Atitude amiga, compreensiva e de apoio por parte do médico aos familiares e à criança. Se necessário, encaminhar ao psicólogo, assistente social ou psiquiatra infantil. ■

9. TENTATIVA DE SUICÍDIO*

1. **Importante** — constitui uma **emergência médica de elevada letalidade** (3ª causa de morte entre 15-24 anos).
2. **Grupo etário** — nenhum caso relatado abaixo dos 5 anos; alguns casos de ameaça (sem êxito) dos 5 aos 9 anos; acima de 12 anos aumenta progressivamente o número de suicídios. Tentativas sérias em crianças pequenas têm ocorrido em psicóticos que têm grande dificuldade em controlar sua agressividade.
3. **Sexo** — 3 vezes mais freqüente em mulheres; os homens têm 3 vezes mais sucesso na tentativa.
4. **Arma** — mais freqüente: ingestão de droga ou veneno; a seguir: arma de fogo, gás, jogar-se de alturas, afogamento, fogo, acidente de automóvel ou moto, cortar os pulsos.

CONDUTA DO PEDIATRA

Erro a evitar — fazer afirmações tranqüilizadoras tipo "não é nada", "tudo vai dar certo" antes do conhecimento da profundidade do problema. Por outro lado, palavras vazias de significação não servem de ajuda.

1º Objetivo

Salvação da criança: tratamento clínico-cirúrgico.

2º Objetivo (concomitante ao 1º)

Estabelecer o relacionamento de apoio cordial com o jovem, demonstrando sincero interesse e preocupação.

Nota: na maioria das tentativas, o adolescente realmente quer ser salvo e o médico deve fazer-lhe sentir que é a pessoa em que pode confiar.

Atitude do médico — calma, confiante, comunicativa, séria.

Atitudes a evitar — crítica, brincadeiras (gozação).

3º Objetivo

a) Determinar o estado mental do paciente, especialmente se a criança é ou não psicótica e o grau de depressão presente. Pesquisar transtorno bipolar.

b) Completar a "ficha de suicida" com o registro dos principais dados psiquiátricos.
   1. **Entrevista com o paciente** (se possível entrevistar o paciente primeiro e sozinho).
      a) as perguntas devem ser dirigidas de maneira direta: "diga-me o que aconteceu";
      b) estimular o paciente a falar abertamente;
      c) se após 30 minutos não houver progresso, recorrer a perguntas mais diretas;
      d) observar concomitantemente sinais e sintomas de ódio, depressão e psicose.
   2. **Entrevista com os pais e outras pessoas significativas** (conduzir com o mesmo modo simpático, franco e não preconcebido).

Dados a serem obtidos com as entrevistas

a) Sinais de depressão (palavra lenta, movimentos retardados, face triste, falta de esperança no futuro).

b) Sinais de ansiedade (tensão, aflição).

c) Sintomas de psicose (ilusões, alucinações, ideação, palavras bizarras), traços psicológicos (impulsividade, desesperança, modulação afetiva pobre).

d) Capacidade do jovem em comunicar sentimentos e em utilizar a ajuda oferecida.

e) Avaliar as motivações que levaram ao ato.

f) Avaliar a seriedade da tentativa de suicídio atual (perigo físico real e intenção ou desejo real de morrer). O suicídio foi um ato impulsivo ou planejado?

g) Dificuldades de longo termo: destruição do lar, morte, privação, dificuldade escolar, delinqüência, uso de drogas e álcool, experiências sexuais traumáticas, incluindo incesto e homossexualidade. A família era o foco de irritação para o paciente?

h) Antecedentes psiquiátricos significativos (clínicas psiquiátricas, escolas especiais).

i) Ameaças e tentativas anteriores de suicídio, história de suicídio na família.

j) Reação da família: foi realista? Como apoiou e se relacionou com o paciente? Tom de comunicação dos pais com o filho: cordial, frio, hostil. Algumas frases revelam os sentimentos básicos: "Da próxima vez, corte mais fundo"; "Você está tal como sua mãe".

* Baseado em Haim Grünspun, Barbara E. Cunan e Myron L. Belfor.

A CRIANÇA E O SUICÍDIO

❶ Desorganização familiar com privação afetiva; novos problemas acrescentados aos antigos não resolvidos; raiva reprimida

Sintomas de **depressão** (afirmações autodepreciativas: "fossa")

Transtornos do humor
Distúrbios de conduta
Abuso de drogas
Impulsividade
Desesperança

* **Sinais prodrômicos**
Aumento da tensão
Prostração
Irritabilidade
Hipersensibilidade
Dificuldades na escola
Ociosidade
Alcoolismo, abuso de drogas
Fugas de casa
Deterioração geral da conduta social

❷ **Estresse precipitante**
Separação dos pais ou de outras pessoas significativas
Morte do pai
Briga e discussão com os pais
Briga com namorado(a)
Abuso físico ou sexual
Descoberta de uma atividade proibida (como beber)
Problemas legais
Desconfiança
Restrição ou críticas
Exclusão
Fracasso escolar relativo ou real

❸ **Período pré-suicídio**: fantasias sobre o suicídio
(quanto mais detalhada a fantasia, maior é o risco)

❹
a) **GESTO SUICIDA**: verbalização de idéias suicidas
formação de um plano
intenção de executá-lo
pequenos atos psicologicamente significativos
(ingesta, laceração, acidente)
b) **TENTATIVA DE SUICÍDIO** propriamente dita
Nota: No "gesto" não há repetição; na "tentativa" existe grande tendência para repetição

* Podem faltar em casos de tentativas suicidas impulsivas.

TRATAMENTO

Questão básica: tratamento hospitalar *versus* ambulatorial

1. Está indicada a **hospitalização** quando:
   a) a tentativa era claramente para morrer e pode ter êxito numa outra ocasião;
   b) houveram outras tentativas anteriores;
   c) pacientes não comunicativos;
   d) sintomas sugestivos de psicose ou depressão grave;
   e) famílias desinteressadas ou rejeitadoras.

Nota: na tentativa de suicídio do adolescente, freqüentemente os pais são o alvo do ódio e a tentativa é uma mensagem para eles. Os pais que não respondem com um interesse adequado podem forçar o adolescente a uma tentativa mais séria de suicídio.

Na criança hospitalizada poderão ser usadas drogas antidepressivas e tranqüilizantes.

Iniciar a psicoterapia durante a hospitalização nos casos psiquiátricos graves em que se prevê hospitalização longa. Nos demais casos, a psicoterapia será iniciada logo depois de alta hospitalar.

2. A maioria dos casos pode ser tratada em **regime ambulatorial**, se excluídos os fatores (ver acima) que recomendam a hospitalização:
   a) o pediatra deve intervir no ambiente, procurando corrigir as distorções que atuaram como estresse precipitante, e fazendo o adolescente voltar para sua vida normal (a não ser que seu ambiente seja muito abusivo, promover a participação da escola;
   b) indicar consulta com psiquiatra, psicoterapia;
   c) os medicamentos psicotrópicos devem ser usados com cautela, sob controle rigoroso e nunca como substituto para o tratamento psicoterápico. Podem servir como arma de dois gumes por obstruírem uma conduta mais definitiva e podem constituir arma para nova tentativa; o medicamento deve ser ministrado por pessoa responsável e não estar acessível ao adolescente;
   d) tentar obter um contrato de não suicídio com a criança;
   e) afastar armas de fogo.

Fatores de risco para nova tentativa nos 3 meses seguintes (perigo real):

Comportamento suicida anterior; intencionalidade evidente; abuso de álcool e drogas; hostilidade; agressão; desesperança; isolamento social; desempenho escolar ruim; discórdia familiar; abuso; negligência; psicopatologia grave; depressão; distúrbios psiquiátricos familiares. ■

10. "VIAGEM"

(ingestão voluntária de droga psicotrópica)

CONDUTA

1. Colocar o paciente em ambiente calmo e pouco iluminado.
2. Amigo ou médico ao lado, falando em tom tranqüilizante, até o paciente voltar à realidade.
3. Pesquisar junto ao paciente, acompanhante, amigos, parentes, a droga que foi usada.
4. Tratar, se necessário, a intoxicação pela droga. ■

SEÇÃO XX

A UTI

PONTO DE VISTA DO PEDIATRA GERAL

ESCORE PEDIÁTRICO DE TRAUMA

Componente	Categoria +2	+1	–1
Peso	≥ 20kg	10-20kg	< 10kg
Via aérea	normal	sustentável	não sustentável
PA sistólica	≤ 90mmHg	90-50mmHg	< 50mmHg
SNC	desperto	obnubilado	coma/descerebrado
Feridas abertas	nenhuma	pequena	grande ou penetrante
Fraturas	nenhuma	fechada	aberta ou múltipla

Soma total dos pontos: 6 ou menos indica gravidade.
Se não houver um "manguito" de tamanho apropriado para a medida arterial, pode-se avaliar do seguinte modo: +2 : pulso palpável (radial)
+1 : pulso palpável (femural)
–1 : nenhum pulso palpável

ESCORE DE GRAVIDADE DE OBSTRUÇÃO RESPIRATÓRIA AGUDA

	0	1	2
Estridor	ausente	inspiratório	ins/expiratório
Tosse	ausente	rouca	metálica
Entrada de ar	normal	diminuída	muito diminuída
Retrações	ausente	supraesternal	supra/subest/interct
Cor	normal	cianose / ar ambiente	cianose FiO_2 0,4

CONDUTA HOSPITALAR NA CRIANÇA COM ACIDENTE POR SUBMERSÃO (ver pág. 495)

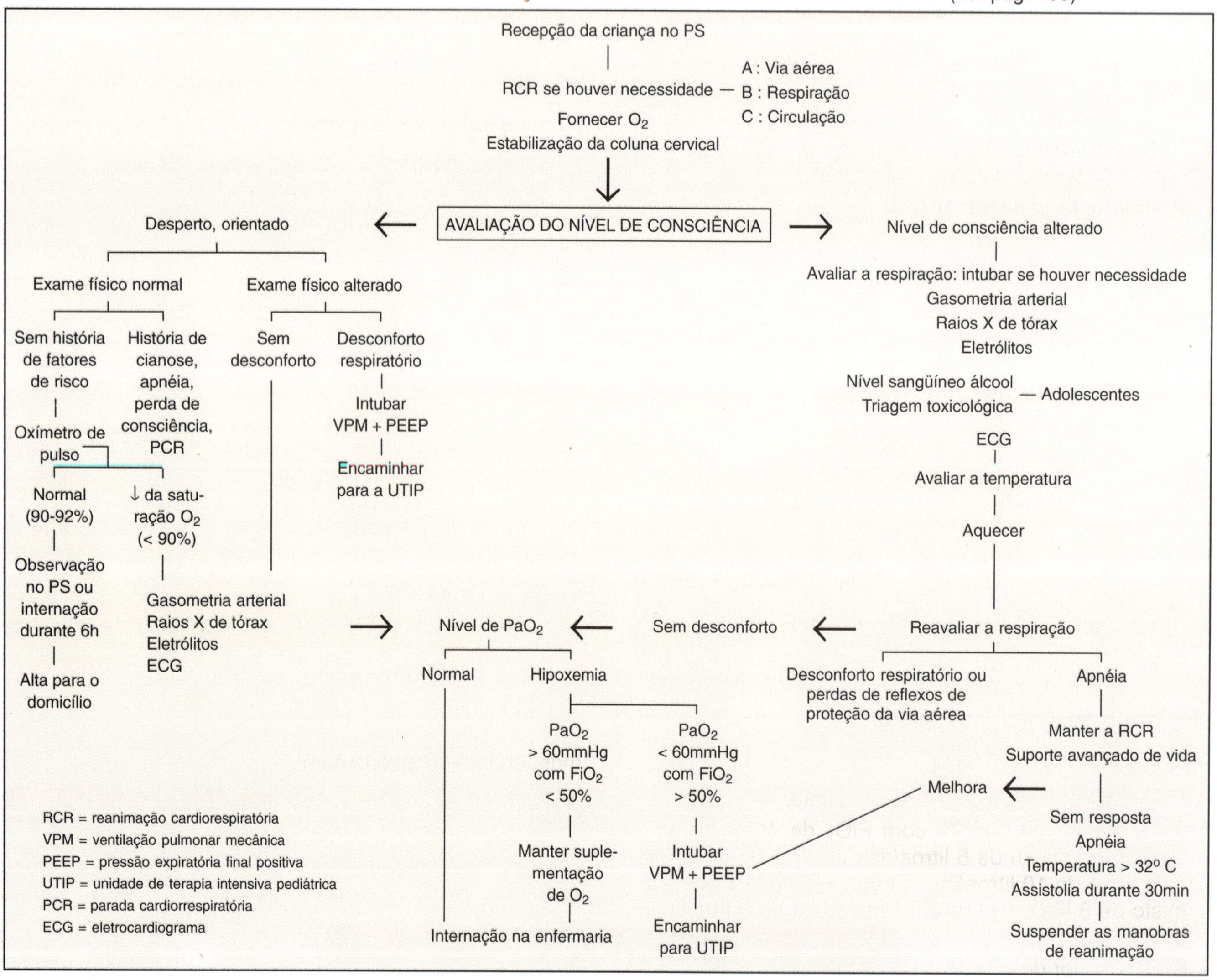

1. A UTI DO PONTO DE VISTA DO PEDIATRA GERAL

❶ Quando internar na UTI prioritariamente

a) Casos muito graves... (fisiologicamente instáveis)
b) ... mas doença recuperável
c) para assistência adequada no período crítico (ventilação mecânica, drogas vasoativas, diálise)

❷ Quem internar na UTI

1. **Doenças respiratórias agudas severas**
   a) Controle seriado de gasometria: Bronquiolite
   b) Assistência ventilatória: Estado asmático
      Pneumonia extensa
      Derrame pleural extenso
      Distúrbios neuromusculares
2. **Choque**: Hipovolêmico
   Endotóxico
3. **Intoxicações** (barbitúricos, organofosforados, codeína, nafazolina). Casos com apnéia e/ou convulsões.
4. **Politraumatizado**
5. **Grande queimado** (fase inicial)
6. **Neurologia**: Edema cerebral, Estado de Mal, Síndrome de Guillain-Barré.
7. **Pós-operatório**: atresia de esôfago; grandes cirurgias abdominais, neurológicas; hidratação.
8. **Alimentação parenteral total**
9. **Outros**

❸ Quem não deve ser internado na UTI

(Erros de indicação)

1. **Moribundo**
2. **Doença básica não tem resolução** (ex.: neoplasia maligna disseminada com infiltração do SNC e/ou IRA).

❹ Quem indica se o doente vai para a UTI

Pediatra assistente

a) Valoriza o aspecto global
b) Avalia a evolução: deterioração do caso.
c) Em conjunto com o **intensivista**: analisa as possibilidades técnicas do caso.

❺ Quem cuida do doente internado na UTI

1. **Pediatra**: **doença básica/visita conjunta**
2. **Intensivista**: **apoio crítico, intercorrências, protocolo**

Ao **pediatra** cabe:

a) Enfatizar aspectos pediátricos (parâmetros diferentes): "criança não é adulto em miniatura".
b) Suporte psicológico ("perigos do excesso de entusiasmo do intensivista").
c) Centralizar informações/comunicação.

❻ UTI em locais de poucos recursos

Sala de cuidados intensivos

(Concentração de recursos técnicos e humanos)

❼ Qual o objetivo da UTI

Conclusão

Objetivo da UTI é **PROLONGAR A VIDA**

Possibilitando ultrapassar o período crítico de doenças resolvíveis.

E **não prolongar a morte** de doenças irrecuperáveis.

CRITÉRIO DE INTERNAÇÃO NA UNIDADE DE TERAPIA INTENSIVA

Comitê de tratamento intensivo da SPSP

Distúrbios respiratórios agudos

Critério geral:

1. PaO_2 menor do que 50 em ar ambiente.
2. PaO_2 menor do que 70 com FiO_2 de 40%, ou com cateter com fluxo de 5 litros/min ou com tenda úmida com fluxo de 10 litros/min ou com oxitenda com fluxo misto de 8 litros/min de ar comprimido de 3 litros/min de O_2.
3. $PaCO_2$ maior do que 45.

Independem do critério geral:

1. Epiglotite (dificuldade respiratória alta).
2. Corpo estranho: todos (nas primeiras 24 horas).
3. Crônicos agudizados com possibilidade de reversão.

Distúrbios neurológicos

1. Comas de instalação recente.
2. Estado de mal convulsivo.
3. Síndrome de hipertensão intracraniana (Reye, trauma craniano, afogamento).

Distúrbios acidobásicos e hidroeletrolíticos

1. Acidose metabólica com pH menor ou igual a 7,0.
2. Alcalose metabólica — todos.
3. Desidratação de 3º grau.
4. Intoxicação hídrica.
5. Desidratação hipernatrêmica (com Na maior do que 150).

Distúrbios renais

1. Insuficiência renal aguda.
2. Crise hipertensiva.

Distúrbios metabólicos

Cetoacidose diabética.

Distúrbios cardiocirculatórios

1. Insuficiência cardíaca.
2. Arritmias.
3. Choque.

Septicemia

Tendo pelo menos quatro dos seguintes critérios:

1. Acidose refratária.
2. Recém-nascido ou desnutrido.
3. Leucopenia e/ou plaquetopenia.
4. Oligúria.
5. Escleredema.
6. Distensão abdominal.
7. Presença de focos infecciosos múltiplos.
8. CIVD.

Miscelânea

1. Tétano neonatal.
2. Choque anafilático.
3. Intoxicações exógenas.
4. Picadas de animais peçonhentos.
5. Parada cardiorrespiratória.
6. Politraumatizados.
7. Pós-operatório de médias e grandes cirurgias.
8. Insuficiência hepática.

Contra-indicações de UTI

1. Prognóstico fechado.
2. Neuroencefalopatias crônicas.
3. Malformações múltiplas e grosseiras.
4. Crônicos com doença de base não suscetível à melhora com os recursos terapêuticos. ■

ÍNDICE ESPECÍFICO

PRIMEIROS SOCORROS

MEDICAMENTOS NAS URGÊNCIAS

INTOXICAÇÕES (págs. 527-544)

ACIDENTES

(ver sumário na pág. 441)

ÍNDICE REMISSIVO

A

B

C